Dr. med. Ernst Schneider

Nutze die heilkräftigen Pflanzen

Herausgegeben im Auftrage des Deutschen Vereins für Gesundheitspflege e.V.

Sechste, verbesserte Auflage

SAATKORN-VERLAG HAMBURG

Textredaktion: Horst Zschunke
Einband: Hellmut Baensch
Schutzumschlag: Wilhelm Unutzka

Fotonachweis

Farbfotos: J. Apel, Hamburg; Dr. H. Nothdurft, Hamburg; W. Schacht, München; H. Schrempp/Mauritius, Mittenwald; H. Schünke, Denklingen; Fa. Dr. Willmar Schwabe, Karlsruhe (Aufnahmen: Hans Schestag); Dr. Wolff & Tritschler, Frankfurt a. M.; E. Vetter, Düsseldorf; ZEFA, Düsseldorf; E. Zimmermann, Hamburg.
Schwarzweißfotos: Meuer/Anthony, Starnberg; E. Vetter, Düsseldorf.

© 1963 by Saatkorn-Verlag GmbH, Hamburg 13, Grindelberg 13—17. Verlagsarchiv Nr. 418 474
Gesamtherstellung: Grindeldruck GmbH, Hamburg 13
Alle Rechte vorbehalten — Printed in Germany
ISBN 3-87689-137-X

Meiner Mutter

Geleitwort

Hat ein Heilpflanzenbuch angesichts der schnellen Entwicklung der pharmazeutischen Industrie, der synthetischen Heilmittel oder Chemotherapie heute noch eine praktische Bedeutung? Kann solch ein Buch, insbesondere dem Laien, eine praktische Hilfe sein?

Die Besonderheit dieses Werkes liegt in der Darstellung der heilenden (therapeutischen) und vorbeugenden (prophylaktischen) Werte der natürlichen Heilpflanzen und der aus ihnen gewonnenen Zubereitungen. Ein Überblick über die drei großen Teile des Buches macht dies deutlich.

Im *ersten Teil* des Buches werden die Heilpflanzen in alphabetischer Ordnung nach pharmakologischen und klinischen Gesichtspunkten abgehandelt. Bei der Besprechung der pflanzlichen *Wirkstoffe* und ihrer *Wirkungsweisen* wurde nicht nur auf das alte Erfahrungswissen zurückgegriffen, entscheidend sind vielmehr die Ergebnisse der modernen wissenschaftlichen Forschung, dargeboten in einer allgemein verständlichen Sprache.

Die *Heilanzeigen* der einzelnen Heilpflanzen werden in diesem Buch nur soweit aufgeführt, als sie durch die nachgewiesenen Wirkstoffe und deren Wirkungsweise verstehbar und kontrollierbar sind. Das verleiht dem Buch den Charakter eines modernen Sachbuches, das auf mystisches Beiwerk verzichtet und somit zuverlässige Information vermittelt und echte Hilfe bietet.

Der Verfasser beschränkt sich nicht allein auf diese Darstellungen. Er hat darüber hinaus im *zweiten Teil* unter Berücksichtigung alter Erfahrung und Tradition sowie neuzeitlicher pharmakologischer Erkenntnis zahlreiche Beispiele von Heilpflanzenkombinationen in Rezeptform gegeben, wie sie einzelnen Krankheiten und Krankheitsgruppen entsprechen. Die Art dieser Rezeptur gleichsinnig, ergänzend oder auch gegensinnig wirkender Heilpflanzen wird eingehend erläutert und verständlich gemacht.

Im *dritten Teil* des Buches befriedigt der Autor das Bedürfnis des Lesers nach einer knappen und klaren *Darstellung der einzelnen Krankheitsbilder*. Außerdem führt er die Heilmittel an, die gegen diese Krankheiten wirksam sind, hier also die entsprechenden Heilpflanzen, die erforderlichen Heilpflanzenrezepte und die in der Apotheke erhältlichen Fertigpräparate.

Alle ernsteren Krankheitsbilder bedürfen jedoch — darauf weist Dr. med. E. Schneider nachdrücklich hin — sorgfältiger Diagnose und individuell angepaßter Verordnungen. Die Vielzahl der dargelegten Therapiemöglichkeiten führt zum Arzt hin und hält von unsachgemäßer Selbstbehandlung ab. Gerade der „vorinformierte Patient" wird seinem Arzt gewissenhaft folgen.

Die Krankheitsbilder wurden bewußt kurz und prägnant gefaßt, um das Buch nicht zu umfangreich werden zu lassen. Die Darstellung erfolgte jedoch nach modernen psychologischen und psychosomatischen Gesichtspunkten und erfaßt somit den ganzen Menschen.

Dieses Buch bietet also weit mehr als die üblichen Kräuterheilbücher. Es ist ein Sachbuch für den Menschen von heute, das den Erkenntnissen der modernen Medizin entspricht und auch die notwendige Ergänzung zu unserer oft mit vielen Nebenwirkungen belasteten Chemotherapie aufzeigt.

Während die *moderne Chemotherapie* ihre große und segensreiche Wirkung besonders in der Bekämpfung der akuten Infektionen und lebensbedrohenden Zustände entfaltet, beweist die richtig angewandte *Heilpflanzentherapie* nach wie vor — und heute mehr denn je — ihre starke heilende Kraft vor allem bei chronischen Erkrankungen, degenerativen Leiden, vorzeitigen Verschleiß- und Ermüdungszuständen und der Vielzahl der Stoffwechselerkrankungen als Folge und Begleiterscheinung unserer zivilisatorischen Lebensweise.

Tabellen, Sammelkalender und insbesondere das umfangreiche Stichwortverzeichnis — unterstützt durch einprägsame Farbbilder — erschließen dem Leser das Buch in vielseitiger Weise.

Nebenbei macht das Buch deutlich, wie überraschend viele Arzneimittel pflanzlicher Herkunft es gibt, die sich trotz aller Fortschritte in der synthetischen Herstellung von Heilstoffen über Jahrhunderte hinweg ihren gesicherten Platz im Arzneischatz der Ärzte bewahrt haben. Diese Tatsache muß man anerkennen, obwohl nicht zu bestreiten ist, daß die wissenschaftlich-kritisch gesicherte Heilpflanzentherapie (Phytotherapie), besonders im Rahmen mancher Fachgebiete (z. B. der Dermatologie), trotz der bis heute vorliegenden wissenschaftlichen Einzelarbeiten und der erfahrungsgemäß (empirisch) gewonnenen Einsichten in die Wirkungsmöglichkeiten noch in den Anfängen steckt. Sicher wird eine breitere wissenschaftliche Bearbeitung noch manchen „Heilschatz" zum Vorschein bringen, wie es z. B. mit den Rauwolfia-Alkaloiden vor gar nicht langer Zeit geschah.

Aachen, im März 1963   Chefarzt Prof. Dr. med. Kh. Woeber

Vorwort

Dieses Buch war anfangs nur als Broschüre geplant, weil ich in Übereinstimmung mit dem Verleger glaubte, dem Zug der Zeit folgen zu müssen, die rascher, flüchtiger Unterrichtung, und zwar mehr durch Bilder als durch Worte, zuneigt. Auch meinten wir, daß eine eingehendere und breitere Darstellung heute als ein Luxus angesehen würde, der auf Kosten der praktischen Brauchbarkeit und Wendigkeit ginge und gemieden werden müsse. Ich fühlte mich daher stark versucht, ein „Heilpflanzenbuch für die Rocktasche" zu schaffen, möglichst zum Preis einer Kinokarte. Beim Schreiben ergab sich jedoch, daß ich den Darstellungen der Heilpflanzen bei dieser verkürzten Form zu sehr Gewalt hätte antun müssen. Deshalb entstand, ohne dem „Luxus der Breite" zu frönen, der für den heutigen Leser so erschwerend sein „soll", die anspruchsvollere Buchform.

Ich habe die meist in sehr verstreuten Einzelaufsätzen veröffentlichen und weitgehend unbekannt gebliebenen Forschungsergebnisse sowie die klinischen Beobachtungen und Praxiserfahrungen mit den notwendigsten chemischen und pharmakologischen Angaben zu einem Gesamtbild verschmolzen. Indem ich versuchte, alles heute als unwesentlich Erscheinende auszuscheiden, ließ sich die praktische Brauchbarkeit erhöhen, ohne die grundlegende Substanz zu gefährden.

Neben dem Wort steht in diesem Buch gleichberechtigt das Bild, prägt doch der innere Gehalt auch die äußere Gestalt der Pflanze. Obgleich die meisten Menschen sich heute vornehmlich für die Formen technischer Erzeugnisse interessieren, halte ich es für richtig, alle besprochenen Pflanzen auch im Bild darzustellen. Das geschieht nicht nur, weil die Heilpflanzen in weitesten Kreisen unbekannt sind und ich eine Aufgabe darin erblicke, sie wieder populär zu machen, sondern weil ich überzeugt bin, daß unser Gefühl (wir könnten auch „modern" sagen: unsere seelische Tiefenschicht) von den Erscheinungen und Gestalten lebt, wie sie uns die Welt der natürlichen Formen von Kindheit an geschenkt hat und weiterhin demjenigen schenken wird, der sie zu empfangen bereit ist.

Unsere Heilpflanzen entfalten ihnen eigentümliche (spezielle) Wirkungen auf die verschiedensten Zell-, Gewebs- und Organsysteme. Diese werden in den einzelnen Pflanzendarstellungen eingehend besprochen und praktisch ausgewertet.

Dabei zeigt sich, daß manche Pflanzen eine außerordentlich große, aber ziemlich allgemeine, andere hingegen eine sehr kleine, dafür aber auf ganz spezielle Wirkungen abgestellte Einflußbreite besitzen.

Die moderne Arzneipflanzenforschung beschäftigt sich in besonderer Weise mit diesen speziellen Wirkungen auf einzelne Gewebe und Organe. Sie versucht mit Hilfe neuer Untersuchungsverfahren in die chemischen, biochemischen und pharmakologischen Zusammenhänge der Pflanzen einzudringen, um die den Heilpflanzen anhaftenden Unsicherheitsfaktoren auszuschalten und sie zu möglichst sicher wirkenden Heilmitteln zu machen. Trotz aller Bemühungen wird aber immer ein Rest von Unsicherheit bleiben. Auch chemisch wohlbekannte Arzneistoffe können bisher unbekannt gebliebene Wirkungen entfalten. So müssen wir damit rechnen, daß chemisch reine Verbindungen häufig zu recht unliebsamen und völlig unerwünschten *Nebenwirkungen* führen. Die Erfahrungen mit Thalidomid (Contergan) haben gezeigt, daß selbst das sorgfältige Testen eines neuen Arzneimittels in verschiedenster Richtung keinen ausreichenden Schutz gegen bedenkliche Folgen verbürgt. Zunächst ist das größte Mißtrauen sowohl der Ärzte wie auch der Patienten gegenüber einer behaupteten Unschädlichkeit neuer Arzneistoffe angebracht. Mit Recht sagt *Harold Burn*, emeritierter Professor für Pharmakologie an der Universität Oxford: „Eine im Laboratorium hergestellte Substanz, die körperfremd ist, sollte von jedermann mit Argwohn aufgenommen werden, und ohne die triftigsten Gründe dafür zu haben, sollte sie niemand für gefahrlos halten."

Aber nicht nur die noch unbekannten, sondern auch die bekannten Gefahren und Nebenwirkungen sind nicht gering. So entwickeln in zunehmendem Maße Patienten eine *Überempfindlichkeit* gegenüber den Antibiotika. Fast noch schlimmer ist es, wenn die Bakterien gegenüber den Medikamenten resistent (unempfindlich) werden, weil diese dann unwirksam bleiben. Alle diese Erscheinungen haben das Interesse an den „natürlichen" Heilmitteln bei Ärzten und Patienten neuerdings erheblich ansteigen lassen.

Die störenden Wirkungsschwankungen unserer Heilpflanzen konnten bisher auch durch bessere Gewinnungs-, Aufbereitungs- und Lagerungsmethoden nicht ausreichend beseitigt werden. Man hat jedoch inzwischen erkannt, daß diese Faktoren zwar wichtig, aber für die Wirksamkeit der Drogen nicht allein entscheidend sind. Die Schwankungen der Wirkstoffe sind nämlich nicht nur durch äußere Faktoren (Klima, Boden, Jahreszeit, Tageszeit), sondern auch durch innere, erbliche Faktoren innerhalb der gleichen Art bedingt. Wenn es daher gelingt, auch diese näher kennenzulernen, lassen sich nicht nur höherwertige Drogen gewinnen, sondern auch wirkstoffreichere Heilpflanzen züchten.

Ich bin ferner auch von den krankhaften Zuständen ausgegangen und habe ihnen die sie beeinflussenden Heilpflanzen zugeordnet. Jeder kann daher leicht die für die jeweilige Krankheit brauchbaren und nützlichen Heilpflanzen auffinden und ihre Anwendungsweise kennenlernen.

Trotz der ungeheuren Entwicklung der modernen pharmazeutischen Industrie mit ihren überwiegend synthetischen und halbsynthetischen Arzneimitteln, die vor allem bei akuten Erkrankungen die größte Wirksamkeit entfalten und hier ihre volle Berechtigung haben, behält die alte Pflanzenheilkunde in ihrer modernen Weiterentwicklung vor allem bei chronischen Krankheits- und Leidenszuständen ihren Sinn und besonderen Wert. Die Pflanzenheilkunde darf nämlich von sich sagen, daß sie natürlich, biologisch und dem menschlichen Körper angemessen ist. Sie stellt meist eine langsame, aber schließlich durchgreifend wirkende Kurmaßnahme dar, die kaum unerwünschte Nebenwirkungen aufweist, wenn sie in der richtigen Weise angewendet wird.

Man muß sich allerdings vor der Annahme hüten, daß die pflanzlichen Heilmittel völlig ungiftig seien. Ein großer Teil der Heilpflanzen enthält durchaus stark wirkende Stoffe, die bei unsachgemäßer Dosierung und Anwendung zu erheblichen Schädigungen statt zur Heilung führen können. Die Verwendungsvorschriften bei den Heilpflanzen und die Gebrauchsanweisungen bei den Fertigpräparaten sind daher genauestens zu beachten. Die ausgesprochen giftigen Heilpflanzen sind als solche gekennzeichnet. Ihre Verwendung auf eigene Faust ist zu unterlassen.

So enthält das Buch eine Pflanzenkunde, eine Pflanzenheilkunde und einen praktischen Ratgeber in gesunden und kranken Tagen. Außerdem vermittelt es uns zahlreiche Anregungen zu Erlebnissen in der Natur und mit der Natur, die uns die sichtbar und faßbar gewordenen „Gedanken Gottes" erkennen lassen.

Düsseldorf, im Frühjahr 1963   Dr. med. Ernst Schneider

Vorwort zur sechsten Auflage

Die nunmehr notwendig gewordene sechste Auflage dieses Heilpflanzenbuches war der Anlaß, eine Reihe von weniger wichtigen Heilpflanzen auszuscheiden, weil sie nicht nur durch mehrere andere Pflanzen ersetzbar sind, sondern durch diese in ihrer Wirkung meist auch weit übertroffen werden. Andere Heilpflanzen, deren Hauptwirkstoffe durch die gewaltige Entwicklung der analytischen Chemie organischer Naturstoffe aufgeklärt wurden oder bei denen die klinische Untersuchung altes Volkswissen bestätigen konnte, habe ich eingefügt, z. B. Erdrauch, Ginkgo, Mäusedorn, Myrte, Passionsblume, Osterluzei und Zaunrübe.

Nach wie vor bleibt gültig: Die natürliche Heilpflanze, in moderner Form dargereicht, ist eine ideale Arznei, wenn die Droge einen bestimmten kontrollierten und damit garantierten Wirkstoffgehalt aufweist.

Die Fertigpräparate, die sich bisher unter den einzelnen Heilpflanzen befanden, wurden aus praktischen Erwägungen im Anhang übersichtlich zusammengestellt, wodurch das Nachschlagen außerordentlich erleichtert wird.

Eine Reihe von Krankheitsdarstellungen konnte ich überarbeiten und ergänzen. Ich hoffe, daß sich durch die verschiedenen Änderungen der Wert und die praktische Brauchbarkeit des Buches weiter erhöht hat.

Für zahlreiche Hinweise aus dem Leserkreis möchte ich an dieser Stelle danken. Weitere allgemein interessierende Hinweise werde ich gerne bei der nächsten Auflage verwerten.

Düsseldorf, im Frühjahr 1974　　　　　　　　　　　　Dr. med. Ernst Schneider

Inhaltsübersicht

Die Pflanze als modernes Heilmittel 15

Wesen und Wirkung der Heilpflanzen 23

Ackerschachtelhalm (Zinnkraut) regt die Nieren an (25) — Adonisröschen heilt kranke Herzen (26) — Alant vertreibt die Würmer (28) — Aloe gegen hartnäckige Verstopfung (29) — Andorn kräftigt Magen und Darm (30) — Angelika (Engelwurz) stärkt Leber und Darm (31) — Anis erleichtert die Verdauung (32) — Arnika heilt Kreislaufstörungen (33) — Augentrost lindert Augenentzündungen (35)

Baldrian entspannt Herz und Nerven (36) — Bärenlauch verbessert die Drüsentätigkeit (37) — Bärentraube gegen Blasenkatarrh (38) — Bärlapp vermehrt die Harnsäureausscheidung (39) — Beinwell als großes Wundheilmittel (40) — Berberitze gegen Kreislaufschwäche (41) — Kanadisches Berufskraut als blutstillendes Mittel (42) — Besenginster heilt das „taktlose" Herz (43) — Bibernelle stimmt den Stoffwechsel um (45) — Birke reinigt Blut und Gewebe (46) — Blasentang beugt Kropf und Fettsucht vor (48) — Bockshornklee als Kräftigungsmittel (49) — Brennessel regt Stoffwechsel und Blutbildung an (50) — Brombeere hilft bei Magen-Darm-Katarrh (53) —Bruchkraut heilt Blasenkatarrh (54) — Brunnenkresse sorgt für frische Säfte (55)

Eberesche heilt Leber- und Gallenleiden (56) — Efeu gegen Skrofulose (58) — Eibisch bei Magengeschwüren (59) — Eiche heilt Haut und Schleimhaut (60) — Eisenhut heilt Nervenschmerzen (62) — Enzian regt den Appetit an (64) — Erdrauch reguliert den Gallenfluß (65)

Faulbaum behebt die Darmträgheit (66) — Fenchel vertreibt Blähungen (67) — Fichte gegen chronische Lungenerkrankungen (68) — Fieberklee (Bitterklee) erneuert den Magensaft (71) — Fingerhut beseitigt Herzschwäche (72) — Frauenmantel steigert Drüsenfunktion (75)

Gänseblümchen hilfreich gegen Hautleiden (76) — Gänsefingerkraut stillt Krämpfe (77) — Kanadische Gelbwurz als Blutstillungsmittel (78) — Ginkgo verbessert Arterienfunktion und Durchblutung (79) — Ginseng erhöht die Leistungskraft (80) — Goldrute vermehrt Wasserausscheidung (83) — Gottesgnadenkraut als Wassersuchtmittel (84)

Hagebutte - Heckenrose gleicht Vitaminmangel aus (85) — Hauhechel bei mangelhafter Nierenfunktion (86) — Heidelbeeren heilen Durchfälle (87) — Herbstzeitlose heilt Gicht (90) — Himbeere erfrischt Fieberkranke (92) — Hirtentäschel stillt Blutungen (93) — Schwarzer Holunder reinigt Gewebe und Blut (94) — Hopfen fördert den Schlaf (96) — Huflattich bekämpft Erkältungskrankheiten (97)

Isländisches Moos verbessert Blutbildung und Drüsenfunktion (98)

Schwarze Johannisbeeren als natürliches Tonikum und Rheumamittel (99) — Johanniskraut reguliert Kreislauf- und Nervenstörungen (101)

Kaktus stärkt alte und kranke Herzen (102) — Kalmus heilt Magen und Darm (103) — Kamille stillt Krämpfe und Schmerzen (105) — Kapuzinerkresse als modernes Antibiotikum (106) — Kardobenedikte heilt Leber und Magen (108) — Kiefer liefert Rheumamittel (109) — Klette regt die Galle an (110) — Knoblauch - ein vielseitiger Helfer (112) — Königskerze hilft bei Bronchialkatarrh (114) — Bittere Kreuzblume heilt trockene Katarrhe (115) — Kreuzdorn zur Frühjahrskur (117) — Kreuzkraut treibt die Menstruation (118) — Kümmel verhindert Blähungen (120) — Kürbis gegen Prostataleiden (121) — Kuhschelle hilft bei Regelschwäche (123)

Lavendel beruhigt Nerven und Gemüt (125) — Lein - ein vorzügliches Darmregulierungsmittel (126) — Liebstöckel treibt Nierengifte aus (128) — Linde erleichtert das Schwitzen (129) — Löffelkraut zur Frühjahrskur (130) — Löwenzahn sorgt für Gallenfluß (130) — Lungenkraut heilt Erkrankungen der Atmungsorgane (131)

Maiglöckchen stärkt schwache Herzen (133) — Majoran gegen Leber- und Verdauungsschwäche (135) — Mariendistel ist brauchbar bei Leber-Gallen-Leiden und Migräne (136) — Mäusedorn heilt Venenleiden (137) — Meerrettich gegen Harnwegserkrankungen (138) — Meerzwiebeln heilen Stauungszustände (140) — Melisse beruhigt Nerven und Gehirn (142) — Mistel senkt den Blutdruck (143) — Myrte gegen Bronchial- und Lungenleiden (145)

Nelkenwurz wirkt antiseptisch (146)

Oleander für das Herz (147) — Oliven heilen Leber und Darm (148) — Osterluzei (Hohlwurzel) steigert die Infektionsabwehr (150)

Passionsblume beruhigt und fördert den Schlaf (152) — Pfefferminze bei Entzündungen und Krämpfen (153) — Primel (Schlüsselblume) hilft bei Erkältungskrankheiten (154)

Quecke beseitigt Stoffwechselschlacken (155) — Quendel (Feldthymian) desinfiziert die Atmungsorgane (156)

Rainfarn treibt die Würmer aus (157) — Raute (Weinraute) löst Krämpfe der Verdauungswege (158) — Rauwolfia (Wahnsinnskraut) hilft bei hohem Blutdruck (159) — Rhabarber - das milde Abführmittel (161) — Ringelblume heilt Wunden und Geschwüre (162) — Rizinus - ein eiserner Besen für den Darm (163) — Rosmarin steigert die Menstruation (164) — Roßkastanie heilt kranke Venen (165)

Safran wirkt auf Menstruationsstörungen (166) — Salbei - der Bakterientöter (167) — Sanddorn - ein vorzügliches Kreislauftonikum (168) — Schafgarbe - das souveräne Blutreinigungsmittel (170) — Schlehe liefert mildes Abführmittel (172) — Schöllkraut gegen Leber- und Gallenleiden (172) — Seifenkraut regt die Verdauungsdrüsen an (174) — Schwarzer Senf hilft Magen und Darm (175) — Sennes nur bei akuter Verstopfung verwenden! (178) — Silberdistel hemmt Bakterienwachstum (179) — Sonnenblumen schenken uns heilsames Öl (180) — Sonnenhut steigert die Abwehrkraft (181) — Sonnentau vertreibt Keuchhusten (183) — Spierstaude (Mädesüß) bekämpft Rheuma aller Art (185) — Spitzwegerich kräftigt die Atmungsorgane (185) — Stechpalme beschleunigt die Ausscheidungsfunktion (187) — Steinklee heilt Venenschwäche (187) — Stockrose liefert Gurgelmittel (189) — Strophanthus bei akutem Herzversagen (189) — Süßholz entgiftet die Gewebe (191)

Tausendgüldenkraut - das große Tonikum (192) — Thymian desinfiziert die Ausscheidungsorgane (193) — Tormentill heilt Magen- und Darmkatarrh (194)

Veilchen ist ein gutes Hustenmittel (195) — Vogelknöterich stillt Blutungen (196)

Wacholder - das kräftige Blut- und Drüsenmittel (197) — Waldmeister wirkt beruhigend (198) — Wasserpfeffer stillt Blutungen (199) — Wegwarte heilt Magen-, Darm- und Leberschwäche (200) — Weiden gegen Rheumatismus (201) — Weißdorn belebt das „alte" Herz (203) — Wermut - das „Allheilmittel" in der Hausapotheke (206) — Wiesenknopf gegen Schleimhautkatarrhe (207) —Wundklee heilt eitrige Wunden (208) — Wurmfarn hält, was er verspricht (209)

Ysop hilft gegen Lungenleiden (210)

Virginischer Zauberstrauch (Hamamelis) eignet sich bei Venenleiden (211) — Zaunrübe heilt Schleimhauterkrankungen (213) — Zwiebeln stärken Herz und Nieren (214)

Tabelle der gleichsinnig wirkenden Heilpflanzen 221

Bewährte Heilpflanzenrezepte 231

I. Stoffwechselfördernde, gewebs- und blutreinigende Heilpflanzenzubereitungen (234)
II. Heilpflanzenzubereitungen gegen Erkrankungen des Herzens und der Blutgefäße (240)
III. Heilpflanzenzubereitungen gegen Erkrankungen der Atmungsorgane (246)
IV. Heilpflanzenzubereitungen gegen Erkrankungen des Nervensystems (254)
V. Heilpflanzenzubereitungen gegen Erkrankungen des Magens, des Darmes und der Bauchspeicheldrüse (260)
VI. Teemischungen und Frischsäfte gegen Erkrankungen der Leber und der Gallenblase (273)
VII. Teemischungen und Frischsäfte gegen Nieren- und Harnleiden (277)
VIII. Heilpflanzenzubereitungen gegen Funktionsstörungen der Fortpflanzungsorgane (283)
IX. Heilpflanzenzubereitungen gegen Erkrankungen der Bewegungsorgane (293)
X. Heilpflanzenzubereitungen gegen Blutungen und gegen Störungen der blutbildenden Organe (299)
XI. Heilpflanzenzubereitungen gegen Erkrankungen der Haut und der Schleimhäute (303)
XII. Heilpflanzenzubereitungen gegen Infektionskrankheiten (einschl. Wurminfektionen) (312)
XIII. Heilpflanzenbäder - Heilanzeigen und Anwendungsgebiete (316)

Die Krankheiten und ihre pflanzlichen Heilmittel 319

Anweisungen zum Sammeln von Heilpflanzen 489

Naturschutz — Sammeln, Trocknen und Aufbewahren der Heilpflanzen

Jahres-Sammelkalender 499

Verzeichnis der Pflanzen, Bild- und Literaturhinweis, Stichwortverzeichnis, Verzeichnis der Fertigpräparate 515

Unter welchen Rezepten finden sich die einzelnen Heilpflanzen? — Pflanzenverzeichnis deutsch-lateinisch — Pflanzenverzeichnis lateinisch-deutsch — Alphabetisches Verzeichnis der abgebildeten Pflanzen — Literaturnachweis — Stichwortverzeichnis — Fremdwörter erklärt — Verzeichnis der Fertigpräparate und Pflanzenzubereitungen

Die Pflanze
als modernes Heilmittel

*Wer allein im Laboratoriumsversuch und im Experiment
am tierischen Organismus das einzige und ausschlaggebende Moment findet,
von dem aus der arzneiliche Wert oder Unwert einer bestimmten Pflanze
eingeschätzt werden soll für ihre Verwendung am Krankenbett,
arbeitet mit ebenso engbegrenztem Horizont wie der, der sich allein
auf die Versuche am menschlichen Organismus beschränken will.
Die Aufgabe, die volle Bedeutung der Arzneikraft irgendeines Mittels,
sei es pflanzlicher oder anderer Herkunft, kennenzulernen,
ist nur dadurch zu lösen,
daß beide Forschungsmethoden gleichmäßig berücksichtigt werden.*

Prof. H. Schulz, „Wirkung und Anwendung der deutschen Arzneipflanzen"

An den Problemen, die uns die Pflanze stellt, arbeitet heute ein großer Kreis von Botanikern, Biologen, Chemikern, Apothekern, Pharmakologen, Pharmazeuten und Ärzten. In geringerer Zahl sind daran auch schon Kliniker beteiligt. Alle gehen sie den Pflanzen mit den Fragestellungen und Arbeitsmethoden zu Leibe, wie sie in den einzelnen Wissensgebieten entwickelt wurden, um einen Einblick in die anatomischen, physiologischen und physiologisch-chemischen Zusammenhänge zu gewinnen oder gar Möglichkeiten für ihre Verwendung als industriellen Rohstoff, als Nahrungsmittel oder Heilmittel zu finden. Eine große Zahl von Einzelerkenntnissen ist auf diese Weise erarbeitet worden; Erkenntnisse, die zum großen Teil vorerst noch rein theoretisches Interesse beanspruchen, zum geringeren Teil aber auch schon praktisch ausgewertet wurden. Die Vielfalt der sich täglich mehrenden Erfahrungen und Erkenntnisse versetzt uns in die Lage, bereits heute eine Zusammenschau von den Verwertungs- und Wirkungsmöglichkeiten der einzelnen Pflanzen zu geben. Während das rein erfahrungsmäßige Wissen über die Heilkraft der Pflanzen bekanntlich bis in die Anfänge der Heilkunde zurückreicht, ist zu bedenken, daß die Kenntnis der Pflanzen nach naturwissenschaftlichen und modernen praktisch-medizinischen Gesichtspunkten noch sehr jung und unvollkommen ist.

So müssen wir feststellen, daß es sogar in der systematischen *Botanik* noch zahlreiche ungeklärte Fragen der Verwandtschaft und der Entwicklungsrichtungen bei den Blütenpflanzen gibt *(Suessenguth)*. Aber auch in der *Physiologie,* der Lehre von den normalen Lebensvorgängen im Pflanzenkörper, sind die großen, grundlegenden Probleme noch ungeklärt. Erfahrungsmäßig ist zwar gesichert, daß tierisches Leben auf der Erde ohne pflanzliches Leben undenkbar wäre. Wie aber das Leben überhaupt und wie es in der Pflanze entstand, wird wohl für alle Zeiten ein unlösbares Geheimnis bleiben. Sicher ist auch, daß alle höher organisierten Lebewesen der Tierwelt nur existieren können, wenn die Pflanzenwelt die Sonnenenergie transformiert, d. h., mit Hilfe des Blattgrüns und der Kohlensäure der Luft in Verbindung mit Wasser und organischen Salzen hochmolekulare Verbindungen aufbaut. Wir wissen heute noch nicht, auf welchem Wege es der Pflanze gelingt, die Kohlensäure der Luft zu binden und Kohlehydrate, Fette, Öle, Eiweißkörper, Glykoside, Alkaloide oder die komplizierten Sterine aufzubauen. Wir wissen nur, daß sie dazu die Sonnenenergie braucht und daß ungeheure Energieumsetzungen notwendig sind, um diese Stoffe zu bilden. Die Untersuchungen über die wirklich wesentlichen Vorgänge der Umwandlung von Nahrungsstoffen zu körpereigenen Bestandteilen (Assimilation) befinden sich noch in einem theoretischen Stadium *(Suessenguth)*.

Auch die *Pflanzenchemie* ist noch jüngeren Datums. Als ihr Beginn kann die Reindarstellung des Morphins aus dem Opium durch *Sertürner* im Jahre 1805 angesehen werden, wodurch erstmalig ein einzelner pflanzlicher Inhaltsstoff als

Heilmittel gewonnen wurde. Nach *Sertürners* Reindarstellung des Morphins begann eine sich rasch vergrößernde Reihe der chemisch reinen Darstellungen von Arzneimitteln, mit denen man glaubte, endlich die Heilpflanzenzubereitung (Galenika) mit ihrer umständlichen Herstellung, ihrer geringen Haltbarkeit und ihren unsicheren und ungleichmäßigen Wirkungen überwinden zu können. Man sah die ganze Pflanze nicht mehr als einen einheitlichen, naturgegebenen Wirkstoffkomplex an, sondern nur noch als eine Quelle, in der der Hauptwirkstoff verborgen liege, den man isolieren und möglichst rein darstellen müsse, um zu einem chemisch einheitlichen, genau wägbaren, in der Wirkung gleichmäßigen und vor allem haltbaren Arzneistoff zu gelangen. Die Freude über die gefundenen und isolierten Reinsubstanzen ließ die Frage nach der Wirkung der Gesamtdroge kaum mehr aufkommen. Die Suche nach dem Hauptwirkstoff und seine Isolierung waren das Ziel. Alle anderen Stoffe wurden als „Begleit-" oder „Ballaststoffe" vorerst mißachtet. Damit war die Pflanze als Wirkungseinheit vergessen und zum Rohstoff degradiert.

Im Hinblick auf die Pflanzenforschung sind wir leicht geneigt zu sagen, die aufblühende Chemie habe die Heilpflanzen- und überhaupt die Pflanzenforschung unterdrückt. Gewiß kam in dieser Zeit die Pflanzenforschung zu kurz. Aber sollen wir der Medizin daraus einen Vorwurf machen? War nicht die Entwicklung der analysierenden Chemie, der chemischen und biochemischen Arbeitsmethoden eine unerläßliche Voraussetzung für eine um vieles schwierigere pflanzenchemische Forschung? Die weitere Entwicklung wird das erweisen.

Bald lernte man, die *chemische Konstitution* der wirksamen Pflanzeninhaltsstoffe aufzuhellen; man lernte chemische Atomgruppierungen kennen, denen die eine oder andere spezifische Wirkung zukam. Damit entwickelte sich die große Kunst, die erwünschte Wirkung durch das Einführen und den Ersatz verschiedener Atomgruppen zu verändern, zu steigern oder abzuschwächen. Es entstanden auf dem neuen Weg der rein chemischen Synthese zahlreiche, zum Teil sehr wirksame Heilmittel, für die die Fiebermittel, Schmerzmittel, Schlafmittel, die Lokalanästhetika und die Mittel gegen die tropischen Infektionskrankheiten, insbesondere das Atebrin und Plasmochin gegen Malaria sowie das Germanin gegen die Schlafkrankheit, die besten Beispiele sind.

Nachdem man sich durch die reine Synthese auch von den natürlichen Rohstoffen unabhängig gemacht hatte, waren die Pflanzen auch als Rohstoffquelle für die wissenschaftliche Medizin zum größten Teil überflüssig geworden. Sie wurden aus den wissenschaftlichen Laboratorien verbannt. Das Ende der Heilpflanzenkunde schien damit besiegelt. Auch wurden schon die ersten Ergebnisse über chemische Konstitution und pharmakologische Wirkung der Heilmittel veröffentlicht. Man glaubte, feste Gesetzmäßigkeiten zwischen Konstitution und

Wirkung finden zu müssen, mit denen man dann eine Substanz zielbewußt abzuwandeln hoffte, um so zu der gewünschten Wirkung zu kommen. Aber gerade, als man ungestüm auf dem eingeschlagenen Weg vorwärtszustürmen gedachte, traten die ersten größeren Hindernisse auf, und der Siegeslauf der synthetischen Heilmittel verlangsamte sich stark. Die vermuteten Gesetzmäßigkeiten zwischen Konstitution und Wirkung haben sich nämlich bisher leider nur in einem ganz bescheidenen Maße finden lassen. Über die ersten großen Anfangserfolge hinaus sind die Chemotherapeutika, die einen wirklich großen Fortschritt darstellen, meist nur zum geringsten Teil auf eine planmäßige, vorherbestimmbare Veränderung einer gewissen Grundsubstanz zurückzuführen, sie sind vielmehr das Ergebnis einer ungeheuren Sucharbeit unter vielfältigen Möglichkeiten.

Trotzdem glaubte neben der Chemie auch die Pharmakologie, ein Kind der rein naturwissenschaftlichen Ära der Medizin aus den siebziger und achtziger Jahren, der Schwierigkeiten Herr zu werden und schenkte den Heilpflanzen von vornherein keine große Beachtung. Die Pharmakologen sahen in den Heilpflanzen meist nur mehr oder weniger überflüssige Drogen, die zu Dekorations- und Ausstellungszwecken die Schränke füllten.

Und doch war die gute alte Heilpflanze nicht tot. Sie kehrte vielmehr dahin zurück, woher sie gekommen war, in den Schoß der Volksmedizin, obwohl sie gerade dort oft genug zum Objekt von Scharlatanen und Kurpfuschern wurde. So kam es, daß die Heilpflanze zwar in der Volksmedizin einen breiten Raum einnahm, aber in der wissenschaftlichen Medizin keine Heimstätte finden konnte. Eine Pharmakologie oder gar eine umfassende Pharmakodynamik der Heilpflanze konnte deshalb noch nicht entstehen.

Heute wendet sich ein nicht unbeträchtlicher Teil der Wissenschaftler wieder der Pflanze zu. Welches sind die Ursachen dieses abermaligen Wandels? Gerade an *einer* uralten Heilpflanze mußte die Chemie erkennen, daß die *Isolate und synthetisierten Produkte nicht immer die besten Heilmittel sind,* sondern daß es auch hier eine unüberschreitbare Grenze gibt. Ich meine den *Fingerhut,* die Digitalis. Es gibt keine andere Pflanze, auf die die analysierende Chemie so viel Fleiß verwandt hat, wie gerade auf diese.

Von der fast legendär gewordenen Kräutersammlerin in einer englischen Grafschaft, die ein Rezept besaß, das die Wassersucht heilte und in dem der englische Arzt *Withering* die Digitalis als wirksamen Bestandteil erkannte, bis zur Reindarstellung der kristallisierten Digitalisglykoside *Digitoxin, Gitoxin* und *Gitalin* war ein weiter Weg. Marksteine auf diesem Weg sind die Namen mehrerer hervorragender deutscher Forscher, wie *Traube, Kußmaul, Schmiedeberg* und *Windaus.*

Im Verlaufe der Arbeiten sah man mit fortschreitender Isolierung der wirksamen Stoffe nicht nur eine sich fortlaufend verschlechternde Löslichkeit, sondern auch eine Abschwächung oder sogar Änderung der Wirkungsart. Danach lag der Gedanke nahe, daß die zuerst beseitigten „Begleit- und Ballaststoffe" doch an der Wirkung beteiligt sein müßten, und man fand auch die wesentliche Rolle der begleitenden Saponine und Kalziumsalze an der Gesamtwirkung.

Man sah schließlich ein, daß die seit *Withering* (1785) so hochgeschätzte und wunderbare Wirkung der Digitalisblätter auf die Herzkraft nicht auf einem einzelnen, chemisch wohldefinierten Körper, in diesem Falle einem Glykosid, beruhte, sondern daß an der Wirkung eine ganze Anzahl von Faktoren beteiligt ist, und zwar neben den Glykosiden auch die in den Blättern vorhandenen Kalisalze, Saponine und Schleimstoffe. *Nicht eine einzelne Reinsubstanz ist hier das überragende Heilmittel, sondern der ganze natürliche Wirkstoffkomplex* der Digitalisblätter. So führte dieser lange, an Erkenntnissen reiche Weg zwangsläufig zurück zur Heilpflanze, die nun, wieder aus der Verbannung hervorgeholt, in einem neuen Licht erstrahlte, einem Licht, das uns die analysierende und synthetisierende Chemie schenkte. Wir haben daher keinen Anlaß, auf die zeitweilige Verdrängung der alten Heilpflanzen zu schimpfen, deren Wert wir heute um so sicherer und überzeugender erfassen können.

Wir haben durch solche Forschungen erkennen müssen, daß sich unsere Hoffnungen, durch die Darstellung von Reinsubstanzen die Natur zu übertreffen, in vielen Fällen nicht erfüllen lassen, sondern daß die Natur in unseren Heilpflanzen (ebenso wie in Früchten, Salaten und Gemüsen) Wirkstoff- und Nahrungskombinationen schuf, in denen die einzelnen Faktoren in wunderbaren und unserem Organismus am meisten zuträglichen Mischungsverhältnissen zueinander stehen. Wir müssen uns heute wieder zu der bereits von *Hufeland* rein intuitiv erfaßten Wahrheit bekennen: Jede Heilpflanze ist eine Individualität und muß als solche studiert und angewandt werden.

Unsere Aufgabe ist also nicht dann schon erfüllt, wenn wir durch die Analyse die einzelnen Wirkungsfaktoren einer Droge kennengelernt haben und jeweils den uns am wertvollsten scheinenden Wirkstoff herausgreifen können, sondern nun erst müssen wir weitergehen und den Wirkungsbildern der Einzelfaktoren das Wirkungsbild der Gesamtdroge gegenüberstellen, um dadurch den für die Heilbehandlung wertvollsten Wirkungsgrad ausfindig zu machen. Der Weg, den die wissenschaftliche Heilpflanzenkunde zu gehen hat — nämlich über die Analyse wieder zu einer Synthese zu kommen —, ist damit vorgezeichnet und aufgeklärt. Pioniere sind an der Arbeit, diesen Weg auszubauen und gangbar zu machen, damit wir mit Hilfe der Klinik über die Heil*pflanzen*kunde zur Pflanzen*heil*kunde gelangen, die dem Menschen unmittelbar dient.

Ich habe mich in diesem Buche bemüht, die Heilpflanzen und ihre Heilwirkungen so weit zu besprechen, wie sie bis heute als genügend gesichert gelten können. Ihre spezielle Anwendung in ausgesprochenen Krankheitsfällen wird und muß dem Arzt vorbehalten bleiben, da eine erfolgreiche Behandlung nur bei gesicherter Diagnose möglich ist.

Eine große Aufgabe sehe ich auch darin, Krankheiten verhüten zu helfen. Die krankheitsverhütende Kraft ist vornehmlich den Pflanzen eigen, die gleichzeitig Gewürz- *und* Nährpflanzen sind. Sie wurden auch in dieses Buch aufgenommen und entsprechend gewürdigt, soweit sie nicht in meinem Buch „Nutze die Heilkraft unsrer Nahrung"*, das im gleichen Verlag erschienen ist, eingehend dargestellt sind. Gerade diese Pflanzen müßte jede Hausfrau kennen, und ihre tägliche Verwendung sollte selbstverständlich sein. Sie erfüllen den alten, aber heute wie zu allen Zeiten beachtenswerten Ausspruch, den man zunächst *Hippokrates*, dann auch *Paracelsus* in den Mund legte: „Eure Nahrungsmittel sollen eure Heilmittel, eure Heilmittel eure Nahrungsmittel sein."

Warum fehlt heute das tiefere Verständnis für die lebendige Pflanze und die Ehrfurcht vor ihr? Weil man sie nicht genügend kennt und weil den meisten Menschen das Stückchen Garten fehlt, auf dem sie Heilpflanzen anbauen und sie so, wenn sie die Entwicklung von der Saat bis zur Ernte beobachten, erst tatsächlich kennenlernen können. Bei der Beschäftigung mit und in der Natur werden wir sehr bald die tiefe Wahrheit des Goethe-Wortes erkennen: „Alles ist mehr oder weniger biegsam und schwankend, und alles läßt mehr oder weniger mit sich handeln. Nur die Natur versteht gar keinen Spaß. Sie ist immer wahr, immer ernst, immer streng, sie hat immer recht, die Fehler und Irrtümer sind immer des Menschen."

Was sich an Erfahrung und Wissen aus der Welt der Heilpflanzen gewinnen läßt, findet in diesem Buch seinen Niederschlag. Es soll die Liebe zu den Wundern der Natur wecken und stärken, unser Herz aufschließen vor den staunenswerten Möglichkeiten der lebendigen Pflanze und unseren Geist anregen, ihre Geheimnisse, soweit es menschlichem Geist gegeben ist, zu seinem Nutz und Frommen zu entschleiern.

Die Geschichte des Menschen ist auch die Geschichte der Begegnung des Menschen mit der Pflanze. Während die Pflanzenwelt ohne Tiere und ohne Menschen weiter bestehen könnte, wären Mensch und Tier ohne Pflanzenwelt jedoch mit einem Schlage zum Tode verurteilt. Der Mensch ist an die grüne Pflanze gebunden. Und wir können nur schwer an einen Zufall glauben, daß in den Pflanzen Stoffe vorkommen, die eine spezifische Wirkung auf menschliche Zellen und Gewebe ausüben. Prof. Dr. *L. R. Grote* meint: „In der Wirklichkeit der Beziehung der Pflanze zur Krankheit des Menschen liegt ein übergreifendes, transzendentes Moment verborgen." Die Natur ist nicht sinnlos, nicht zufällig. Sie verwirklicht Ideen, die Ideen ihres Schöpfers. Ihnen nachzuspüren, vermag uns

---

* „Nutze die Heilkraft unsrer Nahrung", von Dr. med. E. Schneider, 603 Seiten, zahlreiche Abbildungen, Farbtafeln und Tabellen, 12. Aufl., Saatkorn-Verlag GmbH, Hamburg.

nicht nur nutzbringende neue Erkenntnisse zu verschaffen, sondern auch Augenblicke reinen Glückes zu schenken.

So wollen diese Zeilen dazu beitragen, unsere Achtung vor der Heilpflanze und den Beobachtungen der alten Ärzte zu erhöhen. Die praktische Auswertung alter Erfahrungen und moderner Forschung, wie sie in den folgenden Vorschriften und Rezepten dargeboten wird, deren Erfolg oft nicht so augenscheinlich, aber auf die Dauer gesehen sehr viel nachhaltiger ist, erscheint uns dann um so wertvoller.

Wesen und Wirkung der Heilpflanzen

*Gerade auf der Lehre von den Krisen beruht die Anschauung,
welche die Naturheilmethode vom Wesen der Krankheit hat,
und bei keiner anderen Anwendungsform
kommt die Krankheitsheilung durch Krisen in so klarer Form zur Anschauung
wie beim Pflanzenheilverfahren.
Das Pflanzenheilverfahren hat demgemäß im wesentlichen den Zweck,
das dem Körper von Natur innewohnende Heilbestreben zu fördern und zu wecken.*

Dr. med. Karl Kahnt

Ackerschachtelhalm regt die Nieren an

Der Ackerschachtelhalm *(Equisetum arvense)*, auch Zinnkraut genannt, ist in Europa und Nordasien weit verbreitet und an Wegrändern und Dämmen, auf Feldern, Wiesen und Äckern leicht zu finden. Außer einem unbekannten Bitterstoff enthält das Kraut an *Wirkstoffen* hauptsächlich bis zu 10% Kieselsäure und ist damit „unsere wirksamste heimische Kieselsäurepflanze" *(Oertel-Bauer)*. Wegen ihres hohen Gehaltes an Kieselsäure benutzte man die Pflanze früher zum Geschirrputzen, besonders der Zinngefäße, daher die Namen Zinnkraut oder Scheuerkraut. Sammelzeit von Mai bis September.

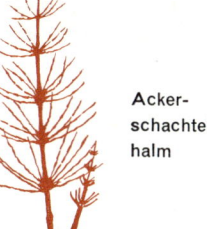

Ackerschachtelhalm

Wirkungsweise

Der Ackerschachtelhalm wirkt durch seinen hohen Kieselsäuregehalt stark anregend auf die Harnabsonderung, und zwar sowohl auf die Wasserausscheidung als auch auf die Ausscheidung der harnpflichtigen Stoffwechselprodukte. Ob und wieweit an dieser Wirkung noch andere Stoffe beteiligt sind, ist noch unbekannt. Die Kieselsäure fördert auch die bindegewebige Abheilung von tuberkulösen Lungenprozessen. Zinnkrautabkochungen bewirken in Form von warmen Teilbädern eine bessere und anhaltendere Durchblutungssteigerung, als sie durch einfache Teilbäder zu erzielen sind. Häufig zeigen Ekzeme und schlecht heilende Wunden und Geschwüre im warmen Zinnkraut-Teilbad ein rasch einsetzendes Heilbestreben. Die Anwendung kann auch als Auflage oder Wickel geschehen.

Verwendung

Der Ackerschachtelhalm ist eine vielseitig zu gebrauchende Heilpflanze. Man wendet sie an bei *Nierenerkrankungen*, die nicht akut entzündlich verlaufen, aber mit einer Verminderung der Harnabsonderung einhergehen (Niereninsuffizienz), bei Nierenbecken- und Blasenkatarrh in Verbindung mit desinfizierend wirkenden Heilpflanzen (z. B. Bärentraubenblättern), bei Steinleiden mit Nierenblutungen, bei Wassersucht (durch mangelhafte Nierentätigkeit wie auch durch Herzschwäche bedingt), bei allen Stoffwechselstörungen, die durch eine mangelhafte Nierenfunktion hervorgerufen oder mitverursacht werden oder aber Folgen der Nierenstörung sind.

Als Umstimmungsmittel ist Zinnkraut zu gebrauchen bei der asthenischen Konstitution mit allgemeiner Bindegewebsschwäche, bei schlaffem Magen und Darm sowie bei Mädchen und Frauen mit schwacher Menstruation und Ausfluß, ferner auch bei der lymphatisch-exsudativen Konstitution, die meist mit

Ackerschachtelhalm

Drüsenschwellungen, Mandelvergrößerung und Neigung zu Milchschorf oder Ekzemen einhergeht.

Als *Tee* verwendet man 3 Teelöffel auf 1 Tasse Wasser; als Abkochung (30 Minuten kochen lassen) herstellen. Zur Anregung der Harnabsonderung trinkt man morgens 1—2 Tassen warm. Zweckmäßig ist auch die Anwendung des frischen Preßsaftes, den man mit Wasser verdünnt teelöffelweise einnimmt.

Zu *Badekuren* hat sich Zinnkrautextrakt besonders bewährt bei verschiedenen Ekzemen, bei Durchliegen, schlecht heilenden Wunden (Geschwüren) sowie bei Blasenkatarrh und Blasenschwäche. Man benötigt je Vollbad 150 g Extrakt.

Der Ackerschachtelhalm ist Bestandteil folgender Teemischungen und Pflanzenzubereitungen: I 7, 8; II 6; III 20, 21, 22; V 26; VI 4, 10; VII 5, 6, 7, 12; VIII 17, 23; IX 4, 8, 10; XI 16; XIII 13.

Die von dieser Pflanze in den Apotheken erhältlichen Fertigpräparate sind aus dem Anhang zu ersehen.

Adonisröschen heilt kranke Herzen Giftig!

Adonisröschen

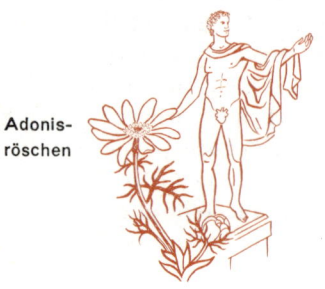

Das Adonisröschen *(Adonis vernalis)* wird vielfach auch Frühlingsteufelsauge, Teufelsauge, Christwurzelkraut oder Ziegenblume genannt. Es gehört zur Familie der Hahnenfußgewächse (Ranunkulazeen) und gedeiht auf kalkhaltigen Böden meist nur verstreut an sonnigen Hügeln oder Abhängen und auf trockenen Wiesen. Es stammt aus dem südöstlichen Europa, ist bei uns gesetzlich geschützt und darf nicht ohne Sammelerlaubnis geerntet werden. Die Blütezeit ist April und Mai.

Neuere Untersuchungen ergaben in allen Pflanzenteilen Digitalisglykoside, nämlich Adonidosid (amorph, in Wasser und Alkohol leicht löslich), Adonivernosid (amorph, fast wasserunlöslich, sehr leicht löslich in Alkohol und Chloroform), Cymarin und das neuentdeckte Adonitoxin. Leider sind die Adonisglykoside sehr empfindlich gegen Säuren, insbesondere auch gegen die Magensalzsäure. Neben den vier Glykosiden fand man in den Blättern außerdem ein quercitrinähnliches Flavonglykosid, 2,6-Dimethoxychinon (0,6 %), Adonid, Akonitsäure, Cholin und Harz. Aus den Wurzeln ließ sich neuerdings der Cumarinabkömmling Vernadin gewinnen.

Wirkungsweise

Die einzelnen Adonisglykoside haben alle die gleiche typische Wirkung auf das Herz wie die Glykoside des Fingerhuts, wenn die Einzelstoffe natürlich auch gewisse Eigenheiten aufweisen. Das *Adonidosid* wirkt eingenommen weitaus weniger, als wenn man eine Injektion gibt; es sammelt sich jedoch im Körper nicht an (kumuliert nicht). Der Wirkstoff erregt die Muskulatur des Darmes und der Blutgefäße, hat aber keinen Einfluß auf die Wasserausscheidung. Das *Adonivernosid* wird vom Magen-Darm-Kanal gut aufgenommen, ist aber weniger herzwirksam als Adonidosid; dafür regt es, indem es die Nieren reizt, stark die Wasserausscheidung an. Zugleich besitzt es eine meist sehr erwünschte beruhigende Wirkung. Cymarin erzielt fast den gleichen Effekt am Herzen wie das stärkste Fingerhutglykosid, das Digitoxin; es wirkt herzmuskelstärkend. Das Vernadin ähnelt in der Herzwirkung einem Strophanthinglykosid.

Adonisröschen

Wichtiger als die Wirkung der Einzelstoffe ist die Gesamtwirkung der Pflanze auf den Menschen. Diese ist wie folgt zu kennzeichnen: Adoniszubereitungen der ganzen Pflanze wirken wie die Fingerhutblätter, aber milder, kürzer, schneller und ohne Kumulation (Ansammlung im Körper). Sie *erweitern die Herzkranzgefäße, steigern stark die Harnabsonderung* sowohl über das Herz und die Blutgefäße als auch durch direkte Anregung der Nierenzellen, *fördern die Ausscheidung von Harnstoff* und Chloriden und haben eine *beruhigende* (sedative) *Wirkung*. Bei längerer Einnahme, die wegen der fehlenden Ansammlung im Körper ohne weiteres möglich ist, kann es zuweilen zu Reizungen der Magen-Darm-Schleimhaut kommen.

Bei Einnahme größerer Gaben können Übelkeit, Erbrechen, Magenschmerz und Durchfall auftreten. Tödliche Vergiftungen sind bisher nicht bekanntgeworden. Die Giftigkeit ist wesentlich geringer als beim roten Fingerhut; dennoch ist beim Sammeln der Droge Vorsicht geboten.

Anwendung

Adoniszubereitungen sind anzuwenden bei
1. allen leichteren und mittleren Herzklappenfehlern, besonders dann, wenn eine Ansammlung im Körper vermieden werden soll oder Digitaliszubereitungen (Fingerhut) nicht vertragen werden;
2. Herzwassersucht;
3. rheumatischen Herzbeschwerden;
4. Herzschwächen nach Infektionskrankheiten;
5. chronischen Herzerkrankungen mit unregelmäßigem Herzschlag oder starker Herzbeschleunigung (Herzjagen);
6. Bronchialasthma;
7. Lungenemphysem.

Für die Zubereitungen wird am besten das ganze blühende Kraut verwendet. Wegen des stark wechselnden Wirkstoffgehaltes ist die Zubereitung als Teeaufguß *wenig geeignet*. Besser und wirksamer sind standardisierte *Tinkturen*. Hierbei ist

Adonis-röschen

jedoch wieder zu beachten, daß diese nur aus standardisierter Droge und nicht mit absolutem, sondern mit verdünntem Alkohol *(Spiritus dilutus)* hergestellt werden, weil damit auch die wasserlöslichen Wirkstoffe erfaßt sind. Noch besser ist es, in diesem Falle nur Fertigpräparate bekannter Hersteller zu verwenden, da diese einen genau festgelegten Wirkungswert haben.

Die von dieser Pflanze in den Apotheken erhältlichen Fertigpräparate sind aus dem Anhang zu ersehen.

Alant vertreibt die Würmer

Alant

Der arzneilich gebrauchte *echte* Alant *(Inula helenium)* stammt aus Vorderasien und wurde früher häufig in Gärten gezogen. In Thüringen wird er im großen angebaut. In Bauerngärten, besonders der Gebirgsgegenden, ist er noch häufig anzutreffen, wie das *Koegler* für den Gebirgsteil der Steiermark gerade in jüngster Zeit bestätigte. Der Wurzelstock des Alants enthält als *Wirkstoff* das Helenin, das ein Gemisch aus drei chemisch sich sehr nahestehenden Bitterstoffen darstellt.

Wirkungsweise

Diese Stoffe entwickeln im Körper mannigfaltige Wirkungen, und zwar wirken sie auf die *Bronchialschleimhaut* bei Husten und Katarrh schleimlösend und hustenreizmildernd, auf die *Gebärmutter* bei Regelstörungen fördernd und ausgleichend, auf die *Nieren* anregend, also vermehrend auf die Wasserausscheidung, anregend auch auf die *Leber*. Sie bewirken hier verstärkten Gallenfluß.

Wie die meisten Medikamente, die auf die Bronchialschleimhaut wirken (z. B. die ausländische Brechwurzel), verursacht auch der Alant in großen Dosen Erbrechen. Die der Pflanze seit langem nachgesagte *Wirksamkeit als Wurmmittel* konnte durch neueste Versuche bestätigt werden. Die wurmtreibende Eigenschaft verdankt die Pflanze in der Hauptsache einem Inhaltsstoff, der dem bekannten Wurmmittel Santonin chemisch nahesteht.

Verwendung

Der Arzt verwendet den Alant meist nicht allein, sondern unterstützt seine Heilwirkung durch Hinzufügen gleichartig wirkender Heilpflanzen, wie zum Beispiel in einem Rezept bei zu schmerzhafter Periode außer dem Alant auch Tausendgüldenkraut, Schafgarbe, Gänsefingerkraut, Kamille und Melisse vertreten sind, während bei hartnäckigen Bronchialkatarrhen die Veilchenwurzel, der Spitzwegerich und der Huflattich dem Alant beigegeben werden.

Im Laiengebrauch kann der Tee aus der Alantwurzel angewandt werden bei Bronchialkatarrh, Verdauungsschwäche und zur Abtreibung von Spulwürmern, ferner bei Magen-Darm-Katarrh. Man kocht dabei 10—20 g der Wurzel in ¼ l Wasser und nimmt mehrmals täglich 1 Eßlöffel voll. Man hüte sich vor zu großen Gaben, da sie Erbrechen hervorrufen. *Alant*

Der Alant ist Bestandteil folgender Teemischungen und Pflanzenzubereitungen: III 2, 17, 18; VIII 3, 4, 7, 15; X 4; XI 22; XII 13.

Die von dieser Pflanze in den Apotheken erhältlichen Fertigpräparate sind aus dem Anhang zu ersehen.

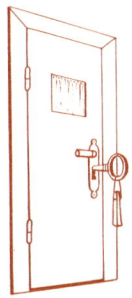

Aloe gegen hartnäckige Verstopfung

Die in Westeuropa meist in den Apotheken vorrätig gehaltene Kap-Aloe ist wie die Mehrzahl der Aloegewächse im Kapland heimisch. Durch Einkochen des aus den Blättern gepreßten Saftes gewinnt man eine dunkelbraune, kolophoniumartige, glänzende Masse: die Aloe *(Aloe ferox)*. Die *Hauptwirkstoffe* sind die bei verschiedenen Untersuchungen festgestellten kristallisierbaren Aloine, die bei Spaltung Zucker und Emodin und wohl auch noch andere Anthrachinonabkömmlinge liefern. *Aloe*

Wirkungsweise

Die Aloine der Aloe wirken abführend. Die Wirkung wird beschleunigt, wenn Stoffe vorhanden sind, die die Spaltung der Aloine fördern (z. B. Eisensalze), auch ist die Anwesenheit von Galle im Darm für das Zustandekommen der Wirkung notwendig. Bei Gelbsucht kann die Wirkung, die sich ausschließlich auf den Dickdarm erstreckt, ausbleiben. Abends in einer Menge von 0,05 bis 0,3 g in Pillen eingenommen, bewirkt die Aloe in 8—12 Stunden eine breiige, meist schmerzlose Entleerung ohne nachfolgende Neigung zu Verstopfung. Eine Gewöhnung findet kaum statt. Diese Pillen, von *Kneipp* entwickelt, enthalten außer Aloe noch Kalmuswurzel, Wacholderbeeren und Rhabarber und gelten heute als eines der besten Abführmittel überhaupt.

Verwendung

Die Aloe ist ein zweckmäßiges Mittel bei *chronischer Verstopfung* (Obstipation). Sie eignet sich nicht zur Bekämpfung einer sehr hartnäckigen akuten Verstopfung, weil dann größere Dosen erforderlich wären, die zu einer Blutstauung im Darm und in den kleinen Beckenorganen führen. Sie ist auch nicht anzuwenden bei Hämorrhoiden, während der Menstruation und bei Neigung zu Genitalblutungen und während der Schwangerschaft nur mit aller Vorsicht. In

Aloe kleinen Dosen (0,2—0,5 g) kann Aloe als Bittermittel bei Chlorose und Anämie zusammen mit Eisen gegeben werden, ferner bei Dyspepsie und bei chronischem Magenkatarrh. *Aloepulver* in Wasser gekocht (1 Messerspitze auf ¼ l) eignet sich als Augenwasser bei trüben, entzündeten oder eitrigen Augen. Man wäscht die Augen 2—5mal in der erkalteten Abkochung. Ein eventuell auftretendes Jucken oder Brennen der Augen nach dieser Waschung ist nur vorübergehender Art. Dieses Aloe-Wasser läßt sich auch als Wundwasser bei schlecht heilenden Geschwüren einsetzen.

Die Aloe ist Bestandteil folgender Teemischungen und Pflanzenzubereitungen: VIII 11, 15; X 1.

Die von dieser Pflanze in den Apotheken erhältlichen Fertigpräparate sind aus dem Anhang zu ersehen.

Andorn kräftigt Magen und Darm

Andorn Der aus Südeuropa stammende Andorn *(Marrubium vulgare)*, ein Lippenblütler, kommt bei uns ziemlich vereinzelt auf trockenen und mageren Wiesen, auf Schutt und an Wegen vor, kann aber auch gut in Gärten angepflanzt werden, da er keine besonderen Ansprüche an den Boden stellt. Er ist eine unserer ältesten Arzneipflanzen und wird volkstümlich auch Mutterkraut, Helfkraut und Berghopfen genannt. Schon die Griechen schätzten die heute halbvergessene Arzneipflanze und betrachteten sie als letzte Zuflucht bei allen geschwürigen Übeln, wonach man sie auch Geschwürkraut nannte. An *Wirkstoffen* enthält der Andorn einen würzig schmeckenden Bitterstoff, *Marrubiin*, der leicht in Marrubiinsäure übergeht, des weiteren ätherische Öle, Gerbstoffe und Schleim.

Wirkungsweise

Die Hauptwirkung ist wahrscheinlich an die aromatischen Bitterstoffe gebunden, die die Schleimdrüsen der Luft- und Verdauungswege zu vermehrter Tätigkeit anregen. Durch sie werden auch das Knochenmark zu vermehrter Blutbildung, die Leber zu vermehrter Gallenbildung, die Haut, die Eierstöcke und die Gebärmutterdrüsen zu besserer Funktion angeregt. Die Bitterstoffe wirken recht erfolgversprechend auf das Herz und die Gefäße, außerdem normalisieren sie den Kreislauf.

Verwendung

Andorn ist wirksam 1. bei Katarrhen der Luftwege (Bronchitis), 2. der Verdauungswege (Gastritis, Enteritis, Enterocolitis), 3. bei Leberfunktionsschwäche

(Hepatopathie) und Störungen der Gallenblasenfunktion (Cholezystopathie), 4. bei Anämien, die auf Unterfunktion der Magenschleimhaut, der Leber- und Knochenmarkfunktion beruhen, 5. bei schwacher Menstruation, 6. bei chronischen Ekzemen und 7. bei nervösen Herzstörungen.

Andorn

Man benötigt zu einem Aufguß 1 Teelöffel der Droge auf 1 Tasse Wasser. Tagesgabe 1—3 Tassen. Zu *Frühjahrskuren* verwendet man 3mal täglich 2 Eßlöffel des frischen Preßsaftes eventuell mit 1 Glas Meerwasser, Milch oder auch nur Trinkwasser verdünnt.

Der Andorn ist Bestandteil folgender Teemischungen und Pflanzenzubereitungen: I 8; III 4, 11; VI 5, 9; VIII 5, 7, 13; X 5; XI 21.

Die von dieser Pflanze in den Apotheken erhältlichen Fertigpräparate sind aus dem Anhang zu ersehen.

Angelika (Engelwurz) stärkt Leber und Darm

Die Angelika oder die Engelwurz *(Archangelica officinalis)* ist an feuchten Stellen, auf Wiesen und an Ufern zu finden. Die im Frühjahr gesammelte Wurzel enthält bis zu 1 % ätherisches Öl, Bitterstoff, Gerbstoff, wenig Baldriansäure, Zucker, Stärke und Harz. Der Aschegehalt beträgt bis zu 8 %. Die Droge riecht stark würzig und hat einen anfangs süßlichen, später brennenden und würzigbitteren Geschmack.

Angelika

Wirkungsweise und Verwendung

Das ätherische Öl, der Bitterstoff und die Gerbsäure der Angelika wirken anregend und stärkend auf die Magen-, Leber- und Darmfunktion, auch wird besonders durch den Bitterstoff der Blutkreislauf angeregt.

Die Angelikawurzel ist geeignet bei Magen- und Leberschwäche, bei katarrhalischer Gelbsucht, bei Stuhlverstopfung, Hämorrhoiden und Gefäßschwäche. Die Magen- und Leberwirkung verstärkt man durch Zusatz von Enzianwurzel oder Wermut, die stuhlfördernde Wirkung wird erhöht durch Kombination mit Faulbaumrinde oder Schlehdornblüte. Als Kreislaufmittel mischt man Angelikawurzel mit Arnika, Berberitze und Baldrian.

Man verwendet 1/2 Teelöffel der Droge auf 1 Tasse Wasser. Sie wird kalt angesetzt, man läßt sie kurz aufkochen und dann 5 Minuten ziehen und trinkt täglich bis zu 2 Tassen. Von der *Angelikatinktur* nimmt man täglich 2—3mal 20 Tropfen. Als Pulver gebraucht man 2—3mal täglich 1 Messerspitze in Pflaumenmus. Bei träger Magen-, Leber- und Darmfunktion hilft eine Mischung aus je 40 g Angelikawurzel und Faulbaumrinde und 20 g Enzianwurzel. Aus 1 Eßlöffel der Mischung bereitet man 3mal täglich eine Abkochung, die man vor den Mahlzeiten trinkt (etwa auf die Dauer von drei bis vier Wochen).

Angelika Bekannt ist auch die sekretionsfördernde Wirkung im Bereich der Atmungsorgane, weshalb die Abkochung des Wurzelstocks als Gurgelwasser bei Verschleimungen und Halsentzündungen angewendet wird.

Die Angelika ist Bestandteil folgender Teemischungen und Pflanzenzubereitungen: I 5; II 9, 14, 19; IV 22; V 12, 16; VI 12; VIII 33; IX 12, 16.

Die von dieser Pflanze in den Apotheken erhältlichen Fertigpräparate sind aus dem Anhang zu ersehen.

Anis erleichtert die Verdauung

Anis Anis *(Pimpinella anisum)* gehört zu den ältesten Arzneimitteln und ist in den südöstlichen Mittelmeerländern beheimatet. Schon *Pythagoras* rühmte die Heilkräfte dieser Pflanze, und auch in den *Hippokratischen Schriften* begegnet man ihr oft. Sie wird häufig angebaut, vor allem in Spanien, Italien und der Sowjetunion, findet sich aber auch verwildert auf Schutt- und Lagerplätzen. Die Pflanze blüht im Juli und August mit weißen Dolden.

Aus den Früchten gewinnt man ein angenehm süßlich-aromatisch riechendes Öl (etwa 2—5 %), das in reinem Zustand bei Kälteeinwirkung zu einer weißen Kristallmasse erstarrt. Dieses Öl *(Oleum Anisi)* enthält hauptsächlich (bis zu 90 %) Anethol, daneben Isoanethol (= Methylchavicol), Anisketon und Anissäure. Bis auf das Fehlen von Fenchon hat das Anisöl die gleiche Zusammensetzung wie das Fenchelöl. Beim Lagern des Anisöls entsteht ferner Anisaldehyd. Außer dem Anisöl findet man in den Früchten bis zu 30 % fettes Öl, Cholin, Eiweiß und Zucker. Das Sammeln geschieht, indem man bei beginnender Fruchtreife das Kraut abschneidet und ausdrischt.

Wirkungsweise

Für die Wirkung ist in erster Linie das ätherische Öl von Bedeutung, das teilweise durch die Lunge ausgeschieden wird und dabei auf die Flimmertätigkeit in den Atemwegen fördernd wirkt. Es ist deshalb als auswurfförderndes Mittel brauchbar. Wir unterstützen die Wirkung durch andere Heilkräuter und stellen uns folgende Mischung zusammen: Anis, Ehrenpreiskraut, Seifenwurzel je 20 g, Huflattichblätter, Holunderblüten je 15 g, Veilchenwurzel 10 g. Von dieser Mischung 1 Eßlöffel auf 1 Tasse Wasser abkochen und heiß trinken. Die Droge findet man in Brust-, Lungen- und Asthmatees.

Weitere Wirkungen entfaltet das Öl auf die Drüsen des Magen-Darm-Kanals, die in ihrer Tätigkeit angeregt werden, so daß der Appetit gesteigert, die Verdauung erleichtert und die Galle besser abgeschieden wird. Die Anwendung der Droge bei Magenkrämpfen und in blähungstreibenden Tees ist wegen der starken krampflösenden Wirkung berechtigt.

I. Einfache Blattformen

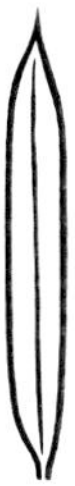

pfriemlich 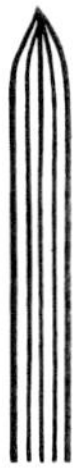   linealisch 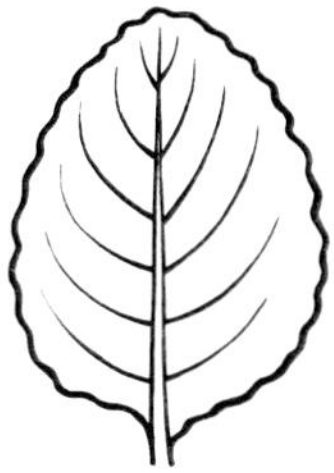   eiförmig 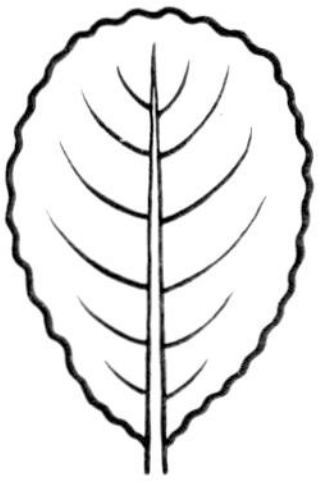   verkehrt eiförmig

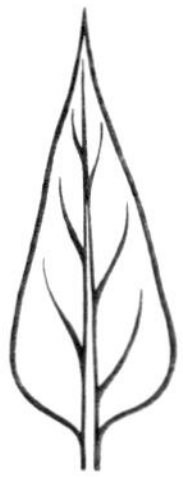

lanzettlich 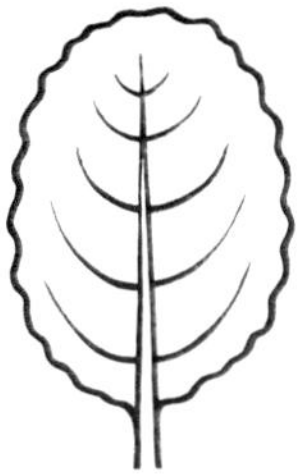   elliptisch 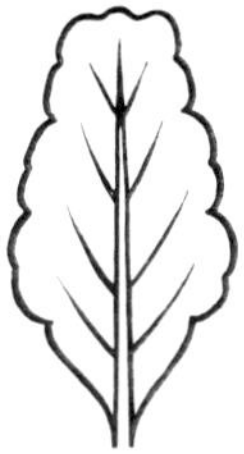   spatelförmig 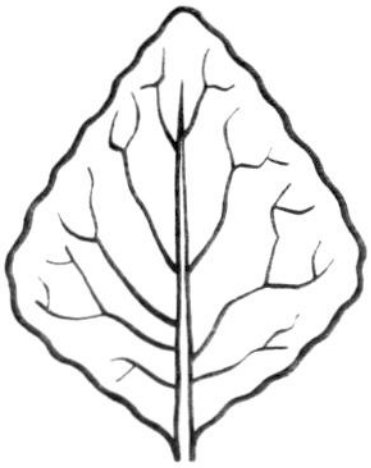   rautenförmig

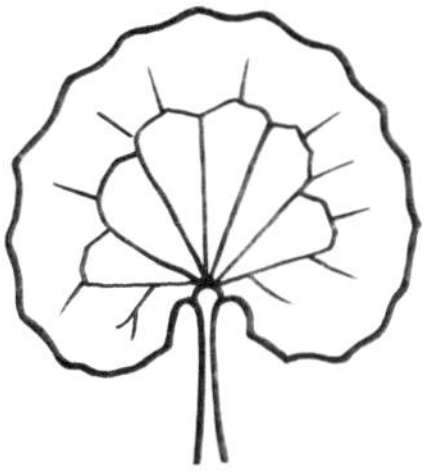

nierenförmig 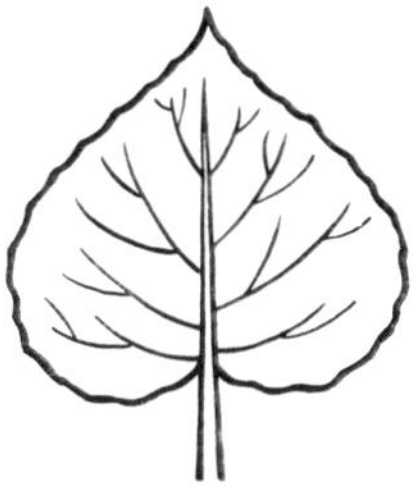   herzförmig 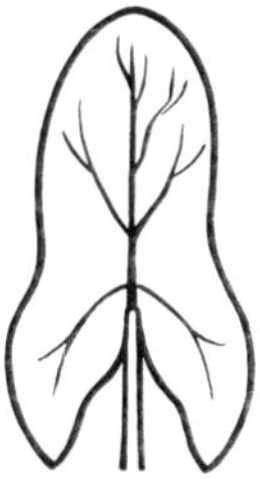   pfeilförmig 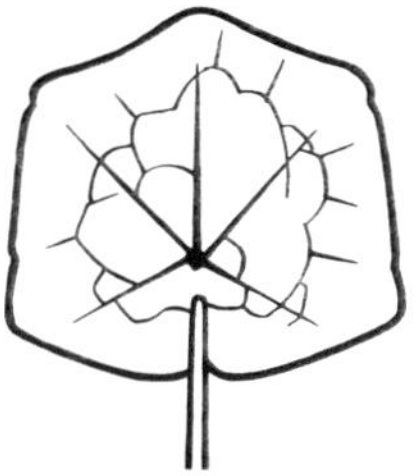   schildförmig

II. Zusammengesetzte Blattformen

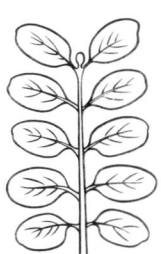 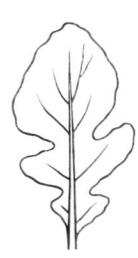 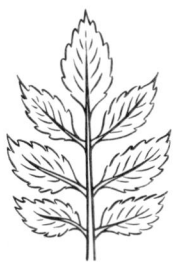 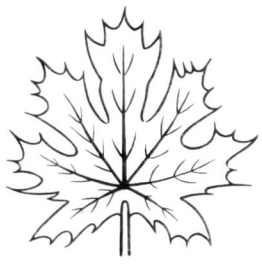

paarig gefiedert   leierförmig gefiedert   unpaarig gefiedert   handförmig gelappt

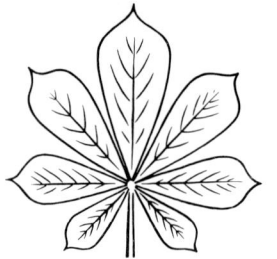
fingerförmig gefiedert

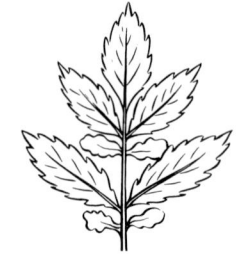
unterbrochen gefiedert

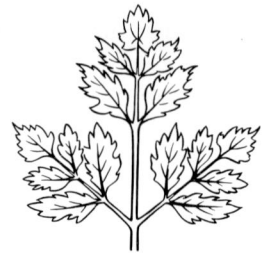
doppelt gefiedert

III. Blattränder

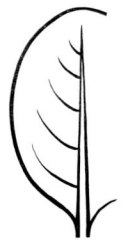
ganzrandig

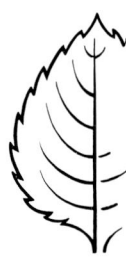
gesägt

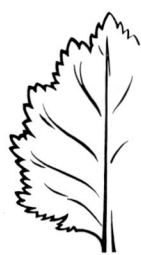
doppelt gesägt

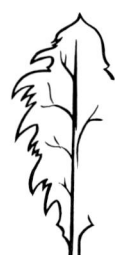
schrotsägeförmig

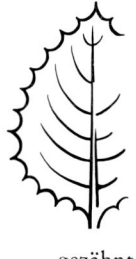
gezähnt

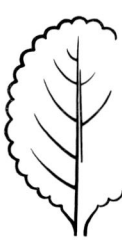
gekerbt

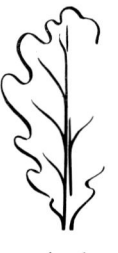
gebuchtet

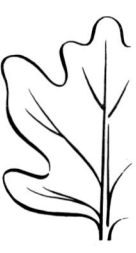
gelappt

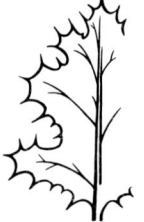
dornig gezähnt

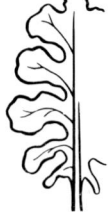
fiederspaltig

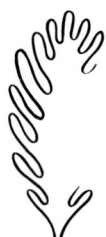
fiederteilig

In neueren Untersuchungen erkannte man den Hauptwirkstoff des ätherischen
Öles, das Anethol, als Mitosegift, wie wir es auch in der *Herbstzeitlose* (Colchicin) Anis
finden. Mitosegifte hemmen die Zellteilung in einer bestimmten Phase der Teilung
(in der zweiten Phase = Metaphase, das ist der Zeitpunkt vor der Chromosomenteilung).

Verwendung

Die Droge ist angezeigt bei Husten, Bronchialkatarrh, Asthma, Appetitlosigkeit, Magen-Darm-Katarrh und bei Krampfzuständen der Atmungs- und Verdauungsorgane (Koliken).

Anis*pulver* hilft, unter geriebene Mohrrüben gemischt, den Kindern als Wurmmittel. Aus den Früchten wie aus dem getrockneten Kraut kann durch Destillation Anis*öl* oder Anis*essenz* gewonnen werden. Als brauchbares Mittel gegen Krätzmilbe wird auf eine Mischung von Anisöl und Rosmarinöl hingewiesen. Außerdem verwendet man das Öl zu Einreibungen gegen Ungeziefer und zu Mund- und Zahnwässern.

Als sekretionsförderndes Mittel werden die *Anisfrüchte* von stillenden Müttern zur Steigerung der Milchabsonderung genommen.

Anis ist Bestandteil folgender Teemischungen und Pflanzenzubereitungen:
I 16; III 3, 14, 17, 19, 23; V 14, 15, 18, 19, 36, 38, 39, 40, 46; VII 2, 16;
VIII 10, 31.

Die von dieser Pflanze in den Apotheken erhältlichen Fertigpräparate sind aus dem Anhang zu ersehen.

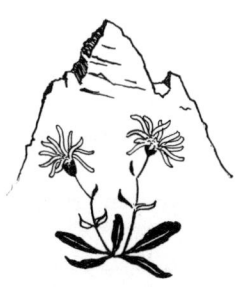

Arnika heilt Kreislaufstörungen

Die Arnika *(Arnica montana)* ist eine ausgesprochene Arnika
Gebirgspflanze. Man findet sie in den Gebirgen Europas,
Asiens und Amerikas meist auf trockenen Gebirgswiesen,
aber auch auf Triften mit feuchtem, moorigem Boden. In
den Voralpen und Alpen bis zu einer Höhe von 2000 m
und darüber ist sie besonders verbreitet. Im Norden Europas findet man sie bis zum 63. Grad nördlicher Breite. Sie steht in fast allen Ländern unter Naturschutz.

An *Hauptwirkstoffen* wurden bisher in den Blüten festgestellt: Arnicaflavon, Xanthophyll, ein ätherisches Öl, Gerbstoff, Trimethylamin und ein amorpher, stickstofffreier Bitterstoff, den man „Arnicin" genannt hat, der aber chemisch noch nicht erfaßt ist.

Arnika

Wirkungsweise

Das Arnicaflavon erhöht die Widerstandsfähigkeit der feinen Haargefäße (Kapillarresistenz) wie das Vitamin P. Das Xanthophyll wirkt abdichtend auf die Zelloberflächen (membranabdichtend) und gefäßverengend. Erfahrungsmäßig ist Arnika seit altersher ein gutes entzündungswidriges, aufsaugendes, beruhigendes und krampflösendes Mittel. Örtlich wirkt das Arnikaöl auf Haut und Schleimhäute stark reizend und entzündungserregend. Bei überempfindlichen Menschen kann durch äußerliche Einwirkung von Arnika Hautausschlag, Juckreiz und Bläschenbildung hervorgerufen werden.

Verwendung

Arnika kann zur inneren Anwendung als Tee, Aufguß oder Tinktur bei Schwächezuständen, Kollapszuständen, Lähmungen (Gefäßlähmungen), Wehenschwäche, Lungenödem und Herzschwäche zur Anregung von Kreislauf und Atmung verabreicht werden. So wird berichtet, daß sich der alte Goethe bei seinen Anfällen von krampfhaftem Herzschmerz immer eine Tasse schnellwirkenden Arnika-Tee bereiten ließ. Diese Wirkungen werden durch tierexperimentelle Untersuchungen bestätigt, die eine Zunahme der Herzleistung (Vergrößerung des Schlag- und Minutenvolumens) und des Koronardurchflusses sowie eine Verminderung des peripheren Widerstandes ergaben. Hilfreich ist Arnika auch bei Magenkrämpfen und Leibschmerzen.

Äußerlich gibt man Arnikatinktur als reizende oder verteilende Einreibung bei Rheumatismus, Blutergüssen, Prellungen und Quetschungen. Bei offenen Wunden darf Arnika nicht verwendet werden. Erfolgversprechend ist Arnikatinktur in Verdünnung mit essigsaurer Tonerde und verdünntem Alkohol auch bei Thrombophlebitis und Thrombose.

Dr. *Seel* gibt dazu folgendes Rezept: 50 g Arnikatinktur, je 75 g 70prozentiger Alkohol und 3prozentige essigsaure Tonerde. Von dieser gut wirksamen Mischung nimmt man 3 Eßlöffel voll auf $^1/_2$ l Wasser zu Umschlägen. In der Regel genügt auch eine Lösung aus 1—2 Eßlöffel Arnikatinktur auf $^1/_2$ l Wasser.

Verdünnte Arnikatinktur, mit gleichen Teilen Birkenwasser vermischt, ist ein vorzügliches Mittel zur Pflege der Kopfhaut (gute Durchblutung).

Innerlich gibt man 5—20 Tropfen Arnikatinktur auf 5 Eßlöffel Wasser oder 1 Teelöffel Tinktur auf 1 Glas Wasser. Empfehlenswert ist die stark verdünnte Tinktur auch als Gurgelmittel bei Halsentzündung und Heiserkeit.

Die Arnika ist Bestandteil folgender Teemischungen und Pflanzenzubereitungen: II 5, 7, 9; III 17; IV 14, 21; V 26; VIII 15, 24, 34; IX 8, 13, 17; XI 4, 7, 11.

Die von dieser Pflanze in den Apotheken erhältlichen Fertigpräparate sind aus dem Anhang zu ersehen.

Augentrost lindert Augenentzündungen

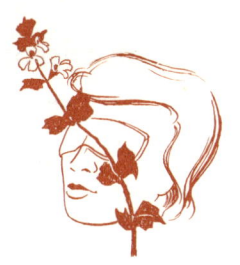
Augentrost

Wir finden den Augentrost *(Euphrasia officinalis)* fast in der ganzen nördlichen gemäßigten Zone auf Wiesen, in lichten Wäldern, an trockenen Ufern und auf Abhängen. Er gehört zur Familie der Braunwurzgewächse (Skrophulariazeen) und blüht von Juni bis Oktober.

Von seinen *Wirkstoffen* sind bekannt das Glykosid Rhinantin und ein durch Emulsion spaltbares Glykosid Aucubin, ferner sind in der Pflanze Gerbsäure, ein Bitterstoff, ein einen blauen Farbstoff lieferndes Chromogen, fettes und ätherisches Öl sowie harzartige aromatische Substanzen enthalten.

Wirkungsweise

Die bisher bekannten Inhaltsstoffe sind auf ihre pharmakologische Wirkung noch wenig untersucht. Einige Untersucher *(Melton, Sayre)* führen die Wirkung auf die aromatischen Harzsubstanzen zurück, andere *(Kroeber, Gessner)* sehen die Gerbstoffe der Pflanze als wirksam an. Die homöopathische Arzneimittelprüfung ergab eine besondere Beziehung zu einigen Augenerkrankungen.

Verwendung

Rein erfahrungsmäßig ist eine Abkochung des Augentrostes in Form von Auflagen angezeigt bei entzündlichen Erkrankungen der Augenbindehäute mit schleimig-eitriger Sekretbildung, bei Überlaufen der Augen, bei Tränen und besonders auch bei Lichtscheu, wenn damit ein Katarrh der Nasen- und Rachenschleimhaut oder des Magens und des Darmes verbunden ist.

Die innerliche Anwendung in Form von Tee oder Pulver ist recht erfolgversprechend bei einem Krankheitsbild, das gleichzeitig die Symptome Fließschnupfen, häufiges Niesen, Kopfschmerzen und (oder) belegte Zunge, Völlegefühl, Unpäßlichkeit und Appetitlosigkeit aufweist. Sehr alt ist auch die innerliche Anwendung des Augentrostes bei skrofulösen Augenentzündungen. Allerdings sollte die innerliche Anwendung nicht zu häufig erfolgen, da unter Umständen schädigende Wirkungen auftreten können.

Am besten bereitet man aus dem Kraut *(Herba Euphrasiae)* einen heißen Aufguß oder eine Abkochung (10 Minuten), bei der man auf 1 Tasse Wasser 1 Teelöffel der Droge rechnet. Man trinkt 3 Tassen täglich oder verwendet den Tee äußerlich zu Aufschlägen und Augenbädern.

Der Augentrost ist Bestandteil folgender Teemischungen und Pflanzenzubereitungen: IV 21; X 10, 11; XI 10.

Die von dieser Pflanze in den Apotheken erhältlichen Fertigpräparate sind aus dem Anhang zu ersehen.

Baldrian entspannt Herz und Nerven

Baldrian

In ganz Europa sowie in Klein- und in Mittelasien ist der Baldrian *(Valeriana officinalis)* heimisch. Er findet sich überall an Gräben, Bächen, Waldrändern, auf feuchten Wiesen und in Gebüschen, und zwar im Gebirge wie in der Ebene. Vielfach wird er auch angebaut. Man sammelt die Wurzel von September bis Oktober.

In der Wurzel findet sich ungefähr 1 % ätherisches Öl *(Oleum Valerianae)*, das Verbindungen von Borneokampfer (Borneol) mit Baldriansäure (Valeriansäure) enthält. Daneben weist die frische Wurzel aber auch andere organische Säuren und in geringer Menge basische Inhaltsstoffe, nämlich die Alkaloide Chatinin und Valerin, auf. Beim Trocknen werden die beiden Alkaloide jedoch wieder zerstört. Leider bestehen keine neueren Untersuchungen darüber, wie stark diese beiden Stoffe an der Gesamtwirkung der Pflanze beteiligt sind.

Wirkungsweise

Baldrian dämpft die Erregbarkeit des Gehirns und des Rückenmarks und übt so eine allgemeine seelische und körperliche Beruhigung aus. Die regelmäßige Verwendung von größeren Baldrianmengen ist allerdings zu vermeiden, da sie Kopfschmerzen verursachen kann.

Verwendung

Baldrian ist bei allen Formen von *Nervosität* angebracht, besonders aber, wenn sie von beunruhigenden Gedanken und übergroßer geistiger Lebhaftigkeit oder ängstlicher Übertreibung hervorgerufen wird. Man gibt Baldrian ferner mit Erfolg bei *Schlaflosigkeit* auf Grund nervöser Erschöpfung, bei nervösem Herzklopfen sowie bei nervös bedingten Magen- und Darmbeschwerden.

Von der fertig aus der Apotheke zu beziehenden Baldriantinktur nimmt man 1 Teelöffel auf ½ bis 1 Glas Wasser. Aus der Wurzel kann man einen Kaltwasserauszug bereiten, wobei man 1 Teelöffel Wurzeln auf 1 Tasse Wasser gibt und den Auszug 12 Stunden unter mehrmaligem Umrühren ziehen läßt.

Schneller bereitet man eine Abkochung, indem man 1 Teelöffel Wurzeln mit 1 Tasse Wasser ansetzt und kurz aufkochen läßt. Man trinkt täglich 1 Tasse Tee. Nach drei- bis vierwöchigem Gebrauch mindestens ebenso lange aussetzen.

Wenn man je 20 g Baldrian, Hopfen, Melisse, Lavendel und Kamille mischt, erhält man einen vorzüglichen, beruhigenden Nerventee, von dem man morgens und abends 1 Tasse, aus 1 Eßlöffel der Teemischung als Aufguß zubereitet, trinkt.

Der Baldrian ist Bestandteil folgender Teemischungen und Pflanzenzubereitungen: II 1, 2, 3, 4, 20, 21; IV 1, 2, 3, 4, 5, 6, 8, 10, 12, 13, 19, 25; V 15, 21, 25; VII 13; VIII 1, 5, 6, 9, 10, 19, 24, 26, 29, 30, 36; XI 16; XII 6; XIII 1.

Die von dieser Pflanze in den Apotheken erhältlichen Fertigpräparate sind aus dem Anhang zu ersehen.

Bärenlauch verbessert die Drüsentätigkeit

Fast in ganz Europa und im nördlichen Asien, besonders in Gebirgsgegenden, findet der Bärenlauch *(Allium ursinum)* sich meist gesellig in schattigen, feuchten Wäldern, in Parkanlagen und unter Hecken, besonders auf fettem Boden.

Bärenlauch

Der wichtigste *Inhaltsstoff* ist das Bärenlauchöl, in dem bisher die schwefelhaltigen Kohlenwasserstoffe Vinylsulfid, Vinylpolysulfid, geringe Mengen Mercaptan und ein Aldehyd gefunden wurden *(Semmler)*.

Wirkungsweise

Der Bärenlauch wirkt auf die Drüsen des Magen-Darm-Kanals anregend, vermehrend auf alle Verdauungssäfte, besonders auch auf die Galle. Das Wachstum schädlicher Darmbakterien wird gehemmt und die Muskulatur des Verdauungskanals beruhigt. Bei Angehörigen bewegungsarmer Berufe werden Krämpfe und Koliken bei Verstopfung beseitigt. Da das Bärenlauchöl zum großen Teil durch die Lunge wieder ausgeschieden wird, wirkt es dabei lösend, auswurffördernd und beruhigend auf die Atmungswege. Die angeführten Wirkungen bilden ferner die Grundlage zu einer allgemein umstimmenden, gewebs- und blutreinigenden Wirkung.

Auf dem Wege über die Regelung der Verdauungsverhältnisse und über die Beseitigung der „Selbstvergiftung durch den Darm" kommt außerdem eine blutdrucksenkende Wirkung bei zu hohem Blutdruck zustande. Gleichzeitig bessert sich dadurch die Durchblutung der Herzkranzgefäße, und die Herzleistung erfährt eine Steigerung, was für die Leistungsfähigkeit, das Allgemeinbefinden und das psychische Verhalten des Kranken nicht zu unterschätzen ist. Tierexperimentell wurde sogar gegenüber dem Knoblauch eine mindestens gleichstarke verkalkungswidrige Wirkung festgestellt *(Hinzelmann)*. Die vielseitige Wirkung erklärt die zahlreichen Heilanzeigen. Selbst die Magen-Darm-Störungen bei Tuberkulose konnten günstig beeinflußt werden *(Zaffron)*. Schließlich fand *Zaffron* eine Verbesserung der Säureverhältnisse des Magens.

Der Bärenlauch wirkt also 1. auf den Verdauungsapparat (Magen, Darm, Leber, Galle), 2. auf die Luftwege, 3. auf die Kreislauforgane, 4. auf die Körpersäfte. Die Wirkungen decken sich weitgehend mit denen des Knoblauchs. Bärenlauch hat nur den einen Nachteil, daß man ihn nicht so gut wie Knoblauch aufbewahren kann, sondern frisch verwenden muß.

Verwendung

Bei Verdauungsstörungen, Durchfall (auch infektiöser Natur), Verstopfung, Lungenkatarrh, Bronchialkatarrh, Lungenerweiterung (Emphysem), hohem Blutdruck und Verkalkung, Leber- und Gallenleiden, Spul- und Madenwürmern, vorbeugend bei Infektionskrankheiten, zur Gewebs- und Blutreinigung und Entgiftung des Organismus besonders bei Frühjahrskuren sowie bei Hautkrankheiten auf Grund eines krankhaften Stoffwechsels.

Bärenlauch

Der Bärenlauch ist Bestandteil folgender Teemischungen und Pflanzenzubereitungen: I 14; II 10; V 31; VI 13.

Die von dieser Pflanze in den Apotheken erhältlichen Fertigpräparate sind aus dem Anhang zu ersehen.

Bärentraube gegen Blasenkatarrh

Bärentraube

Die Bärentraube *(Arctostaphylos uva-ursi)* findet sich hauptsächlich in den nördlichen Teilen Europas und Asiens, besonders in Nadelwäldern und Heidegebieten. In Süd- und Mitteldeutschland kommt sie nur im Gebirge vor. Man sammelt die Blätter und die ganz jungen Triebe von April bis Juli. Um eine zu lange Lagerung zu vermeiden, wird oft das zweite Mal im August und September gesammelt.

Die offizinellen Blätter *(Folia Uvae Ursi)* enthalten die Glykoside Arbutin und Methylarbutin (1,5—3,5 %), die im Harn Hydrochinon und Methylhydrochinon abspalten, zwei Stoffe, die stark keimtötend (desinfizierend) wirken, solange der Harn alkalisch reagiert. Die Blätter enthalten ferner erhebliche Mengen Gerbstoffe (etwa 30 %), eine stickstofffreie, kampferähnliche Substanz Urson und den glykosidischen Bitterstoff Ericolin. Der Gehalt der Blätter an Arbutin nimmt im Laufe der Zeit ab; sie dürfen daher nicht länger als neun Monate gelagert werden.

Wirkungsweise

Die Bärentraubenblätterabkochung wirkt vor allem desinfizierend auf den alkalisch reagierenden Urin. Arbutin und Methylarbutin werden zunächst unverändert durch die Nieren ausgeschieden und spalten erst im Harn, sobald er bei Entzündungen alkalisch reagiert, die stark antiseptisch wirkenden Verbindungen Hydrochinon und Methylhydrochinon ab. Hierauf beruht die heilende Wirkung bei Nierenbecken- und bei Blasenentzündung, teilweise auch bei Gonorrhoe. Die Gerbstoffe werden in Form von Gallussäure ausgeschieden, die nicht entzündungswidrig wirkt, vielmehr manchmal Magenreizung mit Erbrechen verursacht. Über eine arzneiliche Wirkung des Ericolins ist leider nichts bekannt, ebensowenig etwas über das Urson.

Im sauer reagierenden Urin vermag der Bärentraubenblättertee keine Heilwirkung zu entfalten. Auf die Schleimhäute der Verdauungsorgane übt die Gerbsäure alle Heilwirkungen wie die anderen Gerbsäuredrogen aus (siehe Augentrost, Eiche, Frauenmantel, Gänsefingerkraut, Johanniskraut und Tormentill).

Verwendung

Bei entzündlichen Erkrankungen der ableitenden *Harnwege* (Nierenbecken, Harnleiter) und der *Blase*.

Der Tee wird aus 1 Eßlöffel Droge auf 1 Tasse Wasser als Abkochung (5 Minuten) zubereitet. Man trinkt täglich 1—2 Tassen des noch gut warmen Tees. Nach der Einnahme des Tees färbt sich der Urin oft dunkelgrün bis dunkelbraun. Die Verfärbung ist ohne Bedeutung; man sollte es jedoch wissen, um nicht zu erschrecken. Mit fortschreitender Besserung vergeht die Braunfärbung.

Vorteilhaft ist nach neueren Untersuchungen die Verwendung frischer Blätter in Milchzucker verrieben, weil bei der Teebereitung etwa 80 % des Arbutins verlorengehen.

Besondere Bedeutung scheint neuerdings die nur fabrikmäßig mögliche Herstellung von Teepulvern im Sprüh-Trocknungs-Verfahren zu gewinnen. Experimentelle Untersuchungen von *List* im Institut für Pharmazie der Universität Würzburg ergaben, daß bei der Sprühtrocknung, die in Bruchteilen von Sekunden geschieht, die teilweise sehr empfindlichen Einzelsubstanzen sehr gut erhalten bleiben.

Die Bärentraube ist Bestandteil folgender Teemischungen und Pflanzenzubereitungen: VII 12, 13, 14, 15, 16; X 10.

Die von dieser Pflanze in den Apotheken erhältlichen Fertigpräparate sind aus dem Anhang zu ersehen.

Bärlapp vermehrt die Harnsäureausscheidung

Der Bärlapp *(Lycopodium clavatum)*, im Volksmund auch Schlangenmoos, Erdmoos, Wolfsklaue, Wolfsranke, Löwenfuß und Hexenkraut genannt, kommt in trockenen Nadelwäldern, auf Wiesen, in der Heide und in den Alpen bis zu über 2000 m Höhe vor. Verwendet werden die gelben Sporen. Sie enthalten bis zu 50 % fettes Öl und bis zu 45 % Kohlehydrate, sonst ist an *Wirkstoffen* noch wenig bekannt. Im Kraut des Bärlapps, das giftig ist, fand man mehrere Alkaloide, u. a. Lycopodin, Clavatin und Clavotoxin. Die Droge ist geruchlos und hat einen anfangs süßlichen, später bitteren Geschmack.

Wirkungsweise und Verwendung

Erfahrungsmäßig steigert Bärlapp die Wasser- und Harnsäureausscheidung und regt die Stoffwechselfunktion allgemein an. Seine innerliche Verwendung bei Leberstauung, rheumatischen Zuständen, schlechter Nierenfunktion mit Neigung zu Steinbildung und bei Blasenkatarrh ist daher angebracht. Äußerliche Verwendung als Streupulver bei Wundsein und nässenden Ekzemen der Kinder oder älterer Leute.

Bärlapp Man gibt Bärlapp-Pulver (1 Teil mit 9 Teilen Milchzucker verrieben) oder Bärlapptee (1 Teil auf 1 Tasse Wasser) als Aufguß. Die Tagesmenge beträgt $1/2$—1 Tasse.

Der Bärlapp ist Bestandteil folgender Teemischungen und Pflanzenzubereitungen: I 8; V 26; X 5.

Die von dieser Pflanze in den Apotheken erhältlichen Fertigpräparate sind aus dem Anhang zu ersehen.

Beinwell als großes Wundheilmittel

Beinwell Der Beinwell *(Symphytum officinale)* gehört zur Familie der Borretschgewächse (Boraginazeen) und ist bei uns beheimatet. Er kommt auch in ganz Europa vor und findet sich häufig auf feuchten Wiesen, in Gräben und Gebüschen. Seine Heilkraft wurde schon im Altertum geschätzt.

Der *Hauptwirkstoff* ist Allantoin, ein Endprodukt des Purinstoffwechsels, das auch von Fliegenmaden produziert wird. Ferner fand man Gerbstoff und Schleim.

Wirkungsweise

Mit Allantoin (bzw. Fliegenmaden) behandelte man im Krieg erfolgreich schlecht heilende und eiternde Wunden. Das von den Fliegenmaden ausgeschiedene Allantoin verflüssigt die Wundsekrete, regt den Gewebsstoffwechsel an und fördert so die Heilung.

Die gleiche Wirkung wie mit der Fliegenmadenbehandlung läßt sich mit Beinwell auf angenehmere Weise erzielen: Man schält 200 g frische Wurzeln und kocht sie mit $1/2$ l Wasser 30 Minuten. In die Kochflüssigkeit taucht man dann Mullkompressen, die — leicht ausgedrückt — noch heiß auf die Wunden gelegt werden. Man kann die Wurzeln auch zu Brei kochen und dann mit der gleichen Wirkung heiße Breiaufschläge machen.

Verwendung

Die Behandlung mit Beinwell ist zu empfehlen bei *Knochenerkrankungen* aller Art, Knocheneiterungen, Knochenhautentzündungen, Verstauchungen, Blutergüssen, schlecht heilenden Wunden und Unterschenkelgeschwüren.

Die innerliche Anwendung der Wurzelabkochung (2 Teelöffel oder 4—5 g auf 1 Tasse Wasser) bedeutet eine wertvolle Unterstützung bei rheumatischen Prozessen an Knochen, Gelenken und in der Muskulatur.

Der Beinwell ist Bestandteil folgender Teemischungen und Pflanzenzubereitungen: I 8; V 27; VII 5, 7; XI 5, 8, 9.

Die von dieser Pflanze in den Apotheken erhältlichen Fertigpräparate sind aus dem Anhang zu ersehen.

Berberitze gegen Kreislaufschwäche

Die Berberitze *(Berberis vulgaris)* ist in ganz Europa verbreitet, kommt häufig in Gebüschen und Hecken, an Rainen und in Wäldern vor und wird auch oft angepflanzt. Sie bildet einen in jedem Klima wachsenden Strauch, der von Mai bis Juni blüht.

Die bis heute bekannten *Wirkstoffe* sind in der Wurzelrinde Alkaloide, darunter das Alkaloid Berberin. Die Früchte enthalten größere Mengen an Fruchtsäuren, besonders freie Apfel- und Zitronensäure, und von den Vitaminen vor allem Vitamin C. Von der Industrie wird die Wurzelrinde zum Gelbfärben von Leder und von Holz gebraucht.

Wirkungsweise und Verwendung

Das als Hauptwirkstoff anzusehende Berberin wirkt vorwiegend auf den Gallenfluß, aber auch anregend auf das Atem- und Gefäßzentrum. Gleichzeitig tritt eine Verbesserung des Kreislaufs und eine Beruhigung des beschleunigten Pulses auf. Die Anwendung der *Berberitzenwurzelrinde* als Anregungs- und Kräftigungsmittel bei Erschöpfungszuständen, insbesondere nach kreislaufschädigenden Infektionskrankheiten, ist daher berechtigt. Da das Berberin über die Leber ausgeschieden wird, wobei es die Leberzellen zu vermehrter Gallenabsonderung anregt, ist es auch als *Lebermittel* zu gebrauchen bei *Gelbsucht, Leberstauung* und bei *Neigung zu Grieß- und Steinbildungen* in den Gallengängen und in der Gallenblase.

Der bittere Geschmack läßt die Berberitze auch als appetitanregendes Mittel geeignet erscheinen. Stuhlträgheit wird durch die Berberitze dann behoben, wenn sie ihren Grund in einer gestörten Gallenabsonderung hat. Da außer über die Leber ein Teil des Berberins auch über die Nieren ausgeschieden wird, wobei die Nierenzellen zu verstärkter Urinabgabe angeregt werden, kann diese harntreibende Wirkung auch bei der Behandlung von Nierenerkrankungen, die nicht mit einer akuten, fieberhaften Entzündung des Nierengewebes einhergehen, ausgenutzt werden. Die Arzneiprüfung der Homöopathie hat Beziehungen der Berberitze zu den Rückenmarkszentren der Geschlechtsorgane und zum Rheumatismus aufgedeckt. *Kneipp* gab einen alkoholischen Beerenextrakt bei Lungen-, Leber- und Unterleibserkrankungen. Die Volksmedizin empfiehlt eine aus den Beeren bereitete Tinktur oder den Saft der Beeren bei Krämpfen, Milz-, Leber-, Nierenleiden und Wassersucht.

Zur Teebereitung benötigt man 1 Teelöffel (1—2 g) der geschnittenen Wurzel auf 1 Tasse Wasser (20—30 Minuten kochen). Bei Stuhlträgheit, die auf einer Unterfunktion der Leber beruht, mischt man 30 g Berberitzenwurzel mit 30 g Faulbaumrinde und je 20 g Löwenzahnwurzel und Pfefferminze. Von dieser

Berberitze

Teemischung gibt man 1 Eßlöffel auf 1 Tasse Wasser, hergestellt als Abkochung von 10—15 Minuten. Morgens und abends trinkt man je 1 Tasse des noch gut warmen Tees.

Die Berberitze ist Bestandteil folgender Teemischungen und Pflanzenzubereitungen: II 7; VI 9; VII 16.

Die von dieser Pflanze in den Apotheken erhältlichen Fertigpräparate sind aus dem Anhang zu ersehen.

Kanadisches Berufskraut als blutstillendes Mittel

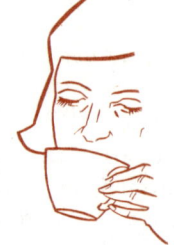

Kanadisches Berufskraut

Das zu den Kompositen zählende kanadische Berufskraut *(Erigeron canadensis)* stammt zwar, wie der Name sagt, aus Kanada, ist aber ein Kosmopolit und auch bei uns eine schon seit dem 17. Jahrhundert eingebürgerte Pflanze. Durch die gute Flugfähigkeit seiner zahllosen Samen hat sich das Kraut schnell über ganz Europa verbreiten können. Es bildet heute eines der häufigsten Unkräuter auf sandigen Stellen, an Bahndämmen, Wegrändern und auf Äckern.

Die Blätter des Berufskrautes liefern 0,2—0,4 % eines gelben, kümmelartig riechenden ätherischen Öles, das in Nordamerika unter dem Namen *Oil of Fleabane* als Blutstillungsmittel (Hämostatikum) Verwendung findet. Das ätherische Öl enthält hauptsächlich d-Limonen, ferner Dipenten und d-α-Terpineol. Außerdem fand man in dem Kraut Flavon, Gerbstoff, Gallussäure und Cholin.

Wirkungsweise

Während des ersten Weltkrieges wurden Auszüge der Pflanze in Anlehnung an ältere Heilanzeigen als Mutterkornersatz, also als Blutstillungsmittel, vorgeschlagen. Wenn genügend Mutterkorn zur Verfügung steht, wird man jedoch Mutterkornzubereitungen vorziehen, da das Berufskraut als blutstillendes Mittel nicht die sichere Wirkung des Mutterkorns erreicht.

Über die blutstillenden (hämostatischen) Eigenschaften des Erigeron-Fluidextraktes ist zu sagen, daß diese nicht auf bestimmten, in der Pflanze bereits vorgebildeten Stoffen beruhen, sondern auf die Bildung sekundärer Abbauprodukte, wie proteinogene Amine, zurückzuführen sind, deren Maximum etwa nach dreimonatiger Lagerzeit erreicht sein soll. *Schulz* spricht auch noch von einer narkotisch wirkenden Substanz und glaubt, dem ätherischen Öl eine deutliche Wirkung auf das Gefäßsystem nachsagen zu müssen, eine Erscheinung, die auch von anderen Autoren, die sich mit dem Berufskraut beschäftigten, bestätigt wird.

Verwendung

Die Verwendung geschieht hauptsächlich als *durchfallstopfendes, blutstillendes, wurmtreibendes* und *antirheumatisch* wirkendes Mittel. Amerikanische Ärzte empfehlen eine Abkochung von 5 g der Droge auf 100 ccm Wasser eßlöffelweise oder von einem Fluidextrakt 2—4 ccm pro Tag bei einfachen Durchfällen, Dysenterie, Typhus, Wurminfektionen und Blutungen (Blasenblutungen, unregelmäßige, zu starke und zu lange Regelblutungen). Der Fluidextrakt soll auch bei *Rheuma* und *Gicht* wirksam sein, ferner bei Nierenblutungen, Bluthusten (auf Tuberkulose prüfen lassen!), Magen-, Darm- und Hämorrhoidalblutungen.

Interessant ist ferner eine Vorschrift von *J. Schmitz*, die *Madaus* mitteilt, über einen „nie versagenden" Komplex bei Gebärmutterblutungen. Diese Vorschrift findet sich unter der Nr. VIII, 34 der Rezeptsammlung. Eine Nachprüfung der Wirksamkeit dieser Mischung wäre sehr zu wünschen. Ich habe sie in meiner Praxis vielfach mit gutem Erfolg verwendet. Natürlich ist bei unregelmäßigen Gebärmutterblutungen besonders im mittleren Alter und jenseits des Klimakteriums immer auf Krebs zu untersuchen.

Alexander von Bunge empfahl gegen Schlaflosigkeit einen Aufguß, der nach Rezept Nr. IV, 23 unserer Rezeptsammlung zusammengestellt ist.

Die Homöopathie stellt aus der frischen blühenden Pflanze eine Urtinktur her, die in den Verdünnungen D 1 — D 3 gegen Nasen-, Zahnfleisch-, Lungen-, Magen-, Darm-, Blasen- und Hämorrhoidalblutungen sowie gegen eine abnorm starke Monatsblutung (Menorrhagie), gegen Gebärmutterblutungen außerhalb der Menstruation (Metrorrhagie) und gegen Myomblutungen verwendet wird.

Das kanadische Berufskraut ist Bestandteil folgender Teemischungen und Pflanzenzubereitungen: IV 23; VIII 34.

Die von dieser Pflanze in den Apotheken erhältlichen Fertigpräparate sind aus dem Anhang zu ersehen.

Besenginster heilt das „taktlose" Herz

Der überall bekannte und wegen seiner frühen, schon im Mai aufleuchtenden, gelben Blüten beliebte Besenginster *(Sarothamnus scoparius)* zählt zur Familie der Hülsenfrüchtler (Leguminosen). Er wird auch häufig Besenstrauch, Bessenkrut, Has'nkrut, Hasengeil, Rehkraut, Brambusch oder Genester genannt.

In den Blättern, Zweigspitzen, Samen und Blüten wurden bereits eine Reihe von Wirkstoffen entdeckt, nämlich als *Hauptwirkstoff* das Alkaloid l-Spartein, ferner die Alkaloide Genistein, Pachycarpin und Sarothamin. Weiterhin fand

Besenginster — man in wechselnder Menge und stark abhängig von Jahreszeit und Trocknungsart die karbozyklischen Basen Tyramin und Oxytyramin (= 3,4-Dioxyphenyläthylamin). Weitere Inhaltsstoffe geringerer Bedeutung sind das Flavonglykosid Scoparosid (Scoparin), das sich besonders in der Blüte findet, Gerbstoff, Bitterstoff, Harz und Spuren ätherisches Öl (mit Furfurol).

Wirkungsweise

Der Hauptwirkstoff *Spartein* besitzt vor allem eine besondere Beziehung zum *vegetativen Nervensystem*. In seiner Wirkung auf das zentrale Nervensystem regt es in kleinen Dosen die Atmung an, während es in größeren Dosen einen lähmenden Einfluß ausübt. Am peripheren vegetativen Nervensystem wirkt es, wenn auch schwächer, wie Nikotin, also zuerst erregend, dann lähmend auf die nervösen Umschaltstellen (Ganglien). Am Herzen hat Spartein nicht, wie früher angenommen wurde, eine ähnliche Wirkung wie der Fingerhut, sondern nur eine sehr eng begrenzte Wirkung, einmal auf die Reizbildung im Herzen, die gehemmt, zum anderen auf die Reizleitung im Herzen, die verzögert wird. Bei beschleunigter Reizbildung und Reizleitung, wie sie dem Vorhofflattern und dem Kammerflimmern zugrunde liegt, kann diese Wirkung dazu benutzt werden, um die Herztätigkeit zu regulieren.

Weitere interessante und praktisch zu beachtende Wirkungen entfaltet das Spartein im Zusammenwirken mit anderen Arzneistoffen. So verstärkt es die blutdruckerhöhende Wirkung von Adrenalin und Corbasil, deren Dosis bei gleichzeitiger Sparteingabe verringert werden kann. Es vermag auch, wie Ephedrin (siehe Efeu), die Kranzgefäße des Herzens zu erweitern, was ebenfalls beim Zusammenwirken dieser Stoffe berücksichtigt werden muß. Die Wirkung des Sparteins ist damit noch nicht erschöpft. Es wirkt ferner erregend auf die glatte Muskulatur des Darmes und der Gebärmutter (besonders in den letzten Monaten der Schwangerschaft) und verstärkt auch die Skelettmuskulatur. Wegen der Vielgestaltigkeit der Heilanzeigen des Sparteins und weil es in höheren Dosen leicht giftig wirkt, muß die Verabreichung ärztlicher Verordnung vorbehalten bleiben.

Das Alkaloid Genistein wirkt wie Spartein, nur bedeutend schwächer. Über die Wirkung von Pachycarpin und Sarothamin ist noch nicht genügend bekannt, sie werden wahrscheinlich keine wesentliche Rolle spielen.

Tyramin bewirkt, wenn man es als Injektion gibt, eine *zentrale Blutdrucksteigerung*, eine *Förderung der Herztätigkeit* und eine starke Erregung der Gebärmutter. Durch den Mund gegeben, ist es jedoch praktisch wirkungslos, da es im Magen-Darm-Kanal schnell zerstört wird.

Oxytyramin ist wie Tyramin ein Erregungsmittel für das sympathische Nervensystem. Es steigert, stärker als Tyramin, den Blutdruck, erweitert die Herzkranzgefäße, fördert die Herzleistung, wirkt erregend auf die Gebärmutter und fördert die Wasserausscheidung. Alle diese Wirkungen entstehen jedoch nur, wenn es unter Umgehung des Magen-Darm-Kanals, also als Injektion, gegeben wird. Durch den Mund gegeben, bleibt es, wie Tyramin, fast völlig wirkungslos. Das Flavonglykosid *Scoparosid* bewirkt eine stärkere Wasserausscheidung, indem es die Nierengefäße erweitert.

Besenginster

Besonders interessant und praktisch wertvoll ist die *Gesamtwirkung des Besenginsters* bei der Anwendung durch den Mund, besonders als Tee oder als Fluidextrakt. Hierbei kommt es zu einer Verbesserung der gesamten Kreislauffunktion (Herz und Gefäße), zu einer Steigerung der Wasserausscheidung, zu einer Erregung des Darmes und der Gebärmutter (Förderung der Wehentätigkeit).

Verwendung

Teezubereitungen und Fluidextrakte lassen sich als Kreislaufmittel bei Herz- und Kreislaufinsuffizienz verwenden, besonders auch bei Rhythmus- und Überleitungsstörungen. Hierbei kann auch reines Spartein genommen werden. Bei Herzmuskelschwäche ist dagegen meist Digitalis oder Strophanthin angebracht (siehe dort), da diese Drogen durch Spartein nicht ersetzt werden können.

Als *wassertreibendes Mittel* eignet sich am besten ein Tee oder Extrakt aus den Blüten oder reines Scoparosid (Scoparin). Die Entwässerung des Organismus führt zu einem besseren Rückfließen des Blutes zum Herzen und damit zu einer Entstauung der Venen, was man sich beim „variköses Symptomenkomplex" zunutze macht.

Als *Wehenmittel* in der Eröffnungsperiode nimmt man entweder eine Zubereitung der Gesamtdroge oder noch besser Spartein. Besonders günstig ist die Sparteinwirkung in der Austreibungsperiode.

Die homöopathische Essenz Spartium scoparium (D 1—D 2) wird bei Erkrankungen der Herznerven mit Herzbeschleunigung und Rhythmusstörungen sowie Stauungen in Brust, Hals und Kopf angewandt.

Vergiftungen durch Ginsterzubereitungen oder Spartein sind bisher nur vereinzelt bekanntgeworden. Wenn die Zubereitungs- und Dosierungsvorschriften beachtet werden, lassen sie sich auf jeden Fall vermeiden!

Die von dieser Pflanze in den Apotheken erhältlichen Fertigpräparate sind aus dem Anhang zu ersehen.

Bibernelle stimmt den Stoffwechsel um

Die kleine Bibernelle *(Pimpinella saxifraga)*, oft auch Steinbrech genannt, stellt sich gern auf trockenen Wiesen, steinigen Abhängen, an Straßenrändern, auf Ödland und Schutthalden ein. Sie ist in ganz Europa heimisch. Aus der großen wie aus der kleinen Bibernelle gewinnt man die offizielle Bibernellwurzel

Bibernelle

Bibernelle *(Radix Pimpinellae),* die ein ätherisches Öl (0,4 %), den (stickstofffreien) Bitterstoff Pimpinellin, Isopimpinellin, Saxifragin, Harz, Zucker und Saponin enthält. Die stark riechende Pflanze verbindet einen außerordentlich würzigen Geschmack mit einem scharf beißenden Nachgeschmack.

Wirkungsweise und Verwendung

Obwohl die Wurzel und die aus ihr bereitete Tinktur in der Apotheke vorrätig gehalten werden (offizinell sind), fehlen bisher eingehende wissenschaftlich fundierte Untersuchungen dieser Droge. Rein erfahrungsmäßig weiß man jedoch, daß die Bibernelle die Drüsen der Atmungsorgane, die Nieren- und die Leberzellen anregt sowie blutreinigend, schweiß- und regeltreibend wirkt.

Wegen ihrer vielfältigen Wirkung gehört die Bibernelle zu den sogenannten Umstimmungsmitteln (besonders bei der lymphatisch-exsudativen und harnsauren Diathese). Sie bildet auch ein brauchbares Mittel bei Katarrhen der Luftwege, bei Funktionsschwäche der Haut, der Leber und der Nieren, bei Rheuma, Gicht und den sogenannten Blutunreinigkeiten. Bekannte Zubereitungen sind der Leipziger Hustensaft *(Mixtura Pimpinellae Anisata),* Russischer Brustsaft *(Sirupus Pectoralis Russicus)* und die Bibernelltinktur *(Tinctura Pimpinellae).*

Von der *Droge* benötigt man 1—2 Teelöffel auf 1 Tasse Wasser. Den Tee kalt ansetzen, 8 Stunden ziehen lassen, dann die obere Hälfte abgießen, den Rest aufkochen und den Tee zusammen mit der ersten Hälfte warm trinken, und zwar 1—2 Tassen täglich 4 Wochen lang. Von der *Bibernelltinktur* verwendet man 3mal täglich 20 Tropfen in heißem Tee oder auf einem Stückchen Würfelzucker.

Die beiden Bibernellen werden häufig mit dem großen Wiesenknopf *(Sanguisorba officinalis)* verwechselt, der vielfach auch Bibernell genannt wird.

Die Bibernelle ist Bestandteil folgender Teemischungen und Pflanzenzubereitungen: I 8, 15; II 9; III 4; VI 7; VII 15; VIII 14.

Die von dieser Pflanze in den Apotheken erhältlichen Fertigpräparate sind aus dem Anhang zu ersehen.

Birke reinigt Blut und Gewebe

Birke Die Birke *(Betula alba)* ist in den gemäßigten Zonen Europas und Nordasiens beheimatet. Sie wächst dort auf sandigen, aber auch auf moorigen Böden bis hinauf in den hohen Norden. An *Wirkstoffen* fand man in den Blättern ätherisches Öl, das den angenehm erfrischenden Geruch der jungen Birken auslöst, Gerbstoffe, saure und neutrale Saponine. Der durch Verschwelen von Birkenholz, Birkenrinde und Birkenwurzeln oder durch deren trockene Destillation zu gewinnende *Birkenteer (Tinctura Rusci* oder *Oleum Rusci)* enthält hauptsächlich Guajakol, Karbolsäure und Kreosol. Birkenteer ist eine dicke, schwarzbraune Flüssigkeit von juchtenähnlichem Geruch.

Wirkungsweise

Die aus der Erfahrung altbekannte harntreibende Wirkung der Birkenblätter ist heute auch wissenschaftlich gesichert. Sie wird hauptsächlich den sauren Saponinen zugeschrieben. Wenn der Körper irgendwo Wasser staut (meist bei Herz- und Nierenkrankheiten), vermögen die Birkenblätter die gestaute Flüssigkeit rasch zu entziehen, besonders wenn gleichzeitig eine streng kochsalzfreie Diät eingehalten wird. Mit der verstärkten Wasserausscheidung geht meist auch eine erheblich vermehrte Ausscheidung anderer harnpflichtiger Substanzen einher, was sich bei mehreren Stoffwechselleiden (wie Gicht, Rheuma, nicht entzündlichen Nierenleiden) vorteilhaft ausnutzen läßt. Die alte und oft angefeindete Vorstellung von einer „Gewebsverschlackung" durch mangelhafte Bewegung und Atmung besonders im Winter hat meines Erachtens auch heute noch ihre volle Berechtigung. *Birkenblättertee* ist daher im Rahmen eines „Blutreinigungstees" (eine wesentliche Verbesserung des Gewebsstoffwechsels tritt schon durch Entwässerung und Besserung der Gewebsoxydation ein!), den wir besonders im Februar 2—3 Wochen lang regelmäßig trinken sollten, sehr zu empfehlen.

Der *Birkenteer* wird noch heute häufig zur Behandlung von Hauterkrankungen herangezogen. Er wirkt wegen seines Gehaltes an Karbolsäure, Kreosol und anderen Wirkstoffen vor allem gärungs- und fäulniswidrig. Auf Haut und Schleimhäuten erzeugt er alle Zeichen der Entzündung und vermag dadurch chronische Ekzeme zu aktivieren und danach abzuheilen. Innerlich regt er die Verdauungsdrüsen mächtig an und desinfiziert den Darminhalt. Er darf nur in kleinster Menge und entsprechend verdünnt verabreicht werden.

Verwendung

Im Vordergrund steht die Anwendung der jungen Birkenknospen und der jungen Blätter als *harntreibendes Mittel* bei allen Nieren- und Blasenerkrankungen sowie bei allen Formen von Wassersucht oder wassersüchtigen Anschwellungen im Körper. Sehr wertvoll ist die Birke, besonders der frische Birkensaft, auch bei der rein konstitutionell bedingten Nierenschwäche, wobei nicht nur das Wasser mangelhaft ausgeschieden wird, sondern auch die harnpflichtigen Stoffwechselprodukte (wie Harnsäure u. a.). Dieser Zustand wird jedoch meistens nicht erkannt, bis sich Folgekrankheiten, wie Rheuma, Gicht, Steinleiden und allergische Erkrankungen, eingestellt haben.

Der frische Birkensaft dient auch zur Herstellung des bekannten Birkenwassers zur Kopf- und Haarpflege. Der Birkenteer wird äußerlich bei Hauterkrankun-

Birke gen, besonders bei Ekzemen, und innerlich bei Magen-Darm-Infektionen und Entzündungen der ableitenden Harnwege benutzt.

Von den getrockneten Blättern benötigt man 1—2 Eßlöffel für 1 Tasse Tee (mit 1 Messerspitze doppeltkohlensaurem Natron, damit sich die sauren Saponine besser lösen) oder 1—2½ g Blätterpulver in Oblaten. Man trinkt täglich 3 Tassen Tee oder nimmt 3mal 1 Oblate.

Die Birke ist Bestandteil folgender Teemischungen und Pflanzenzubereitungen: I 1, 3; VII 5, 9, 10, 11, 14, 16; VIII 6; IX 6, 10.

Die von dieser Pflanze in den Apotheken erhältlichen Fertigpräparate sind aus dem Anhang zu ersehen.

Blasentang beugt Kropf und Fettsucht vor

Blasentang Der Blasentang *(Fucus vesiculosus)* aus der Klasse der Braunalgen (Phaeophyzeen) stellt eine in der Nord- und Ostsee, im Atlantischen und Pazifischen Ozean häufig vorkommende Alge dar, die auch See- oder Meereiche genannt wird. Man verwendet die ganze Pflanze, die mit der Flut, besonders häufig aber nach Stürmen angeschwemmt wird. Getrocknet bildet der Tang die braunschwarze Droge.

Blasentang enthält eine bemerkenswert hohe Jodmenge. Wie das Jod in den Wirkstoffen gebunden ist, konnte jedoch noch nicht festgestellt werden. Das früher aus dem verkohlten Blasentang hergestellte Meereichenpulver *(Aethiops vegetabilis)* war arzneilich in Gebrauch und enthielt 0,03—0,1 % Jod. Außer Jod enthält der Blasentang β-Karotin, karotinoide Farbstoffe, Fucoxanthin, Xantophyll, Alginsäure (bis zu 30%), Brom, Laminarin, Schleimstoffe und Zucker. Die Wirkung der Droge beruht nur auf dem Jodgehalt, der allerdings sehr schwankend ist.

Wirkungsweise

Wieweit der Blasentang als Jodpflanze bei Arteriosklerose verwendbar ist, kann noch nicht entschieden werden, weil der Wert kleiner Jodmengen bei dieser Erkrankung bisher noch keine einhellige Zustimmung gefunden hat.

Für Krankheiten, bei denen kleine und kleinste Jodmengen von Nutzen sind, wäre der Blasentang angebracht. Ebenso wie bei der Arteriosklerose ist auch die Jodbehandlung der Fettsucht noch nicht genügend aufgeklärt. Die schlechte Dosierbarkeit und der wenig angenehme Geschmack der Blasentangabkochung setzen der Verwendbarkeit enge Grenzen.

Bei einer Unterfunktion der Schilddrüse (Hypothyreose, Myxödem) muß regelmäßig Jodzufuhr erfolgen. Meist ist aber ein Schilddrüsenpräparat besser und schneller wirksam.

IV. Blütenstände

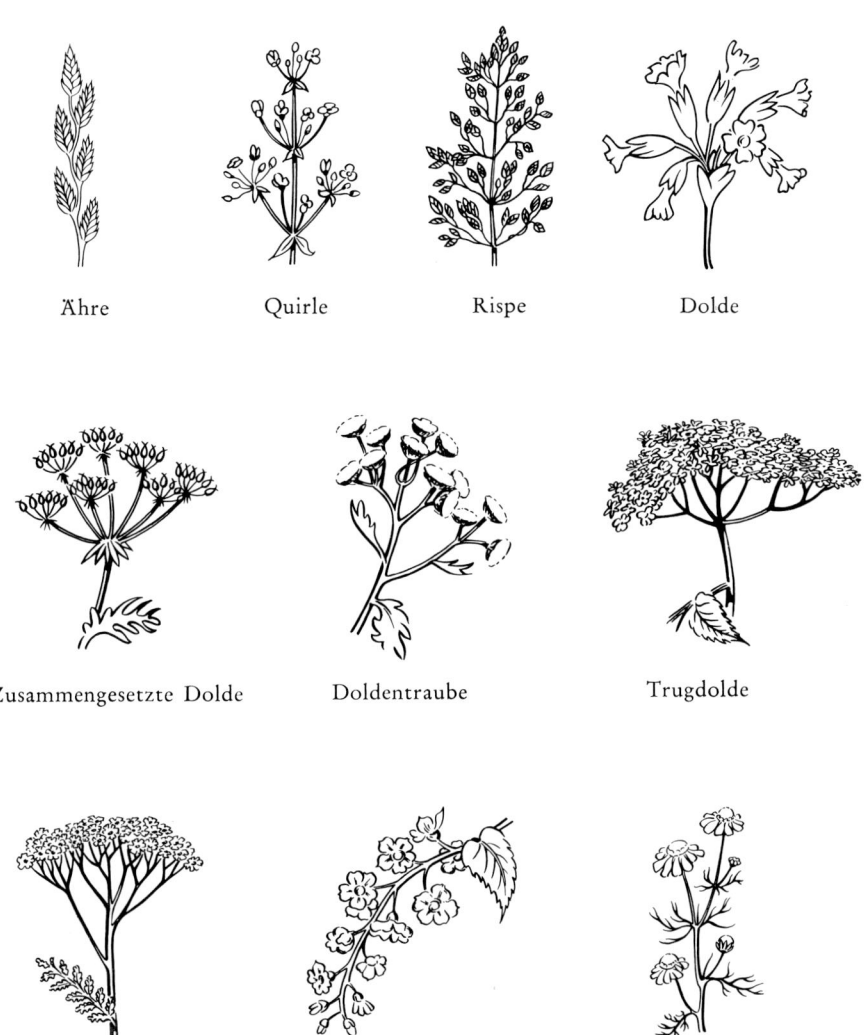

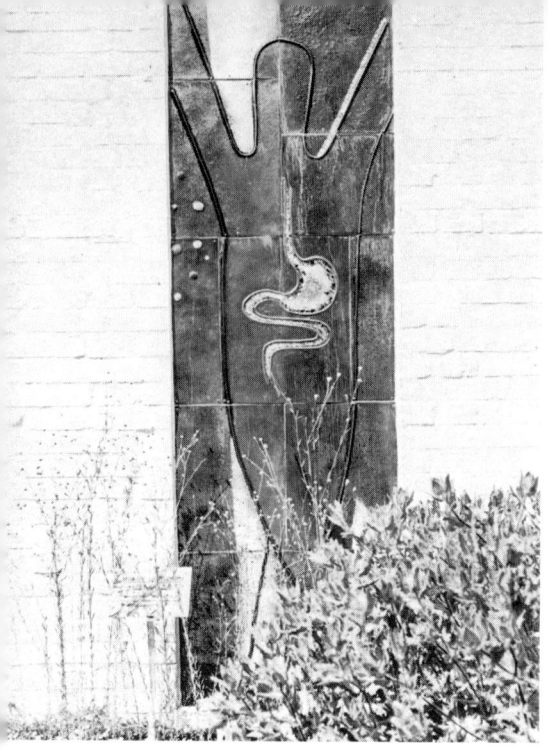
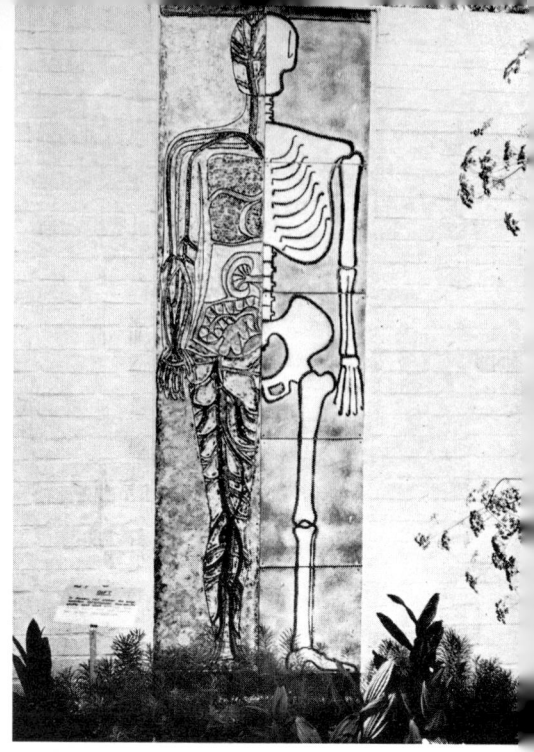

Apothekergarten in Hamburgs „Planten un Blomen"

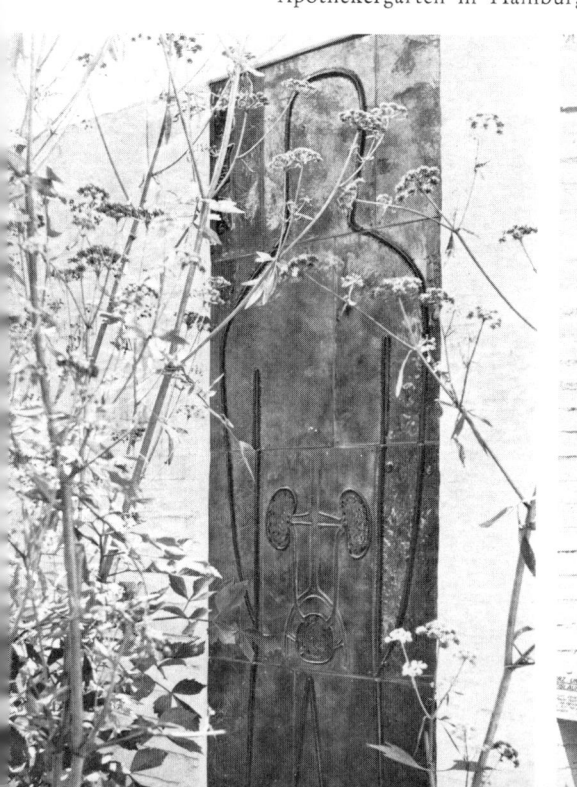
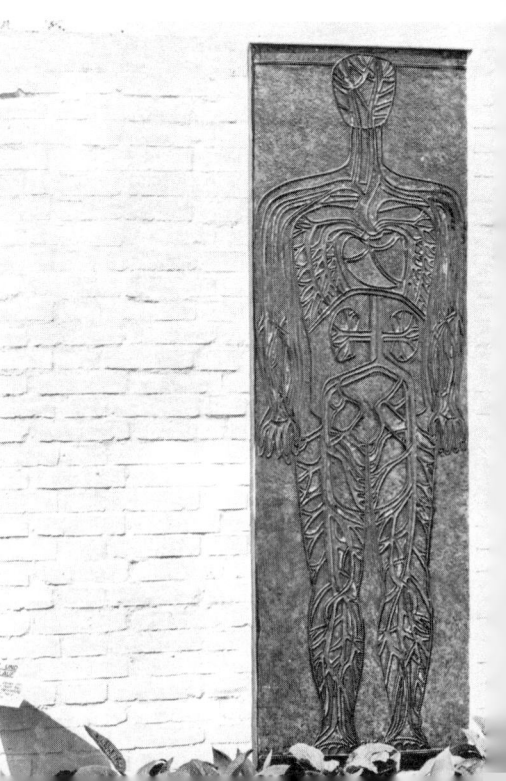

Verwendung

Von einer kritiklosen, ärztlich nicht verordneten Anwendung jodhaltiger Pflanzen muß abgeraten werden, weil bei ungenauer Dosierung nach längerer Anwendung besonders bei Schilddrüsenerkrankungen nicht unerhebliche Schäden auftreten können.

In geeigneten Fällen kann die vorübergehende Verwendung zur Vorbeugung gegen Kropf und Fettsucht verantwortet werden. Man sollte aber auch hierzu den Hausarzt befragen. Für die praktische Anwendung kommen nur Fertigpräparate bekannter Hersteller und mit bekanntem Jodgehalt in Frage.

Der Blasentang ist Bestandteil folgender Teemischungen und Pflanzenzubereitungen: I 16; VIII 31.

Die von dieser Pflanze in den Apotheken erhältlichen Fertigpräparate sind aus dem Anhang zu ersehen.

Bockshornklee als Kräftigungsmittel

Der Bockshornklee *(Trigonella foenum-graecum)* stammt aus dem Orient. Er wurde von den Benediktinern unter Karl dem Großen bei uns eingeführt und angebaut. In den mittelalterlichen Kräuterbüchern, zum Beispiel der Äbtissin *Hildegard,* des *Albertus Magnus* und des *P. A. Matthioli,* findet sich stets der Bockshornsamen angeführt. In Indien, China und Arabien stand er in hohem Ansehen. Der *Papyrus Ebers* (etwa 2000 v. Chr.) erwähnt ihn schon als bedeutendes Heilmittel. Der Bockshornklee, auch Griechisch Heu genannt, zählt zur Familie der Hülsenfrüchtler.

An arzneilich wirksamen *Inhaltsstoffen* fand man im Samen bis zu 30 % Schleimstoffe (Mannogalaktane), Saponin (wenn auch nicht ganz regelmäßig) als Flavonglykosid, etwa 0,1 % Trigonellin (Methylbetain der Nikotinsäure), 0,05 % Cholin, Bitterstoff (chemische Natur noch unbekannt) und 0,01 % ätherisches Öl mit Bocksgeruch. Wesentlich für die Wirkung des Samens ist sicherlich auch der Gehalt an 6 % fettem Öl und 27 % Eiweiß. *Meyer* führt als Inhaltsstoffe auch Diastase, Seminase, Cholesterin und Lezithin sowie eine Glyzerinverbindung an. *Flück* erwähnt vor allem noch organisch gebundenes Eisen und Phosphor, was *Blum* bereits 1928 mitteilte.

Wirkungsweise und Verwendung

Der hohe Schleimgehalt charakterisiert die Pflanze bzw. den Samen in erster Linie als schleimgebende (Mucilaginosum), durch den zusätzlichen Gehalt an Saponinen, Bitterstoff und ätherischem Öl auch als auswurfbeförderende (Expektorans) Droge, was sich bei Katarrhen der oberen Luftwege, des Magen-Darm-Kanals und der ableitenden Harnwege ausnutzen läßt.

Bockshorn-klee

Der hohe Eiweiß-, Fett- und Schleim- (Kohlehydrat-) Gehalt ist insbesondere in Verbindung mit den Saponinen, die die Aufsaugung fördern, und dem ätherischen Öl, das die Drüsen anregt, wichtig für die kräftigende Wirkung des Bockshornkleesamens bei Appetitlosigkeit, Allgemeinschwäche, Magerkeit und in der Rekonvaleszenz nach schweren Infektionskrankheiten. Es ist anzunehmen, daß der Eisen- und Phosphorgehalt auch die Blutbildung unterstützt.

Wichtig ist auch die *äußere Anwendung* des Samens in Form heißer Breiumschläge und -aufschläge (Kataplasmen) bei Furunkeln, Karbunkeln, Zellgewebsentzündungen, offenen Beinen (Ulcera cruris) und Lymphdrüsenschwellungen. Als Antiphlogistikum (entzündungswidriges Mittel) ist der Umschlag oder Aufschlag auch anzuwenden bei Rippenfellentzündung, Neuralgien, Ischias, Gelenkentzündungen und Brustdrüsenentzündung.

Innerlich gibt man den Samen *(Semen Foenugraeci)*, 3—5mal täglich 1 Eßlöffel, als Stärkungsmittel bei Skrofulose, Tuberkulose, Knochenmarkseiterungen (Osteomyelitis), bei entkräftenden Krankheiten und in der Rekonvaleszenz. Bei Schluckbeschwerden wirkt Bockshornklee, als Gurgelwasser benutzt, entzündungswidrig.

Man kann den Samen auch als heißen Aufguß bereiten aus 1 Teelöffel Samen auf 1 Tasse Wasser; man trinkt täglich 1—3 Tassen.

Bockshornkleesamen führt bald unter Steigerung des Appetits zu einer Besserung des Allgemeinbefindens, zur Beseitigung der Hinfälligkeit, zu Gewichtszunahme, zur besseren Eiweißausnutzung und zur Förderung der Blutneubildung. Es wurde sogar von einer blutzuckersenkenden Wirkung berichtet.

Die Pflanze hat es durchaus verdient, daß man sich ihrer erinnert.

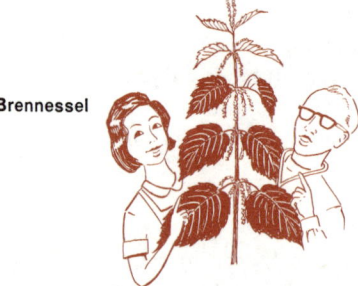

Brennessel

Brennessel regt Stoffwechsel und Blutbildung an

Die allgemein bekannte Brennessel *(Urtica dioica)* ist in Europa bis nach Island überall heimisch und findet sich vornehmlich an Hecken, in Gebüschen, an Wegrändern, in den Wäldern, auf Schutt und Ödplätzen. Obwohl man diesem lästigen „Unkraut" meistens in großem Bogen aus dem Wege geht, um keine nähere Bekanntschaft mit seinen Brennhaaren zu machen, stecken gerade in diesem verachteten und so allgemein verbreiteten Kraut unschätzbare Heil- und Nährkräfte. Neuerdings wird die Brennessel auch zur Nesselfasergewinnung angebaut.

An *Wirkstoffen* enthält das „Nesselgift" einen Reizstoff, der chemisch noch ungeklärt ist, daneben Ameisensäure und ein Ferment. In den Blättern sind ferner enthalten pflanzliche Hormone, Sekretin, Chlorophyll, Vitamine (besonders A) und zahlreiche Mineralsalze (Kalium, Kalzium, Eisen, Schwefel, Natrium, Kieselsäure).

Wirkungsweise

Leider ist die wissenschaftliche Forschung noch nicht näher in die Wirkungsweise dieser Heilpflanze eingedrungen, so daß wir lediglich auf Grund der Erfahrungen und der bisher bekannten Inhaltsstoffe ihre häufig beobachteten heilsamen Wirkungen begreifen können.

Die Brennessel hat eine entwässernde *(harntreibende)* Wirkung mit vermehrter Ausscheidung von Harnsäure, Chlor und Harnstoff. Ihre Verwendung ist daher angebracht bei Stauungszuständen, Wasseransammlungen, Gicht und Rheumatismus aller Formen und zur Entlastung der Speicherungsfunktionen des Bindegewebes (Gewebs- und Blutreinigung).

Die immer wieder behauptete *blutzuckersenkende* Wirkung, die man auf den Glukokiningehalt der Blätter zurückführt, konnte man experimentell noch nicht recht bestätigen. Dennoch ist die Verwendung der Brennessel in Diabetikertees wegen der den Stoffwechsel entlastenden und sogar aktivierenden Wirkung berechtigt.

Eine auffallende roborierende (gewebsaufbauende, gewichtssteigernde) Wirkung erzielte man bei Ratten nach Zufütterung von 5 % Brennesselkraut zum Futter. Vermutlich läßt sich diese Wirkung auf den hohen Vitamin-C-, Chlorophyll- und Xanthophyllgehalt zurückführen. Junge Brennesselblätter (die noch kein Nesselgift enthalten) sind in Form von Gemüse und Suppe bei Appetitlosigkeit und Untergewicht ein gutes Diätmittel.

Durch den Gehalt an Sekretin (wie Spinat) besitzt die Brennessel eine *safttreibende* Wirkung auf Magen, Darm und vor allem die Bauchspeicheldrüse. Durch die verbesserte Absonderung der Verdauungssäfte tritt gleichzeitig eine Anregung der Darmbewegung ein. Wir benutzen diese Wirkungen bei Unterfunktionszuständen des Magens, des Darmes und der Bauchspeicheldrüse sowie bei Darmträgheit (Obstipation).

Der hohe Chlorophyll-, Xanthophyll-, Eisen- und Vitamin-C-Gehalt besonders der jungen Brennesselblätter regt die Blutbildung an. Ihre Verwendung bei Blutarmut (mit Mangel an rotem Blutfarbstoff und roten Blutkörperchen) ist daher sehr anzuraten.

Die in der Volksmedizin wahrscheinlich wegen des Gerbstoffgehaltes vielfach gerühmte durchfallhemmende und blutstillende Eigenschaft der Brennessel scheint sich auch zu bestätigen.

Brennessel

Im Sekret der Brennesselhaare der nicht mehr ganz jungen Blätter tritt der Nesselgiftstoff auf, dessen chemische Natur noch unbekannt ist, daneben aber auch Histamin und etwas Ameisensäure. In der Volksmedizin wird die Brennwirkung (nesselnde Wirkung) dieser Stoffe auf die Haut durch „Schlagen der Haut mit frischen Brennesseln" (Urtikation) ausgenutzt, um chronische Erkrankungen, besonders Rheuma, Hexenschuß, Ischias und Gicht, zu beeinflussen. *Weiß* empfiehlt diese etwas heroische Behandlung noch sehr; es muß aber darauf aufmerksam gemacht werden, daß bei empfindlichen Menschen auch Vergiftungserscheinungen auftreten können, wie sie *Geßner* beschreibt.

Verwendung

Die beschriebenen Wirkungen rechtfertigen die Verwendung der Brennessel als Heilpflanze bei Nierenerkrankungen mit Stauungen, Magen-Darm-Erkrankungen, Blutarmut, Zuckerkrankheit und Rheumatismus, wenn man auch oft nur eine unterstützende Wirkung der ärztlichen Behandlung erwarten darf.

Die Verwendung kann in verschiedener Zubereitung geschehen.

Als *Gemüse:* Brennesseln schmecken nicht nur wie Spinat, sie werden auch ebenso zubereitet. Wir nehmen jedoch möglichst nur junge Sprossen und Blätter dazu. Man kann die Brennesseln auch mit Mangold, Spinat oder Melde mischen und so geschmackliche Änderungen erzielen. Zunächst kocht man die ganzen Blätter in Salzwasser ein wenig weich, seiht ab, drückt sie etwas aus und wiegt sie jetzt erst fein. Anschließend bereitet man eine helle Mehlschwitze, in die man feingewiegte Zwiebeln und die Brennesseln hineingibt und wieder etwas Kochwasser und Milch hinzugießt. Das Ganze kocht man nochmals 15 Minuten. Wer lieber auf die Mehlschwitze verzichtet, bindet das Gemüse durch Zugabe einer geriebenen rohen Kartoffel.

Als *Suppe:* Junge Brennesselblätter werden zunächst in Salzwasser weich gekocht, dann fein gewiegt, in Butter gedünstet, mit dem Kochwasser aufgegossen, etwas mit Mehl gedickt und nach Zugabe von Borretsch, Dill und einiger Kartoffelscheiben fertiggekocht.

Als *Salat:* Man gibt zu ganz jungen, feingeschnittenen Brennesselblättchen und -sprossen gleiche Teile Löwenzahn, Sauerampfer und Schafgarbe und bereitet daraus mit guter Salattunke einen Frühlingssalat von gutem Geschmack und großer blutreinigender Kraft.

Als *Frischsaft:* Aus jungen Sprossen und Blättern frisch gepreßter Saft wird mit der fünf- bis zehnfachen Menge Wasser verdünnt und teelöffelweise eingenommen.

Als *Tee:* Man nimmt 3 Eßlöffel der Droge auf 1 Tasse Wasser als Aufguß und trinkt täglich 2—3 Tassen. Man kann auch 1 Eßlöffel der Droge mit 1 Tasse Wasser 5 Minuten kochen und dreimal täglich je 1 Tasse davon trinken.

Als *Brennesseltinktur* bei Schuppen und Haarausfall: 1 l Wasser und ½ l Weinessig mit 250 g feingeschnittenen Brennesselwurzeln eine halbe Stunde lang kochen. Mit dieser Tinktur den Kopf 1mal wöchentlich waschen, anschließend mit etwas reinem Olivenöl leicht einreiben.

Brennessel

Die Brennessel ist Bestandteil folgender Teemischungen und Pflanzenzubereitungen: I 1, 3, 5, 6, 7, 8, 10, 11; III 23; V 37; VI 12; VII 17; VIII 4, 17; IX 3, 10; X 5, 7; XI 26, 33.

Die von dieser Pflanze in den Apotheken erhältlichen Fertigpräparate sind aus dem Anhang zu ersehen.

Brombeere hilft bei Magen-Darm-Katarrh

Der allgemein bekannte Brombeerstrauch *(Rubus fruticosus)* ist in ganz Deutschland weit verbreitet und bildet oft ganze Hecken. Man findet ihn besonders an Waldrändern, Halden, Schuttplätzen, Rodungen, Schlägen und lichten Wäldern. An *Wirkstoffen* enthalten die Blätter Gerbstoff, organische Säuren, besonders Milchsäure, Oxalsäure, Bernsteinsäure, Gummi, Farbstoff, Pektinstoff, Inosit und Vitamin C. Das Brombeerkernöl enthält ein dunkelgelb-grünes Öl mit Glyzeriden der Linol- und der Ölsäure als Hauptbestandteilen. Linolen- und Isolinolensäure sind nur in geringer Menge vorhanden, ebenso feste Fettsäuren, die vorwiegend aus Palmitinsäure bestehen. Die Färbung des Öles rührt vom Gehalt an Chlorophyll her.

Brombeere

Wirkungsweise und Verwendung

Als Gerbstoffdroge haben die Brombeerblätter durchfallstopfende und entzündungswidrige Eigenschaften. Die Verwendung eines Brombeerblätteraufgusses empfiehlt sich bei *katarrhalischen Reiz- und Entzündungszuständen des Magen-Darm-Kanals,* bei *Durchfällen, Dickdarmentzündung* und *Hämorrhoidalblutungen.* Bei Katarrhen der oberen Luftwege sowie bei Schwellungen und Entzündungen des Zahnfleisches benutzt man eine Brombeerblätterabkochung als Gurgelmittel.

Die Brombeere wird als Teepflanze vielfach in Familientees verwendet. Durch Fermentation gewinnt man aus den Blättern einen guten Ersatz für Chinatee: 2 Teile Brombeerblätter und 1 Teil Himbeerblätter werden nach dem Abwelken etwas zerdrückt, mit Wasser eingespritzt, in ein Tuch eingewickelt und 2—3 Tage an einem warmen Ort sich selbst überlassen. Durch Fermentation entwickelt sich ein rosenähnlicher Duft. Die anschließend getrockneten Blätter verlieren zunächst diesen Duft, erhalten ihn aber beim Aufbewahren in einer dicht schließenden Blechbüchse wieder. Dieser Tee bildet ein duftendes Frühstücksgetränk.

Brombeere

Brombeerblätter finden sich als Bestandteil folgender Teemischungen: III 9; V 24.

Die von dieser Pflanze in den Apotheken erhältlichen Fertigpräparate sind aus dem Anhang zu ersehen.

Bruchkraut heilt Blasenkatarrh

Bruchkraut

Das in ganz Europa weitverbreitete Bruchkraut *(Herniaria glabra)* kommt als echte Sandpflanze meist auf trockenen Wiesen, an Wegrändern, auf Sandfeldern und Brachäckern vor. Es wird auch häufig kahles Bruchkraut, glattes Tausendkorn oder Harnkraut genannt und zählt zu den Nelkengewächsen (Karyophyllazeen). Nach der Blütezeit, die von Juni bis September dauert, entstehen einsamige Kapseln als Früchte. Der Höchstgehalt an wirksamen Substanzen findet sich während der Blütezeit. Das Kraut ist daher in dieser Zeit zu sammeln.

Das Bruchkraut enthält als *Hauptwirkstoffe* Saponine, ätherisches Öl (0,6 %) und Herniarin (0,2 %). Auch Gerbstoff fand man in der Pflanze.

Wirkungsweise

Das Bruchkraut wirkt nach vielen Beobachtungen anregend auf die Wasserausscheidung (diuretisch), wobei neuere Untersuchungen zeigten, daß besonders die Chlor- und die Harnstoffausscheidung gefördert werden. An dieser Wirkung ist wahrscheinlich der gesamte Wirkstoffkomplex der Pflanze und nicht nur das Saponin beteiligt. Die ganze Pflanze wirkt zugleich krampflösend auf die glatte Muskulatur insbesondere der Blase. Besonders zu beachten ist die Feststellung von *Rock,* daß das Herniarin des Bruchkrauts einen hemmenden Einfluß auf die Hauttuberkulose ausübt. In der Volksheilkunde wird Bruchkraut vor allem als Blutreinigungsmittel gebraucht, was nach unserer heutigen Kenntnis der Wirkstoffe durchaus berechtigt ist. Beliebt ist auch die Verwendung zur Wundheilung.

Verwendung

Die harntreibende und krampflösende Wirkung benutzt man vor allem bei Blasen- und bei Harnröhrenkatarrh. Bei Stauungserscheinungen als Folge von Herz- und Nierenerkrankungen nimmt man am besten eine Mischung des Fluidextraktes von Bruchkraut *(Extractum Herniariae fluidum)* und Bärentraubenblättern *(Extractum Uvae-Ursi fluidum)* zu gleichen Teilen.

Zur Teebereitung verwendet man von der kleingeschnittenen Bruchkrautdroge 20 g auf $^1/_4$ l Wasser und bereitet daraus einen Aufguß (Abkochung vermeiden, weil sonst die ätherischen Öle verlorengehen!).

Will man die Mischung mit Bärentraubenblättern selbst herstellen, so bereitet man zunächst aus 1 Eßlöffel Bärentraubenblätter auf 1 Tasse Wasser eine

Abkochung (3 Minuten kochen lassen), dann fügt man die gleiche Menge Bruchkraut hinzu und läßt den Tee noch 15 Minuten zugedeckt stehen. Man trinkt von dieser Zubereitung 3mal täglich je 1 Tasse.

Bruchkraut

Die von dieser Pflanze in den Apotheken erhältlichen Fertigpräparate und Arzneimittelkombinationen sind aus dem Anhang zu ersehen.

Brunnenkresse sorgt für frische Säfte

Als Heimat der Brunnenkresse *(Nasturtium officinale)*, die zur Familie der Kreuzblütler (Kruziferen) gehört, kann die gemäßigte nördliche Zone gelten, in der sie häufig an Bächen und klaren Quellen vorkommt. Seit dem 17. Jahrhundert wird sie bei Erfurt und Weimar als Salatpflanze im großen angebaut. Der Anbau wird durch die halbwarmen Quellen begünstigt; denn die Pflanze liebt reines, frisches und vor allem gleichmäßig erwärmtes Wasser von Quellen, Quellbächen und Flüssen. Sie kann daher auch nur an solchen Stellen angebaut werden.

Brunnenkresse

Die bis heute bekannten *Wirkstoffe* sind ein schwefelhaltiges ätherisches Öl, die Vitamine A, C, D und E, Jod, Kaliumnitrat, ein Senfölglykosid, Raphanol, Rhodanwasserstoff, Spuren Arsen und Diastase. Die Droge riecht zerrieben scharf würzig und schmeckt rettichartig. Beim Trocknen verliert sich dieser Geschmack, ohne daß die Güte der Inhaltsstoffe dadurch beeinträchtigt wird.

Wirkungsweise

Die zahlreichen wertvollen Inhaltsstoffe rechtfertigen die vielseitigen Verwendungsmöglichkeiten der Brunnenkresse. Ihr Vitaminreichtum (A, C, D, E) eignet sich recht gut für die *Verhütung von Vitaminmangelkrankheiten* im Vorfrühling, in dem uns nur wenig Frischkost zur Verfügung steht. Sie wurde daher früher häufig gegen Skorbut angewandt.

Der Gehalt an Senföl verursacht eine Steigerung der *Absonderungen der Nasen-, Rachen- und Luftröhrenschleimhaut,* was sich bei trockenem Husten und zähem, schleimig-eitrigem Auswurf angenehm bemerkbar macht. Der gleiche Wirkstoff führt auch *am Magen-Darm-Kanal zu einer Steigerung der Tätigkeit der gesamten Einzeldrüsen und Drüsenorgane,* wie Leber und Bauchspeicheldrüse. Darauf beruht die magenstärkende, verdauungsfördernde und den Gallenfluß anregende Wirkung. Ein zu reichlicher Genuß kann allerdings zu unangenehmen Entzündungszuständen der Magen- und Darmschleimhaut führen. Ein nur mäßiger Genuß muß daher angeraten werden.

Da die Ausscheidung des Senföls zum Teil durch die Nieren erfolgt, bewirkt es hier eine *Steigerung der Urinabgabe,* die sich bei Krankheiten, die mit mangelhafter Urinabsonderung einhergehen, ausnützen läßt. Auch dabei darf die Zu-

Brunnenkresse

fuhr nicht übertrieben werden, weil sonst keine heilende, sondern eher eine schädigende Wirkung in Form einer entzündlichen Nierenreizung auftritt.

Während der Schwangerschaft ist die Brunnenkresse höchstens als Gewürz erlaubt. Der Gehalt an basischen Mineralien, an Eisen und Jod verleiht der Brunnenkresse einen wesentlichen Einfluß auf die Ernährungsvorgänge; sie wird daher oftmals erfolgversprechend gegen Anschwellungen der Schilddrüse eingesetzt. Wieweit die immer wieder behauptete *Senkung des Blutzuckerspiegels* bei Zuckerkranken zu Recht besteht, muß noch nachgeprüft werden. Der ganze Komplex der Inhaltsstoffe übt einen durchaus erklärlichen, durchgreifenden Einfluß auf den Stoffwechsel aus, so daß die Brunnenkresse als gutes *Blutreinigungsmittel* angesprochen werden kann.

Verwendung

Bei Vitaminmangelkrankheiten, Stoffwechselkrankheiten, Frühjahrsmüdigkeit, Ekzemen, Schilddrüsenerkrankungen. Ihre größte Bedeutung hat die Brunnenkresse als *Blutreinigungsmittel*. Dabei treibt man die Pflanze durch die Fruchtpresse und trinkt 3mal täglich 1 Eßlöffel Saft (täglich frisch zubereitet oder kalt aufbewahrt) verdünnt auf 1 Glas Wasser, Molke oder Buttermilch. Als *Salat* leistet die Pflanze gute Dienste bei Frühjahrskuren.

Die Brunnenkresse eignet sich zu folgender Pflanzenzubereitung: VII 17.

Die von dieser Pflanze in den Apotheken erhältlichen Fertigpräparate sind aus dem Anhang zu ersehen.

Eberesche heilt Leber- und Gallenleiden

Eberesche

Die Eberesche *(Sorbus aucuparia)*, die im ganzen gemäßigten Europa und Asien heimisch ist, findet sich bei uns häufig in Wäldern, in Gebüschen und angebaut an den Landstraßen. Der bis zu 6 m hoch werdende Baum blüht im Mai und Juni und trägt von Juli an bis in den Oktober hinein zahlreiche traubenförmig angeordnete leuchtendrote Beeren.

An *Wirkstoffen* enthalten die *Früchte (Fructus Sorbi aucupariae)* große Mengen Sorbit, ein Stoff, der in der letzten Zeit zunehmende Bedeutung erlangt hat; weitere Inhaltsstoffe sind Sorbinsäure, Parasorbinsäure, Sorbose, Sorbusin, Pektin, Carotinoid, der Gerbstoff Sorbitansäure, Apfelsäure, Zitronensäure, Bernsteinsäure, Zucker und reichlich Vitamin C (60—120 mg% in der frischen Frucht). Eberesche*saft* ergab bei Anwendung einfachster Preßmethoden bis zu 72 mg% Vitamin C, acht Monate lang aufbewahrte getrocknete Früchte enthielten immer noch 36 mg%.

Besonders zu erwähnen ist der Zuckergehalt der Früchte (13%). Unter den Zuckern findet sich vor allem die Ketohexose *Sorbose* (= Sorbit = Hexit). Sie besitzt eine ziemlich hohe Süßkraft und wirkt der Ketonbildung (Ketonkörper sind giftige Zwischenprodukte des Zuckerstoffwechsels) beim Zuckerkranken entgegen, ist daher als Zucker-Ersatz beim Diabetiker besonders geeignet. Die Sorbose kann aber auch (intravenös injiziert) den Augeninnendruck beim Gerstenkorn herabsetzen, wenn pupillenverengende Mittel (Miotika) versagen.

Im *Samen* findet sich etwas Amygdalin, ein Glykosid, das auch in den bitteren Mandeln, in Pfirsich- und Aprikosenkernen vorkommt und durch mehrere Fermente schließlich in Bittermandelöl und Blausäure gespalten wird. Die Fermente sind unter dem Namen Emulsin bekannt.

Wirkungsweise

Untersuchungen der jüngsten Zeit haben mehrere interessante Heilwirkungen des Sorbits ergeben. Man beobachtete eine aktive natürliche *Leberschutzwirkung*, eine deutlich anregende Wirkung auf die *Gallenbildung in den Leberzellen* (Cholerese) und einen ausgeprägten *gallenbefördernden Effekt* (Cholekinese). Durch den verbesserten Gallenfluß wird die Leber vor den nachteiligen Folgen einer Gallenstauung (Cholostase), wie sie bei Leberschrumpfung (Zirrhose), Gallenblasenentzündung (Cholezystitis), Gallengangsentzündung (Cholangitis) und Gallensteinbildung (Cholelithiasis) leicht auftritt, wesentlich geschützt. Sorbit reguliert auch Störungen der Gallenblasenfunktion (Dyskinesien der Gallenblase und der Gallenwege), die häufig das Vorstadium einer organischen Gallenwegserkrankung und der Gallensteinentstehung bilden. Ferner hat Sorbit einen günstigen Einfluß auf Verdauungsstörungen (dyspeptische Beschwerden, Völlegefühl, Obstipation), die als Folge der Leber- und Gallenwegserkrankungen auftreten können.

Auch die Leberschutzwirkung konnte ursächlich geklärt werden. Sorbit kann in der Leber schnell zu Fruchtzucker (Fruktose) umgewandelt werden. Dieser wird besonders leicht vom Lebergewebe aufgenommen, teilweise — ohne Mitwirkung des Insulins — zu Glykogen (Leberstärke) aufgebaut und teilweise im Stoffwechsel verbraucht. Die aus Sorbit entstandene Fruktose kann auch dann noch verwertet werden, wenn die Traubenzuckerverwertung bereits geschädigt ist, was für die Ernährung bei Leberzellschädigungen besonders wichtig ist.

Neben den erwähnten Wirkungen auf die Funktionen der Leber und der Gallenwege besitzen die gekochten Ebereschenbeeren erfahrungsgemäß eine durchfallstopfende und harntreibende Wirkung. Der hohe Vitamin-C-Gehalt wirkt verhütend und heilend bei Vitamin-C-Mangelzuständen.

Verwendung

Bei Durchfall nimmt man 3mal täglich 10—20 getrocknete Beeren. Die frischen Früchte sind, wahrscheinlich wegen ihres leicht giftig wirkenden Parasorbinsäure-

Eberesche

gehaltes, häufig als Abführmittel wirksam. Durch Kochen wird die Parasorbinsäure zerstört, es kommt dann der Gerbstoff- und Pektingehalt und damit die durchfallstopfende Wirkung zur Geltung. Bei mangelhafter Nierenfunktion verwendet man am besten Ebereschenmus oder -kompott. Bei Vitamin-C-Mangelzuständen bevorzugt man frisch gepreßten, kurz erhitzten Frischsaft. (Erhitzen reduziert zwar das Vitamin C, zerstört aber vor allem die unerwünschte Parasorbinsäure!) Bei Leber- und Gallenblasenerkrankungen können alle Zubereitungsformen angewandt werden.

Die von dieser Pflanze in den Apotheken erhältlichen Fertigpräparate sind aus dem Anhang zu ersehen.

Efeu gegen Skrofulose   Giftig!

Efeu

Der Efeu *(Hedera helix)* ist der einzige bei uns heimische Vertreter der Efeugewächse (Araliazeen). Er ist in ganz Europa und Asien weit verbreitet und hat viele volkstümliche Namen, wie Immergrün, Wintergrün, Mauerpfau, Auflauf, Baumtod u. a. Man findet die Pflanze in Wäldern, in Tälern, an Felsen und Mauern; sie kommt aber nur in wärmeren Lagen zum Blühen, was meist im August und September geschieht. Als Frucht entwickelt sich eine schwarze, kugelige Beere mit mehreren Samen. Sie ist *für den Menschen giftig,* wird aber von Vögeln gern gefressen.

In allen Pflanzenteilen, vor allem aber in den Samen, finden sich Saponine, von denen besonders das kristallisierende α-Hederin Aufmerksamkeit verdient. Im Fruchtfleisch finden sich noch nicht näher erforschte, für den Menschen giftig wirkende Stoffe. Frische Efeublätter sollen den örtlich reizenden Stoff Helixin enthalten, der chemisch noch nicht näher bekannt, nach *Kroeber* aber mit Hederin identisch ist.

Wirkungsweise und Verwendung

Wegen des stärkeren Saponingehaltes muß Efeu als Saponindroge bezeichnet werden. Sie wirkt als solche direkt oder reflektorisch anregend bis reizend auf die verschiedenen Schleimhäute. Das Beerenfleisch kann nach Genuß zu schweren Vergiftungen, bei Kindern sogar zum Tode führen.

Nach Prof. *Hugo Schulz* wirkt das Hederin in niedriger Dosierung erweiternd, in größeren Gaben verengend auf die Gefäße unter gleichzeitiger Verlangsamung des Herzschlags.

Die praktische *Verwendung* beschränkt sich im allgemeinen auf die Zugabe der Efeublätterdroge zu Bronchialtees. Die in der Homöopathie aus den frischen Trieben hergestellte Essenz wird gegen Schnupfen, Rachitis, Linsentrübung und Prostatahypertrophie (Vergrößerung der Vorsteherdrüse) verwendet.

Volkstümlich werden die Efeublätter *(Folia Hederae helicis)* bei chronischen Bronchialkatarrhen, Gicht, Rheuma, Skrofulose und bei zu starker Menstruation eingesetzt. Für den Teeaufguß nimmt man 1 Teelöffel der Droge auf 1 Tasse Wasser.

Efeu

Die von dieser Pflanze in den Apotheken erhältlichen Fertigpräparate sind aus dem Anhang zu ersehen.

Eibisch bei Magengeschwüren

Der Eibisch *(Althaea officinalis)* kommt in ganz Europa sowie in West- und Nordasien vor. Er findet sich häufig in feuchten Gebüschen, an Zäunen, in Wiesengräben und besonders an salzhaltigen Stellen (Salinen, Meeresstrand). Er wird auch vielfach in Gärten angebaut. Die Pflanze soll in den Gebieten des Kaspischen, des Schwarzen und des Ostmittelmeeres heimisch gewesen sein.

Eibisch

Die Eibischwurzel enthält an *Wirkstoffen* bis zu 36 %/o Schleim, 11 %/o Pektin, 38 %/o Stärke, 10 %/o Zucker, 2 %/o Asparagin, 1 %/o Fett, 4—5 %/o Mineralien, etwas Betain und einen lezithinähnlichen Stoff.

Wirkungsweise

Wegen ihres beachtlichen Nährstoffgehaltes wird die Pflanze als Kräftigungsmittel geschätzt. Auf Grund des hohen Gehaltes an schleimbildenden Stoffen vermag der Eibisch Haut und Schleimhäute mit einer einhüllenden Schicht zu überziehen und so vor mechanischen und entzündlichen Reizen zu schützen. Die Schleimstoffe werden schlecht oder gar nicht aufgenommen und verhindern auch den Durchgang sonst gut aufnahmefähiger Substanzen, was durchaus erwünscht sein kann, wenn man sie als Träger örtlich einwirkender Arzneien benutzt. Eine erfolgreiche Anwendung ist daher nur an den zugänglichen Schleimhäuten möglich, also an Magen, Darm und Rachen, dagegen nicht an den Schleimhäuten der Harnwege oder der tieferen Luftwege. Örtlich stark reizende und schlecht schmeckende Arzneien kann man vorteilhaft mit Eibisch zusammen verordnen, da die Zuckerstoffe den Geschmack verbessern und die Schleimstoffe die Reizwirkung dämpfen.

Verwendung

Der Eibisch findet Verwendung bei Magen- und Darmkatarrh, Rachenkatarrh, als Pillenmasse, als Geschmackskorrigens und äußerlich zu Aufschlägen (Kataplasmen). In Apotheken vorrätig gehalten wird der *Sirupus Althaeae* (Eibischsirup), die *Species pectorales* (Brusttee), welche 8 Teile Eibischwurzel *(Radix Althaeae)*, 3 Teile Süßholzwurzel *(Radix Liquiritiae)*, 1 Teil Veilchenwurzel *(Radix Iridis)*, 4 Teile Huflattichblätter *(Folia Farfarae)* und je 2 Teile Woll-

Eibisch blumen *(Flores Verbasci)* und Anissamen *(Fructus Anisi)* enthält, und die *Species emollientes* (einhüllende Teemischung), die je 1 Teil Eibischblätter *(Folia Althaeae)*, Malvenblätter *(Folia Malvae)*, Honigklee *(Herba Meliloti)*, Kamillenblüten *(Flores Chamomillae vulgaris)* und Leinsamen *(Semen Lini)* enthält.

Zur Teebereitung nimmt man 1—2 Eßlöffel Eibischwurzel auf 1 Tasse Wasser, setzt kalt an, läßt mehrere Stunden ziehen und erwärmt dann mäßig. Kommt der Tee zum Kochen, verändert sich der Schleim zur festen, kräftig schmeckenden Gallerte. Eibischsirup benutzt man tee- bis eßlöffelweise als Zusatz zu schleimlösenden Tees.

Eine ausgezeichnete Mischung gegen Magengeschwüre ergibt sich aus 60 g Eibischwurzel, 30 g Kamillenblüten und 10 g Tormentillwurzel. Aus 1—2 Eßlöffel der Teemischung stellt man einen kalten Auszug her. Wenn er 12 Stunden gezogen hat, erwärmt man ihn vor dem Trinken, ohne daß er zum Kochen kommt. *Äußerlich* zu Aufschlägen benutzt man die *ganze* Pflanze.

Der Eibisch ist Bestandteil folgender Teemischungen und Pflanzenzubereitungen: III 3, 6, 7, 9, 10, 12, 14, 15, 19, 23, 24; V 7, 21, 27; VII 12; VIII 20.

Die von dieser Pflanze in den Apotheken erhältlichen Fertigpräparate sind aus dem Anhang zu ersehen.

Eiche heilt Haut und Schleimhaut

Eiche Die Eiche *(Quercus pedunculata)* trifft man in Wäldern, einzeln oder in kleinen Beständen, in ganz Europa an; in den Alpengebieten liegt ihre Grenze bei einer Höhe von etwa 1000 Metern. An *Wirkstoffen* sind es hauptsächlich Gerbstoffe in allen Teilen des Baumes. Die Rinde junger Zweige und Stämme enthält 7—20 % Gerbstoff in Form einer Ellagsäure-Zuckerverbindung, Quercussäure und den Bitterstoff Quercin. In den Eicheln finden sich 7—8 % Gerbstoff, daneben viel Stärke, Zucker, Eiweiß und Fett. Die Galläpfel, kugelige krankhafte Auswüchse, die durch den Stich der Gallwespen an Blättern und jungen Trieben entstehen, enthalten 30 % Gerbstoff. Die offizinellen (in Apotheken vorrätig gehaltenen) Galläpfel stammen von der Galleiche (in Kleinasien und Persien beheimatet) und enthalten 60—70 % Gerbstoff (Tannin).

Wirkungsweise

Gerbstoffe verdichten das (kolloidale) Gefüge der Zellen zu einer unlöslichen Verbindung, wie sie auch beim Gerben, bei der Verwandlung der tierischen Haut in Leder, entsteht. Wenn die Gerbstofflösung nicht zu konzentriert ist, tritt nur eine oberflächliche „Verlederung" oder „Gerbung" der Zellen auf. Man nennt die Wirkung zusammenziehend oder adstringierend, den Vorgang selbst Adstriktion. Diese adstringierende Wirkung läßt sich mit Gerbstoffdrogen wie der

Eichenrinde nur an den gut zugänglichen Schleimhäuten ausüben, also praktisch nur an den Schleimhäuten des Rachens und des Magen-Darm-Kanals. Durch die Adstriktion verringert sich die Drüsenabsonderung, dadurch wird die Oberfläche trocken, ferner verengen sich die kleinsten Blutgefäße (Kapillaren), was eine Verminderung der Durchblutung zur Folge hat, und schließlich tritt eine schwache örtliche Betäubung auf. Diese Wirkungen sind durchaus erwünscht bei entzündeten Schleimhäuten.

Die adstringierende Wirkung der Gerbstoffe wirkt sich aber nicht nur entzündungswidrig, sondern durch die zusammenziehende Wirkung auf die kleineren Blutgefäße und die Zusammenballung des Blutes selbst auch blutstillend aus. Darüber hinaus wirken die Gerbstoffe sogar desinfizierend, indem sie die Zellkörper der Mikroorganismen verledern oder zusammenballen (Koagulation) und sie dadurch abtöten.

Die Eichenblatt-Duftstoffe sind nach dem russischen Botaniker Prof. *B. P. Tokin* in der Lage, Diphtherie-, Cholera-, Paratyphus- und Tuberkulose-Erreger in kurzer Zeit zu vernichten.

Verwendung

Die Verwendung ist angezeigt bei Schleimhauterkrankungen, wie Mundschleimhautentzündung (Stomatitis), Rachen- und Mandelentzündung (Angina), bei Kehlkopferkrankungen (Laryngitis) und Luftröhrenerkrankungen in Form von Inhalationen, bei Magen- und Darmschleimhautentzündungen, bei akuten und chronischen Durchfällen aus verschiedenster Ursache. In Form von Spülungen benutzt man den Eichenrindentee bei Schleimhauterkrankungen der Harn- und Geschlechtsorgane, also bei Blasenentzündung, Harnröhrenentzündung, Gonorrhoe und Scheidenentzündung. Als Einlauf verwendet man den Tee bei Dickdarmschleimhautentzündungen (Colitis, Ruhr). Auch bei Hauterkrankungen kann die Eichenrinde in Form von Aufschlägen und Bädern sehr nützlich sein, so bei chronischen, juckenden, nässenden und schuppenden Ekzemen.

Da die Gerbstoffe mit einigen Alkaloiden, mit Metallsalzen und mit Brechweinstein unlösliche Verbindungen eingehen, diese also „ausfällen" können, benutzt man sie auch als Gegenmittel bei Vergiftungen mit diesen Stoffen. Bei Morphiumvergiftung ist die Anwendung jedoch zwecklos, da Morphium nicht ausgefällt wird. Trotz Gerbstoffanwendung muß bei allen Vergiftungen für eine schnelle Entleerung von Magen und Darm gesorgt werden.

Eichenrindenabsud ist nach *Oertel-Bauer* des weiteren ein wirksames Mittel gegen Hämorrhoiden und kleine Einrisse am After. In diesen Fällen nimmt man täglich ein warmes Sitzbad von 20 Minuten Dauer. Mit Hirtentäschel, Wasserpfeffer, Zinnkraut und Tormentill gemischt, wirkt die Eichenrinde blutstillend, was man sich bei zu starker Regel zunutze macht.

Eiche Eichenrindentee stellt man aus 1—2 Teelöffeln der Droge (etwa 3 g) auf 1 Tasse Wasser als Abkochung (10 Minuten) her. Die Tagesgabe für alle Anwendungsformen darf 2 Tassen nicht übersteigen. Eichenrinde ist offizinell.

Die Eichenrinde ist Bestandteil folgender Teemischungen und Pflanzenzubereitungen: V 21, 22, 25, 26; VIII 16, 20, 22; X 6, 7, 11; XI 3, 12, 28; XIII 2.

Die von dieser Pflanze in den Apotheken erhältlichen Fertigpräparate sind aus dem Anhang zu ersehen.

Eisenhut heilt Nervenschmerzen   Giftig!

Eisenhut Der Eisenhut *(Aconitum napellus),* auch echter Sturmhut genannt, ist unter zahlreichen anderen volkstümlichen Namen bekannt. Man sollte sich, um bei dieser giftigen Pflanze Verwechslungen zu vermeiden, nur auf ganz wenige Namen (am besten nur einen) beschränken. Diese ausdauernde, zur Familie der Hahnenfußgewächse (Ranunkulazeen) zählende Pflanze blüht von Juni bis August und wird im Garten häufig angebaut, kommt aber in den Alpen besonders in der Nähe der Hütten auch noch wild vor. Sie wird vom Vieh gemieden.

In allen Pflanzenteilen finden sich in stark wechselnder Menge Aconitine. Unter diesem Namen faßt man das Alkaloid Aconitin und mit ihm verwandte Alkaloide zusammen. Alkaloide sind komplizierte basische, meist sehr giftige Kohlenstoffverbindungen, die in ringförmiger (heterozyklischer) Bindung außer Wasserstoff und Kohlenstoff in nicht allen Fällen Sauerstoff und dreiwertigen Stickstoff enthalten, der aminischen Charakter hat, d. h. wie Ammoniak Wasser und Säuren anlagern und dabei Hydroxyde und Salze bilden kann *(Seitz).* Die Aconitine sind an Aconitsäure gebundene Ester von Aconinen. Aconine sind wiederum Verbindungen von Alkaminen mit verschiedenen Säuren, wie Essig-, Benzoe- und Veratrumsäure. Die Aconine sind chemisch noch nicht völlig erforscht. Der Aconitsäure begegnen wir unter dem Namen Equisetumsäure in den Schachtelhalmarten und als Achilleasäure in Schafgarbenarten, im Adonisröschen und in anderen Pflanzen *(Gessner).* Die Knolle des Eisenhuts enthält 0,3—3 % Aconitin, die Blätter enthalten davon 0,2—1,25 %.

Außer dem Aconitin kommen in der Wurzelknolle noch eine Reihe von Nebenalkaloiden vor, darunter auch l-Ephedrin und Spartein.

Wirkungsweise

Aconitin ist eins der stärksten und wirksamsten Pflanzengifte. Es wird von der unverletzten Haut und natürlich erst recht von der Schleimhaut gut aufgenommen und schnell im Organismus verteilt. Aconitin wirkt zunächst bei Tier und Mensch zentralerregend insbesondere auf die motorischen Zentren im Gehirn und Rückenmark, auf das Atem-, Brech- und Pupillenerweiterungszentrum und das (parasympathische) Kühlzentrum, was zu einer Temperatursenkung führt. Die Temperatursenkung (Antipyrese) tritt bei fiebernden Tieren und Menschen besonders stark in Erscheinung. Aconitin wirkt zuerst beschleunigend, dann verlangsamend auf die Atmung, ferner herzhemmend, blutdrucksenkend und lähmend auf die Empfindungsnerven.

Eisenhut

Darüber hinaus sind noch folgende Aconitinwirkungen bekannt: Anregung der Drüsenabsonderungen (Speichel-, Magen-, Darmdrüsen), Gallenabsonderung und Schweißdrüsenfunktion. Bei höherer Dosierung tritt eine Hemmung aller Drüsenfunktionen ein. Die Gesamtwirkung des Sturmhuts wird fast ausschließlich durch den Aconitingehalt hervorgerufen.

Für den erwachsenen Menschen können 2—4 g Eisenhutknolle *(Tubera Aconiti)* oder 3—6 mg Aconitin *tödlich* sein. Sogar ³/₄—1¹/₂ mg Aconitin sollen schon tödlich gewirkt haben. Es ist daher von irgendeiner eigenmächtigen, nicht ärztlich verordneten Anwendung des Eisenhuts dringend abzuraten!

Ich möchte besonders darauf hinweisen, daß es zahlreiche Beobachtungen und Erfahrungen über ausgezeichnete Wirkungen und Heilungen durch den Eisenhut auch bei schwereren Neuralgien gibt, wie zum Beispiel bei Gesichtsnerven- (Trigeminus-), Nacken- (Suboccipetal-), Zwischenrippen- (Intercostal-) und Armnervenneuralgie (Plexusbrachialis-Neuralgie). Außerdem bewährte sich der Eisenhut bei Kopfschmerzen und vor allem bei Migräne. Dr. *R. F. Weiß* rät sogar, daß man bei der Trigeminusneuralgie unbedingt zuerst einen Versuch mit Aconit machen sollte, bevor man eine Operation vornimmt.

Verwendung

Die Verwendung der Knollen oder der Aconittinktur ist wegen der ungenauen Dosierungsmöglichkeit zu vermeiden. Es sind nur standardisierte Präparate zu verwenden. Die Verordnung von Aconitpräparaten ist angebracht
1. bei vielen Infektionskrankheiten im Beginn der fieberhaften Phase (Schüttelfrost, trockenes Fieber), bei Grippe und akuten Erkältungskrankheiten,
2. bei hartnäckigen Neuralgien und Nervenentzündungen (Neuritiden) als schmerzstillendes Mittel,
3. bei schmerzhaften Gelenkerkrankungen,
4. bei Rippenfell- und Herzbeutelentzündung (Pleuritis, Pericarditis),
5. bei schmerzhafter Menstruation (Dysmenorrhoe).

Das Präparat muß durch den Hausarzt verordnet werden, der auch die Dosierung genau festlegt.

Der Eisenhut ist Bestandteil folgender Pflanzenzubereitungen: IV 15, 17, 18, 19, 20.

Die von dieser Pflanze in den Apotheken erhältlichen Fertigpräparate sind aus dem Anhang zu ersehen.

Enzian regt den Appetit an

Enzian

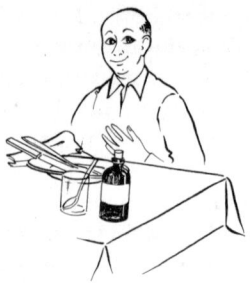

Im Alpen- und Voralpengebiet, in den Vogesen und im Schwarzwald auf Wiesen und Weiden verstreut, findet sich der gelbe Enzian *(Gentiana lutea)*. Er kommt jedoch auch in vielen Gebirgen Europas und Kleinasiens vor. Im europäischen Raum steht er in den meisten Ländern unter Naturschutz.

Die *Hauptwirkstoffe* bilden einige Glykoside, die bis zu 3,5 % besonders reichlich in der Wurzel enthalten sind, nämlich das kristallisierte, wasserlösliche Gentiopikrin-Enzianbitter, ferner der Bitterstoff Gentiamarin und die nicht bittere und für die Wirkung unwesentliche Gentiana- oder Enziansäure. Außerdem fanden sich in der Enzianwurzel eine Reihe von Zuckerarten, 6 % Fett und 5—8 % Mineralsalze. Die Wurzel enthält das stärkste Bittermittel unserer heimischen Pflanzen.

Wirkungsweise

Die Enzianbitterstoffe regen in kleinen Dosen den Appetit und die Drüsen der gesamten Verdauungsorgane an, nämlich die Speichel-, Magen- und Darmdrüsen, die Leber-, Gallen- und Bauchspeicheldrüsenfunktionen. Ferner beschleunigen sie die Magenentleerung und die Transportbewegungen des Darmes. Wichtig ist auch die Wirkung auf das Gefäßsystem und die Steigerung der Abwehrkräfte durch Vermehrung der weißen Blutkörperchen (Leukozyten). Ferner wirkt der Enzian bakterienhemmend sowie anregend auf die Blutbildungszentren. Größere Dosen reizen allerdings die Schleimhäute.

Verwendung

Enzian wird viel gebraucht als Stomachikum zur Anregung des Appetits und zur *Förderung der Verdauungsvorgänge* bei Dyspepsie, chronischen Magen- und Darmkatarrhen, bei Leberfunktionsschwäche und krampfhafter Verstopfung (spastischer Obstipation). Sehr brauchbar ist er als Tonikum bei Blutgefäßschwäche, in der Rekonvaleszenz und bei Blutarmut. Bei allgemeiner konstitutioneller Schwäche (Asthenie) mit Gewebsschwäche und Neigung zu Erschlaffungszuständen, Neigung zum Frösteln, zu kalten Händen und Füßen und zu Regelstörungen kann, längere Zeit angewandt, eine wesentliche Besserung erzielt werden. Personen, die zuviel Magensäure haben, sollten Enzian jedoch meiden.

Für 1 Tasse Tee nimmt man höchstens 1 g Enzianwurzel. Man läßt den Tee kurz aufkochen und 3 Minuten ziehen und trinkt ihn schluckweise eine halbe bis eine Stunde *vor* den Mahlzeiten.

Der Enzian ist Bestandteil folgender Teemischungen und Pflanzenzubereitungen: I 8; II 19; IV 23; V 8, 9, 20, 29, 31; VI 6; VIII 20, 30; IX 5; X 3; XI 25, 32; XII 6, 13, 14.
Die von dieser Pflanze in den Apotheken erhältlichen Fertigpräparate sind aus dem Anhang zu ersehen.

Enzian

Erdrauch reguliert den Gallenfluß

Der Erdrauch *(Fumaria officinalis)* aus der Familie der Papaverazeen wird bis 30 cm hoch und hat dünne, ästige Stengel sowie doppelt gefiederte Blätter. Die purpurnen bis rosafarbenen Blüten stehen in dichten Trauben. Die Frucht sieht wie eine kleine Nuß aus. Die Pflanze ist in Europa überall auf Feldern, Schutt, Halden, steinigen Hängen und an Wegrändern anzutreffen. Man verwendet das Kraut und die Blüten.

Erdrauch

Als Hauptwirkstoff wird schon lange das Fumarin (mit Protopin identisch), ein Alkaloid, angesehen, obwohl auch noch einige weitere Alkaloide in dem Kraut vorkommen. Ob den weiteren Inhaltsstoffen (außer den Alkaloiden noch Bitterstoff, Harz und Schleim) eine arzneiliche Bedeutung zukommt, ist noch unbekannt.

Wirkungsweise

Von dem als Hauptwirkstoff angesehenen Fumarin oder Protopin, das auch als Nebenalkaloid im Schlafmohn *(Papaver somniferum)* vorkommt, ist — nach Gessner — bekannt, daß es beim Kalt- und Warmblütler zunächst starke Krämpfe, später Lähmung hervorruft. Beim Hund treten Erregungszustände auf, jedoch keine beruhigende oder schlafmachende Wirkung. Die Giftigkeit des Protopins ist gering. Über die Wirkung der übrigen Alkaloide und Begleitstoffe ist noch nichts bekannt.

Erst neuerdings wurde ein wässriger Auszug aus dem Erdrauch einer experimentellen und klinischen Prüfung unterzogen. Hierbei ließ sich nachweisen, daß dieser Extrakt Wirkstoffe enthält, „die die Galleproduktion sowie den Galledruck und die Abflußverhältnisse in einer bisher nicht beschriebenen Weise beeinflussen". Sie regen nämlich einen mangelhaften Gallenfluß an oder hemmen einen zu starken Gallenfluß; es wird also jeweils der krankhafte Zustand normalisiert. Man nennt diese zweisinnige oder gegensinnige Wirkung amphotrop.

Neben dieser den Gallenfluß regulierenden Wirkung vermag der wässrige Erdrauchauszug den Schließmuskel des Gallengangs kurz vor der Einmündung in den Zwölffingerdarm zu entkrampfen, so daß die Galle ungehindert abströmen kann. Schmerzauslösende Drucksteigerungen im Bereich der Gallenblase und ihrer Abflußwege werden dadurch verhindert.

Verwendung

Erdrauch

Aus der Wirkungsweise des wässrigen Erdrauchauszuges ergeben sich folgende Heilanzeigen: Schmerzhafte Gallenblasen- und Gallenwegszustände (Cholezystopathie und Cholangiopathie), Gallenblasen- und Gallengangssteine (Cholelithiasis und Choledocholithiasis), Funktionsstörungen des Gallensystems krampfhafter und schlaffer Art (Dyskinesien), Stauungsbeschwerden im Bereich der Gallenblase und der Gallengänge und schließlich Verdauungsstörungen durch unregelmäßigen Gallenfluß.

Der Erdrauch ist Bestandteil folgender Teemischungen: I 6; V 37.

Die von dieser Pflanze in den Apotheken erhältlichen Fertigpräparate sind aus dem Anhang zu ersehen.

Faulbaum belebt die Darmträgheit

Faulbaum

Der Faulbaum *(Rhamnus frangula)*, ein in Europa und in den gemäßigten Zonen Asiens heimischer baumartiger Strauch, findet sich überall in lichten Laubwäldern, in feuchten Gebüschen, an Teich- und Moorrändern. Er zählt zur Familie der Kreuzdorngewächse und wird gern in Parkanlagen angepflanzt.

Arzneiliche Verwendung findet nur die Rinde *(Cortex Frangulae)*, die im Frühjahr von den abgeholzten Zweigen abgeschält und an einem luftigen Ort getrocknet wird. Sie muß nach der Trocknung noch mindestens ein Jahr lagern, bevor man sie verwenden kann, weil sie sonst brechenerregend wirkt. An *Wirkstoffen* wurden bisher in der Rinde die Anthraglykoside Glykofrangulin und Frangulin, die Muttersubstanzen des Emodins, ferner etwas freies Emodin und Chrysophansäure nachgewiesen. Erwähnt werden müssen auch noch Rhamnocerin, Arachinsäure, Rhamnoxanthin, Bitterstoff und Zucker.

Wirkungsweise und Verwendung

Die Anthraglykoside spalten sich erst im Dickdarm richtig auf. Die Spaltprodukte regen die Darmbewegungen an. Unangenehme Nebenwirkungen wie Blutstauung in den Beckenorganen oder kolikartige Schmerzen treten nicht auf. Die Wirkung hält meist mehrere Tage an, eine Gewöhnung tritt kaum ein. Interessant ist auch eine gute wurmtötende und gallentreibende Wirkung.

Faulbaumrinde ist ein zuverlässiges, von Nebenerscheinungen freies *Abführ- und Wurmmittel*, das bei akuter und chronischer Obstipation auch Schwangeren, Bettlägerigen, Rekonvaleszenten und Kindern gegeben werden kann. Sie entfaltet bei Leber-, Gallen- und Milzleiden sowie bei Wassersucht und Hämorrhoiden eine günstige Wirkung.

Man rechnet 1 Teelöffel der Droge auf 1 Tasse Wasser und bereitet daraus einen kalten Aufguß, der 12 Stunden stehen muß und von dem man 1—2 Tassen trinkt. Von dem in Apotheken vorrätig gehaltenen Faulbaumrinden-Fluidextrakt nimmt man als Einzeldosis 40 Tropfen.

Der Faulbaum ist Bestandteil folgender Teemischungen und Pflanzenzubereitungen: I 6, 7, 17; II 15, 19; V 32, 33, 37, 44, 45; VI 1, 2, 3, 8, 11, 12; VII 7; VIII 6, 8, 14, 35; IX 7, 8, 9, 10; XI 19, 20, 21; XII 13.

Die von dieser Pflanze in den Apotheken erhältlichen Fertigpräparate sind aus dem Anhang zu ersehen.

Fenchel vertreibt Blähungen

Der Fenchel *(Foeniculum vulgare)* aus der Familie der Doldengewächse (Umbelliferen) stammt aus den Mittelmeerländern, wird bei uns angebaut, kommt aber auch verwildert in ganz West- und Mitteleuropa, besonders auf Schuttplätzen und an Bahndämmen, vor. Die zweijährige, ausdauernde Pflanze blüht von Juli bis September.

Als *Hauptwirkstoff* ist das ätherische Öl anzusehen, das die Früchte mindestens zu 4,5 % enthalten. Beim Lagern steigt der Ölgehalt erheblich an (bis zu 40 %). Außerdem finden sich 9—12 % fettes Öl, Proteine, Stärke und Zucker. Das Fenchelöl enthält in der Hauptsache zu 50—60 % Anethol, einen Phenylpropanabkömmling, außerdem verschiedene Terpenkörper, d-Fenchon, d-Pinen, Phellandren, Camphen, d-Limonen u. a. Das etwa zu 20 % enthaltene Fenchon erzeugt den etwas bitteren und kampferähnlichen Geschmack. In neueren Untersuchungen fand man Foeniculin (= 1-Äthyl-4-prenoxybenzol).

Wirkungsweise

Die Wirkung wird vornehmlich durch das ätherische Öl, vor allem durch das Anethol, das ein gutes auswurfförderndes Mittel darstellt, bestimmt. Es beschleunigt die Tätigkeit der Flimmerhärchen der Atmungswege. Außerdem besitzt das Öl die Fähigkeit, Blähungen zu beseitigen und die Verdauung zu fördern. Die volkstümliche Anwendung von Fenchelabkochungen bei Entzündungen der Augenbindehaut ist wissenschaftlich noch nicht recht gesichert. Ebensowenig läßt sich heute schon die Frage beantworten, ob Fenchel, wie ihm so oft nachgerühmt wird, wirklich ein brauchbares milchtreibendes Mittel ist.

Verwendung

Als Heilpflanze ist Fenchel geeignet bei Bronchialkatarrh, Asthma, Keuchhusten, Darmblähungen, Magen-Darm-Schwäche, chronischer Verstopfung und zu schwacher Regelblutung.

Bei der Anwendung als *auswurffördernden Tee* mischen wir (nach *Meyer*) zweckmäßig je 25 g Fenchel, Isländisches Moos, Irländisches Moos und Eibisch-

Fenchel   wurzel, gießen auf 1 Eßlöffel dieser Mischung 1 Tasse kochend heißes Wasser, lassen 15 Minuten ziehen und trinken — heiß — mehrmals täglich 1 Tasse.

Zur Verwendung als *blähungstreibenden Tee* mischen wir zu 25 g Fenchel noch je 25 g Anis, Koriander und Kümmel und bereiten uns aus 1 Eßlöffel dieser Mischung einen Aufguß, von dem wir 1—2 Tassen täglich trinken.

Durch Gesichtsdampfbäder oder Aufschläge mit Fencheltee kann man einer schlaffen und welken Gesichtshaut wieder eine bessere Durchblutung und Spannung verleihen.

Aus den Früchten wird mit Wasser oder Milch ein Getränk hergestellt, das die Mütter gern ihren kleinen Kindern gegen Blähungen und Erkältungen geben.

Der Fenchel ist Bestandteil folgender Teemischungen und Pflanzenzubereitungen: I 4, 17; II 2; III 9, 14, 18, 24; V 1, 7, 19, 36, 39, 40, 44, 45, 46; VII 3; VIII 12.

Die von dieser Pflanze in den Apotheken erhältlichen Fertigpräparate sind aus dem Anhang zu ersehen.

Fichte gegen chronische Lungenerkrankungen

Fichte   Die Fichte *(Picea excelsa = Picea abies)*, auch Rottanne, Rotfichte, Pechtanne oder Gräne genannt, ist ein ausgesprochen europäischer Baum, der seine Hauptverbreitung zwischen dem 42. und 69. Grad nördlicher Breite gefunden hat. In den Alpen wächst sie bis zu einer Höhe von 2000 Metern.

Die Fichte ist eine *Terpentin* liefernde Pflanze wie verschiedene Arten der Gattung *Pinus* (besonders die Kiefern-Arten). Das Terpentin *(Balsamum Terebinthina)* entsteht teils in der Rinde, teils im jungen Holz und tropft nach Verwundung bis zur Gewebsschicht (Kambium) des Baumes aus und kann dann aufgefangen werden. Terpentin ist eine dickflüssige, trübe, balsamische Masse von eigenartigem Geruch. Sie enthält 70—85 % Harz (das hauptsächlich aus Abietinsäure oder Pimarsäure besteht) und 15—30 % Terpentinöl *(Oleum Terebinthinae)*. Terebinthina ist identisch mit dem in der Apotheke vorrätig gehaltenen Terpentin. Es enthält die Balsame verschiedener Pinus-Arten.

Das *Terpentinöl*, ein ätherisches Öl, wird aus dem Terpentin durch Wasserdampfdestillation gewonnen. Es enthält zu 65—70 % α-Pinen, zu 30—33 % β-Pinen sowie andere Terpene, z. B. Dipenten, Terpinolen, manchmal (je nach Herkunft) Limonen, Camphen, Linalool, Bornylacetat, Cymol und andere. Terpene sind ganz allgemein in ätherischen Ölen vorkommende Kohlenwasserstoffe von der Formel $C_{10}H_{16}$.

Der bei der Terpentinöldestillation verbleibende Rückstand besteht aus Kolophonium. Wenn das Terpentin aus den Bäumen austritt und das darin enthaltene Terpentinöl an der Luft verdunstet, bleibt das Fichtenharz *(Resina alba)* zurück, das früher nur von der Fichte *(Picea excelsa)* gewonnen wurde. Fichtenharz kommt auch als Burgunderharz, Galipot oder Barras in den Handel. Es enthält nach einer amerikanischen Analyse 3,5-Dimethylstilben, einen Stoff also mit der Wirkung der natürlichen weiblichen Geschlechtshormone (Follikelhormon).

Fichte

Die Nadeln und jungen Zweigspitzen enthalten ebenfalls terpenreiches ätherisches Öl (mit vorwiegend α-Pinen, ferner β-Pinen, Phellandren, Santras und mehreren Estern), weiterhin das Glykosid Picein = Salicinerein, Gerbstoff (3—8 %) und reichlich Vitamin C.

Wirkungsweise

Terpentinöl ruft bei kurzfristiger Einwirkung und geringer Konzentration auf der Haut Rötung und Wärmegefühl hervor. Bei längerer Einwirkung und höherer Konzentration wird die Haut gereizt, dann tritt eine schmerzhafte Entzündung sowie Blasen- und Geschwürsbildung auf, der schließlich eine schwere Gewebszerstörung der Haut und des Unterhautfettgewebes folgt. Auf Schleimhäuten macht sich diese Reizwirkung natürlich noch viel heftiger bemerkbar.

Bereits die unversehrte Haut kann Terpentinöl aufnehmen. Noch schneller erfolgt die Aufnahme durch die Schleimhäute des Rachens und des Magen-Darm-Kanals oder bei Inhalationen durch die Schleimhäute der Atmungsorgane. Auf allen diesen Wegen können Vergiftungen entstehen, die auf Grund des starken Terpengehaltes als zentrale (narkoseartige) Lähmungen auftreten. Da nach der Aufnahme in den Körper die Ausscheidung durch die Nieren erfolgt, können dabei durch die Pinene Nierenreizungen oder Nierenschädigungen auftreten.

Die Ausscheidung erfolgt aber nach der Inhalation auch wieder durch die Lungen, wobei eine Einschränkung der Bronchialdrüsenabsonderung eintritt. Gleichzeitig entfaltet sich eine antiseptische und geruchsüberdeckende (desodorierende) Wirkung. Diese drei Wirkungen lassen sich vorzüglich zu Heilzwecken bei *chronischer Bronchitis* mit starker Schleimabsonderung, bei *foetider (stinkender) Bronchitis* und bei *Lungengangrän* ausnutzen.

Gibt man Terpentinöl als Einspritzung unter die Haut oder in die Muskulatur, so entsteht an dieser Stelle eine sehr starke Vermehrung der weißen Blutkörperchen (Leukozyten), die zu einem sogenannten „sterilen" Abszeß führt. Dieser Vorgang wird von den Ärzten auch heute noch zur Ableitungs- und Reizbehandlung verwendet.

Der hohe Vitamin-C-Gehalt der frischen Fichtentriebe kann bei Vitamin-C-Mangelzuständen ausgenützt werden.

Verwendung

Das offizinelle Terpentin *(Terebinthina)* bildet ein Gemisch der Balsame verschiedener Pinus-Arten. Es wird zu verschiedenen hautreizenden Pflastern und

Salben verwendet, nämlich zu Heftpflaster *(Emplastrum adhaesivum)*, Immerwährendem Spanischfliegenpflaster *(Emplastrum Cantharidum perpetuum)*, Spanischfliegenpflaster *(Emplastrum Cantharidum ordinarium)*, Gelbem Zugpflaster *(Emplastrum Lithargyri compositum)* und zur Königssalbe *(Unguentum basilicum)*. Man verwendet die Pflaster und Salben besonders gegen rheumatische Erkrankungen und Neuralgien.

Terpentinöl *(Oleum Terebinthinae)* ist das durch Wasserdampfdestillation aus Terpentin gewonnene ätherische Öl. Es bildet eine farblose oder schwach gelbliche, leicht bewegliche Flüssigkeit von eigenartigem Geruch und scharfem, kratzendem Geschmack. Man verwendet Terpentinöl tropfenweise in Dampfkompressen und Dampfwickel bei hartnäckiger und chronischer Bronchitis. In Form des Russischen Spiritus nimmt man es zu Einreibungen bei Rheuma und bei Neuralgien.

Für die innerliche Verabreichung kommt nur *gereinigtes* Terpentinöl *(Oleum Terebinthinae rectificatum)* in Frage. Die Anwendung muß besonders vorsichtig geschehen und hat bei Nierenreizung oder gar Nierenentzündung zu unterbleiben.

Von gereinigtem Terpentinöl nimmt man 8—30 Tropfen oder 0,25—1,0 ccm in Kapseln 1—3mal täglich bei chronischen Lungenerkrankungen mit starken Schleim- oder Eiterabsonderungen, wie Bronchopneumonie, foetide (stinkende) Bronchitis, Lungengangrän und Lungentuberkulose. Bei den gleichen Krankheiten kann das gereinigte Terpentinöl auch inhaliert werden, vor allem, wenn das Einnehmen nicht vertragen wird.

Bei chronischen Erkrankungen, besonders bei Asthma und Rheumatismus, verwenden manche Ärzte (auch heute noch zuweilen mit gutem Erfolg) Terpentinöl nach einem bestimmten Dosierungsschema zur „Reizkörpertherapie".

Einen Aufguß (Infus) von jungen Zweigspitzen und Nadeln kann man innerlich als Vitamin-C-Spender benutzen und zur äußerlichen Anwendung dem Badewasser zusetzen. Zu Bädern nimmt man jedoch besser Fichtennadelextrakte (150 bis 200 ccm auf ein Vollbad). Diese Bäder wirken hautreizend, über das Nervensystem reflektorisch und auch über das Aufsaugen in den Körper durchblutungssteigernd und anregend auf die Wasserausscheidung (Diurese). Gleichzeitig wird das Allgemeinbefinden gehoben und die Erregbarkeit des Nervensystems gedämpft.

Die Fichtennadelextrakte entfalten eine bessernde und heilende Wirkung bei Gicht, Ischias, rheumatischen Erkrankungen, Zerrungen, Schwellungen und Muskelkater nach sportlicher Überanstrengung — Nervosität, Schwächezuständen, vegetativer und neurozirkulatorischer Dystonie, nervösen Erschöpfungszuständen, Neurasthenie, Neuralgien, Erfrierungen und Schlafstörungen —, in der Rekonvaleszenz und bei klimakterischen Beschwerden.

Die von dieser Pflanze in den Apotheken erhältlichen Fertigpräparate sind aus dem Anhang zu ersehen.

Fieberklee (Bitterklee) erneuert den Magensaft

Der Fieberklee *(Menyanthes trifoliata)*, auch Bitterklee genannt, ein Enziangewächs, das sich durch einen intensiv bitteren Geschmack auszeichnet, ist in ganz Europa an Teich- und Seeufern, in sumpfigem Gelände, in Mooren und Erlenbrüchen zu finden. Im ganzen Kraut, besonders aber in den Blättern sind die Bitterstoffglykoside Menyanthin und Meliatin enthalten. Diese sind als die *Hauptwirkstoffe* anzusprechen. Ferner fand man Palmitinsäureester, Ameisensäure, Buttersäure, fettes Öl, Sterin, Gerbstoffe, Phosphorsäure, Pektin und Harzsäure.

Wirkungsweise

Der Fieberklee gehört eindeutig zu den Bittermitteln und regt, wie alle Bittermittel, die Schleimhautdrüsen des Magens und des Darmes an. Er hemmt aber auch das Wachstum der Gärungspilze (Hefen), die sich besonders bei mangelhafter Magensaftsekretion entwickeln und Völlegefühl, Magendruck und Blähungen hervorrufen. Außerdem wirkt er beruhigend auf das Nervensystem.

Verwendung

Die sekretionsanregende und gärungshemmende Wirkung des Fieberklees wird vorteilhaft angewandt bei chronischer Magenschleimhautentzündung (Gastritis), besonders wenn sie mit mangelhafter oder fehlender Säurebildung einhergeht (subacide und anacide Gastritis), ferner bei Verdauungsschwäche, Blähungen, Sodbrennen, Gärungsdyspepsie. Die beruhigende Wirkung kommt am besten in Verbindung mit anderen Kräutern zur Geltung, wie zum Beispiel in der Vorschrift des Deutschen Arzneibuches (6. Ausgabe) für den Nerventee: 4 Teile Bitterklee, 3 Teile Pfefferminzblätter, 3 Teile Baldrian.

Als Einzeldroge verwendet man 1 Teelöffel auf 1 Tasse Wasser, die Zubereitung erfolgt als Aufguß. Man trinkt tagsüber schluckweise 1 Tasse oder jeweils eine Stunde *vor* den Mahlzeiten.

Eine gute Bitterteemischung setzt sich wie folgt zusammen: je 20 g Bitterklee und Wacholderbeeren, 10 g Wermut, 40 g Kalmuswurzel. Hiervon setzt man 1 Teelöffel kalt an, läßt das Ganze 6 Stunden ziehen, kocht es dann kurz auf, seiht es ab und trinkt den Tee tagsüber schluckweise oder jeweils eine Stunde *vor* den Mahlzeiten.

Bei Magen-Darm-Leiden ist die arzneiliche Kraft des Fieberklees so groß, daß er ungemischt, als Einzeltee, verabreicht werden kann.

Der Fieberklee ist Bestandteil folgender Teemischungen und Pflanzenzubereitungen: IV 1, 5, 8; V 3, 4, 6; X 2.

Die von dieser Pflanze in den Apotheken erhältlichen Fertigpräparate sind aus dem Anhang zu ersehen.

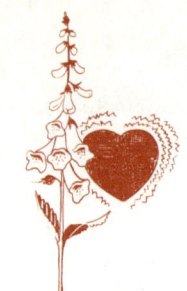

Fingerhut

Fingerhut beseitigt Herzschwäche   Giftig!

Die bekannteste Heilpflanze aus der Familie der Rachenblütler (Skrophulariazeen) ist der Fingerhut *(Digitalis purpurea* und *lanata)*. Er kommt in den Gebirgsgegenden Europas hauptsächlich in lichten Wäldern, auf Kahlschlägen und sonnigen Hängen vor. Er liebt sandigen Boden; auf kalkhaltigen Böden gedeiht er schlecht. Daher fehlt er in der Schweiz, während er das westliche Europa bevorzugt. Als Droge werden nur die *Blätter* verwendet. Die Pflanze selbst ist in allen Teilen giftig.

Alle Organe des Fingerhuts, vor allem aber die Blätter, enthalten außerordentlich komplizierte chemische Verbindungen, die in ihrem Aufbau außer dem eigentlichen, wirksamen Teil noch einen größeren Zuckerrest besitzen. Solche Verbindungen nennt man *Glykoside*. Der Zuckerrest ist in die gesamte Stoffkonstruktion nicht allzufest eingebaut und kann durch in der Pflanze selbst vorhandene Fermente leicht abgespalten werden. Daher konnte man lange Zeit die ursprünglichen, unveränderten (genuinen) Glykoside nicht finden und isolieren. Als es endlich gelungen war, erkannte man, daß die wirksamen Teile des Fingerhuts, der Meerzwiebel und des Strophanthus chemisch nahe verwandt sind mit den Gallensäuren, dem Cholesterin und den Sexualhormonen. Bis heute ist es nicht gelungen, die chemisch so kompliziert aufgebauten Herzglykoside synthetisch, d. h. unabhängig von der Pflanze, im Laboratorium herzustellen. Die herzaktiven Glykoside müssen nach wie vor aus dem einheimischen *weißen* und *roten* Fingerhut gewonnen werden.

Außer den Digitalisglykosiden wurden in den Blättern Saponinglykoside gefunden, nämlich Digitonin, Gitonin, Tigonin und Natigin. Der Saponingehalt ist im Spätherbst des zweiten Jahres am größten.

Eine weitere Stoffgruppe bilden Flavonglykoside und Flavone, z. B. Digitoflavon (= Luteolin). Darüber hinaus fand man Gerbstoffe, Fermente (Digipurpidase), Schleim, organische Säuren und unter den anorganischen Bestandteilen 1—8 mg%/o Mangan.

Wirkungsweise

Digitalisblätterzubereitungen sowie die reinen Digitalisglykoside wirken fast ausschließlich auf die *Herzmuskulatur* insbesondere der linken Kammer und auf das spezielle Herzgewebe der Reizbildungszentren und des Reizleitungssystems, wenn das Herz so geschwächt ist, daß es nicht mehr das aus den großen Körpervenen zufließende Blut in genügender Menge und in der nötigen Zeit weiterzubefördern vermag. In diesem Zustand der ungenügenden Leistungsfähigkeit (Insuffizienz) versucht das Herz durch stärkeren Zusammenzug und beschleunigten Herzschlag, also unter Aufbietung seiner Reservekräfte, dennoch die erforderliche Blutmenge pro Minute auszustoßen. Dabei bleibt aber in den Herzkammern eine größere Menge Restblut zurück, wodurch das Herz eine über das normale Maß hinausgehende Ausdehnung erfährt. Auf die Dauer verdickt sich dabei zugleich der Herzmuskel, wie sich jeder Muskel bei erhöhter Inanspruchnahme zunächst verdickt. In diesem Zustand der Muskelverdickung (Hypertrophie) und Erweiterung (Dilatation) ist das Herz am besten auf die Wirkstoffe des Fingerhutes ansprechbar.

Fingerhut

Die Folge einer verbesserten Kreislaufleistung ist die Entlastung des überfüllten Venengebietes und eine bessere Füllung des Arteriensystems. Die während der Leistungsschwäche auftretenden Stauungen und Wasseransammlungen werden dabei beseitigt, was sich durch eine bald einsetzende größere Urinabgabe auffällig bemerkbar macht.

Eine direkte oder unmittelbare Beeinflussung der Blutgefäße, des Blutdrucks, der Wasserausscheidung und des allgemeinen Stoffwechsels findet nicht statt. Die Verbesserung dieser Funktionen kommt lediglich durch die verbesserte und wirtschaftlichere Förderleistung des Herzens zustande.

Leider liegen beim Fingerhut die heilende und die vergiftende Dosis recht nahe beisammen, so daß *nur unter ständiger ärztlicher Überwachung* der Kreislauffunktionen zu einer Anwendung von Digitalispräparaten geraten werden kann. Besondere Gefahren können auch dadurch entstehen, daß verschiedene Herzmittel gleichzeitig oder dicht hintereinander angewandt werden oder daß der Herzmuskel oder das Herzreizleitungssystem durch Vorbehandlung mit anderen Medikamenten, z. B. Kalzium, besonders empfindlich für die Digitalisglykoside geworden ist. Dennoch ist der Fingerhut das souveräne Mittel, um den versagenden Herzmuskel wieder mit den Forderungen des Körpers in Einklang zu bringen.

Gibt man ausreichende, aber nicht giftig wirkende Mengen der Digitalisglykoside, so wird die Entspannung (Diastole) des Herzens vertieft und verlängert und damit die Füllung des Herzens mit dem aus dem Körper zurückfließenden Venenblut verbessert, die Kraft des sich dann zusammenziehenden Herzens (die Höhe des systolischen Druckes), die Stärke und die Schnelligkeit der Zusammenziehung nehmen zu. Dadurch vergrößert sich die mit jedem Herzschlag herausgepumpte Blutmenge, und es erfolgt ein Druckanstieg in der großen Körperarterie (Aorta). Diese direkte Wirkung auf das Herz ist der eigentliche therapeutische Effekt der Herzglykoside.

Dieser Druckanstieg hat nun seinerseits wieder wesentliche und nützliche Folgen. Er führt nämlich zu einer Reizung der in der Arterienwand liegenden Vagusnerven, die die Reizung auf das im Gehirn liegende Vaguszentrum über-

Fingerhut tragen, das nunmehr einen regulierenden Einfluß ausübt, vor allem aber den erhöhten Pulsschlag senkt und den Blutdruck normalisiert. Diese auf dem Nervenweg, also indirekt, eintretende Digitaliswirkung ist außerordentlich wichtig, weil dadurch das leistungsschwache Herz geschont und der Energieverbrauch herabgesetzt wird, obwohl der Effekt der Herzarbeit, die Menge des mit jedem Schlag und damit auch in jeder Minute ausgepumpten Blutes, gestiegen ist.

Trotz der großen Bedeutung, die die synthetisch hergestellten Arzneimittel in den letzten 50 Jahren erlangt haben, ist es bisher nicht gelungen, den Fingerhut in der Behandlung der Herzschwäche völlig zu ersetzen.

Verwendung

Es ist bei der Behandlung der *Herzschwäche* mit Digitalisglykosiden ohne Belang, ob sie durch Klappenfehler, Infektionskrankheiten oder unabhängig von anderen Leiden entstanden ist. Wichtig ist die frühzeitige Behandlung der erkannten Herzschwäche; denn sie kann nur dann wirklich geheilt werden, wenn sie nicht zu weit fortgeschritten ist.

Die Dosierung, die Art der Verabreichung und die Dauer der Behandlung muß vom Arzt festgesetzt werden. Im allgemeinen werden für eine Digitaliskur bei Herzschwäche (Herzinsuffizienz) 1,5—3,0 g Digitalisblätter gebraucht. Meistens wird die Verordnung auf 3mal täglich 0,05—0,15 g *Digitalisblätter* lauten. Eingenommene Zubereitungen benötigen 2—5 Tage, bis die Wirkung eintritt, die an einer stark vermehrten Wasserausscheidung und an einer Pulsverlangsamung, die 60 Schläge pro Minute nicht unterschreiten darf, zu erkennen ist. Verabreicht der Arzt einspritzbare Digitalispräparate, so zeigt sich die Wirkung bereits nach 4—8 Stunden. Bei Überdosierung treten schwere Schäden, insbesondere in der Herzschlagfolge, auf, die tödlich ausgehen können.

Die einfache Verordnung der (auf ihren Wirkungswert bestimmten!) Blätter als *Pulver* oder *Pillen* ist völlig ausreichend und zweckentsprechend, falls durch den Saponingehalt der Blätter keine Reizwirkung auf den Magen eintritt. Um solche Reizwirkungen zu vermeiden, kann man das Pulver auch in Gelodurat-Kapseln einnehmen, die sich erst im Dünndarm auflösen. Die Verabreichung des Digitalisblätterpulvers in *Zäpfchen* ist besonders bei magen- und darmempfindlichen Patienten zu empfehlen.

Einen einfachen *Aufguß* der Digitalisblätter zu verwenden, ist weniger ratsam, da die hohe Temperatur einige Glykoside schädigt oder teilweise zerstört. Sehr zweckmäßig ist die Anwendung eines alkoholischen Extraktes *(Tinctura Digitalis)*, da er alle vollständigen Glykoside enthält und gut vertragen wird. 1 g Tinktur entspricht 65—70 Tropfen oder 0,1 g Digitalisblätter.

Die von dieser Pflanze in den Apotheken erhältlichen Fertigpräparate *(nur auf ärztliche Verordnung!)* sind aus dem Anhang zu ersehen.

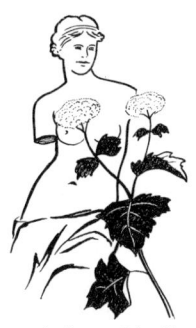

Frauenmantel steigert Drüsenfunktion

Den Frauenmantel *(Alchemilla vulgaris)* finden wir in feuchten Wäldern und auf feuchten Wiesen, an Rainen und Hängen in der ganzen nördlichen gemäßigten Zone vom Tiefland bis in das alpine Gebiet. Die sehr verbreitete Pflanze gedeiht auf kalkreichem wie auch auf kalkarmem Boden. An *Wirkstoffen* enthält sie in erster Linie Gerbstoffe, Saponin, Glykoside, etwas ätherisches Öl, Harz und Lezithin.

Frauenmantel

Wirkungsweise und Verwendung

Der Frauenmantel wirkt infolge seines Gerbstoffgehaltes lokal entzündungswidrig, wegen seines Saponingehaltes auf viele Drüsen funktionssteigernd und auf die Nieren harntreibend. Er kann nach *Aschner* bei Wassersucht und beißendem Urin angewandt werden. Die in der Volksmedizin bekannte Wirkung auf Menstruationsstörungen beruht auf reiner Erfahrung.

Der Tee wirkt antikatarrhalisch bei Magen- und Darmkatarrh, bei Nierenfunktionsstörungen (Niereninsuffizienz), bei Menstruationsstörungen (Menorrhagien), bei Blähungsbeschwerden, Kopfweh und Benommenheit. Äußerliche Anwendung in Form von Spülungen, Waschungen und feuchten Kompressen bei Wunden, Geschwüren, Eiterungen, Lidrandentzündungen, Fisteln und bei Schnupfen.

Man bereitet einen Aufguß aus 1 Eßlöffel der Droge auf 1 Tasse Wasser und läßt ihn 10 Minuten ziehen. Die Dosierung beträgt täglich 1—2 Tassen.

Der **Alpenfrauenmantel** *(Alchemilla alpina)* kommt nur in alpinem Gebiet vor. Er bildet auf Alpenweiden vielfach ein lästiges Unkraut und wächst besonders auf kalkreichen Böden. Die *Wirkstoffe* dieser Pflanze sind ebensowenig erforscht wie die des gemeinen Frauenmantels. Bekannt sind lediglich Gerbstoff, Bitterstoff und Harz.

Über die Wirkungsweise kann noch nicht viel gesagt werden. Erfahrungsmäßig wirkt eine Abkochung der Blätter und Blüten herzstärkend und anregend auf die Wasserabsonderung durch die Nieren. Die Wirkung auf Herz und Nieren müßte einer gründlichen Nachprüfung unterzogen werden.

Der Frauenmantel ist Bestandteil folgender Teemischungen und Pflanzenzubereitungen: VIII 17, 19; X 9.

Die von dieser Pflanze in den Apotheken erhältlichen Fertigpräparate sind aus dem Anhang zu ersehen.

Gänseblümchen hilfreich gegen Hautleiden

Gänseblümchen

Das bescheidene Gänseblümchen *(Bellis perennis)* gehört zu der uns viele Heilpflanzen liefernden Familie der Korbblütler (Kompositen). Von den zahlreichen, meist landschaftlich gebundenen volkstümlichen Namen sind Gichtkraut, Marienblümchen, Maßliebchen, Tausendschönchen, Markelblom, Marjen, Morgenblume und Marienblömken am vertrautesten. Die sehr bekannte Pflanze ist stark verbreitet und bleibt fast das ganze Jahr grün. Sie kommt besonders häufig auf lehmigem Boden, auf Rasenflächen und Auen sowie an Wegen und Zäunen vor. Es blüht von März bis September.

Die bis heute bekannten *Wirkstoffe* sind Saponine, Gerbstoff, organische Säuren, Schleim, ätherisches Öl, Zucker, Inulin, Bitterstoff und gelber Farbstoff.

Wirkungsweise und Verwendung

Als Heilpflanze ist das Gänseblümchen noch wenig erforscht. Es wird bisher als Saponinpflanze bewertet. *Schulz* macht über seine Verwendung folgende Angaben: „Sogar unser altbekanntes Maßliebchen, *Bellis perennis,* soll irgendwelche Beziehungen zum Gefäßsystem besitzen. Der aus den Blättern bereitete Tee wird im Volke bei Hämoptysis (Bluthusten), Hämaturie (blutige Urinausscheidung) und Menostase (Periodenstockung) getrunken. Außerdem soll er bei Hydrops (Wasseransammlungen) und gegen Lithiasis (Steinbildungen) hilfreich sein sowie auch bei Fluor albus (Weißfluß)." Nach *Bäcker-Lucass* beziehen sich die volkstümlichen Anwendungen noch auf eine ganze Reihe weiterer Leiden. Als kühlendes, auflösendes, zerteilendes, leicht abführendes, schmerz- und krampfstillendes Mittel soll es den Stoffwechsel anregen (Blutreinigungsmittel) und ferner gegen Brustleiden, Husten, Verschleimung, Auszehrung, Gicht, Rheumatismus, Nieren- und Blasenleiden, Skrofeln, Leberleiden, Wassersucht, Verstopfung, Darmentzündung, Menstruationsbeschwerden, Erkältungskrankheiten, Kinderkrämpfe, Bluthusten, Blutharn, Weißfluß, Ausbleiben der Regel, Steinleiden, Hautkrankheiten, entzündete Geschwülste und Wunden wirken.

Wir stehen den zahlreichen alten Heilanzeigen heute verständnislos gegenüber, weil wir gewohnt sind, zuerst nach der chemischen Analyse und der Pharmakologie der isolierten Inhaltsstoffe zu fragen. Uns ist heute kaum mehr bekannt, daß das Gänseblümchen früher als „Blutreinigungsmittel" außerordentlich geschätzt wurde. Immerhin ist es noch in homöopathischen Arzneizubereitungen zu finden, die gegen Hautkrankheiten, insbesondere gegen chronische und juckende Ekzeme, angewandt werden.

Die moderne Spurenstofforschung hat uns indessen gezeigt, daß gerade die nur in minimalen Mengen im pflanzlichen oder tierischen Gewebe vorkommenden Elemente von einer im biologischen Geschehen außerordentlich großen Wirksamkeit sind und als „chemische Zwerge" im Verein mit den Hormonen und Vitaminen die große Kette von Umsetzungen bewirken, die wir insgesamt als Stoffwechsel ansprechen. Gerade die „Reinigung" der Drogen und pflanzlichen Extrakte führt meist zu einem empfindlichen Wirkstoffverlust, wie er auch schon eintritt, wenn Pflanzen auf mangelhaft ernährten Böden „kultiviert" werden. Gerade die auf unkultivierten Böden wild wachsenden Kräuter, wie auch unser Gänseblümchen, sollten in jeder Frühlingssuppe, in allen Blutreinigungstees und Wildsalaten reichlich Verwendung finden.

Gänseblümchen

Die moderne Homöopathie verwendet die frische Pflanze zur Herstellung einer Tinktur (Urtinktur bis zu einer Verdünnung auf D 2), die innerlich und äußerlich gegen Muttermal und Schwamm angewendet wird.

Die von dieser Pflanze in den Apotheken erhältlichen Fertigpräparate sind aus dem Anhang zu ersehen.

Gänsefingerkraut stillt Krämpfe

Als vielverbreitetes Unkraut an Wegrändern, auf Grasplätzen und in Gräben ist das Gänsefingerkraut *(Potentilla anserina)* fast auf der ganzen nördlichen Halbkugel zu finden. An *Wirkstoffen* kennen wir Gerbstoffe und einige noch nicht identifizierte, anscheinend krampflösende Stoffe.

Gänsefingerkraut

Wirkungsweise und Verwendung

Experimentell konnte in neuer Zeit eine krampflösende Wirkung auf die Muskulatur besonders im Bereich des Magen-Darm-Kanals und der Gebärmutter festgestellt werden. Wegen des Gerbstoffgehaltes besteht zugleich eine lokale entzündungswidrige Wirkung auf Haut und Schleimhäute.

Seine Verwendung ist angezeigt bei Magen-, Dünn- und Dickdarmentzündungen (Gastritis, Enteritis, Colitis), Dysenterie, Ruhr, Magen- und Darmkrämpfen, schmerzhafter Menstruation (Dysmenorrhoe), Ausfluß (Fluor albus), Muskel- und Wadenkrämpfen sowie krampfartigen Herzschmerzen. Bei schmerzhafter Regel ist es empfehlenswert, den Tee schon einige Tage vor der zu erwartenden Menstruation einzunehmen.

Man benötigt 1 Eßlöffel der Droge auf 1 Tasse Wasser; die Zubereitung erfolgt als Abkochung (10 Minuten ziehen lassen). Man trinkt 1—3 Tassen täglich. Zweckmäßig ist auch eine Mischung zu gleichen Teilen mit Baldrianwurzel, Kamille und Melisse.

Das Gänsefingerkraut ist Bestandteil folgender Teemischungen und Pflanzenzubereitungen: II 8, 9, 21; V 23; VIII 3, 7, 8.

Die von dieser Pflanze in den Apotheken erhältlichen Fertigpräparate sind aus dem Anhang zu ersehen.

Kanadische Gelbwurz als Blutstillungsmittel

Kanadische
Gelbwurz

Die kanadische Gelbwurz *(Hydrastis canadensis)*, auch Blutkrautwurzel genannt, ist eine in den östlichen Wäldern der USA und Kanadas wachsende Pflanze aus der Familie der Hahnenfußgewächse (Ranunkulazeen). Die Wurzelstöcke dreijähriger Pflanzen weisen den höchsten Wirkstoffgehalt auf. Als Droge verwendet man den getrockneten Wurzelstock mit den anhängenden Wurzeln.

In der getrockneten Hydrastiswurzel finden sich bis zu 1,5 % das Alkaloid Hydrastin und die Alkaloide Berberin und Canadin. Weiterhin stellte man ein Phytosterin und verschiedene Fettsäuren fest.

Wirkungsweise

Die kanadische Gelbwurzel hat Beziehungen zum Zentralnervensystem (Rückenmark und verlängertes Rückenmark), zu den Gefäßnerven, zur glatten Muskulatur der Gallenblase, der Gebärmutter und des Magen-Darm-Kanals sowie zur Leber. Sie wirkt ferner auf die Schleimhäute und die Drüsen. Diese Beziehungen haben sich weniger durch pharmakologische Untersuchungen der Wirkstoffe als vielmehr durch praktische und klinische Beobachtungen ergeben.

Die Gelbwurzel steigert durch ihren Hydrastingehalt den Tonus und die rhythmische Tätigkeit der Gebärmutter. Im ganzen wirkt sie tonisierend auf das zentrale Nervensystem (wie auch Strychnin). Die tonisierende Wirkung macht sich sogar bei allgemeinem Kräfteverfall (Marasmus) und bei großer Allgemeinschwäche (Kachexie) auffällig bemerkbar.

Wegen ihrer gefäßzusammenziehenden Wirkung ist die Gelbwurzel ein bewährtes Blutstillungsmittel. Große Dosen wirken lähmend auf Gehirn und Herz.

Verwendung

In den USA und in Kanada wird die kanadische Gelbwurzel gegen Magen-, Leber- und Darmstörungen, Hautleiden (innerlich und äußerlich) sowie als Blutstillungsmittel verwendet. Als solches eignet es sich besonders bei unregelmäßigen, außerhalb der Regel auftretenden Gebärmutterblutungen, bei abnorm starker Regel und bei Myomblutungen. Bei starken Blutungen, z. B. nach der Geburt, reicht die Wirkung der Gelbwurzel nicht aus. Für Lungenblutungen ist sie ungeeignet, weil sie zugleich den Blutdruck erhöht. Die Nachtschweiße der Tuberkulosekranken werden gebessert. Rein äußerlich wird sie auch gegen Schleimhautgeschwüre, Augenleiden und Hämorrhoiden genommen.

Praktisch verwendet man am besten den Hydrastis-Fluidextrakt *(Extractum Hydrastis fluidum)* in einer Dosierung von 3mal täglich 15—30 Tropfen.

In der Homöopathie wird die Hydrastis-Urtinktur bis zur Verdünnung D 3 verwendet gegen Gebärmutterblutungen, Ausfluß, Krebskachexie, Mundschleimhautentzündung, Geschwüre der Mundhöhle, chronische Katarrhe der oberen Luftwege, Magenschleimhautentzündung und Stuhlträgheit mit Leberstörung. — Kanadische Gelbwurz

Die von dieser Pflanze in den Apotheken erhältlichen Fertigpräparate sind aus dem Anhang zu ersehen.

Ginkgo verbessert Arterienfunktion und Durchblutung

Der Ginkgobaum *(Ginkgo biloba)*, der bis zu 30 m hoch werden kann, steht unseren Nadelhölzern nahe. Er ist in China und Japan heimisch, war früher (nach 1730) aber auch in Europa als Garten- und Alleebaum weit verbreitet. In den Blättern des Ginkgobaumes wurden drei chemisch verwandte Flavonole, nämlich Quercetin, Kampferol und Isorhamnetin, gefunden und von *J. Fisel* in reiner kristalliner Form isoliert. Darüber hinaus stellte er noch weitere sieben Flavonglykoside fest. Nach den Angaben von *H. Gäbler* ließen sich u. a. noch folgende Stoffe chemisch feststellen oder auch isolieren: die Biflavone Ginkgetin und Isoginkgetin, Ginnol, zwei Laktone, Sitosterin, Wachs, Säuren, Ester und Paraffine. — Ginkgo

Wirkungsweise

Der Wirkstoffkomplex der Ginkgobaumblätter steigert die Durchblutung, indem er die tiefer liegenden mittleren und kleinen Arterien erweitert. Darüber hinaus wird die Strömungsgeschwindigkeit im Kapillargebiet und in den Endteilen der Blutgefäße erhöht. Wahrscheinlich wird auch der Stoffwechsel der Gefäßwand beeinflußt. Häufig tritt auch eine auffallende schmerzstillende Wirkung ein. Die Ausbildung von Umweggefäßen (Kollateralkreislauf) wird angeregt.

Verwendung

Für die praktische Anwendung der Ginkgoblätter als Heilmittel steht eine Zubereitung der Dr. Willmar Schwabe GmbH. in Form von Tropfen, Dragees und Ampullen zur Verfügung. Mit diesem Präparat sind an Tausenden von Gefäßkranken in den letzten Jahren in Klinik und Praxis außerordentlich gute Erfolge bei den verschiedensten Arterien-Erkrankungen und Durchblutungsstörungen erzielt worden, so bei Gefäßstörungen auf Grund von Arteriosklerose und Diabetes (arteriosklerotische Angiopathien und diabetische Gefäßschäden mit Gangrängegefahr), Mangeldurchblutungen und Ernährungsstörungen des Gehirns, auch bei Gehirngefäßverkalkung und psychischen Ausfallserscheinungen,

Ginkgo Arterienerkrankungen der Beingefäße (Endangiitis obliterans, Claudicatio intermittens, Morbus Raynaud). Auch nervlich und hormonell bedingte Gefäßstörungen werden günstig beeinflußt. Schmerzen, krampfartige Beschwerden, Kältegefühl, Empfindungsstörungen in Ruhe und bei Bewegung wurden gelindert oder beseitigt. Auch heilten Geschwüre ab, die als Folge der Durchblutungsstörungen auftraten.

Infolge einer besseren Gehirndurchblutung nach Anwendung des Ginkgo-Extraktes gingen die psychischen Störungen zurück, ließ die Unruhe nach und verbesserte sich die Merkfähigkeit und Konzentrationsfähigkeit.

Die von dieser Pflanze in den Apotheken erhältlichen Fertigpräparate sind aus dem Anhang zu ersehen.

Ginseng erhöht die Leistungskraft

Ginseng Die Ginsengwurzel *(Radix Ginseng)* der Pflanze *Panax ginseng* gehört wie unser heimischer Efeu *(Hedera helix)* der Familie der Araliazeen an und stammt aus Ostasien, China und Korea. Der chinesische Name „Gin-seng" läßt sich mit „Menschenwurzel" übersetzen, ein Name, der offenbar von der „Menschenähnlichkeit" der Wurzel herrührt. In Korea befinden sich Anbau und Handel der Pflanze in Staatshänden. Schon im alten China wurde die echte Ginsengwurzel aus den Urwäldern fast mit Gold aufgewogen.

Die echte Ginsengwurzel wächst *wild* in den Urwäldern von Nordkorea und der Mandschurei. Sie ist dort schon weitgehend ausgerottet. Echte, wildgewachsene alte Ginsengwurzeln sind in Europa kaum zu bezahlen. Die heute im Handel befindliche Ginsengwurzel stammt daher praktisch nur aus großen Kulturen, die in Korea, China, Japan, in der Ukraine sowie in der Umgebung von Moskau angelegt wurden. In Amerika wird häufig außer *Panax ginseng* noch die Art *Panax quinquefolium* angebaut. Die Wirkung der kultivierten Ginseng-Arten soll wesentlich schwächer sein als die der echten, wildwachsenden. Das ist verständlich, wenn man weiß, daß die kultivierten Wurzeln bereits nach sieben Jahren geerntet werden (sobald sie nämlich ein Gewicht von 60—100 g erreicht haben), während die wildwachsenden Wurzeln von dem gleichen Gewicht meist 150—200 Jahre alt sind.

Im Osten wird die Ginsengwurzel seit mehreren tausend Jahren als Heilpflanze von Ärzten und Patienten hochgeschätzt. Die Pflanze ist bei uns noch nicht lange bekannt. Es gibt jedoch schon zahlreiche Arbeiten pharmakologischer, pharmakognostischer, chemischer, klinischer und praktisch-medizinischer Art, so daß es mir geboten scheint, über die Wirkungsweise dieser Heilpflanze im Rahmen dieses Buches zu berichten, soweit verläßliche Untersuchungsergebnisse darüber

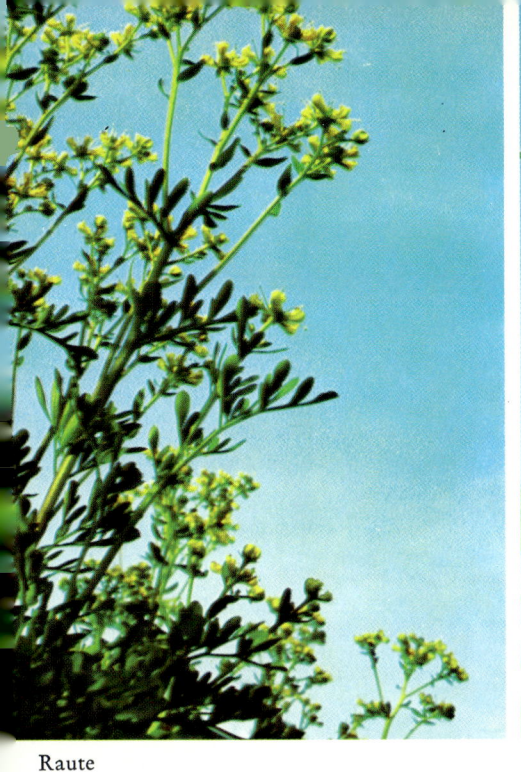

Raute

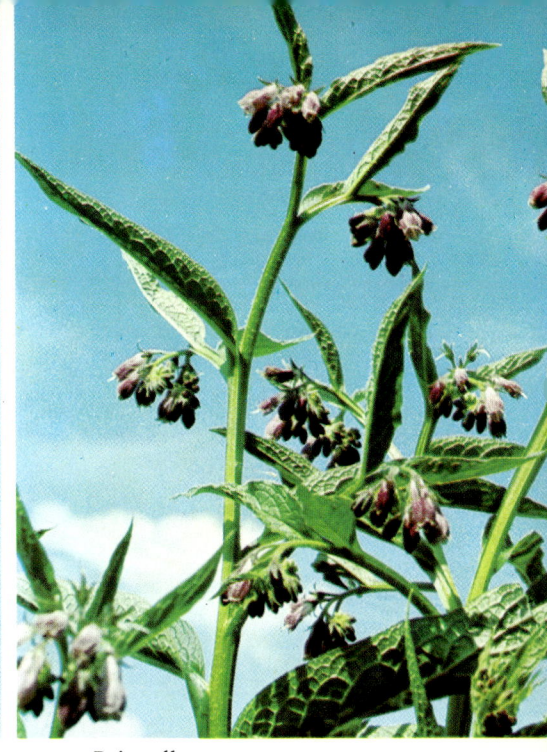

Beinwell

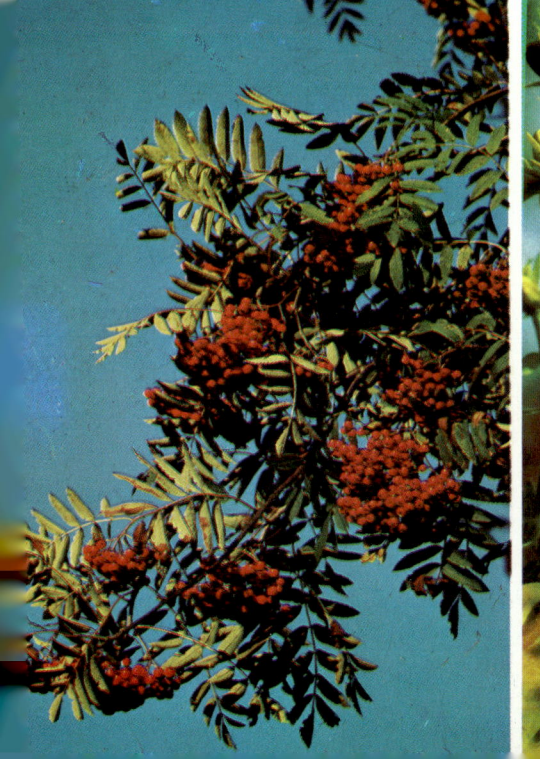

Eberesche

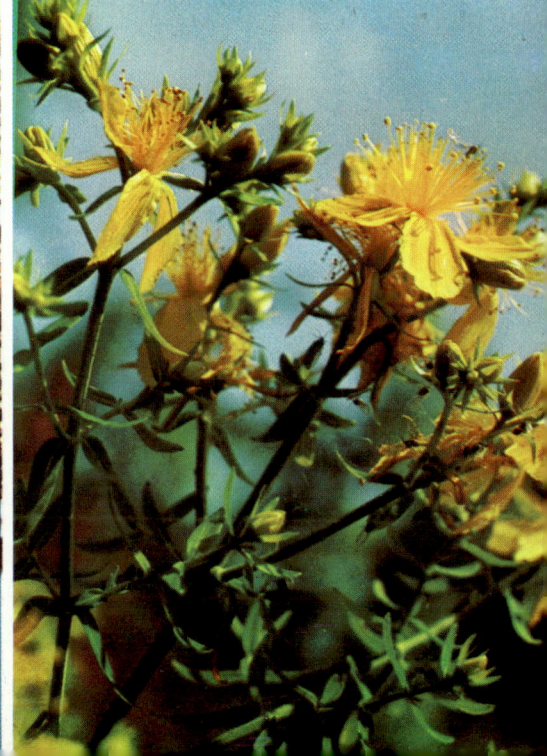

Johanniskraut

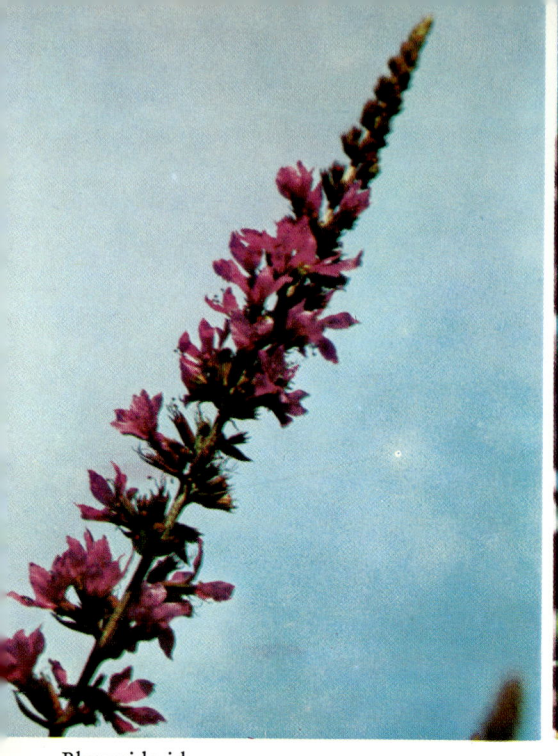

Blutweiderich

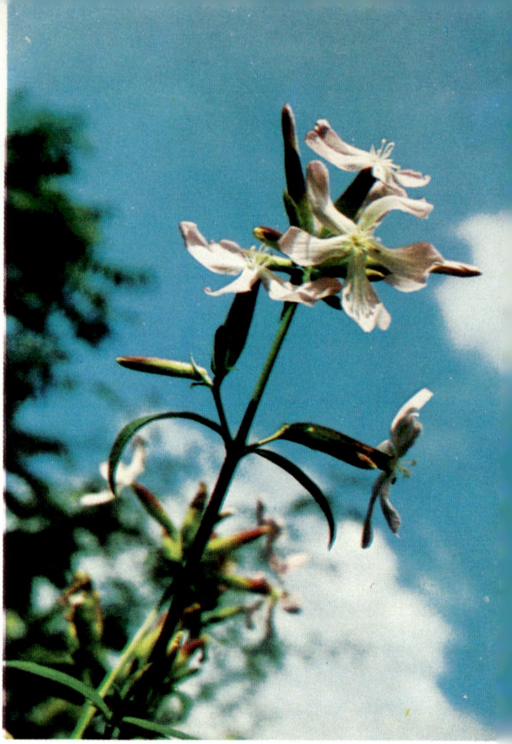

Seifenkraut

Salbei

Enzian

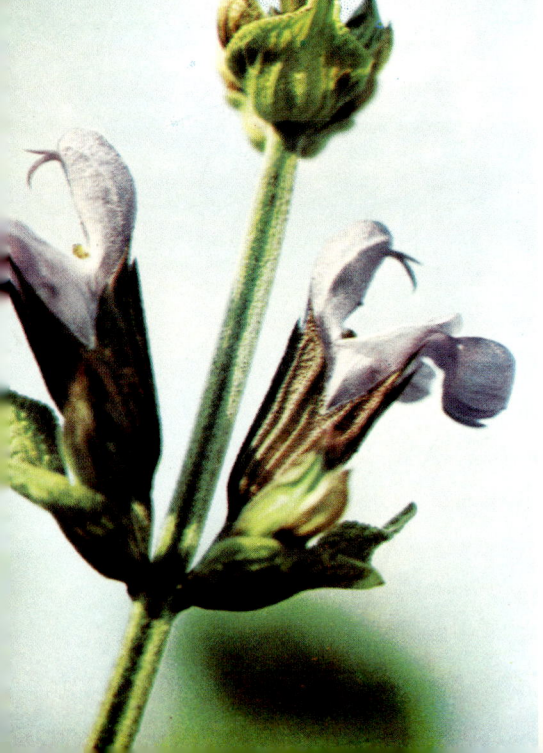

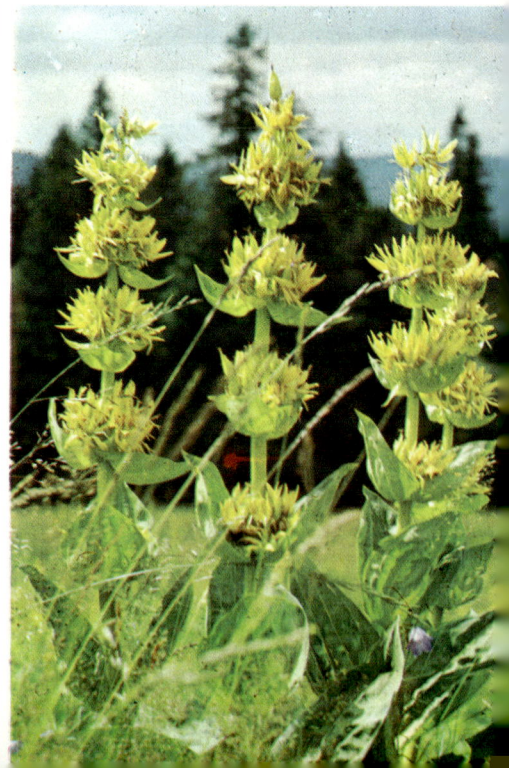

vorliegen. Die Ernten der bestehenden großen Ginsengkulturen werden durch die pharmazeutische Industrie zu standardisierten Ginsengauszügen verarbeitet.

Die Literatur über die Inhaltsstoffe der Ginsengwurzel ist noch sehr lückenhaft. Berichtet wird über einen Gehalt an mehreren Glykosiden, von denen einige Saponincharakter besitzen, an Panaxsäure, Panacen (ein ätherisches Öl), Vitamin B_1 und B_2 sowie an östrogenen Stoffen (nur in der echten, wildwachsenden Wurzel?), die bei kastrierten Ratten Brunsteffekte hervorrufen und beim Bitterling das Anlegen des Hochzeitskleides verursachen. Die Hauptwirkung wird dem Glykosid Panaquilon zugeschrieben. Japanische Forscher fanden noch ein sympathikotrop wirkendes Glykosid, das den Namen Ginsenin erhielt. Unter den mineralischen Bestandteilen der Wurzel fiel ein besonders hoher Schwefelgehalt auf (etwa 0,15 %).

Wirkungsweise und Verwendung

Nach einmaliger Gabe von Ginsengwurzel beobachtete man bei Menschen und Tieren eine *Steigerung der körperlichen, beim Menschen auch der geistigen Leistungsfähigkeit* (festgestellt durch Steigerung der geistigen Konzentration bei Rechenaufgaben, Korrekturen und Kontrollen). Unerwünschte (giftige, toxische) Nebenerscheinungen traten nicht auf. Tierversuche ergaben eine anregende Wirkung auf die Keimdrüsen (gonadotrope Wirkung). Klinische Erfahrungen an impotenten Männern bestätigten in dieser Hinsicht die Tierversuche und die Erfahrungen der ostasiatischen Volksmedizin.

Die genannten Versuche und Erfahrungen rechtfertigen die Bezeichnung der Ginsengwurzel als *Stimulans* (Anregungs- und Reizmittel) mit allgemeiner Wirkung auf die körperliche und geistige Leistung und spezieller Wirkung auf die Geschlechtsdrüsen. Man wird also die Ginsengwurzel sinngemäß anwenden bei Allgemeinschwäche, Rekonvaleszenz, rascher körperlicher und geistiger Ermüdbarkeit, Unterfunktion und Unterentwicklung (Infantilität) der Geschlechtsdrüsen oder auch bei völliger Impotenz und Frigidität, soweit diese Zustände nicht organisch bedingt sind.

Bei länger andauernder Einnahme der Ginsengwurzel sah man eine Beschleunigung der Heilungsvorgänge an frischen und alten Wunden, der Regenerationsfähigkeit der Gewebe nach Entzündungen und Vergiftungen, einer Verbesserung der Abwehrleistungen, eine dauerhafte Erhöhung der Arbeitsleistung und „günstige Umstimmungen" der Gewebe ohne Gewöhnungserscheinungen und unerwünschte Nebenwirkungen. Diese Beobachtungen legen die Verwendung der Ginsengwurzel als allgemeines *Tonikum* und Regenerationsmittel nahe, also bei chronischer Müdigkeit, nervösen Schwächezuständen, Neurasthenie, Überanstrengung, Hypotonie und Allgemeinschwäche. Ferner verwendet man sie in der Rekonvaleszenz nach schweren Krankheiten oder Vergiftungen.

Ginseng

Die Wirkungen der Ginsengwurzel auf den Stoffwechsel sind im einzelnen noch nicht genügend erforscht und deshalb nicht zu übersehen. Klar zu ersehen ist aber bereits die Beeinflussung des Kohlehydratstoffwechsels im Sinne einer Blutzuckersenkung. Wieweit sich das für die Behandlung der Zuckerkrankheit ausnutzen läßt, müssen noch weitere klinische Erprobungen erweisen. Vielleicht kann die moderne Diät-, Insulin- und antidiabetisch wirkende Tablettenbehandlung (Sulfonyl-, Harnstoff- und Guanidin-Verbindungen) durch die Ginsengwurzel eine natürliche Ergänzung erfahren.

In zahlreichen Experimenten wurde zu klären versucht, wie die Ginsengwurzel auf das (zentrale, periphere und autonome) Nervensystem wirkt. Hier sind die Ergebnisse noch nicht eindeutig. Man fand lähmende und erregende Phasen sowohl am willkürlichen wie auch am unwillkürlichen Nervensystem, was wohl hauptsächlich auf die unsicheren Dosierungen zurückzuführen ist. Bisher kann man nur von einer stimulierenden Wirkung auf die Großhirnfunktionen sprechen, was sich bei vegetativer Dystonie, vorzeitigen Alterserscheinungen, Konzentrationsschwäche und Depressionszuständen ausnützen ließe.

Diese Ergebnisse wurden neuerdings zum größten Teil von Prof. *Petkow* (Sofia) bestätigt, der seine Forschungsergebnisse auf einem Pharmakologenkongreß in Berlin den daran interessierten Ärzten zugänglich machte. Prof. *Petkow* fand bei der Behandlung von Ratten und freiwilligen Versuchspersonen (Gesunde und Kranke mit neurotischen Störungen) mit neuen Präparaten aus der Ginsengwurzel als auffälligste Wirkung dieser Droge eine starke Beeinflussung der höheren Nerventätigkeit. Insbesondere fand er eine Anregung der Funktion der Großhirnrinde, was sich unter anderem in einer Belebung der geistigen Tätigkeit und in verminderter Erschöpfbarkeit äußerte.

Bemerkenswert ist jedoch, daß Prof. *Petkow* eine wesentliche Einschränkung machte: Während sich die gesunden Versuchspersonen nach dem Einnehmen von Ginsengpräparaten besser konzentrieren konnten, führten die Ginsengextrakte bei Kranken mit neurotischen Störungen und bei einigen alten Leuten, bei denen offenbar bereits Veränderungen an der Großhirnrinde vorhanden waren, eher zu einer Verschlechterung des Zustandes. Der starke Reiz der Präparate konnte von geschwächten und veränderten Gehirnzellen nicht mehr entsprechend beantwortet werden.

Prof. *Petkow* bestätigte auch die Unschädlichkeit des Naturproduktes gegenüber ähnlich wirkenden synthetischen Präparaten und betonte vor allem, daß kein unerwünschter erregender Einfluß auf Herz und Kreislauf stattfindet. Er stellte dagegen meist eine Blutdrucksenkung, eine Anregung der Atemtätigkeit und eine Vermehrung der roten Blutkörperchen fest. Man sollte also nach den Untersuchungen von Prof. *Petkow* in höherem Alter, bei Hirn- und Hirngefäßveränderungen und bei neurotischen Störungen (siehe auch unter Neurose!)

keinesfalls kritiklos Ginsengpräparate anwenden, sondern vielmehr noch weitere Erfahrungen aus dem europäischen Raum abwarten.

Anwendungsformen

Von der einfachen *pulverisierten Ginsengwurzel (Radix Ginseng pulvis)* verwendet man als Pulver oder zu Pillen verarbeitet 1—3mal täglich 0,5 g. Von der *Ginsengtinktur (Tinctura Ginseng)* werden 3mal täglich 15—20 Tropfen, bei Magenschwäche als Aperitivum eine halbe Stunde *vor* dem Essen, sonst *nach* dem Essen verabreicht. Die Dosierung des *Ginseng-Fluidextraktes (Extractum Ginseng fluidum)* beträgt 2—3mal täglich 0,2—0,3 g.

Die Ginsengwurzel ist Bestandteil folgender Teemischungen und Pflanzenzubereitungen: IV 22; VIII 33.

Die von dieser Pflanze in den Apotheken erhältlichen Fertigpräparate sind aus dem Anhang zu ersehen.

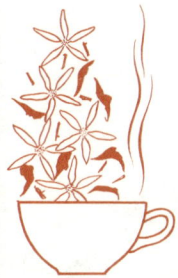

Goldrute vermehrt Wasserausscheidung

Auf trockenen Waldwiesen, in lichten Wäldern und auf Kahlschlägen ist die zur Familie der Korbblütler zählende schöne Staude der Goldrute *(Solidago virgaurea)* durch ihre auffallende goldgelbe Farbe schnell zu erkennen. Sie findet sich in der ganzen gemäßigten Zone der nördlichen Halbkugel, wird zuweilen aber auch im Mittelmeerraum (Nordafrika) angetroffen.

Als bis heute sicher nachgewiesene *Wirkstoffe* gelten ein Gerbstoff aus der Katechingruppe, Saponine und ein alkaloidähnlicher Körper. Nach den Angaben von *Kroeber* kommen ferner Inulin in der Wurzel, Bitterstoff, Spuren eines ätherischen, noch nicht erforschten Öles in Frage. Das Goldrutenkraut ist geruchlos und besitzt einen schwach zusammenziehenden Geschmack.

Wirkungsweise

Der Saponingehalt der Droge macht die Nierenwirkung im Sinne der vermehrten Wasserausscheidung (Diurese) und Entzündungshemmung verständlich, während der Gerbstoffgehalt die adstringierende (zusammenziehende) Wirkung bei Enteritis (Darmentzündung) erklärt. Eine Bestätigung für die von *Madaus* angeführten Heilanzeigen — Prostatahypertrophie, Diabetes, nervöses Bronchialasthma — haben wir bis heute nicht. Ebenso muß die von *Vogel* auf Grund des ätherischen Ölgehaltes (*Kroeber* gibt nur Spuren an) angeführte karminative (beruhigende) Wirkung sehr kritisch beurteilt werden.

Verwendung

Goldrute

Die diuretische und entzündungshemmende Wirkung auf die Nieren läßt sich anwenden bei akuten und chronischen Nierenentzündungen, Schrumpfniere, Harnvergiftung (Urämie) und Wassersucht. Auf Grund der berichteten klinischen Erfahrungen lohnt sich vielleicht ein Versuch bei harnsauren Nieren- und Blasensteinen und harnsauren Stoffwechselstörungen. Die adstringierende Wirkung berechtigt zur Anwendung bei Darmentzündungen und Durchfällen.

Für die Anwendung der Goldrute bei Wassersucht durch Nieren- und Herzleiden kann man sich ein altes Rezept zunutze machen, in dem die Goldrute mit Hauhechel (siehe S. 86) und Birkenblättern (siehe S. 46) kombiniert wird.

Die Vorschrift lautet: 60 g Goldrute und je 20 g Hauhechel und Birkenblätter werden gemischt. Man bereitet 3mal täglich aus 1 Eßlöffel dieses Gemisches auf 1 Tasse Wasser einen Aufguß und trinkt den Tee ziemlich heiß. Von der homöopathischen Urtinktur *(Solidago Virga aurea)* gibt man 3mal täglich 5—10 Tropfen in etwas Wasser.

Die Goldrute ist Bestandteil folgender Teemischungen und Pflanzenzubereitungen: VII 5, 6, 10, 16; IX 4; XI 6.

Die von dieser Pflanze in den Apotheken erhältlichen Fertigpräparate sind aus dem Anhang zu ersehen.

Gottesgnadenkraut als Wassersuchtmittel Giftig!

Gottesgnadenkraut

Das aus der Familie der Rachenblütler (Skrophulariazeen) stammende Gottesgnadenkraut *(Gratiola officinalis)* ist eine Giftpflanze, die in Europa, Mittelasien und Nordamerika nur verstreut auf Sumpfwiesen, an Bächen und Teichrändern vorkommt. Im Volksmund heißt sie auch Gallenkraut, Gichtkraut, Gnadenkraut, Laxierkraut und Wilder Aurin.

In allen Pflanzenteilen, besonders aber in dem früher offizinell gewesenen Kraut *(Herba Gratiolae)* finden sich das kristallisierende Glykosid Gratiosid, das kristallisierende Triterpen Gratiolon und das Glykosid Gratiotoxin.

Wirkungsweise und Verwendung

Extrakte des Gottesgnadenkrautes wirken auf der Haut und auf den Schleimhäuten stark reizend. Nach der Aufnahme in den Körper wirkt die Pflanze zuerst gehirnerregend, später lähmend. Diese Wirkung wird dem Gratiosid und seinen Spaltprodukten zugeschrieben. Diese Stoffe werden bei stillenden Frauen mit der Milch ausgeschieden und wirken beim Säugling abführend.

Das nur in geringer Menge vorkommende Gratiotoxin besitzt eine starke, dem Fingerhut ähnliche *Herzwirkung*. Sie tritt in der Gesamtwirkung aber nicht besonders hervor. Gottesgnadenkraut

Vergiftungen, auch tödlicher Art, wurden bei Mensch und Tier beobachtet. Es kommt dabei zu Erbrechen, blutigen Durchfällen, Nierenschäden, Krämpfen, Herz- und Atemstörungen, schließlich treten Kollaps und Atemlähmung ein.

Die praktische Verwendung ist bei ärztlicher Verordnung möglich als drastisch wirkendes *Abführmittel*, als *wurmtreibendes* Mittel, ferner bei Gicht, Leberleiden und Wassersucht. Hierbei verwendet man einen in der Apotheke hergestellten Fluidextrakt *(Extractum Gratiolae fluidum)* in einer Dosierung von 1,0—2,0 ccm auf 1 Tasse Tee.

Die Homöopathie stellt aus dem frischen, noch nicht blühenden Kraut eine Tinktur her, die in einer Verdünnung von D 2 — D 3 bei *Blähungen, verdorbenem Magen,* akutem und *chronischem Darmkatarrh mit schmerzhaften Koliken,* bei *einheimischer Cholera* (Cholera nostras) der Kinder sowie bei *Nierenbecken-* und *Blasenkatarrh* gebraucht wird.

Durch die starke Ableitung auf den Darm ist auch die volkstümliche Verwendung des Gottesgnadenkrautes bei *chronischen Hautleiden* und bei *Hämorrhoiden* verständlich.

Die von dieser Pflanze in den Apotheken erhältlichen Fertigpräparate sind aus dem Anhang zu ersehen.

Hagebutte – Heckenrose gleicht Vitaminmangel aus

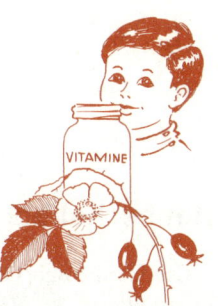

Hagebutte – Heckenrose

Die Hagebutte *(Rosa canina)* ist in ganz Europa und einem Teil des gemäßigten Asiens heimisch. Sie kommt bei uns häufig in Hecken und Gebüschen vor und wird neuerdings auch gern an Straßenböschungen angebaut.

Die *Wirkstoffe* der Hagebutte (eine unserer vitaminreichsten Früchte) spielen eine große Rolle. In allen Teilen der Pflanze finden sich erhebliche Mengen Vitamin C, besonders reichlich jedoch in den Hagebutten selbst, nämlich im Durchschnitt 500 mg in 100 g frischen Früchten. An weiteren Vitaminen enthält die Pflanze das Provitamin Karotin, die Vitamine E, K, B_1, B_2 (Niacin).

Die Hagebutten weisen außerdem einen hohen Gehalt an Fruchtzucker auf (30 %), ferner 2,7 % Eiweiß und 0,9 % Fett. Sehr hoch ist auch der Mineralstoffgehalt. Die Salze mit basischem Charakter, vor allem Kali, überwiegen.

Hagebutte—
Heckenrose

Daneben ist die Frucht reich an Eisen, Magnesium, Natrium, Phosphor und Schwefel. Wichtig sind auch die Pflanzensäuren (Zitronen-, Apfel-, Gerb- und Gallensäure) und der Pektingehalt von 25 %. Erwähnenswert sind noch der Farbstoff und etwas ätherisches Öl.

Die Hagebutten*kerne* enthalten nur Spuren von Vitamin C, jedoch neben Dextrin, Vanillin und Fruchtsäure etwa 9 % fettes Öl. Im Keimöl finden sich 47 mg% α- und β-Tokopherol (Vitamin E).

Wirkungsweise und Verwendung

In der Hauptsache ist die Hagebutte als *vitaminspendendes* und *harntreibendes Mittel* anzusehen, obschon die Wirkungsweise, die zur Urinvermehrung führt, noch nicht näher bekannt ist. Ihre Verwendung ist in Form von Tee, Mus, Marmelade u. a. vor allem bei Vitamin-C-Mangelzuständen, wie sie im zeitigen Frühjahr bei uns auftreten können, angezeigt. Bei allen *entzündlichen Nierenerkrankungen*, ferner bei Neigung zu *Grieß- und Steinbildung* und bei *harnsaurer Blutentmischung* (Diathese) muß 1 Tasse Hagebuttentee aus getrockneten Hagebuttenschalen längere Zeit hindurch regelmäßig mindestens 3mal täglich getrunken werden. Die Hagebutte wirkt harntreibend, ohne die Nieren zu reizen.

Ein Eßlöffel voll Hagebuttenmus täglich genügt, um den Tagesbedarf eines Erwachsenen an Vitamin C zu decken. Im Krankheitsfall ist die fünffache Menge notwendig.

Die Hagebutte ist Bestandteil folgender Teemischung: VII 9.

Die von dieser Pflanze in den Apotheken erhältlichen Fertigpräparate sind aus dem Anhang zu ersehen.

Hauhechel bei mangelhafter Nierenfunktion

Hauhechel

Die Hauhechel *(Ononis spinosa)* kommt vorwiegend auf trockenen Wiesen, an Weg- und Feldrändern, auf sonnigen Abhängen und auf Ödland vor. Die Pflanze wird bis zu 60 cm hoch, und sie trägt rötliche oder auch weiße Schmetterlingsblüten. An *Wirkstoffen* enthält sie zuckerähnliche Stoffe (Glykoside), wie Ononin und Ononid, einen fettähnlichen Stoff (Sterin), das Onocerin, ferner Fett, Zucker, Harz, Gummi, Zitronensäure, Phytosterin, wenig ätherisches Öl und Salze. Aus dem ätherischen Öl ließ sich ein kristallisierender Körper, das Spinosin, abscheiden *(Neuwald, Jaretzki)*. Anscheinend gibt es saponinhaltige und saponinfreie Pflanzen. Die Hauhechelwurzel riecht unangenehm, schwach süßlich und besitzt einen widerlich herben, etwas reizenden Geschmack. Das Ausgraben der oft bis zu 1 m langen, sehr zähen Wurzeln erfordert einige Kraft; man nimmt dazu am besten eine Kreuzhacke.

Wirkungsweise und Verwendung

Am besten geklärt ist die harntreibende Wirkung der Hauhechelwurzel. Daneben besteht eine Anregung der Verdauungsdrüsen, der Drüsen der Bronchialschleimhaut und der Hautdrüsen. Früher verwandte man auch den Tee der Blüten gegen geschwollene Beine.

Man verwendet die Pflanze bei mangelhafter Nierenfunktion, auch bei entzündlichen Vorgängen, da keine Nierenreizung eintritt, bei Wasseransammlungen durch Kreislauf- und Herzschwäche, bei Lymphgefäßstauungen und Stauungen im Pfortadergebiet, bei Krankheiten, die als Folge mangelhafter Nierentätigkeit auftreten, also rheumatischen Reaktionen, harnsaurer Diathese, Haut- und Schleimhauterkrankungen, die durch ungenügende Nierenfunktion mitbedingt sind, bei Lungen- und Bronchialkatarrh sowie bei schlechter Funktion der Verdauungsdrüsen (Obstipation). Den Tee kann man auch mit gutem Erfolg zur äußeren Behandlung schlecht heilender Wunden verwenden. Vielfach ist auch eine günstige Beeinflussung von stark juckenden Ekzemen und nässenden Hautausschlägen zu beobachten. Eine gute Wirkung haben in diesen Fällen auch frische Blätter und Blüten.

Die Wurzel wird als Abkochung zubereitet, wobei man 2 Teelöffel (2—3 g) der Droge auf 1 Tasse Wasser gibt. Es ist zweckmäßig, täglich 2—4 Tassen warm zu trinken.

Die Hauhechel ist Bestandteil folgender Teemischungen und Pflanzenzubereitungen: I 2, 9; VI 3, 11; VII 1, 2, 4, 7, 16; IX 5, 6, 7, 10; XI 22, 24.

Die von dieser Pflanze in den Apotheken erhältlichen Fertigpräparate sind aus dem Anhang zu ersehen.

Heidelbeeren heilen Durchfall

Die Heidelbeere *(Vaccinium myrtillus)* aus der Familie der Heidekrautgewächse (Erikazeen) ist auch unter den volkstümlichen Namen Besinge, schwarze Besinge, Bickbeere, Blaubeere, Mostbeere, Schwarzbeere, Staudelbeere und Taubeere bekannt. Sie ist fast auf der ganzen nördlichen Halbkugel heimisch und findet sich bei uns häufig in Wäldern und Torfmooren, besonders auf sandigem Boden. Das ausdauernde Kraut blüht im Mai und Juni. Man verwendet Früchte und Blätter.

In den *Blättern* fand man Gerbstoffe, die Glykoside Arbutin (etwa 1,5 %), Myrtillin, Neomyrtillin und Vacciniin, freies Hydrochinon (bis 1 %) und China-

Heidelbeere säure. Die chemisch noch nicht näher bestimmten Glykoside Myrtillin und Neomyrtillin kommen nur in frischen Blättern vor.

Die *Früchte* weisen einen auffällig hohen Gehalt an Gerbstoffen (nämlich bis 7 %) in Form von Gerbstoffglykosiden auf, ferner enthalten sie Pektin, das Farbstoffglykosid Myrtillin, das nicht mit dem Myrtillin des Blattes identisch ist, Vitamin C, das Provitamin A und in geringeren Mengen auch den Vitamin-B-Komplex, weiterhin ungefähr 1 % organische Säuren (vorwiegend Zitronensäure, aber auch Apfel-, Bernstein- und Chinasäure) und schließlich (bis zu 30 %) Invertzucker.

Wirkungsweise und Verwendung

Die eigenartige und glückliche Verbindung von nur langsam im Darm aus ihrer glykosidischen Bindung frei werdenden Gerbstoffen mit Farbstoffen und Pektin macht die Heidel*beere*, ohne den Magen zu reizen, in besonderem Maße als durchfallstopfendes Mittel geeignet. Die zum Teil an Farbstoffe gebundene Gerbsäure wird erst im alkalischen Darmsaft abgespalten und wirkt bis in die tieferen Darmabschnitte hinein, wobei man mit wesentlich geringeren Mengen auskommt als bei freier Gerbsäure. Neben der durchfallhemmenden, zusammenziehenden und darmberuhigenden Wirkung vermag die Heidelbeere jedoch auch *keimtötend* und *entzündungswidrig* zu wirken, ein Ergebnis, das dem Gehalt an Gerbstoffen und Farbstoffen zu verdanken ist. Wir haben somit in der Heidelbeere ein nicht hoch genug zu schätzendes, natürliches, ungiftiges Heilmittel bei *infektiösen Darmkatarrhen* und *Durchfallserkrankungen*.

Bei starkem Durchfall kocht man eine Handvoll Heidelbeeren in ¼ l Wasser (oder besser Rotwein) und genießt davon stündlich 1 Eßlöffel voll. *Heidelbeerwein* hat eine antibakterielle Wirkung auf bestimmte krankhafte Darmkeime, nicht aber auf die normale Darmbakterienflora. Er hat bei schlaffen Verdauungsorganen eine anregende, stärkende Wirkung. Von der wässrigen und verdünnten Heidelbeerabkochung kann man selbst Säuglingen stündlich 1 Eßlöffel voll geben.

Äußerlich gibt man Heidelbeertinktur mit Glyzerin zur Aufpinselung bei Ekzemen, Bartflechte und schlecht heilenden, brandigen Geschwüren der Zuckerkranken. Ebenso verwendet man den Saft aus frischen Beeren zum Bepinseln von nässenden, juckenden Hautausschlägen.

Bei Mundschleimhaut- und Zahnfleischentzündungen kaut man *getrocknete Heidelbeeren* und erlebt bald den Rückgang der entzündlichen Erscheinungen. Den gleichen Erfolg erzielt man mit dem aus Blättern gepreßten Saft, den man als Gurgelmittel verwenden kann.

Heidelbeer*tinktur* stellt man sich leicht selbst her, indem man 125 g getrocknete Heidelbeeren auf ¾ l Branntwein ansetzt, vier Wochen ausziehen läßt, dann abseiht und verschlossen aufbewahrt. Die Tinktur läßt sich jahrelang aufbewahren.

Aus der getrockneten Heidelbeer*wurzel* stellt man ein Pulver her, das man zu Verbänden bei schlecht heilenden Wunden mit Erfolg anwendet.

Der *Heidelbeerblättertee* gilt in der Volksmedizin als wirksam bei Zuckerkrankheit, weil er den Blutzuckergehalt senken soll. Tatsächlich konnte man nachweisen, daß die beiden in den Blättern vorkommenden Glykoside Myrtillin und Neomyrtillin beim Tier den Nüchternblutzucker senken.

Ferner wurde durch exakte Untersuchungen bestätigt, daß ein Aufguß aus Heidelbeerblättern *(Folia Myrtilli)* besonders bei älteren Leuten mit leichter Zuckerkrankheit sowohl die Urinzuckerausscheidung vermindert als auch den Blutzuckergehalt herabsetzt. Leider wird die praktische Verwendbarkeit dieser Wirkungen durch den gleichzeitigen relativ hohen Hydrochinongehalt der Blätter eingeschränkt. Hydrochinon ist bei kurzfristigem Gebrauch ungefährlich, während es bei längerem Gebrauch von Heidelbeerblättertee zu einer chronischen Vergiftung führen kann. Die mit Heidelbeerblättertee aufgenommenen Hydrochinonmengen liegen nämlich im toxischen Bereich. Eine länger dauernde Verabreichung von Heidelbeerblättertee als Antidiabetikum sollte daher vermieden werden, wie es überhaupt empfehlenswert ist, den Tee nicht allein, sondern nur in einer Mischung einzunehmen, wie sie *Seel* vorschreibt und in leichten bis mittelschweren Fällen als bewährt ansieht. Das *Rezept* ist unter Nr. V, 42 der Rezeptsammlung zu finden.

Das in den Heidelbeerblättern enthaltene Arbutin wirkt zwar wie beim Bärentraubenblättertee nach dem Ausscheiden durch die Nieren infolge Abspaltung von Hydrochinon desinfizierend auf den Harn und die Harnwege, aber der Gehalt der Blätter an Arbutin reicht bei weitem nicht aus, um die gewünschte Wirkung zu erzielen; sie können daher die Bärentraubenblätter nicht ersetzen. Außerdem steht dieser Verwendung auch wie bei der Zuckerkrankheit der ziemlich hohe Gehalt an freiem (also vor der Ausscheidung schon wirksamem) Hydrochinon im Wege.

Die übrigen Wirkstoffe (das Glykosid Vaccinin, welches Benzoesäure abspaltet, die Chinasäure und die Gerbstoffe) sind in ihrer Konzentration zu schwach, um eine nachweisbare Rolle bei der Anwendung der Droge zu spielen.

Während uns also die Heidel*beere* in der verschiedensten Zubereitung wertvolle Dienste leistet, sind die Heidelbeer*blätter* mit einer gewissen Vorsicht und Einschränkung zu genießen. Wie hoch man die Heidelbeere als Heilmittel im Volke (mit Recht) schätzt, geht aus dem alten Spruch hervor: „In der Heidelbeerzeit kann der Arzt auf Urlaub gehen." Interessant ist, daß die Heidelbeere als Heilpflanze zuerst von Hildegard von Bingen (1098—1179) erwähnt wird.

Heidelbeerblätter sind Bestandteil folgender Teemischungen: V 21, 41, 42.

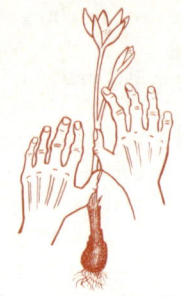

Herbstzeitlose

Herbstzeitlose heilt Gicht Giftig!

Die Herbstzeitlose *(Colchicum autumnale)*, auch Herbstblume, Herbstlilie, Zeitlose, Michelwurz, Wiesensafran oder Winterhauch genannt, ist ein in Mitteleuropa ziemlich verbreitetes Liliengewächs (Liliazee), das sich meist auf feuchten Wiesen und im Gebirge bis zu einer Höhe von 2000 m findet. Weil die Pflanze im Frühjahr Früchte und reifen Samen hervorbringt, aber erst im Herbst blüht, haben unsere Vorfahren diese merkwürdige Blume auch „Sohn vor dem Vater" (Filius ante patrem) genannt. Auch die Namen Nacktärschl und Nackte Jungfrau weisen darauf hin, daß die Blüte im Herbst „nackt", also ohne Laubblätter, erscheint, die erst im nächsten Frühjahr folgen.

Die Pflanze ist *giftig* und enthält in allen Teilen, besonders reichhaltig aber in der Blüte (0,8—1,8 %) und im Samen (0,2—0,6 %), den stickstoffhaltigen Phenanthrenabkömmling Colchizin. Dieser Stoff wird zwar immer als Alkaloid bezeichnet, *Geßner* weist jedoch mit Recht darauf hin, daß er gar keine basischen (laugenhaften) Eigenschaften besitzt und deshalb auch im chemischen Sinne nicht als Alkaloid bezeichnet werden darf.

Außer Colchizin enthalten die frischen Frühjahrsknollen Inulin und Asparagin.

Wirkungsweise

Colchizin ist ein ausgesprochenes Zellgift, ja sogar Zell*kern*gift, in etwas höherer Dosierung wird es ein Kapillargift, das wie Arsen erst nach mehreren Stunden zu Vergiftungserscheinungen führt. Aus der Erfahrungstatsache, daß Colchizin am Kaltblüter und winterschlafenden Warmblüter nur eine sehr geringe Giftigkeit aufweist, die sich aber 400—500fach verstärkt, wenn der Kaltblüter künstlich erwärmt wird oder der Warmblüter sich nicht im Winterschlaf befindet, schließt man, daß durch die Wärme eine beschleunigte Umwandlung von Colchizin in das viel stärker wirkende Oxydicolchizin erfolgt. Wegen der starken Giftwirkung auf die Haargefäße (Feinstgefäße oder Kapillaren), die der des Arseniks gleicht, bezeichnet man das Colchizin auch als „pflanzliches Arsen".

Wenn Colchizin in den Magen-Darm-Kanal gelangt, so wirkt sich auch hier in erster Linie die Kapillarschädigung aus, indem Übelkeit, Erbrechen und choleraartige Durchfälle auftreten. Gelangt das Gift vom Darm in den Kreislauf, so führt es zu geröteten Augen und anderen Gefäßreaktionen. Im Bereich des Zentralnervensystems zeigt sich bei höheren Dosierungen eine aufsteigende Lähmung, der innerhalb weniger Stunden eine Atemlähmung und damit der Tod folgen kann.

Die Darstellung der Giftwirkung soll hier auf die Gefahr aufmerksam machen, die mit der Herbstzeitlosen verbunden ist. Colchizin hat jedoch auch eine sehr schätzenswerte heilende Eigenschaft. Es beeinflußt günstig den *akuten Gichtanfall*. Hierbei wirkt es nicht, wie immer angenommen wurde, durch eine Vermehrung der Harnsäureausscheidung, sondern in erster Linie wohl über eine Durchblutungssteigerung und die damit zusammenhängende entzündungswidrige Wirkung des Colchizins, obwohl *Eichholtz* betont, daß Colchizin weder auf Entzündungsvorgänge noch auf die Harnsäureausscheidung im Urin wirke. Er weist aber darauf hin, daß die durchfallerzeugende Wirkung des Colchizins zu einer stärkeren Harnsäureausscheidung mit dem Kot führt, daß Colchizin vor allem aber eine spezielle (nahezu spezifische) Wirkung auf den Zellkern besitzt, der mit dem Harnsäurestoffwechsel in engster Beziehung steht. Die Beobachtung der guten Wirkung auf den akuten Gichtanfall bleibt bestehen; die Dosierung der Präparate muß jedoch vom Arzt sehr genau vorgenommen und vom Patienten strikt eingehalten werden.

Herbstzeitlose

Wichtig und zugleich hochinteressant ist auch die Wirkung des Colchizins auf den Zellkern, an dem es die der Zellteilung und Zellvermehrung vorangehenden Vorgänge (Pro- und Metaphase der Mitose) hemmt. Es treten dadurch sprunghafte Veränderungen der Erbeigenschaften (Mutationen) auf, wie sie auch sonst durch Röntgen- oder Radiumbestrahlungen zu erzielen sind. Colchizin ist das bis heute wichtigste bekannte *Mitosegift*.

Ebenso interessant und auch praktisch wichtig ist eine *hemmende Wirkung auf das Zellwachstum* (zytostatische Wirkung) *bei der chronischen Leukämie*. Die Anwendung und Dosierung der entsprechenden Präparate ist allein Sache des Arztes.

Verwendung

Wie in alten Zeiten, so ist auch heute noch die Herbstzeitlose ein brauchbares Mittel gegen den *akuten Gichtanfall*. Es dürfen jedoch nur Zubereitungen verwendet werden, die auf einen bestimmten Colchizingehalt standardisiert sind, um eine genaue Dosierung zu ermöglichen. Die Wirkung ist beim akuten Gichtanfall so sicher, daß man fast auf eine Fehldiagnose schließen kann, wenn die Wirkung ausbleiben sollte. Da sich Colchizin im menschlichen Organismus ansammelt (kumuliert), darf die Anwendung nur einige Tage hintereinander erfolgen.

Auch bei *entzündlichen Gelenkerkrankungen* nichtgichtischer Art lassen sich Herbstzeitlosenpräparate mit Erfolg verwenden, während sie bei chronischen, nichtentzündlichen Gelenkerkrankungen und bei Rheuma zwecklos sind.

Die von dieser Pflanze in den Apotheken erhältlichen Fertigpräparate sind aus dem Anhang zu ersehen.

Himbeere erfrischt Fieberkranke

Himbeere

Die Himbeere *(Rubus idaeus)* ist bei uns heimisch und findet sich überall an Hecken, Halden, Waldrändern, in Waldlichtungen, an Berghängen. Sie wird auch häufig in Gärten gezogen. In der Zeit von Juni bis September werden die Blätter samt ihren Stielen abgepflückt und in Körben gesammelt. Mißfarbene Blätter sammelt man nicht mit. Das Trocknen erfolgt am besten auf einem luftigen und schattigen Dachboden.

An *Wirkstoffen* findet man in den Blättern Gerbstoff, Milchsäure, Bernsteinsäure und ungesättigte Fettsäuren, in den Früchten Pektin, Zucker und Fruchtsäuren. Aus den gewaschenen, lufttrockenen Himbeersamen lassen sich 13,5 % dünnflüssiges, grüngelbes Öl gewinnen, das einen leinölähnlichen Geruch aufweist und auch in bezug auf sein Trocknungsvermögen dem Leinöl nahesteht. Die flüssigen Fettsäuren bestehen vorwiegend aus Linol- und Linolensäuren. Ölsäure und Isolinolensäure sind nur in geringem Maße vorhanden.

Wirkungsweise

Da die Blätter Gerbstoff enthalten, haben sie, ebenso wie die Brombeerblätter, eine *durchfallstopfende und entzündungswidrige* Wirkung. Die Verwendung ist also die gleiche wie bei den Brombeerblättern. Eine Mischung aus Himbeer- und Brombeerblättern bewährt sich bei *katarrhalischen Reiz- und Entzündungszuständen des Magen-Darm-Kanals*, bei *Durchfällen, Dickdarmkatarrh* und *Dickdarmentzündung* sowie bei *Hämorrhoidalblutungen*. Bei Entzündungen des Zahnfleisches und der Rachenschleimhaut bildet Himbeerblättertee ein mildes *Gurgelmittel*.

Wie die Brombeerblätter, so sind auch die Himbeerblätter ein wesentlicher Bestandteil des „Familientees". Durch Fermentieren wird der Wohlgeschmack der Himbeerblätter gehoben. Eine Teemischung aus fermentierten Himbeer- und Brombeerblättern schmeckt wie chinesischer Tee.

Verwendung

Himbeeren, kurmäßig verabreicht, regen durch ihren Gehalt an Fruchtzucker, Fruchtsäure und festen Bestandteilen die Darmbewegung an und entsäuern durch ihren Basenüberschuß das Gewebe. Eine *Himbeerkur* ist daher nützlich gegen *Stuhlverstopfung, Rheumatismus* und andere *Stoffwechselerkrankungen*, insbesondere auch gegen Leber-, Nierenleiden und Hämorrhoiden. Da die Himbeeren ferner einen reichlichen Gehalt an Vitamin C aufweisen, der auch in Saft, Kompott, Marmelade und Gelee größtenteils erhalten bleibt, sind sie zur Verhütung oder zum Ausgleich von Vitamin-Mangelzuständen besonders im Winter und Frühjahr heranzuziehen.

Der *Himbeersaft* dient als geschmacksverbesserndes Mittel bei der Arzneibereitung. Die durch Verdünnung des Saftes hergestellte *Limonade* ist für Fieberkranke ein durstlöschendes und zugleich die Heilung unterstützendes Getränk.

Himbeere

Zur Teeherstellung verwendet man 2 Eßlöffel der Droge auf 1 Tasse Wasser. Der Tee wird 6—12 Stunden kalt angesetzt, 15 Minuten aufgekocht und noch warm schluckweise getrunken (1—3 Tassen).

Getrocknete Früchte gelten als gutes schweißtreibendes Mittel und werden vor allem in den östlichen Ländern Europas viel verwendet.

Die von dieser Pflanze in den Apotheken erhältlichen Fertigpräparate sind aus dem Anhang zu ersehen.

Hirtentäschel stillt Blutungen

Als Heimat des zur Familie der kreuzblütigen Gewächse (Kruziferen) zählenden Hirtentäschels *(Capsella bursa-pastoris)* nehmen die Botaniker die Mittelmeerländer an. Die Pflanze kommt bei uns überall an Wegrändern, auf Schuttplätzen, Äckern, Grasplätzen und an Bachufern vor. Sie blüht und fruchtet den ganzen Sommer hindurch bis weit in den Oktober hinein. Gesammelt wird das ganze blühende Kraut von Juni bis August. An *Wirkstoffen* sind vor allem Cholin, Acetylcholin, Tyramin und im Kraut Gerbstoff zu nennen.

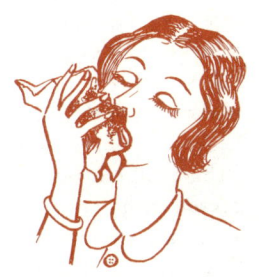

Hirtentäschel

Wirkungsweise und Verwendung

Die angeführten Stoffe regen sowohl den Darm wie auch das Drüsensystem des Darmes an, ferner wirken sie zusammenziehend auf die Muskulatur der Gebärmutter und regulierend auf die Blutgefäße.

Die blutstillenden Eigenschaften lassen die Anwendung der Droge bei *Gebärmutterblutungen* (Menorrhagien, Metrorrhagien, atonischen Blutungen des Uterus) und *Blutungen aus Nase und Stirnhöhle* geeignet erscheinen. Die zusammenziehende Wirkung auf die Gebärmutter läßt sich auch bei *Wehenschwäche* ausnutzen. Die Verstärkung der Darmbewegungen und der Darmspannung führt zu einer besseren Darmtätigkeit bei *schlaffer Obstipation*. Die regulierende Wirkung auf den Kreislauf macht sich ferner bei *Kreislaufschwäche* wohltuend bemerkbar.

Das Hirtentäschel ist Bestandteil folgender Teemischungen und Pflanzenzubereitungen: II 6; VI 11; VIII 16, 17, 18, 34, 36; X 7, 9; XI 6.

Die von dieser Pflanze in den Apotheken erhältlichen Fertigpräparate sind aus dem Anhang zu ersehen.

Schwarzer Holunder reinigt Gewebe und Blut

Schwarzer Holunder

Die eigentliche Heimat des Holunders *(Sambucus nigra)* kennen wir nicht sicher. Er ist jetzt über ganz Europa verbreitet und wurde schon früher häufig in der Nähe der Wohnungen angebaut. Da er sich außer durch Samen auch durch Wurzelschößlinge, also vegetativ, vermehrt, ist er nur sehr schwer zu vertreiben. Bereits in antiker Zeit bediente man sich der Blüten und Früchte des schwarzen Holunders.

An *Wirkstoffen* findet sich in den *Blättern* zu 0,1 % das Glykosid Sambunigrin - Amygdalin (und Emulsin), das in Glykose, Bittermandelöl (Benzaldehyd) und Blausäure (HCN) gespalten wird. Die *Blüten* enthalten schweißtreibende Glykoside, geringere Sambunigrinmengen, ein halbfestes terpenhaltiges ätherisches Öl, das Flavonglykosid Rutin, Cholin, Valerian-, Essig- und Apfelsäure, Schleim- und Gerbstoffe, Vitamin C (82 mg% in der frischen Blüte) und schließlich 8 % eisen- und kupferhaltige Asche. In der *Rinde* fand man ein drastisch wirkendes Harz, in den schwarzen Beeren Tyrosin, reichlich Vitamin A, B und C. An Vitamin B sind sie reicher als alle anderen Obstarten. Auch ihr Vitamin-A-Gehalt soll nur von dem der Himbeere und Heidelbeere übertroffen werden. Die Beeren enthalten ferner Apfel-, Wein-, Valerian- und Gerbsäure, ätherisches Öl, Sambunigrin-Amygdalin, Cholin, Harz, Kohlehydrate, Zucker, einen roten Farbstoff und etwas Eiweiß.

Wirkungsweise und Verwendung

Altbekannt ist die *harn-, schweiß-* und *milchtreibende Wirkung* der Holunder- oder „Fliederblüten", die auf das ätherische Öl zurückzuführen ist. Die gleiche Wirkung besitzt aber auch das aus den reifen Beeren zubereitete „Flieder"-Mus, das außerdem leicht abführend wirkt. Holunderblütentee unter Zusatz von Holundermus und Honig oder Kandiszucker empfiehlt sich also bei *Erkältungskrankheiten* (Heiserkeit, Husten, Schnupfen, Brust- und Luftröhrenkatarrh), *Zahnschmerzen, Nervenschmerzen, Ohren- und Kopfschmerzen, Rachen- und Halsentzündungen.*

Eine Abkochung aus den *Blättern, Wurzeln* und der unter der oberen, grauen Rinde sich befindenden grünen, inneren, frischen *Rinde* wirkt kräftig auf die Wasserausscheidung und ungemein verbessernd auf die Magensäfte, erregt aber in größerer Menge leicht Erbrechen, so daß eine gewisse Vorsicht geboten erscheint. Man trinkt davon täglich nur 1 Tasse der Abkochung (aus 1 Eßlöffel des Teegemisches) bei chronischem Magenkatarrh, Harnbeschwerden und Wassersucht.

Durch ihren blutreinigenden, blutbildenden, harn- und schweißtreibenden Charakter eignen sich die Beeren und daraus bereitetes Mus zur Durchführung

einer Blutreinigungskur. Sie säubern alle inneren Organe. Wegen des hohen Vitamin-B-Gehaltes nimmt es nicht wunder, wenn man den Saft mit Erfolg bei Nervenentzündungen verwendet.
Die getrockneten Beeren stellen ein gutes Mittel gegen Durchfälle dar. (3mal täglich zehn Stück kauen!)

Schwarzer Holunder

Die schweißtreibende Wirkung der Holunderblüten wird unterstützt, indem man ihnen zur Hälfte Lindenblüten beigibt und dem daraus bereiteten Aufguß 2 Teelöffel Zitronensaft zusetzt. Wenn Schweißausbruch erwünscht ist, also bei Grippe, beginnender Lungenentzündung, Bronchitis, fieberhaftem Gelenkrheumatismus u. a., gibt man den Tee mehrmals am Tage.

Zusammenfassend kann gesagt werden, daß der Holunder (Blüten, Blätter, Beeren, Rinde) durch weitgehende Beeinflussung des Stoffwechsels nicht nur blutreinigend, sondern auch schweißtreibend, milchtreibend, wassertreibend, abführend, auswurfbefördernd und anregend auf die Tätigkeit der Hormondrüsen wirkt. Die Blüten wirken besonders schweißtreibend, die Wurzel und die grüne innere Rinde wassertreibend und der Holundersaft auf die Nervensubstanz. Ein Holunderstrauch im Garten ist also bald so wertvoll wie eine Hausapotheke, daher sagen *Oertel-Bauer:* „Vor dem Holunder den Hut herunter!"

Zum *Holunderblütentee* benötigt man 2 Eßlöffel der Droge auf 1 Tasse Wasser. Die Zubereitung erfolgt als Aufguß, der 10 Minuten ziehen muß. Man trinkt 3mal täglich 1—2 Tassen. Dieser Aufguß in Verbindung mit der Blätter- und Wurzelabkochung ist ein vorzügliches Mittel bei Gicht.

Von der Blattdroge nimmt man 1 Eßlöffel auf 1 Tasse Wasser. Man setzt den Tee kalt an, läßt ihn 6—8 Stunden ziehen, kocht ihn kurz auf und trinkt 3mal täglich 1 Tasse.

Aus der Rindendroge bereitet man den Tee aus 1 Teelöffel je Tasse als Abkochung von 5—10 Minuten Dauer und trinkt davon 1—2 Tassen täglich.

Der **rote** Holunder *(Sambucus racemosa)* kommt häufig auf Waldblößen, an steinigen Berghängen und in Bergwäldern als Unterholz vor. Er wird auch oft angebaut. Seine *Wirkstoffe* sind denen des schwarzen Holunders ähnlich. Auch die *Wirkungsweise* und *Verwendung* gleichen der des schwarzen Holunders. Aus den *Beeren* ist ein fettes, zum Kochen und Braten geeignetes Öl zu gewinnen. Die Beeren kocht man mit wenig Wasser, seiht sie dann ab (durch ein Tuch oder ein feines Sieb), der ablaufende rote Saft bleibt einige Stunden stehen, wonach sich an der Oberfläche das orangerote Öl absetzt.

Roter Holunder

Der *schwarze* Holunder ist Bestandteil folgender Teemischungen und Pflanzenzubereitungen: I 1, 3, 8, 18; III 8, 11; V 36, 40; VII 7; VIII 32; IX 4; X 5; XI 17, 18, 19, 23; XII 16, 17.

Die von dieser Pflanze in den Apotheken erhältlichen Fertigpräparate sind aus dem Anhang zu ersehen.

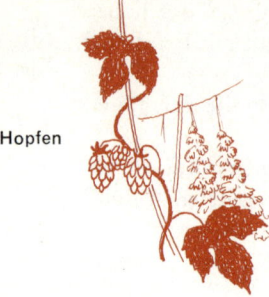

Hopfen

Hopfen fördert den Schlaf

Der Hopfen *(Humulus lupulus)* wächst bei uns nicht nur wild, wobei er sich an Ästen und Stämmen oder sonstigen Stützen rechtsherum emporwindet und in Gebüschen, an Zäunen, Heckenwegen und Flußufern zu finden ist; er wird in Deutschland auch seit dem achten Jahrhundert im großen angebaut.

Das Lupulin oder Hopfenmehl enthält an *Wirkstoffen* etwas ätherisches Öl, Gerbsäure, Hopfenbitter (stickstofffreie Bitterstoffe) und Harzsubstanzen (Hopfenharze). Die medizinische Wirkung geht hauptsächlich von den Bitterstoffen aus. Seit dem frühen Mittelalter wird die Pflanze in der Bierbrauerei verwendet.

Wirkungsweise

Auf Grund uralter Erfahrung und der bis heute näher bekannten Inhaltsstoffe wirkt das Lupulin 1. als appetitanregendes, Magen und Darm kräftigendes Mittel, 2. als nervenberuhigendes und schlafförderndes Mittel und 3. als Dämpfungsmittel bei geschlechtlicher Übererregbarkeit.

Neuerdings erkannte man auch bei einzelnen Hopfenbitterstoffen eine Hemmwirkung auf Bakterien und Wucherungen. Weitere Untersuchungen müssen noch ergeben, ob sie zur Bekämpfung von bakteriellen Infektionen und geschwulstartigen Erkrankungen geeignet sind.

Die Beobachtung, daß die in der Hopfenernte beschäftigten Frauen oft vorzeitig menstruieren, legt die Vermutung nahe, daß der Hopfen auch hormonartig wirkende Bestandteile enthalten müsse. Tatsächlich wurde ein bemerkenswerter Gehalt an weiblichem Geschlechtshormon (2—30 mg Östrogen) nachgewiesen. Wahrscheinlich wird sich auf Grund der neuen Beobachtungen und Untersuchungen der Anwendungsbereich des Hopfens noch erheblich erweitern.

Verwendung

Bei der praktischen Verwendung nimmt man $^1/_4$—1 g Hopfenmehl täglich. Als Tee rechnet man 2—3 Eßlöffel Fruchtzapfen auf 1 Tasse Wasser. Will man den Tee als *Magenmittel* anwenden, so setzt man ihn kalt an und trinkt ihn tagsüber schluckweise oder jeweils nur *vor* dem Essen.

Als *Nervenberuhigungs-* und *Schlafmittel* kocht man ihn kurz auf und trinkt ihn warm. Als schlaffördernde Teemischung ist besonders zu empfehlen: je 30 g Hopfen und Baldrian und 40 g Melisse. Aus 1 Eßlöffel der Mischung bereitet man 1 Tasse Tee, die man abends warm trinkt.

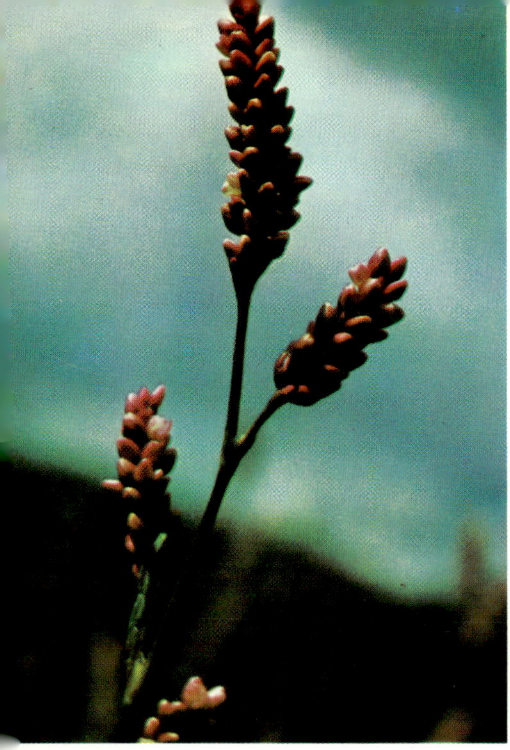

Knöterich

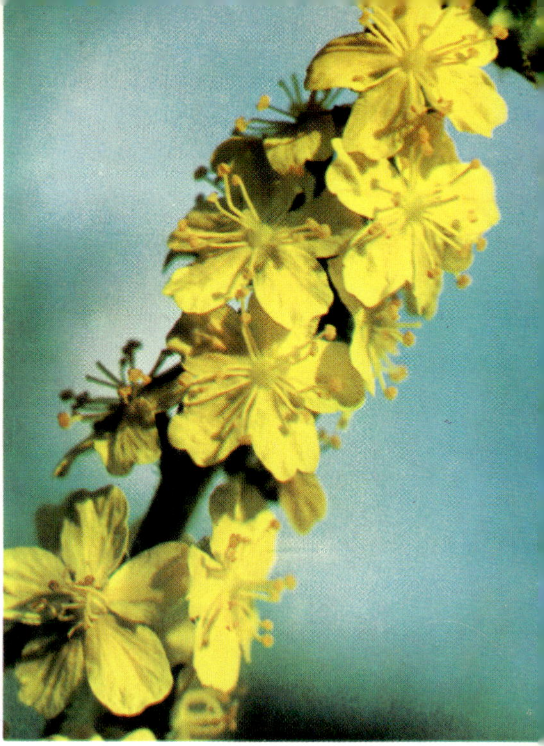

Odermennig

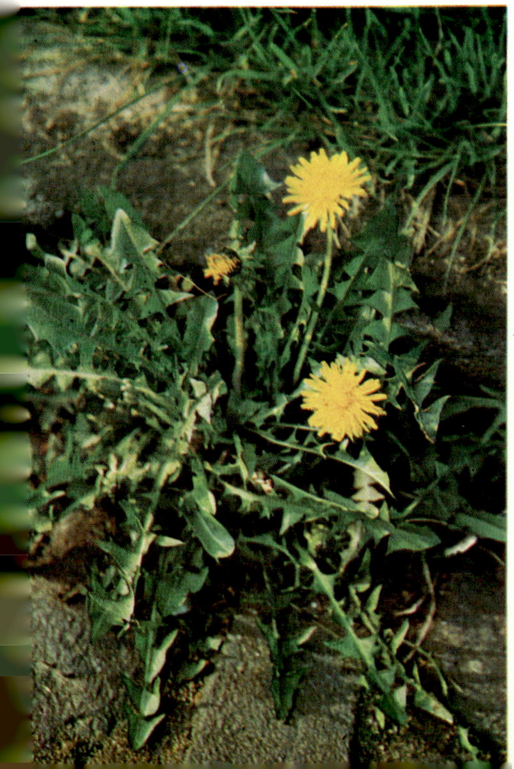

Löwenzahn

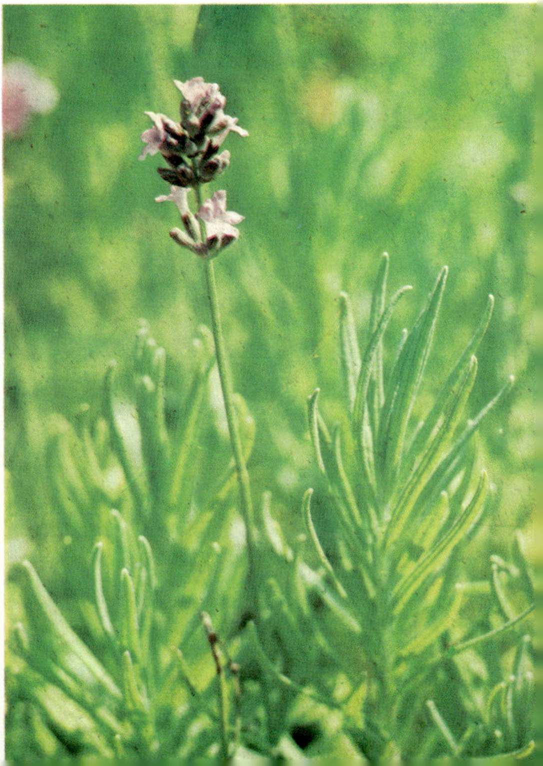

Lavendel

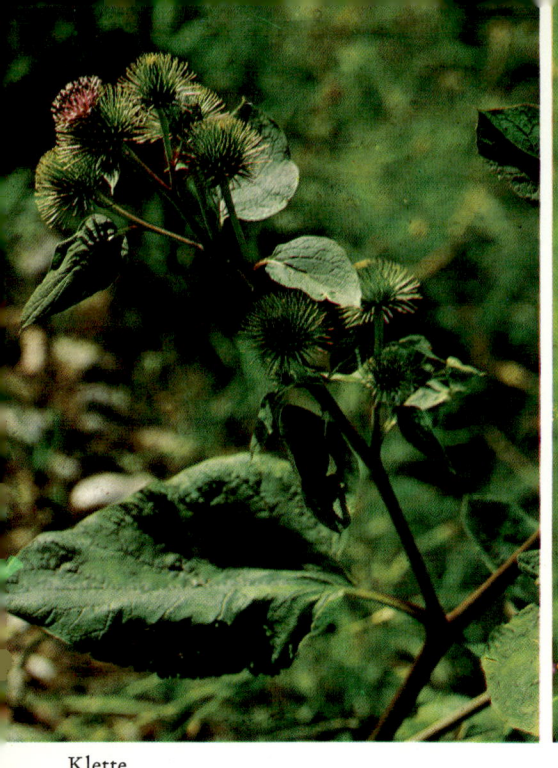
Klette

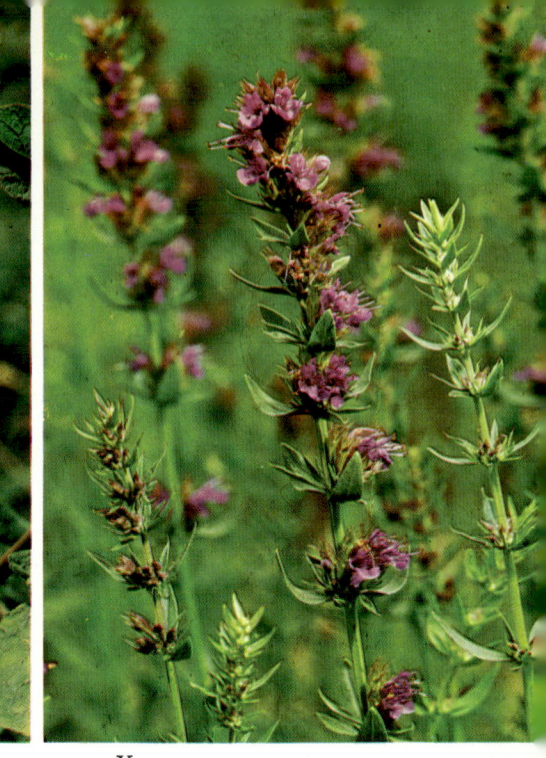
Ysop

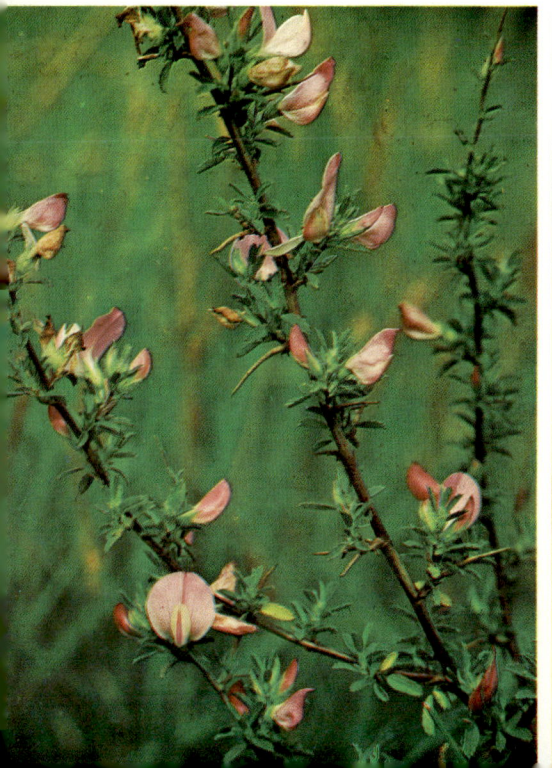
Hauhechel

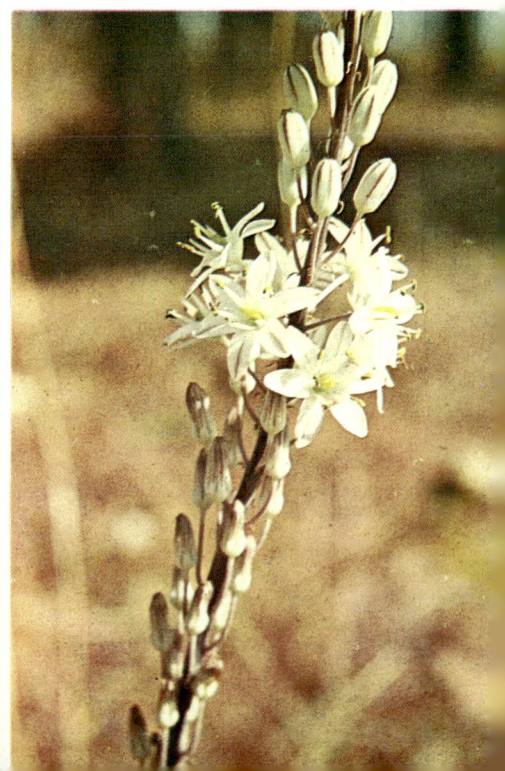
Meerzwiebel

Der Hopfen ist Bestandteil folgender Teemischungen und Pflanzenzubereitungen: II 21; IV 2, 4, 6, 11, 12, 25; V 2, 25; VIII 29, 30; IX 11; X 1. Hopfen
Die von dieser Pflanze in den Apotheken erhältlichen Fertigpräparate sind aus dem Anhang zu ersehen.

Huflattich bekämpft Erkältungskrankheiten

Der bei uns heimische, häufig an Weg- und Grabenrändern, an Bahndämmen Huflattich
und auf Schuttplätzen zu findende Huflattich *(Tussilago farfara)* gehört zur Familie der Korbblütler (Kompositen). Über die wirksamen *Inhaltsstoffe* herrscht noch keine völlige Klarheit. Ganz allgemein werden im Schrifttum Schleim, Bitterstoffe und Saponin genannt. Neuere Untersuchungen ergaben jedoch keine Stoffe mit Saponincharakter. In den Blättern wurden reichliche Mengen salpetersaurer Salze vorgefunden. Ein Untersucher *(Hartenstein)* ermittelte in den Blättern ein Pflanzensterin und in geringer Menge einen glykosidischen Bitterstoff, ferner Gerbstoff und verschiedene organische Säuren.

Wirkungsweise und Verwendung

Wie wenig auch über die Inhaltsstoffe des Huflattichs bekannt ist, die Angaben über die *Wirkungen* auf bestimmte krankhaft veränderte Organe des Menschen sind zahlreich und in der ganzen Literatur fast übereinstimmend. So loben fast alle Verfasser den Huflattich bei *Erkrankungen der Atmungsorgane.* Es ergibt sich folgender Wirkungs- und Anwendungsbereich: 1. als auswurfförderndes Mittel bei Erkrankungen der Luftwege, wie Heiserkeit, Husten, Rachenkatarrh, Bronchialkatarrh, Keuchhusten und Asthma; 2. als Bitterstoffdroge bei Erkrankungen des Magen-Darm-Kanals, wie Appetitlosigkeit, Magen- und Darmkatarrh, Durchfall und Verstopfung; 3. als unterstützendes Mittel zur besseren Urinausscheidung bei Wasseransammlungen im Körper; 4. als Mittel, das die Veranlagung zu Skrofulose und zu Erkältungskrankheiten bekämpft.

Am zweckmäßigsten kombiniert man den Huflattich mit in ihrer Wirkung ähnlich gerichteten, aber wirkungsstärkeren Heilpflanzen, wie zum Beispiel in folgendem Teerezept gegen Bronchialkatarrh: Man mischt je 20 g Huflattichblätter, Lungenkraut, Spitzwegerich, Süßholz und Veilchenkraut. Von dieser Mischung überbrüht man 1 Teelöffel voll mit 1 Tasse kochend heißem Wasser, läßt den Tee ziehen und trinkt ihn möglichst heiß, je nach Geschmack auch mit Zitronensaft. Bei akuten und chronischen einfachen Schleimhautkatarrhen (besonders nach Erkältungen) sind 3—4 Tassen am Tag erforderlich, um eine auswurffördernde und hustenstillende Wirkung zu erzielen. Wer die Kräuter nicht kennt und sie nicht sammeln kann, läßt sie sich für wenig Geld vom Drogisten oder Apotheker zusammenstellen.

Huflattich Der Huflattich ist Bestandteil folgender Teemischungen und Pflanzenzubereitungen: III 1, 2, 3, 5, 9, 11, 12, 13, 23; XI 24.

Die von dieser Pflanze in den Apotheken erhältlichen Fertigpräparate sind aus dem Anhang zu ersehen.

Isländisches Moos verbessert Blutbildung und Drüsenfunktion

Isländisches Moos Isländisches Moos *(Cetraria islandica)* ist über die ganze nördliche kalte und gemäßigte Zone verbreitet und besonders in Gebirgsgegenden, auf Heiden und in lichten Wäldern zu finden. An *Wirkstoffen* enthält die Pflanze 70 % eines der Hydrozellulose nahe verwandten Stoffes, Lichenin oder Flechtenstärke genannt, der im Gegensatz zu Zellulose leicht zu verzuckern ist, ferner schleimgebende Substanzen, bis zu 10 % bittere Cetrarsäure (Cetrarin), 0,05 % ätherisches Öl, Gummi, Zucker, Eisenspuren.

Wirkungsweise

In ihrer Wirkung ähnelt die Pflanze infolge des Schleim- und Bitterstoffgehaltes sehr dem Wollkraut und dem Huflattich. Sie wirkt anregend auf die Bronchialdrüsen, den Appetit, die Magen- und Darmschleimhautdrüsen, die Leber, die Bauchspeicheldrüse und (anscheinend) auch auf die Blutbildungszentren (Knochenmark).

Verwendung

Isländisches Moos wird angewandt bei Bronchial- und Lungenkatarrh, Magen- und Darmschwäche, Leber- und Bauchspeicheldrüsenfunktionsstörungen (Leber- und Pankreasinsuffizienz), Stuhlträgheit und bei schwacher Blutneubildung.

Man verwendet 1 Eßlöffel der Droge auf 1—2 Tassen Wasser; die Zubereitung erfolgt als Abkochung (10 Minuten ziehen lassen), wenn man die appetitanregende Wirkung hervorheben will. Bei der Anwendung als Schleimdroge weicht man sie in kaltem Wasser 6—8 Stunden ein oder brüht sie kurz ab. Das Brühwasser gießt man weg, füllt mit 1 l Wasser neu auf und läßt das Ganze zur Hälfte einkochen. Man trinkt über den Tag verteilt.

Ein guter Bronchial- und Lungentee läßt sich wie folgt zusammenstellen: 20 g Isländisches Moos, 30 g Süßholz, 30 g Eibisch, 20 g Huflattich. 1 Eßlöffel der Mischung auf 1 Glas Wasser wird als kurze Abkochung zubereitet (10 Minuten ziehen lassen), davon 3 Tassen täglich warm trinken. Die Abkochung kann auch mit Honig zu einer Gallerte eingekocht werden, die man teelöffelweise verabreicht.

Isländisches Moos ist Bestandteil folgender Teemischungen und Pflanzenzubereitungen: III 18, 24; V 17; X 4.
Die von dieser Pflanze in den Apotheken erhältlichen Fertigpräparate sind aus dem Anhang zu ersehen.

Isländisches Moos

Schwarze Johannisbeeren als natürliches Tonikum und Rheumamittel

Wie die Stachelbeere und die rote Johannisbeere, so gehört auch die *schwarze* Johannisbeere *(Ribes nigrum)* zur Familie der Steinbrechgewächse (Saxifragazeen). Wild kommt der Strauch, den man auch Gichtbeere, Wanzenbeere und Atlantbeere nennt, in Deutschland kaum noch vor; er wird jedoch, leider nur in wenigen Exemplaren, in Gärten angebaut. Da die Süßmostereien in steigendem Maße schwarze Johannisbeeren verarbeiten, reicht der Umfang des bisherigen Anbaus bei weitem nicht aus. Man sollte daher einem verstärkten Anbau dieser Beeren größere Beachtung schenken. Jeder Gärtner wird über die Anbaubedingungen dieses Strauches, der feuchte Böden liebt, gern Auskunft geben. Die Blätter sind allerdings von oft wanzenartigem Geruch, der von vielen Menschen als unangenehm empfunden wird.

Schwarze Johannisbeere

Wirkungsweise

Die schwarzen Johannisbeeren sind vorzügliche *Vitamin-C-Träger.* Sie enthalten je Kilogramm 1600—2000 mg Vitamin C, treten also in starke Konkurrenz mit den bekannteren Vitamin-C-Trägern, wie Zitronen, Apfelsinen, Hagebutten, Vogelbeeren, Kornelkirschen, Quitten, Paprika, Brennesseln, Petersilie und Grünkohl.

Neben dem Vitamin C scheinen auch noch andere, in der Wirkung dem Vitamin C ähnliche Stoffe, wie Citrin (Vitamin P), Rutin und Vitamin J (oder C_2), vorzukommen, denen man eine gefäßabdichtende und infektionsverhütende Wirkung zuschreibt.

Der Gehalt der Johannisbeere an *Niacin* (Nikotinsäureamid) liegt mit 350 γ (gamma $^0/o$) über dem Durchschnittsgehalt der Obst- und Gemüsesäfte, der etwa 300 γ^0/o beträgt. Wird mit der Nahrung nicht genügend Niacin zugeführt, so treten Stoffwechselstörungen an den Verdauungsorganen, dem Nervensystem und der Haut auf. Das ausgeprägte Krankheitsbild dieser Vitaminmangelerscheinungen ist unter dem Namen *Pellagra* bekannt.

Pellagraähnliche Zustände sind auch bei uns häufig. Die optimale Zufuhr von Niacin beträgt für Männer täglich 13—16 mg (13 000—16 000 γ) und 10—12 mg (10 000—12 000 γ) für Frauen. Bei normaler Funktion der Darmbakterien (was

Schwarze Johannisbeere

heute sehr selten ist!) kann ein Teil durch bakterielle Synthese im Darm gedeckt werden. Der Bedarf ist wesentlich geringer, wenn wenigstens 200 mg der Aminosäure Tryptophan mit der Nahrung durch gutes Eiweiß zugeführt werden. Er beträgt dann nur 6—7 mg täglich. Als natürliche Niacinquelle sind beide Johannisbeerarten vorzüglich geeignet, besonders in Form von Saft.

Auch der *Kaliumgehalt* der schwarzen Johannisbeere liegt mit 264 mg%ziemlich hoch, wenn er auch nicht an den der Zitrone heranreicht (550 mg%). Kalium ist ein für alle Zellen hochwichtiger Mineralstoff, vor allem für die Erregungsvorgänge in Muskeln und Nerven. Er wirkt dann besonders, wenn die Natriumzufuhr niedrig ist, was bei der Johannisbeere mit 2 mg% zutrifft.

Wegen des sehr günstigen Kalium-Natrium-Verhältnisses hat Dr. *Gerson* in seiner Krebsdiät, bei der Kalium im höchsten Grade anzureichern und Natrium möglichst auszuschalten ist, die rote Johannisbeere als einziges Beerenobst erlaubt. Meines Erachtens wäre hierbei der schwarzen Johannisbeere mit ihrem noch wesentlich höheren Kaliumgehalt der Vorzug zu geben.

Sehr zu beachten ist auch der hohe *Fruchtsäuregehalt* (besonders Zitronensäure) der *roten* Johannisbeere, überragt er doch mit 2820 mg% den aller Obst- und Gemüsearten. *Heun* hat die günstige diätetische Wirkung der Fruchtsäuren mit folgenden Worten treffend beschrieben:

„Die Fruchtsäuren der Rohsäfte befriedigen zunächst ein natürliches Bedürfnis nach Anregung nicht nur der Verdauungsorgane, sondern des gesamten Organismus. Sie regen die Verdauungsdrüsen an, schützen das Vitamin C gegen Oxydation und unterdrücken krankhafte Bakterien. Manche Fruchtsäuren, wie Zitronen- und Apfelsäure, sind infolge der biochemischen Verwandtschaft von Pflanze, Tier und Mensch auch körpereigene Wirkstoffe des Menschen und wirken stoffwechselfördernd.

Im Stoffwechsel wirken die Fruchtsäuren keineswegs übersäuernd, da sie bis auf einige Ausnahmen, wie die Benzoesäure mancher Beeren, zu Kohlensäure und Wasser verbrennen. Während aber die Kohlensäure zum größten Teil ausgeatmet wird, bleiben die aus den fruchtsauren Alkalien frei werdenden Mineralien verfügbar. Das beugt Verschlackungen vor oder wirkt entschlackend, füllt die Alkalireserve auf und steigert die Leistungsfähigkeit sowie die Abwehrkraft gegen Infektionen."

Nicht unerwähnt bleiben darf der Gehalt der schwarzen Johannisbeere an *Gerbstoffen* und an einem *schwarzen Farbstoff,* dem nach *Weiß* ähnliche Wirkungen zukommen wie dem roten Farbstoff des Tormentill und dem blauen der Heidelbeere. Sowohl der Gerbstoff- wie auch der Farbstoffgehalt bilden gute Hilfsmittel bei den Durchfallserkrankungen. Die *Blätter* der schwarzen Johannisbeere regen, wohl auf Grund ihres Gehaltes an ätherischem Öl, die Absonderung von Wasser und Stoffwechselschlacken durch die Nieren an.

Verwendung

Als Antidiarrhoikum: Bei Durchfallserkrankungen nimmt man mehrmals täglich 1 Glas schwarzen Johannisbeersaft (ungesüßten Muttersaft) als einzige Nahrung. Bei Neigung zu Durchfällen (postdysenterischen und gärungsdyspeptischen Zuständen) verwendet man den Muttersaft als Getränk zu den Mahlzeiten.

Als Vorbeugungs- und Abwehrmittel gegen Erkältungskrankheiten: Bei Erkältungen und beginnender Grippe schwarzen Johannisbeersaft als Heißgetränk. Bei allen Fieberkranken als kühles Erfrischungsgetränk.

Als Tonikum: Bei Rekonvaleszenz Appetitsteigerung durch Fruchtsäuren, 3mal täglich ½—1 Glas vor dem Essen. Bei *Stoffwechselkrankheiten* (Gicht, Rheuma, Diabetes, Fettsucht) als Getränk zu den Mahlzeiten.

Als Vitaminträger: Bei Vitamin-C-Mangelzuständen und bei pellagraähnlichen Zuständen.

Als Antirheumatikum: Bei allen rheumatischen und gichtischen Erkrankungsformen, wobei man die Blätter als Tee täglich 1—2mal und die Beeren als Saft ebenfalls mehrmals täglich verwendet.

Schwarze Johannisbeere

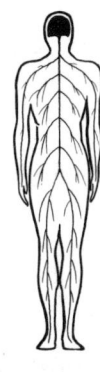

Johanniskraut reguliert Kreislauf- und Nervenstörungen

Das Johanniskraut *(Hypericum perforatum)* ist ein in Deutschland, aber auch in ganz Europa häufiges Unkraut an Wegrändern, auf trockenen Grasplätzen, an Feldrainen und in Gebüschen. An *Wirkstoffen* enthält das Kraut den gelben Farbstoff Hyperin und den fettlöslichen roten Farbstoff Hypericin, ferner ätherisches Öl mit Pinen, Gerbstoff, Pektinsäure, Gummi und Zucker. Zieht man die frischen Blüten mit Öl aus, so erhält man das Johanniskrautöl von tiefroter Farbe. Die Pflanze hat einen aromatischen Geruch und zusammenziehenden Geschmack.

Johanniskraut

Wirkungsweise

Während die ätherischen Öle vor allem das Nervensystem anregen oder beruhigen, wirken die Gerbstoffe auf die Schleimhäute entzündungshemmend, reizlindernd und sekretionsanregend. Darüber hinaus besteht eine Kreislauf- und menstruationsfördernde Wirkung. Wichtig ist auch die besondere Eigenschaft des Johanniskrautöles, infizierte Gewebe mit schlechter Heilungstendenz anzuregen und zur glatten Abheilung zu bringen, wobei das Öl eine schmerz-

Johannis-
kraut

stillende, entzündungshemmende, antiseptische und regenerierende Wirkung auf das kranke Gewebe entfaltet.

Durch das Hypericin wird auch die sogenannte „Lichtkrankheit" der Weidetiere hervorgerufen. Bei hellfarbigen Tieren bilden sich, wenn sie Johanniskraut gefressen haben, brandblasenähnliche Erscheinungen. Die photosensibilisierende Wirkung des Hypericins führt zur Auflösung der roten Blutkörperchen.

Verwendung

Man verwendet das Öl bei katarrhalischen Erkrankungen des Magens und des Darmes, des Leber-Gallenblasen-Systems und der Luftwege, bei Kreislaufstörungen und Stauungszuständen besonders im Bereich des Pfortadergebietes und des kleinen Beckens (Geschlechtsorgane), bei Menstruationsstörungen (besonders Unterfunktion), bei verschmutzten, vernachlässigten und infizierten Wunden, Geschwüren und Verbrennungen, bei Bettnässen der Kinder und zur Schmerzlinderung bei Neuralgien (Gesichts-, Armnerven-, Ischiasneuralgie).

Zur *Teeherstellung* braucht man 1 Eßlöffel (3 g) der Droge (Blüten und Blätter ohne Stengel). Die Zubereitung erfolgt als kurze Aufkochung; man trinkt täglich 1 Tasse. Zur *Herstellung des Johanniskrautöles* setzt man frische Blüten mit Olivenöl in einer verschlossenen Flasche an und läßt das Ganze an einer sonnigen Stelle 10—14 Tage ausziehen, seiht dann die Blüten ab und füllt so lange frische Blüten nach, bis der Extrakt eine tiefrote Farbe besitzt.

Das Johanniskraut ist Bestandteil folgender Teemischungen und Pflanzenzubereitungen: I 7; II 1, 5; IV 4, 12; VI 10; VIII 7, 25; X 4, 5, 9; XI 7.

Die von dieser Pflanze in den Apotheken erhältlichen Fertigpräparate sind aus dem Anhang zu ersehen.

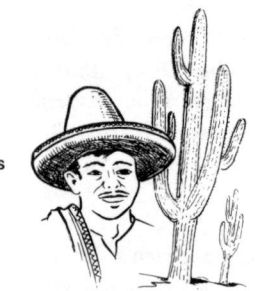

Kaktus

Kaktus stärkt alte und kranke Herzen

Die Königin der Nacht *(Cactus grandiflorus = Cereus grandiflorus)* aus der Familie der Kaktusgewächse ist in Mittelamerika und auf den Antillen beheimatet. Es kommt bei dieser Pflanze nur zu säulenartigen Stengelbildungen, an deren Abschnitten statt der Blätter kantige, unbestachelte Rippen erscheinen. Aus den Rippen gehen aber überall Luftwurzeln hervor. Die ganze Pflanze sieht wie ein über die Erde geratenes Wurzelwerk aus. Bei älteren Pflanzen bilden sich auf dem Geäst verteilt dicke Knospen, aus denen sich nur für die Dauer einer Nacht große (bis zu 20 cm

Durchmesser), glockentrichterförmige, innen weiße, atlasschimmernde Blüten entwickeln, die starke Duftwolken aussenden, aber schon nach einigen Stunden verwelken. Zu arzneilichen Zwecken werden die frischen Stengel verwendet.

Kaktus

Über die *Wirkstoffe* weiß man noch recht wenig. Die erfahrungsmäßig erschlossene Herzwirkung soll von einem chemisch noch nicht näher bekannten Stoff Cactin herrühren.

Wirkungsweise und Verwendung

Experimentelle Untersuchungen, über die vor allem *Fr. E. Koch* berichtet hat, ergaben keinen wesentlichen Einfluß auf den normalen Herzmuskel. Schädigte man das Herz z. B. durch Aconitin, was zu Rhythmusstörungen führte, oder durch giftige Gaben von Herzglykosiden, so wurden diese durch Auszüge aus frischen Kaktusstengeln beseitigt. Auf welche Weise diese Wirkung zustande kommt, ist noch unbekannt. Bis jetzt kann man nur aus rein praktischer Erfahrung sagen, daß der Kaktus *kranzgefäßerweiternd* wirkt und das Spannungsgefühl in der Herzgegend bei Herzenge und Blutandrang zum Kopf beseitigt.

Der Kaktus ist eines der wichtigsten Mittel der Homöopathie bei der *Herzenge* (Stenokardie). Er wird auch verwendet bei *Herzinnenhautentzündung, Herzmuskelentzündung* und bei *zeitweiligem Hinken* (Claudicatio intermittens). Praktisch zu gebrauchen sind nur einige Fertigpräparate.

Die von dieser Pflanze in den Apotheken erhältlichen Fertigpräparate sind aus dem Anhang zu ersehen.

Kalmus heilt Magen und Darm

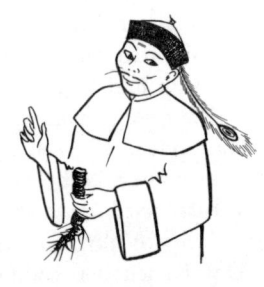

Kalmus

Der Kalmus *(Acorus calamus)* stammt aus Südchina; doch schon seit dem 16. Jahrhundert hat er sich an den sumpfigen Ufern unserer stehenden und langsam fließenden Gewässer (Teiche, Gräben, Bäche) angesiedelt. Er findet sich auch an sumpfigen Orten im Gebirge bis zu einer Höhe von 1100 m.

Der getrocknete, stark aromatische Wurzelstock enthält als *Hauptwirkstoff* ein ätherisches Öl, das Kalmusöl *(Oleum Calami),* ferner einen glykosidischen Bitterstoff (Acorin), ein harzartiges Acoretin, Cholin, Trimethylamin, Kalmusgerbsäure, Stärke, Dextrin, Dextrose, Schleim und bis zu 6% Asche. Das braungelbe, würzigschmeckende Kalmusöl, das man durch Wasserdampfdestillation gewinnt, enthält mindestens 7—8% Asaron (wie in der Haselwurz), Asaryladehyd, Calameon (kristallisierender Kalmuskampfer), ungefähr 5% Terpene (α-Pinen,

Kalmus l-Camphen, Calamen und ein tricyclisches Sesquiterpen), Calamenol (Sesquiterpenalkohol), Palmitinsäure, Essigsäure, eine ungesättigte Säure, Heptylsäure und Eugenol. Das Deutsche Arzneibuch (DAB 6) schreibt einen Mindestgehalt von 2,5 % ätherischem Öl vor.

Wirkungsweise

Durch die beiden Hauptwirkstoffe, das Kalmusöl mit *Asaron* und den Bitterstoff *Acorin*, wirkt der Kalmus hauptsächlich auf die Verdauungsorgane, insbesondere auf Magen und Darm. Unter der Kalmuswirkung werden die Drüsenfunktionen und das Muskelspiel normalisiert. Säureüberschuß und Säuremangel werden ausgeglichen, Darmschwäche und Darmkrämpfe behoben, Gasansammlungen abgetrieben und die Gallenbildung in der Leber sowie der Gallenabfluß günstig beeinflußt. Durch diese Funktionsverbesserungen wird der Blutumlauf erleichtert, die Blutneubildung beschleunigt und die Abgabe von Stoffwechselschlacken gesteigert, d. h. aber, der allgemeine Gesundheitszustand gehoben.

Verwendung

Man verwendet Kalmus bei Appetitlosigkeit, Magenkrämpfen, Magenkatarrh, Darmkrämpfen, Darmblähungen, Darmkatarrh, Magensäure, Magengeschwüren. Darüber hinaus wirkt Kalmus bei allen Leiden günstig, die ihre Ursache in einer schlechten Darmfunktion haben.

Bei Blähungen und Verstopfung stellt man sich folgende Teemischung her: je 5 g Kalmus, Pfefferminze, Salbei und Wacholderbeeren, je 10 g Schafgarbe, Sennesblätter und Süßholz, 20 g Schlehdornblüten und 30 g Kümmel. Auf 1 Eßlöffel dieser Teemischung gießt man 1 Tasse kochend heißes Wasser, läßt sie 15 Minuten zugedeckt ziehen, kocht dann noch einmal kurz auf und trinkt morgens und abends je 1 Tasse dieser Abkochung.

Oft genügt auch die Anwendung der Kalmuswurzel allein bei den gleichen Zuständen. Man übergießt dann 2 Teelöffel der Wurzel mit 1 Tasse siedendem Wasser, kocht das Ganze auf, läßt es 15 Minuten ziehen und seiht dann ab. 1 Tasse wird tagsüber besonders *vor* den Mahlzeiten getrunken.

Um sich das Rauchen abzugewöhnen, kann man mit Erfolg Kalmus kauen. Das Kauen der Kalmuswurzel festigt außerdem das Zahnfleisch, kräftigt die Schleimhaut von Mund und Rachen, regt die Speichelabsonderung an und wirkt desinfizierend. Auch zahnenden Kindern kann man Kalmuswurzeln zum Kauen geben.

Der Kalmus ist Bestandteil folgender Teemischungen und Pflanzenzubereitungen: II 4; V 4, 8, 12, 20, 29; VI 9; IX 12, 13; X 3; XI 25, 29, 32; XIII 5.

Die von dieser Pflanze in den Apotheken erhältlichen Fertigpräparate sind aus dem Anhang zu ersehen.

Kamille stillt Krämpfe und Schmerzen

Die zur Familie der Korbblütler (Kompositen) zählende Kamille *(Matricaria chamomilla)* ist in ganz Europa heimisch und findet sich häufig auf Äckern und Schuttplätzen. Als *Hauptwirkstoff* ist das ätherische Öl anzusehen, das eine hochsiedende Azulenfraktion enthält, die als wirksame entzündungswidrige Substanz gilt. Neben dem ätherischen Öl finden sich 5,9 % Harz, 6,2 % Gummi, 2,9 % Bitterstoff, 0,8 % Wachs, 0,5 % Fett, 0,4 % Chlorophyll sowie Apfelsäure und phosphorsaure Salze.

Kamille

Wirkungsweise und Verwendung

Die wichtigsten, am besten experimentell und klinisch begründeten Wirkungen der echten Kamille sind 1. die entzündungswidrige, 2. die krampfstillende, 3. die schweißtreibende Wirkung.

Die entzündungswidrige Wirkung der Kamille läßt ihre Verwendung geeignet erscheinen bei allen entzündlichen Vorgängen der Haut und der Schleimhäute, wie Fingerwunden, Unterhautzellgewebsentzündungen, Unterschenkelgeschwüre, Zahnfisteln, Zahnfleischeiterungen, Angina, Mundschleimhautentzündung, Nasenkatarrh, Lidrandentzündung, Mittelohrentzündung, entzündete Hämorrhoiden und Afterrisse.

Da die entzündungshemmende Wirkung mit einer krampflösenden vereinigt ist, übt schluckweise getrunkener Kamillentee auch auf entzündliche und geschwürige Prozesse der Magen- und Zwölffingerdarmschleimhaut eine heilende Wirkung aus. Die gleichen Eigenschaften kommen zur Geltung bei Darmkoliken, Darmkatarrhen, Gebärmutter- und Blasenkrämpfen sowie bei schmerzhafter Regel.

Die schweißtreibende Wirkung, die auf einer Erhöhung der Reizschwelle der das Schwitzen regulierenden nervösen Organe beruht, benutzt man zur Verstärkung der schweißtreibenden Wirkung von Holunder- und Lindenblütentee bei allen katarrhalischen und grippösen Erkrankungen.

Bei äußerlicher Anwendung stellt man einen Kamillenaufguß aus 1 Eßlöffel Tee und 1 l Wasser her, bei innerlicher Anwendung gibt man 1—2 Teelöffel auf 1 Tasse Wasser und trinkt davon täglich 2 Tassen. Als schweißtreibenden Tee mischt man 30 g Kamillenblüten mit 50 g Holunder- und 20 g Lindenblüten und trinkt 1—3 Tassen des Aufgusses aus 2 Teelöffeln auf 1 Tasse Wasser.

Von der echten Kamille ist die *Scheibenkamille* oder *strahlenlose Kamille (Matricaria discoidea)* zu unterscheiden. Sie ist heute häufig in unserer Pflanzenwelt vertreten, stammt aber aus Ostasien und aus dem westlichen Nordamerika. Sie wurde zuerst 1852 als „Flüchtling" aus dem Berliner Botanischen Garten von Prof. *A. Braun* an der Dorfstraße in Berlin-Schöneberg beobachtet.

Kamille Die *strahlenlose Kamille* hat nicht die für die echte Kamille charakteristischen weißen Randblüten; es fehlt ihr aber auch im ätherischen Öl, das bis zu 0,47 % aus den getrockneten Blütenköpfen gewonnen wird, das entzündungswidrig wirkende *Azulen* (Blauöl). Dennoch ist die strahlenlose Kamille als gut brauchbare, selbständige Heilpflanze zu bewerten, weil sie krampfstillend und wurmwidrig wirkt. Sie ist daher nützlich bei Darmkoliken, Blähungen (Meteorismus), gastrokardialem Symptomenkomplex (Roemheldscher Symptomenkomplex = nervöse Herz-Magen-Störung mit Zwerchfellhochstand [meist links] durch geblähten Magen oder geblähte Därme und Verschiebung des Herzens nach oben rechts), krampfhafter Verstopfung (spastischer Obstipation) und Gallenblasenfunktionsstörungen sowie bei Spul-, Maden- und Peitschenwürmern (nach ärztlicher Verordnung).

Die Kamille ist Bestandteil folgender Teemischungen und Pflanzenzubereitungen: III 6, 7; IV 2, 10, 11, 13; V 7, 14, 15, 17, 18, 21, 23, 24, 26, 28, 30, 44; VIII 1, 2, 3, 5, 6, 9, 10, 21, 22, 23, 36; X 8; XI 1, 2, 7, 10, 11, 14, 17, 23; XII 5, 8, 9, 12; XIII 6.

Die von dieser Pflanze in den Apotheken erhältlichen Fertigpräparate sind aus dem Anhang zu ersehen.

Kapuzinerkresse als modernes Antibiotikum

Kapuzinerkresse Die aus Südamerika (Peru) stammende Kapuzinerkresse *(Tropaeolum majus)* wird bei uns häufig als Zierpflanze angebaut. Die Peruaner kannten ihre Wirksamkeit gegen Wundinfektionen. Sie kam gegen Ende des 16. Jahrhunderts nach Europa, fand aber in der Medizin kaum Beachtung. Lediglich der Franzose *Leclerć* hielt sie bei chronischer Bronchitis, beim Lungenemphysem und als Haarwuchsmittel für nützlich. (Siehe das von *Leclerć* angegebene Rezept Nr. XI, 33 der Rezeptsammlung.)

Der *Hauptwirkstoff* der Kapuzinerkresse ist nach *Kosche, Klesse, Lukoschek* und *Winter* das Benzylsenföl, das in der Pflanze in glykosidischer Bindung als Glykotropaeolin vorliegt und durch das Ferment Myrosinase in Freiheit gesetzt wird. Die Blätter enthalten 0,03 % des Senfölglykosids Glykotropaeolin. Daneben fand man etwas ätherisches Öl mit Diallyldisulfid.

Wirkungsweise

Der Kapuzinerkresse wird in der letzten Zeit besondere Aufmerksamkeit zuteil. Prof. Dr. *A. G. Winter* und sein Mitarbeiter *Willeke* konnten 1952 nachweisen, daß sowohl die Kapuzinerkresse als auch die Gartenkresse auf das Wachstum zahlreicher krankmachender Bakterien hemmend wirken. Hiermit fanden die Angaben der mittelalterlichen Botaniker-Ärzte über die heilenden Wirkungen vor allem der Garten- und der Kapuzinerkresse eine überraschende Bestätigung und Erklärung. Prof. *Winter* wies in Eigenversuchen nach, daß bei Genuß eines aus Kapuzinerkresse bereiteten Salates, dessen Verzehr vielenorts durchaus üblich ist, der gasförmige Bakterienhemmstoff der Kapuzinerkresse noch nach neun Stunden im Urin nachweisbar war. Die flüchtigen Hemmstoffe lassen sich im Urin bereits nach dem Verzehr von wenigen Gramm der Blätter nachweisen.

Die Tatsache, daß der chemisch noch unbekannte Wirkstoff seine Kraft auch im flüchtigen, gasförmigen Zustand entfaltet, ist von großer praktischer Bedeutung. Nähere Untersuchungen ergaben zudem, daß der Wirkstoff nicht nur gegen zahlreiche Krankheitserreger wirksam ist, vor allem gegen Eitererreger und abnorme Darmbakterien, sondern seine heilsame Wirkung auch bei Typhus, Ruhr, Diphtherie und Lungenentzündung entfaltet; zugleich übt er auch eine kräftige Reizwirkung auf die allgemeine Abwehrfunktion des Organismus aus und senkt ähnlich dem Chinin das Fieber. Auch nach mehrwöchiger Verabreichung von täglich 30 mg des Wirkstoffes waren weder eine Beeinträchtigung der normalen Darmbakterien noch eine Nierenreizung zu beobachten.

Hier zeigt sich also wieder, wie die Natur uns auf überraschend einfache Weise die Heil- und Schutzkräfte unserer Pflanzenwelt darbietet, wenn wir sie nur zu nutzen verstehen. Es ist außerordentlich eindrucksvoll, daß unsere ganze moderne Behandlung der durch Bakterien bedingten Infektionskrankheiten mit den neuesten Bakterienhemmstoffen, wie Penicillin und vielen anderen, hier schon ihr schönstes und sogar besseres Gegenstück findet. Unsere künstlich hergestellten, aus Bakterien, Strahlpilzen oder Schimmelpilzen gewonnenen Bakterienhemmstoffe müssen oft noch eingespritzt werden, zuweilen lösen sie auch Überempfindlichkeitsreaktionen aus (Penicillin), oder sie schädigen die normale Bakterienbesiedlung des Darmes, wie das bereits von den modernen Mitteln Aureomycin, Terramycin und Chloromycetin bekannt ist. Die Kapuzinerkresse können wir als würzig schmeckenden Salat zu uns nehmen, sie steht uns aber auch schon als gut verträgliches, völlig unschädliches Präparat zur Verfügung.

Verwendung

In der Praxis bewährt hat sich die Anwendung der Kapuzinerkresse bei allen gewöhnlichen Infektionen des Nierenbeckens und der Harnwege (Pyelitis, Cystitis, Pyurie der Kleinkinder), bei Rachen und Bronchialkatarrhen (Pharyngitis und Bronchitis), Mandelentzündungen (Tonsillitis), Ohrenentzündungen (Otitis), Grippe und anderen Erkältungsinfekten.

Wir können dabei mehrmals täglich Kapuzinerkresse oder Gartenkresse als Salat genießen (jeweils 5—10 g), der durchaus angenehm und erfrischend schmeckt, oder uns eines daraus gewonnenen, vom Arzt zu verschreibenden Präparates bedienen.

Kapuzinerkresse

Die Aufdeckung der bakterienhemmenden Wirkung der Kressearten ist übrigens wieder ein Beweis dafür, wie richtig unsere Vorfahren handelten, die Kressearten zu ihren „Blutreinigungskuren" reichlich zu verwenden. Wir täten gut daran, die bekannten Kressearten (Kapuzinerkresse, Gartenkresse, Brunnenkresse) wieder in stärkerem Maße als Gewürz und Salat heranzuziehen.

Halbeisen hält die Kapuzinerkresse wegen ihrer unspezifischen Reizwirkung (Steigerung der Leukozytenzahl, Förderung der Phagozytose, Bildung von Antikörpern im Blut) und des fiebersenkenden Effektes (Antipyrese) bei fieberhaften Grippeinfekten für zweckmäßig. *Wicher* beobachtete gute Erfolge vor allem bei zahlreichen Infekten der Harnwege. *Ebbinghaus* machte mit dem Fertigpräparat *Tromacaps* gute Erfahrungen bei der Behandlung verschiedener Infektionen, besonders der Harnwege. Er stellte bei akuten Fällen eine gute Verträglichkeit und ein rasches Eintreten der Wirkung fest. Vorteilhaft ist ferner die niedrige Tagesdosis und eine kurze Behandlungsdauer. Die eventuell auftretenden Reizwirkungen an den Magen-Darm-Schleimhäuten sind geringer als nach dem Genuß von Tafelsenf.

Die Kapuzinerkresse ist Bestandteil folgender Pflanzenzubereitung: XI 33.

Die von dieser Pflanze in den Apotheken erhältlichen Fertigpräparate sind aus dem Anhang zu ersehen.

Kardobenedikte heilt Leber und Magen

Kardobenedikte

Die Kardobenedikte *(Cnicus benedictus)* ist auch recht bekannt unter den Namen Bitterdistel, Heildistel, Magendistel, Benediktenwurz, Kardobenediktenkraut und Spinndistel. Früher wurde diese aus dem südeuropäischen Raum stammende Distel als Heilpflanze sehr geschätzt und daher häufig angebaut. Heute ist sie bei uns nur noch hier und da verwildert anzutreffen. Sie gehört zur Familie der Korbblütler (Kompositen). Man verwendet das Kraut und einen aus dem Kraut hergestellten Extrakt.

An *Wirkstoffen* fand man in dem bitter schmeckenden Kraut einen kristallisierenden glykosidischen Bitterstoff, den man *Cnicin* nannte und der wahrscheinlich dem Menyanthin (siehe Fieberklee) nahesteht. Außerdem fand man etwa 8 % Gerbstoff, wenig ätherisches Öl, Gummi, Phytosterin, Kalium, Kalzium, Magnesiumsalze und viel Schleim.

Wirkungsweise

Die Wirkstoffe charakterisieren die Pflanze als eine aromatische Bitterstoffdroge, die vor allem auf die Drüsen der Magen- und Darmschleimhaut, aber auch auf die großen Verdauungsdrüsen, nämlich auf das Leber-Gallen-System und die Bauchspeicheldrüse, anregend wirkt. Das Kardobenediktenkraut wirkt auf alle diese Drüsen leistungssteigernd, wenn es nicht zu hoch dosiert wird. Bei zu großen Gaben brennt es im Mund und im Rachen sowie in der Speiseröhre und führt zu Erbrechen und zu mit Koliken verbundenen Durchfällen. In normaler Dosierung wirkt sich die Verbindung von Schleim, ätherischem Öl und Gerbstoffen fördernd und heilend auf die Schleimhäute und Drüsen aus. Abkochungen von Kardobenediktenkraut fördern auch — äußerlich angewandt — die Heilung von schlecht heilenden Geschwüren und Frostbeulen.

Kardobenedikte

Verwendung

Das Kardobenediktenkraut findet hauptsächlich bei mangelhafter oder fehlender Säure- und Saftbildung des Magens (Subacidität und Anacidität des Magens), bei schlechter Leber-, Gallen- und Darmfunktion, ferner in Kombination mit gleichgerichteten Mitteln auch bei ungenügender Bauchspeicheldrüsenfunktion (Pankreasinsuffizienz) Verwendung. Dort, wo sich auf Grund einer mangelhaften Drüsentätigkeit entzündlich-katarrhalische Störungen des Verdauungsapparates entwickelt haben, ist dieses Mittel den reinen Bittermitteln durch den gleichzeitigen Gehalt an Schleim und Gerbstoffen überlegen.

Für die praktische Anwendung stehen uns das Kardobenedikten*kraut (Herba Cardui benedicti)* und der Kardobenedikten*extrakt (Extractum Cardui benedicti)* aus der Apotheke zur Verfügung.

Vom Kardobenediktenkraut nimmt man 5 g auf 1 Tasse Wasser, läßt das Ganze mehrere Stunden kalt ausziehen, erwärmt es kurz und trinkt 3—4mal täglich je 1 Tasse.

Vom Kardobenediktenextrakt nimmt man alle 2—3 Stunden 5 Tropfen in etwas Wasser. Er ist außerordentlich magenstärkend.

Die Kardobenedikte ist Bestandteil folgender Teemischungen: V 3, 5, 43.

Die von dieser Pflanze in den Apotheken erhältlichen Fertigpräparate sind aus dem Anhang zu ersehen.

Kiefer liefert Rheumamittel

Die zur Familie der Nadelhölzer (Koniferen) gehörende Kiefer *(Pinus silvestris)* ist in Europa zwischen dem 40. und 70. Breitengrad verbreitet. Man trifft sie auch im nördlichen Asien an. Selbst auf armen, sandigen Böden bildet die Kiefer noch große Bestände. Wie bei den verwandten Arten der Kiefer (Edeltanne, Fichte, Lärche) tritt bei Verletzung der Stämme oder Zweige aus den Harzkanälen das balsamartige *Terpentin* (Terebinthina) aus. Dieses enthält zu 15—30 % ein ätherisches Öl, das Terpentinöl *(Oleum Terebinthinae).* Gereinigtes Terpentinöl ist farblos, riecht eigenartig und schmeckt scharf und kratzend. Es besteht hauptsächlich aus Terpenen und Diterpenen.

Kiefer

Wirkungsweise

<small>Kiefer</small> *Terpentinöl* reizt stark die Haut und kann alle Grade der Entzündung darauf erzeugen oder gar die Haut zerstören. Es wird auch von der unverletzten Haut aufgenommen. Spritzt man es unter die Haut, so bildet sich ein sogenannter steriler Terpentinabszeß. Nimmt man Terpentinöl in zu hoher Dosis ein, kommt es durch starke Schleimhautreizung zu Erbrechen und blutigen Durchfällen und nach der Aufnahme in die Blutbahn zu Benommenheit, Bewegungsstörungen (Ataxie), Bewußtlosigkeit, Krämpfen, Koma und Nierenschädigung. Die Ausscheidung erfolgt über die Haut, die Schleimhäute und die Luftwege, wobei das Öl die Absonderungen der Bronchialdrüsen einschränkt und eine antiseptische Wirkung entfaltet.

Verwendung

Äußerlich benutzt man das Terpentinöl in Salben und Linimenten (Mittel zum Einreiben) als Hautreizmittel bei Rheumatismus, Gicht und Hauterkrankungen (Akne vulgaris). Innerlich nimmt man 3—5 Tropfen auf Zucker oder Gelatinekapseln bei Katarrhen der Atmungsorgane, insbesondere der Bronchien (auch bei Bronchitis foetida, Lungengangrän, Lungentuberkulose). Bei den gleichen Erkrankungen wird es auch durch *Inhalation* angewandt. Nimmt man Terpentinöl mit einem feuchtwarmen Wolltuch auf und legt es auf die Haut, so erzeugt es nach einer halben Stunde Rötung und starkes Brennen, nach längerer Anwendung Blasen und Hautnekrose. Die Anwendung des Terpentinöls muß immer mit großer Vorsicht geschehen.

Die Kiefer (Nadeln) ist Bestandteil folgender Teemischung: III 13.

Die von dieser Pflanze in den Apotheken erhältlichen Fertigpräparate sind aus dem Anhang zu ersehen.

Klette regt die Galle an

<small>Klette</small> Die *große* Klette *(Arctium lappa = Lappa major)* ist in Europa und Asien überall verbreitet und an Zäunen und Wegrändern, auf Schutt und Ödland zu finden. Sie blüht im Juli und August.

Außer der großen Klette müssen noch die *kleine* Klette *(Arctium minus = Lappa minor)*, die lediglich kleiner gestaltet ist und meist etwas wollige, traubig angeordnete Blütenköpfchen aufweist, sonst aber der großen sehr ähnlich ist, und die *Filzklette (Arctium tomentosum)* genannt werden, die einen dicht spinnwebig-wolligen Hüllkelch besitzt. Die Hüllblätter stehen hierbei nicht aufwärts, sondern strahlig ab.

Die Wurzel aller drei Arten war früher als Klettenwurzel *(Radix Bardanae)* offizinell. Sie schmeckt bitter und enthält 0,06—0,18 % ätherisches Öl *(Oleum*

Bardanae) und bis zu 45 % Inulin. Im Kraut, das früher ebenfalls offizinell war, fand man ungefähr 0,03 % ätherisches Öl, Gerbstoff und Schleim. Im Samen entdeckte man das Glykosid Arctiin (nach Zuckerabspaltung erhielt man Arctigenin) und fettes Öl, das *Klettensamenöl*.

Klette

Wirkungsweise und Verwendung

Die Wurzelstöcke der Klettenarten sind allein oder mit anderen Heilpflanzen gemischt zu einem *blutreinigenden Tee* zu gebrauchen, wobei man 20 g auf 1 l Wasser rechnet. Die Zubereitung geschieht als Abkochung.

Vorteilhaft ist die Mischung mit gleichen Teilen Süßholz. Man verwendet diesen Tee gegen *Hautausschläge* und *veraltete Rheumaleiden*.

Eine Abkochung von 50 g Klettenwurzel auf 1 l Wasser kann äußerlich zu Waschungen bei Flechten und Grindausschlägen (Pyodermien) verwendet werden. Auch zur Haarwäsche bei Haarwuchsstörungen ist diese Abkochung recht beliebt.

Die gleiche Beliebtheit besitzt auch das *Klettenwurzelöl*, das durch Erhitzen und Ausziehen der Wurzel mit Mandelöl hergestellt wird und zum Einreiben der Kopfhaut bei trockener Seborrhoe Verwendung findet. Ein guter Haarspiritus wird nach Rezept Nr. XI, 32 der Rezeptsammlung hergestellt.

Die Homöopathen bereiten aus der *frischen Wurzel* aller drei Arten eine Tinktur, die in den Verdünnungen bis D 3 innerlich bei Hautleiden angewandt wird (Akne, Furunkulose, Kopfekzem und bei übermäßigem Achselschweiß).

Die *ganze Pflanze* wird in der Volksmedizin in Teezubereitungen innerlich als schweißtreibendes Mittel (Diaphoretikum), harntreibendes Mittel (Diuretikum) und Blutreinigungsmittel (Antidyskratikum) sowie bei skrofulösen Katarrhen gebraucht. Zur Teebereitung verwendet man 1 gehäuften Teelöffel der kleingeschnittenen Wurzeldroge auf 1 Tasse Wasser. Man läßt die Droge 6 Stunden kalt ausziehen, kocht dann kurz auf und trinkt 2mal täglich 1 Tasse. Die diuretische Wirkung ist allerdings gering.

Die Klettenwurzel ist ein Bestandteil der „Holztees" verschiedener Arzneibücher. Die Vorschrift des Holztees nach dem Österreichischen Arzneibuch siehe Rezept Nr. I, 19. Einen blutreinigenden Tee gegen Hautleiden gibt *Ripperger* an mit dem Rezept Nr. I, 20.

Kneipp empfiehlt eine Abkochung gleicher Teile Klettenwurzeln und Brennnesselblätter mit Essig gemischt als Haarpflegemittel.

Die *Blätter* besitzen, wie man erst neuerdings entdeckte, eine gallentreibende Wirkung, wobei noch nicht feststeht, ob diese Wirkung dem ätherischen Öl oder dem Glykosid zukommt. Die Blätter sind für gallentreibende Teemischungen geeignet. In der Volksmedizin verwendet man die zerstoßenen Blätter auf Brandwunden und schlecht heilenden Geschwüren.

Klette Die Klette ist Bestandteil folgender Teemischungen und Pflanzenzubereitungen: I 19, 20; XI 32.

Die von dieser Pflanze in den Apotheken erhältlichen Fertigpräparate sind aus dem Anhang zu ersehen.

Knoblauch – ein vielseitiger Helfer

Knoblauch Der zu den Liliengewächsen (Liliazeen) zählende Knoblauch *(Allium sativum)* hat zahlreiche volkstümliche Namen, so starkriechender Lauch, Knobleuch, Knöblich, Knuflook, Knuflauk und Knofel. Die Heimat sind Südeuropa und der Orient. Er ist jedoch eine uralte Kulturpflanze und wurde schon in der altindischen Medizin als wertvolles Arzneimittel hoch geschätzt. Ohne Knoblauch wären Bauten wie die Pyramiden Ägyptens nicht möglich gewesen. Die Gefahr der Infektionskrankheiten konnte mit seiner Hilfe unter den gewaltigen Menschenheeren weitgehend gebannt werden. Er kommt in unseren Breiten verwildert vor, wird aber vielfach angebaut, vor allem in den Ländern des Balkans.

Der *Hauptwirkstoff* des Knoblauchs ist erst seit wenigen Jahren bekannt. Im Jahre 1944 wurde er als eine ölige Substanz erkannt und Allicin genannt. Dieses Allicin weist den charakteristischen Knoblauchgeruch auf und besitzt eine starke bakterienhemmende Wirkung. Im Jahre 1947 konnte das Allicin auch synthetisch hergestellt und sein chemischer Aufbau geklärt werden.

Es ist uns allen bekannt, daß der typische Geruch der frischen und unverletzten Knoblauchzehen nur schwach ist. Zerschneidet oder zerreibt man die Zehen jedoch, so tritt der Geruch sofort in intensiver Form hervor. Diese Tatsache beruht auf einem Spaltungsvorgang, bei dem durch das Ferment Alliase, ein Stoff, der — bildlich gesprochen — als spezielle „chemische Axt" ebenfalls im Knoblauch vorhanden ist, das Allicin erst aus einer geruchlosen Substanz — Alliin genannt — abgespalten und aus zwei Bruchstücken wieder aufgebaut werden muß. Alliin besitzt im Gegensatz zum Allicin keine bakterienhemmende Wirkung.

Wirkungsweise

1. Auf die unverletzte Haut gebracht, bewirkt das Öl Rötung, Entzündung und Blasenbildung, auf die Schleimhaut gebracht Rötung und vermehrte Sekretabsonderung, besonders bei den Schleimhäuten des Magen-Darm-Kanals. Außer einer vermehrten Sekretion der Verdauungsdrüsen (geringere Dosen regen die Darmbewegung an, größere wirken beruhigend) ergibt sich auch eine Vermehrung der Gallenabsonderung. Darüber hinaus tötet Knoblauch krankhafte Darmbakterien, während die Ausbreitung der Colibakterien, der normalen Darmbewohner, gefördert wird. Wir stellen also eine *ausgesprochene Wirkung auf den Magen-Darm-Kanal* fest.

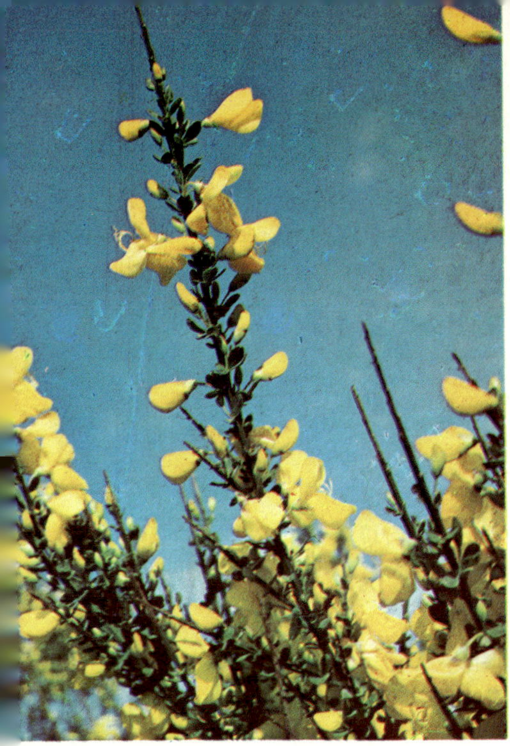

Besenginster

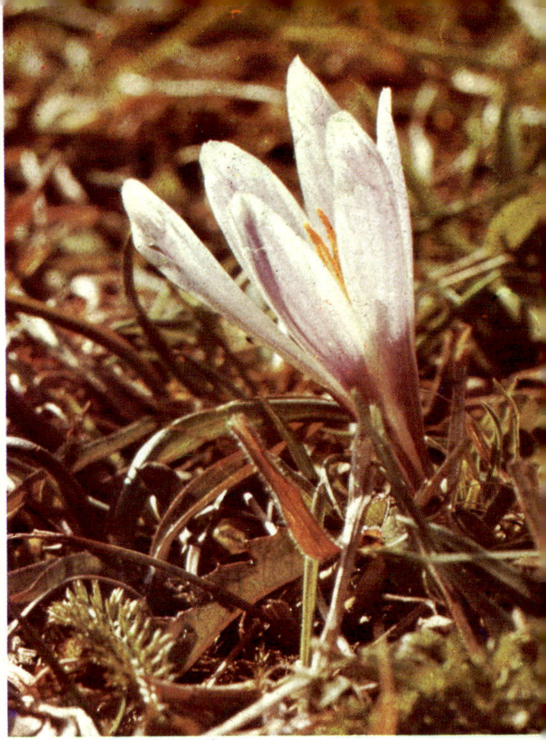

Safran

Zwiebel

Kürbis

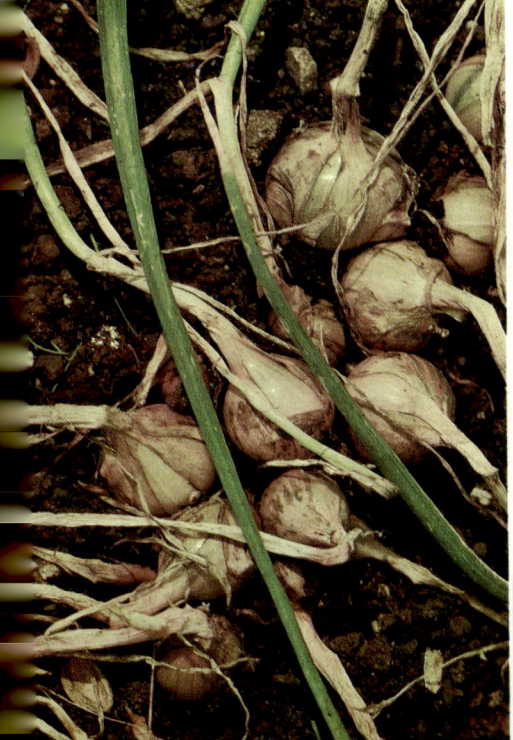

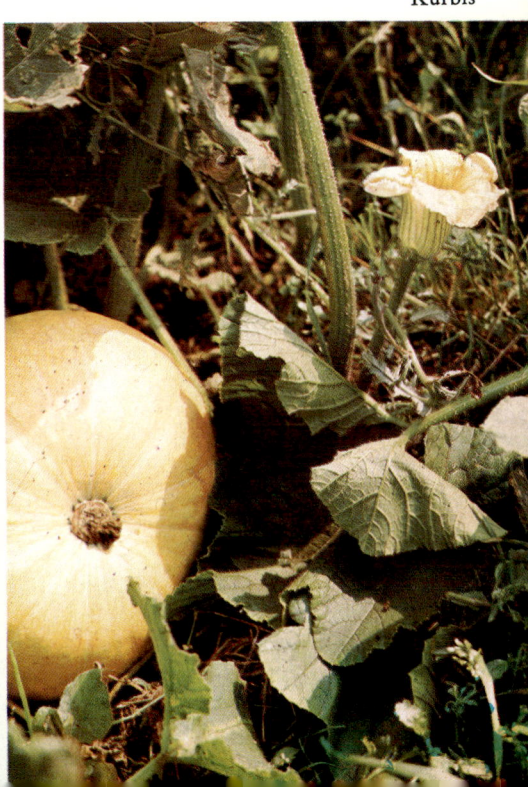

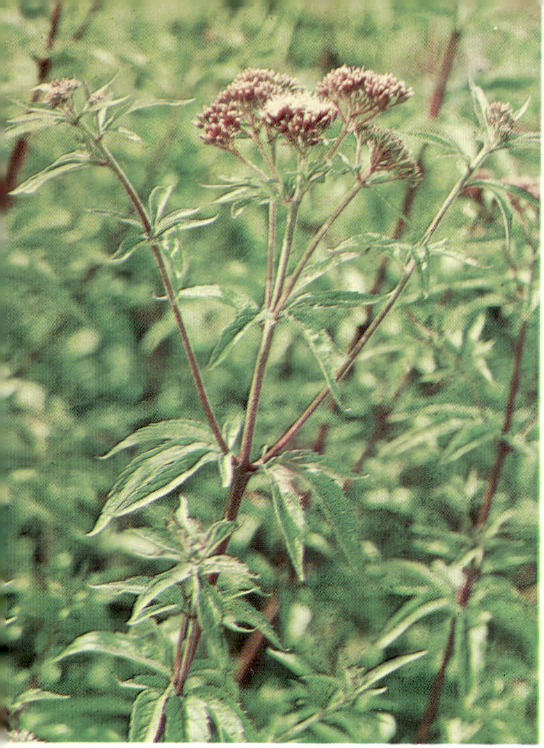

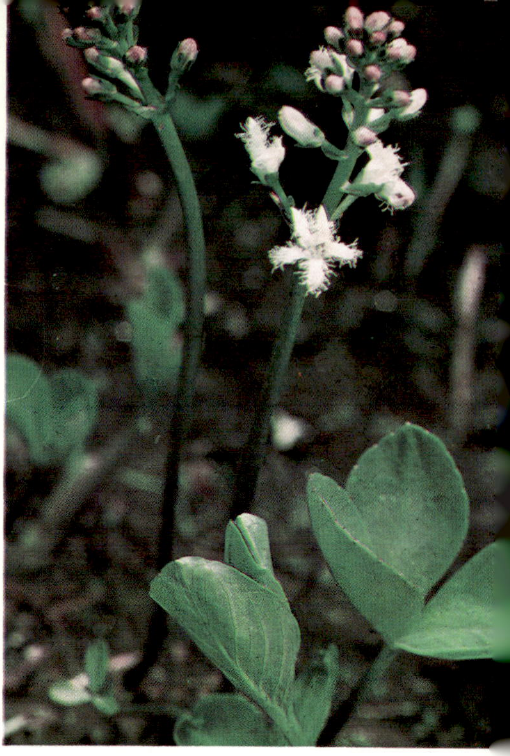

Dost   Fieberklee

Großer Wiesenknopf   Betonie

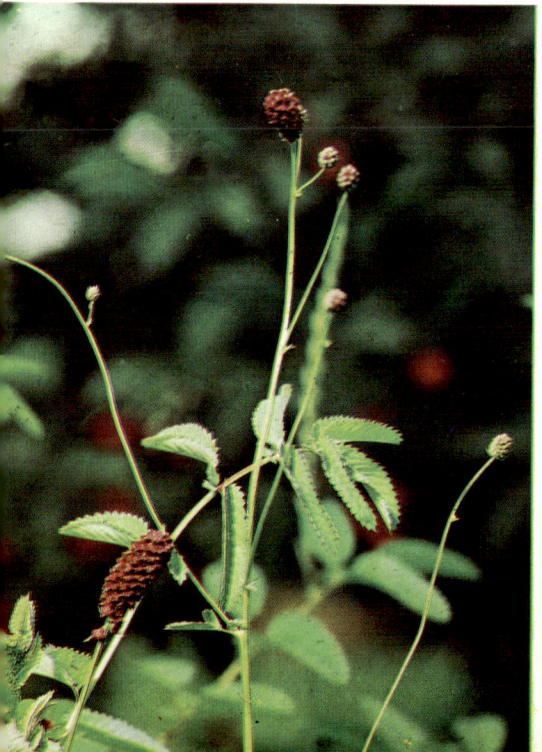
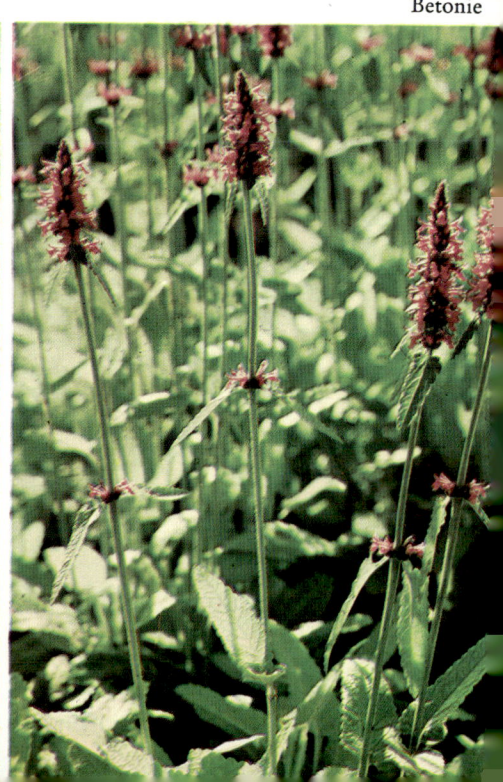

Das Liebstöckel ist Bestandteil folgender Teemischungen und Pflanzenzubereitungen: I 9; VII 1, 2, 15, 16.   Liebstöckel
Die von dieser Pflanze in den Apotheken erhältlichen Fertigpräparate sind aus dem Anhang zu ersehen.

Linde erleichtert das Schwitzen

Die in ganz Europa heimische Linde *(Tilia grandifolia)* war früher ver-   Linde
breiteter als heute. Sie findet sich in Laubwäldern und in Dörfern, wird aber auch häufig an Alleen, in Parkanlagen und auf öffentlichen Plätzen angebaut. An Wirkstoffen enthalten die Lindenblüten zu 0,04 % ein ätherisches Öl, dessen wirksamer Bestandteil Farnesol (ein Sesquiterpenalkohol) ist. Ob Saponine und Glykoside vorhanden sind, ist noch nicht völlig geklärt.

Wirkungsweise

Die Volksmedizin kennt den Lindenblütentee seit langem als schweißtreibendes Mittel. Wissenschaftlich blieb diese Wirkung lange umstritten. Sie darf jedoch heute *(Wiechowski)* als nachgewiesen gelten. Der Tee scheint nicht direkt auf die Schweißdrüsen, sondern über eine Nervenreizung (Sympathikus) zu wirken.

Verwendung

Lindenblütentee ist angezeigt bei allen krankhaften Zuständen, die sich durch vermehrtes Schwitzen erleichtern oder bessern lassen, also bei Erkältungskrankheiten, Bronchitis, Halsentzündungen, Nieren- und Blasenkatarrh.
Aus 1 Eßlöffel der Droge auf 1 Tasse Wasser bereitet man mit kochend heißem Wasser einen Aufguß, der nach einigen Minuten des Ziehens möglichst heiß getrunken wird. Die Wirkung des Lindenblütentees läßt sich zweckmäßig verstärken, wenn man nach einer altbewährten Vorschrift 20 g Lindenblüten mit 30 g Kamillen- und 50 g Holunderblüten mischt. Auch hiervon verwendet man als Aufguß 1 Eßlöffel der Mischung auf 1 Tasse Wasser. Diese Teemischung vermag nicht nur, wiederholt genommen, ein- oder mehrmals Schweißausbrüche zu erzeugen, sondern sie bewirkt auf die Dauer eine Umstimmung der Hautfunktionen, wie sie für manche Hauterkrankungen erwünscht ist.
Die Lindenholz*kohle* entfaltet wie die Teerkohle eine große Heilkraft bei Erkrankungen des Magen-Darm-Kanals, vor allem bei Blähungen und Gärungsdurchfällen. Man nimmt 1—2 Eßlöffel in Wasser oder Milch verrührt.
Auch die äußerliche Anwendung der Lindenholzkohle ist erwähnenswert, da sie, feinpulverisiert, die eigenartige Fähigkeit besitzt, andere Stoffe bis zum neunzigfachen ihrer eigenen Stoffmenge zu binden. Diese Eigenschaft macht man sich zunutze, indem man die Lindenholzkohle auf eitrige Wunden und „offene Beine"

(Ulcus cruris) streut, die dann bald zur schnelleren Abheilung gebracht werden.
Lindenblütentee und Lindenholzkohle gehören in jede Hausapotheke.
Die Lindenblüten sind Bestandteil folgender Teemischungen: I 10; III 8; IX 4; XI 17, 18, 23.

Die von dieser Pflanze in den Apotheken erhältlichen Fertigpräparate sind aus dem Anhang zu ersehen.

Linde (margin)

Löffelkraut zur Frühjahrskur

Löffelkraut (margin)

Das Löffelkraut *(Cochlearia officinalis)* aus der Familie der Kreuzblütler (Kruziferen) wird volkstümlich auch gemeines Löffelkraut, Löfkresse, Scharbockskraut und Skorbutkraut genannt. Es kommt häufig im nördlichen Europa, in Holland, England, Grönland und Island am Meeresstrand vor, findet sich aber auch in Deutschland und in der Schweiz an sumpfigen Orten, in Morasten und an Gräben. Auch in den Gärten gedeiht es gut in feuchtem Boden. Die einjährige, oft auch zweijährige Pflanze blüht von Mai bis August.

Das kresseartig schmeckende Kraut enthält das Glykosid Glykocochlearin, Myrosin, Bitterstoff, Gerbstoff, Mineralstoffe, Harze und reichlich Vitamin C.

Wirkungsweise und Verwendung

Da die Pflanze die Urinausscheidung steigert und antirheumatisch (blutreinigend) wirkt, wird sie frisch, als Essenz, als Tee aus getrocknetem Kraut, als Spiritus und Sirup bei *Gicht* und *Rheumatismus* gebraucht. Die Verwendung des frischen Preßsaftes oder der Blätter als Salat ist für Frühjahrskuren vorzuziehen. Der frische Preßsaft muß 1:10 mit Wasser oder Buttermilch verdünnt werden.

Das junge, saftige, frische Kraut wird auch als Salat, als Brotaufstrich und zu Gemüsen und Kräutersuppen verwandt.

Löwenzahn sorgt für Gallenfluß

Löwenzahn (margin)

Der Löwenzahn *(Taraxacum officinale)* aus der Familie der Korbblütler (Kompositen) ist über die ganze nördliche Halbkugel verbreitet und kommt auch bei uns überall in großen Mengen vor. Seine bis heute bekannten *Wirkstoffe* sind das Bitterstoffgemisch Taraxacin (0,05 %), Inulin (40 %), Vitamin D, Cholin, p-Oxyphenylessigsäure, Dioxyzimtsäure, Weinsäure, Zucker, Fette und in der Wurzel ein ätherisches Öl. Durch Ermittlung des Inulingehaltes kann man bestimmen, wann die Droge gesammelt wurde.

Wirkungsweise

Die zahlreichen Inhaltsstoffe, die sich in ihrer Wirkung gegenseitig unterstützen und ergänzen, erzielen 1. eine Anregung aller Drüsen und der Muskulatur des Magen-Darm-Kanals (Speicheldrüsen, Magendrüsen, Bauchspeicheldrüsen, Leber, Darmdrüsen). Es kommt dadurch zu einer vermehrten Abgabe von Speichel, Magensaft, Galle, Saft der Bauchspeicheldrüse und der Dünndarmdrüsen. Am auffallendsten ist dabei die Verbesserung der Leber- und Gallenfunktion; 2. eine Anregung der Drüsen der Luftwege, so daß das Abhusten von zähem Schleim erleichtert wird; 3. eine Anregung der Nieren, die vermehrt Wasser ausscheiden, und eine Senkung des zu hohen Blutdrucks.

Löwenzahn

Verwendung

Der Wirkungsweise entsprechend besitzt der Löwenzahn einen ausgedehnten Anwendungsbereich: 1. bei Lebererkrankungen, Gallenblasenleiden, Gelbsucht, Hämorrhoiden, Verdauungsbeschwerden, Magen- und Darmkatarrh, Blähungen und Wurmerkrankungen; 2. zur Blutreinigung; 3. zur Unterstützung bei chronischen Bronchialkatarrhen; 4. bei Kreislaufstörungen und Nierenstörungen, besonders mit Blutdruckerhöhung.

Die Hauptwirkung richtet sich zweifellos auf die Leber und auf die Gallenblase und darüber hinaus auf den ganzen Stoffwechsel. Auf dem Wege über diese allgemeinen Stoffwechselwirkungen lassen sich dann auch günstige Wirkungen bei Gicht, Rheuma, Fettsucht, Verkalkung, Blutkrankheiten und manchmal auch bei der Zuckerkrankheit erzielen.

In all diesen Fällen wendet man am besten frische Preßsäfte aus den Blättern und Wurzeln an und nimmt 3—6 Wochen lang 3mal täglich einen Eßlöffel dieses Saftes. Hat man im Winter nur getrocknete Blätter und Wurzeln, so mischt man gleiche Teile und bereitet jeweils aus 1 Eßlöffel dieses Gemisches mit 1 Tasse Wasser eine Abkochung, von der man mehrmals am Tage 1 Tasse trinkt. Nach einer gewissenhaft durchgeführten Kur wird das Allgemeinbefinden deutlich gebessert, vor allem nimmt die Beweglichkeit der Gelenke zu. In manchen Gegenden ist es üblich, die Wurzeln wie Spargel zuzubereiten.

Der Löwenzahn ist Bestandteil folgender Teemischungen und Pflanzenzubereitungen: I 9, 12, 17; II 10; V 42; VI 1, 6, 7; VII 16; X 4; XI 20, 21; XII 13.

Die von dieser Pflanze in den Apotheken erhältlichen Fertigpräparate sind aus dem Anhang zu ersehen.

Lungenkraut heilt Erkrankungen der Atmungsorgane

Das Lungenkraut *(Pulmonaria officinalis)* kommt in Europa fast überall in schattigen Laubwäldern, an Hecken oder in Gebüschen vor. In Deutschland ist es

Lungenkraut

Lungenkraut ziemlich häufig anzutreffen; nur im nördlichen Flachland fehlt es stellenweise. Das niedrige Kraut gehört zur Familie der Rauhblattgewächse (Boraginazeen), ist ausdauernd und blüht von März bis Mai. Für arzneiliche Zwecke verwendet man die gestielten Blätter.

An arzneilich wirksamen Bestandteilen fand man Schleimstoffe, reichlich Kieselsäure in „löslicher" und „unlöslicher" Form (letztere 5—7 %), 10 % Gerbstoff und Saponin. Ferner enthält die Pflanze Kalium und Kalziumsalze, Sterine, Polysaccharide, Harze und Zucker, die aber für eine spezifische Wirkung kaum in Frage kommen.

Wirkungsweise

Nach den bis heute bekannten Inhaltsstoffen muß man das Lungenkraut als eine schleimgebende, auswurfbefördernde und zusammenziehende Droge bezeichnen, was sie für entzündliche und — bei Hinzufügung einer desinfizierenden Droge — auch für infektiöse Erkrankungen der Atmungsorgane geeignet macht. Für tuberkulöse Lungenerkrankungen dürfte der Kieselsäuregehalt eine besondere Rolle spielen.

Der Schleim- und Gerbsäuregehalt läßt auch eine durchfallwidrige Wirkung vermuten, die man im Tierversuch bestätigt fand. Experimentell ermittelte man auch eine Vermehrung der Wasserausscheidung (diuretische Wirkung), die wohl der Kieselsäure zugeschrieben werden muß.

Verwendung

Die volkstümliche Anwendung des Lungenkrautes bei *Katarrhen der Luftwege* und bei *Lungenleiden* ist auf Grund der bekannten Inhaltsstoffe verständlich und berechtigt. Man fügt jedoch zweckmäßigerweise eine ähnlich gerichtete Droge mit gleichzeitig desinfizierender Wirkung hinzu, z. B. Thymian. Die weitere Anwendung bei *Diarrhoe* und *Hämorrhoiden* ist wegen des hohen Gerbsäuregehaltes durchaus zu empfehlen.

Als Einzeldroge verwendet man 5 g der Droge auf ¼ l Wasser zu einem Aufguß, der 10 Minuten ziehen muß und mit Honig gesüßt 2—3mal täglich getrunken wird. *Kneipp* verordnete Lungenkraut zu gleichen Teilen mit Spitzwegerich als Aufguß bei Lungenkatarrh.

Zweckmäßig ist auch die Anwendung der gepulverten Droge, wobei man täglich 1—3mal 1 gestrichenen Teelöffel in warmer, mit Honig gesüßter Milch nimmt.

Ein zusammengesetzter *Brust- und Lungentee* nach einer Vorschrift der Deutschen Apothekerschaft, der auch fertig unter dem Namen Dapulmon-Tee oder Species Pulmonaria STADA aus der Apotheke zu beziehen ist, hat folgende Zusammensetzung: je 5 g Brombeerblätter, Thymiankraut, Fenchelsamen (-früchte) und Pfefferminzblätter, je 10 g Eibischwurzel, Malvenblüten, Süßholzwurzel und Lungenkraut sowie je 20 g Hohlzahn und Huflattich.

Man übergießt 1 Eßlöffel dieser Mischung mit $^{1}/_{4}$ l kochendem Wasser und läßt das Ganze 15 Minuten ziehen. Über den Tag verteilt trinkt man 2—4 Tassen dieses Tees.

Das Lungenkraut ist Bestandteil folgender Teemischungen: III 9, 21.

Die von dieser Pflanze in den Apotheken erhältlichen Fertigpräparate sind aus dem Anhang zu ersehen.

Lungenkraut

Maiglöckchen stärkt schwache Herzen   Giftig!

Meist kennen und lieben wir das Maiglöckchen *(Convallaria majalis)* nur als Zierpflanze und stellen es gern in unsere Vasen. Vielleicht begegnen wir auch hier und dort dem sachkundigen Hinweis, daß dieses liebliche Maikraut giftig ist. Hier wollen wir aber vor allem seine Vorzüge als wertvolle Heilpflanze hervorheben.

Maiglöckchen

Der Zähigkeit und der großen Wachstums- und Vermehrungskraft des Maiglöckchens ist es wohl zu danken, daß wir es noch überall in unseren Laubwäldern finden, sonst wäre diese Pflanze längst unvernünftigen Sammlern und unbescheidenen Kinderhänden zum Opfer gefallen.

In den letzten Jahrzehnten gelang es, die *Inhaltsstoffe* zu analysieren und zu isolieren, wobei sich herausstellte, daß die herzwirksame Substanz — Convallatoxin genannt — chemisch dem bekannten Herzmittel Strophanthin nahesteht. Neben diesem Hauptwirkstoff isolierte man folgende weiteren Inhaltsstoffe: Convallamarin, Convallarin, und Convallarinsäure. Das Reinglykosid Convallatoxin wurde 1929 von *Karrer* isoliert. Die Forscher *Reichstein* und *Katz* erkannten die Konstruktion des Moleküls und zeigten, daß es ein l-Rhamnosid des k-Strophanthigins ist. Die chemische Übereinstimmung in den Grundzügen des Strophanthins und des Convallatoxins bedingt auch eine weitgehend übereinstimmende biologische Wirkung.

Wirkungsweise

In alter Zeit stand das Maiglöckchen als Heilpflanze in einem so hohen Ansehen, daß es zu einem Arztsymbol wurde und in alten Wappen und Gemälden wiederzufinden ist (z. B. in der Darstellung des Nikolaus Kopernikus von Tobias Stimmer im Straßburger Münster).

In der wissenschaftlichen Medizin wurde das Maiglöckchen lange Zeit durch den Fingerhut verdrängt, während es in der deutschen Volksmedizin fortdauernd seine Wertschätzung behielt. Erst als die moderne Arzneiforschung (Pharmakologie) die als giftig bekannten, starkwirkenden Inhaltsstoffe des Maiglöckchens

Mai-glöckchen

näher analysierte und ihren Wirkungswert im Tierversuch zu prüfen lernte, erwachte erneut großes Interesse an dieser Pflanze. Sie fand Eingang in die Kliniken und Krankenhäuser wie auch bei den in der freien Praxis tätigen Ärzten. In langen Beobachtungen und Untersuchungen erwies sich das Maiglöckchen, sobald seine Extrakte auf einen gleichmäßigen Wirkungswert gebracht wurden, als ein vorzügliches Herz-Kreislauf-Mittel, das heute in der Behandlung verschiedener Herzkrankheiten einen festen Platz einnimmt.

Das *Convallatoxin* bewirkt wie das k-Strophanthin eine Leistungssteigerung des geschwächten Herzens. Convallatoxin ist jedoch weniger giftig als k-Strophanthin. Auch gegenüber dem Hauptwirkstoff des Fingerhuts, dem Digitoxin, ist Convallatoxin weniger giftig, auch wird die Giftigkeit durch gleichzeitige Verabreichung von Kalzium nicht erhöht, wie es bei Digitoxin der Fall ist, sondern stark vermindert. Ferner sammelt sich Convallatoxin im Körper nicht an (es kumuliert nicht), wie es bei Digitoxin geschieht. Convallatoxin wird aber vom Körper wesentlich schlechter aufgenommen als Digitoxin, wodurch eine hohe Dosierung nicht möglich ist.

Benutzt man jedoch nicht das Reinglykosid Convallatoxin, sondern eine Aufbereitung des Maiglöckchens, in dem der Wirkstoffkomplex möglichst dem Zustand der Frischpflanze entspricht, dann kommt die Wirkung auf das Herz nicht allein durch Convallatoxin zustande, es sind dann vielmehr auch die anderen nachgewiesenen Herzglykoside (wie Convallatoxol, Convallosid, Convallatoxolosid, Glukoconvallosid) und einige „Ballaststoffe" beteiligt. Der volle Wirkstoffkomplex hat eine Reihe guter arzneilicher Eigenschaften erkennen lassen, nämlich: schneller Wirkungseintritt, kein Haftvermögen am Herzmuskel (dadurch keine Ansammlung im Körper), Verbesserung der Reizleitung von den Herzvorhöfen zu den Herzkammern und in den Herzkammern selbst, gute Wirkung gegen Herzblockierungen, Erhöhung der Durchströmungsgeschwindigkeit in den Blutgefäßen (dadurch gute Kreislaufwirkung) und starke Anregung der Wasserausscheidung über die Nieren. Da sich die Anregung der Durchblutung insbesondere auch auf Hände, Füße und Kopf bezieht, ist der Wirkungsbereich des Maiglöckchens ziemlich ausgedehnt.

Verwendung

Mit gutem Recht wird heute vom Maiglöckchen sowohl der Gesamtextrakt wie auch der Hauptwirkstoff bei einer Reihe von *Herzstörungen* und bei *allen Formen der Herzschwäche* besonders in der ambulanten Praxis gebraucht. Man verwendet dabei vorwiegend Fertigpräparate, die auf einen gleichmäßigen Wirkstoffgehalt und damit auf eine gut dosierbare und steuerbare Wirkung eingestellt sind. Im einzelnen sind Maiglöckchenpräparate angebracht bei Herzklappenfehlern, bei ungenügender Herzleistung infolge anhaltenden Bluthochdrucks (insuffiziertem Hochdruckherzen), bei ungenügender Herzleistung infolge Kranzgefäßdurchblutungsstörungen, bei ungenügender Leistung vorwiegend des rechten Herzens bei Emphysem, Kyphoskoliose, Asthma und anderen chronischen Lungenerkrankungen, bei Reizleitungsstörungen im Herzen besonders mit verlangsamtem Puls und besonders beim leistungsschwachen Altersherzen. *(Maiglöckchen)*

Die Apotheke hält folgende Maiglöckchenzubereitungen nach dem Ergänzungsband des Deutschen Arzneibuches 6 bereit: Maiglöckchenblüten *(Flores Convallariae)*, Maiglöckchenkraut *(Herba Convallariae)*, Maiglöckchentinktur *(Tinctura Convallariae)*. Das gepulverte Kraut ist auch Bestandteil verschiedener Niespulver.

Nach der Vorschrift des Homöopathischen Arzneibuches, 2. Ausgabe, 1950, wird eine *Urtinktur Convallaria* aus der gesamten frischen, grünen Pflanze hergestellt, woraus dann die verschiedenen Verdünnungsstufen gewonnen werden.

Die von dieser Pflanze in den Apotheken erhältlichen Fertigpräparate sind aus dem Anhang zu ersehen.

Majoran gegen Leber- und Verdauungsschwäche

Der Majoran *(Origanum majorana)* ist in Nordafrika beheimatet. Bei uns kommt er ab und zu verwildert vor, meist wird er jedoch angebaut. Seine bis heute bekannten *Wirkstoffe* sind vor allem 3,5 % ätherisches Öl im getrockneten Kraut, 4,5 % Gerbstoff, Bitterstoffe und Pentosane. Das ätherische Öl enthält bis zu 60 % Terpineol und bis 40 % Terpinen (nach *Flamm-Kroeber-Seel*). *(Majoran)*

Wirkungsweise

Nach unseren heutigen Kenntnissen und Erfahrungen besitzt der Majoran infolge seines ätherischen Öles und seiner Bitterstoffe 1. eine schleimlösende (expektorierende), 2. eine wassertreibende (diuretische), 3. eine schweißtreibende (diaphoretische), 4. eine magenstärkende (stomachale), 5. eine beruhigende Wirkung auf Magen und Darm (karminative), 6. eine schmerzstillende Wirkung bei Nervenschmerzen in äußerer Anwendung und soll 7., wie andere ätherische Öldrogen, die Milchmenge bei Wöchnerinnen steigern.

Verwendung

Als Heilpflanze stellt Majoran ein zusätzliches Hilfsmittel dar bei Verdauungsschwäche, Blähungen, Magen- und Darmkoliken, mangelhafter Regel, Störungen der Urinabgabe und Erkältungskrankheiten. Bei chronischem Schnupfen (Stockschnupfen) und zur Behandlung von Wunden kann man sich der Majoran*salbe,* wie sie der Apotheker herstellt, bedienen. Volkstümlich gebraucht wird das Majoran*öl* bei Krampfadern, Gicht, Rheuma und Drüsenkrankheiten.

Majoran Zur innerlichen Anwendung benötigt man 2 Teelöffel der Krautdroge auf 1 Tasse Wasser. Der Tee wird kalt angesetzt und nach 8—12 Stunden kurz aufgekocht. Die Wirkung wird verstärkt durch die gleichsinnig wirkenden Kräuter Fenchel, Kümmel und Anis, die man mit Majoran zu gleichen Teilen mischt. Von 1 Teelöffel der Mischung stellt man den Tee in der gleichen Weise her. Er wird 1—3mal täglich warm getrunken.

Der Majoran ist Bestandteil folgender Teemischungen und Pflanzenzubereitungen: IV 9; V 12, 13, 17; VIII 30.

Mariendistel ist brauchbar bei Leber-Gallen-Leiden und Migräne

Mariendistel Die Mariendistel *(Carduus Marianus = Silybum marianum)* gehört zur Familie der Kompositen und ist im Mittelmeergebiet heimisch. Sie ist auch als Fehdistel, Frauendistel, Schreckdistel, Stechkraut, Venusdistel und Weißdistel bekannt. Als Droge verwendet werden die „Früchte" oder „Samen" der Mariendistel (streng genommen die Achänen ohne Pappus). In Deutschland kommt die Mariendistel an sonnigen, warmen Standorten verwildert vor.

Im Samen der Mariendistel fand man bisher eine chemisch noch unbekannte „scharfe Substanz", ferner Bitterstoff, biogene Amine (Tyramin, Histamin), ätherisches Öl (0,08—0,1 %), geringe Mengen Katechingerbstoff, Farbstoff (wahrscheinlich Anthocyan), Flavone (3-Oxy-Flavonon-Derivate) und Phytomelane. Zu erwähnen sind jedoch auch der Gehalt an Eiweiß (11,7—16,9 %), fettem Öl (24,8—28,0 %) und Kohlehydraten (21,5—24,7 %). Das Mariendistel*öl* weist einen auffällig hohen Gehalt an ungesättigten Fettsäuren auf (Jodzahl 145). In der Asche fand sich vor allem Kalzium und Phosphorsäure. Alkaloide, Glykoside und Saponine wurden bisher nicht ermittelt.

Als Droge ist der Samen mit der Schale zu verwenden, da die Wirkstoffe hauptsächlich in der Eiweißschicht unter der Schale vorkommen.

Wirkungsweise

Obwohl die Hauptwirkstoffe chemisch noch nicht näher bekannt sind, ist doch gesichert, daß die Mariendistel eine erhebliche Wirkung auf das *vegetative Nervensystem* und auf das *Leber-Gallen-System* besitzt. Wichtig ist zunächst die starke Anregung der Gallenabsonderung (choleretische Wirkung). Diese Wirkung wird der noch unbekannten „scharfen Substanz", dem Bitterstoff und dem ätherischen Öl zugeschrieben.

Im Tierversuch ließ sich eine fiebersenkende (antipyretische) Wirkung feststellen. Wertvoller ist aber der Nachweis einer sympathikolytischen (spasmolytischen oder krampflösenden) und einer Leberschutzwirkung.

Verwendung

Tinktur aus Mariendistelsamen ist nach den bisherigen Erfahrungen ein brauchbares Heilmittel bei *Leberentzündung* (Hepatitis), *Gallenblasenerkrankung* (Cholezystopathie), *beginnender Leberschrumpfung* (Zirrhose) und zur Nachbehandlung nach *Gelbsucht* (Ikterus). Sie ist auch nützlich bei Magen-Darm-Beschwerden, für die ein krankhafter Organbefund nicht gefunden werden kann, nämlich bei Übelkeit, zeitweiligem Erbrechen und Magen-Darm-Krämpfen bei ungenügender Leberfunktion.

Mariendistel

Die dämpfende Wirkung auf das sympathische Nervensystem läßt sich erfolgreich ausnützen bei Auto-, See-, Fahr- und Flugkrankheiten. Da sich die dämpfende Wirkung auch auf das Gefäßnervensystem erstreckt, ist die Anwendung der Mariendistel bei *Gefäßkrämpfen migräneartigen Charakters* angezeigt.

Ich kann auch die Hinweise von *Assmann, Mayer* und *Menge,* daß Wechselwirkungen zwischen Neuralgien des ersten Trigeminusastes (Supraorbitalneuralgie), der Migräne und Gallenblasen-Leber-Leiden bestehen, die durch die Mariendistel insgesamt günstig beeinflußt oder gar abgeheilt werden, aus eigener Praxiserfahrung bestätigen.

Die Homöopathie verwendet die Mariendistel in der Urtinktur (Carduus) oder in Verdünnungen bis D 2 bei Leberschwellung, Gelbsucht, Gallenblasenerkrankungen, Stauungen im Pfortadersystem, Hämorrhoiden, Krampfadern und Unterschenkelgeschwüren.

Die von dieser Pflanze in den Apotheken erhältlichen Fertigpräparate sind aus dem Anhang zu ersehen.

Mäusedorn heilt Venenleiden

Der Mäusedorn *(Ruscus aculeatus)* wird auch Dornmyrte, Stechmyrte oder Stechender Mäusedorn genannt und zählt zur Familie der Liliazeen. Er kommt vor allem im Mittelmeerraum vor und wächst dort als kleiner, bis 1 m hoch werdender immergrüner Strauch. Man findet ihn auch im westlichen Frankreich, in Belgien und England. Bei uns kommt der Mäusedorn hier und da verwildert vor, wird aber in milderen Gegenden im Freien und sonst in Gewächshäusern gezogen. Als Frucht wächst eine korallenrote, kugelige Beere heran.

Mäusedorn

Im Wurzelstock des Mäusedorns fand man als Hauptwirkstoff ein Bioflavonoid mit intensiver Gefäßwirkung, das als Trimethylhesperidinchalkon erkannt wurde.

Wirkungsweise

Die Prüfung eines Fluidextraktes des Mäusedorns ergab eine eindeutige und anhaltende Verbesserung der Gefäßspannung, die sich besonders auf den Venen-

Mäusedorn bereich auswirkte. Rein fachlich spricht man dann von einem vasomotorischen und tonisierenden Effekt. Dieser Effekt war beträchtlich stärker als der des Virginischen Zauberstrauches (Hamamelis) und des Roßkastanienextraktes. Die venotonisierenden Eigenschaften wurden von keiner bisher bekannten Substanz übertroffen. Weitere Untersuchungen ergaben, daß der Hauptwirkstoff des Mäusedorns eine erhöhte Brüchigkeit der Haargefäße (Kapillaren) wieder normalisierte, wodurch die Bildung von Blutwasseransammlungen im Gewebe (Ödeme) verhindert wird. Man fand ferner, daß der Effekt des vom Nebennierenmark ins Blut abgesonderten Hormons Adrenalin verlängert wird, was sich ebenfalls auf die venotonisierenden Eigenschaften auswirkt.

Verwendung

Die geschilderte Wirkungsweise läßt erkennen, daß sich Mäusedorn-Extrakt bessernd und heilend auswirken muß bei venösen Stauungszuständen verschiedenster Ursache. Das ist praktisch von großer Bedeutung, weil jede anhaltende venöse Stauung zu weitergehenden Gefäß- und Gewebsschädigungen und zu einer Verschlechterung der Sauerstoffversorgung des Gewebes führt.

Die klinischen Prüfungen bei Stauungszuständen in den Unterschenkeln zeitigten nach einer Behandlungsdauer von vier bis zehn Wochen mit einem Mäusedorn-Präparat gute und befriedigende Ergebnisse bei Vorstadien der Venenerweiterung, beim ausgesprochen venösen Symptomenkomplex, bei Venenentzündung, nach einer Verödungsbehandlung und nach einer Beinvenenthrombose.

Überblickt man die Ergebnisse aller klinischen Untersuchungen, so ist die Anwendung des Mäusedorn-Extraktes bessernd und heilend wirksam bei allen Venenerkrankungen (Krampfadern, Stauungsödemen, postthrombotisches Syndrom, Thrombophlebitis), bei Kapillarschäden und unterstützend bei „offenen Beinen" (Ulcus cruris) und Hämorrhoiden.

Die von dieser Pflanze in den Apotheken erhältlichen Fertigpräparate sind aus dem Anhang zu ersehen.

Meerrettich gegen Harnwegserkrankungen

Meerrettich Der zur Familie der Kreuzblütler (Kruziferen) zählende Meerrettich *(Cochlearia armoracia)* mit den volkstümlichen Namen Fleischkraut, Kren, Krien, Märek, Maressig und Pfefferwurzel findet sich in ganz Europa an feuchten Stellen und Gräben. In Deutschland kommt er seltener wild vor und wird daher um so häufiger angebaut. Die Blütezeit der Pflanze erstreckt sich von Mai bis Juli.

Im Spätherbst — Oktober und November — gräbt man die mehrköpfige, meist mit ziemlich langen Ausläufern versehene Wurzel aus, befreit sie von Wurzelfasern, Stengeln und Erde und wäscht sie gründlich. Sie muß frisch verwendet werden; man kann sie jedoch ungewaschen bis zum Frühjahr im Keller, in Sand eingeschlagen, aufbewahren.

Meerrettich

Der *Hauptwirkstoff* ist ein Gemisch *natürlicher Senföle* (Allyl- und Methylthiopentylsenföl u. a.), die wegen ihrer Fettlöslichkeit (Lipoidlöslichkeit) leicht vom Körper aufgenommen werden und eine deutliche Bakterienhemmung (antibiotische Wirkung) entfalten. Die Senföle werden nach Abspaltung von Zucker aus den entsprechenden Senfölglykosiden frei. So wird das Allylsenföl durch das Ferment Myrosinase aus dem Glykosid Sinigrin frei. Die Abspaltung des Senföls (Hydrolyse des Sinigrins) setzt beim Zerreiben oder Zerkauen der Wurzel ein. Beim Zerreiben tritt ein „stechender Geruch", beim Zerkauen ein „brennend scharfer" Geschmack hervor, der von dem flüchtigen Senföl stammt. Mäßige Wärme (bis 40° C) beschleunigt die Senfölabspaltung, große Wärme (über 40° C) hebt sie auf, weil dadurch das Ferment Myrosinase zerstört wird.

Wirkungsweise

Mit dem Meerrettich als Träger antibiotischer, auch auf den menschlichen Organismus wirksamer Stoffe hat sich besonders Prof. Dr. *A. Winter* mit seinen Mitarbeitern befaßt. Sie fanden, „daß diese Stoffe nicht nur in den abführenden Harnwegen, sondern im Körper selbst, insbesondere auch *in* den Zellen (*Queenslandfieber, Germer*), ihre *antibiotische Wirkung* entfalten, daß die Gegenwart dieser Substanz zur Abheilung von Nierenbeckenentzündungen (Pyelitiden), Blasenentzündungen (Cystitiden), Mandelentzündungen (Tonsillitiden), grippösen Infekten und anderen Infektionskrankheiten führen kann".

Außer den Senfölen und Senfölglykosiden fand man in der Meerrettichwurzel Saccharose, Asparagin, Glutamin, Pentosan und organische Säuren.

Es wurde bei den ausgedehnten Untersuchungen klar, daß sich die *Hemmung des Bakterienwachstums* auf eine ganze Anzahl Bakterien erstreckt, daß sie aber nicht allein von *einem* Senföl (z. B. dem Allylsenföl) herrührt, sondern daß vielmehr die volle Bakterienhemmwirkung des Meerrettichwurzelbreies auf ein Gemisch verschiedener Substanzen senfölartigen Charakters zurückzuführen ist.

Rein mengenmäßig konnte geklärt werden, daß nach dem Genuß von 10—20 g Meerrettich ein vorbeugender und heilender Effekt zu erwarten ist, der sich mit Sicherheit auf die abführenden Harnwege erstreckt.

Nach der Aufnahme der Meerrettichwirkstoffe vom Darm werden sie an die roten Blutkörperchen gebunden und kommen hauptsächlich erst nach ihrer „Abkoppelung" an den Orten der Ausscheidung, das sind die Harnwege und die Atemwege, zur Wirkung. Es konnte an lebenden Zellen nachgewiesen werden, daß die Vermehrung des Influenza-Virus völlig gehemmt wird. Aus diesem Grunde ist der Meerrettich auch bei Erkältungsinfekten und Grippeinfekten der Atmungsorgane als brauchbares natürliches Heilmittel einzusetzen.

Meerrettich

Da die Meerrettichsenföle auch durch die Haut gut aufgenommen werden und ihre antibakterielle Wirksamkeit noch in der Ausatmungsluft nachweisbar ist, läßt sich mit Meerrettich, rein äußerlich über die Haut angewandt, eine gute Wirkung auf die Atmungsorgane erzielen, die nicht nur in einer Bakterienhemmung, sondern auch in einer Schleimlösung und einer Hustenreizlinderung besteht.

Im Magen-Darm-Kanal wirkt der Meerrettich anregend auf die Absonderung der Verdauungssäfte und der Nieren, was sich bei wassersüchtigen Anschwellungen ausnutzen läßt. Der längere Zeit regelmäßig durchgeführte Genuß wirkt günstig bei Rheumatismus, Gicht und Zuckerkrankheit.

Nebenwirkungen irgendwelcher Art sind bei innerer oder äußerer Anwendung in den üblichen Dosen (10—20 g Meerrettichbrei innerlich; Meerrettichbrei-Auflagen oder -Wickel äußerlich) nicht bekannt geworden.

Verwendung

1. Bei Erkrankungen der ableitenden Harnwege, also bei Nierenbeckenentzündungen, Harnleiter- und Blasenentzündungen;
2. bei Erkrankungen der Atmungsorgane, nämlich bei Mandelentzündungen, Grippeinfekten, Luftröhrenkatarrhen, Lungenbläschenerweiterung mit Bronchitis, Rippenfellentzündungen;
3. bei Erkrankungen des Magen-Darm-Kanals, und zwar bei mangelhafter oder fehlender Salzsäurebildung im Magen, bei Leber-Gallen- und Darmfunktionsschwäche sowie bei Unterfunktion der Bauchspeicheldrüse;
4. bei Stoffwechselleiden wie Gicht, Rheuma und Zuckerkrankheit als Unterstützung der sonstigen Behandlung;
5. in äußerlicher Anwendung als Frischbreikompresse oder in Form eines Fertigpräparates bei Muskel-, Nerven-, Magen- und Rheumaschmerzen. Auch bei Insektenstichen und Frostbeulen ist die Verwendung empfehlenswert.

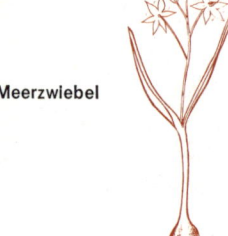

Meerzwiebel

Meerzwiebeln heilen Stauungszustände
Giftig!

Die in den Mittelmeerländern heimische Meerzwiebel *(Scilla maritima = Urginea maritima)* stammt aus der Familie der Liliengewächse (Liliazeen) und gehört zu den ältesten Arzneipflanzen. Sie wird schon in dem 3500 Jahre alten „Papyrus Ebers" erwähnt. Die Ägypter verwendeten sie gegen die Wassersucht.

Die *Hauptwirkstoffe* der Meerzwiebel wurden erst vor wenigen Jahrzehnten in Schweizer Forschungslaboratorien isoliert und in ihrem chemischen Aufbau geklärt. Es sind *herzwirksame* Glykoside. Zunächst fand man in den frischen Knollen das Herzglykosid Scillaren A, in jüngster Zeit kamen durch die Anwendung moderner Reinigungs- und Auftrennungsmethoden weitere Scillaglykoside hinzu, von denen wir bis heute insgesamt elf genau kennen.

Außer den Herzglykosiden fand man in der Meerzwiebel Saponine, Schleimstoffe, etwas Öl und Raphiden (Kalziumoxalatkristalle), in der *roten* Spielart der Meerzwiebel *(Scilla maritima rubra)* vor allem das (besonders für Ratten) giftige Glykosid Scillirosid. Zur Gewinnung der herzwirksamen Zubereitungen verwendet man die *weiße* Meerzwiebel *(Scilla maritima alba)*.

Wirkungsweise

Die pharmakologischen Untersuchungen ergaben, daß sich die Scillaglykoside im Prinzip nicht von der Wirkung der Fingerhutglykoside unterscheiden. Die Hauptwirkstoffe beider Pflanzen, die völlig verschiedenen Familien angehören, zählen zur gleichen chemischen Klasse, nämlich zu den Steroidglykosiden, und stimmen in ihrem Aufbau fast völlig überein.

Wie die Glykoside des Fingerhuts und des Strophanthussamens, so entfalten auch die Meerzwiebelglykoside eine besondere Wirkung auf das *muskelschwache Herz*. In richtiger Dosierung steigern die Herzglykoside sowohl die Kraft, den Grad und die Schnelligkeit der Herzmuskelzusammenziehung (Systole) als auch die Dauer und die Tiefe der Erschlaffung (Diastole), wobei der erhöhte Herzschlag herabgesetzt wird. Das Herz gewinnt dadurch an Kraft, arbeitet rationeller und vollbringt wieder die vom Organismus geforderte Leistung pro Schlag und Minute. Da die Herzglykoside der Meerzwiebel auch die Wasserausscheidung durch die Nieren (Diurese) fördern, wird die Blutzirkulation in den Nieren verbessert. Wasseransammlungen, die durch eine ungenügende Herzleistung zustande kamen, werden auf diese Weise ausgeschwemmt und damit zum Verschwinden gebracht.

Wichtig ist es zu wissen, daß die Herzglykoside am geschwächten Herzen am besten wirken, am gesunden wie auch am völlig erschöpften Herzen aber unwirksam sind. Es muß immer noch eine gewisse Reservekraft vorhanden sein, damit die Herzglykoside ihre heilende Wirkung entfalten können.

In der Praxis hat sich — wie auch bei einer ganzen Reihe anderer Heilpflanzen — gezeigt, daß die aus der ganzen Pflanze gewonnenen Zubereitungen den einzelnen reinen Glykosiden in der Wirkung überlegen sind. Das gilt besonders dann, wenn es gelingt, einzelne Stoffe, die man als Ursache von Nebenwirkungen erkannt hat, auszuschalten und die erhaltenen Präparate zu standardisieren.

Die Meerzwiebelglykoside stehen in ihrer Wirkungsstärke und Wirkungsdauer etwa zwischen Fingerhut und Strophanthus. Die Glykoside sind am Herzmuskel genügend haftfähig, sammeln sich aber nicht im Körper an (kumulieren nicht). Bis zum Eintritt der vollen Wirkung vergehen ein bis zwei Stunden.

Meerzwiebel

Verwendung

Praktisch zu verwenden sind auf gleichmäßige Wirksamkeit eingestellte Meerzwiebelzubereitungen bei allen Formen der *Herzschwäche* (besonders des rechten Herzens) mit erhöhtem Herzschlag und mit starker Ödembildung, bei leichten und mittelschweren Fällen von *Herzklappenfehlern* (Mitralstenose, Aorteninsuffizienz), bei *Herzrhythmusstörungen* (langsame absolute Arrythmie), beim *Altersherzen* und bei *Stauungsbronchitis*. Ferner eignet sich die Meerzwiebel zur Nachbehandlung im Anschluß an eine Strophanthinkur; außerdem läßt sie sich dort gut anwenden, wo Digitalis und Strophanthin nicht ansprechen.

Bei der im Deutschen Arzneibuch (DAB 7) aufgeführten Meerzwiebel *(Bulbus Scillae)* handelt es sich um die in Streifen geschnittenen, getrockneten Blätter der nach der Blütezeit gesammelten *weißen* Zwiebel. Da sie bei der Trocknung einen starken Wirkstoffverlust erleiden, ist ihre Anwendung nicht mehr ratsam. Genauso verhält es sich mit Zubereitungen, die aus der Droge hergestellt sind, z. B. mit Meerzwiebeltinktur *(Tinctura Scillae)*, Meerzwiebelextrakt *(Extractum Scillae)* u. a. Man verwendet am besten zuverlässige Fertigpräparate.

Die von dieser Pflanze in den Apotheken erhältlichen Fertigpräparate sind aus dem Anhang zu ersehen.

Melisse

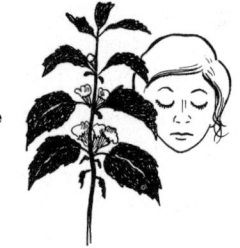

Melisse beruhigt Nerven und Gehirn

Die Melisse *(Melissa officinalis)* hat ihre Heimat in Südeuropa. Bei uns kommt sie selten verwildert vor, häufig dagegen bereits in der Südschweiz. Sie wird jedoch in Deutschland viel kultiviert. Ihre *Wirkstoffe* sind vor allem 0,15 — 0,25 % ätherisches Öl, das Citral, Citronellal, Geraniol und Linalool enthält, Bitterstoff, Gerbstoff, Harz und Schleim. Das offizinelle Melissenöl ist nicht rein; es besteht hauptsächlich aus dem *Oleum Citronellae* einer ostindischen Grasart. Die Droge riecht zitronenartig und hat — nur anfangs — einen bitterlich-zusammenziehenden Geschmack.

Wirkungsweise und Verwendung

Das ätherische Öl besitzt die Fähigkeit, *krampflösend* und *schmerzstillend* zu wirken, und gleicht in seinen Wirkungen vielfach dem Pfefferminzöl. Die Melisse eignet sich besonders für zarte und schwächliche Frauen und Kinder.

Melissenöl oder Melissengeist dämpft, äußerlich angewandt, *Zahn-, Ohren-, Kopfschmerzen* und *Migräne*. Für den inneren Gebrauch 20 g Kraut am Tag als Aufguß verwandt, beruhigt Melisse nervöse, *kolikartige Magen-* und *Darmschmerzen,* auch stillt sie das nervöse Erbrechen Schwangerer. Besonders bei schwächlichen Mädchen und Frauen wird durch Melisse die meist zu schwache und schmerzhafte Periode günstig beeinflußt. Die Wirkung ist wohl auf eine Verbesserung der Durchblutung der Organe des kleinen Beckens zurückzuführen. Die beruhigende bis schlaffördernde Wirkung dieser Pflanze auf Nerven und Gehirn und die krampflösende, stärkende Wirkung auf Magen-Darm-Kanal, Herz und Gebärmutter beherrschen ihr Wirkungsbild.

Melisse

Die Melisse ist Bestandteil folgender Teemischungen und Pflanzenzubereitungen: I 10; II 1, 5, 8, 9, 21; IV 2, 3, 4, 6, 25; V 14, 18; VI 5, 8, 10, 12; VII 13; VIII 3, 13, 19, 28; XIII 8.

Die von dieser Pflanze in den Apotheken erhältlichen Fertigpräparate sind aus dem Anhang zu ersehen.

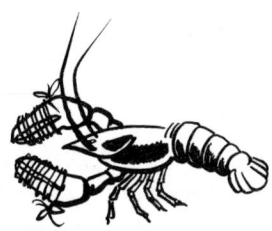

Mistel senkt den Blutdruck

Die Mistel *(Viscum album)* führt in ganz Europa ein eigenartiges Schmarotzer- oder Blutsaugerleben, das für diese Pflanze charakteristisch ist. Sie gedeiht unter den Laubhölzern am besten auf Pappeln, Linden und Apfelbäumen, unter den Nadelhölzern am besten auf Föhren und Tannen, während sie Fichten, Eichen, Eschen und Eßkastanien fast völlig meidet.

Mistel

Die chemische Analyse hat erhebliche Schwierigkeiten bereitet. Mit Sicherheit konnten bisher an *Wirkstoffen* nur Cholin bzw. Acetyl- und Propionylcholin sowie Vitamin C nachgewiesen werden, ferner eine blutdrucksenkende und eine herzwirksame Substanz, die möglicherweise sogar identisch sind. Anderen Einzelstoffen (Viscinsäure, Inosit, Urson, Quercitrin und eine noch unbekannte Substanz vom Typ der Phytotoxine) hat man bisher keine wesentliche Bedeutung beigemessen. Wir können daher das Wirkungsbild hauptsächlich nur auf die cholinartigen Inhaltsstoffe beziehen, was natürlich recht unvollständig erscheint.

Wirkungsweise und Verwendung

Die neuen pharmakologischen und klinischen Untersuchungen ergaben eine *blutdrucksenkende* Wirkung, wobei jedoch wahrscheinlich wurde, daß die Mistel mehrere blutdruckwirksame Faktoren enthalten muß, von denen einige den Druck senken, während andere ihn steigern. Es wird eine Frage der Dosierung und des Spannungszustandes des Nerven- und Kreislaufsystems sein, welche Wirkung im Einzelfall stärker hervortritt und überwiegt. Für die Therapie ist meist die blutdrucksenkende Wirkung erwünscht.

Weiterhin zeigt sich, daß die Mistel auch eine unmittelbare *Wirkung auf das Herz* besitzt, die ihrem Charakter entsprechend der Wirkung der bekannten

Mistel Herzpflanze Digitalis ähnlich ist. Dabei ist jedoch zu beachten, daß diese Mistelwirkung nicht zustande kommt, wenn man sie als Frischpflanze, als Saft oder getrocknet als Pulver und Tee einnimmt, weil dann das Mistelgift entweder vom Darm nicht aufgenommen oder aber von der Leber entgiftet wird. Acetylcholin gehört mit einer Reihe anderer Stoffe zu den gefäßerweiternden Substanzen, die die Blutdruckwirkung der Mistel erklärlich machen. Acetylcholin erregt den Vagusnerv, was auf dem Weg über die herzhemmenden Vagusfasern zur Pulsverlangsamung führen kann, eine Erscheinung, die sich durchaus mit der beobachteten Mistelwirkung deckt.

Da Acetylcholin auch Gefäßkrämpfe in den Beinen und im Kopf zu lösen vermag, findet somit die krampflösende Wirkung der Mistel ihre Bestätigung. Nach den neuesten Erfahrungen wirkt Acetylcholin sogar „antikonvulsiv", d. h., es verhindert Hirnkrämpfe. Das ist eine Rechtfertigung für die älteste beobachtete Mistelwirkung, nämlich die gegen *Epilepsie*.

Aber auch für die anfangs geäußerte Vermutung, daß die Mistel fähig ist, Krankheiten zu bekämpfen, die durch Bakterien oder Fremdkörperreize hervorgerufen werden, haben ausgedehnte neuere Forschungen wertvolle Anhaltspunkte und Bestätigungen ergeben. So wiesen *Madaus* und *Kunze* einen Stoff in der Mistel nach, der eine starke örtliche und allgemeine entzündliche Reaktion und schließlich umschriebenen Gewebstod hervorruft und von der bisher schon bekannten Giftwirkung der Mistel verschieden ist.

Sie wiesen ferner eine *krebshemmende Wirkung* von Mistelextrakten nach, die vor allem an den entzündungserregenden Stoff gebunden erscheint. Überraschenderweise hat dadurch der alte Volksglaube, daß die Mistel ein Krebsmittel darstelle, eine wissenschaftliche und experimentelle Grundlage gefunden. Ebenso interessant ist die Feststellung, daß besonders sorgfältig hergestellte Mistelextrakte — wenn man sie injiziert — eine *Steigerung und Aktivierung der Abwehrvorgänge* des Organismus hervorrufen. Allerdings darf nur der Arzt unter vorsichtiger Steigerung der Dosis die entsprechenden Injektionen vornehmen.

Über all diesen erfreulichen Erkenntnissen darf aber nicht vergessen werden, daß der frischen Mistel auf dem Höhepunkt ihres Wirkstoffgehaltes im Winter nichts von ihrer altbekannten *Wirksamkeit bei erhöhtem Blutdruck und bei Verkalkung* genommen werden soll. Sie hat hier nach wie vor ihre Berechtigung, zumal man neuerdings annimmt, daß die Viscinsäure den Blutcholesterinspiegel senkt. Erhöhter Blutdruck und Verkalkung gehen häufig mit einem erhöhten Blutcholesteringehalt einher.

Für die Anwendung als Tee benötigt man 2 Teelöffel der Droge aus Mistelzweigen und -blättern oder 1 gestrichenen Teelöffel des Drogenpulvers auf 1 Tasse Wasser. Die Herstellung erfolgt als kalter Auszug, der 8—10 Stunden

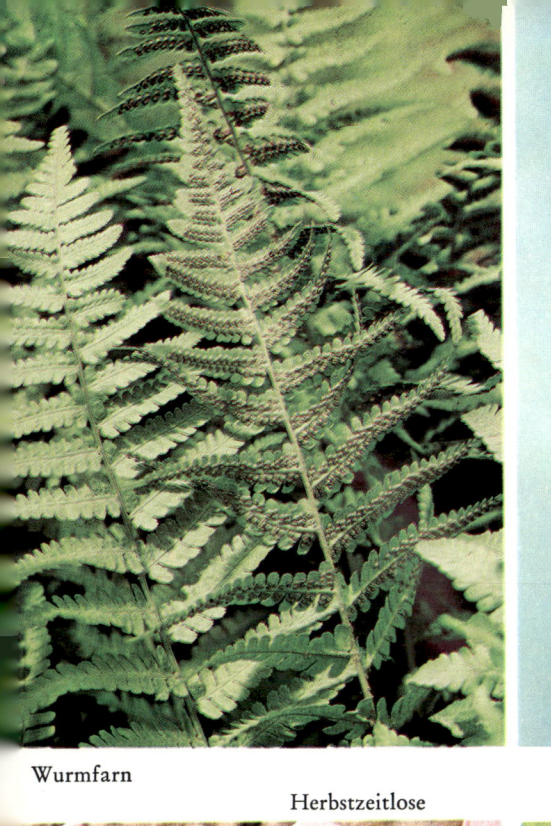
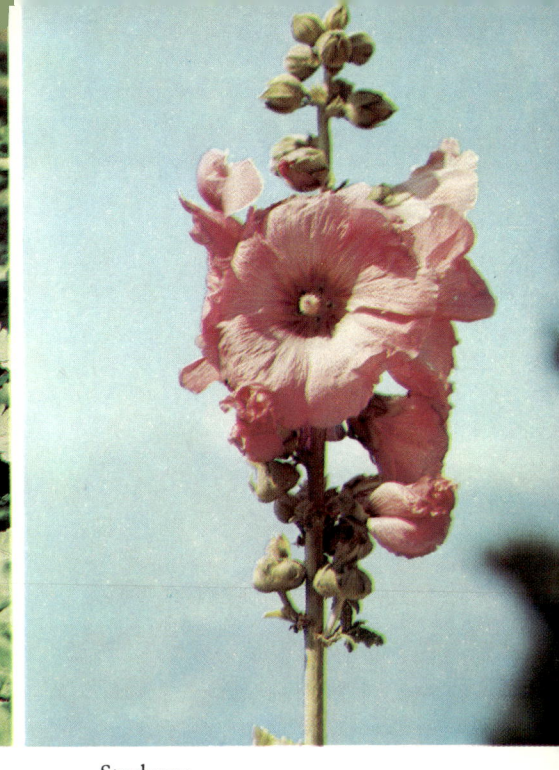

Wurmfarn　　　　　　　　　　Stockrose

Herbstzeitlose　　　　　　　　Herbstzeitlose

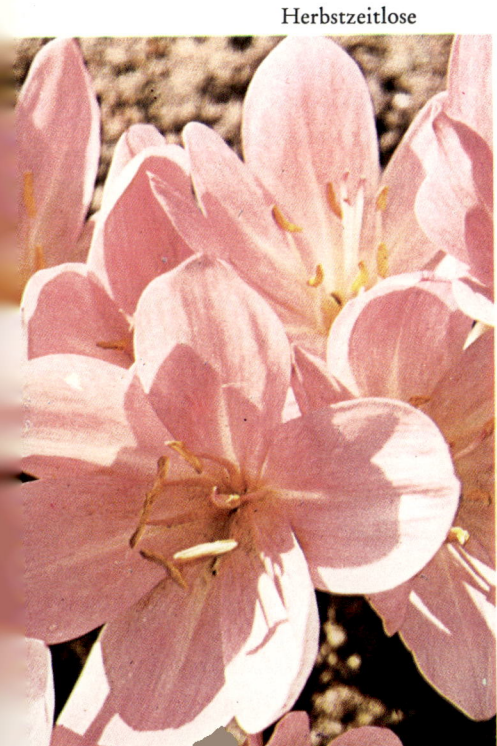
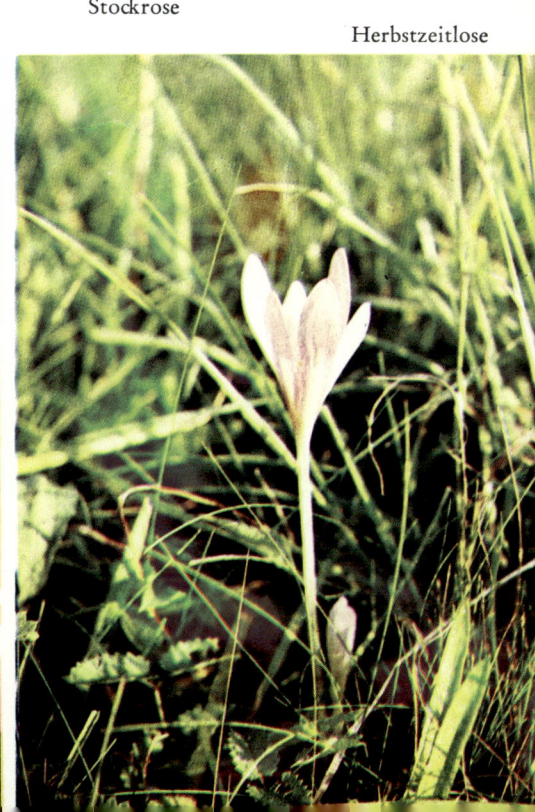

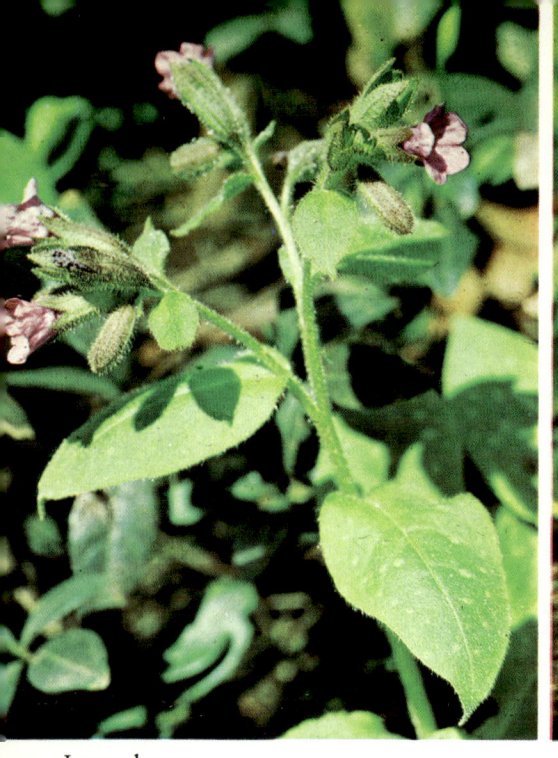 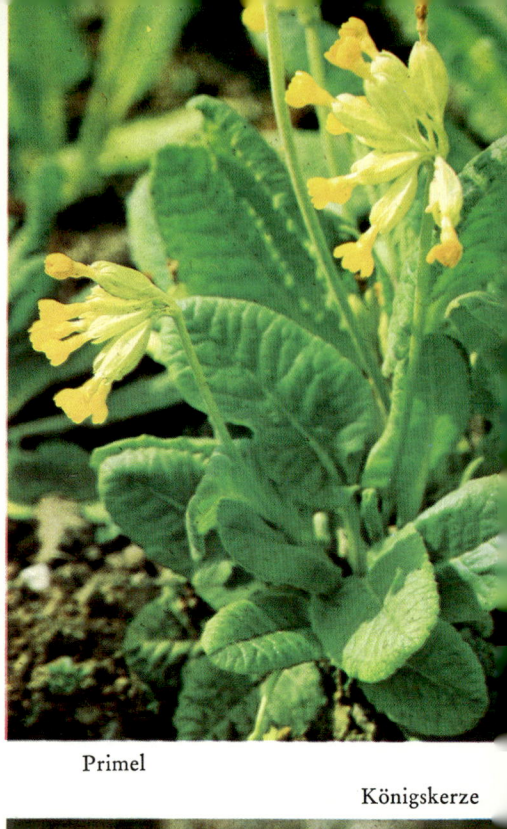

Lungenkraut   Primel

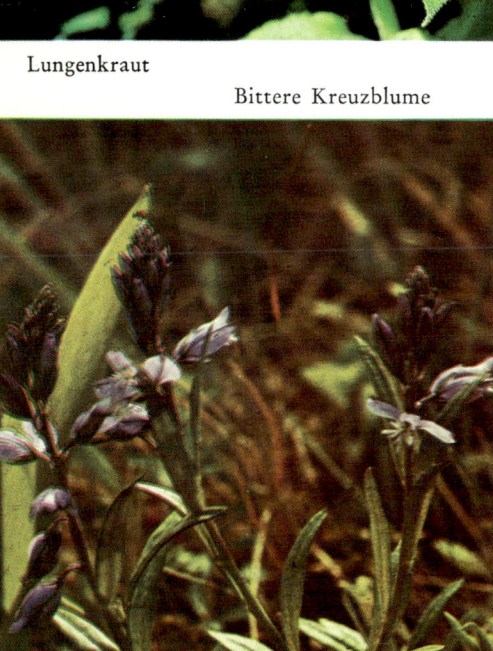 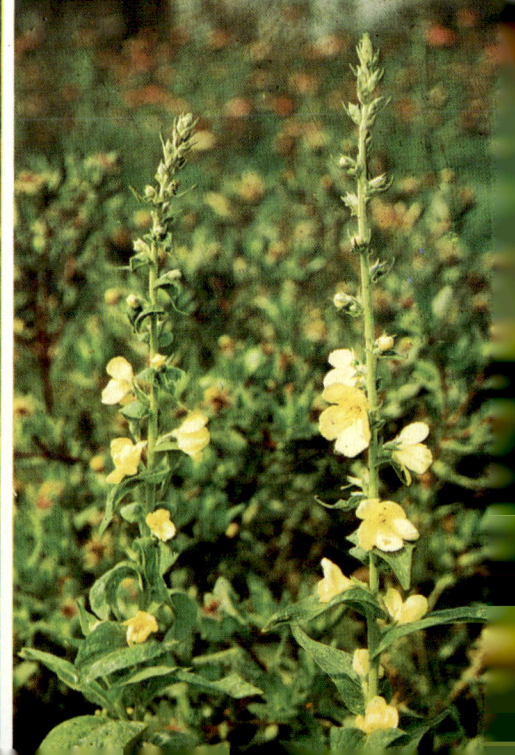

Bittere Kreuzblume   Königskerze

stehen muß. Man trinkt davon täglich 2 Tassen. In den Apotheken stehen auch
moderne Frischpflanzenzubereitungen und injizierbare Präparate von hoher Mistel
Wirksamkeit zur Verfügung (Plenosol, Iscador u. a.).
Die Mistel ist Bestandteil folgender Teemischungen und Pflanzenzubereitungen: II 3, 6, 10, 20; IV 6, 24; VII 11; VIII 18.
Die von dieser Pflanze in den Apotheken erhältlichen Fertigpräparate sind aus dem Anhang zu ersehen.

Myrte gegen Bronchial- und Lungenleiden

Die aus der Familie der Myrtengewächse (Myrtazeen) stammende gemeine Myrte
Myrte *(Myrtus communis)* findet man in den felsigen Gebirgsgegenden der
Mittelmeerländer, besonders in Spanien, Italien und Südfrankreich. Es ist eine
alte Kult-Pflanze. In Deutschland findet man sie meist nur als Zimmerpflanze.
Sie blüht von Juli bis August.

Zu medizinischen Zwecken verwendet man die Blätter *(Folia Myrti)*. Sie enthalten bis zu 0,3 % ätherisches Öl. In diesem Öl fand man nach *Gessner:* Terpene
(d-α-Pinen, Dipenten, einen kampferähnlichen Kohlenwasserstoff), Kineol,
Myrtol, Geraniol und Nerol. In den Blättern stellte man außer dem ätherischen
Öl noch Bitterstoffe, Gerbstoff und Harz fest.

Das ätherische Öl, das die Hauptwirkungsträger — Kineol und Pinen — enthält, ist eine gelblich-grüne Flüssigkeit von angenehm ätherischem Geruch. Durch
Erhitzen auf 160—180° C läßt sich der Teil des ätherischen Öles gewinnen, der
die Hauptwirkstoffe enthält. Das gewonnene Präparat wird als Myrtol bezeichnet und ist in dünndarmlöslichen Gelatine-Kapseln unter der Bezeichnung Gelomyrtol im Handel.

Wirkungsweise und Verwendung

Nach der Aufsaugung des Myrtols im Darm wird es bald über die Bronchialschleimhaut und die Lungenbläschen ausgeschieden. Dabei entwickelt es eine
starke desinfizierende, schleimlösende und auswurffördernde Wirkung. Gleichzeitig wird der Geruch der Atemluft verbessert. In geringem Maße scheiden auch
die Nieren das Myrtol aus.

Das aus dem ätherischen Öl der Myrtenblätter gewonnene Myrtol hat folgende
Heilanzeigen: Akuter und chronischer Bronchialkatarrh, Bronchienerweiterungen (Bronchiektasen), Verödung der Lungenbläschen (Emphysembronchitis),
Pilzerkrankungen der Lunge (Pneumomykosen), Staublunge (Silikose). Es fördert auch die Absonderungen durch Nase und Nasennebenhöhlen bei Nasenschleimhautentzündungen und Nebenhöhlenkatarrhen. Dadurch kann vielfach
auf Nebenhöhlenspülungen verzichtet werden.

Myrte Myrtol läßt sich in dünndarmlöslichen Gelatinekapseln außerordentlich gut einnehmen, zumal es völlig geschmacklos ist, was bei einer längerdauernden Einnahme bei chronischen Bronchial- und Lungenleiden sehr wichtig sein kann. Als sehr angenehm wird die desodorierende Wirkung auf die Atemluft bei eitrigen und stinkenden Lungenerkrankungen empfunden. Auch für Diabetiker ist Myrtol geeignet, da es keinerlei Kohlenhydrate enthält.

Die von dieser Pflanze in den Apotheken erhältlichen Fertigpräparate sind aus dem Anhang zu ersehen.

Nelkenwurz wirkt antiseptisch

Nelkenwurz Die zur Familie der Rosengewächse (Rosazeen) zählende *echte* Nelkenwurz *(Geum urbanum)* kommt an Mauern, Zäunen, Hecken, in lichten Wäldern oder auf Waldwiesen häufig vor. Man nennt die Pflanze auch Märzwurzel, Hasenauge, Nagelchrut oder Weinwurzel. Sie riecht schwach nelkenähnlich; der Geschmack ist leicht zusammenziehend. Als Droge verwendet man die Wurzel.

An *Wirkstoffen* findet sich in der Wurzel das Glykosid Gein, aus dem durch ein Ferment ein ätherisches Öl abgespalten wird. Dieses wiederum enthält als Hauptbestandteil das Nelkenöl (Eugenol). Chemisch ist das Eugenol gleich dem Allylguajacol. Außerdem enthält die Wurzel bis zu 3 % Gerbstoff und einen seiner Struktur nach noch unbekannten Bitterstoff sowie Harz, Stärke und Gummi.

Wirkungsweise und Verwendung

Das Nelkenöl als Hauptwirkstoff wirkt örtlich betäubend, ferner antiseptisch, krampflösend und anregend auf die Drüsen des Magen-Darm-Kanals und auf das Leber-Gallen-System.

Als Tee verwendet man die Pflanze bei Verdauungsschwäche, Obstipation, Darmkoliken, Darmkatarrhen mit Fäulnis und Gärung, Durchfall, Erbrechen, Störungen des Leber-Gallen-Systems, Pfortaderstauungen, Hämorrhoiden und Stoffwechselstörungen, die von Darmerkrankungen herrühren.

Nelkenwurzelöl hilft gegen kolikartige Beschwerden (6—8 Tropfen in 1 Eßlöffel warmem Wasser); es dient als Zusatz zu Mundwasser gegen Zahnfleischerkrankungen (Parodontose) und Zahnschmerzen. Bei Zahnwurzelerkrankungen gibt man es tropfenweise in den Zahnwurzelkanal oder auf die Schleimhaut.

Den Tee bereitet man aus 1 Teelöffel der Wurzeldroge auf 1 Tasse Wasser zu. Er wird kalt angesetzt und dann kurz aufgekocht. Man trinkt täglich 1—2 Tassen warm.

Die *echte* Nelkenwurz ist Bestandteil folgender Teemischungen und Pflanzenzubereitungen: I 18; VIII 32.

Oleander für das Herz   Giftig!

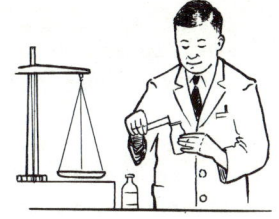

Oleander

Der Oleander *(Nerium oleander)* bildet ein im ganzen Mittelmeerraum verbreitetes strauchartiges Gewächs, das wegen seiner Zugehörigkeit zur Familie der Hundsgiftgewächse (Apozynazeen) mit den Strophanthusarten botanisch verwandt ist. Seinen wohlriechenden, meist rosaroten, zuweilen auch weißen Blüten verdankt der Oleander seine Beliebtheit als Zierpflanze; er wird häufig angebaut.

Die *Hauptwirkstoffe* wurden in den Blättern und in der Rinde gefunden. Bisher isolierte man vier Digitalisglykoside, nämlich Oleandrin (Folinerin), das kristallisiert und wasserlöslich ist, das ebenfalls kristallisierende Cortenerin, ferner Neriin und Neriantin. Das für Heilzwecke wichtigste Glykosid ist Oleandrin, welches bei der hydrolytischen Spaltung Oleandrigenin (Monoacetyl-gitoxigenin) und Oleandrose ergibt. Bei der Trocknung der Pflanze entstehen weitere chemisch verwandte Glykoside, die ebenfalls an der Wirkung beteiligt sind. Außer den Glykosiden fand man in der Rinde auch etwas ätherisches Öl.

Wirkungsweise

Oleander-Gesamtextrakte haben ebenso wie die einzelnen Hauptwirkstoffe des Oleanders die gleiche typische Wirkung auf das Herz wie die Blätter der Fingerhutarten *(Digitalis purpurea* und *lanata)*. Das Folinerin steht in der Herzwirkung etwa zwischen Digitalis und Strophanthin; es häuft sich weniger im Körper an (kumuliert wenig), wirkt aber stärker auf die Wasserausscheidung (Diurese) und ist insgesamt nicht ganz so stark herzwirksam wie das Strophanthin, was in vielen Fällen auch gar nicht notwendig ist.

Um einen Begriff von der großen Arzneikraft des Oleandrins zu bekommen, ist es interessant zu erfahren, daß die Wirksamkeit des Folinerins am (isolierten) Froschherzen (an dem man die herzwirksamen Mittel gewöhnlich testet) noch in der geringen Konzentration von 1 : 10 000 000 000 nachweisbar ist. Ähnlich wie Folinerin verhalten sich auch die anderen Glykoside.

Wegen der starken Wirksamkeit des Oleanders ist bei Überdosierungen natürlich mit *Vergiftungen* zu rechnen. Allein durch das Kauen oder Verzehren von Blättern, Zweigen oder Blüten des Oleanders sind bei Kindern schon Vergiftungen beobachtet worden. In den Heimatländern des Oleanders wird die Pflanze auch dazu benutzt, um gezielte, also beabsichtigte Vergiftungen (meist in selbstmörderischer Absicht) hervorzurufen. Übelkeit, Kopfschmerzen, Koliken, Erbrechen, Durchfälle, verlangsamter und unregelmäßiger Herzschlag, Blauwerden, Atemnot, Herzschwäche und schließlich der Tod durch Herzlähmung sind die

Oleander Folgen der Vergiftung mit Oleander. Vor einigen Jahren gingen auf dem Gardasee zwei Schwäne ein, da sie Oleanderblätter gefressen hatten. Die Prognose der Oleandervergiftung ist wie bei der Vergiftung durch den Fingerhut sehr ungünstig.

Die Beschreibung des Vergiftungsbildes soll dazu dienen, mit dieser Pflanze äußerst vorsichtig umzugehen. *Es sei ausdrücklich davor gewarnt, die Droge selbst herzustellen.* Sie darf nur auf ärztliche Verschreibung angewendet werden, zumal der Arzt nur die auf einen gleichen Wirkungswert standardisierten Präparate bekannter Herstellerfirmen verwenden wird.

Verwendung

Verwendet werden die Pflanzenpräparate als ausgesprochenes Herzmittel, besonders wenn dabei eine Anregung der Wasserausscheidung notwendig ist. Ein Extrakt der Gesamtwirkstoffe ist dabei im allgemeinen der Anwendung des reinen Glykosids Folinerin vorzuziehen.

In der Homöopathie wird ein Extrakt aus den frischen Blättern in den Verdünnungen D 2—D 4 gegen nervöses Herzklopfen, Herzschwäche (cardiale Dekompensationszustände), Angina pectoris, Ödeme, Bluthochdruck, Herzmuskelschädigung, Nervenlähmung (periphere) und Magen-Darm-Katarrh verwendet.

Die von dieser Pflanze in den Apotheken erhältlichen Fertigpräparate sind aus dem Anhang zu ersehen.

Oliven heilen Leber und Darm

Olive Ein altes spanisches Sprichwort veranschaulicht die Bedeutung des Ölbaums: „Aceite de oliva todo mal quita." (Olivenöl beseitigt alle Krankheiten.) Der Ölbaum *(Olea europaea)* wächst bis zu einer Höhe von 6—10 Metern mit reicher Verzweigung. Er wird in mehreren Abarten in den Mittelmeerländern, in Mittelamerika und besonders in Kalifornien, im Kapland und in Südaustralien kultiviert. Die als *Oliven* bezeichneten Früchte liefern nicht nur eines der besten Speiseöle, sie bilden auch eingemacht ein beliebtes Gewürz.

Die pflaumengroßen Oliven werden, sobald die reifsten Früchte abfallen, mit der Hand gepflückt oder mit Stangen abgeschlagen. Die frischen Oliven enthalten 25—38 %, die getrockneten bis zu 57 % Öl. Frische, reife Oliven schmecken herb, leicht bitter und fad. Außer dem Öl finden sich noch 3 % Eiweiß, 39 % Kohlehydrate und 8 % Rohfaser. Die Früchte sind basenüberschüssig und enthalten an Mineralien 1000 mg% Kalium, 100 mg% Natrium, 80 mg% Kalzium, 2 mg% Magnesium und 8 mg% Eisen. Die Vitamine sind lediglich mit 190 I. E. Vitamin A in 100 g vertreten.

Diätetisch haben die frischen Oliven keine Bedeutung. Sie dienen jedoch zur Bereitung pikanter Vorspeisen und als Beilagen.

Olive

Zur Gewinnung guten Olivenöles zu Speisezwecken werden die Früchte getrocknet, bis sie leicht runzlig sind. Dabei muß eine Temperatur von über 35° C vermieden werden, weil sonst das fettspaltende Enzym Olease zu stark zu wirken beginnt. Nach einer Aussortierung werden die entkernten oder auch nicht entkernten Früchte mit mäßigem Druck (20—50 atm) kalt gepreßt, wodurch das beste Speiseöl, das Jungfernöl *(Huile vierge)*, erhalten wird. Die Ausbeute beträgt etwa 75 % des vorhandenen Öles. Die durch stärkeren Druck, durch Hitze und Lösungsmittel gewonnenen Öle sind von geringerer Qualität.

Kaltgepreßtes Olivenöl ist ganz klar, nur selten wenig getrübt, hellgelb bis goldgelb mit einem spezifischen Gewicht von 0,916—0,918. Geschmack und Geruch sind je nach der Herkunft verschieden, jedoch milde und angenehm. Außer dem Jungfernöl haben alle Öle (also auch schon das Öl zweiter Pressung) einen unangenehmen Geruch und Geschmack. Extraktionsöle sind außerdem von gelbgrüner bis dunkelbraungrüner Farbe. *Olivenöl darf auch nach kräftigem Schütteln an der Oberfläche keine Blasen zeigen, sonst besteht der Verdacht auf Verfälschung.*

Das Olivenöl *(Oleum Olivarum)* ist ein fettes, nicht eintrocknendes Öl, das sich bei 10° C durch kristalline Ausscheidungen zu trüben beginnt. Bei 0° C bildet es eine salbenartige Masse. Seine Bestandteile sind etwa 25 % feste Fette (Glyceride der Stearin-, Palmitin- und Arachinsäure), etwa 75 % flüssige Fette (Glyceride der Ölsäure, Linolsäure und gemischte Glyzeride) und etwa 0,5—1,5 % freie Fettsäuren. Eiweiß und Kohlehydrate sind in Olivenöl nicht vorhanden; es enthält auch kaum Mineralien und von den Vitaminen nur 300 I. E. Vitamin A.

Wirkungsweise und Verwendung

Olivenöl hat eine außerordentlich große ernährungsphysiologische, diätetische und medizinische Bedeutung. Vom Standpunkt einer vollwertigen, gesunden Ernährung ist es sehr wichtig, daß Fett verwendet wird, das nicht nur eine bestimmte Anzahl von Kalorien (Wärmeeinheiten) abgibt, sondern zugleich den Bedarf an lebenswichtigen Wirkstoffen deckt und die Eigenschaft besitzt, sich nicht unnötig im Gewebe abzulagern. Die besonders in den kaltgeschlagenen Pflanzenölen und damit auch im Olivenöl vorhandenen ungesättigten Fettsäuren sind Stoffe hoher biologischer Wirksamkeit, die die Ablagerung ungesunder Fettpolster verhindern. Es ist allerdings darauf zu achten, daß man nur unverfälschtes, kaltgeschlagenes Olivenöl (Jungfernöl, Provenceröl, Aixeröl u. a.) verwendet, das weder hell ausgebleicht noch durch Raffination geruch- und geschmacklos gemacht worden ist. Durch jede Bearbeitung werden dem Öl wichtige Bestandteile entzogen. Die guten Öle werden nur aus vollreifen Oliven gewonnen, während das gewöhnliche Spei-

Olive

seöl aus Oliven verschiedenster Reifegrade stammt. Die Extraktionsöle finden hauptsächlich bei der Seifenfabrikation Verwendung.

Olivenöl ist zur Zubereitung der Speisen besonders bei Leber-, Gallen-, Kreislauf-, Magen-Darm-, Haut- und Nierenkrankheiten geeignet. Es kann als einfaches, aber recht wirksames *Abführmittel* eßlöffelweise verwendet werden. Bei starker Stuhlverhärtung verabreicht man ½ l Öl als Klysma (Klistier). Bei *Gallensteinkolik* nimmt man 100—200 g Öl im Verlauf einiger Stunden zu sich. Durch Zusatz von 0,3 g Menthol wirkt das Öl weniger übelkeiterregend.

Zum Austreiben von Gallensteinen führt man die seit langer Zeit bekannte *Ölkur* durch: Drei Tage lang morgens nüchtern 100—200 ccm bestes Olivenöl schlucken. Solche Kuren sind natürlich nicht angebracht bei akuten Entzündungszuständen. Sie müssen ärztlich verordnet sein und durch andere Mittel (Karlsbader Salz) unterstützt werden.

Durch Zufuhr von 20 ccm körperwarmem Olivenöl mittels Duodenalsonde kann man eine starke Gallenblasenentleerung hervorrufen, was für die Röntgenuntersuchungen zur Kontrastdarstellung der Gallenblase sehr wertvoll sein kann.

In der Dermatologie wird Olivenöl häufig als Lösungsmittel oder zur Salbenbereitung benutzt. Hierbei erhöht Olivenöl wegen seines niedrigen Schmelzpunktes die Geschmeidigkeit der Salbe.

Da Olivenöl auch *auf Schleimhäute beruhigend* und *entzündungswidrig* wirkt, verwendet man es zur Bereitung von Schnupfenmitteln.

Die Oliven*blätter (Folia Oleae)* werden in Form einer Abkochung oder einer tinkturähnlichen Zubereitung als blutdrucksenkendes Mittel verwendet. Die Beobachtung der blutdrucksenkenden Wirkung ist alt, aber über die dabei wirksamen Stoffe wissen wir noch nicht viel. Wahrscheinlich sind cholinähnliche Substanzen wie bei der Mistel und ein Oleosid genanntes Glykosid daran beteiligt. Die Wirkungsstärke ähnelt auch der der Mistel, ist also nicht sehr stark. Bei empfindlichen Menschen kann es zu unangenehmen Magenbeschwerden kommen. Man verabreicht daher den aus Blättern bereiteten Tee (1 Eßlöffel Droge auf zwei Tassen Wasser, 5 Minuten kochen) oder die Tinktur möglichst nur *nach* den Mahlzeiten oder verwendet die Olivenblätter in Kombinationen mit Mistel und Rauwolfia, wodurch die Wirkung erheblich verstärkt wird.

Olivenblätter sind Bestandteil folgender Teemischung: II 3.

Die von dieser Pflanze in den Apotheken erhältlichen Fertigpräparate sind aus dem Anhang zu ersehen.

Osterluzei steigert die Infektionsabwehr   Giftig!

Osterluzel

Die Osterluzei *(Aristolochia clematitis),* auch Biberwurzel, Hohlwurzel und Luzeiwurzel genannt, stellt eine krautige, 30—70 cm hoch werdende Pflanze dar, die ein reich verzweigtes, im Boden weithin kriechendes Wurzelgeflecht besitzt. Sie kommt in Europa häufig wild vor und blüht im Mai und Juni.

Osterluzei

In der Wurzel, im Kraut und auch im Samen fand man als Hauptwirkstoff die wasserunlösliche Aristolochiasäure. Außerdem entdeckte man 0,4 % ätherisches Öl, Gerbstoffe, gelben Farbstoff, Bitterstoffe und harzartige Substanzen.

Wirkungsweise

Gessner bezeichnet die Aristolochiasäure als ein ausgesprochenes Kapillargift (Kapillaren sind die haarfeinen Arterienenden). Auch könne es als Folge der Aristolochia-Wirkung zur Blutüberfüllung im kleinen Becken und zu unregelmäßiger Menstruation (Menorrhagie) kommen. Selbst eine Fehlgeburt sei bei Anwendung in der Schwangerschaft möglich. Vergiftungen wurden bei Tieren häufiger beobachtet, beim Menschen können sie ebenfalls vorkommen.

Neuere Untersuchungen haben für die Heilbehandlung wichtige und praktisch anwendbare Wirkungen der Aristolochiasäure ergeben. Bei Tierversuchen zeigte sich eine deutliche Steigerung der Freßzellentätigkeit (Phagozytosesteigerung), der bakterienvernichtenden Wirkung des Blutserums und eine Anregung der Gewebsheilung (der Bildung von Granulationsgewebe).

Verwendung

Bei schlecht heilenden Geschwüren, „offenen Beinen" (Ulcus cruris), Nagelbettentzündungen, infizierten Wunden verwendet man eine Abkochung des frischen, blühenden Krautes mit oder ohne Wurzel (1—2 Eßlöffel auf 1 Tasse Wasser, 10 Minuten gekocht) zu feuchten Kompressen. Eine *innerliche* Behandlung bei verschiedenen Menstruationsstörungen und im Klimakterium sollte wegen der schlechten Dosierbarkeit des frischen Krautes unterlassen werden, zumal heute verschiedene, exakt dosierte Fertigpräparate zur Verfügung stehen.

So gibt man die Aristolochiasäure in Form von Tardolyt, wodurch sich die Wunden schneller reinigen und eine gute Heilungstendenz zeigen. Stolochal-Salbe wird angewendet bei „offenen Beinen" (Ulcus cruris), Abszessen, Blasenbildungen an den Füßen nach längerem Laufen, Ekzemen und Schuppenflechte. In dem Präparat Hamadest compositum ist Osterluzei mit Hamamelis, Sonnenhut und Arnika kombiniert und wird für alle Venenerkrankungen gebraucht, so bei Venenentzündung (auch mit Thrombose), Krampfadern, „offenen Beinen", Hämorrhoiden. Hamadest ist als Tropfen, Salbe und Zäpfchen im Handel. Das Präparat Ossidal enthält in allen Zubereitungsformen (Tropfen, Salbe, Tabletten) Aristolochia und wird auch bei allen venösen Erkrankungen und zur Infarkt-Nach- und -Langzeitbehandlung eingesetzt.

Die von dieser Pflanze in den Apotheken erhältlichen Fertigpräparate sind aus dem Anhang zu ersehen.

Passionsblume beruhigt und fördert den Schlaf

Passionsblume

Die Passionsblumen stellen eine Pflanzengattung dar, die aus Südamerika und Ostindien stammt und bei uns lediglich wegen ihrer schönen Blüten als Zierpflanze gezogen wird. Einige Arten kommen auch in Nordamerika vor, besonders die fleischfarbene Passionsblume *(Passiflora incarnata)*, die uns auch hier als Heilpflanze besonders interessiert.

Das wirksame Prinzip dieser Pflanze ist bis heute noch nicht bekannt. Es ist auch noch nicht sicher, ob die bei der chemischen Untersuchung aufgefundenen Alkaloide (Harmin, Harman, Harmol und Harmalin) oder Glykoside die Hauptwirkstoffe darstellen. Man fand bei der weiteren chemischen Untersuchung auch Flavonoide unbekannter Zusammensetzung *(Lutomski* und *Wrocinski)*, die im Arzneiprüfungsversuch einen beruhigenden (sedativen) Effekt ergeben haben sollen. Die Frage der Hauptwirkstoffe ist jedenfalls noch nicht eindeutig geklärt.

Wirkungsweise

Über die Wirkungsweise von Extrakten der Passionsblume sind einige interessante Untersuchungsergebnisse bekannt. Im Jahre 1943 stellte man Untersuchungen an Mäusen und Ratten mit einem Fluidextrakt an *(Marangoni)*. Sie ergaben einen beruhigenden Effekt. Dieses Ergebnis wurde auch von anderer Seite *(Neugebauer)* bestätigt. In weiteren Tierexperimenten fand man eine lähmende Wirkung auf den Kaninchendarm, dabei auch eine Verstärkung des bekannten krampflösenden Papaverineffektes am Darm. Daraus wird geschlossen, daß die Extrakte der Passionsblume eine krampflösende Wirkung auf die glatte Muskulatur vor allem der Bauchorgane haben. Zentralnervös wurde auch beim Menschen eine beruhigende Wirkung festgestellt.

Aus russischer Quelle, referiert in den „Mitteilungen aus Forschung und Praxis" der Dr. Willmar Schwabe GmbH., stammen Ergebnisse über neue Untersuchungen von *Lorija*, daß die Passionsblume nicht nur ein Mittel gegen Schlaflosigkeit ist, sondern auch bei funktionellen Hörstörungen mit Ohrensausen ungeklärter Ursache angezeigt ist. Der Passiflora-Extrakt reguliert den Spannungszustand (Tonus) des neuro-regulatorischen Apparates und fördert die periphere Durchblutung.

Schädliche Nebenwirkungen sind bis heute nicht bekannt geworden.

Verwendung

Obwohl exakte Untersuchungen über Einzelwirkstoffe, insbesondere die Hauptwirkstoffe, noch fehlen, wird die Passionsblume in modernen Zubereitungsformen bei nervösen Unruhezuständen, im Klimakterium, bei leichten Depressionen und bei allen leichten bis mittelschweren Schlafstörungen angewendet.

Wir finden die Passionsblume häufig kombiniert mit anderen, ebenfalls beruhigend wirkenden Heilpflanzen, wie Baldrian, Hopfen, Johanniskraut, Hafer und Melisse.

Passionsblume

Die von dieser Pflanze in den Apotheken erhältlichen Fertigpräparate sind aus dem Anhang zu ersehen.

Pfefferminze bei Entzündungen und Krämpfen

Die Pfefferminze *(Mentha piperita)* kommt bei uns an feuchten Stellen zuweilen verwildert vor, wird aber hauptsächlich in 4 Sorten und zahlreichen Unterformen besonders in Thüringen, in der Rheinpfalz und in Württemberg angebaut. An *Wirkstoffen* findet sich in den Blättern bis zu 1,25 % ätherisches Öl, das bis 90 % Menthol-Hexahydrothymol, 9—25 % Menthon, 4—11 % Mentholester, Pinen, Phellandren, Limonen und weitere Terpenderivate enthält.

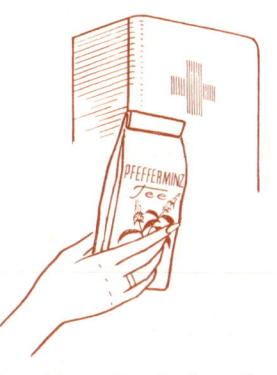

Pfefferminze

Außer dem ätherischen Öl konnten in den Blättern eisengrünender Gerbstoff, Bitterstoff und die Fermente Peroxydase und Katalase nachgewiesen werden.

Wirkungsweise und Verwendung

Die Wirkungsweise der Pfefferminze läßt sich charakterisieren als entzündungswidrig und keimtötend, galletreibend, krampflösend und schmerzstillend, sie regt das Gefäß- und Atemzentrum an, belebt den Herzmuskel und beruhigt das Gehirn. Die Wirkung ist in der Hauptsache auf den hohen Mentholgehalt des ätherischen Öles zurückzuführen.

Man nutzt sie vorteilhaft aus

1. bei entzündlichen Leber- und Gallenerkrankungen, besonders mit krampfartigen Beschwerden, auch bei Gallensteinen und Gallengrieß;
2. bei übersäuertem Magen, da die Säurebildung herabgesetzt und die Entleerung beschleunigt wird, wie auch bei allen sonstigen Magenverstimmungen;
3. bei kolikartigen Schmerzzuständen im Bereich des Magen-Darm-Kanals, bei beginnendem Magengeschwür und bei Magen-Darm-Katarrh;
4. bei Nerven- und Herzschwächen, Schlaflosigkeit und Kopfschmerzen;
5. bei schmerzhafter Regel, da sich die krampflösende Wirkung auch auf die Unterleibsorgane erstreckt. In diesem Falle mischt man zur Verstärkung der Wirkung Pfefferminzblätter mit gleichen Teilen Kamille, Melisse und Raute.

Wegen der ausgeprägten Heileigenschaften sollte man Pfefferminztee nicht als Haustee verwenden, da die Wirkkraft bei täglicher Gewöhnung abnimmt.

Pfefferminze Die Pfefferminze ist Bestandteil folgender Teemischungen und Pflanzenzubereitungen: I 10, 17; II 2; III 9; IV 1, 5, 6, 8, 9, 10, 11; V 11, 12, 13, 15, 18, 24, 26, 28, 38, 41, 44; VI 1, 5, 6, 8; VIII 1, 6, 9, 10, 21, 30, 36; X 2; XII 13.

Wasserminze Die **Wasserminze** *(Mentha aquatica)* ist in ganz Europa sehr häufig an Ufern und Wassergräben zu finden. Sie besitzt eiförmig-längliche, am Rande gesägte, gestielte, gegenständige Blätter und kleine, zu kugeligen Köpfen vereinigte rosenrote Blüten. Ihre *Wirkstoffe* sind ätherisches Öl ohne Menthol, mehrere Terpenabkömmlinge (Sesquiterpene), Carvon, Bitterstoff, Fermente und etwa 7,4 % Gerbstoff.

Die Pflanze wirkt wie die Pfefferminze entzündungswidrig und keimtötend (besonders auf krankhafte Darmbakterien aus der Gruppe der Colibakterien, Enterokokken, Salmonellen, Hefen und Schimmelpilze), krampflösend, schmerzstillend, beruhigend auf das Gehirn, anregend auf das Gefäßzentrum, das Atemzentrum und den Herzmuskel sowie galletreibend.

Man verwendet sie bei Magenkatarrh und übermäßiger Säurebildung (hyperacide Gastritis), bei kolikartigen Schmerzzuständen im Magen-Darm-Kanal, bei entzündlichen Leber- und Gallenblasenerkrankungen, auch bei Gallensteinen und Gallengrieß, bei Nerven- und Herzschwäche, Kopfschmerzen und Schlaflosigkeit sowie schmerzhafter Menstruation (in Verbindung mit Kamille, Melisse und Raute). Die Wasserminze vermag die Pfefferminze vollwertig zu ersetzen.

Zum Aufguß benötigt man 1—2 Teelöffel der Droge auf 1 Tasse Wasser. Man trinkt 1—3 Tassen warm nach Bedarf.

Die Wasserminze ist Bestandteil folgender Pflanzenzubereitung: I 10.

Die von dieser Pflanze in den Apotheken erhältlichen Fertigpräparate sind aus dem Anhang zu ersehen.

Primel (Schlüsselblume) hilft bei Erkältungskrankheiten

Primel Die Primel *(Primula officinalis)* gehört zur Familie der Primelgewächse (Primulazeen) und blüht als erster Frühlingsblüher von April bis Mai. Sie ist in Europa und Kleinasien überall auf trockenen Wiesen, an Abhängen, in Gebüschen und auf lichten Waldstellen zu finden. An *Wirkstoffen* enthält die ganze Pflanze — vor allem in der Wurzel — bis zu 8 % Saponine, ferner die Glykoside Primverin und Primulaverin sowie die kristallisierte Primulasäure, außerdem (nach *Gessner*) Primelkampfer. Die Blüten enthalten das Glykosid Cyclamin und ein ätherisches Öl. Die Wurzeln riechen nach Anis und schmecken bitter und kratzend.

Wirkungsweise und Verwendung

Die Wirkung der Primel beruht hauptsächlich auf ihrem Saponingehalt. Von den pharmakologisch bekannten Saponinwirkungen läßt sich medikamentös die Steigerung der Bronchialdrüsenabsonderung und der Schweißdrüsenfunktion sowie die Funktionssteigerung aller zum Verdauungskanal gehörenden Drüsen ausnützen.

Man verwendet die Pflanze hauptsächlich als auswurf- und hustenförderndes Mittel (Expektorans) bei Erkältungskrankheiten, insbesondere bei trockener Bronchitis, grippalen Infekten und chronischer Verstopfung. Zweckmäßig gibt man den in der Apotheke hergestellten Fluidextrakt der Primelwurzel *(Primula extr. fluidum)*, und zwar 2mal stündlich 15—20 Tropfen.

Sonst benötigt man 2 Teelöffel (1 g) der Blütendroge auf 1 Tasse Wasser. Die Zubereitung erfolgt als Abkochung von 10 Minuten Dauer. Es sind täglich 1—2 Tassen warm zu trinken.

In das Ergänzungsbuch zum Deutschen Arzneibuch 6 wurde außer der Primelwurzel *(Radix Primulae)* als Droge auch die Primel*tinktur (Tinctura Primulae)* aufgenommen. Man nimmt von der Primeltinktur 4mal täglich 20 Tropfen.

Die „Deutschen Rezeptformeln" führen eine *Primelwurzelabkochung* an, die wie folgt herzustellen ist: 6 g Primelwurzel werden mit 180 g Wasser 15 Minuten zugedeckt gekocht. Die Abkochung ergänzt man dann mit Brustelixier *(Elixir e Succo Liquiritae)*, einem Süßholzextrakt, den man fertig aus der Apotheke beziehen kann, auf 200 g. Man nimmt davon zweistündlich 1 Eßlöffel.

Als *Primeltee* ergibt die Primelwurzel, mit Anis, Fenchel und Huflattichblättern kombiniert, einen guten Bronchitistee: 40 g Primelwurzel, je 20 g Anis, Fenchel und Huflattichblätter. Man bereitet 1 Eßlöffel des Drogengemisches auf 1 Tasse Wasser als Abkochung zu und trinkt 2—3mal täglich 1 Tasse.

Zahlreiche Fertigpräparate gegen Asthma und Bronchitis enthalten die Primel. *Ripperger* empfiehlt folgende bewährte Vorschrift der Primelwurzelverwendung: Primelwurzelabkochung 5 : 170 g, je 5 g Lobeliatinktur, Anis-Ammoniakwasser, mit Eibischsirup auf 200 g auffüllen. Man nimmt 4mal täglich 1 Eßlöffel der vorher durchgeschüttelten Zubereitung.

Die Primel ist Bestandteil folgender Teemischungen und Pflanzenzubereitungen: III 1, 4, 5, 19, 22; IX 1.

Die von dieser Pflanze in den Apotheken erhältlichen Fertigpräparate sind aus dem Anhang zu ersehen.

Quecke beseitigt Stoffwechselschlacken

Auf der ganzen nördlichen Halbkugel ist die Quecke *(Triticum repens)* weit verbreitet und sehr häufig an Wegrändern, auf Äckern und in Gärten, an Zäunen

Quecke und auf öden Stellen als hartnäckiges Unkraut zu finden. Wesentlich sind der hohe Kohlehydratgehalt von insgesamt 54 %, der hohe Gehalt an Eiweiß von 19—20 %, der Schleimgehalt von 11 %, der Fettgehalt von 1,5 %, der Mineralsalzgehalt (Asche 5 %, davon 12 % Phosphorsäure und 13 % Kali) und der Vitamingehalt (A und B). Unter den Kohlehydraten befinden sich 5—7 % Triticin, ein Kohlehydrat, das mit dem Inulin, mit dem Irisin der Schwertlilien (Iris) und mit dem Graminin anderer Gräserarten identisch ist. Weitere Kohlehydrate sind Vanillinglykosid, Inosit, Laevulose und Mannit. Ferner fanden sich Saponin, geringe Mengen ätherisches Öl und in der Asche viel Kieselsäure.

Wirkungsweise und Verwendung

Durch ihren hohen Schleimgehalt wirkt die Quecke örtlich entzündungswidrig auf die Schleimhäute des Magen-Darm-Kanals. Unterstützt wird diese Wirkung durch den hohen Mineral-, insbesondere Kaligehalt, der abschwellend auf die entzündlich-geschwollenen Gewebe wirkt, ferner durch den Vitamingehalt, der die Widerstandsfähigkeit erhöht. Der frische Preßsaft der Queckenwurzel wirkt harntreibend, auflösend und ausscheidend auf Gewebsablagerungen und Drüsenschwellungen. Er ist daher angebracht bei allen Stoffwechselstörungen, bei Rheuma, Ekzemen, entzündlichen und skrofulösen Drüsenschwellungen, ferner bei Kreislaufstörungen und mangelhafter Nierenfunktion, wenn Wasseransammlungen in den Geweben damit einhergehen.

Wenn möglich, gibt man in allen Fällen den *frischen Preßsaft,* weil er die stärkste Wirkung entfaltet und hierbei auch der Vitaminreichtum zur Geltung kommt (Dosierung: 3mal täglich 1 Eßlöffel auf 1 Glas Wasser). Auch der Tee weist eine gute Darm- und Nierenwirkung auf. Man stellt dazu aus 1 Teelöffel der Droge auf 1 Tasse Wasser eine Abkochung her und trinkt diese 3mal täglich.

Die Quecke ist Bestandteil folgender Teemischungen und Pflanzenzubereitungen: I 6, 9; V 7, 37; VI 12; VII 6, 14; VIII 35; IX 6, 7, 9; XI 21, 22.

Quendel (Feldthymian) desinfiziert die Atmungsorgane

Quendel Wir finden den Quendel *(Thymus serpyllum)* häufig an sonnigen, steinigen Orten, auf Hügeln, an Böschungen, Rainen, Waldrändern, auf Felsen, Mauern und in der Heide. Er bildet oft große, runde, polsterförmige Rasen, die das Suchen und Sammeln sehr erleichtern, und ist über Mitteleuropa, Nordafrika, Nordamerika, das gemäßigte Asien bis nach Nordsibirien hin stark verbreitet.

Nach *Kroeber* förderte die chemische Untersuchung bis heute folgende Inhaltsstoffe zutage: Bitter- und Gerbstoffe, Fett, Apfelsäure (?), Harz, Farbstoffe und ein farbloses oder goldgelbes ätherisches Öl von angenehmem, etwas melissenartigem, schwach an Thymian erinnerndem Geruch, das in der Hauptsache aus

Thymol besteht, daneben aber auch d- und l-Pinen, Phenole (Thymol, Carvacrol und ein drittes, noch nicht näher untersuchtes Phenol), Kohlenwasserstoff und vermutlich Sesquiterpene enthält. *Kroeber* fand kein Saponin, während andere Untersucher ein schwaches Saponinvorkommen feststellten. Beim Verbrennen soll die Droge nicht mehr als 10 % stark manganhaltige Asche hinterlassen.

Quendel

Wirkungsweise und Verwendung

Die Wirkung beruht im wesentlichen auf dem Gehalt an ätherischem Öl und gleicht fast völlig der Wirkung des echten Thymians. Das Hauptgewicht liegt also auf einer schleimlösenden und schleimbefördernden Wirkung, die gleichzeitig desinfizierend ist, wobei in der Regel eine zentralnervöse Beruhigung eintritt.

Als Heilpflanze ist Quendel zweckmäßig bei akuten und chronischen Bronchialkatarrhen, Bronchialasthma, Rachenentzündung, Kehlkopfentzündung, Grippe, Keuchhusten und anderen entzündlichen Erkrankungen der Atemwege. Äußerlich kann er bei Quetschungen und Verstauchungen angewandt werden.

Bei Keuchhusten stellt man folgende Teemischung her: je 20 g Sonnentaublätter und Edelkastanienblätter werden mit je 10 g Eukalyptusblättern, Spitzwegerichblättern und Süßholzwurzel sowie 30 g Quendelkraut gemischt. Aus 1 Eßlöffel dieser Mischung bereitet man einen Aufguß mit 1 Tasse kochendem Wasser und trinkt 3mal täglich eine Tasse.

Die bekannten Hustenmittel *Thymipin* und *Drosithym* enthalten als einen Hauptbestandteil Quendel.

Der Quendel ist Bestandteil folgender Teemischungen und Pflanzenzubereitungen: II 8; V 11, 12, 25.

Die von dieser Pflanze in den Apotheken erhältlichen Fertigpräparate sind aus dem Anhang zu ersehen.

Rainfarn treibt Würmer aus   Giftig!

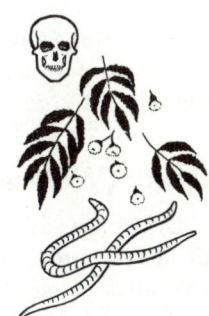

Rainfarn

In ganz Europa und im gemäßigten Asien ist der Rainfarn *(Tanacetum vulgare)* heimisch und häufig an Wegrändern, Rainen, im Ufergebüsch und auf Waldlichtungen anzutreffen. Er zählt zur Familie der Korbblütler (Kompositen). Als *Hauptwirkstoff* ist das in der Droge enthaltene ätherische Öl *(Oleum Tanaceti)* anzusehen, das einen hohen Thujongehalt aufweist. Außer Thujon enthält das Öl auch kleine Mengen Kampfer und Borneol. Neben dem ätherischen Öl fand man in der Droge Gerbstoff, Bitterstoff und ein Alkaloid. Thujon gehört auch zu den Hauptwirkstoffen des Lebensbaumes *(Thuja occidentalis)*.

Wirkungsweise

Rainfarn Der Rainfarn gehört zu den stark wirkenden Drogen. Wie stark wirksam er ist, geht aus den in Fachschriften mitgeteilten Vergiftungsfällen hervor. Die Vergiftungen waren der unzweckmäßigen, ohne ärztliche Anordnung erfolgten Verwendung zuzuschreiben. Sowohl Aufgüsse der Pflanze als auch das ätherische Öl haben vielfach — als Abtreibungsmittel, als Wurmmittel oder zu Selbstmordversuchen gebraucht — erhebliche Vergiftungserscheinungen hervorgerufen. Rainfarnöl wirkt in Mengen von 15—30 g auf den Menschen meist tödlich.

In den Rezeptbüchern findet sich der Rainfarn unter den Wurmmitteln meist mit Kamille, Wermut, Wurmsamen oder Sennesblättern zusammengesetzt.

Verwendung

Auf Grund der bisher bekannten Inhaltsstoffe ist die Verwendung des Rainfarns in Rezepten gegen Wurminfektionen angebracht. Vor kritikloser Anwendung muß wegen des hohen Thujongehaltes ausdrücklich gewarnt werden.

Ein zweckmäßiges Rezept wurde von *Meyer* angegeben und lautet: je 10 g Kamillenblüten und Sennesblätter, 20 g Rainfarnblüten und 60 g Wermutkraut. Von dieser Teemischung wird, 1 Eßlöffel voll auf 1 Tasse Wasser abgekocht, früh und abends je 1/2 Tasse warm getrunken.

Obwohl sich die wissenschaftliche Medizin recht wenig und auch erst sehr spät mit dem Rainfarn beschäftigte, hat er in der Volksmedizin seine immer wieder betonten, mehr oder weniger scharf umrissenen Heilanzeigen behalten

1. als *Wurmmittel* bei Spulwürmern (Askariden), Madenwürmern (Oxyuren) und selten bei Bandwürmern (Taenien);
2. als *appetitanregendes Mittel* (Stomachikum) bei Erkrankungen des Magen-Darm-Kanals, wie Appetitlosigkeit, Obstipation, Gastritis und Enteritis;
3. als *regeltreibendes Mittel* (Emmenagogum) bei fehlender oder schwacher Menstruation (Amenorrhoe und Oligomenorrhoe).

Der Rainfarn ist Bestandteil folgender Teemischungen und Pflanzenzubereitungen: XII 2, 5, 7, 8, 9, 10, 11.

Raute (Weinraute) löst Krämpfe der Verdauungswege

Raute Die Heimat der Raute *(Ruta graveolens)* ist Südeuropa. Nach *Marzell* kommt sie in Südwestdeutschland auf steinigen Hügeln, in Weinbergen und in der Nähe von alten Burgen (als Überbleibsel früherer Kulturen) verwildert vor. Als Küchengewürz wird sie auch bei uns, besonders im Süden, seit Jahrhunderten angebaut. Ihre *Wirkstoffe* sind ein ätherisches Öl, Cumaringlykosid, andere Glykoside, Stärke, Gummi, Harz, Bitterstoff, Apfelsäure. Das ätherische Öl enthält Kineol = Eukalyptol, Limonen und das gefäßabdichtende Glykosid Rutin.

Wirkungsweise

Die Raute ist eines der besten krampflösenden Mittel für die Verdauungswege und die Gebärmutter. Indem sie in diesen Organen die Durchblutung fördert, beseitigt sie Verdauungsschwäche, Blähsucht und Koliken, bessert und heilt die zu schwache Menstruation und behebt Kreislaufstörungen (Blutandrang zum Kopf, Benommenheit, Schwindelanfälle, Herzklopfen, Kopfschmerzen), die durch eine unterdrückte oder stark verminderte Menstruation hervorgerufen werden.

Neben der Kreislaufwirkung scheint die Raute auch eine direkte Wirkung auf die Muskulatur der Gebärmutter auszuüben. Bei Schwangerschaften besteht daher die Gefahr der Fehlgeburt! Beachtlich ist auch ihre bessernde Wirkung bei Muskel- und Gelenkrheumatismus, die wahrscheinlich ebenfalls auf dem Wege über eine Durchblutungssteigerung erreicht wird.

Verwendung

Die Rautenblätter verwendet man als Aufguß, den man aus 1 Teelöffel (1 g) auf 1 Tasse Wasser herstellt. Man trinkt täglich nicht mehr als 3 Tassen. Der Tee eignet sich zur Anwendung bei Verdauungsschwäche, Blähungen und Darmkoliken, bei zu schwacher und zu schmerzhafter Regel, beginnend 3 Tage vor Eintritt der Regel, bei Kreislaufstörungen, die auf Regelstörungen beruhen, ferner bei Muskel- und Gelenkrheumatismus und bei nervöser Sehschwäche.

Bei den gleichen Krankheiten kann man auch das aus den Blättern hergestellte Rauten*öl* benutzen, von dem man 5 Tropfen auf Zucker 3mal täglich einnimmt. Die Homöopathie bereitet aus dem blühenden Kraut eine Essenz, für welche die gleichen Heilanzeigen bestehen.

Die Raute ist Bestandteil folgender Teemischungen und Pflanzenzubereitungen: II 6, 7, 8; IV 21; VIII 3, 11, 13, 15, 24, 25.

Die von dieser Pflanze in den Apotheken erhältlichen Fertigpräparate sind aus dem Anhang zu ersehen.

Rauwolfia (Wahnsinnskraut) hilft bei hohem Blutdruck

Die in Indien als Volksmedizin unter dem Namen Pagal-Ka-Dawa, Wahnsinnskraut *(Rauwolfia serpentina)*, bekannte, der Familie der Hundsgiftgewächse (Apozynazeen) zugehörige Pflanze ist erst seit kaum zwei Jahrzehnten bei uns als Heilmittel eingeführt und heute aus unserem Arzneischatz nicht mehr wegzudenken. Die Pflanze wurde in Indien schon Jahr-

Rauwolfia hunderte vor Christus als Mittel gegen erhöhten Blutdruck und gegen psychische Störungen angewandt.

Wie das in Europa vorkommende, zur gleichen Familie der Apozynazeen zählende „Immergrün" *(Vinca minor)* stellt auch die Rauwolfia einen immergrünen, bis 1 m hoch werdenden Strauch mit weißer Rinde und lanzettförmigen Blättern dar. Verwandt mit ihr sind der im Mittelmeergebiet vorkommende Oleander und die in den subtropischen Gebieten heimischen, in der Medizin als Herzmittel hochgeschätzten Strophanthusarten.

Im Jahre 1703 benannte *Charles Plumier* die damals im Abendland noch unbekannte Heilpflanze nach dem seine Zeit weit überragenden deutschen Arzt, Botaniker, Forscher und Orientreisenden Dr. *Rauwolf,* der von 1540 bis 1596 lebte, obwohl man nicht genau weiß, ob er sich jemals mit dieser Pflanze beschäftigt hat.

Mit den Mitteln der modernen Heilpflanzenforschung gelang es in den letzten Jahren, an *Wirkstoffen* etwa 22 verschiedene Alkaloide in der Rauwolfiawurzel zu entdecken, und zwar eine Gruppe mit blutdrucksenkenden Eigenschaften, nämlich die Hauptalkaloide Reserpin, Rescinnamin und Raupin, und ferner eine das sympathische Nervensystem entspannende Alkaloidgruppe. Es gelang sogar, die blutdrucksenkenden Wirkstoffe in reiner und kristallisierter Form zu isolieren. Da die Erforschung dieser indischen Zauberwurzel noch nicht zu Ende ist, darf man mit weiteren überraschenden Ergebnissen rechnen.

Wie so oft in der Heilpflanzenforschung, erkannte man auch hierbei, daß nicht der einzelne isolierte Stoff den besten Heileffekt ergab, sondern ihre Kombination. So ist auch die moderne Heilmittelindustrie durch die Erfahrungen in der Praxis dazu übergegangen, ein Gesamtalkaloid-Präparat herzustellen, weil es einen viel umfassenderen Wirkungskreis gerade beim erhöhten Blutdruck aufweist, zumal an seinem Zustandekommen zahlreiche gestörte Regulationen und auslösende Faktoren beteiligt sind, die sowohl das zentrale und periphere Nervensystem wie auch die Blutgefäße selbst und den Zellstoffwechsel betreffen.

Außer den Alkaloiden ergab die chemische Untersuchung der Wurzel die Inhaltsstoffe Harz, Ölsäure, Phytosterol, Stärke und ungesättigte Alkohole. Der Gesamtalkaloidgehalt der Wurzel beträgt 1—2 %.

Wirkungsweise

Das 1954 gefundene Hauptalkaloid *Reserpin* dämpft die seelische Übererregbarkeit, entspannt den sympathischen Anteil des vegetativen Nervensystems und setzt dadurch die übergroße Aktivität herab. Ferner hemmt es Wahnvorstellungen.

Die Gesamtheit der Inhaltsstoffe bewirkt im Experiment zentralnervöse Beruhigung, Blutdrucksenkung, Verlangsamung des Herzschlags, krampflösende, dabei aber abführende Wirkung auf den Darm, Senkung der Körpertemperatur und eine Verengung der Pupillen *(Miosis)*. Diese einzelnen Wirkungen lassen sich, rein fachlich gesprochen, auf einen gemeinsamen Nenner bringen, nämlich: *Herabsetzung des Spannungszustandes im sympathischen Nervensystem* (also der Leistungsnerven oder der Nerven, die die Aktivität nach außen steigern) *und gleichzeitig Erhöhung des Spannungszustandes im parasympathischen Nervensystem,* das der inneren Erholung der Organe und Gewebe dient.

Rauwolfia

Als Nebenwirkung treten nach Anwendung der Rauwolfia zuweilen ein größeres Schlafbedürfnis und Müdigkeit auf. Die Wirkung selbst setzt langsam ein (meist nach 6—8 Tagen) und hält lange an (2—4 Wochen).

Verwendung

Die Rauwolfiawurzel nimmt heute mit Recht einen breiten Raum in den Verordnungen gegen Bluthochdruck (sowohl den essentiellen wie den renalen), gegen nervöse Kreislaufstörungen vor allem mit Blutdruckerhöhung und gegen (nervös bedingte) Überempfindlichkeitserscheinungen (Allergien), wie Ekzeme, Heufieber, Asthma und Ödeme, ein. Ein weiteres Anwendungsgebiet bilden Geistes-, Gemütsstörungen und die Epilepsie.

Nicht anzuwenden ist die Rauwolfiawurzel bei Gehirngefäßverkalkung *(Zerebralsklerose),* Nierengefäßverkalkung *(Nephrosklerose)* und einer bestimmten Form von entzündlichen Arterienerkrankungen der Beine und Arme.

Von der Wurzeldroge benötigt man zu einem Aufguß 1 Teelöffel auf 1 Tasse Wasser. Man trinkt mittags und abends 1 Tasse warm.

Die Rauwolfiawurzel ist Bestandteil folgender Teemischungen und Pflanzenzubereitungen: II 3, 4; IV 7, 13; VII 11; VIII 26.

Die von dieser Pflanze in den Apotheken erhältlichen Fertigpräparate sind aus dem Anhang zu ersehen.

Rhabarber – das milde Abführmittel

Unter Rhabarber *(Rheum)* verstand man ursprünglich den getrockneten und geschälten Wurzelstock mehrerer Arten der Gattung Rheum, die in China und Tibet heimisch sind. Die mit *Rheum officinale* bezeichnete Art liefert bei uns die Menge des *Speise*rhabarbers, der seit der zweiten Hälfte des 18. Jahrhunderts in Europa angebaut wird.

Rhabarber

Der heutige Speiserhabarber ist aus der Vermischung verschiedener Rhabarberarten hervorgegangen. Der *Arzneirhabarber (Rheum palmatum var. tanguticum)* gehört zu den ältesten Arzneipflanzen. Er war schon um die Mitte des dritten vorchristlichen Jahrtausends in China bekannt. Arzneilich verwendet werden die starken, vielköpfigen Wurzelstöcke der 6—10jährigen Pflanzen.

Rhabarber

An *Hauptwirkstoffen* enthält der Wurzelstock des tibetanischen Arzneirhabarbers Anthrachinonglykoside und Gerbsäureglykoside, ferner Pektin, Gummi, Glukose, Fruktose, Stärke, Phytosterin, Spuren ätherischer Öle, Enzyme, Aschenbestandteile und besonders Apfel-, Zitronen- und Oxalsäure.

Wirkungsweise und Verwendung

Das gemeinsame Vorkommen der Gerbsäureglykoside und der Anthrachinonglykoside bedingt eine je nach der Höhe der Dosis verschiedene Wirkung. Nimmt man kleinere Mengen (0,1—0,3 g), so wirkt der Rhabarber wegen der vorherrschenden Gerbsäure hemmend und entzündungswidrig auf die Absonderungen des Magens und des Darmes sowie leicht stopfend. Bei größeren Mengen (0,5—2,0 g) kommen die Anthrachinonglykoside zur Geltung: der Rhabarber wirkt abführend. Er ruft im Gegensatz zu Aloe, Sennesblättern und Faulbaumrinde auch in größeren Dosen keine Schleimhautentzündung hervor und ist deshalb bei Kindern und bei alten oder schwächlichen Leute gut zu gebrauchen.

Rhabarber wird in kleinen Mengen (0,1—0,3 g) als „Stomachikum" bei Gastritis (Magenschleimhautentzündung) und bei dyspeptischen Beschwerden und leichteren Diarrhoen als Stopfmittel verwendet. In größeren Dosen (0,5—2,0 g) stellt er ein mildes, gut wirkendes Abführmittel (Laxans) dar.

Der Rhabarber ist Bestandteil folgender Teemischungen und Pflanzenzubereitungen: V 34; VI 6.

Die von dieser Pflanze in den Apotheken erhältlichen Fertigpräparate sind aus dem Anhang zu ersehen.

Ringelblume heilt Wunden und Geschwüre

Ringelblume

Die Ringelblume *(Calendula officinalis)* gehört der Mittelmeerflora an. Ihre Herkunft und Abstammung sind unklar. Sie wird bei uns häufig angebaut, kommt aber auch viel verwildert vor. Die Blütezeit reicht von Juni bis November.

An *Wirkstoffen* fand man ätherisches Öl (in der Droge 0,02 %, in den frischen Blüten 0,004 %), Bitterstoffe (19 %), Saponin, Apfelsäure, Salizylsäure, Oleanolsäure (durch Hydrolyse des Saponins), Harz und die Fermente Oxydase, Peroxydase und Katalase. Unter der Bezeichnung „Calendulin" läuft ein „Bitterstoff" und ein „carotinartiger Farbstoff". Neuerdings wird vorgeschlagen, die Bezeichnung „Calendulin" nur noch für den carotinartigen Farbstoff (der allerdings keine einheitliche Substanz darstellt) bestehen zu lassen und den aus dem blühenden Kraut zu isolierenden hellgelben, stark nach der Blume riechenden Bitterstoff mit „Calenden" zu benennen.

Wirkungsweise

Eine klare wissenschaftliche Erforschung der Ringelblume steht noch aus. Vielfältige Erfahrung hat jedoch gelehrt, daß sie anregend auf die Gallenabsonderung (choleretisch), fördernd auf die Wundheilung, gewebsreinigend (antibakteriell) und anregend auf die Blutzirkulation wirkt. Innerlich genommen, wirkt sie stuhl- und regelfördernd sowie anregend auf die Verdauungsdrüsen. Bei Prellungen, Blutergüssen und Muskelzerrungen sind Umschläge oder Einreibungen mit Ringelblume angezeigt.

Ringelblume

Verwendung

Äußerlich angewandt wird Ringelblumen*salbe* gegen schlecht heilende Wunden, Ekzeme, Brandwunden, Quetschwunden, überhaupt bei Verletzungen, da Entzündung und Eiterung — wie beim Penicillin — verhindert werden und die Wunde schneller heilt (granulationsfördernde Wirkung). Empfehlenswert ist Calendulasalbe auch bei Wundliegen, Frostschäden, Hautschäden und Geschwüren, vor allem auch bei Krampfadergeschwüren.

Die Kneippsche Calendulasalbe wird nach einer Angabe von *Schwarz* in folgender Weise zubereitet: 50 g Blüten und 150 g Kraut läßt man mit 150 g 90prozentigem Weingeist und 5 ccm Ammoniakflüssigkeit (10 %) angefeuchtet und eingedrückt 12 Stunden unter gutem Verschluß ausziehen. Die Masse wird dann in 1000 g geschmolzene Wachssalbe eingetragen und 5—6 Stunden bei 50 bis 60° C stehengelassen.

Die innerliche Anwendung ist angebracht bei schwacher und schmerzhafter Regel. Man benötigt dazu 1—2 Teelöffel der Blütendroge auf 1 Tasse Wasser. Die Zubereitung erfolgt als Aufguß; man nimmt alle 2 Stunden 1 Eßlöffel. Die Ringelblume läßt sich gut mit Arnika und Johanniskraut kombinieren.

Die Ringelblume ist Bestandteil folgender Teemischungen und Pflanzenzubereitungen: VIII 15; IX 1; XI 9, 10, 22.

Die von dieser Pflanze in den Apotheken erhältlichen Fertigpräparate sind aus dem Anhang zu ersehen.

Rizinus – ein eiserner Besen für den Darm

Der Rizinus *(Ricinus communis)* ist in Ostafrika heimisch und wird dort wie auch in Westindien und in Südeuropa wegen der ölhaltigen Samen (Ölgehalt 40—50 %) im großen angebaut. In den europäischen Ländern ist er als Ziergewächs in Gärten und Anlagen häufig zu finden. Sein üppiger Wuchs und seine formschönen großen Blätter haben wohl dazu angeregt, außerdem ist er gegen Wind und Wetter sehr widerstandsfähig. Als *Hauptwirkstoff* kommt lediglich das aus dem Samen der Rizinusstaude gepreßte Öl in Frage. Die Preßrückstände ent-

Rizinus

Rizinus

halten noch das auch für den Menschen sehr giftige Ricin. Das Rizinusöl — wahrscheinlich das älteste Abführmittel überhaupt, das wir kennen — ist völlig frei davon. Schon die alten ägyptischen Papyrusrollen erwähnen die Rizinusstaude.

Wirkungsweise und Verwendung

Rizinusöl hat einen brechenerregenden Geschmack, der sich durch Anwärmen etwas dämpfen läßt. Wie andere Öle führt es zu einer schnellen Entleerung der Gallenblase. Unter Mitwirkung der Galle und des Bauchspeicheldrüsensaftes wird es emulgiert und verseift. Hierdurch wird *Rizinussäure* frei; sie entfaltet eine mäßige Reizwirkung auf die Darmschleimhaut, die eine baldige Darmentleerung bewirkt.

Rizinusöl ist ein gutes Abführmittel bei akuter und chronischer Obstipation. Die Dosis für Erwachsene beträgt 1—2 Eßlöffel. Säuglinge erhalten $^1/_2$ Teelöffel. Die Wirkung tritt nach $1^1/_2$—2 Stunden ein, bei kleineren Dosen erst nach 6 bis 8 Stunden. Es entstehen weiche, selten wäßrige Stühle, wobei Koliken nicht auftreten. Bei chronischer Obstipation nimmt man wegen manchmal auftretender Dyspepsie kleinere Mengen (1—2 Teelöffel).

Der Rizinus ist Bestandteil folgender Pflanzenzubereitung: V 35.

Die von dieser Pflanze in den Apotheken erhältlichen Fertigpräparate sind aus dem Anhang zu ersehen.

Rosmarin steigert die Menstruation

Rosmarin

Die Heimat des Rosmarins *(Rosmarinus officinalis)* ist in den Mittelmeerländern zu suchen. In Tirol kommt er verwildert vor, bei uns wird er häufig in Gärten gezogen. Für arzneiliche Zwecke verwendet man die Blätter. Das ätherische Öl, das Terpene, Gerbsäure, Kampfer und Bitterstoff enthält, bildet den *Hauptwirkstoff*.

Wirkungsweise und Verwendung

Als *Heilpflanze* hat Rosmarin einen vierfachen Wirkungskreis auf

a) den *Magen-Darm-Kanal,* dessen Drüsen er zu gesteigerter Tätigkeit anregt, dessen krampfartige und kolikartige Zustände er löst und dessen schädliche Bakterien er im Wachstum hemmt. Die Anwendung bei schlechter Verdauung, Blähsucht und bei Magen-Darm-Katarrh ist berechtigt und empfehlenswert;

b) das *Kreislaufsystem* und, in der Wirkung sich meist ergänzend,

c) das *Nierensystem*. Dabei wird eine leichte Kreislaufschwäche, besonders die Kreislaufschwäche nach Infektionskrankheiten, günstig beeinflußt und gleichzeitig wegen der harntreibenden Wirkung auch die Kreislaufwirkung unterstützt. Man kann natürlich ebenso annehmen, daß die Besserung der Kreislauffunktion die Urinausscheidung begünstigt, da ja diese beiden Funktionen stark voneinander abhängig sind; Rosmarin
d) die *weiblichen Geschlechtsorgane*, die in ihrer Durchblutung gefördert werden, so daß es dadurch zu einer Steigerung der Blutabsonderung während der Regel kommt.

Erfolgreich ist auch oft die äußerliche Anwendung einer Abkochung und die Anwendung von Rosmarinsalbe bei hartnäckigen, schlecht heilenden, geschwürigen Hautausschlägen.

Als *Tee* benötigt man 1 Teelöffel der Droge auf 1 Tasse Wasser. Die Zubereitung erfolgt als Aufguß, der bis zu 2 Tassen täglich schluckweise getrunken wird. In den Apotheken werden *Rosmarinöl (Oleum Rosmarini)* und *Rosmarinsalbe (Unguentum Rosmarini compositum)* neben anderen Rosmarinzubereitungen vorrätig gehalten. *Rosmarinspiritus* (aus 1 Teil Rosmarinöl und 50 Teilen Spiritus) benutzt man als Einreibemittel bei Rheumatismus und Neuralgien. Am einfachsten ist die homöopathische Anwendung zu gebrauchen (3mal täglich 3, 5 und 10 Tropfen auf Zucker oder in Tee). Gut wirksam sind auch Rosmarinbäder, die wegen der anregenden Wirkung morgens genommen werden sollten. Es empfiehlt sich, eine einstündige Bettruhe anzuschließen.

Der Rosmarin ist Bestandteil folgender Teemischungen und Pflanzenzubereitungen: I 7; II 1, 7; VIII 11, 13, 24, 25; IX 15, 19; XI 25, 32; XIII 9.

Die von dieser Pflanze in den Apotheken erhältlichen Fertigpräparate sind aus dem Anhang zu ersehen.

Roßkastanie heilt kranke Venen

Als Zierbaum wird die Roßkastanie *(Aesculus hippocastanum)* häufig an Alleen, Straßen und in Parks angebaut. In Mitteleuropa kommt sie wild nicht vor. An *Wirkstoffen* enthält die Rinde Saponine, das fluoreszierende Glykosid Aesculin, Gerbsäure, Harz, fettes Öl und Stärke. In der Kastanie (Samen) finden sich 35 % Stärke, 5 % fettes Öl und (als *Hauptwirkstoff*) bis zu 30 % Saponin. Roßkastanie

Wirkungsweise und Verwendung

Aesculin hat die Fähigkeit, ultraviolette Strahlen abzufangen und schützt daher, in Salben verarbeitet, gegen Sonnenbrand. Der Kastanienrindenextrakt kräftigt die Venen und beschleunigt die Blutströmung, so daß Blutstauungen beseitigt werden. Der hohe Gerbstoffgehalt wirkt wie bei allen anderen Gerb-

Roßkastanie stoffdrogen auf die Erkrankungen der Schleimhäute und auf verschiedene Hauterkrankungen (siehe bei Eichenrinde, Seite 60f.).

Angezeigt ist die Anwendung der Pflanze bei Venenerweiterung (Krampfadern), Venenentzündung und den Folgeerscheinungen der Krampfaderbildung (Blutstauungen, Hämorrhoiden, Unterschenkelgeschwüre). Am sichersten wirkt wohl der *Roßkastanienrinden-Fluidextrakt*, den man in der Apotheke herstellen lassen kann, wenn man nicht die durchaus empfehlenswerten und billigeren Fertigpräparate bevorzugt.

Die Roßkastanie ist Bestandteil folgender Pflanzenzubereitungen: II 11, 12.

Die von dieser Pflanze in den Apotheken erhältlichen Fertigpräparate sind aus dem Anhang zu ersehen.

Safran wirkt auf Menstruationsstörungen   Giftig!

Safran Der Safran *(Crocus sativus)*, auch Herbstsafran oder Herbstkrokus genannt, gehört als eine der sechzig bekannten Krokusarten zur Familie der Schwertliliengewächse (Iridazeen). Ursprünglich war er im Orient heimisch, wurde dann aber in Österreich, der Schweiz und in Lothringen kultiviert und wird heute noch an der Donau in der Gegend von Krems und Melk angebaut. Die Haupterzeugungsgebiete liegen in Spanien und in Südfrankreich.

Das, was man offizinell als Safran *(Crocus)* bezeichnet, sind die getrockneten, rot gefärbten Narben, die lang aus der Blüte heraushängen. Zu 1 kg trockenem Safran sind rund 100 000 Blüten nötig. Der Safran steht daher hoch im Preis und wird häufig verfälscht.

An *Wirkstoffen* findet sich in den frischen Narbenschenkeln das Glykosid Protocrocin, das sich bereits beim Trocknen in mehrere Crocine und in das Glykosid Picrocrocin (Safranbitter) spaltet. Die Crocine (α-, β- und γ-Crocin) stellen Verbindungen von Zuckern mit den Karotinoidfarbstoffen α-, β- und γ-Crocetin dar. Das Picrocrocin spaltet ebenfalls schon beim Trocknen das ätherische Öl Safranal ab, das selbst hauptsächlich Terpene und Kineol enthält. Die Narbenschenkel enthalten außerdem α-, β- und γ-Karotin, Xanthophylle, Lycopin und Zeaxanthin. In der Wurzelknolle fand man Saponin.

Wirkungsweise

Den Karotinoidfarbstoffen (α-, β- und γ-Crocetin) erkannte man in den letzten Jahren eine Wirkung auf die Sexualfunktionen zu. Das Picrocrocin wirkt außerdem als Determinierungs- und Befruchtungsstoff. Die gleichen Wirkstoffe befinden sich auch in einigen Algen und können dort besonders gut und eingehend studiert werden. Die Ergebnisse der Tierexperimente lassen sich jedoch nicht auf den Menschen übertragen. Früher wurde Safran häufig zu Abtreibungsversuchen gebraucht, wobei es meist zu ernsten Vergiftungen, bei Schwangeren schon bei mäßigen Gaben auch zum Abort kam. Für den erwachsenen Menschen können bereits wenige Gramm der Droge tödlich sein.

Safran

Verwendung

Richtig dosiert, hat Safran eine ausgesprochene Wirkung auf das *zentrale Nervensystem* und die *Gebärmutter* und wird bei zu schmerzhafter Regel (Dysmenorrhoe) und bei ausbleibender Monatsblutung (Amenorrhoe) vom Arzt verordnet. Er wirkt dann gleichzeitig auf nervöse und krampfartige Erscheinungen wie Delirien, Lidkrampf, Sehstörungen, Muskelzuckungen und auffälligen Stimmungswechsel.

In der Homöopathie spielt die aus der Droge *Crocus* zubereitete Tinktur als Urtinktur (D 1) bis zur Verdünnung D 6 noch eine erhebliche Rolle bei der Behandlung von nervösen Reizerscheinungen (Krampfreizung, Hysterie, Chorea minor) und — entsprechend dem homöopathischen Leitsatz, daß eine Arznei bei starker Konzentration eine Krankheit hervorruft, die sie bei starker Verdünnung aber zu beseitigen vermag — bei Blutstauungen im Unterleib und bei Blutungen aus der Gebärmutter, ferner bei stark schmerzhafter Menstruation und bei Nasenblutungen, die statt einer gestörten Menstruation auftreten können.

Die von dieser Pflanze in den Apotheken erhältlichen Fertigpräparate sind aus dem Anhang zu ersehen.

Salbei – der Bakterientöter

Die Heimat des Salbeis *(Salvia officinalis)* ist in den westlichen Mittelmeerländern zu suchen. Er wird bei uns überall in den Gärten gezogen. Verwildert kommt er seltener vor. Er ist ausdauernd und blüht im Juni und Juli. Die bis heute bekannten *Wirkstoffe* sind ein ätherisches Öl mit Salviol (= Thujon = Absinthol = Tanaceton), Kineol (= Eukalyptol), Pinenen, Borneol, etwas d-Kampfer, 5 % Gerbstoff und 5,6 % Harz. Der Aschegehalt beträgt 9—10 %. Neben den eigentlichen Wirkstoffen finden sich auch gummiähnliche Stoffe und Eiweißstoffe. *Karl der Große* ordnete im „Capitulare" an, daß auf jedem Bauernhof Salbei anzubauen sei. Bereits im Altertum waren die Salbei-Arten als Heilmittel sehr geschätzt.

Salbei

Wirkungsweise und Verwendung

Der Salbeiaufguß besitzt eine bakterientötende Wirkung. Er ist daher als Vorbeugungs- und Heilmittel bei Mundhöhlen- und Zahnfleischerkrankungen insbesondere entzündlicher Natur zu gebrauchen. Dabei ist eine Kombination mit der entzündungswidrig wirkenden Kamille sehr vorteilhaft. Bei Zahnfleisch-

Salbei entzündungen empfehlen *Oertel-Bauer* das Kauen frischer Salbeiblätter sowie das Einreiben und Massieren mit dem Blattbrei.

Die wichtigste Wirkung bei innerlicher Anwendung ist die schweißhemmende, eine Wirkung, die bereits *van Swieten* (1717) bekannt war und nun durch die moderne pharmakologische Forschung bestätigt wird. Falls sich also eine *übermäßige Schweißabsonderung* als Begleitsymptom bei Tuberkulose, bei oder nach Infektionskrankheiten, bei Überfunktion der Schilddrüse (Thyreotoxikose) oder auf rein nervöser Grundlage zeigt, ist Salbeitee am Platze und meist dem sonst verwandten Atropin vorzuziehen. Als schweißhemmenden Tee kann man 80 g Salbei mit je 10 g Ackerschachtelhalm und Baldrianwurzel mischen und 1 Eßlöffel auf 1 Tasse Wasser zum Aufguß verwenden.

Der Salbei ist Bestandteil folgender Teemischungen und Pflanzenzubereitungen: I 7; III 2; IV 9; V 12, 13, 24, 30; VII 12; VIII 20, 23; XI 6, 9, 11, 13, 14, 15, 16, 34.

Die von dieser Pflanze in den Apotheken erhältlichen Fertigpräparate sind aus dem Anhang zu ersehen.

Sanddorn – ein vorzügliches Kreislauftonikum

Sanddorn Der zu den Ölweidengewächsen zählende Sanddorn *(Hippophaë rhamnoides),* vielfach auch Strand- oder Seedorn genannt, erfreut sich in den letzten Jahren einer ständig wachsenden Beliebtheit als Diätetikum. Ich habe seine botanischen Merkmale und die diätetischen Eigenschaften seiner Beeren in meinem Buch „Nutze die Heilkraft unsrer Nahrung" bereits eingehender dargestellt. Hier sollen daher nur die arzneilichen Eigenschaften der Beeren, denn nur diese werden bis heute verwendet, besonders hervorgehoben werden.

In den Sanddornbeeren fand man bisher folgende Wirk- und Inhaltsstoffe: Quercetinglykosid (ein Flavonglykosid), das Aglykon Quercetin, Xanthophyll, Physalin, fettes Öl, organische Säuren (Apfelsäure, Buttersäure), Mannit und viel Vitamin C. *Hörmann* fand in frischen Sanddornbeeren durchschnittlich 474—693 mg Vitamin C in 100 g.

Glykoside sind esterartige Verbindungen von organischen Atomkomplexen mit Zuckerarten. Als *Flavonglykoside* bezeichnet man alle Glykoside, die bei der chemischen Spaltung (Hydrolyse) als Nichtzuckeranteile (Aglykone) Flavon oder Flavonabkömmlinge (Oxyflavone, Flavonole, Flavanone) und Isoflavon oder Isoflavonabkömmlinge (Oxy-, Oxymethoxy-Isoflavone) abgeben. *Flavon* wiederum ist der farblose Grundkörper vieler gelber Pflanzenfarbstoffe, unter denen sich auch das Quercetin findet. *Quercetin* wurde als erstes Flavon aus der Färbereiche *(Quercus tinctoria)* isoliert und als Färbemittel unter dem Namen „Flavin" in den Handel gebracht.

Wirkungsweise

Die Wirkung der Flavone ist vielfältig. Zunächst wirken sie sehr günstig auf das Herz. Das ließ sich am isolierten wie auch am im Organismus verbliebenen Herzen schon nach Einwirkung geringer Konzentrationen in verschiedenen Tierversuchen nachweisen. Das normale Herz zeigte dabei ebenso wie das geschädigte und übermüdete Herz einen Anstieg der Hubhöhen und eine Vermehrung des Schlagvolumens bei gleichbleibender oder etwas verminderter Schlagzahl, mit anderen Worten, eine echte Leistungssteigerung. Diese wurde mit einer ganzen Reihe von Flavonen, insbesondere auch mit Quercetin erreicht (aber auch mit den Flavonen Osageorangenflavon, Arnikaflavon, Kämpferol, Myricetin, Rhamnetin, Forsythiaflavon und Luteolin = Digitoflavin). Eine direkte Herzmuskelwirkung wie durch Fingerhut (Digitalis) konnte nicht nachgewiesen werden. Wahrscheinlich ist die Förderung der Herzmuskelleistung durch eine verbesserte Kranzgefäßdurchblutung oder durch einen verbesserten Stoffwechsel zu erklären.

Die *Blutgefäßwirkung* der Flavone (insbesondere des Quercetins), die schon bei geringer Konzentration auftritt, äußert sich in einer Verengung, aber auch in einer Verminderung der Durchlässigkeit der Haargefäße (Kapillaren). Der Gefäßverengung folgt, vor allem an den Nierengefäßen, eine (reaktive) Gefäßerweiterung, die dann für eine vermehrte Harnabsonderung (Diurese) wesentlich ist. Die gefäßabdichtende Wirkung läßt sich besonders bei den verschiedenen Arten von Blutungsbereitschaft (hämorrhagische Diathesen) zur Abheilung ausnutzen (antihämorrhagische Wirkung).

Der *Blutdruck* kann von kleinen Flavonmengen gesteigert, von größeren Dosen gesenkt werden, was sicher im Einzelfall mit der Gefäß- und Herzwirkung zusammenhängt.

Insgesamt ist von einer guten Kreislaufförderung und Tonisierung zu sprechen, die von völlig anderer Art ist als diejenige durch Digitalis und Koffein. Sie kann daher bei leichteren Kreislaufstörungen mit nachhaltigem Erfolg eingesetzt werden oder die speziellen Herzmittel sinnvoll ergänzen.

Wie bereits angedeutet, haben die Flavone auch eine anregende Wirkung auf die *Wasserausscheidung* (diuretische Wirkung), die teilweise auf eine Verbesserung der Herz- und Nierenfunktion zurückzuführen ist. Auch diese Wirkung bedeutet wieder eine Verbesserung der Kreislaufleistung.

Die Wirksamkeit der Flavone ist damit noch nicht erschöpft. Sie besitzen bei Mensch und Tier auch eine *abführende*, eine *gallentreibende* und eine *die Gebärmutter erregende Wirkung*, die allerdings erst bei etwas höheren Dosierungen praktisch zur Geltung kommen.

Xanthophylle, auch Phytoxanthine genannt, sind chemisch dem Karotin verwandte Pflanzenfarbstoffe. Sie werden deshalb auch als Karotinoidfarbstoffe

Sanddorn

bezeichnet und besitzen, wie wir heute wissen, vielfache Wirkungen auf die Stoffwechselvorgänge im menschlichen Körper. Zunächst konnte geklärt werden, daß sie unzerstört und unverändert aus dem Darmkanal aufgesaugt werden, sich in Blut, Leber, Nieren, Nebennieren, Sexualdrüsen und Placenta nachweisen lassen und als Wasserstoffüberträger im Zellstoffwechsel dienen können. Wir wissen ferner, daß sie die Wirkungen der Hormone und Vitamine unterstützen, die Blutbildung anregen und die Regenerationsvorgänge bei der Wundheilung fördern.

Verwendung

Die *kreislauffördernde* Wirkung des Sanddorns ist bei leichteren Kreislaufstörungen und ergänzend zu den speziellen Herzmitteln (Digitalis und Digitaloide) einzusetzen. Die *diuretische* (wassertreibende) Wirkung ist günstig bei Nierenfunktionsschwäche und Stauungserscheinungen im Gewebe (Bindegewebe) und in den Organen. Sie unterstützt die Kreislaufwirkung. Die *Gefäßwirkung* läßt sich bei Blutungsneigungen (Purpura vascularis, Skorbut) ausnutzen. Bei den meisten Leber- und Gallenleiden ist die abführende, gallentreibende und stoffwechselanregende Wirkung des Sanddorns von großem Nutzen. Bei Schwächezuständen, in der Rekonvaleszenz und bei großen Anstrengungen macht man vorteilhaft von der tonisierenden, roborierenden und entmüdenden Wirkung Gebrauch. Für alle rheumatischen und allergischen Leiden schließlich bildet der Sanddorn auf Grund seiner Wirkstoffkombination eine vorteilhafte Ergänzung.

Der Sanddorn ist Bestandteil folgender Pflanzenzubereitung: II 22.

Die von dieser Pflanze in den Apotheken erhältlichen Fertigpräparate sind aus dem Anhang zu ersehen.

Schafgarbe – das souveräne Blutreinigungsmittel

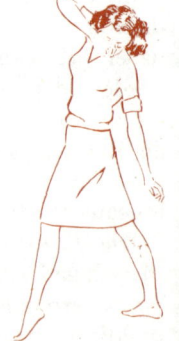

Schafgarbe

Die zur Familie der Korbblütler (Kompositen) zählende Schafgarbe *(Achillea millefolium)* kommt in ganz Europa auf trockenen Wiesen, Triften, Äckern, an Hecken und Wegen häufig vor. Die ausdauernde Pflanze blüht von Juni bis Oktober.

Neben einem Bitterstoff ist das ätherische Öl der Pflanze als wesentlicher *Wirkstoff* anzusehen. Manchmal enthält das Schafgarbenöl *Azulen* (Blauöl), eine Substanz, der z. B. das Kamillenöl seine entzündungswidrige Wirkung verdankt. Nach *Wehmer* finden sich in der Schafgarbe außer dem dunkelblau gefärbten ätherischen Öl das bittere Glykosid Achillein, Aconitsäure, Gerbstoff, Harz, Inulin,

Asparagin, Nitrate und in den Blüten Tropionsäure. Das ätherische Öl selbst führt wiederum zahlreiche Wirkstoffe, wie Kineol, Pinenen, Thujon, Borneol, Kampfer, Caryophyllen, Azulen, organische Säuren u. a.

Schafgarbe

Wirkungsweise und Verwendung

Trotz der zahlreichen, größtenteils bekannten Wirkstoffe der Schafgarbe ist ihre *Wirkungsweise* auf den menschlichen Organismus noch nicht eindeutig geklärt. Auf Grund der Erfahrungen zahlreicher Ärzte lassen sich jedoch folgende fünf Wirkungen mit ausreichender Sicherheit feststellen:

1. *Auf den Kreislauf.* Diese Wirkung ist wohl am interessantesten; denn wir finden eine krampflösende Wirkung besonders des frischen Saftes auf die arteriellen Abschnitte. Daher ist seine Anwendung angezeigt bei Herzenge *(Angina pectoris)* und intermittierendem Hinken (Kreislaufstörung in den Beinen). Ferner sind eine zusammenziehende Wirkung auf die Venen zu nennen, daher die Heilanzeige bei Hämorrhoiden und Krampfadern, und schließlich eine blutstillende Wirkung bei inneren Blutungen aller Art (Lungenbluten, Magenbluten, Nierenbluten).

2. *Auf den Stoffwechsel* im Sinne einer Anregung, Steigerung und „Blutreinigung".

3. *Auf das Harnsystem* durch ein Steigern der Wasserabsonderung durch die Nieren ohne Reizeinflüsse. Diese Wirkung kommt wahrscheinlich durch die Ausscheidung von ätherischem Öl und Kalium zustande.

4. *Auf den Verdauungskanal,* wobei besonders die Gallenbereitung und der Gallenabfluß gefördert und Krampfzustände im Bereich des Magen-Darm-Kanals behoben werden.

5. *Auf die Gebärmutter.* Hierbei finden wir anscheinend widersprechende Einflüsse, nämlich eine krampflösende Wirkung bei krampfartigen Schmerzen, eine blutstillende bei unregelmäßigen Blutungen und eine blutfördernde bei zu geringen Monatsblutungen, die sich aber durch die Verbesserung der Durchblutungsverhältnisse erklären lassen. Man wird natürlich niemals unterlassen, zu diesen ernsthaften Erkrankungen den Frauenarzt hinzuzuziehen.

Von frischem Schafgarbensaft nimmt man 3mal täglich 1 Teelöffel in 1 Glas Wasser, von Schafgarbentee 3 Teelöffel auf 1 Tasse Wasser. Es wird 3mal täglich 1 Tasse als Aufguß getrunken.

Die Schafgarbe ist Bestandteil folgender Teemischungen und Pflanzenzubereitungen: I 7, 8, 13; II 4, 5, 7, 10, 17; IV 11, 14; V 31; VI 6, 9, 10, 11; VII 5, 8; VIII 2, 4, 7, 14, 15, 16, 20, 22, 25, 26, 34, 35; IX 3, 10; X 10; XI 20; XII 14; XIII 10.

Die von dieser Pflanze in den Apotheken erhältlichen Fertigpräparate sind aus dem Anhang zu ersehen.

Schlehe liefert mildes Abführmittel

Schlehe

In ganz Europa beheimatet, kommt die Schlehe *(Prunus spinosa)* bei uns häufig auf Kalkböden in Hecken, an Waldrändern, an Feldrainen, auf Ödland und an steinigen Stellen vor. Ihre *Wirkstoffe* sind im Samen 3 % Amygdalin, fettes Öl, Emulsin, in den Blättern ein Nitritglykosid, in den Blüten kleine Mengen eines Blausäure liefernden Glykosides. Schlehenblüten sind eines der ältesten Volksheilmittel. Im frischen Zustand haben sie einen schwachen Geruch nach bitteren Mandeln, der sich aber beim Trocknen nach und nach verliert.

Wirkungsweise und Verwendung

Die Schlehdornblüten wirken krampflösend, schmerzstillend und mild abführend. Bei empfindlichen Personen mit jener Form von hartnäckiger Verstopfung, die mit Schmerzen und Krampfzuständen einhergeht und bei denen der Stuhl hart und knollig entleert wird und sich die Verstopfung auf die üblichen drastischen Abführmittel eher noch verschlimmert, ist die Schlehdornblüte anzuwenden. Man bereitet aus 1 Eßlöffel Tee auf 1 Tasse Wasser einen Aufguß und trinkt morgens und abends je 1 Tasse.

Die Schlehe ist Bestandteil folgender Teemischungen und Pflanzenzubereitungen: I 1, 3, 4; VIII 4; XI 17, 23.

Die von dieser Pflanze in den Apotheken erhältlichen Fertigpräparate sind aus dem Anhang zu ersehen.

Schöllkraut gegen Leber- und Gallenleiden   Giftig!

Schöllkraut

Das Schöllkraut *(Chelidonium majus)*, auch Schellkraut, Goldwurz, Maikraut, Schwalbenkraut oder Warzenkraut genannt, ist ein Vertreter der Mohngewächse (Papaverazeen) und kommt über die ganze nördliche Erdkugel verbreitet, häufig auf Schutt, an Wegrändern, Mauern, Hecken und Zäunen vor. Die Pflanze enthält einen gelben bis orangefarbenen Milchsaft, der sich an der Luft rötlich verfärbt, unangenehm riecht und scharf und bitter schmeckt. Als Droge dient die ganze im Frühjahr gesammelte und rasch getrocknete Pflanze.

Die *Hauptwirkstoffe* des Schöllkrautes sind weitgehend bekannt. Der wichtigste Wirkstoffträger ist der in der ganzen Pflanze vorkommende *Milchsaft*. Er enthält die folgenden, untereinander verwandten und den Isochinolinabkömmlingen des Opiums nahestehenden Alkaloide: Chelidonin, Chelerythrin, Homochelidonin und Sanguinarin, ferner Chelidoxanthin (=Berberin), Protopin, Allocryptopin, Spartein sowie einige Fermente. In der Wurzel fand man Coptisin, im Kraut Chelidonin, Chelerythrin, Chelidoxanthin und etwas ätherisches Öl. Beim Trocknen des Krautes geht der Alkaloidgehalt stark zurück. Den höchsten Alkaloidgehalt weist die Frucht auf, während der reife Samen völlig alkaloidfrei ist.

Wirkungsweise

Das Alkaloid Chelidonin, das mengenmäßig den größten Anteil unter den Alkaloiden stellt (0,66 % im Milchsaft), wirkt *lähmend* auf die Enden der Bewegungs- und Gefühlsnerven (motorische und sensible Nervenenden), *krampflösend* auf die glatte Muskulatur der inneren Organe, *pulsverlangsamend* und *blutdrucksenkend* sowie *anregend, verstärkend* und *regulierend auf die Herztätigkeit*. Chelidonin ist auch, wie Colchizin (siehe Herbstzeitlose), ein Mitosegift.

Das in wesentlich geringerer Menge im Milchsaft vorkommende *Chelerythrin* bildet das wirksamste Schöllkrautalkaloid. Es ruft innerlich Erbrechen und Durchfall hervor, setzt die Reflexerregbarkeit herab und hat eine lähmende Wirkung auf das Gefäß- und das Atemzentrum.

Chelidonin, Chelerythrin, Sanguinarin und Protopin besitzen unter bestimmten Bedingungen eine bakterienvernichtende Wirkung gegenüber grampositiven Bakterien.

Folgende Wirkungen des gesamten Schöllkrautes, insbesondere aber des Extraktes aus dem *frischen* Wurzelstock, kann man nach aller bisherigen Erfahrung hervorheben:
1. Förderung der Gallenfortbewegung (Cholekinese),
2. krampflösende Wirkung auf Bronchien und Darm,
3. schwache, zentral beruhigende Wirkung,
4. Anregung der Herztätigkeit und Verbesserung der Herzarbeit,
5. Blutdruckerhöhung und Kranzgefäßerweiterung,
6. Blutzuckersenkung und
7. erregende Wirkung auf die Gebärmutter.

Verwendung

Die praktische Verwendung des Schöllkrautes hat sich bewährt bei unkomplizierter Gallenblasenentzündung, katarrhalischer Gelbsucht, Leberschwellung, Gallengrieß, Magen-Darm-Katarrh, fortgesetztem Erbrechen Schwangerer, harnsaurer Diathese, Rheuma, Gicht, Hämorrhoiden und zur Unterstützung bei Nierenwassersucht.

In der Homöopathie ist das Schöllkraut altbekannt. Hier gilt die Schöllkraut-Essenz, die nach dem Homöopathischen Arzneibuch mit 1/3 Arzneigehalt aus der frischen Wurzel vor der Blüte bereitet wird, als das hervorragende Mittel bei Lebererkrankungen (Hepatopathie, Ikterus), Gallenblasenerkrankungen (Cholezystopathie, Cholelithiasis), Magen-Darm-Katarrh, Lungenentzündung, Rippenfellentzündung, Gicht, Rheuma, zu schmerzhafter Regel (Dysmenorrhoe) und Hautleiden. Gebräuchlich sind hierbei die Verdünnungen D 2—D 4.

Bekannt ist auch die volkstümliche äußerliche Anwendung des frischen Milchsaftes als *Warzenmittel*.

Schöllkraut — Die einfachste Anwendung des Schöllkrautes ist der kalte und heiße Aufguß von ½ Teelöffel der Droge auf 1 Tasse Wasser. Man trinkt täglich 2mal je 1 Tasse. Da jedoch der Wirkstoffgehalt der Droge gegenüber der Frischpflanze stark verändert und herabgesetzt ist, verwendet man besser auf einen konstanten Wirkungswert eingestellte Fertigpräparate.

Die von dieser Pflanze in den Apotheken erhältlichen Fertigpräparate sind aus dem Anhang zu ersehen.

Seifenkraut regt die Verdauungsdrüsen an

Seifenkraut — Das zu den Nelkengewächsen (Karyophyllazeen) zählende Seifenkraut *(Saponaria officinalis)* ist in fast ganz Europa und Asien beheimatet. Es findet sich hauptsächlich an Zäunen, an Flußufern, auf Schutt und in Gebüschen. Es wird auch in Gärten angebaut. Von dort aus verwildert die ausdauernde, von Juni bis September weißlich bis rötlich blühende und besonders abends schwach duftende Pflanze. Seine *Wirkstoffe* sind hauptsächlich die in allen Teilen der Pflanze, besonders aber in der Wurzel bis zu 5 % vorkommenden Saponine. Unter den Saponinen ist das Saporubin (Saponaria-Sapotoxin) am wichtigsten. Erwähnenswert ist noch die Saporubinsäure. Den höchsten Saponingehalt weist die Wurzel kurz vor und während der Blüte auf.

Wirkungsweise

Wie bei anderen „Saponinpflanzen" (z. B. der Primel) beruht auch die Wirkung der Seifenkrautwurzel hauptsächlich auf ihrem Saponingehalt. Die Saponine sind im allgemeinen starke Zellgifte. Bringt man sie z. B. an die Bindehaut des Auges, so entsteht starker Tränenfluß und eine heftige Bindehautentzündung. In der Nase erzeugen sie starken Niesreiz und Fließschnupfen. Im Verdauungskanal kommt es zur entzündlichen Reizung der Schleimhäute und zur Funktionssteigerung aller zum Verdauungskanal gehörenden Drüsen, über Nervenreflexe auch der Bronchialdrüsen. Unter Übelkeit, Erbrechen und starken Durchfällen kann ein Krankheitsbild wie bei der Ruhr entstehen.

Spritzt man saponinhaltige Lösungen in die Blutbahn, so entsteht schnell das Bild einer schweren Vergiftung mit anfänglicher Erregung und rasch folgender Lähmung des zentralen Nervensystems, die zum Tod durch Atemlähmung führen kann.

Die meisten Saponine werden jedoch nur schwer und langsam vom Magen-Darm-Kanal aufgenommen und schon vorher im Darm in unwirksame Vorstufen (Sapogenine) übergeführt. Dadurch kommt es nur bei Saponinen, die ausnahmsweise leicht aufgesaugt werden, zur Vergiftung. Das gilt z. B. für die Saponine der Kornrade *(Agrostemma githago)*, der Einbeere *(Paris quadrifolia)* und des Alpenveilchens *(Cyclamen europaeum),* Pflanzen, die in diesem Buche nicht näher beschrieben sind.

Seifenkraut

Die Steigerung der Bronchialdrüsenfunktion mit vermehrter Schleimabsonderung (wie beim Veilchen, siehe Seite 195), die nach *Gessner* auf dem Wege des Nervenreflexes durch die Reizwirkung der Saponine auf die Rachen- und Magenschleimhäute erzeugt wird, und die örtliche Reizwirkung auf die Rachenschleimhaut, die Husten erregt, läßt sich zur „Lösung" und Herausbeförderung des Auswurfs praktisch ausnutzen (auswurffördernde = expektorierende Wirkung). Hierbei läßt sich die Seifenwurzel ausgezeichnet mit der Primel (siehe Seite 154) und mit dem Veilchen (siehe Seite 195) kombinieren.

Weiterhin vermögen die Saponine die Aufsaugung anderer Stoffe, z. B. anderer Arzneimittel und Nährstoffe, zu fördern, was ebenfalls praktisch wichtig ist. So enthalten die Gemüse Mangold *(Beta vulgaris),* Spinat *(Spinacia oleracea)* und Tomaten *(Solanum lycopersicum)* durch ihren Saponingehalt eine besondere Bedeutung für die Verdauung und Ernährung. (Siehe bei Dr. med. E. Schneider, „Nutze die Heilkraft unsrer Nahrung", 12. Aufl., Saatkorn-Verlag, Hamburg 13.)

Verwendung

Die Verwendung der Pflanze erfolgt bei hartnäckigem, trockenem Husten (Bronchitis), bei trockener Nase, bei mangelhafter Magen- und Darmfunktion, bei Stauungen im Pfortadergebiet, bei Unterfunktion der Bauchspeicheldrüse (Pankreasinsuffizienz), bei Darmträgheit (in Verbindung mit anderen gleichsinnig wirkenden Heilpflanzen), als Gewebs- und Blutreinigungsmittel bei den verschiedensten Stoffwechselleiden wegen seiner allgemeinen Drüsenanregung.

Als Einzeldosis nimmt man 10 g der Wurzeldroge auf 1 Tasse Wasser. Man setzt den Tee kalt an, läßt ihn 6—8 Stunden ziehen, kocht ihn kurz auf, seiht ihn ab und trinkt ihn warm, 1mal täglich 1 Tasse.

Das Seifenkraut ist Bestandteil folgender Teemischungen und Pflanzenzubereitungen: III 8, 11; IX 5; XI 7.

Die von dieser Pflanze in den Apotheken erhältlichen Fertigpräparate sind aus dem Anhang zu ersehen.

Schwarzer Senf hilft Magen und Darm

Der schwarze Senf *(Brassica nigra)* und der weiße Senf *(Sinapis alba = Brassica alba)* gehören zur Gruppe der Kreuzblütler (Kruziferen). Den schwarzen Senf kennt man auch unter den volkstümlichen Namen grüner Senf und schwarzer Kohl. Der weiße Senf dagegen wird auch gelber Senf, Senfkohl, Gartensenf und Mostert genannt. Als Heimat des schwarzen Senfs werden die Mittelmeerländer und Westeuropa angesehen. In Deutschland kommt er zwar manchmal an

Schwarzer Senf

Schwarzer Senf

Rainen, Gräben, Bächen, Fluß- und Teichufern, auf Äckern, Dämmen, Schutt- und Brachfeldern verwildert vor, meistens wird er jedoch kultiviert.

Die Samen enthalten ein ätherisches Öl, das zu 90 % aus Allylsenföl besteht, daneben aus geringen Mengen anderer organischer Schwefelverbindungen, ferner aus 26—28 % fettem Öl mit Eruca-, Öl-, Linol-, Linolen-, Palmitin- und Lignocerinsäure, Glykosidsinigrin, myronsaurem Kalium, Enzymen, dem Alkaloid Sinapin, Pentosen und organischen Säuren.

Das in der Medizin und in der Genußmittelindustrie verwandte ätherische Senföl wird nach *R. Gistl* wie folgt gewonnen: Die gemahlenen Samen werden durch Pressen von dem fetten Senföl befreit. Dabei ergibt sich eine Ausbeute an fettem Öl von 26—28 %. Dieses fette Senföl stellt ein Nebenprodukt dar, das als Brenn- und Schmieröl sowie zur Seifenfabrikation verwendet wird.

Der Preßrückstand wird mit Wasser angerührt, dann läßt man ihn kurze Zeit gären, worauf die Masse einer Wasserdampfdestillation unterworfen wird. Der vorbereitende Prozeß vor der Destillation ist notwendig, da das ätherische Senföl im Samen nicht fertig vorhanden ist. Es liegt in Bindung als das Glykosid Sinigrin vor. Durch die Einwirkung des im Samen vorhandenen Myrosins wird das Senfölglykosid in das ätherische Senföl, in Rechtstraubenzucker und Kaliumbisulfat gespalten. Jetzt kann das Senföl abdestilliert werden. Man erreicht eine Ausbeute von 0,5 bis über 1 %. Neben dem Isothiozyanallyl sind noch geringe Mengen von Zyanallyl und Schwefelkohlenstoff im Senföl. Es ist eine leicht bewegliche, farblose bis gelbe, stark lichtbrechende Flüssigkeit von sehr scharfem Geruch und Geschmack, die schon auf weite Entfernung zu Tränen reizt. Unter Einwirkung von Licht und Luft zersetzt es sich leicht. Es ist in 7—10 Teilen 70 %igem Alkohol löslich. Der Gehalt der Pflanze an ätherischem Öl ist nach Menge und Qualität in erheblichem Maße von Standort, Boden, Düngung, Klima, Tages- und Jahreszeit sowie Entwicklungszustand der Pflanzen abhängig.

Beim Umgang mit Senföl ist äußerste Vorsicht geboten, da es in beträchtlichem Maße hautreizend wirken kann.

Wirkungsweise und Verwendung

Innerlich angewandt hat Senf in Form der Senfkörner, des Senfmehls oder von Mostrich eine anregende und sekretionsfördernde Wirkung auf die Magen- und Darmdrüsen. Die Anwendung empfiehlt sich daher bei *Appetitlosigkeit, Verstopfung, Blähungen* und *Völlegefühl*. Die Wirkung beruht hierbei auf einer Steigerung der Durchblutung der Magen- und Darmschleimhaut, die eine bessere Drüsenfunktion zur Folge hat.

Innerlich nimmt man entweder 3mal täglich 10 Körner oder den bekannten Mostrich zu den Speisen. Senfbäder, Senfpackungen und Senfpflaster sind wirksame Mittel besonders bei *Muskelrheumatismus* (Hexenschuß).

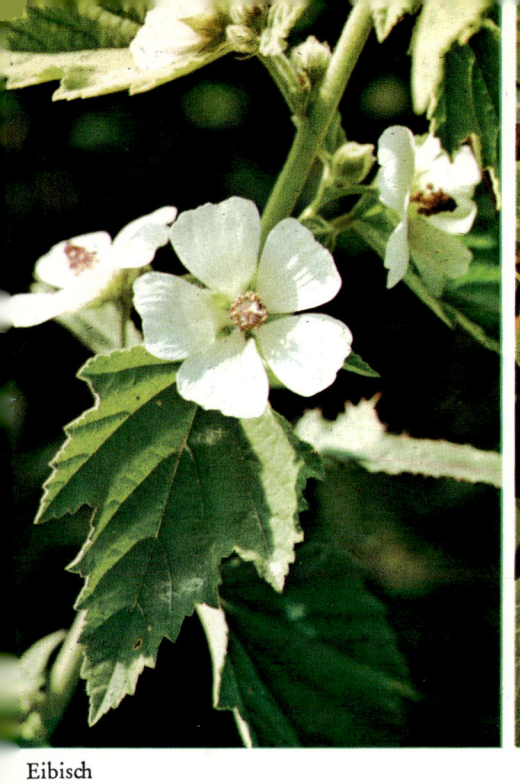

Eibisch

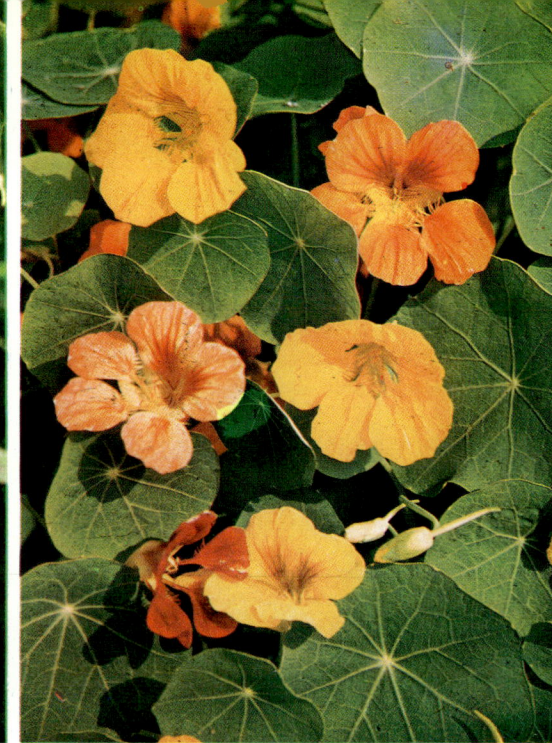

Kapuzinerkresse

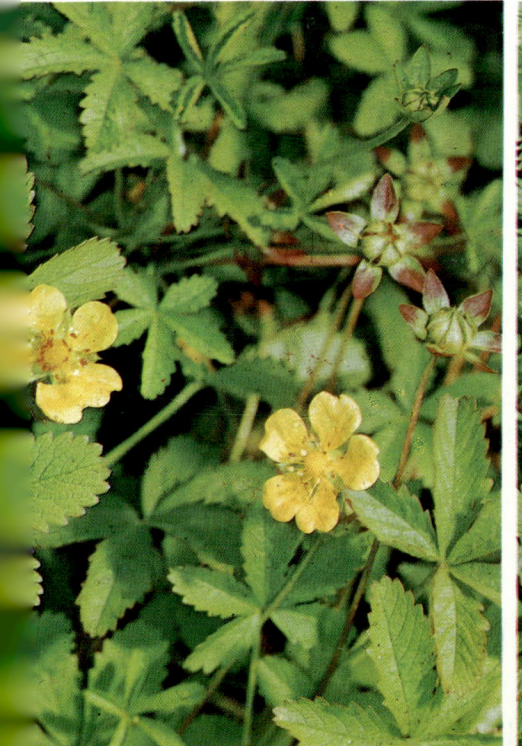

Fingerkraut

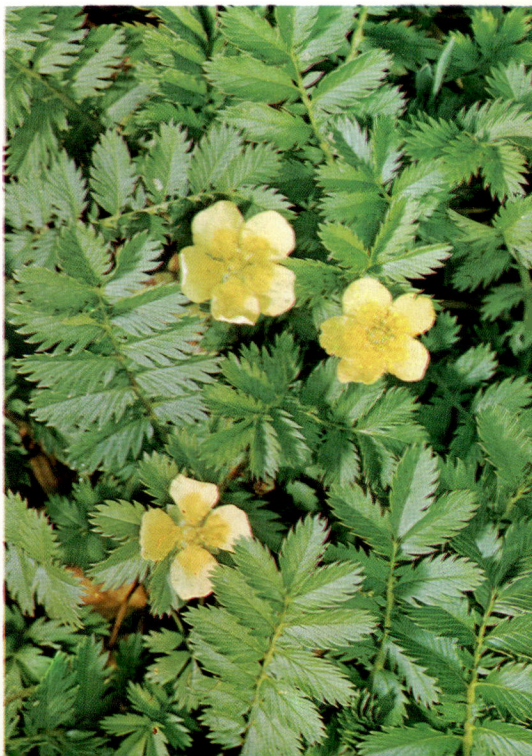

Gänsefingerkraut

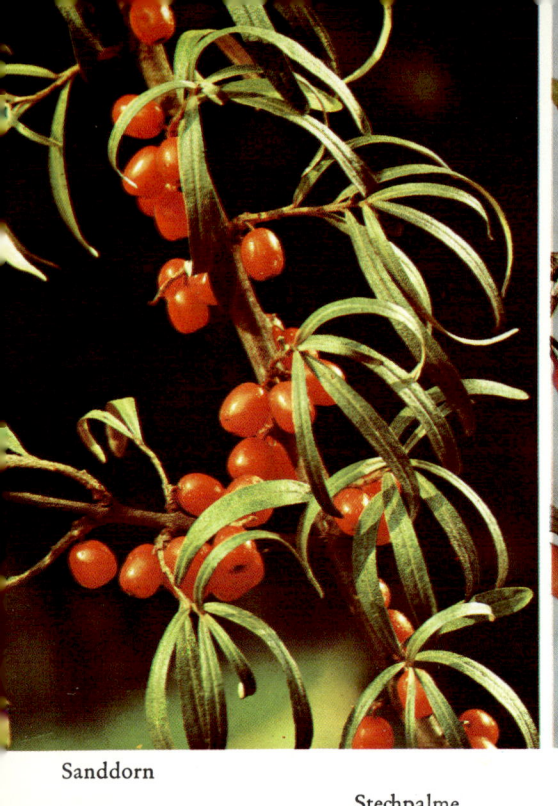
Sanddorn

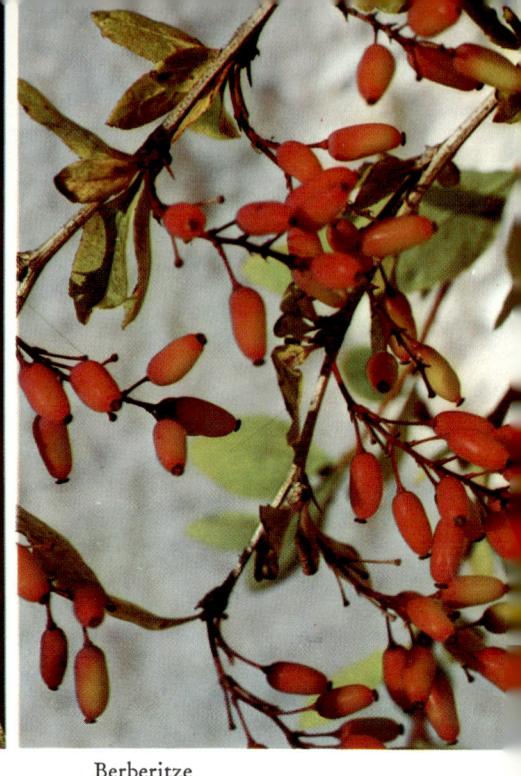
Berberitze

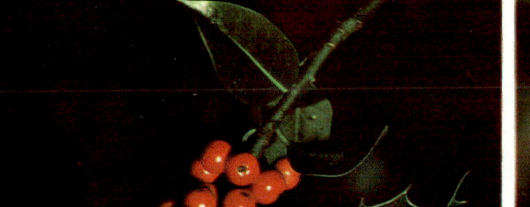
Stechpalme   Kreuzdorn

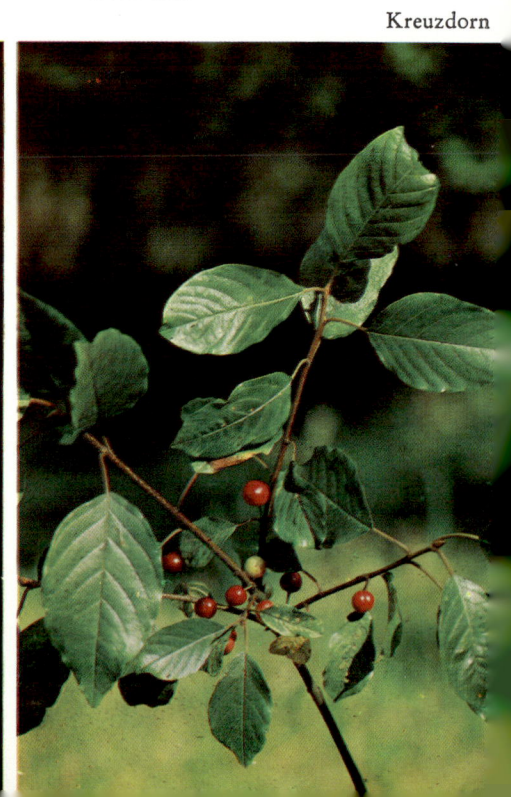

Das Senfölglykosid hat bei äußerlicher Anwendung eine stark hautreizende Wirkung, die sich bereits nach kurzer Zeit durch starkes Brennen bemerkbar macht und zu intensiver Rötung führt. Der gemahlene Senfsamen, das Senfmehl, ist daher eins der wichtigsten Mittel für ableitende Heilverfahren, die bei Gelenk-, Nerven- und Rippenfellentzündungen sowie bei Rheumatismus zur Anwendung kommen. Auch bei heftiger *Bronchitis, fieberhaften Infektionen* und *Lungenentzündung* führt eine *Senfmehlpackung* schnell zur Entlastung der gestauten Organe und zu einer Anregung von Atmung und Kreislauf. *Schwarzer Senf*

Äußerlich verwendet man den Senf in Form des Senfmehls zu Teilbädern (Senffußbädern) oder Senfpackungen. Dabei umwickelt man den ganzen Körper mit einem Laken, das man in heißes Wasser getaucht hat, dem 2—3 Eßlöffel Senfmehl zugesetzt sind. In Form eines Senfpflasters oder einer Senfpackung bringt man den gepulverten Senfsamen (Senfmehl), mit Wasser angerührt, auf die zu behandelnden Körperstellen. Senf*öl* oder Senf*spiritus* benutzt man zu Einreibungen.

Der **weiße** Senf *(Sinapis alba = Brassica alba)* stammt aus Südeuropa, kommt bei uns ab und zu verwildert vor, wird aber häufig im großen angebaut. Die Pflanze ist etwas größer als der schwarze Senf, aber diesem in Geruch und Geschmack sehr ähnlich. Der Bedarf an weißem Senf ist weit größer als der an schwarzem. In Thüringen wird er im großen kultiviert. Die bis heute bekannten *Wirkstoffe* sind weitgehend mit denen des schwarzen Senfs identisch. Weißer Senf

In der wissenschaftlichen Medizin wird der weiße Senf wenig beachtet. Aus der Erfahrungsheilkunde kennen wir aber seine besondere Wirksamkeit bei den verschiedensten *Erkrankungen der Verdauungsorgane,* wobei katarrhalische Zustände zur Norm zurückgeführt und Unterfunktionen ausgeglichen und ebenfalls auf ein normales Maß gebracht werden, was nach meinem Dafürhalten nicht nur für die Drüsen von Magen und Darm, sondern insbesondere auch für die Leber und für die Bauchspeicheldrüse gilt. Darüber hinaus ist dem Senfsamen eine allgemein stoffwechselverbessernde Wirkung wohl nicht abzusprechen. Man hat den weißen Senfsamen als Ersatz des Knoblauchs empfohlen, ohne daß sich der Gebrauch durchsetzen konnte.

Eine *Senfsamenkur* halte ich für angezeigt und empfehlenswert bei allen Funktionsstörungen der Verdauungsorgane, also bei saurem Aufstoßen, Magenschmerzen und Magenkrämpfen, Sodbrennen, Magenkatarrh, geschwürigen Veränderungen des Magens und des Zwölffingerdarms, Leberschmerzen und Leberkoliken, Leberstauungen und Leberverhärtungen, chronischen Entzündungen der Gallenwege, Gallensteinbeschwerden, Blähungen, Darmkatarrh, Verstopfung, Hartleibigkeit und Wurmkrankheiten. Aber auch bei allen Leiden, die durch eine Selbstvergiftung vom Darm aus bedingt sind und sich meist in Schwindel, Kopfschmerzen, Blutandrang zum Kopf, Müdigkeit, Herzbeschwerden u. ä. äußern,

Weißer Senf ist diese Kur hilfreich. Dabei schluckt man 3mal täglich jeweils 1 Stunde *vor* der Mahlzeit 1 Teelöffel unzerkleinerte weiße Senfkörner mit etwas kaltem Wasser. Man steigert die Menge in den nächsten Tagen, bis eine milde Abführwirkung erzielt wird, eventuell bis 3mal täglich 3 Teelöffel. Bei dieser Dosis bleibt man dann mindestens 1 Woche und geht dann wieder zurück auf 3mal täglich 1 Teelöffel. Diese Dosis kann mehrere Wochen beibehalten werden.

Die *äußere* Anwendung ist die gleiche wie beim schwarzen Senf. Ein gutes Einreibemittel bei rheumatischen Muskel- und Nervenerkrankungen ergibt folgende Zusammenstellung: 11 g Senföl, 2,25 g Kampfer, 5 g Rizinusöl, 0,75 g Seidelbastextrakt, 31 g Spiritus.

Sennes nur bei akuter Verstopfung verwenden!

Sennes Der Sennesbaum *(Cassia angustifolia)* ist in Arabien, Ostafrika, Ägypten und Ostindien beheimatet. Die in unseren Apotheken vorrätig gehaltenen Sennesblätter *(Folia Sennae)* müssen von dort bezogen werden. Die *Wirkstoffe* der Sennesblätter sind die gleichen wie die in der Faulbaumrinde, im Rhabarber und in der Aloe, nämlich Emodin und Emodin abspaltende, zuckerähnliche Stoffe (Anthrachinonglykoside), die teilweise schnell (in ein bis zwei Stunden) und teilweise langsam (in etwa acht bis zehn Stunden) ihre abführende Wirkung entfalten.

Wirkungsweise und Verwendung

Die Anthrachinonglykoside werden im Dünndarm aufgesaugt und unter Abspaltung des wirksamen Emodins im Dickdarm wieder ausgeschieden. Das Emodin wirkt dabei reizend auf die Dickdarmschleimhaut. Die Glykoside wirken nach der Aufsaugung unmittelbar auf die Darmmuskulatur. Die Reizwirkung auf Schleimhaut und Darmmuskulatur führt nicht selten zu kolikartigen Schmerzen.

Nach stärkeren Dosen bleibt nach der Abführwirkung häufig eine Erschlaffung der Darmmuskulatur mit Blähungserscheinungen (Flatulenz) und dyspeptischen Beschwerden zurück. Sennesblätter werden daher häufig mit anderen Drogen oder mit Bittersalz kombiniert.

Die *Verwendung* erfolgt meist nur bei akuter, seltener bei chronischer Obstipation. Zu einem abführend wirkenden Tee benötigt man 1 Eßlöffel Blätter auf 1 Tasse Wasser (nur kurz brühen). Zweckmäßig ist die Verwendung in offizinellen Zubereitungen z. B. als Kurellasches Brustpulver *(Pulvis Liquiritiae compositus)*. Dieses enthält neben Sennesblättern auch Fenchel, gereinigten Schwefel, Süßholz *(Radix Liquiritiae)* und Zucker. Man nimmt davon für Erwachsene 1—2 Eßlöffel, für Kinder ¹/₂ Teelöffel.

Sennesblätter sind Bestandteil folgender Teemischungen und Pflanzenzubereitungen: I 4, 17; V 36, 38, 39, 40, 44; VIII 12, 14; XII 5.

Die von dieser Pflanze in den Apotheken erhältlichen Fertigpräparate sind aus dem Anhang zu ersehen.

Sennes

Silberdistel hemmt Bakterienwachstum

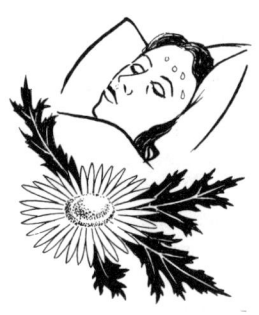

Silberdistel

Die Silberdistel *(Carlina acaulis)* ist auch vielfach unter den Bezeichnungen große Eberwurz, stengellose Eberwurz und weiße Roßwurz bekannt. Sie findet sich vor allem im Süden Deutschlands, seltener im Norden, auf sonnigen Wiesen, dürren Abhängen und Hügeln. In den Alpen kommt sie häufig bis zu einer Höhe von 2800 m vor. Mit ihren stachligen Blättern gilt die Silberdistel als lästiges Weideunkraut. Da sich die silbrig glänzenden Blätter bei trübem, feuchtem Wetter, um die Blüte vor Nässe und Kälte zu schützen, schließen, gilt die Pflanze als Wetterprophet. Ihre Blütezeit reicht von Juli bis September. Für arzneiliche Zwecke verwendet man die Wurzel, die beim Trocknen stark zusammenschrumpft.

An *Hauptwirkstoffen* fand man in der bitter und scharf schmeckenden Wurzel *(Radix Carlinae)* 1,25 % ätherisches Öl, dessen Hauptbestandteil flüssiges Carlinaoxid (= Benzyl-2-Furylacetylen) darstellt (etwa 80 %). Daneben weist dieses Öl ungefähr 15 % Carlinen (ein Sesquiterpen) und Spuren eines Phenols auf. Außer dem ätherischen Öl mit seinen Wirkstoffen ließen sich in der Wurzel Gerbstoffe, Harz und reichlich Inulin (20 %) nachweisen.

Wirkungsweise und Verwendung

Die in der offiziellen Heilkunde bisher kaum beachtete Pflanze gewann in der letzten Zeit an Bedeutung, weil man für den Wirkstoff Carlinaoxid eine antibakterielle Wirkung feststellen konnte *(Schmidt-Thomé)*. Es ist durchaus möglich, daß sich dieser Wirkstoff einen Platz als modernes pflanzliches Antibiotikum sichert. Die Gesamtwirkstoffe üben außerdem einen wurmtreibenden Einfluß aus.

Die Wurzel der Silberdistel wirkt *harn-* und *schweißtreibend* sowie *wurmwidrig* und wird in der Volksmedizin auch in diesem Sinne angewandt. Gebräuchlich ist auch die Verwendung bei *Nervenschwäche* (Neurasthenie), *Nierenschwäche* (Niereninsuffizienz) und bei Magen-Darm-Schwäche (Gastritis, Duodenitis, Enteritis). Die Wirkung auf Spulwürmer (Askariden) ist beachtlich.

Silberdistel Aus der feingeschnittenen Wurzeldroge stellt man einen Tee her, indem man 1—2 Eßlöffel der Droge kalt aufsetzt und bis zum Sieden erhitzt. Man kann auch 2—4 Messerspitzen der feingepulverten Droge täglich mit etwas Wasser einnehmen.

Die Silberdistel ist Bestandteil folgender Teemischung: XII 6.

Sonnenblumen schenken uns heilsames Öl

Sonnenblume Als Heimat der Sonnenblume *(Helianthus annuus)* gilt Nordamerika, von wo sie bereits vor etwa 400 Jahren zu uns gelangte. Dieser bei uns zumeist als Zierpflanze in Gärten zu findende Korbblütler überragt alle anderen Vertreter dieser Pflanzenfamilie durch seine beachtliche Höhe. Wegen des Ölreichtums der Samen wurde die Sonnenblume seit langem in verschiedenen europäischen Ländern, besonders in Rußland, Italien, Ungarn und Bulgarien, im großen angebaut. Aus dem Weltkrieg ist ein versuchsweiser Anbau auch in verschiedenen deutschen Gegenden, so z. B. in Speyer, bekannt.

Von seinen *Wirkstoffen* ist das Sonnenblumen*öl* chemisch am bekanntesten. Es besteht im wesentlichen aus Linolein (57,5 %), Olein (33,4 %), Palmitin, Stearin, Arachin und Linocerin. Kennzahlen für Sonnenblumenöl verschiedener Herkunft findet man in *Ubbelohdes* Handbuch der Fette und Öle. Die Sonnenblumenfrüchte enthalten außer dem bereits genannten Öl noch Lezithin, Cholesterin, Eiweiß, Globulin und Arginin. In den Blüten wurde nach älteren Angaben viel Cholin und Betain gefunden, ferner Quercetin, Anthocyanin und Solanthsäure, die auch im Stengel vermutet wird. In den Blättern soll ein Glykosid vorhanden sein, das die Herztätigkeit schwächt, den Blutdruck senkt und durch Beeinflussung des Großhirns Schlaf erzeugt.

Wirkungsweise und Verwendung

In der wissenschaftlichen Heilkunde hat die Sonnenblume in unserer Heimat noch keine nennenswerte Rolle gespielt. Aber auch die Volksmedizin hat der Pflanze bei weitem nicht die Beachtung geschenkt, wie sie anderen Korbblütlern zuteil wurde. Sie nennt für die Sonnenblume folgende Heilanzeigen: 1. bei Wunden, 2. bei Erkrankungen der Atmungsorgane, 3. bei Malaria. Irgendwelche Bestätigungen klinischer oder experimenteller Art liegen aus den letzen Jahren meines Wissens nicht vor.

Nach *Dreyer* bekamen Menschen, die die Blätter und Früchte der Sonnenblumen auflasen, eine Hautentzündung an den Händen, an den Armen und im Nacken. *M. Peukert* berichtet über die Verwendung einer Emulsion aus Sonnenblumenkernen als Säuglingsnährmittel. Diese Emulsion soll sich besonders gut als Ersatz für Milch bei älteren abgemagerten Säuglingen bewährt haben.

Auch findet die Sonnenblumenkernemulsion bei Säuglingen, die an Dysenterie leiden, sowie bei Ekzemkranken Verwendung.

Sonnenblume

Die Homöopathie bereitet aus den reifen Samen eine Essenz und eine Tinktur.

Wie das Leinöl hat auch das Sonnenblumen*öl* nicht nur einen hohen Brennwert, sondern auch einen hohen Gehalt an ungesättigten Fettsäuren, der im Fettstoffwechsel eine besondere Rolle spielt und eine zunehmende Wertschätzung bei einer Reihe von Hautkrankheiten gewonnen hat, so bei Ekzemen, Furunkulose, offenen Beinen *(Ulcus cruris)* und Milchschorf.

Sonnenhut steigert die Abwehrkraft

Der Sonnenhut mit seinen drei Arten — schmalblättriger *(Echinacea angustifolia)*, blasser *(Echinacea pallida)* und roter Sonnenhut *(Echinacea purpurea)* — ist in Nordamerika beheimatet. Als Droge wird von allen drei Arten der Wurzelstock verwendet.

Sonnenhut

Am meisten und am weitesten erforscht sind die *Wirkstoffe* des *schmalblättrigen* Sonnenhuts. Es ist jedoch anzunehmen, daß sie sich in allen drei Arten ungefähr decken. So fand sich in allen drei Sonnenhutarten ätherisches Öl vor allem in den *Wurzeln*. Das Öl des schmalblättrigen Sonnenhuts enthält als Hauptbestandteil ein nicht zyklisches Tetrahydrosesquiterpen. Besonders charakteristische Bestandteile konnte man aus der Wurzel nicht isolieren (Betain, Laevulose, Glukose, Inulin und Pentosane). Das aus der getrockneten Wurzel extrahierbare Harz, das man längere Zeit als Wirkungsträger ansah, erwies sich auch als uncharakteristisch (Öl-, Linol-, Orotin- und Palmitinsäure, ferner drei Phytosterine). Auch die Analyse des in der Wurzel vorkommenden fetten Öles und der Mineralien erbrachte keine Besonderheiten. In den *Blättern* ließen sich mehrere Fermente feststellen und geringe Mengen von Vitamin C.

Stoll und seine Mitarbeiter fanden schließlich im *schmalblättrigen* Sonnenhut ein Glykosid, das sie Echinacosid nannten und dessen Spaltstücke sie chemisch bestimmen konnten (Brenzkatechinäthylalkohol, Kaffeesäure, l-Rhamnose und d-Glukose).

Wirkungsweise

Die seit langer Zeit beobachtete, von der indianischen Urbevölkerung übernommene, immer wieder bestätigte und häufig überraschend gute Wirkung bei der inneren und äußeren Behandlung eitriger Wunden versuchte man auf eine bakterienhemmende oder bakterienvernichtende Wirkung zurückzuführen, zumal man in der Kaffeesäure, einem Spaltprodukt des in der Wurzel aufgefundenen Echinacosids, einen Stoff mit deutlich bakterienhemmender Wirkung fand. Rein mengenmäßig genügte aber dieser Befund zur Erklärung der guten

Sonnenhut Heilwirkung des Sonnenhuts selbst bei trägen und chronisch verlaufenden Eiterungen nicht. Erst neuere Untersuchungen *(Madaus)* ergaben eine starke Hemmung des Bakterienfermentes Hyaluronidase, womit den Bakterien die Invasion in den Organismus gelingt. Gleichzeitig werden im Gewebe und im Blut die Freßzellen (die histiogenen und hämatogenen Phagozyten) aktiviert, wodurch die Erreger abgetötet und die Zerfallsprodukte abgebaut werden.

Darüber hinaus werden die festen Bindegewebszellen angeregt (Vermehrung der Fibroblasten), was zu einer Gewebsbarriere um den Infektionsherd führt. Aber selbst damit ist die Steigerung der Abwehrleistung noch nicht erschöpft. Auch das hormonelle System der Nebennierenrinde erfährt durch Sonnenhut-Vollextrakt (Echinacin) eine Anregung (erkennbar an der vermehrten Corticoid-Ausscheidung), was wahrscheinlich zur Wiederherstellung des subjektiven Wohlbefindens (euphorische Wirkung) und der Kreislaufleistung beiträgt. Um das Wirkungsbild abzurunden, muß noch erwähnt werden, daß durch intravenöse Injektionen von Echinacin der Properdinspiegel im Blutserum bei Tier und Mensch erhöht wird. Das Properdin wurde erst in letzter Zeit als ein Stoff erkannt, der offenbar eine wichtige Rolle bei den Immunisierungsvorgängen spielt. Damit sind die Sonnenhut-Wirkungen auf eine ganz neue Weise zu erklären.

Verwendung

Erprobt und bewährt hat sich die Sonnenhutanwendung bei Krankheitszuständen, bei denen es darauf ankommt, die allgemeine, unspezifische, eigene *Abwehrleistung zu steigern,* also bei allen schleichend oder gar chronisch verlaufenden fieberhaften Zuständen.

Bei leichten Allgemeininfektionen, bei Anfälligkeit gegen Erkältungs- und Grippekrankheiten und zur Grippevorbeugung genügt meist die Einnahme von Tropfen-Präparaten. Bei stärkeren Infektionen (Grippe, Erkältung, Keuchhusten) wird der Arzt gern ein in die Muskulatur einspritzbares Präparat anwenden (Myo-Echinacin), während für alle schwereren Fälle (septische Allgemeininfektionen, gynäkologische und urologische Entzündungszustände) nur die ärztliche Anwendung eines in die Blutbahn zu injizierenden Präparates in Frage kommt, wobei der Erfolg weitgehend von der Dosierung abhängt.

Die *äußere* Anwendung mit dafür geeigneten Zubereitungen ist angezeigt bei Verätzungen, Verbrennungen, Erfrierungen, schlecht heilenden Geschwüren (Röntgenulcera, Ulcus cruris), eiternden Fisteln, Dekubitalgeschwüren und Gewebeekzemen. Die Dosierung für den äußeren Gebrauch eignet sich auch verdünnt (1 Eßlöffel auf 1 Glas Wasser) bei Mandelentzündung (Angina) und Mundschleimhautentzündung (Stomatitis).

Die von dieser Pflanze in den Apotheken erhältlichen Fertigpräparate sind aus dem Anhang zu ersehen.

Sonnentau vertreibt Keuchhusten

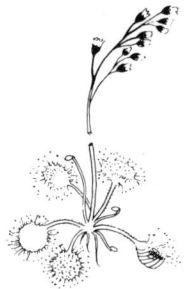
Sonnentau

Aus der Familie der Sonnentaugewächse (Droserazeen), die die Eigenschaft haben, tierische Nahrung zu verdauen, ist der *rundblättrige* Sonnentau *(Drosera rotundifolia)* in arzneilicher Hinsicht von besonderem Interesse. Die Pflanze ist in ganz Europa, in Asien und Nordamerika verbreitet und findet sich in größeren Beständen vornehmlich auf Mooren und in Torfsümpfen, aber auch auf Waldwiesen, oft vollständig zwischen Moospolstern versteckt. Sie steht wegen ihrer Seltenheit in den meisten Ländern unter Naturschutz.

Die *Hauptwirkstoffe* des Sonnentaus wurden wissenschaftlich erst in letzter Zeit näher erforscht. Bis 1932 kannte man nach *Wehmer* als Bestandteile der Blätter und Blüten nur einige organische Säuren, einen roten Farbstoff, eine noch nicht näher bestimmte oxynaphthochinonhaltige Substanz und aus den Absonderungen der Drüsenhaare ein eiweißspaltendes Ferment.

Doch bereits im Jahre 1930 hatte *Moussli* außer den bei *Wehmer* genannten Stoffen noch Bernsteinsäure, Zuckerstoffe, Wachs und vor allem ein Glykosid, Droserosid genannt, und eine Substanz Droserin, das er als das zuckerfreie Spaltprodukt des Droserosids ansah, gefunden.

Witanowsky isolierte im Jahre 1935 aus dem Sonnentau eine von ihm Droseron genannte Substanz, von der sich herausstellte, daß sie mit dem aus einer anderen Pflanze (Bleiwurz = *Plumbago europaea*) isolierten Plumbagin identisch ist und chemisch ein Naphthochinonabkömmling darstellt, dessen genaue chemische Konstruktion durch die Synthese dieser Substanz seit 1934 bekannt war.

Zur gleichen Zeit wurde von *Dieterle* ein weiterer Naphthochinonabkömmling gewonnen, dessen genaue chemische Formel jedoch noch aussteht. Klar erkannt wurden in der Folgezeit noch der Gehalt des Sonnentaus an Gerbsäure und an Gallussäure in den Stengeln und in den halbreifen Kapseln sowie an Tannin und Vitamin C. In neuerer Zeit (1956) fand *Krahl* noch einen gelben, kristallisierenden Stoff, der wahrscheinlich ebenfalls eine Naphthochinonverbindung darstellt.

Besonders interessant ist das Vorkommen von Fermenten im Drüsensekret, die Eiweiß zu spalten vermögen. Ob und wieweit diese an der arzneilichen Wirkung des Sonnentaus beteiligt sind, läßt sich noch nicht sagen.

Wirkungsweise

Eine Erklärung für die immer wieder in der Praxis bestätigte gute Wirkung von Sonnentauzubereitungen bei *krampfhafter Bronchitis,* vor allem bei *Keuchhusten,* läßt sich heute unschwer aus dem Gehalt an Droseron finden, von dem

Sonnentau

wir noch nicht lange wissen, daß es keimhemmende (antibiotische) Eigenschaften gegen Eitererreger (Strepto- und Staphylokokken), gegen die Erreger der Lungenentzündung (Pneumokokken) und gegen den Keuchhustenbazillus besitzt. Mehrfach wurde auch der Nachweis erbracht, daß das Plumbagin = Droseron einen wachstumshemmenden Effekt gegenüber menschlichen Tuberkelbakterien aufweist. Von der von *Krahl* isolierten Substanz konnte außerdem eine beachtliche *entkrampfende* und *hustenreizmildernde* Wirkung nachgewiesen werden.

Von den Fermenten des Drüsenhaarsekretes wissen wir, daß sie eine örtliche Reizwirkung auf die Schleimhäute ausüben, aber auch der Gesamtextrakt der Pflanze bewirkt an den Schleimhäuten des Rachens, des Magens und des Darmes Entzündungen, Geschwürsbildungen und blutige Durchfälle.

Werden die Extrakte vom gesunden menschlichen Körper aufgenommen, so kommt es nach *Schulz* zu rheumatischen Schmerzen in der Nacken- und Rückenmuskulatur sowie in der Umgebung der Gelenke und zu Katarrhen an den Atmungswegen. Im Sinne der Homöopathie müßten die durch Sonnentau-Extrakte beim Gesunden auftretenden Krankheitserscheinungen nach entsprechender Verdünnung der Extrakte geheilt werden können. In der Tat wird der Sonnentau, in dieser Weise angewendet, von der Homöopathie sehr geschätzt. Er ist überdies ein gutes Mittel gegen das morgendliche Erbrechen Schwangerer und wird in Verbindung mit anderen Kräutern mit Erfolg gegen Asthma und gegen die Schwindsucht gebraucht.

Verwendung

Auf Grund vielfacher praktischer Erfahrung wendet man Sonnentauzubereitungen vor allem bei krampfhaftem Husten, besonders *Keuchhusten,* und bei nervös bedingtem Husten mit gleichsinnig wirkenden anderen Drogen an.

Von Sonnentau*kraut (Herba Droserae)* bereitet man aus 5 g der Droge mit 3—4 Tassen Wasser einen Aufguß, den man über den Tag verteilt warm trinkt. Von Sonnentau*tinktur (Tinctura Droserae)* benötigt man 3—5mal täglich 10—20 Tropfen. In den meisten Fällen genügen jedoch 30 Tropfen als Tagesmenge.

In der Homöopathie wird aus der frischen blühenden Pflanze eine Urtinktur hergestellt, die als solche oder bis zur Verdünnung D 4 bei *Schleimhautentzündungen der Atmungsorgane* (Keuchhusten, Bronchitis) angewendet wird.

In der Kinderpraxis spielt die Sonnentautinktur schon seit hundert Jahren eine große Rolle für die Keuchhustenbehandlung. Sie wird aber auch angewendet bei rheumatischen Beschwerden in den Extremitäten, in den Gelenken und im Nacken, wenn sie nach einer Erkältung aufgetreten sind, ferner bei Gesichtsschmerzen und „nervösen Augen- und Ohrenaffektionen".

Die von dieser Pflanze in den Apotheken erhältlichen Fertigpräparate sind aus dem Anhang zu ersehen.

Spierstaude (Mädesüß) bekämpft Rheuma aller Art

Die Spierstaude *(Spiraea ulmaria)*, auch Spierstrauch genannt, kommt bei uns an Ufern, in Gräben und auf feuchten Wiesen vor. Sie hat einen angenehm bittermandelähnlichen Geruch. Man verwendet die Blüten und die frische Wurzel. Ihre *Wirkstoffe* sind ähnlich denen des Veilchens, also vor allem Salizylsäureverbindungen. Die Blüten enthalten 0,2 % ätherisches Öl mit Salizylaldehyd, Methylsalizylat, Heliotropin und Vanillin. Im Kraut finden sich Salizylsäure, Zitronensäure und Gerbsäure, in der Wurzel ein ätherisches Öl mit Methylsalizylat, dem Glykosid Gaultherin, aus dem sich durch (fermentative) Spaltung ebenfalls Methylsalizylat bildet.

Wirkungsweise und Verwendung

Wegen des starken Gehaltes an Salizylsäureverbindungen wirkt die Spierstaude fäulniswidrig, gärungswidrig, temperaturherabsetzend, harntreibend, schweißtreibend, galletreibend und schmerzlindernd.

Sie wird *verwendet* bei allen Formen von Muskel-, Gelenk- und Nervenrheumatismus, bei allen Erkältungsinfekten einschließlich Grippe, bei Stoffwechselerkrankungen sowie bei Herz- und Nierenerkrankungen, die mit Wasseransammlungen in den Organen und Geweben einhergehen. Man benötigt 1 Eßlöffel der Blütendroge (2 g) auf 1 Tasse Wasser. Die Zubereitung erfolgt als Aufguß, von dem täglich 1—2 Tassen warm zu trinken sind.

Die Spierstaude ist Bestandteil folgender Teemischungen und Pflanzenzubereitungen: VII 6; VIII 19; IX 1, 2, 3, 4; XI 17, 19, 20, 21, 23; XII 16.

Die von dieser Pflanze in den Apotheken erhältlichen Fertigpräparate sind aus dem Anhang zu ersehen.

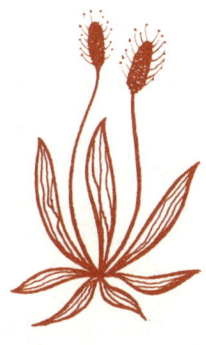

Spitzwegerich kräftigt die Atmungsorgane

Der Spitzwegerich *(Plantago lanceolata)* aus der Familie der Wegerichgewächse (Plantaginazeen) ist in fast ganz Europa und einem Teil Asiens zu Hause. Er findet sich überall an Wegrändern, auf trockenen Wiesen, auf Brachland und Schutthalden. Seine *Wirkstoffe* sind ätherisches Öl, das Glykosid Aucubin, ferner Labenzym, Invertin, Emulsin, Harz und Schleim. In der Asche finden sich etwa 42 % Kaliumsalze. Die Droge hat einen herben, etwas bitteren Geschmack.

Wirkungsweise und Verwendung

Spitzwegerich

Obwohl die Wirkungsweise des Spitzwegerichs noch nicht eindeutig geklärt ist, wird seine Anwendung immer wieder empfohlen bei Katarrhen des Mundes, des Halses, der Luftwege, bei Keuchhusten, Asthma und Lungentuberkulose. Abgesehen von diesen Heilanzeigen, die sich alle auf die *Atmungsorgane* beziehen und wohl mit dem Gerbstoff-, Schleim-, Mineral-, Kieselsäure- und Schwefelgehalt erklärt werden können, hat sich die gute Wirkung des Spitzwegerichs auch bei Erkrankungen des *Magen-Darm-Kanals* erwiesen, die insbesondere mit Störungen der Saftabsonderung und der Muskelbewegungen einhergehen, wie Appetitlosigkeit, Magenschleimhautkatarrh, Blähungen.

Die Beeinflussung dieser Zustände dürfte sich am ehesten mit dem Bitterstoffgehalt in Verbindung bringen lassen. Auf dem Wege über eine Steigerung der Urinabgabe durch den hohen Kaliumgehalt ist auch eine Beeinflussung der *Kreislauforgane* denkbar. Auch soll das *blutbildende Knochenmark* durch Spitzwegerich angeregt werden. Ferner werden der *Stoffwechsel* im ganzen angefacht, das Blut gereinigt und verbessert und gleichsam als *konstitutionsumstimmende Wirkung* das *Bindegewebe* gekräftigt und die *Haut* von innen her heilend beeinflußt. Spitzwegerich gilt als Gewebs- und Blutreinigungsmittel mit besonderer Wirkung auf die Haut. Frischer Spitzwegerich wird äußerlich gern zur Behandlung *schlecht heilender* Wunden herangezogen. Nach neueren Untersuchungen enthält die Pflanze auch bakterienhemmende und bakterienvernichtende Wirkstoffe.

Bei der *Verwendung* als Tee nimmt man 3 g (1 Eßlöffel) Tee auf 1 Tasse Wasser als Aufguß. Von frischem Preßsaft nimmt man täglich nüchtern 1 Eßlöffel mehrere Wochen lang besonders zur Blutreinigung im Frühjahr und als unterstützendes Mittel bei Tuberkulose, exsudativer Blutentmischung und Bindegewebsschwäche. Bei Erkrankungen der Luftwege ist eine Mischung aus gleichen Teilen Spitzwegerich-, Huflattich- und Zinnkrautsaft mit Honig zu empfehlen.

Der Spitzwegerich ist Bestandteil folgender Teemischungen und Pflanzenzubereitungen: III 2, 5, 13, 18, 22, 23; XI 24.

Alpenwegerich

Der **Alpenwegerich** (*Plantago alpina*) wächst in den Alpen in einer Höhe von 1600 m und mehr und bildet auf den Almen eine gern gesehene Futterpflanze. Man verwendet das blühende Kraut (getrocknet) und den reifen Samen. Seine *Wirkstoffe* sind ähnlich wie beim Spitzwegerich Glykoside, Enzyme, Kaliumsalze, wahrscheinlich auch Saponine. Eine genauere Erforschung der arzneilichen Wirkstoffe steht noch aus.

Wie beim Spitzwegerich wurden auch beim Alpenwegerich blutreinigende, magen- und darmstärkende, schleim- und krampflösende sowie wundheilende Eigenschaften gefunden. Daher ist seine Anwendung bei Bronchialkatarrh, Magen- und Darmkatarrh, Stoffwechselstörungen (rheumatischen und gichtischen

Bindegewebsblockaden) und äußerlich bei schlecht heilenden Wunden, Prellungen und Stauchungen angezeigt. *Alpenwegerich*

Zu einem Aufguß oder einer Abkochung, die 1—3mal täglich getrunken wird, benötigt man 1 Eßlöffel der Blätter und Blütendroge.

Alpenwegerichsamen hat eine stuhlfördernde, abführende Wirkung und kann daher in entsprechenden Teemischungen verwendet werden.

Der Alpenwegerich ist Bestandteil folgender Teemischungen und Pflanzenzubereitungen: III 1, 8.

Die von dieser Pflanze in den Apotheken erhältlichen Fertigpräparate sind aus dem Anhang zu ersehen.

Stechpalme beschleunigt die Ausscheidungsfunktionen

Westeuropa ist die Heimat der Stechpalme *(Ilex aquifolium)*. Sie findet sich vorwiegend als Unterholz in Wäldern, vor allem in Buchenwäldern, und wird auch häufig als Zierstrauch angepflanzt. Ihre *Wirkstoffe* sind ein Bitterstoff (Ilicin), ein gelber Farbstoff, ferner Wachs, Gummi, Kalisalze und Ilexsäure. *Stechpalme*

Wirkungsweise und Verwendung

Die Abkochung der Blätter wirkt zusammenziehend, auf alle Ausscheidungsorgane (Darm, Nieren, Haut, Lunge) anregend. Die *Beeren* wirken besonders bei Kindern stark darmreizend und vergiftend!

Die *Verwendung* ist angezeigt bei Gicht, Rheumatismus und Durchfall. Man bereitet aus 1 Eßlöffel der Blätterdroge auf 1 Tasse Wasser eine Abkochung (10 Minuten Kochzeit), die tagsüber schluckweise getrunken wird.

Die Stechpalme ist Bestandteil folgender Teemischung: XII 14.

Steinklee heilt Venenschwäche

Der *echte* Steinklee *(Melilotus officinalis)* gehört zur Familie der Hülsenfrüchtler (Leguminosen) und ist auch vielfach unter den volkstümlichen Namen Honigklee, Bärenklee, Mottenklee, Melilotenklee, Melilote, Goldklee, Schotenklee, gelber Steinklee und Mottenkraut bekannt. Er findet sich bei uns häufig an Mauern und Wegrändern, auf trockenen Ackerböden, auf Schuttstellen und Wiesen, in Gebüschen und Weinbergen. Der echte Steinklee liebt trockene Standorte mit kalkhaltigen Böden und ist eine verbreitete Ödlandpflanze. Er blüht von Mai bis September. *Steinklee*

An *Wirk-* und *Inhaltsstoffen* enthalten die Blüten 0,01 % ätherisches Öl mit Cumaringlykosid und freiem Cumarin. Die Samen bestehen zu 7,83 % aus fettem Öl. Im Kraut fand man zwei Glykoside (darunter das kristallisierende Melilo-

Steinklee tin = Melilotosid), die Cumarin und andere Produkte abspalten, ferner Flavonoide, Melilotsäure, Benzoesäure, Schleim und Cholin.

Wirkungsweise

Die Untersuchung des Hauptwirkstoffs, also des Cumarins als Reinsubstanz, ergab im Tierversuch *narkotische Wirkungen* mit einer Herabsetzung der Nerventätigkeit (Reflexerregbarkeit) und der Atmung, ferner eine Lähmung eines Herznerves (Vagus) und des Herzmuskels sowie eine Schädigung mehrerer anderer Organe (Leber, Nieren). Beim Menschen führen größere Dosen (3—4 g) zu ernsten Vergiftungserscheinungen, nämlich zu Kopfschmerzen, Benommenheit, Schwindel, Erbrechen und Schlafsucht. Durch den Gebrauch cumarinhaltiger Pflanzen sind solche Vergiftungen nicht zu befürchten, da der Cumaringehalt zu gering ist.

Neuere Untersuchungen ergaben, daß der Gesamtextrakt des Steinklees, bei dem nicht nur das Cumarin, sondern vor allem auch das Flavon zur Geltung kommt, eine Reihe von sehr brauchbaren heilenden Wirkungen ergibt, nämlich eine Verbesserung der Lymphzirkulation und der zerebralen und arteriellen Blutversorgung, ein besseres Zurückfließen des Venenblutes zum Herzen, eine Heilung geschädigter Gefäßwände sowie eine entzündungswidrige und eine ödemwidrige Wirkung.

Damit ist der Steinklee-Extrakt ausgezeichnet zu verwenden bei *Gefäßerkrankungen* und *Kreislaufstörungen,* die besonders die Endstrombahnen betreffen, und bei *Ödemen,* die durch Kreislaufstörungen bedingt sind. Man setzt die Droge auch zur Thromboseprophylaxe ein.

Verwendung

Das Deutsche Arzneibuch (DAB 7) führt das Steinkleekraut an. Es wird zu erweichenden Umschlägen und zur Herstellung von Pflastern gebraucht. Es ist zum Beispiel zu gleichen Teilen mit Eibischblättern, Malvenblättern, Kamillen- und Leinsamen in den offizinalen „Species emollientes" des DAB 7 enthalten. Den Steinklee-*Extrakt* verwendet man bei Krampfadern, Hämorrhoiden, offenen Beinen (Ulcera cruris), Ödemen und zur Vorbeugung gegen Thrombose.

Die Volksmedizin stellt aus Steinklee Kräuterkissen, Salben, Pflaster und Kataplasmen her zur Behandlung von Drüsen- und Gelenkschwellungen, Geschwüren, Furunkeln, Milchknoten und rheumatischen Schmerzen. Ferner dient ihr eine Abkochung zur Wundbehandlung und *innerlich* zur Beeinflussung chronischer Bronchialkatarrhe, eine Wirkung, die durch den Gehalt an Benzoesäure und Schleim verständlich wird. Da das im Kraut enthaltene Cumarin leicht Kopfschmerzen und Erbrechen hervorruft, ist vor der Verwendung größerer Mengen zu warnen.

Die Homöopathie stellt aus den frischen Blättern und Blüten eine Essenz (bis D 1) gegen Kopfschmerzen und Migräne her. **Steinklee**

Der Steinklee ist Bestandteil folgender Teemischungen: II 18; III 7.

Die von dieser Pflanze in den Apotheken erhältlichen Fertigpräparate sind aus dem Anhang zu ersehen.

Stockrose liefert Gurgelmittel

Die Pflanze *(Althaea rosea)* ist in den Balkanländern heimisch, wird aber bei uns häufig in Gärten angebaut. An *Wirkstoffen* enthält sie Schleim, Kalium, Kalzium und Gerbstoff. **Stockrose**

Wirkungsweise und Verwendung

Die Stockrose wirkt entzündungswidrig, krampflösend und ausscheidend. Man verwendet sie als Gurgelmittel bei Entzündungen des Rachenraumes. Der Tee (aus der Blütendroge) entfaltet vor allem bei Erkältungskrankheiten, besonders bei Bronchitis, und bei Magen-Darm-Katarrh (mit Kamille und Tormentill gemischt) seine heilende Wirkung. Auch als Gurgelmittel bei Halsentzündung und Husten läßt sich die Stockrose verwenden.

Man nimmt zur Teeherstellung 1 Eßlöffel der Blütendroge (oder 2 Eßlöffel der Blüten-, Blätter- und Wurzeldroge) auf 1 Tasse Wasser. Die Zubereitung erfolgt als nicht zu heißer Aufguß (vorher kalt ansetzen). Es sind täglich 1—3 Tassen warm zu trinken.

Die Stockrose (Stockmalve) ist Bestandteil folgender Teemischungen und Pflanzenzubereitungen: III 6, 7, 9, 10, 12; IV 6; XI 10.

Die von dieser Pflanze in den Apotheken erhältlichen Fertigpräparate sind aus dem Anhang zu ersehen.

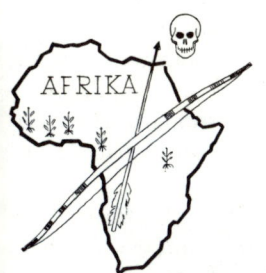

Strophanthus bei akutem Herzversagen Giftig!

Die verschiedenen, wertvolle Herzmittel liefernden Strophanthusarten *Strophanthus gratus, Strophanthus hispidus* und *Strophanthus kombé* kommen im tropischen Afrika vor, bilden kletternde Sträucher oder Halbsträucher und gehören zur Familie der Hundsgiftgewächse (Apozynazeen). Diese Lianengewächse gelten seit jeher in Afrika und im indisch-malayischen Archipel als Lieferanten für Pfeilgifte. Erst nach *Living-* **Strophanthus**

Stroph-
anthus
stones Entdeckungsreisen sind sie in Europa bekanntgeworden. Als Droge verwendet man die Samen.

Die *Hauptwirkstoffe* der drei genannten Strophanthusarten sind die den Digitalisglykosiden chemisch nahestehenden Strophanthine. In der Pflanze *Strophanthus hispidus* kommt ein nichtkristallisierendes h-Strophanthin vor. *Strophanthus kombé* liefert das nichtkristallisierende k-Strophanthin, aus *Strophanthus gratus* wird das noch wirksamere, kristallisierende Gratus- oder g-Strophanthin gewonnen. Die Samen enthalten außer etwa 8 % Strophanthin noch fettes Öl.

Es war ein Engländer namens *Frazer*, der die Wirkung des Strophanthus auf das Herz entdeckte, sie wissenschaftlich untersuchte und die Pflanze als Heilmittel vorschlug.

Wirkungsweise und Verwendung

Die Strophanthine der drei Strophanthusarten sind Glykosidgemische von etwas unterschiedlicher Wirkung. Das Kombé-Strophanthin ist z. B. leicht zersetzbar, während das Gratus-Strophanthin dem Magen- und Darmsaft widersteht. Strophanthus*tinktur*, die eingenommen werden soll, muß daher aus dem Samen des *Strophanthus gratus* nach der Vorschrift des Deutschen Arzneibuches (DAB 7) hergestellt werden. Die eigentliche starke Herzwirkung kommt jedoch nicht beim Einnehmen, sondern erst bei der ausschließlich durch den Arzt vorzunehmenden Einspritzung in die Blutbahn zur Geltung, die von *A. Fraenkel* eingeführt wurde. Diese Einspritzung ist besonders rasch wirksam bei den akut bedrohlichen Zuständen, ja, sie ist hierbei sogar ein unentbehrlicher Eingriff, da sie schon nach wenigen Minuten den Puls verbessern kann. Die Wirkungsweise ist die gleiche wie beim Fingerhut, die Wirkung selbst tritt jedoch viel schneller ein, hält allerdings auch nicht so lange an.

Ein Vorteil der Strophanthusarten ist es, daß die wirksame Substanz im Körper nicht angesammelt wird. Die Einspritzungen müssen wegen der bald abklingenden Wirkung anfangs täglich wiederholt werden. Bei chronischer Erkrankung wird man daher nach anfänglicher Strophanthinbehandlung lieber auf Fingerhutpräparate übergehen, die zwar langsamer, dafür aber anhaltender wirken. Die Entscheidung über den Zeitpunkt der Umstellung kann nur der Arzt treffen. Allein die Tatsache, daß das gesunde wie auch das erschöpfte Herz auf die Herzglykoside nicht mehr ansprechen, läßt erkennen, wie wichtig eine rechtzeitige ärztliche Behandlung ist.

Die praktische *Verwendung* des Strophanthins geschieht ganz überwiegend als Einspritzung in die Blutbahn bei *akuter Herzschwäche*, *Herzasthma*, *Lungenödem* sowie (nach *Edens*) bei *Angina pectoris* und *Koronarinfarkt*.

Eingenommen wird Strophanthin fast nur in Form der Strophanthus*tinktur* (*Tinctura Strophanthi*), in nicht bedrohlichen Fällen oft in Verbindung mit Digitalistinktur zur rascheren Einleitung der Digitalisbehandlung. Die kombinierte Anwendung von Strophanthustinktur mit Baldriantinktur ist (nach dem Kliniker *Munck*) zu empfehlen bei Arteriosklerose und (nach *Brugsch*) bei Herzneurosen.

Strophanthus

Die von dieser Pflanze in den Apotheken erhältlichen Fertigpräparate sind aus dem Anhang zu ersehen.

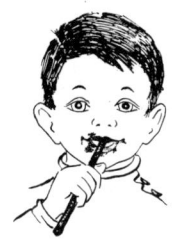

Süßholz entgiftet die Gewebe

Nach *Marzell* stammt das in den Apotheken vorrätig gehaltene (offizinelle) Süßholz *(Radix Liquiritiae)* von einer in Osteuropa wildwachsenden Abart der Süßholzstaude *(Glycyrrhiza glabra var. glandulifera).* Sie wird in Südrußland, Italien (Sizilien) und Spanien angebaut. Die meist geschälten Haupt- und Nebenwurzeln werden als „Süßholz" in den Handel gebracht. Aus dem eingedickten Wurzelsaft stellt man die als Näscherei bekannte Lakritze her.

Süßholz

Als *Hauptwirkstoff* haben wir das aus Kalium- und Kalziumsalzen der Glyzyrrhetinsäure bestehende Glyzyrrhizin anzusehen, das in den Wurzeln bis zu 5—7 % vorkommt. Daneben sind wohl mehr oder weniger auch folgende Bestandteile an der Wirkung beteiligt: 20—30 % Gerbstoff, 2—4 % Asparagin, 6—10 % Zucker, 20—30 % Stärke, ferner Harz, Gummi und Spuren ätherischer Öle mit Methylsalizylat. Aus dem reichhaltigen Schrifttum der letzten Jahre geht wiederum hervor, daß es noch nicht gelungen ist, für den cortisonähnlichen Effekt des Süßholzsaftes (Entzündungshemmung und Schmerzlinderung) eine einheitliche, wirksame Einzelsubstanz zu finden. Wie wir es so oft bei den Heilpflanzen feststellen, wird auch hier vermutlich die Wirkung der gesamten Wurzel über den Effekt einer isolierbaren Einzelsubstanz hinausgehen.

Wirkungsweise

Wir wissen bis heute bereits, daß der Süßholzsaft stuhlfördernd, auswurfbefördernd, wassertreibend, entgiftend und cortisonähnlich wirkt. Die stuhlfördernde Beeinflussung kommt durch eine örtliche Reizung der Magen- und Darmschleimhaut, aber auch, ebenso wie die auswurfbefördernde, durch eine reflexartige Wirkung zustande, die von der Schleimhautreizung ausgeht. Durch Übergang des Glyzyrrhizins in Glykuronsäure bildet sich ein Stoff, der Stoffwechselendprodukte und harnfähige Substanzen zu binden und auszuscheiden vermag. Darauf beruht die wassertreibende und entgiftende Eigenschaft. Keine Klarheit herrscht, worauf die cortisonähnliche Wirkung zurückzuführen ist. Sie

Süßholz trat erst zutage, als man der Erfahrungstatsache nachging, daß Süßholzsaft die Abheilung von Magen- und Zwölffingerdarmgeschwüren begünstigt, wobei allerdings auf unerwünschte Nebenwirkungen zu achten ist.

Verwendung

Die Pflanze kann bei Bronchitis (siehe Rezeptsammlung unter „Brusttee"), bei Magen- und Zwölffingerdarmgeschwüren (hierbei ist die Kombination mit Kamille zu gleichen Teilen sehr zu empfehlen!), bei Stuhlträgheit, bei zahlreichen Stoffwechselstörungen (Rheuma) und in „Blut- oder Gewebsreinigungstees" zu Frühjahrskuren mit Erfolg verwendet werden.

Zur Zubereitung benötigt man 1 Teelöffel der Wurzeldroge für 1 Tasse des Aufgusses, den man 15 Minuten ziehen läßt, mit Honig süßt und warm trinkt.

Das Süßholz ist Bestandteil folgender Teemischungen und Pflanzenzubereitungen: I 2, 4, 7, 9, 16, 18, 19, 20; III 1, 3, 9, 10, 11, 12, 23, 24; IV 10, 11, 22; V 7, 26, 39; VI 4; VII 1, 2, 3, 4, 5, 7, 8, 10, 11, 14; VIII 8, 12, 31, 32, 33; IX 7; XI 18, 19.

Die von dieser Pflanze in den Apotheken erhältlichen Fertigpräparate sind aus dem Anhang zu ersehen.

Tausendgüldenkraut – das große Tonikum

Tausendgüldenkraut Das Tausendgüldenkraut *(Erythraea centaurium)* findet sich in der gemäßigten Zone der ganzen nördlichen Halbkugel meist in feuchtem Gebüsch, auf Waldlichtungen, an Abhängen und Wegrändern. Es gehört zur Familie der Enziangewächse (Gentianazeen) und blüht von Juni bis September. Es enthält an *Wirkstoffen* hauptsächlich Bitterstoffglykoside (etwa 0,3 %/o in allen Teilen der Pflanze), nämlich Erytaurin, Erythrocentaurin und den gelben Bitterstoff Erythramin, daneben Harz, Cerylalkohol, ätherisches Öl, Zucker, Wachs, Gummi, Magnesiumlactat und Fettsäuren.

Wirkungsweise

Da das Tausendgüldenkraut ein ausgesprochenes Bittermittel ist, führt es ebenso wie die anderen Vertreter der Bitterkräuter (Enzian, Bitterklee, Wermut) zu vermehrtem Speichel- und Magensaftfluß. Es steigert die Funktionen auch der anderen Verdauungsdrüsen, verbessert die Resorption (Aufsaugung) und hemmt eine krankhafte Zersetzung und Gärung im Magen-Darm-Kanal. Die Bitterstoffe regen auch die motorische Darmtätigkeit an und wirken schließlich durch die Verbesserung der Verdauungsfunktionen roborierend (aufbauend oder wiederherstellend). Diese Wirkung erhöht sich durch eine Anregung der Herztätigkeit, eine bessere Durchblutung der Bauchorgane und eine Appetitsteige-

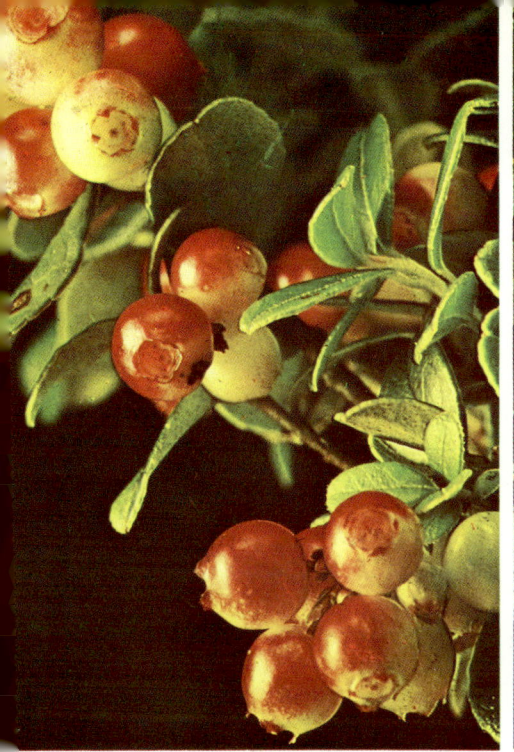
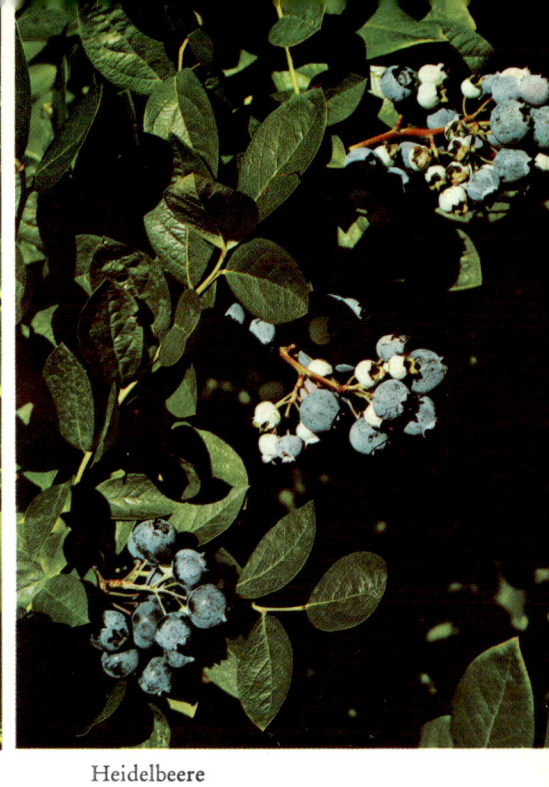

Preiselbeere   Heidelbeere

Schwarze Johannisbeere   Rote Johannisbeere

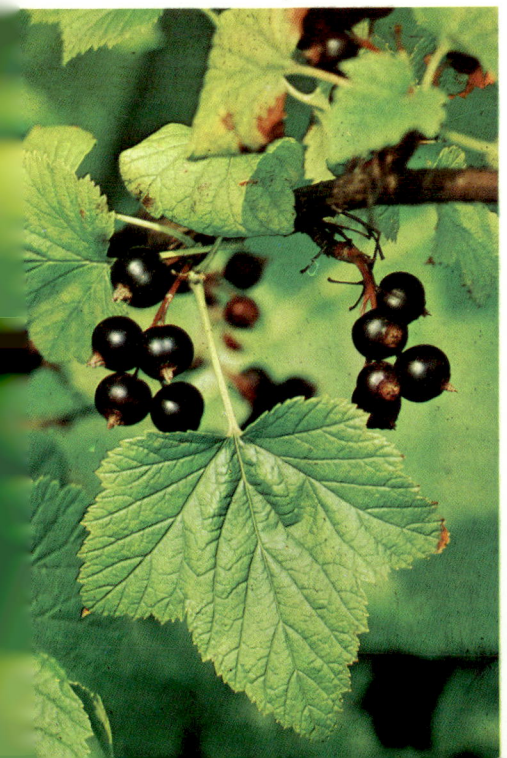
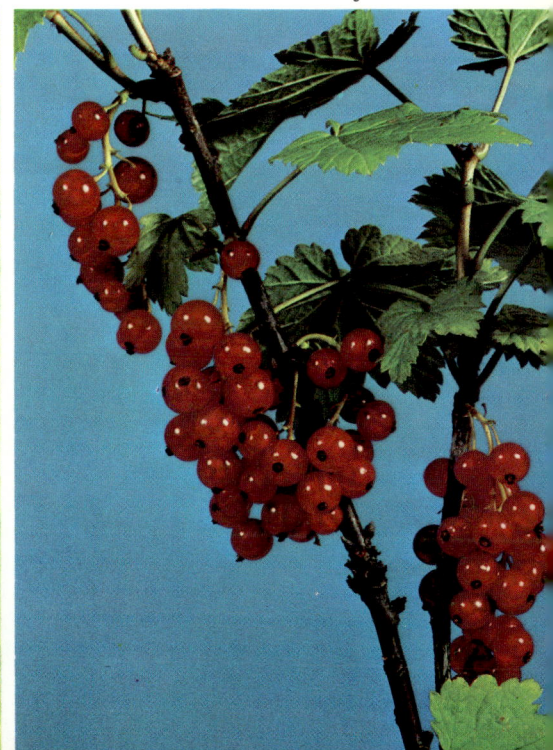

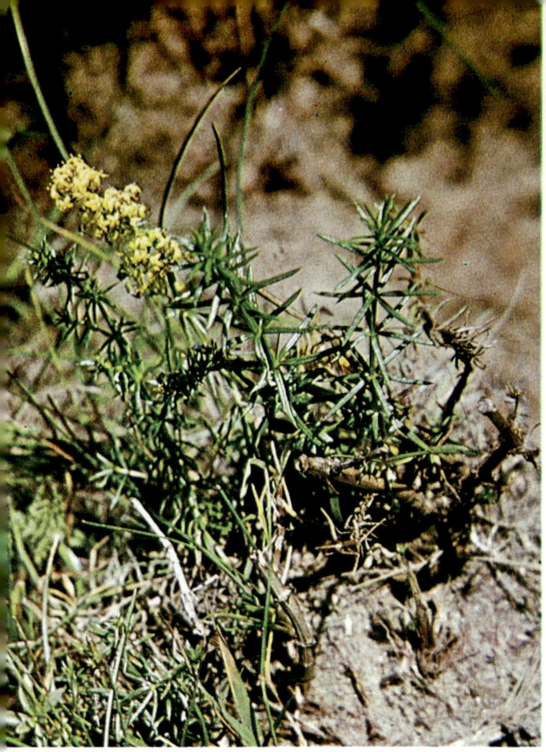

Labkraut

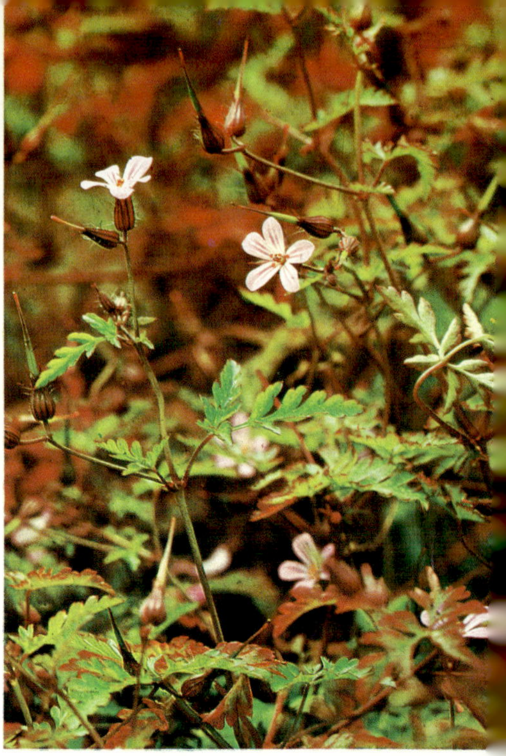

Ruprechtskraut

Gänseblümchen

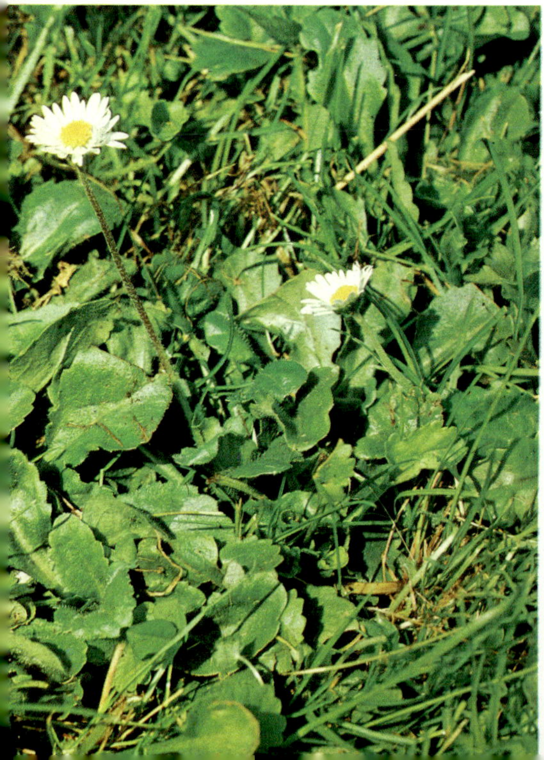

Brunnenkresse

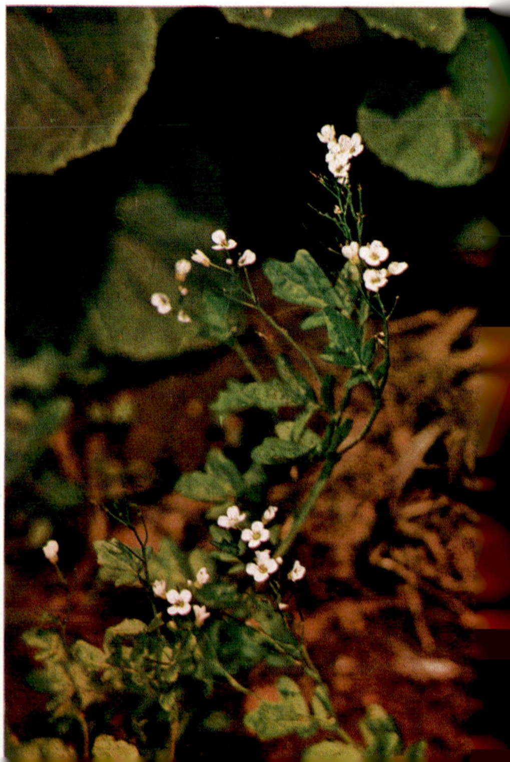

rung. Die Qualität des Magensaftes wird verbessert, der Übergang der Speisen in den Dünndarm beschleunigt, die Zahl der weißen Blutzellen vermehrt, die Erregbarkeit des Sympathikus (Teil des vegetativen Nervensystems) gesteigert und die Gebärmutterfunktion angeregt.

Tausendgüldenkraut

Verwendung

Verwendet wird das Tausendgüldenkraut hauptsächlich bei chronischem Magenkatarrh mit Mangel an Salzsäure- und Pepsinproduktion, Magenschwäche (Ptose, Atonie), Gärungsdyspepsie, spastischer und atonischer Stuhlträgheit, Leber- und Gallenstauungen, Gelbsucht, Blutwallungen, als Tonikum nach schwereren Infektionen und Stoffwechselkrankheiten, bei Allgemeinschwäche und Erschöpfungszuständen.

Es kann auch unterstützend herangezogen werden bei Kreislaufschwäche, Blutarmut, Nervenschwäche. Der Aktionsradius des Tausendgüldenkrautes ähnelt sehr dem des Enzians; es wirkt jedoch milder und ist besser verträglich.

Als Tee nimmt man 1 Teelöffel auf 1 Tasse Wasser und bereitet davon einen kalten Auszug (6—8 Stunden ziehen lassen), als Pulver benötigt man 1 Messerspitze, von der Tinktur *(Tinctura Centauri)* 10—20 Tropfen in etwas Wasser jeweils eine halbe Stunde *vor* jeder Mahlzeit.

Das Tausendgüldenkraut ist Bestandteil folgender Teemischungen und Pflanzenzubereitungen: I 7; V 1, 3, 4, 5, 6, 9, 43; VI 12; VIII 4; X 2, 5; XII 6, 14.

Die von dieser Pflanze in den Apotheken erhältlichen Fertigpräparate sind aus dem Anhang zu ersehen.

Thymian desinfiziert die Ausscheidungsorgane

Die Heimat des Thymians *(Thymus vulgaris)* ist in den Mittelmeerländern zu suchen. In Deutschland kommt er nur selten verwildert vor, meist wird er in Gärten — manchmal auch im großen — angebaut. Die bis heute bekannten *Wirkstoffe* sind bis zu 1,7 % ätherisches Öl, das vor allem bis zu 50 % Thymol enthält, ferner Bitterstoff, Gerbstoff, Harz, Saponin und Pentosane.

Thymian

Wirkungsweise und Verwendung

Das in Wasser schwer lösliche Thymol besitzt eine starke desinfizierende Kraft. Es entfaltet im Thymian daher seine Wirksamkeit besonders bei infektiösen Prozessen 1. des Magen-Darm-Kanals, 2. der Lunge und 3. der Harnwege.

Thymian ist als Heilpflanze zu empfehlen bei akuten fieberhaften Erkrankungen der Luftröhre (Bronchitis), der Lunge (peribronchitische Pneumonie, Bronchiektasen, Keuchhusten), wobei er gleichzeitig sekretionseinschränkend und krampflösend wirkt, bei infektiösen Prozessen der Niere und des Nierenbeckens

(Pyelonephritis, Pyelitis, Cystitis) und bei infektiösem Magen-Darm-Katarrh, aber auch bei Wurmerkrankungen (Hakenwurm). Bei rheumatischen Beschwerden sind Einreibungen mit Thymianöl recht gut wirksam.

Bei Keuchhusten bereitet man einen Aufguß aus 1 Eßlöffel Kraut auf 1 Tasse Wasser. Mit Honig gesüßt und viertelstündlich 1 Eßlöffel gereicht, bringt er bald große Erleichterung.

Äußerlich verwendet man Thymian in Mundwasser und Zahnpasta, als Badezusatz sowie bei Quetschungen und Geschwülsten.

Der Thymian ist Bestandteil folgender Teemischungen und Pflanzenzubereitungen: III 9, 12, 14, 15; V 11, 18; VII 13, 16; XI 7; XII 9; XIII 11.

Die von dieser Pflanze in den Apotheken erhältlichen Fertigpräparate sind aus dem Anhang zu ersehen.

Tormentill heilt Magen- und Darmkatarrh

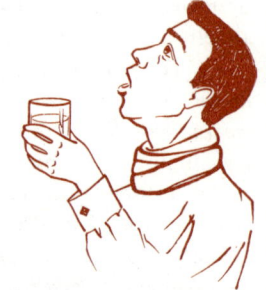

Der Tormentill *(Potentilla tormentilla)* zählt zur Gattung der Fingerkräuter (Potentilla) und zur Familie der Rosengewächse (Rosazeen). Vielfach wird er auch als Blutwurz, leider auch mit verschiedenen Fachnamen *(Potentilla erecta, Tormentilla erecta* und *Potentilla silvestris)* bezeichnet. Der Name Blutwurz bezieht sich wahrscheinlich auf die blutigrote Farbe, die beim Durchschneiden des Wurzelstocks auftritt. Man trifft den Tormentill in ganz Europa an, auch in den Alpen bis zu einer Höhe von 4000 Metern. Er gedeiht auf mageren Wiesen und an Waldrändern, verschmäht aber auch mooriges Gelände nicht.

Die zu Heilzwecken verwendete Wurzel *(Rhizoma Tormentillae)* wird hauptsächlich durch zwei *Wirkstoffe* gekennzeichnet: den Gerbstoff Tannin (17—20 %) Tormentillgerbsäure) und den Farbstoff Tormentillrot (Phlobaphen der Tormentillgerbsäure), der beim Lagern der Droge an Menge zunimmt. Neben diesen Hauptwirkstoffen finden sich in der Wurzel das Glykosid Tormentillin, Chinovasäure, Ellagsäure, wenig ätherisches Öl, Harz, Gummi, Stärke, Asche (3,7 %) und viel Kalziumoxalat.

Wirkungsweise und Verwendung

Die Tormentillwurzel wirkt als Pulver oder in Form von Extrakten gerbend, entzündungswidrig auf Haut und Schleimhäute, entgiftend, leicht krampfstillend und durch den Farbstoff anscheinend auch bakterientötend (bakterizid).

Man verwendet die Tormentillwurzel *innerlich* vor allem als durchfallstillendes Mittel (Antidiarrhoikum) in Form von Pulver (in einer Einzeldosis von 0,5—2,0 g mehrmals täglich), als etwa 10%ige Abkochung (2 g auf 1 Tasse Wasser) oder als Tinktur (20—40 Tropfen 2—3mal täglich) bei folgenden Krankheitszuständen: katarrhalische und geschwürig entzündete Magen- und Darmschleimhäute, besonders im subakuten bis chronischen Stadium, in dem Durchfälle mit Verstopfungen abwechseln (unspezifische akute und chronische Enterocolitis), aber auch bei hartnäckigen akuten Durchfällen (Sommerdiarrhoe) und zur Unterstützung bei Ruhr und Ruhrfolgen sowie Paratyphus.

Zur *äußerlichen* Behandlung eignet sich die Tormentilltinktur als Gurgelwasser und als Pinselung bei Hals- und Rachenkatarrhen sowie bei Zahnfleischentzündung (Paradentose und Paradentitis). Bei Frostbeulen verwendet man die Tinktur, zu gleichen Teilen gemischt mit Glyzerin, zu Pinselungen.

Der Tormentill ist Bestandteil folgender Teemischungen und Pflanzenzubereitungen: V 22, 23, 25, 26, 29, 30, 31; VI 12; VIII 16, 17, 18; X 6, 8, 10, 11; XI 5, 12, 13, 27, 29.

Die von dieser Pflanze in den Apotheken erhältlichen Fertigpräparate sind aus dem Anhang zu ersehen.

Veilchen ist ein gutes Hustenmittel

Das Veilchen *(Viola odorata)* ist in der ganzen nördlichen gemäßigten Zone heimisch. Es findet sich an Hecken, an Zäunen, auf schattigen Rasenplätzen sowie an Waldrändern und gehört zur Familie der Veilchengewächse (Violazeen). Wir kennen bis heute an *Wirkstoffen* ein ätherisches Öl, ein Alkaloid Violin, einen blauen Farbstoff Cyamin und eine zuckerartige Salizylsäureverbindung in den Blüten.

Wirkungsweise

Die Wirkung des Veilchens als Salizyldroge ist ziemlich scharf umrissen und erstreckt sich 1. auf die Haut, deren Schweißdrüsen zu vermehrter Tätigkeit angeregt werden; 2. auf die Schleimhäute, besonders des Magens und des Bronchialbaumes, deren Drüsen zu einer langanhaltenden Steigerung ihrer Absonderung beeinflußt werden, wobei besonders die Bronchien größere Mengen eines dünnflüssigen Sekretes bilden; 3. auf die Nieren, die zu vermehrter Urinabgabe angeregt werden.

Verwendung

Aus diesem Wirkungsbild ergibt sich die Anwendungsmöglichkeit bei Bronchialkatarrh, der mit trockenem Husten und mangelhafter Schleimabsonderung ein-

Veilchen hergeht, ferner bei Magenkatarrh und mangelhafter Saftbildung. Wegen der schweißtreibenden Wirkung fügt man es schweißtreibenden Tees bei.

Die Wirkung auf die Haut und die Nieren lassen das Veilchen auch als Konstitutionsmittel bei der skrofulös-exsudativen Körperverfassung geeignet erscheinen, wobei man sich die stoffwechselverbessernde Wirkung kleiner Salizylsäuremengen, wie wir sie im Veilchen vorfinden, zunutze macht.

Der Wert der Veilchenwurzel als Hustenmittel ist heute unbestritten.

Wegen seiner anregenden Wirkung auf die Haut, die Schleimhäute, die Nieren und den Stoffwechsel ist das Veilchen immer ein wesentlicher Bestandteil aller *Teemischungen,* die man zur Durchführung einer reinigenden Frühjahrskur verwendet. Ab Mitte bis Ende Januar sollte man bereits täglich für die Dauer von 4 Wochen als erste, den Stoffwechsel und die Gewebsfunktionen anregende Maßnahme einen sogenannten *„Blutreinigungstee"* genießen, den man selbst aus je 20 g Veilchenblüten, Birkenblättern, Holunderblüten, Fenchel, Süßholz und Faulbaumrinde zusammenstellt. Aus 1 Teelöffel der Mischung auf 1 Tasse Wasser bereitet man eine Abkochung, die schluckweise getrunken wird.

Das Veilchen ist Bestandteil folgender Teemischungen und Pflanzenzubereitungen: III 3, 8, 13; V 37; VII 7; IX 1, 5, 6, 7, 9; XI 10, 19, 20, 24; XII 16.

Die von dieser Pflanze in den Apotheken erhältlichen Fertigpräparate sind aus dem Anhang zu ersehen.

Vogelknöterich stillt Blutungen

Vogel-knöterich Der Vogelknöterich *(Polygonum aviculare)* findet sich fast auf der ganzen Erde überall auf Schutt- und Ödplätzen, an Wegrändern, auf Äckern und sogar zwischen den Steinen ruhiger Straßen. Seine *Wirkstoffe* sind hauptsächlich Kieselsäure, 0,05 % ätherisches Öl (mit der auskristallisierbaren kampferähnlichen Substanz Persicariol), Gerbstoffe, ein Anthrachinonabkömmling (Emodin) und Zucker.

Wirkungsweise und Verwendung

Vogelknöterich erhöht die Blutgerinnungsfähigkeit. Er wirkt daher blutstillend besonders bei zu starker Menstruation sowie entzündungswidrig auf Darmentzündungen mit Krämpfen und blutigen Stühlen (Enterocolitis).

Man verwendet ihn bei Menstruationsstörungen mit übermäßigen Blutungen, bei Dünn- und Dickdarmentzündungen.

Vogelknöterich wird als Abkochung zubereitet aus 2 Teelöffeln der Droge (2—3 g) auf 1 Tasse Wasser. Man trinkt 2—3mal täglich 1 Tasse warm.

Der Vogelknöterich ist Bestandteil folgender Teemischungen und Pflanzenzubereitungen: III 5, 18, 20, 21; VIII 2.

Wacholder – das kräftige Blut- und Drüsenmittel

Der zu den Nadelhölzern (Pinazeen) zählende Wacholder *(Juniperus communis)* wächst im ganzen nördlichen Europa überall an sandigen Stellen, in bergigen Wäldern, auf Hügeln und Triften. Er findet sich auch oft kultiviert. An *Wirkstoffen* fand man Invertzucker, Fette, Harze, Pektinsubstanz, organische Säuren, das arzneilich wertvolle Junen, Inosit, Pentosane und das wichtige ätherische Öl, das seinerseits Pinen, Camphen, Terpineol, Junipen, Juniperol, Cadinen und ein bizyklisches Terpen von bekannter chemischer Struktur, Borneol, Isoborneol und Wacholderkampfer in Kristallen enthält. Der Gehalt der Beeren an ätherischem Öl soll nach dem Deutschen Arzneibuch mindestens 1 % betragen. In den deutschen Beeren beträgt er meist nur 0,6—0,9 %, in den französischen bis 2 % und in den italienischen meist noch wesentlich mehr. Auch die Nadeln und Zweige enthalten 0,15—0,18 % ätherisches Öl.

Wacholder

Wirkungsweise und Verwendung

Der Wacholder stellt mit seinen Beeren ein uraltes Heilmittel dar. Seine Wirkungen sind mannigfaltig. Am meisten tritt die anregende und funktionssteigernde Wirkung auf folgende Organe und Gewebe hervor:

a) Auf die *Magen-Darm-Schleimhaut*. Das ätherische Öl führt dabei zu einer stärkeren Durchblutung der Schleimhaut, regelt die Tätigkeit der Verdauungsdrüsen und der Muskeln des Magen-Darm-Kanals und übt eine deutliche keimtötende Wirkung aus, wobei es, da es fettlöslich ist, in die Leiber der Bakterien einzudringen vermag. Die Wacholderbeeren sind daher bei den verschiedensten Magen- und Darmstörungen, aber auch bei allen Störungen des Leber-Gallen-Systems anzuwenden, die mit den Störungen der Darmschleimhaut in ursächlichem Zusammenhang stehen.

b) Auf das *Lungengewebe* und die *Bronchialschleimhaut*. Das ätherische Öl wird zum Teil über die Lunge ausgeschieden. Hierbei schränkt es die Absonderungen der Bronchialdrüsen ein und regt die Flimmerbewegungen der Bronchialschleimhaut an, so daß der Auswurf schneller ausgestoßen wird. Gleichzeitig macht sich auch hier wieder die keimtötende Wirkung geltend. Bei infektiösen Lungenprozessen ist die Anwendung zu empfehlen, besonders bei Lungengangrän und Tuberkulose. Der Tuberkuloseforscher Prof. *Klare* gibt daher Wacholdermus auch bei allen Formen der Kindertuberkulose. Bei einem einfachen Luftröhrenkatarrh, der mit reichlichem Auswurf einhergeht, ist die Anwendung von Wacholder zur Einschränkung der Auswurfmenge nicht zweckmäßig, weil dieser als Ausscheidung zu betrachtende Prozeß nicht unterdrückt werden sollte.

c) Auf das *Nierengewebe*. Der größte Teil des ätherischen Öles wird über die Nieren ausgeschieden, wobei eine Anregung des spezifischen Nierengewebes er-

Wacholder

folgt, die zu einer gesteigerten Harnabsonderung führt. Größere Mengen jedoch können eine Nierenreizung und -entzündung, ja sogar eine Nierenblutung nach sich ziehen. Die Anwendung der Wacholderbeeren ist daher nur bei allen nichtentzündlichen Erkrankungen der Nieren angezeigt, z. B. bei schlechter Harnabsonderung bei Wassersucht, bei Gelenkschwellungen, bei gichtig-rheumatischen Zuständen und bei Migräne. Sind die Wasseransammlungen (Ödeme) durch Kreislaufschwäche bedingt, wirken Wacholderbeeren oft ganz vorzüglich.

d) Auf die *Unterleibsorgane*. Das ätherische Öl steigert die Durchblutung der Unterleibsorgane und dadurch auch die Periode. Bei mangelhafter und schmerzhafter Regel können daher Wacholderbeeren in Verbindung mit Rosmarin und Raute gute Dienste leisten. Während der Schwangerschaft ist Wacholder allerdings zu meiden.

e) Auf den *Stoffwechsel*. Die anregende Wirkung der Wacholderbeeren auf die Verdauungs- und Luftwege und das Nierengewebe bedeutet schon insgesamt eine starke Belebung des gesamten Stoffwechsels, so daß der volkstümliche Ausdruck der „blutreinigenden Wirkung" durchaus angebracht erscheint. Selbst bei hartnäckigen Hautleiden, bei Gicht, Rheuma, Drüsenunterfunktion und harnsaurer Blutentmischung (Diathese) ist eine günstige Wirkung zu erwarten.

Die einfachste und wirksamste Anwendung in all den genannten Fällen ist die *Kneippsche Wacholderbeerkur*, wobei man am 1. Tag 5, am 2. Tag 6, am 3. Tag 7 Beeren kaut und so weiter bis zum 11. Tag, an dem man 15 Beeren verzehrt. Dann nimmt man täglich wieder eine Beere weniger, bis man am 22. Tag wieder bei 5 Beeren angekommen ist. Nach *Dinand* reinigt diese Kur, 4—5mal wiederholt, auch das „ungesündeste" Blut.

Als harntreibendes Mittel bereitet man aus 1 Eßlöffel zerdrückter, getrockneter Beeren 1 Tasse Tee als Aufguß oder nimmt täglich 1 Eßlöffel Wacholdermus oder 1 Teelöffel Wacholdersirup.

Der Wacholder ist Bestandteil folgender Teemischungen und Pflanzenzubereitungen: I 5, 7, 18, 19; III 15; V 6; VI 12; VII 1, 2, 3, 4, 8, 16; VIII 4, 32; IX 9, 10, 13, 14, 18.

Die von dieser Pflanze in den Apotheken erhältlichen Fertigpräparate sind aus dem Anhang zu ersehen.

Waldmeister wirkt beruhigend Giftig!

Waldmeister

Der Waldmeister *(Asperula odorata)* ist in ganz Europa und im nordwestlichen Asien beheimatet und findet sich häufig in schattigen Buchenwäldern, besonders in Gebirgsgegenden. Er gehört zur Familie der Rötegewächse (Rubiazeen). An *Wirkstoffen* enthält das Kraut Gerbstoff, Bitterstoff, das Glykosid Asperulosid, ferner Cumarin in glykosidischer Bindung.

Wirkungsweise und Verwendung

In der offiziellen Medizin spielt der Waldmeister bis jetzt keine Rolle. Über eine besondere Wirkungsweise ist nicht viel bekannt. Er wird manchmal als leichtes Beruhigungsmittel bei Leibschmerzen und Schlaflosigkeit gebraucht. Erwiesen ist, daß die Glykoside die peripheren Gefäße erweitern, ohne die Gerinnungsfaktoren des Blutes in unphysiologischer Weise zu beeinflussen. Dem Asperulosid wird eine entzündungshemmende Wirkung zugeschrieben. Beide Mittel sollen auch krampflösend wirken.

Die Volksmedizin verwendet den Waldmeister als mild harntreibendes, blutreinigendes und schweißtreibendes Mittel, ohne daß diese Wirkungen bis heute als genügend gesichert erscheinen.

Der im Waldmeister enthaltene Wirkstoff *Cumarin* findet sich auch in einigen anderen heimischen Pflanzen, so im Honig-(Stein-)klee *(Melilotus officinalis)*, im Ruchgras *(Anthoxanthum odoratum)*, im Bruchkraut *(Herniaria glabra)*, in der Gartenraute *(Ruta graveolens)* und im Lavendel *(Lavandula officinalis)*.

In größeren Mengen (3—4 g) verursacht Cumarin stärkere Vergiftungserscheinungen: Übelkeit, Erbrechen, Kopfschmerzen, Schwindel, Schlafsucht; in noch größeren Dosen Bewußtlosigkeit, zentrale Lähmung und Tod durch Atemstillstand. Bei Pferden wurden schon tödliche Vergiftungen beobachtet, beim Menschen dürften sie kaum vorkommen, da cumarinhaltige Pflanzen in nennenswerten Mengen nicht genossen werden. Durch Genuß von Waldmeister und längeres Einatmen von Heuduft können Kopfschmerzen und Kopfdruck entstehen.

Der Waldmeister ist Bestandteil folgender Teemischung: IV 7.

Wasserpfeffer stillt Blutungen

Der Wasserpfeffer *(Polygonum hydropiper)* aus der Familie der Knöterichgewächse (Polygonazeen) trägt auch die volkstümlichen Namen Wasserpfeffer-Knöterich, Pfefferpflanze, Bitterling, scharfer Knöterich. Die Pflanze ist über ganz Europa verbreitet und kommt auch in Nordafrika, im Orient, in Sibirien und Nordamerika vor. Bei uns findet sie sich meist an feuchten Orten, in Wassergräben, Pfützen, stehenden seichten Gewässern und Sümpfen. Da die Wirksamkeit des Wasserpfeffers beim Trocknen rasch abnimmt, müssen die frisch geschnittenen Blätter und Triebe bald verwendet werden, sei es als Gewürz oder zu Heilzwecken.

Bis heute kennen wir folgende *Wirkstoffe:* Ameisen-, Essig-, Baldrian-, Apfel-, Melissen- und Gallussäure, viel Gerbstoff und Kaliumnitrat, Phytosterin, Glu-

Wasserpfeffer

kose, Fruktose, unbeständiges, ätherisches Öl, in der Wurzel Oxymethylanthrachinon. Nach *Steinberg* besitzt das die Blutgerinnung beschleunigende, aktive Prinzip des Wasserpfeffers Glykosidcharakter.

Der Wasserpfeffer enthält ferner einen in Wasser unlöslichen Bitterstoff und ein pharmakologisch unwirksames Alkaloid, das auch von *Kroeber* bestätigt wird. *Steinberg* gibt an, daß der alkoholische Extrakt durch den wässrigen Extrakt ersetzt werden kann, da dieser ebenfalls blutstillende Eigenschaften besitzt.

Nach *Geßner* findet sich in den Blättern ein brennend-scharf schmeckendes, terpenreiches ätherisches Öl *(Oleum Polygoni)* mit dem Keton Polygonon. Daneben finden sich zwei Flavone, Gerbstoff, ein Glykosid und ein unwirksames Alkaloid.

Wirkungsweise und Verwendung

Der wässrige oder alkoholische Auszug aus Wasserpfeffer wirkt *blutstillend*, indem er die Blutgerinnung fördert. Die Verwendung ist daher angezeigt bei zu starken und zu schmerzhaften Regelblutungen. Die Pflanze vermag dabei die Droge *Hydrastis canadensis* (kanadische Gelbwurz) zu ersetzen. Ferner ist sie wirksam bei Hämorrhoidalblutungen.

Das *frische* Kraut ist ein guter Pfeffer-Ersatz und eine pikante Beigabe zu Salat und Wildkräutersuppen.

In der Homöopathie wird aus dem ganzen, frischen, blühenden Kraut eine Urtinktur hergestellt, die gegen *fehlende Menstruation* (Amenorrhoe), *Hämorrhoiden, Blähungskoliken, Durchfälle* (Dysenterie) und *Brechdurchfall* (Cholera nostras) wirksam ist.

Zur Herstellung eines Tees nimmt man 1 Eßlöffel der Droge, setzt ihn mit 1 l Wasser kalt an und kocht ihn eben auf. Man trinkt 3—4 Tassen über den Tag verteilt gegen zu starke Periodenblutungen und gegen Periodenschmerzen. Einfacher ist die Verwendung der gepulverten Droge. Man nimmt 3mal täglich eine Messerspitze.

Die zerquetschte frische Pflanze verwendet man zu Auflagen bei Eiterungen, wenn die bekannten modernen chemischen Antibiotika nicht verträglich sind.

Wegwarte heilt Magen-, Darm- und Leberschwäche

Wegwarte

Die Wegwarte *(Cichorium intybus)* aus der Familie der Korbblütler (Kompositen) wächst in ganz Europa und findet sich fast in ganz Deutschland an unbebauten Stellen, an Acker- und Wiesenrändern, an Feldern, Bahndämmen und Straßen. Sie wird nicht selten auf Feldern und in Gärten kultiviert, wo sie stärker und größer wird und breitere, sehr glatte Blätter und vor allem eine starke Wurzel erhält. Ihre *Wirkstoffe* sind Inulin, Bitterstoffe, Intybin, Zucker

(15 %), Harz, salpeter-, schwefel- und salzsaures Kali, Cichoriin, Gerbsäure, ätherisches Öl, Petein, Lacoulin und Mannan.

Wegwarte

Wirkungsweise

An der Wirkung ist sowohl der Bitterstoff- wie auch der Inulin- und Kaligehalt beteiligt. Sie erstreckt sich 1. auf den *Magen-Darm-Kanal* im Sinne der Appetit- und Sekretionsanregung wie der Stuhlförderung; 2. auf die *Leber- und Gallenblase,* deren Tätigkeit gesteigert wird, wobei Stauungen im Pfortadergebiet, in der Milz und in den Hämorrhoidalvenen günstig beeinflußt werden; 3. auf die *Niere,* die zu stärkerer Harnabsonderung angeregt wird; 4. auf den *Stoffwechsel* im anregenden Sinne wie allgemein bei allen inulinhaltigen Heilpflanzen.

Verwendung

Man verwendet die Pflanze bei mangelhafter Magen- und Darmfunktion (Magen-Darm-Schwäche mit schwacher oder fehlender Saft- und Säurebildung), bei Leberfunktionsschwäche (Leberschwellung), Gallenblasenfunktionsstörungen (Cholezystopathie), Pfortaderstauungen, Milzstauungen, Hämorrhoiden und Krampfadern. Die Anwendung als Gewebs- und Blutreinigungsmittel ist angebracht bei Stoffwechselträgheit und Nierenschwäche; in beiden Fällen am besten in Verbindung mit gleichsinnig wirkenden Heilpflanzen.

Der Tee wird als Aufkochung von 15 Minuten aus 2 Teelöffeln (4 g) der Wurzeldroge zubereitet. Die Dosierung beträgt 1—2 Tassen täglich, die eine halbe bis eine Stunde *vor* den Mahlzeiten warm getrunken werden.

Für Umstimmungs-, Gewebs- und Blutreinigungskuren ist die Anwendung des frischen Wurzelsaftes in einer Tagesmenge von 30—50 g (mit Wasser oder Buttermilch verdünnt) besonders empfehlenswert. Kneipp sagte von dieser Pflanze: „Die Wegwarte wartet wirklich auf jedem Weg auf dich, um dich gesund zu machen."

Die Wegwarte ist Bestandteil folgender Teemischungen und Pflanzenzubereitungen: I 5; V 38; VI 2, 3, 4, 6, 7, 10; VII 7; X 4.

Weiden gegen Rheumatismus

Unter den bei uns einheimischen und meist strauch- oder auch baumartig wachsenden Weidenarten (Salikazeen) sind einige recht brauchbare Arzneilieferanten, so vor allem die Silberweide *(Salix alba),* Purpurweide *(Salix purpurea),* Bruchweide *(Salix fragilis),* Mandelweide *(Salix amygdalina),* Lorbeerweide *(Salix pentandra),* Salweide *(Salix caprea)* und die Grauweide *(Salix cinerea).* Die Weiden blühen durchweg von März bis Mai.

Weide

Weide Medizinisch verwendet man die getrocknete *Rinde* zwei- bis fünfjähriger Zweige verschiedener einheimischer Weidenarten, die alle schmallanzettliche Blätter aufweisen. Das Einsammeln der Rinde geschieht am besten beim Austreiben im Frühjahr, ist aber auch im Herbst beim Blattfall möglich. Als Heilpflanze gilt die heimische Purpurweide als die wertvollste. Früher war die Weidenrinde *(Cortex Salicis)* offizinell. Sie enthält als *Hauptwirkstoffe* das Phenolglykosid *Salicin* = Salicosid, das bei der Aufspaltung (durch das Ferment Salicinase) Saligenin (Salicylalkohol) und Dextrose abspaltet, Oxalate und Gerbstoffe (3—10 %).

Wirkungsweise und Verwendung

Das Salicin wirkt zunächst lokalanästhetisch, geht dann im Organismus durch Oxydation in Salicylsäure (= o-Oxybenzoesäure) über, wodurch die Wirkung der innerlichen Anwendung der Weidenrinde hauptsächlich eine Salicylwirkung ist. Im Darm bildet sich bereits (wegen des alkalischen Milieus) das Natriumsalz der Salicylsäure. Als solches wird es auch ins Blut und in die Gewebsflüssigkeiten aufgenommen. In entzündeten Geweben (z. B. bei Gelenkrheumatismus und gichtisch-arthritischen Gelenkerkrankungen) wird aber bei der dort herrschenden sauren Reaktion die schwache Salicylsäure freigesetzt, die dann in *geringen Konzentrationen antibakteriell* wirkt (durch Verdrängung der für die Bakterien lebenswichtigen Pantothensäure), während sie in *höheren Konzentrationen* eine stark *desinfizierende Wirkung* ausübt (durch Denaturierung des Zelleiweißes der Bakterien werden diese abgetötet).

Die Salicylsäure wirkt ferner *fiebersenkend* durch Dämpfung (Hemmung oder gar Narkose) des sympathischen Wärmeregulationszentrums, wobei es neben dem Absinken der Temperatur zu einer starken Erweiterung der peripheren Blutgefäße, zu einer starken Anregung der Schweißabsonderung, aber auch zu einer Steigerung des Gesamtstoffwechsels (im Fieber besonders des Eiweißstoffwechsels) kommt.

Darüber hinaus entfaltet sie noch eine speziell *schmerzstillende und antirheumatische Wirkung* (die nicht lokal im entzündeten Gewebe auftritt, sondern zentral bedingt ist). Ferner wirkt sie *wurmwidrig, harndesinfizierend* und *antiseptisch* auf den Magen-Darm-Kanal.

Die desinfizierende Wirkung läßt sich auch äußerlich ausnutzen durch Salben und Umschläge auf die Haut, vor allem bei Ausschlag, bei offenen Wunden und Geschwüren.

Wegen der verschiedenen inneren und äußeren Wirkungen lassen sich die salicylhaltigen Pflanzen, vor allem die Weidenarten, anwenden
1. zur Fiebersenkung bei fieberhaften Erkrankungen,
2. bei akutem und subakutem, besonders fieberhaftem Gelenkrheumatismus,

3. bei bakteriell bedingten Magen-Darm-Erkrankungen, wobei auch der Gehalt an Gerbstoffen wirksam wird,
4. bei Harnwegserkrankungen (Pyelitis, Cystitis) und
5. äußerlich bei Wunden, Geschwüren, infektiösen Hauterkrankungen (Epidermophytien) und als Einreibung bei Gelenk- und Muskelrheumatismus.

Vergiftungen kommen durch salicylhaltige Pflanzen nicht vor, weil der Salicylgehalt so niedrig ist, daß die toxischen Dosen (von den Salzen der Salicylsäure werden bis 10 g und von den Estern — wie Aspirin — bis zu 6 g täglich als Heilmittel verabreicht) nicht erreicht werden können. Zu beachten ist jedoch, daß bestimmte Menschen (z. B. Allergiker) auch schon gegenüber geringen Mengen sehr empfindlich reagieren. Dann ist es angebracht, salicylhaltige Pflanzen überhaupt zu meiden.

Innerlich kann man 2- bis 3mal täglich 1 Teelöffel des Weidenrinden*pulvers* verabreichen. Einen Tee bereitet man aus 10—20 g Rinde als Abkochung zu. Für die äußerliche Anwendung stellt man eine Abkochung von 50 g Pulver auf $^{1}/_{2}$ l Wasser her.

Die von dieser Pflanze in den Apotheken erhältlichen Fertigpräparate sind aus dem Anhang zu ersehen.

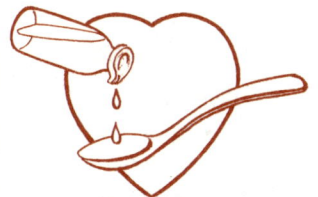

Weißdorn belebt das „alte" Herz

Der zu den Frühblühern gehörende, Sträucher oder gar Bäume bildende Weißdorn *(Crataegus oxyacantha)* findet sich häufig an Waldrändern, in lichten Wäldern und im Gebüsch. Er wird in Anlagen auch baumartig gezogen, ist in ganz Europa verbreitet und zählt zur Familie der Rosenblütler (Rosazeen). An *Wirkstoffen* haben die Pflanzenchemiker in Blüten, Blättern und Früchten des Weißdorns verschiedene, medizinisch recht wirksame Verbindungen aufgefunden, deren volle Bedeutung aber im einzelnen noch nicht ganz geklärt ist.

Das aus Blättern, Blüten und Früchten isolierte *Crataeguslacton* (Crataegussäure) konnte durch Prüfung am Froschherzen als herzwirksam erkannt werden. Darüber hinaus fand man *Purinstoffe* mit koffeinähnlicher Wirkung auf die Blutgefäße; sie greifen offenbar am Gefäßnervenzentrum an. Ein weiterer, hauptsächlich in der Wurzel festgestellter Inhaltsstoff, das auch in der Roßkastanie vorkommende *Aesculin*, das mit dem glykosidischen Bitterstoff Crataegin identisch ist, wirkt kräftigend auf die Venenwände und beschleunigend auf den Blutstrom, wodurch es Blutstauungen verhindert; ferner besitzt es die

Weißdorn Fähigkeit, ultraviolette Strahlen abzufangen. In der Wurzelrinde und in den Blüten ließ sich das Glykosid *Oxyacanthin* nachweisen, das eine dem Fingerhut ähnliche Herzwirksamkeit entfaltet.

Von besonderer Bedeutung ist der erhebliche Gehalt des Weißdorns an gelben Farbstoffen aus der Gruppe der *Flavonfarbstoffe*, die auch in zahlreichen anderen Wildpflanzen vorkommen. Erst seit kurzem weiß man, daß sie beim Stoffumsatz im Körper eine wichtige Rolle spielen. Diese Pflanzenstoffe von vitaminartigem Charakter sind für den Mineralstoffwechsel und für die Zellatmung unentbehrlich. Sie beeinflussen günstig die Herzmuskeltätigkeit, sie senken den Blutdruck und haben eine besondere, gefäßabdichtende Wirkung auf krankhaft veränderte, brüchig gewordene Kapillaren (Haargefäße).

Einer dieser gelben Farbstoffe, das Citrin, das von *Szent-Györgyi* und seinen Mitarbeitern aus Zitronensaft als eine neue, vitaminwirksame Substanz isoliert wurde, erwies sich als zuckerartige Verbindung (Glukosid) eines Flavons. Diese Substanz, von den Entdeckern auch Vitamin P (oder Permeabilitätsvitamin) genannt, heilt Hautblutungen, die auf schwach, durchlässig oder brüchig gewordenen Haargefäßen (Kapillaren) beruhen (die „Vasculäre Purpura"), durch seine gefäßabdichtende Wirkung.

Wahrscheinlich ist Citrin identisch mit dem in der Raute aufgefundenen Wirkstoff Rutin, der die gleiche gefäßabdichtende Wirkung bei der Kapillarbrüchigkeit des Menschen aufweist.

Wirkungsweise

Wichtiger als die Auffindung der einzelnen Inhalts- und Wirkstoffe ist für die Praxis die Wirkung der Gesamtpflanze auf den menschlichen Organismus. Auch darüber liegen heute glücklicherweise interessante und brauchbare Beobachtungen und Untersuchungsergebnisse vor. Darüber läßt sich folgendes sagen: Bei herzgesunden Menschen tritt nach Verabreichung von Weißdornurtinktur eine Verstärkung der Herztätigkeit und eine kräftige Pulsation ein. Bei Herz- und Kreislaufkranken läßt sich mit Weißdornurtinktur eine Besserung der Herztätigkeit (Tonisierung) und eine Regularisierung von Herzrhythmusstörungen sowie von krankhaft verändertem Blutdruck (erhöhtem wie erniedrigtem) erzielen.

Weißdorn wirkt also nicht nur auf die Triebkraft des Herzmuskels, sondern auch auf das Herzreizleitungssystem, die Herzgefäße und die übrigen Kreislaufabschnitte (Arterien, Kapillaren und Venen). Diese umfassende Wirkung auf den gesamten Kreislauf macht uns diese Heilpflanze vor allem für den schwachen und alternden Menschen wie auch für Kreislaufschwächen bei Kindern nach Infektionskrankheiten besonders wertvoll. Auch bei Herzbeschwerden in den Wechseljahren hat sich der Weißdorn bewährt.

Weißdorn ist insgesamt eine herz- und gefäßwirksame Droge mit beruhigenden (sedativen) und entkrampfenden (antispasmodischen) Eigenschaften, ja, man kann sagen, daß der Weißdorn in verhältnismäßig kurzer Zeit eines der meistgebrauchten Mittel der Herztherapie geworden ist.

Verwendung

Vorzüglich ist Weißdorn beim muskelschwachen Herzen sowie bei der beginnenden akuten oder chronischen Herzmuskelschädigung zu gebrauchen. Mit Recht beliebt und sehr wirksam ist er auch zur Anregung und Unterstützung des Altersherzens und der Kreislaufstörungen, die das Alter häufig mit sich bringt und die sich in Herzklopfen, Schwindel, Angstgefühl, Druck in der Herzgegend, Unruhe und Kurzatmigkeit bemerkbar machen. Selbst wenn Blutdruckerhöhung und beginnende Arteriosklerose damit verbunden sind, fällt das noch unter den Wirkungsbereich des Weißdorns. Er ist in solchen Fällen als Herzpflegemittel, als „Milch des Alters" zu gebrauchen. Man muß dabei beachten, daß der Weißdorn über Monate einzunehmen ist, also keine Sofortwirkung eintritt.

Die kräftigende Wirkung auf den Herzmuskel, die bessere Hirngefäß- und Herzkranzgefäßdurchblutung, die Anregung der Blutströmung in den Venen und die Abdichtung der Haargefäße (Kapillaren) sowie die Tonisierung der kleinen Arterien ergeben insgesamt eine bessere Blutversorgung und damit eine bessere Atmungsfähigkeit der Körpergewebe, was sich subjektiv in größerer Leistungsfähigkeit und besserem Wohlbefinden bemerkbar macht.

Bei Hochdruckkrankheiten (auch mit Schlaganfallgefahr), bei Arteriosklerose, Angina pectoris, Herzneurose, bei Herzmuskel- und allgemeiner Kreislaufschwäche ist immer die Anwendung des Weißdorns gerechtfertigt. Nicht angebracht ist der Weißdorn bei Herzwassersucht, Herzklappenfehlern und vorgerückten Altersleiden des Herzens.

Von *Weißdornurtinktur (Tinctura Crataegi)* verabreicht man 2—3mal täglich 5—10—15 Tropfen auf 1 Eßlöffel Wasser nach dem Essen. Zu einem *Tee aus Blüten und Früchten* verwendet man 1 Eßlöffel des Drogengemisches auf 1 Tasse Wasser, woraus man einen Aufguß bereitet, von dem man tagsüber 2—3 Tassen trinkt.

Weißdornblüten können im Aufguß auch mit Melisse, Mistel und Kamille verwendet werden.

Als Beruhigungs- und Entkrampfungsmittel kann man 40—50 Tropfen der Tinktur vor dem Schlafengehen nehmen.

Der Weißdorn ist Bestandteil folgender Teemischungen und Pflanzenzubereitungen: II 2, 3, 4, 6, 8, 9, 10, 16, 20, 21; IV 7; VIII 26.

Die von dieser Pflanze in den Apotheken erhältlichen Fertigpräparate sind aus dem Anhang zu ersehen.

Wermut – das „Allheilmittel" in der Hausapotheke

Wermut

Der Wermut *(Artemisia absinthium)* ist in den südlicheren Ländern Europas heimisch, kommt, allerdings ziemlich selten, in der Nähe von Ruinen wild vor, wird aber überall häufig angebaut. Er gehört zu der zahlreichen Familie der Korbblütler (Kompositen). Die bis heute bekannten *Wirkstoffe* sind 1. drei Bitterstoffe: *Artemisin*, das ein doppelt ungesättigtes Oxy-Oxolakton darstellt und dem Santonin und Helenin (siehe Alant) sehr nahesteht, ferner die beiden Bitterstoffe Absinthin und Absinthiin; 2. ein sehr wirksames ätherisches Öl mit Absinthol (Thujon = Tanaceton = Salviol), Terpenen und Sesquiterpenen; 3. ein hoher Kaliumgehalt (2,7 % Kaliumnitrat). Außerdem enthält Wermut noch Gerbstoff, Harz, Apfelsäure, Bernsteinsäure und die Vitamine C und B_2.

Wirkungsweise und Verwendung

Auf Grund des Bitterstoffgehaltes und des ätherischen Öles regt der Wermut in kleinen Dosen die Absonderungen der Speicheldrüsen, Magen-Darm-Drüsen, der Leber, der Gallenblase und der Bauchspeicheldrüse an und beschleunigt die Bewegung des Magens und des Darmes. Größere Mengen führen zu einer entzündlichen Reizung der Verdauungswege. Die anregende Wirkung wendet man mit Erfolg an bei Erschlaffungen und Senkungen des Magens und des Darmes (Atonie der Verdauungsorgane), bei Appetitlosigkeit, Darmträgheit, Verstopfung, Gärungs- und Fäulniserscheinungen, Gallen- und Leberleiden.

Die erregende Wirkung auf die glatte Muskulatur macht den Wermut zur Verwendung als wurmtreibendes Mittel bei Spul- und Madenwürmern geeignet. Die erregende Wirkung auf die glatte Muskulatur in Verbindung mit einer verstärkten Durchblutung der Organe des kleinen Beckens hat eine ausgesprochene Steigerung der Monatsregel (menstruationsfördernde Wirkung) zur Folge und soll sogar durch eine Auflockerung des Gewebes und eine Anregung der Wehen einen erleichternden Einfluß auf den Geburtsvorgang haben.

Es ist sicher nicht zuviel gesagt, wenn man den Wermut als ein allgemein drüsenanregendes Mittel mit besonderen Beziehungen zu den Hormondrüsen bezeichnet; denn auch die weitere, lange bekannte *kreislaufverbessernde* (und blutbildende) Wirkung kommt wahrscheinlich über eine Hormondrüse, nämlich die Nebenniere, zustande. Daß man diese Wirkung bei Schwächezuständen nach Infektionskrankheiten, Wasseransammlungen und Stoffwechselstörungen, wie Fettsucht, Rheumatismus, Gicht, Zucker, in die sonstige Behandlung mit einbeziehen kann, ist klar.

Unterstützt wird die Wirkung bei den genannten Krankheitszuständen durch eine Steigerung der Nierenabsonderung, die ebenfalls, wie ich mehrfach beobachten konnte, bereits durch kleine Wermutdosen zustande kommt.

Die vielfältigen ausgeprägten Wirkungen des Wermuts machen diesen zu einem der besten pflanzlichen Heilmittel. Es muß jedoch ausdrücklich vor der Anwendung größerer Mengen und vor einem Dauergebrauch gewarnt werden, da bei großen Dosen die heilende Wirkung in eine schädigende umschlägt, die sich besonders am zentralen Nervensystem zeigt (Schwindel, Kopfschmerz, Empfindungslosigkeit, Krämpfe, Bewußtlosigkeit).

Wermut

Bei der Anwendung darf der meistverwandte Aufguß aus 1 Messerspitze der Droge nur leicht gelb sein; er soll teelöffelweise den Tag über genommen werden. Als Pulver nimmt man höchstens 3mal täglich eine sehr kleine Messerspitze voll eine halbe Stunde *vor* den Mahlzeiten.

Der Wermut ist Bestandteil folgender Teemischungen und Pflanzenzubereitungen: I 5, 7, 18; IV 7; V 3, 4, 5, 10, 20, 26, 31, 43; VI 5; VII 7; VIII 26, 32; X 2, 5; XII 5, 6, 8.

Die von dieser Pflanze in den Apotheken erhältlichen Fertigpräparate sind aus dem Anhang zu ersehen.

Wiesenknopf gegen Schleimhautkatarrhe

Der *große* und der *kleine* Wiesenknopf *(Sanguisorba officinalis* bzw. *minor)* gehören zur Familie der Rosengewächse (Rosazeen). Sie sind auch unter den volkstümlichen Namen falsche Pimpinelle, kleine Braunelle und Wiesenbecherblume bekannt. Man findet sie in Europa und Asien überall verbreitet. Sie kommen häufig auf trockenen Plätzen, an Dämmen, Weiden, Weg- und Ackerrändern, auf sonnigen Hügeln und allen Wiesen des Mittelgebirges vor.

Wiesenknopf

Wurzel und Kraut enthalten reichlich (in Ostasien bis 17 %) Gerbstoffe (Tannin) und im Kraut relativ viel Saponin (Sanguisorbin) und etwas Flavon. Der Saponingehalt des Krautes beträgt 2,5—4 %. Der Wiesenknopf ist daher sowohl unter die Gerbstoff- als auch unter die Saponinpflanzen einzureihen.

Wirkungsweise

Die *Hauptwirkstoffe,* nämlich die Gerbstoffe (Tannin), bestimmen wesentlich die Wirkungsweise. Gerbstoffe verdichten das (kolloidale) Gefüge der Zellen zu einer nicht mehr rückgängig zu machenden Verbindung, wie sie auch beim Gerben, wo tierische Haut zu Leder wird, auftritt. Wenn die Gerbstofflösung nicht zu konzentriert ist, tritt nur eine oberflächliche „Verlederung" oder „Angerbung" der Zellen auf. Man nennt die Wirkung eine zusammenziehende oder adstringierende, den Vorgang selbst Adstriktion.

Diese adstringierende Wirkung läßt sich mit Gerbstoffdrogen wie dem Wiesenknopf nur an den gut zugänglichen Schleimhäuten ausüben, also praktisch nur an den Schleimhäuten des Rachens und des Magen-Darm-Kanals. Durch die Ad-

Wiesenknopf

striktion tritt eine Verringerung der Drüsenabsonderung ein, dadurch ein Trockenwerden der Oberfläche, ferner eine schwache örtliche Betäubung und eine Verengung der kleinsten Blutgefäße (Kapillaren), die eine Verminderung der Durchblutung zur Folge hat. Diese Wirkungen sind durchaus erwünscht bei entzündlichen Schleimhäuten. Die adstringierende Wirkung der Gerbstoffe wirkt sich aber nicht nur entzündungswidrig, sondern durch die zusammenziehende Wirkung auf die kleineren Blutgefäße und die Zusammenballung des Blutes selbst auch *blutstillend* aus. Die Gerbstoffe wirken sogar desinfizierend, indem sie die Zellkörper der Mikroorganismen verledern und sie dadurch abtöten.

Verwendung

Die Verwendung des Wiesenknopfes als Heilpflanze ist auf Grund seines Gerbstoffgehaltes berechtigt und angezeigt bei Schleimhauterkrankungen, wie Mundschleimhautentzündung (Stomatitis) und Rachen- und Mandelentzündung (Angina), bei Kehlkopferkrankungen (Laryngitis) und Luftröhrenerkrankungen in Form von Inhalationen, bei Magen- und Darmschleimhautentzündungen, bei akuten und chronischen Durchfällen aus verschiedenster Ursache.

Zu Spülungen, Einläufen, Aufschlägen und Bädern benutzt man besser die stärkere Gerbstoffdroge *Eichenrinde*.

Sowohl in der Volksmedizin als auch in der Homöopathie wendet man den Wiesenknopf als *blutstillendes Mittel* (Hämostyptikum) und gegen *Durchfälle* (Antidiarrhoikum) an. Er ist auch sehr beliebt bei *Magenkatarrh, Leberschwäche* und *chronischen Hautleiden,* wobei auch der Saponingehalt des Wiesenknopfes eine Rolle spielen wird.

Die *Blätter* des großen und des kleinen Wiesenknopfes haben einen aromatischen, gurkenähnlichen Geschmack. Sie sind daher als Würze geeignet zu Salaten, Frischkost, Tomaten, Eierspeisen, Kräutersuppen und Fischgerichten. Zusammen mit Zwiebeln, Schalotten, Knoblauch, Thymian, Borretsch und Estragon gehört der *kleine* Wiesenknopf in den Gewürzessig. Die kleinen Fiederblättchen des *großen* Wiesenknopfes sind, vor der Blüte gesammelt, sehr schmackhaft im Spinat. Zu Salat eignet sich wiederum der *kleine* Wiesenknopf besser, da er weicher ist.

Die von dieser Pflanze in den Apotheken erhältlichen Fertigpräparate sind aus dem Anhang zu ersehen.

Wundklee heilt eitrige Wunden

Wundklee

Der Wundklee *(Anthyllis vulneraria)* ist meist, kalkhaltige Böden vorausgesetzt, auf trockenen Wiesen, an Hängen, Rainen und auf sonnigen Hügeln zu finden. Er ist ein gutes Futterkraut. Seine *Wirkstoffe* sind vor allem Gerbstoff, Saponin, Schleim und ein gelber Farbstoff.

Wirkungsweise und Verwendung

Die Pflanze wirkt lösend und ausscheidend auf Gewebsablagerungen (oder -einlagerungen) von krankhaften Stoffwechselprodukten (also im alten Sinne säfte- und blutreinigend), anregend auf die Darmfunktion, wundheilend und keimtötend bei schlecht heilenden Wunden.

Wundklee

Man verwendet sie zur Anregung des Gewebsstoffwechsels und der Ausscheidung krankhafter Stoffwechselprodukte (Blutreinigung), bei Stuhlträgheit und Verstopfung sowie als Auflage (zerquetschtes, frisches Kraut) zur Heilungsförderung von eitrigen Wunden und als Gurgelmittel bei Rachenentzündung und Zahnfisteln.

Man benötigt 1—2 Teelöffel der Droge auf 1 Tasse Wasser. Die Herstellung erfolgt als Aufguß. Die Dosierung beträgt 1—2 Tassen täglich.

Der Wundklee ist Bestandteil folgender Teemischungen: III 7; VI 6.

Wurmfarn hält, was er verspricht   Giftig!

Der Wurmfarn *(Aspidium filix-mas)* ist fast auf der ganzen Erde verbreitet, im nördlichen Europa bis Island und zum Nordkap. Man findet ihn meist in Wäldern, in Gebüschen und an steinigen Abhängen. An *Wirkstoffen* enthält er im Wurzelstock 5 % Filmaron, 1,5—2,0 % Filixsäure (Filicin), weiterhin einige andere Säuren, Gerbstoffe, Zucker, Stärke und fettes Öl. Die wirksamen Stoffe sind sämtlich Verbindungen der Buttersäure und Isobuttersäure mit (dem 3 wertigen Phenol) Phloroglucin (bzw. Dimethyl- und Trimethylphloroglucin). Die Droge hat einen widerlichen Geruch und schmeckt unangenehm süßlich, zusammenziehend und kratzend.

Wurmfarn

Wirkungsweise

Die Wirkstoffe des Wurmfarns wirken zunächst örtlich reizend auf den ganzen Magen-Darm-Kanal des Menschen, nach der Aufsaugung aus dem Darm aber erregend und dann lähmend auf das Zentralnervensystem. Praktisch sehr wichtig ist, daß schon eine lähmende Wirkung auf Darmschmarotzer, besonders auf Bandwürmer, eintritt, bevor es zu der Aufsaugung des Giftes durch den menschlichen Darm kommt. Dadurch verlieren die Bandwürmer ihre Haftfähigkeit im Darm und können durch ein nachfolgendes Abführmittel beseitigt werden. Längere Einwirkung des Wurmkrautes tötet die Würmer. Die Wirkung des Farnkrautes zur Entfernung der Würmer läßt sich nur ausnützen, weil die Aufnahme des Giftes durch den Darm sehr langsam erfolgt. Es ist dabei auf eine genaue Dosierung zu achten, weil sonst schwere, manchmal sogar tödliche Vergiftungen auftreten können. Spätestens zwei Stunden nach der Einnahme muß das Wurmmittel wieder aus dem Körper entfernt werden.

Verwendung

Wurmfarn Der Wurmfarn ist nur als Bandwurmmittel und als Mittel gegen den gefährlichen Hakenwurm *(Ancylostoma duodenale)* zu verwenden. Der Wurmfarnextrakt wird nur ärztlich verordnet und darf auch nur nach einer ärztlichen Verordnung eingenommen werden. Die höchste Einzel- und zugleich Tagesgabe ist 10 g. Bei Magen-Darm-Störungen und Leberleiden darf Wurmfarn nicht angewendet werden.

Als wirksames Mittel zur Behandlung von Madenwürmern erweist sich häufig die Möhre *(Daucus carota)*, die man vor *jeder* Mahlzeit, frisch geschabt, roh genießt. Spulwürmer behandelt man mit Knoblauch oder Alantwurzel, den Hakenwurm mit Thymian.

Der Wurmfarn ist Bestandteil folgender Pflanzenzubereitung: XII 4.

Die von dieser Pflanze in den Apotheken erhältlichen Fertigpräparate sind aus dem Anhang zu ersehen.

Ysop hilft gegen Lungenleiden

Ysop Der Ysop *(Hyssopus officinalis)* zählt wie die stark duftenden Pflanzen Lavendel, Rosmarin, Salbei und Thymian zur Familie der Lippenblütler (Labiaten). Er ist auch unter folgenden volkstümlichen Namen bekannt: Eisenkraut, Weinespe, Hizopf, Isump, Ibsche, Hysop, Ipsenkraut, Eisewig, Eisop, Josefskraut. Im Mittelmeergebiet und in Zentralasien kommt die Pflanze wild vor. Sie ist auch bei uns manchmal verwildert anzutreffen an Mauern, Ruinen, Felsen und Schutthaufen, wird aber meist angebaut. Die Pflanze hat einen stark aromatischen Geruch. Der Geschmack ist würzig bis herb. Man sammelt das Kraut während der Blütezeit von Juni bis August.

Der Ysop eignet sich sogar zum Anbau in Töpfen und Kästen. Er blüht erst vom zweiten Jahre ab. Je nach Bedarf erntet man entweder nur die Blättchen (für die Küche) oder das ganze, gerade aufblühende Kraut, das zweimal im Jahr (Juni und August) geschnitten werden kann. Man trocknet das Kraut in dünner Lage auf einem luftigen Dachboden. Getrockneter Ysop riecht würzig und schmeckt würzig-bitter. Die Aufbewahrung geschieht am besten in fest schließenden Behältern oder Büchsen.

Nach *Geßner* und *Kroeber* sind bis heute folgende *Wirkstoffe* des Ysop bekannt: ein süßlich und würzig riechendes ätherisches Öl (0,3—0,9 %), die Flavonglykoside Hesperidin (etwa 5—6 %) und Diosmin sowie ein eisengrünender Gerbstoff (etwa 8 %), daneben Apfelsäure, Gummi, Harz und Zucker.

Das ätherische Öl besteht fast zur Hälfte aus l-Pinocamphen (45 %), außerdem enthält es β-Pinen = Nopinen (14 %), Camphen, Sesquiterpenalkohol und eine geringe Menge Sesquiterpene.

Aus dem Kraut isolierte man den Farbstoff Hyssopin (*Oesterle* und *Kueny*, 1922), der als Rhamnosid eines Chalkons erkannt wurde und sich auch im Hirtentäschelkraut findet.

Ysop

Wirkungsweise und Verwendung

Ysop wirkt auf Grund seiner Wirkstoffe bei chronischer Bronchitis und Asthma bronchiale *auswurffördernd* (expektorierend), bei Magen- und Darmkatarrhen *beruhigend* und *entzündungswidrig* (karminativ und adstringierend), bei übermäßiger Schweißabsonderung als Folge von nervöser Übererregbarkeit, Schilddrüsenüberfunktion und Lungentuberkulose *schweißhemmend* (antihidrotisch).

Ob die alte volkstümliche Verwendung als wurmabtreibendes und menstruationsförderndes Mittel berechtigt ist, läßt sich noch nicht sicher entscheiden. Sie ist jedoch durchaus möglich auf Grund des Flavongehaltes, da Flavone bei entsprechender Dosierung eine galletreibende, abführende und gebärmuttererregende Wirkung besitzen, wie wir auch von anderen flavonhaltigen Pflanzen wissen.

Ysop wird als Würzpflanze zu Salaten, Tunken und Braten sehr geschätzt, aber auch oft zu Kartoffel- und Selleriesalat sowie zu vegetarischen Bratlingen verwendet. Zu frischen Tomaten, Tomatensalat und Quark dürfen nur einzelne Blättchen genommen werden.

Nach einer Dosierungsvorschrift von *Flück* benötigt man zur Herstellung des Tees eine Handvoll der Droge (getrocknetes, blühendes Kraut) auf 1 l Wasser. Man setzt den Tee kalt an, erhitzt ihn bis zum Kochen und läßt ihn dann 15 Minuten ziehen. Man nimmt 3mal täglich je 1 Tasse.

Der Ysop ist Bestandteil folgender Teemischungen und Pflanzenzubereitungen: III 23, 24; XI 34.

Virginischer Zauberstrauch (Hamamelis) eignet sich bei Venenleiden

Der virginische Zauberstrauch *(Hamamelis virginiana)* aus der Familie der Hamamelisgewächse (Hamamelidazeen) ist in Europa nur aus Anpflanzungen in Parkanlagen bekannt. Er wird auch Zauberstrauch, Zaubernuß und Hexenhasel genannt und ist im südlichen Kanada sowie im nördlichen Teil der Vereinigten Staaten beheimatet. In der ersten Hälfte des 18. Jahrhunderts wurde der Zauberstrauch in England und damit in Europa eingeführt.

Virginischer Zauberstrauch (Hamamelis)

Nach der Vorschrift des Ergänzungsbandes des Deutschen Arzneibuches (DAB 6) werden die Rindendroge von Stämmen und Zweigen *(Cortex Hamame-*

Virginischer Zauberstrauch (Hamamelis)

lidis) und die Blätterdroge *(Folia Hamamelidis)* zu arzneilichen Zwecken verwendet.

Die frische Rinde der Zweige und Wurzeln sowie frische blühende Zweige dienen zur Herstellung der homöopathischen Zubereitungen.

In der Zweigrinde fand man bisher folgende Wirkstoffe: den kristallisierenden Gerbstoff Hamamelitannin, einen weiteren glykosidischen Gerbstoff, Gallussäure, Phlobaphene, Phytosterin, ätherisches Öl, Glukose, Fett, Wachs und Hamamelin.

Als Wirkstoffe der *Blätter* sind bisher bekannt: Hamamelitannin, Hamamelin, Gerbstoff, Cholin, ein wasserlösliches Glykosid und ätherisches Öl.

Wirkungsweise und Verwendung

Aus den bisher bekannten Wirkstoffen der Rinde und der Blätter läßt sich die aus langer Erfahrung bekannte „ausgezeichnete Beeinflussung des gesamten venösen Systems" *(Neuwald)* nicht erklären. Die bisher bekannten Wirkstoffe sind wohl am besten in dem Hamamelis-*Fluidextrakt* oder in der Hamamelis*tinktur* enthalten. Wir wissen, daß die Gerbstoffe lokal betäubend und zusammenziehend wirken, was bei äußerer Anwendung eine Rolle spielen mag. Bei innerer Anwendung müssen aber wohl Einwirkungen auf die Elastizität und Durchlässigkeit der Blutgefäßwände angenommen werden *(Unseld)*. Die günstige Wirkung ist jedenfalls aus dem Gesamtextrakt zu erwarten, wobei in erster Linie dem Hamamelitannin die blutungsstillende und gefäßzusammenziehende Wirkung eignen dürfte.

Äußerlich hat sich die Anwendung von Hamameliszubereitungen bewährt zur *Wundbehandlung* besonders in der Kinderpflege. Hamamelis ist auch ein Bestandteil vieler Kosmetika. Die innere Anwendung der *Tinktur,* der *Extrakte* und *Destillate* ist zweckmäßig bei *Funktionsstörungen im Venensystem, Krampfadern, Hämorrhoiden* sowie bei *äußeren* und *inneren Blutungen* leichterer Art.

In der Homöopathie spielt die Hamamelis seit Jahrzehnten (nach *Schoeler*) eine große Rolle bei Hämorrhoiden und Krampfadern mit und ohne Blutungen, venösen Stauungen, Venenentzündung, Thrombose, Venenbrüchen (Varicocelen), offenen Beinen (Ulcus cruris), örtlichen Entzündungen der Haut und der Schleimhäute, Quetschungen, Geschwüren und juckenden Ekzemen, Blutungen aus Nase, Lunge, Magen, Darm, Niere und Gebärmutter. Die homöopathische Essenz wird aus der frischen Rinde der Zweige und Wurzeln mit $1/3$ Arzneigehalt hergestellt.

Bei der inneren Krampfaderbehandlung, auch in chronischen Fällen, benutzt man am besten den Hamamelis-Fluidextrakt aus Blättern in Gaben von 3mal täglich 5 g, solange er gut vertragen wird, bis zum Verschwinden der Symptome.

Die Zahl der pflanzlichen Mittel, von denen eine ausreichende spezielle Wirkung auf das Venensystem bekannt ist oder angenommen werden kann, ist nicht groß. Außer dem virginischen Zauberstrauch sind es nur die Kastanie *(Aesculus hippocastanum)* und die Mariendistel *(Carduus Marianus).* Falls mit Hamamelis bei Hämorrhoiden, auch bei blutenden Hämorrhoiden, nicht sehr bald eine Besserung eintritt, muß man daran denken, daß die Kastanienpräparate besonders bei schmerzenden Hämorrhoiden oft von besserer Wirkung sind. Manchmal muß sogar der Mariendistel der Vorzug gegeben werden, wenn eine ungenügende Leberfunktion zu schlechtem Gallenfluß und dieser zu Stuhlträgheit oder gar Verstopfung führt, die wiederum eine Blutstauung in dem Venenkranz des Afters hervorruft. Virginischer Zauberstrauch (Hamamelis)

Man sollte überhaupt keine angeblichen Hämorrhoiden behandeln, bevor nicht eine gründliche ärztliche Untersuchung der Aftergegend erfolgt ist, wobei sich dann oft genug herausstellt, daß die Hämorrhoiden mit Einrissen an der Afterschleimhaut (Analfissuren) verwechselt werden, die meist einer völlig anderen Behandlung bedürfen.

Der virginische Zauberstrauch ist Bestandteil folgender Pflanzenzubereitung: VIII 34.

Die von dieser Pflanze in den Apotheken erhältlichen Fertigpräparate sind aus dem Anhang zu ersehen.

Zaunrübe heilt Schleimhauterkrankungen   Giftig!

Die Zaunrübe *(Bryonia dioica)* wird auch Gicht-, Hecken-, Hunds-, Roß-, Teufelsrübe, Hundskürbis, falsche Alraune und rotbeerige Zaunwurzel genannt. Sie stellt eine krautige Kletterpflanze dar mit rübenförmiger Wurzel, die bis mehrere Kilogramm schwer wird, übel riecht und stark bitter schmeckt. Die Blätter sind efeuartig oder hellgrün und weich. Die dünnen, bis 3 m lang rankenden Stengel tragen gelblich-weiße Blüten in kleinen, blattachselständigen Trauben, aus denen schließlich rote Früchte hervorgehen.

In der Wurzel stellte man neben viel Stärke ein wasserunlösliches Harz (Bryoresin), ferner zwei Glykoside, mehrere Alkaloide, ein glykosidspaltendes Ferment, Gerbstoff, Cholin und wenig ätherisches Öl fest. Die Wirkstoffe der giftigen Früchte sind noch unbekannt. Beim Trocknen der Rübe nimmt die Wirkung stark ab. Arzneiliche Zubereitungen müssen daher aus der frischen Rübe hergestellt werden (wie es bei homöopathischen Präparaten geschieht).

Wirkungsweise

Das Harz der Zaunrübenwurzel hat schon in kleinen Dosen eine drastisch abführende Wirkung durch Reizung der Dünn- und Dickdarmschleimhäute, wobei leicht Krämpfe und Koliken auftreten können. Das aus dem Harz abspaltende Glykosid Bryonin führt neben einer örtlichen Reizung bei höherer Dosierung zu einer zentralen Lähmung.

Zaunrübe Nicht selten kommt es bei unsachgemäßer Anwendung der Droge zu Vergiftungserscheinungen. Bei Kindern sind auch Vergiftungen durch die roten Beeren möglich. Während der Schwangerschaft kann durch die Zaunrübe eine Fehlgeburt eintreten. Die Vergiftungserscheinungen schädigen meist auch die drüsigen Organe (Leber, Nieren).

Verwendung

In der Schulmedizin wird Bryonia — wahrscheinlich wegen der Gefahr der Überdosierung — kaum gebraucht, obwohl die Pflanze eine gute Wirkung bei den nicht mehr akuten (subakuten und subchronischen) Rheumatismusformen entfalten kann. Bryonia käme auch als Abführmittel in Frage, darf aber auf keinen Fall überdosiert werden. *Hippokrates* schätzte Bryonia bereits als Gichtmittel. Die Dosierung des Zaunrübenharzes *(Resina Bryoniae)* beträgt 0,05—0,1 Gramm als Einzeldosis. Das Mittel ist rezeptpflichtig und sollte nie ohne ärztliche Verordnung eingenommen werden.

Für die homöopathische Medizin stellt Bryonia ein Hauptmittel dar zur Behandlung der Erkrankungen der serösen Häute, z. B. Rippenfellentzündung, Herzbeutelentzündung, Hirnhautentzündung, ferner der Schleimhäute, z. B. Bindehautentzündung, Bronchialschleimhautentzündung (Bronchitis), Magenschleimhautentzündung, Dünn- und Dickdarmschleimhautentzündung sowie zur Behandlung der rheumatischen Erkrankungen. Die Dosierung der aus der frischen Wurzel der rotbeerigen *(Bryonia dioica)* und der schwarzbeerigen Zaunrübe *(Bryonia alba)* hergestellten homöopathischen Essenz bewegt sich von D 1—D 6 und bedarf auch der ärztlichen Verordnung, um Vergiftungen zu vermeiden.

Die von dieser Pflanze in den Apotheken erhältlichen Fertigpräparate sind aus dem Anhang zu ersehen.

Zwiebeln stärken Herz und Nieren

Zwiebel Die beliebte Küchenzwiebel *(Allium cepa)* entstammt der Familie der Liliengewächse (Liliazeen). Da sie allerorts verwendet wird, ist es nicht verwunderlich, daß sie zahlreiche volkstümliche Namen erhalten hat, wie Sommerzwiebel, Oje, Oellig, Zwibele, Zible, Zwifl, Zibbel, Zipolle, Zippel, Bülla und Bölle. Sie stammt aus dem Orient (Westasien) und wird bei uns häufig angebaut. Die ausdauernde Pflanze blüht von Juni bis August.

Der Leiter der botanischen Abteilung eines großen Arzneimittelwerkes, Prof. Dr. *A. G. Winter,* untersuchte mit seinen Mitarbeitern 1283 Arten höherer Pflanzen auf ihren Gehalt an Stoffen, die gegen die verbreitetsten bakteriellen Krankheitserreger hemmend wirken. Sie fanden bei fast 30 % dieser Pflanzen bakterienhemmende Effekte. Gegenüber den aus Kleinlebewesen stammenden, modernen Hemmstoffen wie Penicillin, Streptomycin, Aureomycin und Terramycin zeigen die natürlichen Antibiotika, die wir mit unserer Nahrung aufnehmen, erhebliche Vorteile: Sie brauchen nicht eingespritzt zu werden, führen nicht zu einem Unempfindlichwerden der Bakterien gegen diese Stoffe (Resistenzproblem!) und schädigen weder die Darmbakterienfunktionen noch den Stoffwechsel oder die allgemeine Abwehrkraft des Körpers. Sie sind jedoch hitzeempfindlich, bleiben also nur in der Rohkost erhalten.

Zu den Pflanzen, die antibiotisch (antibakteriell) wirksame Substanzen enthalten, gehören eine ganze Reihe von Nahrungs- und Gewürzpflanzen, darunter auch unsere Küchenzwiebel, die wir heute unter diesem Gesichtspunkt auch als Antibiotikum (Bakterienhemmer) betrachten müssen.

Wie der Knoblauch enthält auch die Zwiebel in der Hauptsache ein ätherisches Öl, Lauch- und Senföl, das in verschiedenen Verbindungen organisch gebundenen Schwefel enthält. Prof. Dr. Virtanen (Helsinki) berichtete auf der 10. Tagung der Nobelpreisträger in Lindau (Bodensee) im Jahre 1960 über die in der Zwiebel reichlich enthaltenen schwefelhaltigen Aminosäuren vom Typ des Methylcysteinsulfoxyds, aus welchen die *stark bakterienhemmenden Thiosulfinate* bei Zerkleinerung der Zwiebel durch Fermenteinwirkung entstehen.

Wir kennen heute die wichtige Rolle des organisch gebundenen Schwefels besonders durch die Sulfonamide, die neben dem Penicillin die wichtigsten Mittel zur Bekämpfung der Infektionskrankheiten darstellen. Sehr wesentlich ist aber auch der Gehalt der Zwiebel an Rhodanverbindungen (Allylrhodanid und Rhodanwasserstoffsäure), die sich im ätherischen Öl neben den Schwefelverbindungen (Disulfid und andere Alkylsulfide) finden. Außer dem ätherischen Öl enthält die Zwiebel das Flavon Quercetin, das aus einem chemisch noch nicht bestimmten Flavonglykosid stammt.

Darüber hinaus sind zwei chemisch noch nicht genau bekannte herzwirksame Stoffe (Zwiebelherzstoff I und II) entdeckt worden *(Geßner)*.

Erheblich ist auch der Vitamingehalt. Es fanden sich in 100 g frischer Zwiebel 50 I. E. Vitamin A, 30 γ Vitamin B_1, 20 γ Vitamin B_2, 12 mg Vitamin C, 0,1 mg Nikotinsäure und 0,3 mg Vitamin E.

Unter den anorganischen Bestandteilen sind vor allem Kalium (130 mg%), Kalzium (32 mg%), Magnesium (15 mg%), Mangan (0,3 mg%), Eisen (0,5 mg%), Phosphor (180 mg% P_2O_5) und Schwefel (250 mg% SO_3) äußerst bemerkenswert.

Um die Liste der Wirk- und Inhaltsstoffe zu vervollständigen, muß noch erwähnt werden, daß die Zwiebel etwa 15% Fruktosane, Inulin, Zucker und Pektin aufweist, die teils Nährwirkung haben, teilweise aber auch stoffwechselchemisch interessante Wirkungen entfalten (vor allem das Pektin). Fruktosane sind zusammengesetzte Zucker (Polysaccharide), die bei der Aufspaltung im Körper

Zwiebel andere Zucker als Traubenzucker liefern (meist Fruchtzucker). In den gefärbten Schalen findet sich Brenzkatechin.

Wirkungsweise

Das allen gut bekannte „Tränen der Augen" beim Schälen und Schneiden der Zwiebel wird durch das Aufsteigen des ätherischen Öles verursacht. Die gleiche Reizwirkung übt das Öl auf den Verdauungskanal und die zugehörigen Drüsen (Leber, Bauchspeicheldrüse) aus. Dadurch wird der Magensaft vermehrt und damit seine Desinfektionskraft und seine Fähigkeit, besonders Eiweißkörper aufzuspalten, verstärkt. Die Produktion der Darmsäfte wird erhöht, krankhafte Darmbewohner (Gärungs-, Fäulnis-, Entzündungs- und Eitererreger) abgetötet, die normalen Colibakterien im Wachstum gefördert. Die *desinfizierende Kraft* der Zwiebel ist schon lange bekannt und fand in der letzten Zeit erneute Bestätigung. Sie wurde bereits im Mittelalter zum Schutz gegen so verheerende Seuchen wie Pest und Cholera benutzt.

Aber nicht nur die Magen- und Darmschleimhaut wird zu vermehrter Tätigkeit angeregt, sondern auch die Leber, die Gallenblase und die Bauchspeicheldrüse — Wirkungen, die denen auf die Magen- und Darmschleimhaut gleichkommen und ebenfalls den Verdauungsprozeß fördern. Es ist für die normale Funktion des Darmes außerordentlich wichtig, daß ihm mit der Nahrung Reizstoffe zugeführt werden, die die Darmschleimhaut zur Abgabe von Verdauungssäften anregen. Darüber hinaus wird in der gereizten Zwölffingerdarmschleimhaut ein Hormon gebildet, das man Sekretin nennt, welches auf dem Wege über das Blut die Bauchspeicheldrüse zur Abgabe ihrer Verdauungsfermente anregt.

Welch entscheidenden Einfluß gerade die reichliche Funktion der Bauchspeicheldrüse auf den Verdauungsvorgang hat, geht schon daraus hervor, daß nur die Bauchspeicheldrüse imstande ist, Fermente für die Eiweiß-, Kohlehydrat- und Fettspaltung *gleichzeitig* zu produzieren. Gerade die Reizstoffe der Zwiebel vermögen in besonderem Maße die Sekretinbildung zu fördern und damit eine gute Funktion der Bauchspeicheldrüse zu gewährleisten. Aber nicht nur die Bildung von Fermenten und Hormonen (Sekretinen) wird durch die Zwiebel ermöglicht, sie enthält vielmehr auch selbst solche Stoffe. Die Zwiebel gehört sogar zu den fermentreichsten Wurzelgemüsen. Ferner entdeckte man ein pflanzliches Hormon (Glukokinin) darin, das wie das Insulin der Bauchspeicheldrüse auf den *Zuckerstoffwechsel* wirkt und in der Lage ist, einen krankhaft erhöhten Zuckergehalt des Blutes herabzusetzen. Der Zuckerkranke kann sich dieses natürlichen Hormons bedienen, da es ihm in genügender Menge fehlt. Unsere modernen blutzuckersenkenden Präparate müssen ja meist eingespritzt oder in Tablettenform eingenommen werden.

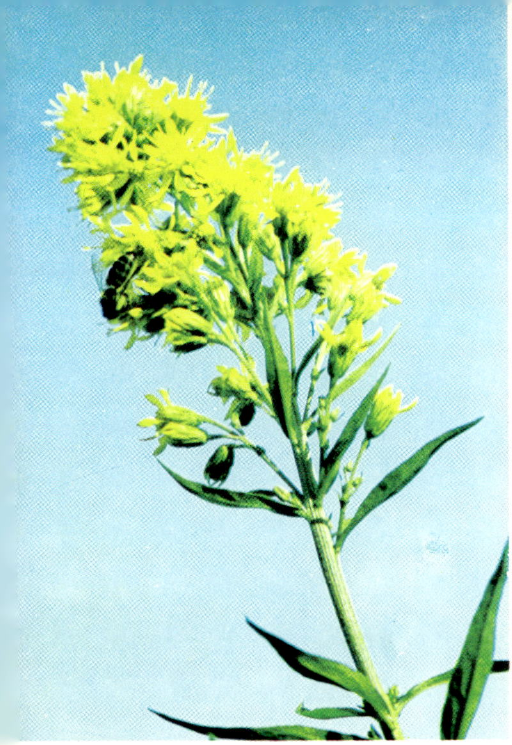

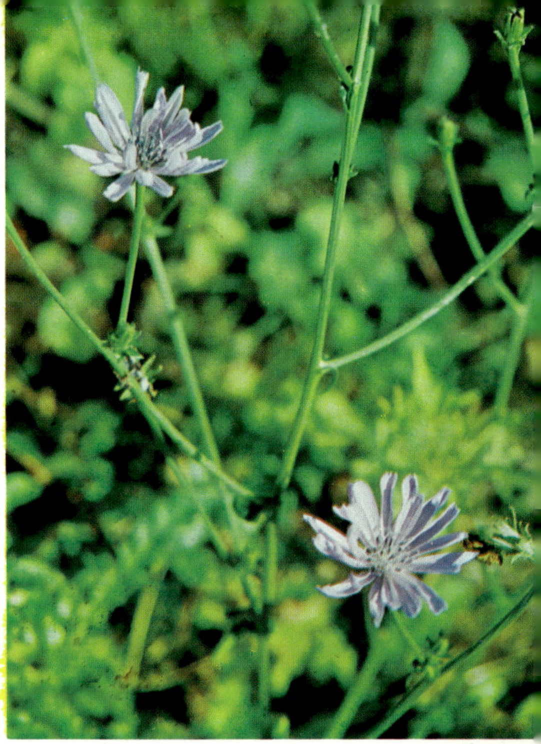

Goldrute   Wegwarte

Hauswurz   Ringelblume

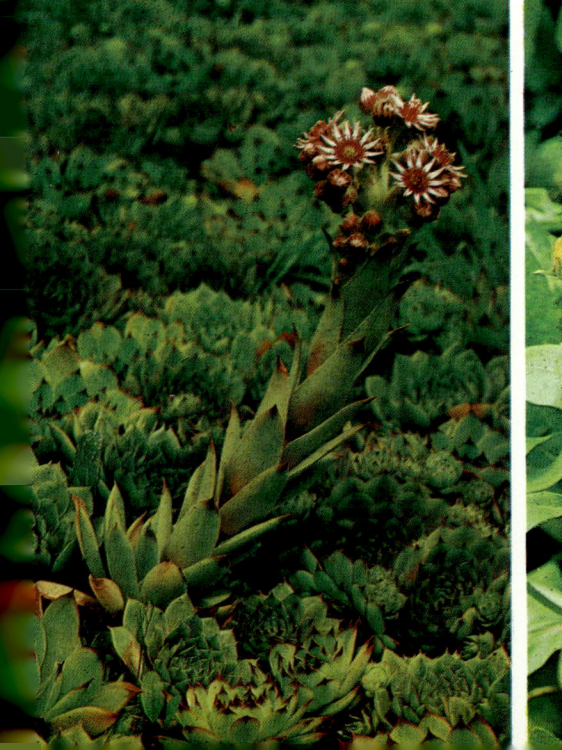
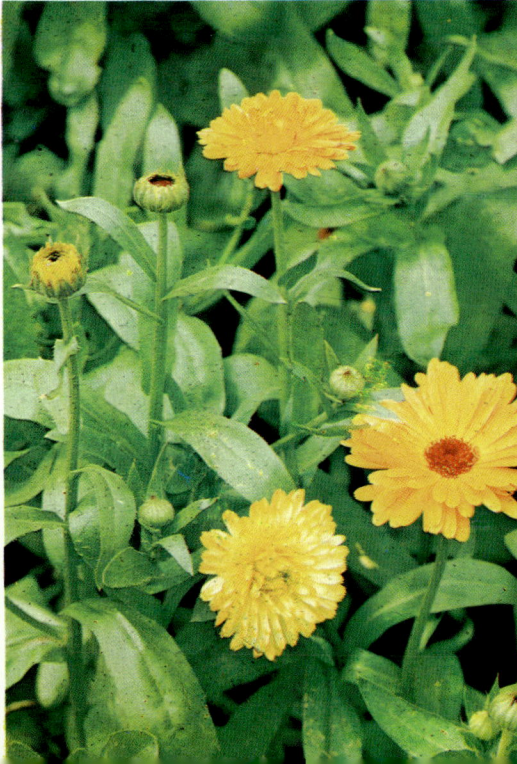

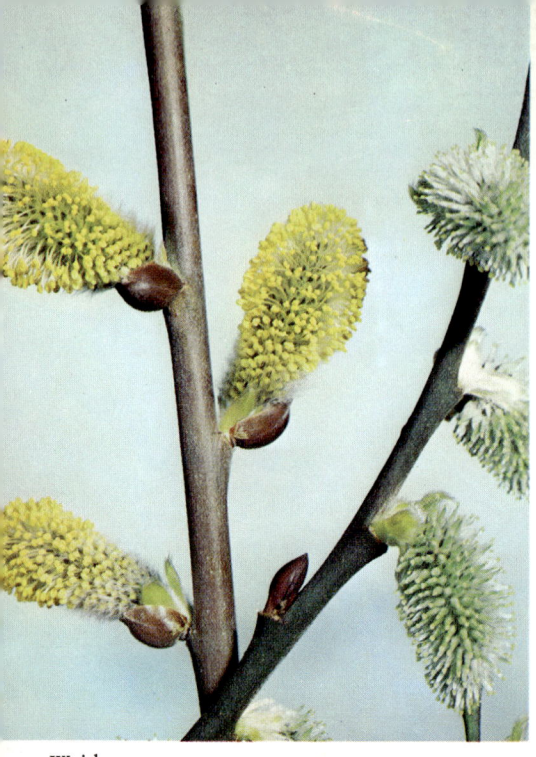
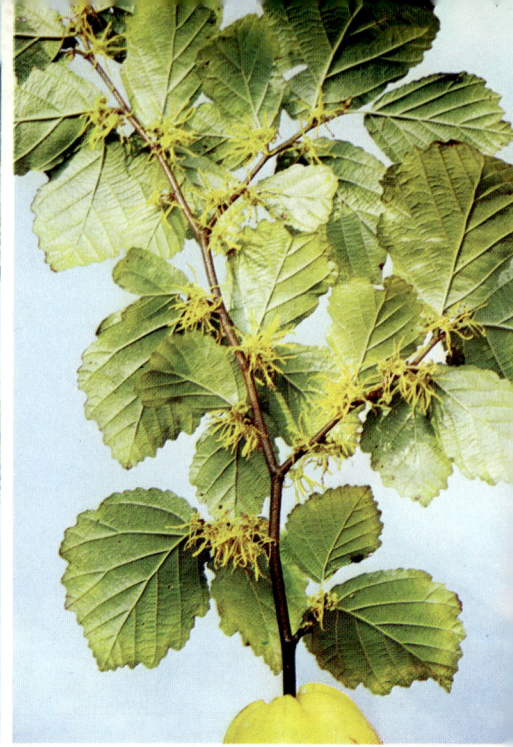

Weide · Fingerhut · Virginischer Zauberstrauch (Hamamelis)
Virginischer Zauberstrauch (Hamamelis)

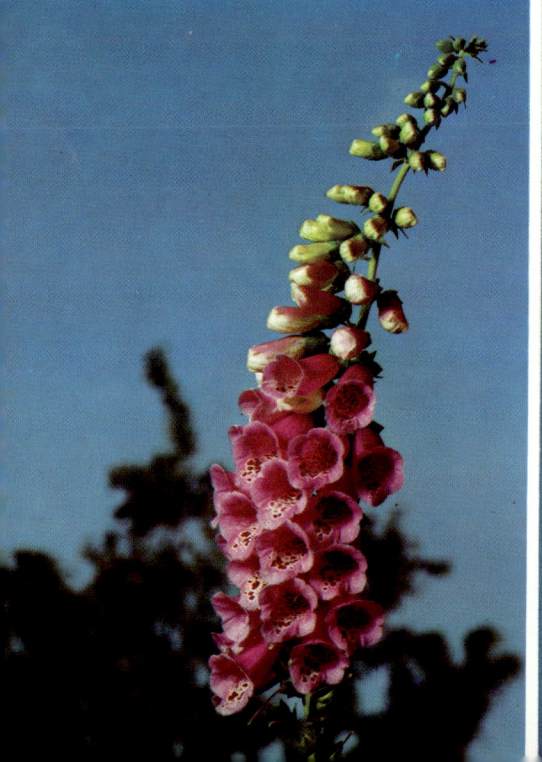
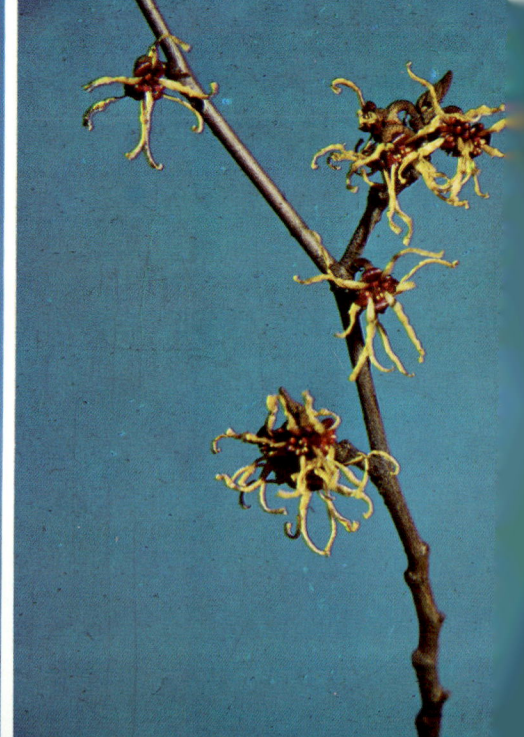

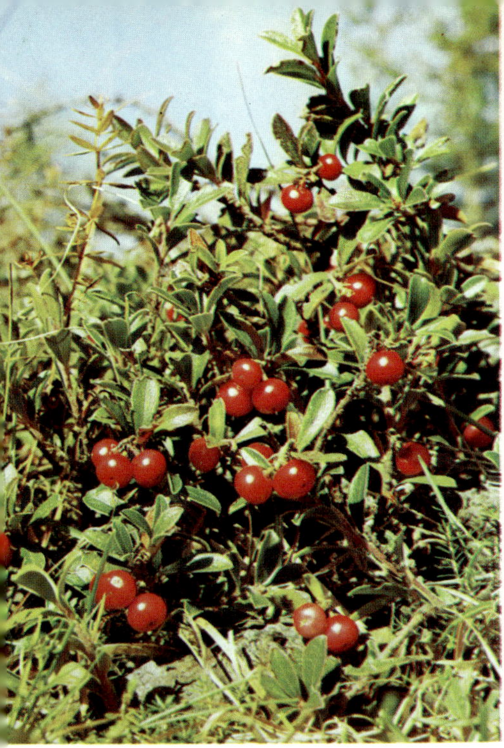

Bärentraube (Beeren) 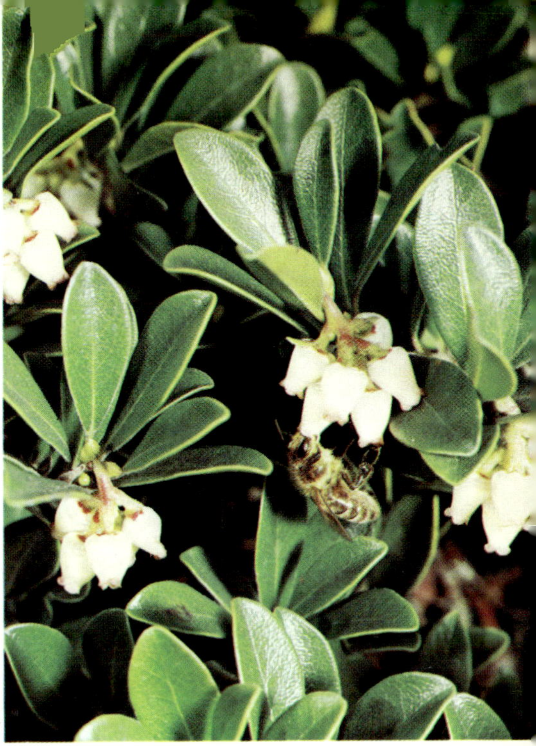 — Bärentraube (Blüten)

Wacholder — Mistel

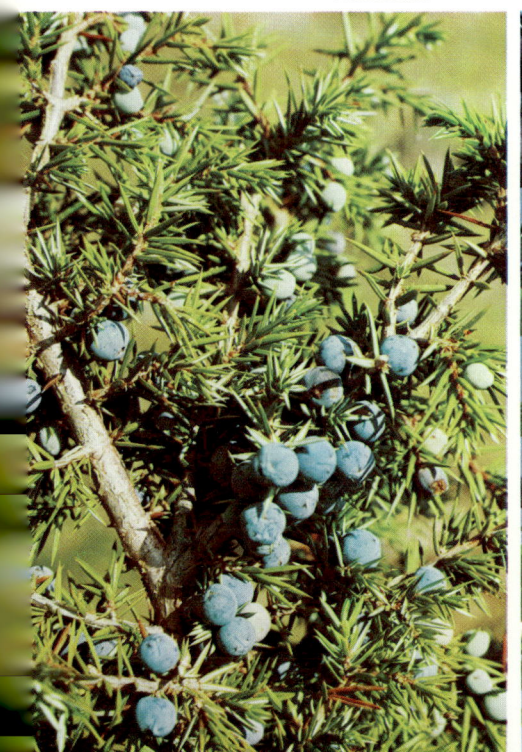
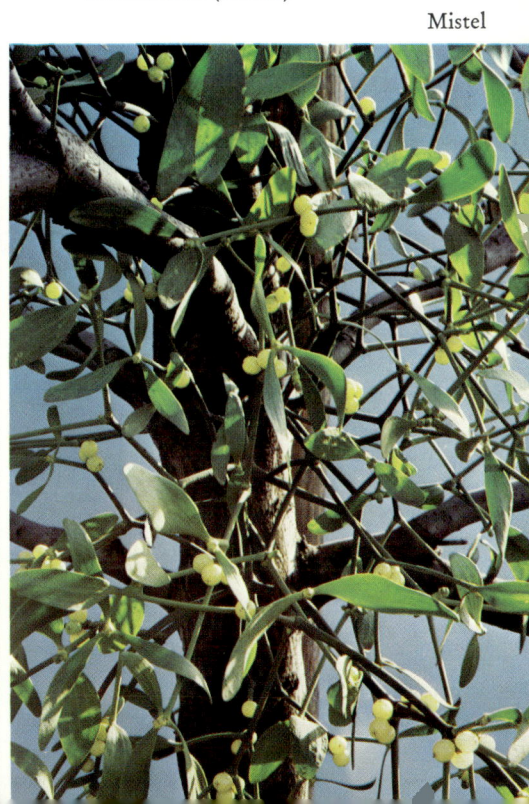

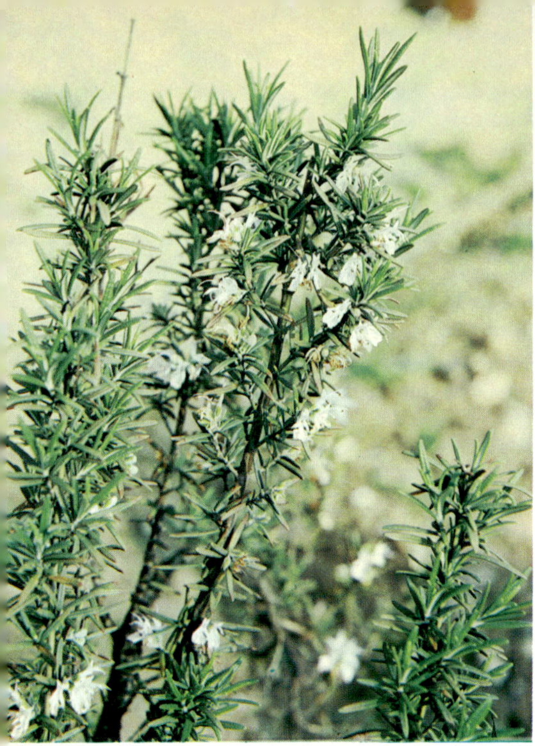

Rosmarin

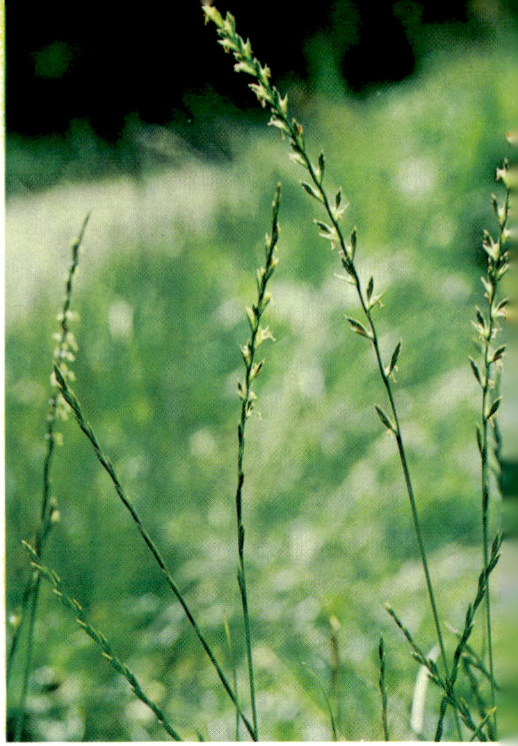

Quecke

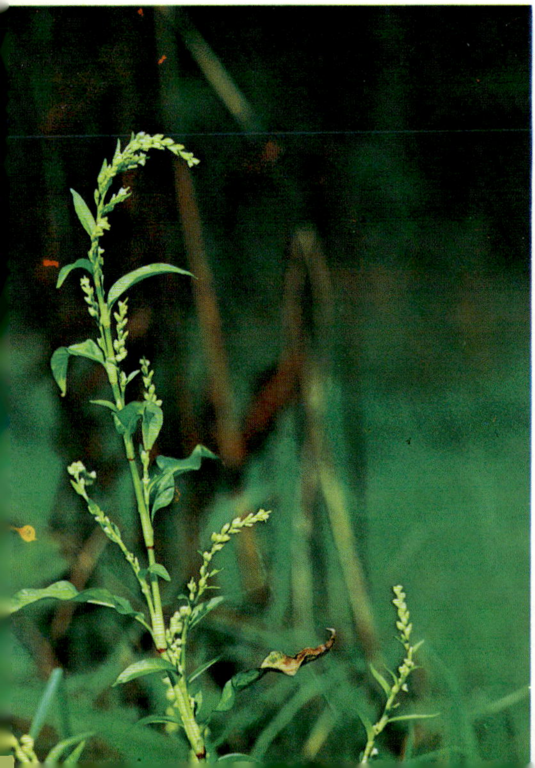

Wasserpfeffer

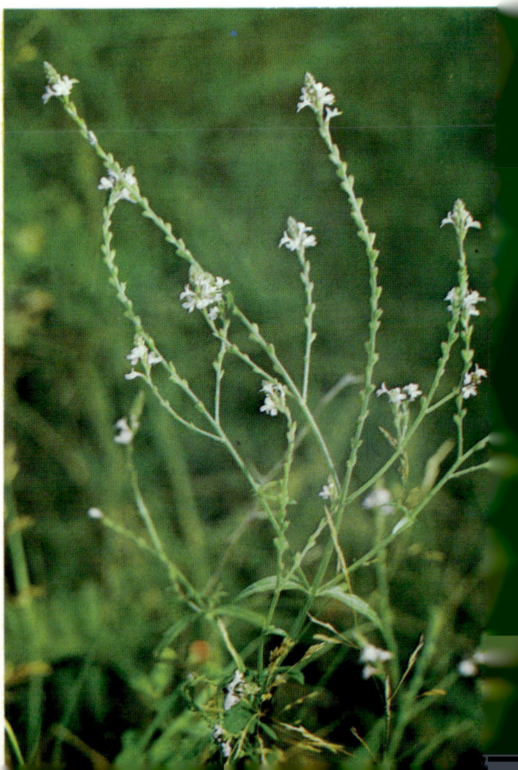

Eisenkraut

Da die Zwiebel auch reichlich Vitamin B und C enthält, stellt sie besonders im Winter gegen Vitaminmangelzustände oder im Verein mit frischem Kartoffelpreßsaft sogar gegen den ausgesprochenen Skorbut, der allerdings bei uns nicht mehr vorkommen dürfte, das beste Mittel dar.

Zwiebel

Uralt ist ferner die Kenntnis der *harntreibenden Wirkung der Zwiebel bei Kreislauf- und Nierenerkrankungen*. Wenn Medikamente versagen, ist oft noch eine 3tägige Zwiebelkur imstande, *Wasseransammlungen* in den Beinen, im Bauch, in der Leber, zwischen den Brustfellen oder im Herzbeutel zu vertreiben, weil die ätherischen Öle, die Rhodanwasserstoffsäure, der Kali-, Kieselsäure- und Magnesiumgehalt die Gewebe austrocknen und die Nieren für Wasser und Kochsalz wegsam machen *(Weitzel, Vogel)*.

Wahrscheinlich kommt die Wirkung aber nicht allein durch den Einfluß auf die verwässerten Gewebe und die Nieren zustande, sondern auch durch eine gleichzeitige Verbesserung der Herzarbeit, da die Zwiebel, wenigstens in Tierversuchen nachgewiesen, herzwirksame Stoffe enthält. Die Rhodanverbindungen wirken überdies *blutdrucksenkend*.

Über die herzwirksamen Stoffe berichtet *Geßner*, daß der eine — Zwiebelherzstoff I genannte — auf Grund seiner Löslichkeitsverhältnisse und der Herzwirkung mit dem Flavon identisch sein könnte. Von dem anderen Stoff — Zwiebelherzstoff II — sagt er, daß es sich um einen alkalisch reagierenden, vielleicht alkaloidischen Stoff handelt, der nicht flüchtig, hitzestabil und widerstandsfähig gegen Laugen und Säuren ist. Er kann daher kein Ferment sein und nicht zum ätherischen Öl gehören.

Vom Zwiebelherzstoff I weiß man, daß er das Pulsvolumen vergrößert und die Anspannungsfähigkeit (den systolischen Spannungszustand) des Herzens und die Durchblutung der Kranzgefäße (Koronarien) steigert, ohne den Blutdruck zu beeinflussen. Der Zwiebelherzstoff II verbessert vor allem die Tätigkeit des ermüdeten Herzens, ohne daß die Wirksamkeit bei wiederholter Anwendung nachläßt oder Gewöhnung eintritt oder daß die Herzwirkung durch Kalzium beeinflußt wird.

Neben der Herzwirkung besitzt der Zwiebelherzstoff I noch eine echt choleretische Wirkung, d. h. er vermehrt über ein Einwirken auf die Leberzelle die gallenfähigen Substanzen sowie die Gallenmenge. Außerdem erregt er die glatte Muskulatur des Darmes und der Gebärmutter.

Wer kennt nicht den altbewährten Zwiebel*sirup* als Heilmittel bei *Erkältungskrankheiten der Atemwege*? Diese Anwendung ist auch völlig berechtigt. Das ätherische Öl wird, wie beim Bärlauch, Porree und Knoblauch, zum großen Teil durch die Lunge ausgeschieden, wobei es krampflösend auf die Gefäße und kleinen Luftröhren, vermehrend auf die Absonderungen der Schleimhaut der Luftwege, auswurfbefördernd und hustenreizlindernd wirkt.

Zwiebel

Vereinzelte Stimmen *(Binz, Lipp)* sprechen der Zwiebel auch eine beruhigende Wirkung bei nervöser und geistiger *Übererregung* zu. Bohn, Schulz und *Flamm-Kroeber* erwähnen sogar die beruhigende Wirkung bei Schmerzen in den Nervenstümpfen amputierter Glieder. Altbewährt ist die Verwendung der Zwiebel bei der Beseitigung von *Spul- und Madenwürmern*. Die Wirksamkeit bei Wurminfektionen findet auch in neuerer Zeit, besonders durch die Kinderheilkunde, bei der die Anwendung am meisten in Frage kommt, ihre Bestätigung.

Viel erwähnt wird auch die *blutbildende* Eigenschaft der Zwiebel, die hauptsächlich mit der günstigen Einwirkung auf die Verdauungsverhältnisse erklärt wird, da feststeht, daß Blutarmut durch längere Störungen der normalen Darmfunktion entstehen kann. Auch der Mineral- und Vitamingehalt wird zur Erklärung der blutbildenden Eigenschaft herangezogen. Es scheint mir jedoch durchaus nicht unwahrscheinlich, daß die Zwiebel auf Grund ihres Eisen-, Kupfer- und Mangangehaltes auch direkt auf die blutbildenden Zellen des Knochenmarks einwirkt.

Der hohe Fluorgehalt (nach *Meyerhofer, Schneider* und *Wasicky* 0,5 mg/kg Frischsubstanz) läßt an einen günstigen Einfluß der Zwiebel auf Überfunktionszustände der Schilddrüse denken und übt sicher im Sinne der modernen Fluorbehandlung einen konservierenden Einfluß auf den Zahnschmelz aus.

Interessant ist noch zu wissen, daß man an wachsenden Zwiebelwurzeln erstmalig eine elektromagnetische Strahlung feststellte, die die Zellteilung anregt. Sie heißt daher auch mitogenetische Strahlung (Gurwitsch-Strahlung), die außer von pflanzlichen auch von tierischen Geweben und selbst von bösartigen Geweben (Geschwülsten) ausgesandt wird.

Die Homöopathie bereitet aus der frischen Zwiebel eine Essenz, die gegen Magen-Darm-Störungen, Urinverhaltung der Kinder, Gesichtsneuralgie und Neuralgien anderer peripherer Nerven, katarrhalische Erkrankungen der oberen Luftwege und der Augenbindehaut, Tränenfluß, scharfe wässrige Nasenabsonderungen, Übelkeit, Aufstoßen und starke Blähungen eingesetzt wird.

Auf Grund der durchblutungsfördernden Wirkung ist auch die *äußere Anwendung* bei Furunkeln, Abszessen, Unterhautzellgewebsentzündungen, Frostbeulen, Quetschungen, Infektionen, Haarausfall und leichten Verbrennungen dort, wo die Haut noch nicht verletzt ist, vollauf berechtigt.

Die Zwiebel wirkt also
1. auf den Verdauungskanal (Zähne, Magen, Zwölffingerdarm, Dünndarm, Leber, Gallenblase und Bauchspeicheldrüse),
2. auf den Zuckerstoffwechsel,
3. auf Vitamin-B- und -C-Mangelzustände,
4. auf den Wasserhaushalt bei Kreislauf- und Nierenkrankheiten,
5. auf Herz- und Gefäßsystem,

6. auf die Atmungswege,
7. auf das Nervensystem,
8. auf Darmparasiten (Spul- und Madenwürmer),
9. auf die Blutbildungszentren (Knochenmark) und
10. auf Erkrankungen der Schilddrüse im Sinne der Überfunktion.

Verwendung

Bei den verschiedensten Krankheitszuständen der im Abschnitt „Wirkungsweise" aufgeführten Organsysteme. Die Heilwirkung ist besonders beachtlich bei Herzschwäche, Nierenschwäche, Wasseransammlungen, Zuckerkrankheit, Bronchialleiden und allgemeiner Stoffwechselträgheit. Man sollte zweimal im Jahr (im Frühjahr und Spätherbst) eine „Blutreinigungskur" mit Zwiebelsaft durchführen.

Allgemein wird die Zwiebel bei reichlicher Anwendung in der Küche besonders im Sinne der Krankheitsverhütung wirken. Besonders groß ist daher die Bedeutung der Zwiebel als *Würzpflanze*. Mit Ausnahme von Süßspeisen ist die Zwiebel bei fast allen Gerichten ein unentbehrliches Gewürz. Da sie das ganze Jahr über immer frisch zu haben ist, wird sie auch zu allen Fleischspeisen, allen Gemüsen und Salaten nur frisch verwendet. Wegen ihres besonderen Heilwertes ist eine stets reichliche Verwendung nur zu empfehlen.

Anwendungsformen

1. *Zwiebelsirup bei Husten und anderen Erkältungskrankheiten:* Mehrere dicke Zwiebeln werden in Scheiben geschnitten und mit braunem Zucker vermischt. Das Gemisch läßt man zunächst 12 Stunden ziehen. Den sich bildenden Saft nimmt man eßlöffelweise mehrmals täglich ein.
Oder: Man schneidet die Zwiebeln in 4 Teile und dämpft sie mit Kandiszucker. Von dem Saft nimmt man alle 2 Stunden 1 Eßlöffel.
Oder: Eine große Zwiebel wird mit 100 g Wasser verrieben oder zerstoßen, der ausgepreßte Saft mit 150 g Kandiszucker zu einem Sirup verkocht und teelöffelweise stündlich genommen.
2. *Roh bei Wassersucht:* 600 g Zwiebeln werden zu Mus zerkleinert, durch ein Sieb geschlagen, mit 100 g Honig und 600 g Weißwein zu einer gleichmäßigen Flüssigkeit verarbeitet. Davon nimmt man täglich 100—200 g eßlöffelweise ein. Wer es verträgt, kann auch 30—60 g Zwiebeln frisch verspeisen oder, wie *Sebastian Kneipp* empfiehlt, Zwiebeln mit Honig kochen und in dieser Form essen.
3. *Zur äußeren Anwendung* bei Entzündungen, Hämorrhoiden und Haarausfall werden zerquetschte und mit Wasser zu einem Brei angerührte rohe Zwiebeln auf die entsprechenden Partien aufgetragen.

Zwiebel

4. *Als Zwiebelsalat* aus geriebenen oder kleingehackten Zwiebeln mit Zitrone und Öl zubereitet.
5. Empfehlenswert ist auch der Genuß der französischen *Zwiebelsuppe*.
6. Zur kurmäßigen Anwendung benutzt man am besten frisch ausgedrückten *Zwiebelsaft*, der nach dem Auspressen bald getrunken werden muß. Man beginnt die Kur zunächst mit kleinen Mengen, teelöffelweise, und steigert die Anwendung bis zu 5mal täglich 1 Eßlöffel.

Die Zwiebel ist Bestandteil folgender Pflanzenzubereitungen: II 10, 17; III 16.

Die von dieser Pflanze in den Apotheken erhältlichen Fertigpräparate sind aus dem Anhang zu ersehen.

Tabelle der gleichsinnig wirkenden Heilpflanzen

So wäre nun das Notwendigste über die Pflanzen gesagt,
und ich möchte nur wünschen, daß alle Menschen
die Kräuter wieder mehr zu Ehren kommen ließen.
In ihnen ist ja soviel Heilkraft, und unsere Voreltern haben ihre Gesundheit
durch die Kräuter erhalten und wiedererlangt, wenn selbe verloren war.

Sebastian Kneipp, „Mein Testament und Codizill"

Wie benutze ich die Tabelle?

Es ist recht schwierig, den „Aktionsradius" einer Heilpflanze, die ja immer eine naturgegebene, in bestimmten Grenzen nach Menge und Qualität schwankende Kombination verschiedener Wirkstoffe darstellt, zu überblicken und mit dem einer anderen, ähnlich wirkenden Pflanze zu vergleichen. Man braucht jedoch nur einen Blick auf die Tabelle zu werfen, um zu erkennen, zu welchen Organ- oder Gewebssystemen die Pflanze eine Beziehung hat, worauf sie also einwirkt. Die Tabelle erlaubt aber auch einen schnellen Vergleich mit ähnlich wirkenden Pflanzen und erleichtert so die endgültige Wahl einer Einzelpflanze, wenn ihr Aktionsradius den gewünschten speziellen, auf ein bis zwei Organe beschränkten oder auf eine Reihe von Organen oder Funktionen ausgedehnten Effekt besitzt.

Auf die Notwendigkeit der sorgfältigen Unterscheidung der einzelnen Heilpflanzen machte bereits Prof. *Wasicky* aufmerksam mit den Worten: „Mögen zwei Drogen einander äußerlich gleichen, ja mag der wirksame Inhaltsstoff bei der Analyse der beiden als gleich befunden werden, so können sie doch voneinander, etwa in der Art der Bindung der wirksamen Inhaltsstoffe ... und damit in der Wirksamkeit verschieden sein."

Häufig genug kommt es vor, daß eine Einzelpflanze nicht den beabsichtigten Wirkungsumfang besitzt und eine zweite als Ergänzung herangezogen werden muß. Sie läßt sich dann nach der Tabelle schnell auffinden, so daß eine Heilpflanzenkombination entsteht, die dem Krankheitsfall angepaßt erscheint. So ist es z. B. häufig zweckmäßig, eine auf das Herz wirkende Pflanze mit einer leber- und nierenwirksamen Pflanze zu kombinieren, um mit der Verbesserung der Herzarbeit zugleich eine Leberstauung und eine mangelhafte Nierenfunktion zu beseitigen. Wie sehr es auf eine glückliche, dem Einzelfall angepaßte Kombination der Heilpflanzen ankommt, lehrte sehr eindringlich Dr. *Kahnt*, wenn er sagte: „Die Lehre von der verstärkten Wirkung gleichartiger, ähnlich wirkender Heilmittel, wenn sie zu einem Komplex zusammengestellt sind, ist nach Prof. Bürgi benannt worden. Er hat sie im wesentlichen auf Kombinationen chemischer, differenter Arzneimittel begründet. Ich habe dieselbe Tatsache in den neunziger Jahren — ohne etwas von Bürgi zu wissen — in meiner Schrift ‚Phytotherapie' für die ungiftigen Heilpflanzen festgestellt. Im übrigen handelt es sich dabei um uralte Erfahrungen. Denn es sind zahlreiche Tees der ältesten Volksmedizin bekannt, welche in diesem Sinne zusammengesetzt sind. Auch heute noch findet man derartige Rezepte in älteren Pharmakologien und in den ‚Deutschen Magistralformeln'."

	Stoffwechsel	Kreislauforgane	Atmungsorgane	Nervensystem	Magen Darm Bauchspeicheldrüse	Leber Gallenblase	Nieren Nierenbecken Harnblase	Fortpflanzungsorgane ♂	Fortpflanzungsorgane ♀	Bewegungsorgane	Blutbildende Organe	Haut Schleimhäute	Infektionen Würmer
Ackerschachtelhalm	+						+					+	
Adonisröschen		+											
Alant			+			+	+		+				+
Aloe					+	+	+				+		
Andorn	+	+	+		+	+			+		+	+	
Angelika		+	+		+	+							
Anis	+		+		+								
Arnika		+	+	+	+				+	+		+	+
Augentrost					+							+	
Baldrian		+		+									
Bärenlauch	+	+	+		+	+							
Bärentraube							+						+
Bärlapp	+				+	+	+						
Beinwell	+				+							+	
Berberitze		+	+		+	+	+	+	+			+	
Berufskraut, kanadisches		+					+						
Besenginster		+		+			+						
Bibernelle	+		+		+	+	+		+			+	

Gleichsinnig wirkende Heilpflanzen

Gleichsinnig wirkende Heilpflanzen	Stoffwechsel	Kreislauforgane	Atmungsorgane	Nervensystem	Magen Darm Bauchspeicheldrüse	Leber Gallenblase	Nieren Nierenbecken Harnblase	Fortpflanzungsorgane ♂|♀	Bewegungsorgane	Blutbildende Organe	Haut Schleimhäute	Infektionen Würmer
Birke, Weißbirke	+				+		+				+	
Blasentang	+											
Bockshornklee	+		+		+		+			+		
Brennessel	+				+		+		+	+	+	
Brombeere	+		+		+							
Bruchkraut	+				+		+				+	
Brunnenkresse	+		+		+		+					
Eberesche	+				+		+				+	
Efeu			+					+				
Eibisch			+		+			+			+	
Eiche			+		+		+	+			+	
Eisenhut				+								+
Enzian, gelber	+	+			+	+						
Erdrauch					+	+						
Faulbaum	+		+		+	+						+
Fenchel			+		+							
Fichte			+						+		+	
Fieberklee (Bitterklee)	+			+	+							

	Stoffwechsel	Kreislauforgane	Atmungsorgane	Nervensystem	Magen Darm Bauchspeicheldrüse	Leber Gallenblase	Nieren Nierenbecken Harnblase	Fortpflanzungsorgane ♂ | ♀	Bewegungsorgane	Blutbildende Organe	Haut Schleimhäute	Infektionen Würmer
Fingerhut		+						+				
Frauenmantel				+	+		+				+	
Gänseblümchen		+	+		+			+			+	
Gänsefingerkraut		+			+			+	+			
Gelbwurz, kanadische	+	+			+	+		+			+	
Ginkgo	+	+		+								
Ginseng	+	+		+				+			+	
Goldrute							+	+	+		+	
Gottesgnadenkraut	+				+	+	+		+			+
Hagebutte (Heckenrose)	+						+					
Hauhechel	+	+	+		+						+	
Heidelbeere					+						+	
Herbstzeitlose	+	+		+	+		+		+			
Himbeere			+		+							
Hirtentäschel		+			+			+				
Holunder	+		+	+	+		+	+		+	+	
Hopfen				+	+		+	+			+	
Huflattich			+				+	+				

Gleichsinnig wirkende Heilpflanzen

	Stoffwechsel	Kreislauforgane	Atmungsorgane	Nervensystem	Magen Darm Bauchspeicheldrüse	Leber Gallenblase	Nieren Nierenbecken Harnblase	Fortpflanzungsorgane ♂ | ♀	Bewegungsorgane	Blutbildende Organe	Haut Schleimhäute	Infektionen Würmer
Gleichsinnig wirkende Heilpflanzen												
Isländisches Moos			+		+	+						
Johannisbeere, schwarze	+		+								+	
Johanniskraut		+	+	+	+	+		+		+	+	+
Kaktus		+										
Kalmus					+							
Kamille			+	+	+			+			+	
Kapuzinerkresse	+				+		+					+
Kardobenedikte					+	+					+	
Kiefer			+						+		+	
Klette	+					+					+	
Knoblauch		+	+	+	+						+	
Königskerze, große			+		+							
Kreuzblume, bittere			+		+							
Kreuzdorn	+	+			+		+					
Kreuzkraut, gemeines								+				
Kümmel					+	+	+				+	
Kürbis						+	+	+			+	
Kuhschelle	+	+	+		+	+	+				+	+

	Stoff-wechsel	Kreis-lauf-organe	At-mungs-organe	Nerven-system	Magen Darm Bauch-speichel-drüse	Leber Gallen-blase	Nieren Nieren-becken Harn-blase	Fort-pflan-zungs-organe ♂|♀	Bewe-gungs-organe	Blut-bildende Organe	Haut Schleim-häute	Infek-tionen Würmer
Lavendel		+	+	+	+		+					+
Lein (Samen)					+	+					+	
Liebstöckel			+		+		+					+
Linde			+		+		+					
Löffelkraut	+											
Löwenzahn	+	+	+		+	+	+					+
Lungenkraut			+		+							
Maiglöckchen		+										
Majoran			+	+	+		+	+				
Mariendistel		+				+						
Mäusedorn		+										
Meerrettich	+		+		+		+		+			+
Meerzwiebel		+	+		+		+					
Melisse		+		+	+	+		+				
Mistel	+	+		+				+				
Myrte			+									
Nelkenwurz, echte	+				+	+					+	+
Oleander		+		+	+							

Gleichsinnig wirkende Heilpflanzen

Gleichsinnig wirkende Heilpflanzen

	Stoffwechsel	Kreislauforgane	Atmungsorgane	Nervensystem	Magen Darm Bauchspeicheldrüse	Leber Gallenblase	Nieren Nierenbecken Harnblase	Fortpflanzungsorgane ♂|♀	Bewegungsorgane	Blutbildende Organe	Haut Schleimhäute	Infektionen	Würmer
Olive (Ölbaum)		+									+		
Osterluzei		+				+					+		+
Passionsblume		+		+				+					
Pfefferminze		+		+	+	+		+					
Primel			+		+								
Quecke	+				+		+				+		
Quendel			+	+									
Rainfarn					+			+			+	+	+
Raute		+		+	+			+	+				
Rauwolfia		+		+							+		
Rhabarber					+	+							
Ringelblume					+			+			+		
Rizinus					+								
Rosmarin		+			+		+		+		+		
Roßkastanie		+	+								+		
Safran				+				+	+				
Salbei											+	+	
Sanddorn		+				+	+		+			+	

Gleichsinnig wirkende Heilpflanzen

	Stoffwechsel	Kreislauforgane	Atmungsorgane	Nervensystem	Magen Darm Bauchspeicheldrüse	Leber Gallenblase	Nieren Nierenbecken Harnblase	Fortpflanzungsorgane ♂|♀	Bewegungsorgane	Blutbildende Organe	Haut Schleimhäute	Infektionen Würmer
Schafgarbe	+	+			+	+	+	+				
Schlehe		+			+		+	+				
Schöllkraut						+			+			
Seifenkraut		+	+		+						+	
Senf, schwarzer			+		+				+			
Sennes					+							
Silberdistel				+	+		+				+	+
Sonnenblume			+								+	+
Sonnenhut											+	+
Sonnentau			+									
Spierstaude		+	+	+	+	+	+		+		+	+
Spitzwegerich	+	+	+		+				+		+	
Stechpalme					+				+			
Steinklee		+		+								
Stockrose			+		+							
Strophanthus		+		+			+					
Süßholz	+		+		+	+		+		+		
Tausendgüldenkraut		+		+	+	+						

Gleichsinnig wirkende Heilpflanzen

	Stoffwechsel	Kreislauforgane	Atmungsorgane	Nervensystem	Magen Darm Bauchspeicheldrüse	Leber Gallenblase	Nieren Nierenbecken Harnblase	Fortpflanzungsorgane ♂ | ♀	Bewegungsorgane	Blutbildende Organe	Haut Schleimhäute	Infektionen Würmer
Thymian			+				+					+
Tormentill					+							+
Veilchen	+		+								+	
Vogelknöterich							+				+	
Wacholder	+		+		+		+	+				
Waldmeister	+						+	+				
Wasserpfeffer					+			+				
Wegwarte	+				+	+	+					
Weide	+				+		+		+		+	+
Weißdorn		+		+								
Wermut	+	+		+	+	+	+	+				+
Wiesenknopf			+		+			+				
Wundklee	+				+						+	+
Wurmfarn												+
Ysop			+		+			+			+	
Zauberstrauch, virginischer		+						+				
Zaunrübe	+				+			+	+		+	
Zwiebel	+	+	+		+	+	+			+	+	+

230

Bewährte Heilpflanzenrezepte

Es ist ... selbstverständlich, daß das Pflanzenheilverfahren
in den übrigen Faktoren der Naturheilkunde seine Ergänzung sucht und findet,
in der Anwendung von Licht, Luft, Wasser, Gymnastik, Massage
und seelischer und geistiger Beeinflussung,
die auf demselben gemeinsamen Boden wachsen, in derselben Richtung wirken
und nur den Körper an verschiedenen Stellen in Anspruch nehmen.

Dr. med. Karl Kahnt

Teemischungen und Pflanzenzubereitungen

I. Stoffwechselfördernde, gewebs- und blutreinigende Heilpflanzenzubereitungen — 234

II. Heilpflanzenzubereitungen gegen Erkrankungen des Herzens und der Blutgefäße — 240

III. Heilpflanzenzubereitungen gegen Erkrankungen der Atmungsorgane — 246

IV. Heilpflanzenzubereitungen gegen Erkrankungen des Nervensystems — 254

V. Heilpflanzenzubereitungen gegen Erkrankungen des Magens, des Darmes und der Bauchspeicheldrüse — 260

VI. Teemischungen und Frischsäfte gegen Erkrankungen der Leber und der Gallenblase — 273

VII. Teemischungen und Frischsäfte gegen Nieren- und Harnleiden — 277

VIII. Heilpflanzenzubereitungen gegen Funktionsstörungen der Fortpflanzungsorgane — 283

IX. Heilpflanzenzubereitungen gegen Erkrankungen der Bewegungsorgane (Muskeln, Sehnen, Gelenke, Knochen) — 293

X. Heilpflanzenzubereitungen gegen Blutungen und gegen Störungen der blutbildenden Organe — 299

XI. Heilpflanzenzubereitungen gegen Erkrankungen der Haut und der Schleimhäute — 303

XII. Heilpflanzenzubereitungen gegen Infektionskrankheiten (einschließlich Wurminfektionen) — 312

XIII. Heilpflanzenbäder — Heilanzeigen und Anwendungsweise — 316

I. Stoffwechselfördernde, gewebs- und blutreinigende Heilpflanzenzubereitungen

Teemischungen und Pflanzenzubereitungen

Gewebs- und blutreinigend wirkende Heilpflanzen sind: Ackerschachtelhalm, Alpenwegerich, Andorn, Bärenlauch, Bärlapp, Beinwell, Bibernelle, Birke, Blasentang, Bockshornklee, Brennessel, Bruchkraut, Brunnenkresse, Eberesche, Enzian, Faulbaum, Fieberklee, Gelbwurz, Ginkgo, Ginseng, Hagebutte, Hauhechel, Herbstzeitlose, Holunder, Johannisbeere, Kapuzinerkresse, Klette, Kreuzdorn, Kuhschelle, Löffelkraut, Löwenzahn, Meerrettich, Mistel, Nelkenwurz, Quecke, Schafgarbe, Seifenkraut, Spierstaude, Spitzwegerich, Süßholz, Veilchen, Wacholder, Waldmeister, Wasserminze, Wegwarte, Weide, Wermut, Wundklee, Zaunrübe und Zwiebel.

1. Zur Verbesserung des *Gewebsstoffwechsels,* zur sogenannten Blutreinigungs- oder Frühjahrskur eignet sich folgende Drogenmischung:

Brennesselblätter	20 g
Holunderblüten	20 g
Schlehdornblüten	20 g
Birkenblätter	40 g

Aus 1 Eßlöffel dieser Teemischung bereitet man 1 Tasse Tee als Abkochung. Man trinkt den Tee mit Honig gesüßt möglichst warm und schluckweise zum Frühstück. Man kann die Mischung leicht selbst herstellen, aber auch aus dem Reformhaus oder der Apotheke fertig beziehen.

2. Eine Drogenmischung mit allgemein *stoffwechselanregender* Wirkung sind einige Holztees:

a) Holztee *(Species Lignorum)* — Deutsches Arzneibuch, 6. Ausgabe (DAB 6). Die beiden ausländischen Drogen Guajakholz und Sassafrasholz sind in diesem Buch nicht beschrieben und müssen aus der Apotheke bezogen werden.

Guajakholz	50 g
Hauhechelwurzel	30 g
Süßholz	10 g
Sassafrasholz	10 g

Zwei Eßlöffel dieser Drogenmischung kocht man mit 3 Tassen Wasser auf 2 Tassen ein und trinkt morgens und abends je 1 Tasse warm.

b) Holztee *(Species Lignorum)* — Schweizer Arzneibuch, 5. Ausgabe. Sternanis, Sassafras, Guajak und Sarsaparille sind in diesem Buch nicht dargestellt und müssen aus der Apotheke bezogen werden.

		I
Sternanis	2 g	Stoff-
Sassafrasrinde	25 g	wechsel,
Guajakholz	20 g	Blut-
Süßholz	28 g	reinigung
Sarsaparillwurzel	25 g	

Man kocht 2 Eßlöffel dieser Drogenmischung mit 3 Tassen Wasser auf 2 Tassen ein und trinkt morgens und abends je 1 Tasse warm.

3. Eine leicht selbst herzustellende Mischung mit *allgemeiner Stoffwechselwirkung* besteht aus folgenden Drogen:

Brennesselblätter	20 g
Holunderblüten	20 g
Schlehenblüten	30 g
Birkenblätter	30 g

Man kocht 2 Teelöffel dieser Mischung mit 2 Tassen Wasser 3 Minuten und trinkt morgens und abends je 1 Tasse warm.

4. Ein ausgesprochener *Blutreinigungstee (Species depurativae)* ist nach dem Schweizer Arzneibuch wie folgt zusammengestellt. Die in diesem Buch nicht behandelten Drogen (Sassafras, Walnuß, Stiefmütterchen, Guajak und Sarsaparille) sind in der Apotheke vorrätig.

Sassafrasrinde	5 g
Schlehdornblüten	5 g
Walnußblätter	15 g
Sennesblätter	20 g
Fenchel	10 g
Stiefmütterchenkraut	20 g
Guajakholz	5 g
Süßholz	10 g
Sarsaparillwurzel	10 g

Man läßt 2 Eßlöffel dieser Drogenmischung mit 3 Tassen Wasser auf 2 Tassen einkochen und trinkt morgens und abends je 1 Tasse dieses Tees warm.

5. Ein Tee mit *gewebsreinigender* und gleichzeitig anregender Wirkung auf alle Drüsen des Magen-Darm-Kanals muß folgendermaßen zusammengestellt werden:

Wacholderbeeren	15 g
Wermutkraut	15 g
Wegwartwurzel	20 g
Angelikawurzel	20 g
Brennesselblätter	30 g

Zwei Eßlöffel dieser Mischung kocht man mit 2 Tassen Wasser 3 Minuten auf und trinkt morgens und abends je ½—1 Tasse warm.

I
Teemischungen
und Pflanzenzubereitungen

6. Eine beliebte und unter dem Namen „*Species aperitivae* (depurativae)" RW fertig aus den Apotheken zu beziehende Teemischung setzt sich wie folgt zusammen:

Faulbaumrinde	20 g
Walnußblätter	20 g
Erdrauchkraut	20 g
Brennesselkraut	10 g
Stiefmütterchenkraut	20 g
Queckenwurzeln	10 g

Einen Eßlöffel dieser Mischung übergießt man mit 1 Tasse kochendem Wasser, läßt das Ganze 30 Minuten auf einer warmen Platte und gut zugedeckt ziehen und kocht es dann kurz auf. Dieser Abführ- und Blutreinigungstee wird ein- bis mehrmals täglich warm, aber nicht auf vollen Magen getrunken.

7. Eine von *Flamm*, *Kroeber* und *Seel* angegebene, ebenfalls auf alle *Verdauungsorgane* wirkende Mischung besteht aus:

Faulbaumrinde	5 g
Rosmarinblätter	5 g
Salbeiblätter	5 g
Tausendgüldenkraut	5 g
Wermutkraut	5 g
Ackerschachtelhalm	10 g
Süßholz	10 g
Wacholderbeeren	10 g
Brennesselblätter	15 g
Johanniskraut	15 g
Schafgarbe	15 g

Von dieser Mischung benötigt man 1 Eßlöffel auf 1 Tasse Wasser. Sie wird als Abkochung (5 Minuten) zubereitet. Man trinkt täglich 1—2 Tassen warm.

8. Einen ausgezeichneten Zehn-Kräuter-Tee, der gleichzeitig auf den *Zellstoffwechsel*, alle Ausscheidungsorgane (Darm, Nieren, Lunge, Haut) und die blutbildenden Organe wirkt, mischt man aus folgenden Drogen:

Ackerschachtelhalm	10 g
Andornkraut	10 g
Attichwurzel	5 g
Bärlapp (Sporen)	10 g
Beinwellwurzel	10 g
Bibernellwurzel	10 g
Brennesselblätter	20 g
Enzianwurzel	5 g
Holunderblüten	5 g
Schafgarbenkraut	15 g

Man kocht 2 Eßlöffel dieser Mischung mit 2 Tassen Wasser 5 Minuten auf und trinkt morgens und abends je 1 Tasse warm.

I Stoffwechsel, Blutreinigung

9. Eine Mischung, die neben der *Blutreinigung* zugleich Leber und Nieren zur besseren Ausscheidung anregt, besteht aus:

Löwenzahnwurzel	20 g
Süßholzwurzel	20 g
Queckenwurzel	20 g
Liebstöckelwurzel	20 g
Hauhechelwurzel	20 g

Einen Eßlöffel dieser Mischung bereitet man mit 1 Tasse Wasser als Abkochung zu und trinkt morgens und abends je 1 Tasse warm.

10. Ein leichter, auch empfindlichen Menschen zuträglicher *Blutreinigungstee* besteht aus folgenden Drogen:

Lindenblüten	25 g
Melissenblätter	25 g
Pfefferminzblätter	25 g
Brennesselblätter	25 g

Aus 1—2 Eßlöffeln dieser Mischung auf 1 Tasse Wasser bereitet man einen Aufguß, von dem man morgens und abends je 1—2 Tassen trinkt.

11. Als Einzelpflanze hat die *Brennessel* unbestritten eine große *blutreinigende, stoffwechselaktivierende* Kraft, wenn man frisch bereiteten Saft benutzt. Man verwendet 1—3mal täglich 1 Eßlöffel des am gleichen Tage hergestellten und kühlgehaltenen Frischsaftes, den man mit 1 Glas Buttermilch verdünnt.

12. Wie Brennesselsaft wird auch frisch gepreßter *Löwenzahnsaft* angewandt, der in der Hauptsache auf *Leber* und *Gallenblase*, darüber hinaus aber auf den *ganzen Stoffwechsel* wirkt. Auf dem Wege über die allgemeinen Stoffwechselwirkungen werden Gicht, Rheuma, Fettsucht, Verkalkung, aber auch Blutarmut und Zuckerkrankheit günstig beeinflußt.

Man verwendet am besten den frischen Preßsaft aus den Blättern und Wurzeln und nimmt 3mal täglich einen Eßlöffel dieses Saftes mit 1 Glas Wasser oder Buttermilch verdünnt 3—6 Wochen lang.

Hat man im Winter nur getrocknete Blätter und Wurzeln zur Verfügung, so mischt man gleiche Teile und bereitet jeweils aus 1 Eßlöffel dieses Drogengemisches mit 1 Tasse Wasser eine Abkochung (5 Minuten), von der man mehrmals am Tage je 1 Tasse trinkt.

13. Ausgezeichnet wirkt auch eine *Schafgarbensaftkur*. Die Schafgarbe wirkt dabei kreislaufanregend und -regulierend, stoffwechselanregend, steigernd auf

I Teemischungen und Pflanzenzubereitungen

die Nierenabsonderungen und fördernd auf Gallenbereitung und Gallenfluß, wodurch auch die Darmfunktion angeregt wird. Von dem frisch hergestellten Schafgarbensaft nimmt man 3mal täglich 1 Teelöffel in 1 Glas Wasser oder mit 1 Glas Buttermilch verdünnt.

14. Von großer blutreinigender Kraft mit Wirkung auf die Verdauungsdrüsen, die Kreislauforgane und die Luftwege ist auch der frisch gepreßte *Bärlauchsaft*. Man nimmt 3mal täglich 1—2 Teelöffel mit 1 Glas Wasser oder Buttermilch verdünnt.

15. Bei *exsudativer Diathese* empfiehlt es sich, längere Zeit (2—3 Monate) 3mal täglich 20 Tropfen Bibernellentinktur *(Tinctura Pimpinellae)* in heißem Tee einzunehmen.

16. Eine *Fettsucht, die durch eine Unterfunktion der Schilddrüse bedingt ist* (myxödematöse Fettsucht), läßt sich meist erfolgreich mit folgender Mischung behandeln, die durch den jodhaltigen Blasentang *(Fucus vesiculosus)* wirkt:

Blasentang	50 g
Anis	25 g
Süßholzwurzel	25 g

Ein bis zwei Teelöffel dieser Mischung abkochen und 1mal täglich trinken. Bei allen anderen Fettsuchtformen ist der — schlecht schmeckende — Blasentang zu vermeiden.

17. Ein *jodfreier Stoffwechsel- und Blutreinigungstee*, der sich gut für den Einsatz gegen Fettsucht eignet, läßt sich nach einer Vorschrift von *Weiß* wie folgt zusammenstellen:

Sennesblätter	30 g
Faulbaumrinde	30 g
Löwenzahnwurzeln mit Kraut	20 g
Petersiliensamen	20 g
Fenchelsamen	20 g
Pfefferminzblätter	20 g

Man überbrüht 2 Eßlöffel dieser Drogenmischung mit ½ l kochendem Wasser, läßt sie 30 Minuten ziehen und trinkt sie dann kalt.

18. Gegen eine allgemeine *Hormondrüsenschwäche* verwendet man eine Kombination hormondrüsenanregender Drogen nach folgendem Beispiel:

Süßholz	30 g
Holunderblüten	25 g
Nelkenwurz	20 g
Wacholderbeeren	20 g
Wermut	5 g

Man setzt 1 Teelöffel des Drogengemisches auf je 1 Tasse Wasser kalt an, kocht das Ganze kurz auf und trinkt täglich 1—2 Tassen.

I Stoffwechsel, Blutreinigung

19. Holztee *(Species Lignorum)* nach dem Österreichischen Arzneibuch VIII mit allgemeiner Wirkung als *Blutreinigungstee:*

Klettenwurzel	10 g
Sarsaparillwurzel	10 g
Süßholz	10 g
Sandelholz, rotes	10 g
Wacholderholz	20 g
Guajakholz	20 g
Sassafrasholz	20 g

Zwei Eßlöffel dieser Teemischung läßt man mit 3 Tassen Wasser auf 2 Tassen einkochen und trinkt 1—2 Tassen warm zum Frühstück.

20. *Blutreinigender Tee* bei Hautleiden (nach *Ripperger*):

Sarsaparillwurzel	30 g
Klettenwurzel	30 g
Sassafrasholz	10 g
Süßholz	10 g
Bittersüßstengel	10 g
Guajakholz	10 g

Man setzt 2 Eßlöffel der Mischung mit 1 l Wasser kalt an, läßt das Ganze 20 Minuten kochen und trinkt davon täglich 1½ l.

II. Heilpflanzenzubereitungen gegen Erkrankungen des Herzens und der Blutgefäße

Teemischungen und Pflanzenzubereitungen

Die Schäden an den Kreislauforganen (Herz, Arterien, Venen, Kapillaren) haben einen so erheblichen Umfang angenommen, daß sie zu einer außergewöhnlichen Bedrohung der Volksgesundheit werden. Alle Maßnahmen, um deren verschiedenste Ursachen, wie Hetze, Überarbeitung, Genuß- und Suchtmittelmißbrauch, falsche Ernährung (zu hoher Tierfett-, Hartfett-, Fleisch-, Kochsalz- und Eierverbrauch) und Überernährung (Unmäßigkeit auch im Verbrauch sonst gesunder Nahrungsmittel), abzustellen, müssen sofort ergriffen werden. Nur dann lassen sich katastrophale und meist unheilbare Herz- und Kreislauferkrankungen (wie Herzinfarkt, schwere Venenentzündungen, Thrombosen, Embolien, Entzündungen der Gefäßinnenwand und Verkalkungen) verhüten.

Unter den pflanzlichen Heilmitteln spielen die herz- und kreislaufwirksamen Heilpflanzen eine hervorragende Rolle. Eine ganze Anzahl von besonders auf den Herzmuskel wirkenden Pflanzen gehören zu den stark wirkenden, meist auch mehr oder weniger stark giftigen Herzmitteln, die der ärztlichen Verordnung und Kontrolle vorbehalten bleiben müssen. Dies sind insbesondere roter (und weißer) Fingerhut *(Digitalis purpurea)*, Strophanthussamen *(Strophanthus gratus)*, Maiglöckchen *(Convallaria majalis)*, Meerzwiebel *(Urginea maritima = Scilla maritima)*, Adonisröschen *(Adonis vernalis)* und Oleander *(Nerium oleander)*.

Diese Mittel wird der Arzt in den verschiedensten Anwendungs- und Zubereitungsformen und in einer dem jeweiligen Zustand des Kranken angepaßten Dosierung bei den Versagenszuständen des Herzens (Dekompensationszuständen) einsetzen. Die Anzeichen des Herz- und Kreislaufversagens, bei deren Auftreten unbedingt und baldigst der Arzt aufgesucht werden muß, sind: Blausucht (Zyanose), Atemnot (Dyspnoe), vermehrtes und häufiges nächtliches Wasserlassen (Nykturie), Schwäche, Kopfschmerzen, Ohrensausen und Austritt von Blutwasser in die Gewebe (Ödeme) und Körperhöhlen (Bauchwasser, Brustwasser) als Ausdruck einer allgemeinen Stauung.

Darüber hinaus gibt es recht viele beginnende nervöse und funktionelle Herz- und Kreislaufschwächen, die außerordentlich gut auf eine ganze Reihe weiterer Heilpflanzen ansprechen, wenn diese sinnvoll kombiniert sind. Die nachfolgenden Rezepte zeigen solche Kombinationen.

Auf das Herz und die Blutgefäße (Arterien, Kapillaren, Venen) wirken folgende Heilpflanzen: Adonisröschen, Alpenfrauenmantel, Andorn, Angelika, Arnika, Baldrian, Bärenlauch, Berberitze, Berufskraut, Besenginster, Eisenhut, Enzian, Fingerhut, Gänseblümchen, Gänsefingerkraut, Gelbwurz, Ginkgo, Ginseng, Hauhechel, Herbstzeitlose, Hirtentäschel, Johanniskraut, Kaktus, Knoblauch, Kreuzdorn, Kuhschelle, Lavendel, Löwenzahn, Mäusedorn, Maiglöckchen,

Mariendistel, Meerzwiebel, Melisse, Mistel, Oleander, Olive, Osterluzei, Passionsblume, Pfefferminze, Raute, Rauwolfia, Rosmarin, Roßkastanie, Sanddorn, Schafgarbe, Schlehe, Seifenkraut, Spierstaude, Spitzwegerich, Steinklee, Strophanthus, Tausendgüldenkraut, Wasserminze, Weißdorn, Wermut, virginischer Zauberstrauch und Zwiebel.

II
Kreislauf,
Blutdruck

1. Beginnende, meist vorwiegend *nervös bedingte Kreislaufstörungen* lassen sich mit folgender Teemischung günstig beeinflussen und heilen:

Melissenblätter	20 g
Rosmarinblätter	20 g
Baldrianwurzel	30 g
Johanniskraut	30 g

Aus 1 Eßlöffel der Mischung auf 1 Tasse Wasser bereitet man eine Abkochung (5 Minuten) und trinkt den Tee tagsüber schluckweise.

2. Tee gegen *Kreislaufstörungen in den Wechseljahren:*

Weißdornblüten und -früchte	20 g
Fenchel	20 g
Pfefferminzblätter	20 g
Baldrianwurzel	40 g

Man bereitet aus 1 Eßlöffel der Teemischung 1 Tasse eines Aufgusses, den man morgens und abends möglichst warm trinkt.

3. *Blutdrucksenkender Tee* von nachhaltiger Wirkung:

Baldrianwurzel	20 g
Weißdornblüten	20 g
Olivenblätter	20 g
Mistel	20 g
Rauwolfiawurzel (Wahnsinnskraut)	20 g

Aus 1 Eßlöffel der Teemischung bereitet man 1 Tasse Tee als Aufguß, den man morgens und abends warm trinkt. Fortlaufende ärztliche Blutdruckkontrolle erforderlich!

4. Ein *blutdrucksenkender Tee* von großem Einfluß auf den ganzen Kreislauf und auf das Nervensystem ist folgender:

Rauwolfiawurzel (Wahnsinnskraut)	20 g
Weißdornblüten und -früchte	20 g
Baldrianwurzel	20 g
Schafgarbenkraut	30 g
Kalmus	10 g

Man trinkt täglich 2 Tassen eines Aufgusses aus 1 Teelöffel des Drogengemisches auf 1 Tasse Wasser.

II Teemischungen und Pflanzenzubereitungen

5. Bei rein *nervös bedingtem Hochdruck* wirkt gut und rasch folgende einfache Mischung:

Johanniskraut	40 g
Schafgarbe	30 g
Melissenblätter	25 g
Arnikablüten	5 g

Aus 1 Eßlöffel der Mischung auf 1 Tasse Wasser bereitet man eine Abkochung (5 Minuten kochen) und trinkt den Tee tagsüber schluckweise.

6. Beliebt und bewährt und (unter der Bezeichnung „*Species antiscleroticae*" RF) aus den Apotheken fertig zu beziehen ist eine den Vorschriften der alten Rezeptsammlung RW (2. Ausgabe der Magistral-Formeln RW 1937 und der Reichsformeln 1940) entsprechende Mischung gegen die Beschwerden bei *erhöhtem Blutdruck* und bei *Arteriosklerose*:

Mistel	25 g
Rautenkraut	25 g
Weißdorn	20 g
Ackerschachtelhalm	20 g
Hirtentäschelkraut	10 g

Man bereitet aus 1 Eßlöffel dieser Mischung auf 1 Tasse Wasser einen Aufguß, den man 2—3mal täglich trinkt.

7. Bei *Erschöpfungszuständen des Herzens* (postinfektiöse Herzschwäche, Sportherz, klimakterische Herzbeschwerden) ist eine Mischung angebracht, die die Berberitzenwurzel enthält:

Berberitzenwurzel	30 g
Gartenraute	30 g
Rosmarinblätter	20 g
Schafgarbenkraut	15 g
Arnikablüten	5 g

Hiervon trinkt man täglich 1—2 Tassen des Aufgusses aus 1 Eßlöffel der Drogenmischung auf 1 Tasse Wasser.

8. Gegen *Angina pectoris* wählen wir folgende Zusammenstellung:

Gänsefingerkraut	30 g
Weißdornblüten und -früchte	20 g
Quendelkraut	20 g
Rautenblätter	10 g
Melissenblätter	10 g

Von einem Aufguß aus 1 Eßlöffel der Mischung auf 1 Tasse Wasser trinkt man täglich 3mal 1 Tasse warm.

9. Eine ähnliche, ebenfalls gegen *Angina pectoris* wirksame Mischung wird hergestellt aus:

Gänsefingerkraut	30 g
Weißdornfrüchte	20 g
Bibernellwurzel	20 g
Melissenblätter	20 g
Angelikawurzel	5 g
Arnikablüten	5 g

Den Aufguß aus 1 Eßlöffel auf 1 Tasse Wasser trinkt man täglich schluckweise, nicht mehr als 2 Tassen.

II
Kreislauf, Venenerkrankungen

10. *Kreislauffördernde Frischsäfte* liefern *Löwenzahn* und *Schafgarbe*. Man benötigt je 1 Teelöffel der frisch bereiteten Säfte verdünnt mit 1 Tasse Wasser oder Buttermilch 1—3mal täglich. Zum gleichen Zweck und in der gleichen Weise und Dosierung verwendet man, besonders wenn erhöhter Blutdruck vorhanden ist, auch den Frischsaft von *Weißdornfrüchten,* der *Wasserminze,* der *Mistel,* des *Bärenlauchs* und der *Zwiebel.*

Gegen Erkrankungen des Venensystems (Venenerweiterung, Krampfadern, nächtliche Wadenkrämpfe, Venenentzündung und Hämorrhoiden) sind verschiedene Heilpflanzen recht brauchbar. An erster Stelle steht heute die *Roßkastanie*. Die Zubereitungen kann man nicht selbst herstellen, man verwendet hierfür am besten Fertigpräparate oder einen in der Apotheke hergestellten Fluidextrakt. Die Wirkung tritt sehr langsam ein; die Präparate müssen über einen längeren Zeitraum eingenommen werden, sofern der Magen nicht streikt. In Frage kommen folgende Zubereitungen:

11.   Roßkastanien-Fluidextrakt   30 g

Man nimmt täglich 1—2mal 20—30 Tropfen in Tee. Gegen nächtliche Wadenkrämpfe nimmt man abends 20 Tropfen in 1 Glas Zitronenwasser.

12.   Aesculus in den Verdünnungen D 2—D 4.

Dreimal täglich 15 Tropfen in 1 Eßlöffel Wasser.

13. Fertigpräparate: Venoplant, Venostasin, Venacton, Esberiven.

Einzeln oder kombiniert mit Roßkastanien-Zubereitungen sind auch folgende Vorschriften gegen Venenerkrankungen recht brauchbar:

14.   Angelikatinktur   30 g

Zwei- bis dreimal täglich 30 Tropfen in etwas Wasser.

II Teemischungen und Pflanzenzubereitungen

| 15. | Faulbaumrinden-Fluidextrakt | 30 g |

Ein- bis zweimal täglich 30—40 Tropfen.

| 16. | Weißdorntinktur | 30 g |

Dreimal täglich 10—20 Tropfen in etwas Wasser.

17.   Frischer Schafgarbensaft

Dreimal täglich 1 Teelöffel in 1 Glas Wasser.
Sowohl die Weißdorntinktur als auch der Schafgarbensaft lassen sich mit frischem *Zwiebelsaft* zu gleichen Teilen mischen. Man nimmt dann jeweils die doppelte Menge, also statt 3mal täglich einen Teelöffel nunmehr zwei Teelöffel mit Wasser verdünnt.

In neuerer Zeit hat auch der Honigklee (= Steinklee) *(Melilotus officinalis)* eine besondere Bedeutung bei Erkrankungen des Venensystems erlangt. Man verwendet ihn wie folgt:

| 18. | Honigklee (ganzes Kraut) | 100 g |

Zwei Teelöffel der Droge werden mit 1 Tasse kochendem Wasser überbrüht, dann 10—15 Minuten ziehen lassen und noch warm trinken. Täglich 3—4mal je 1 Tasse.

Auf einen konstanten Wirkstoffgehalt eingestellt ist ein Honigklee-Fertigpräparat, das unter dem Namen *Esberiven* im Handel ist.

19. Etwas kräftiger und schneller wirkt folgende Mischung, die auch bei beginnender Venenentzündung zu gebrauchen ist:

Angelikawurzel	40 g
Faulbaumrinde	30 g
Honigklee	20 g
Enzianwurzel	10 g

Aus jeweils 1 Eßlöffel der Mischung bereitet man 3mal täglich eine Abkochung und trinkt den Tee 3—4 Wochen lang *vor* den Mahlzeiten.

20. Als *Herzpflegemittel im Alter bei erhöhtem Blutdruck* und Gefahr des Schlaganfalls ist folgende Drogenextraktkombination, längere Zeit genommen, recht zweckmäßig:

Weißdorn-Fluidextrakt	10 ccm
Mistel-Fluidextrakt	20 ccm
Baldriantinktur	30 ccm

Von dieser Mischung nimmt man 3mal täglich 15 bis 20 Tropfen.

21. Gegen *nervös bedingte, krampfartige Herzbeschwerden* ist folgende Drogenmischung anzuwenden:

Gänsefingerkraut	20 g
Weißdornblüten	20 g
Hopfenzapfen	20 g
Baldrianwurzel	20 g
Melisse	20 g

Von dem Aufguß aus 1 Eßlöffel der Drogenmischung je Tasse Wasser trinkt man 2mal täglich 1 Tasse *nach* dem Essen.

22. Als wertvolle *Unterstützung der Kreislauffunktion* hat sich auch der Sanddorn bewährt, den man am besten als Fertigpräparat bezieht.

Sanddornextrakt	200 g

Man nimmt 2—3mal täglich 1 Eßlöffel vor den Mahlzeiten. Sanddorn kann auch mit Wasser oder Buttermilch verdünnt gegeben werden.

23. Eine vor allem vorbeugend wirksame Verordnung gegen den wahrscheinlich gefäßbedingten oder auf einer Störung der nervösen Gefäßregulation beruhenden *Grünen Star* (Glaukom) lautet nach Angaben des berühmten Berliner Augenarztes Dr. *V. Graefe:*

Kuhschellenpulver (Herba Pulsatillae pulv.)	5 g
Kuhschellentinktur (Tinctura Pulsatillae)	5 g

Die Bestandteile werden mit einer Pillengrundmasse (meist Süßholzpulver oder Hefeextrakt und Glyzerin) zu 75 Pillen verarbeitet, von denen man 1—3mal täglich je 1 Pille nimmt.

II
Herz,
Blutdruck,
Grüner Star

III. Heilpflanzenzubereitungen gegen Erkrankungen der Atmungsorgane

Teemischungen und Pflanzenzubereitungen

Die außerordentliche Bewegungsarmut und die mangelhafte körperliche Durchblutung unserer Muskulatur als Folge der heute stark überwiegenden Sitz- oder Steharbeit führen in Verbindung mit dem Autofahren und dem chronischen Sauerstoffmangel in unseren Großstädten zu einer schweren Unterfunktion und damit zur Verkümmerung und Anfälligkeit unserer Atmungsorgane. Die Atmungsfunktion ist jedoch die Grundlage für fast alle anderen biologischen Körperfunktionen. Eine Schädigung zieht daher immer Folgeerscheinungen an anderen Organen, wie Kreislauf, Stoffwechsel, Magen-Darm-Funktion, Abwehrfähigkeit gegen Infektionen und Leistungsminderungen im Bewegungs- und Nervensystem, nach sich. Jede Erkrankung der Atmungsorgane, selbst der einfachste Bronchialkatarrh, sollte daher als Warnzeichen aufgefaßt und sorgfältig untersucht und behandelt werden. Unsere Heilpflanzen vermögen hierbei, wie auch bei den anderen Organsystemen, die biologischen Grundfunktionen und Grundreaktionen der Atmungsorgane ausgezeichnet zu unterstützen. Sie beeinflussen günstig die Infektabwehr durch Entzündungsreaktion, die Absonderung notwendiger Stoffe (Schleim, Hormone) und die Ausscheidung nicht mehr notwendiger oder gar schädlicher Stoffe. Die Förderung dieser Funktionen führt schließlich zur Reinigung und Normalisierung und damit zur Heilung.

In diesem Sinne wirken auf die Atmungsorgane (Nase, Rachen, Bronchien und Lunge) folgende Heilpflanzen: Ackerschachtelhalm, Alant, Alpenwegerich, Andorn, Arnika, Bärenlauch, Berberitze, Bibernelle, Bockshornklee, Brombeere, Brunnenkresse, Efeu, Eibisch, Eiche, Fenchel, Fichte, Gänseblümchen, Goldnessel, Hauhechel, Himbeere, Holunder, Huflattich, Isländisches Moos, schwarze Johannisbeere, Johanniskraut, Kamille, Kiefer, Knoblauch, Königskerze, Kreuzblume, Lavendel, Linde, Löwenzahn, Lungenkraut, Majoran, Meerrettich, Meerzwiebel, Myrte, Primel, Quendel, Roßkastanie, Seifenkraut, Senf, Sonnenblume, Sonnentau, Spierstaude, Spitzwegerich, Stockrose, Süßholz, Thymian, Veilchen, Wacholder, Wasserminze, Wiesenknopf, Ysop, Zwiebel.

1. Einen einfachen *schleimlösenden Tee* gegen trockene Bronchitis stellt man her aus:

Alpenwegerich (oder Spitzwegerich)	40 g
Huflattich	20 g
Süßholz	20 g
Primelblüten	20 g

Aus 1 Eßlöffel der Mischung stellt man einen Aufguß her, der 15 Minuten ziehen muß und dann 1—3mal täglich warm (mit Honig gesüßt) getrunken wird.

2. Gut wirksam ist auch folgende Mischung zur *Auswurfförderung* und *Hustenreizmilderung:*

Huflattich	25 g
Alantwurzel	25 g
Salbei	25 g
Spitzwegerich	25 g

Aus 1 Eßlöffel der Mischung bereitet man eine Abkochung, die 2—3mal täglich — frisch bereitet — warm getrunken wird.

3. Der ebenfalls gegen *trockene Bronchitis* wirksame *Brusttee* nach der Vorschrift des Deutschen Arzneibuches (DAB 6) setzt sich wie folgt zusammen:

Eibischwurzel	40 g
Süßholz	15 g
Veilchenwurzel	5 g
Huflattich	20 g
Wollblumen	10 g
Anis	10 g

Aus 1 Eßlöffel dieser Mischung je Tasse Wasser stellt man eine Abkochung her, von der täglich 3—4 Tassen möglichst heiß (und mit Honig gesüßt) getrunken werden.
Die im Rezept angeführten Wollblumen oder Königskerzen *(Verbascum phlomoides)* lassen sich vollwertig durch Eibischwurzel oder Malvenblüten ersetzen, da diese Drogen wie die Wollblume durch ihren Schleim- und Saponingehalt wirken.

4. *Auswurffördernd* und *auswurfausscheidend* wirkt auch folgende einfache Heilkräuterkombination:

Schlüsselblume (Primel)	30 g
Ehrenpreis	30 g
Bibernelle	20 g
Andorn	20 g

Von einer Abkochung aus 1 Eßlöffel der Mischung je Tasse Wasser trinkt man täglich 2—3 Tassen möglichst heiß mit Honig und Zitrone.

5. Dieses Rezept gleicht in seiner Wirksamkeit dem vorhergehenden:

Schlüsselblume (Primel)	40 g
Vogelknöterich	30 g
Spitzwegerich	20 g
Huflattich	10 g

Von der Abkochung aus 1 Eßlöffel der Mischung je Tasse Wasser trinkt man 2—3 Tassen täglich warm.

III
Teemischungen
und Pflanzenzubereitungen

6. Die Zugabe von Kamille und Leinsamen ist sehr zweckmäßig nach folgendem Rezept:

Eibischblätter	20 g
Malvenblätter	20 g
Kamillenblüten	20 g
Leinsamen	40 g

Man bereitet 3mal täglich aus 1 Eßlöffel der Teemischung 1 Tasse als Abkochung und trinkt diese schluckweise möglichst warm und mit Honig gesüßt.

7. Ähnlich lautet die Vorschrift des Deutschen Arzneibuches (DAB 6) für die *hustenmildernd* wirkenden „Erweichenden Kräuter" *(Species emollientes):*

Eibischblätter	20 g
Malvenblätter	20 g
Steinklee	20 g
Kamillenblüten	20 g
Leinsamen	20 g

Von der Abkochung aus 1 Eßlöffel dieser Kräutermischung trinkt man täglich 2—3 Tassen. Der im Rezept genannte Steinklee kann auch durch Rautenblätter oder Wundklee ersetzt werden.

8. Folgende Mischung löst den Schleim und mildert den Husten:

Seifenwurzel	60 g
Veilchenwurzel	20 g
Alpenwegerich	20 g
Lindenblüten	10 g
Holunderblüten	10 g

Einen Eßlöffel der Mischung je Tasse Wasser setzt man kalt an, läßt ihn 6—8 Stunden ziehen, kocht dann kurz auf und trinkt den Tee 1—2mal täglich warm.

9. Ein *Brust- und Lungentee* nach einer Vorschrift der Deutschen Apothekerschaft, der auch fertig unter dem Namen Dapulmontee oder *Species Pulmonariae STADA* aus den Apotheken zu beziehen ist, besteht aus:

Brombeerblätter	5 g
Thymiankraut	5 g
Fenchelsamen (-früchte)	5 g
Pfefferminzblätter	5 g
Eibischwurzel	10 g
Malvenblüten	10 g
Süßholzwurzel	10 g
Lungenkraut	10 g
Hohlzahn	20 g
Huflattich	20 g

Einen Eßlöffel dieser Mischung übergießt man mit ¼ l kochendem Wasser und läßt ihn 15 Minuten ziehen. Tagsüber trinkt man 2—4 Tassen dieses Tees.

10. Der *Eibischtee (Species Althaeae)* nach der österreichischen Vorschrift wirkt im gleichen Sinne wie der eben genannte Brust- und Lungentee:

Eibischblätter	55 g
Eibischwurzel	25 g
Süßholz	15 g
Malvenblätter	5 g

Von der Abkochung aus 1 Eßlöffel der Mischung auf 1 Tasse Wasser trinkt man 3—4 Tassen täglich.

11. Sehr brauchbar ist die folgende Kombination zur *Hustenmilderung* und Schleimlösung:

Süßholz	30 g
Huflattich	20 g
Holunderblüten	20 g
Seifenwurzel	10 g
Ehrenpreis	10 g
Andorn	10 g

Eine Woche lang trinkt man täglich 2—3mal je 1 Tasse einer Abkochung aus 1 Eßlöffel der Mischung.

12. Die Vorschrift eines in der Schweiz beliebten *Brusttees* nach dem Schweizer Arzneibuch lautet:

Süßholz	25 g
Eibischwurzel	10 g
Thymian	10 g
Eibischblätter	10 g
Huflattich	10 g
Klatschmohnblüten	10 g
Malvenblüten	10 g
Huflattichblüten	5 g
Sternanis	5 g
Wollblumen (Königskerzen)	5 g

Der Tee wird als Abkochung aus 1 Eßlöffel je Tasse zubereitet. Man trinkt täglich 2—4mal 1 Tasse. Sternanis läßt sich durch Fenchel ersetzen; Wollblumen können fehlen, wenn man die Eibischgabe um 5 g erhöht.

Bei *grippeartigen* und *anderen infektiösen Erkrankungen der Atmungsorgane* wählt man Mischungen mit antiseptisch und resistenzsteigernd wirkenden Drogen, wie Kiefer, Knoblauch, Thymian, Veilchen, Wacholder und Zwiebel. Von besonderem Wert in der Bekämpfung grippeartiger, virusbedingter Infektionen ist der Sonnenhut *(Echinacea angustifolia* und *purpurea)*, der die allgemeine, unspezifische Abwehrleistung des Organismus gegen den Infekt steigert. Die Droge kann eingenommen oder auch eingespritzt werden. Zu diesem Komplex einige Beispiele:

III
Teemischungen
und Pflanzenzubereitungen

13. Kiefern- (oder Tannen-, Fichten-,
     Lärchen-) nadeln   30 g
     Spitzwegerich   30 g
     Huflattich   20 g
     Veilchenwurzel und -kraut 20 g

Von der Abkochung aus 1 Eßlöffel dieser Mischung je Tasse Wasser trinkt man täglich 2—3 Tassen.

14. Thymian   30 g
     Eibischwurzel   30 g
     Fenchel   20 g
     Anis   20 g

Täglich 2—3 Tassen der Abkochung aus 1 Eßlöffel der Drogenmischung je Tasse Wasser.

15. Eibischwurzel   40 g
     Thymian   40 g
     Wacholderbeeren 20 g

Täglich 2—3 Tassen der Abkochung aus 1 Eßlöffel der Drogenmischung je Tasse Wasser warm trinken.

16. Zweckmäßig ist auch folgende *Frischsaft*anwendung:

Frischer Zwiebel- oder Knoblauchsaft

Man nimmt 1—3mal täglich 1 Teelöffel in Honig. Es ist zwar keine angenehme, aber eine wirksame Arznei.

17. Bei *Asthma* erzielt nach Dr. *B. Aschner* die folgende, Alant enthaltende Teevorschrift hervorragende Erfolge:

     Arnikablüten   20 g
     Alantwurzel   20 g
     Anis   20 g

Man trinkt von dem Aufguß aus 1 Teelöffel der Mischung je Tasse täglich 2—4 Tassen warm.

18. Eine weitere, Alantwurzel enthaltende Teevorschrift gegen Asthma gibt das Rezeptbuch von *Flamm-Kroeber-Seel:*

     Alantwurzel   10 g
     Fenchel   10 g
     Isländisches Moos 10 g
     Lobelienblätter   10 g
     Quebrachorinde   10 g
     Spitzwegerich   10 g

Vogelknöterich	10 g	
Sternanis	10 g	
Brusttee (DAB 6)	20 g	

Die Lobelienblätter, die Quebrachorinde und der Sternanis sind in diesem Buch nicht beschrieben; sie können aus der Apotheke bezogen werden. Der am Schluß des Rezeptes aufgeführte Brusttee entspricht der Rezeptvorschrift 3 dieses Kapitels.

Von der Abkochung aus 1 Eßlöffel der Teemischung je Tasse trinkt man 3 bis 4mal täglich 1 Tasse.

19. Altbewährt ist auch die folgende Rezeptur gegen Bronchitis und Asthma bronchiale sowie bei einem gemischten Herz- und Bronchialasthma: Man stellt zunächst eine Abkochung von 5 g Primelwurzeln mit 200 g Wasser her (10—15 Minuten kochen lassen). Die Abkochung mißt dann noch ungefähr 170 g. Dann mischt man nach folgender Vorschrift:

Primelwurzelabkochung		170 g
Lobeliatinktur		5 g
Anis-Ammoniakwasser		5 g
Eibischsirup	auffüllen bis auf	200 g

Diese 4 Bestandteile genügen bei einfacher Bronchitis. Bei Asthma fügt man diesem Gemisch noch hinzu:

Kalium jodatum	5 g
Coffeinum-Natrium benzoicum	2 g

Das Ganze wird vor jedem Gebrauch umgeschüttelt. Man nimmt 4mal täglich je 1 Eßlöffel.

Heilpflanzenrezepte gegen Tuberkulose

In neuerer Zeit hat die moderne chirurgische und chemische oder antibiotische Behandlung der Tuberkulose, insbesondere der Lungentuberkulose, die Heilpflanzen fast völlig verdrängt. Doch mittlerweile zeigte sich, daß diese Methoden zwar die akuten Verlaufsformen der Tuberkulose erheblich vermindern konnten, die Zahl der chronischen sich jedoch kaum ändern ließ. Man sah sogar häufiger Rückfälle gerade bei den mit chemotherapeutischen Mitteln beeinflußten Erkrankungen. Hier gewinnen unsere *Kieselsäuredrogen* neue Bedeutung. Da sie eine allgemeine Resistenzsteigerung insbesondere des Bindegewebes bewirken und damit zu einer schnelleren und festeren Vernarbung der Tuberkuloseherde beitragen, ist ihre Anwendung besonders nach operativer und chemotherapeutischer Behandlung besonders angebracht. Die hervorstechenden kieselsäurehaltigen Heilpflanzen sind Ackerschachtelhalm, Lungenkraut, Spitzwegerich und Vogelknöterich.

III Teemischungen und Pflanzenzubereitungen

20. Man kann, einer alten Vorschrift von *Kobert* entsprechend *(Kobert* führte 1918 die Kieselsäurebehandlung der Lungentuberkulose ein), drei Pflanzen in folgendem Mengenverhältnis mischen:

Vogelknöterich	150 g
Ackerschachtelhalm	75 g
Hohlzahn	50 g

Man kocht 4½ Eßlöffel dieser Drogenmischung mit 6 Tassen Wasser auf 3 Tassen ein und trinkt täglich diese 3 Tassen Tee. Die Behandlung muß monatelang durchgeführt werden.

21. Einen *Kieselsäuretee* kann man auch aus gleichen Teilen dieser Drogen nach der einfacheren Vorschrift von *Weiß* zubereiten:

Ackerschachtelhalm	
Lungenkraut	zu gleichen Teilen auf 200 g
Vogelknöterich	

Fünf Eßlöffel dieser Mischung werden mit 6 Tassen Wasser auf 3 Tassen eingekocht. Man trinkt monatelang täglich 3 Tassen.

22. Sinnvoll ist es auch, besonders wenn zugleich ein dauernder, trockener Husten besteht, nur 1—2 Kieselsäuredrogen mit der Primelwurzel zu kombinieren. Man erhält dann ein Rezept folgender Art:

Ackerschachtelhalm	120 g
Primelwurzel	40 g
Spitzwegerichkraut	40 g

Von dieser Mischung kocht man 6 Eßlöffel auf 6 Tassen Wasser 15 Minuten lang und trinkt monatelang täglich 3 Tassen.

23. Zur *Auswurfförderung* stellt man nach *Kroeber* folgende Teemischung her:

Brennesselblätter	5 g
Frauenhaar	5 g
Huflattich	5 g
Spitzwegerich	5 g
Süßholz	5 g
Ysop	5 g
Anis	15 g
Malvenblüten	15 g
Königskerze (Wollblumen)	15 g
Eibischwurzel	25 g

Man bereitet aus 1—2 Eßlöffeln der Teemischung auf 1 Tasse Wasser eine Abkochung und trinkt 2—4mal täglich 1 Tasse heiß.

Diese Mischung strebt eine Vermehrung der Sekretmenge, aber auch eine Verflüssigung des bei Bronchitis meist sehr zähen Schleimes an. Zugleich wird ein Reiz auf die Schleimhaut erzielt, der das Sekret schneller und leichter herausbefördert.

24. Eine Teemischung zur *Auswurfförderung* und *Hustenreizmilderung* setzt man wie folgt zusammen:

Fenchel	5 g
Isländisches Moos	15 g
Süßholz	20 g
Eibischwurzel	30 g
Ysop	30 g

Aus 1 Eßlöffel der Mischung stellt man eine Abkochung her, von der man 2—3mal täglich 1 Tasse trinkt.

III Erkrankungen der Atmungsorgane

IV. Heilpflanzenzubereitungen gegen Erkrankungen des Nervensystems

Teemischungen und Pflanzenzubereitungen

Es ist im Laufe einer Behandlung vielfach erwünscht, eine übergroße, allgemeine nervöse Reizbarkeit zu dämpfen oder eine allgemeine nervöse Schwäche, Erschöpfung oder Funktionsuntüchtigkeit zu stärken. Die Heilpflanzenbehandlung hat dafür gute Möglichkeiten. Es kann sich aber auch als notwendig erweisen, einzelne fehlgesteuerte Organsysteme über die sie steuernden Nerven zu beeinflussen. Auch für solche Organschwächen ist die Pflanzenheilkunde gerüstet.

Es kann natürlich über einen beruhigenden (sedativen) oder anregenden (tonisierenden) Effekt hinaus erwünscht sein, den Organen oder Geweben eine Entlastungs- oder Ausscheidungsmöglichkeit zu verschaffen. In diesem Fall ist eine Kombination von direkt auf die Nerven wirkenden Heilpflanzen mit den durchblutungsfördernden (hyperämisierenden) oder ausscheidend (exkretorisch) wirkenden Heilpflanzen erst in der Lage, die angestrebte Normalisierung der Funktion zu erreichen. Hierbei ist die Kunst des Arztes erforderlich, um die dem Einzelfall am besten angepaßte Kombination zu wählen.

Direkt oder indirekt auf das Nervensystem wirken die folgenden der dargestellten Heilpflanzen: Arnika, Baldrian, Bärlapp, Besenginster, Eisenhut, Fieberklee, Fingerhut, Ginkgo, Ginseng, Herbstzeitlose, Holunder, Hopfen, Johanniskraut, Kamille, Knoblauch, Lavendel, Majoran, Melisse, Mistel, Oleander, Passionsblume, Pfefferminze, Quendel, Rauwolfia, Safran, Silberdistel, Spierstaude, Strophanthus, Tausendgüldenkraut, Waldmeister, Weißdorn, Wermut.

1. Ein einfacher *Tee zur Nervenberuhigung* läßt sich leicht zusammenstellen aus:

Lavendelblüten	20 g
Pfefferminzblätter	20 g
Baldrianwurzel	20 g
Fieberkleeblätter (Bitterklee)	40 g

Man verwendet 1 Eßlöffel der Mischung auf 1 Tasse Wasser. Die Zubereitung erfolgt als Aufguß, von dem man 3mal täglich 1 Tasse warm trinkt.

2. Auch die folgende Mischung stellt einen einfachen, guten *Nervenberuhigungstee* dar:

Baldrianwurzel	20 g
Hopfen	20 g
Melisse	20 g
Lavendel	20 g
Kamillenblüten	20 g

Von dem Aufguß aus 1 Eßlöffel der Teemischung je Tasse Wasser wird morgens und abends je 1 Tasse getrunken.

3. Ein *Entspannungstee* für aufgeregte Menschen setzt sich so zusammen:

Odermennig	20 g
Heidekrautblüten	20 g
Melisse	30 g
Baldrianwurzel	30 g

Man benötigt von dieser Teemischung 1 Eßlöffel auf 1 Tasse Wasser. Die Zubereitung erfolgt als Aufguß, der, morgens und abends je 1 Tasse warm getrunken, bald eine gute Beruhigung verspüren läßt.

4. Eine beliebte *Nerventeemischung* ist folgende:

Baldrianwurzel	30 g
Johanniskraut	30 g
Melisse	20 g
Hopfenblüten	20 g

Von dieser Mischung setzt man jeweils 1 Eßlöffel auf 1 Tasse Wasser kalt an und läßt sie 12 Stunden ziehen. Danach überbrüht man einen zweiten Eßlöffel dieser Mischung mit 1 Tasse kochendem Wasser, läßt ihn 10 Minuten ziehen und gießt den kalten und den heißen Auszug zusammen. Man nimmt davon täglich 2—3 Tassen.

5. Das Deutsche Arzneibuch (DAB 6) kennt einen guten und einfachen *Nerventee (Species nervinae)*, den man leicht selbst mischen, aber auch fertig aus der Apotheke beziehen kann:

Bitterklee (Fieberklee)	40 g
Pfefferminzblätter	30 g
Baldrianwurzel	30 g

Man rechnet 1 Eßlöffel der Teemischung auf 1 Tasse Tee, von dem man, als Aufguß zubereitet, nachmittags und abends je 1 Tasse warm und gesüßt trinkt.

6. Der von den Apotheken ebenfalls vorrätig gehaltene *Nerventee STADA (Species nervinae sedantes STADA)* setzt sich folgendermaßen zusammen:

Malvenblüten	2,5 g
Heidekrautblüten	5 g
Mistel	5 g
Pomeranzenblätter	7,5 g
Hopfen	10 g
Pfefferminzblätter	20 g
Melissenblätter	25 g
Baldrianwurzel	25 g

Aus 2 Eßlöffeln dieser Drogenmischung bereitet man einen Aufguß mit $1/2$ l kochendem Wasser, läßt ihn 15 Minuten ziehen und trinkt den Tee tagsüber.

IV Teemischungen und Pflanzenzubereitungen

7. Ein völlig andersartiger, aber auch *psychisch beruhigender Tee* ist der 4 W-Kräuter-Tee:

Wermut	10 g
Waldmeister	25 g
Weißdornblüten	30 g
Wahnsinnskrautwurzel (Rauwolfia)	35 g

Aus 1—2 Teelöffel der Mischung auf 1 Tasse Wasser bereitet man einen Aufguß, von dem man 2mal täglich je 1 Tasse trinkt.

8. Folgende Vorschrift für einen *beruhigenden Tee (Species nervinae)* ist der 5. Ausgabe des Schweizer Arzneibuches entnommen:

Pomeranzenblätter	25 g
Pfefferminzblätter	25 g
Bitterkleeblätter (Fieberkleeblätter)	25 g
Baldrianwurzel	25 g

Von dem Aufguß aus 1 Eßlöffel der Mischung je Tasse Wasser brüht man morgens und abends je 1 Tasse heiß auf und süßt sie mit Honig. Besser sind Ausbeute und Wirkung des Tees, wenn man ihn morgens kalt ansetzt, 12 Stunden ziehen läßt, abseiht und von dem Drogenrückstand einen heißen Aufguß bereitet, den man 8 Minuten ziehen läßt, abseiht und mit dem kalten Aufguß mischt.

9. Ein besonders auf die übererregten *Nerven des Magen-Darm-Kanals* beruhigend, auf die *Drüsenleistungen* aber zugleich verbessernd wirkender Tee ist die gewürzhafte Kräutermischung *(Species aromaticae)* nach der Vorschrift des Österreichischen Arzneibuches:

Majorankraut	25 g
Salbeiblätter	25 g
Pfefferminzblätter	25 g
Lavendelblüten	25 g

Man trinkt täglich 2mal 1 Tasse des Aufgusses aus 1 Eßlöffel der Drogenmischung je Tasse Wasser möglichst warm eine halbe Stunde *vor* dem Essen.

10. Ähnlich normalisierend, aber die *Drüsenfunktionen des Magens* und *des Darmes* verbessernd, wirkt folgende Mischung:

Kümmel	30 g
Baldrianwurzel	20 g
Süßholz	20 g
Pfefferminzblätter	15 g
Kamillenblüten	15 g

Man bereitet 2—3mal täglich 1 Tasse des Aufgusses aus 1 Eßlöffel der Drogenmischung auf 1 Tasse Wasser.

11. Soll sich die Wirkung nicht nur auf die *Nerven* und den *Darm,* sondern zugleich auf die *Leber* erstrecken, so wählt man folgende Teemischung:

Pfefferminzblätter	10 g
Lavendelblüten	10 g
Hopfen	20 g
Kamillenblüten	20 g
Süßholz	20 g
Schafgarbenkraut	20 g

Man trinkt 1—2mal täglich einen Aufguß aus 2 Teelöffeln der Mischung je Tasse Wasser.

12. Einen guten, einfachen *Schlaftee* stellt man zusammen aus:

Hopfenblüten	50 g
Baldrianwurzel	30 g
Johanniskraut	20 g

Man trinkt abends 1—2 Tassen des Aufgusses aus 1 Eßlöffel der Teemischung auf 1 Tasse Wasser. Falls man die Drogen gepulvert bekommen kann, nimmt man von der Pulvermischung 1 Messerspitze mit honigsüßer Milch.

13. Für die Basisbehandlung der *Epilepsie* eignet sich eine Mischung aus:

Rauwolfiawurzel (Wahnsinnskraut)	40 g
Baldrianwurzel	30 g
Kamillenblüten	30 g

Man bereitet aus 1 Eßlöffel der Drogenmischung auf 1 Tasse Wasser einen Aufguß, von dem man morgens und abends je 1 Tasse trinkt.

14. Das *Bettnässen* läßt sich häufig mit einer einfachen Teemischung, wie sie von *Meyer* angegeben wird, günstig beeinflussen oder gar heilen:

Schafgarbenkraut	70 g
Arnikablüten	30 g

Man kocht 1 Eßlöffel dieser Mischung mit 1 Tasse Wasser ab und läßt den Tee abends (gegen 18 Uhr) warm trinken.

Rezepte gegen Neuralgien

Gegen eine Reihe von neuralgischen Zuständen, z. B. Occipetal-, Suboccipetal-, Trigeminus-, Intercostal-, Plexus-brachialis-Neuralgie und Migräne, gibt es zwei pflanzliche Mittel, die am besten in homöopathischen Verdünnungen versucht werden, nämlich den Sturmhut oder Eisenhut *(Aconitum napellus)* und den wilden (gelben) Jasmin *(Gelsemium sempervirens).*

Häufig ist es zweckmäßig, den Pflanzenzubereitungen gegen Neuralgien die Vitamine des B-Komplexes hinzuzufügen. Am besten nimmt man fertige Vitaminlösungen (15—20 Tropfen; z. B. Polybion, BVK „Roche").

IV Teemischungen und Pflanzenzubereitungen

15. Aconitum D 3, D 4 oder D 6 flüssig oder in Tabletten 3mal täglich 15 Tropfen auf 1 Eßlöffel Wasser oder 3mal täglich 1 Tablette *vor* dem Essen.

16. Gelsemium D 2, D 3, D 4 oder D 6 3mal täglich 15 Tropfen in etwas Wasser oder 3mal täglich 1 Tablette *vor* dem Essen.

17. Es kann auch angebracht sein, beide Mittel in einem Rezept zu vereinigen:

Aconitum D 4 dil.	10 g
Gelsemium D 4 dil.	10 g

Von dieser Mischung nimmt man 3mal täglich 30 Tropfen auf 1 Eßlöffel Wasser *vor* dem Essen.

18. Der Arzt wird im allgemeinen zu der wesentlich stärkeren Akonit*tinktur* greifen:

Akonittinktur *(Tinctura Aconiti)*	10 g

Man nimmt 3mal täglich 5—10 Tropfen *nach* dem Essen.
Es gibt von Akonit auch Fertigpräparate, z. B. Aconitysat Bürger (3mal täglich 5—10 Tropfen).

19. Die Akonittinktur läßt sich gut mit anderen Nervenmitteln kombinieren, z. B. mit Baldriantinktur, wodurch der Effekt in manchen Fällen verbessert wird:

Akonittinktur	10 g
Baldriantinktur	10 g

Man nimmt 3mal täglich 20 Tropfen dieser Mischung.

20. Wie bei der homöopathischen Verordnung, so läßt sich die Akonit*tinktur* mit der Gelsemiumtinktur kombinieren, wodurch — ähnlich wie bei der Baldriantinktur — ein beruhigender Effekt eintritt, wenn zugleich nervöse Herzbeschwerden bestehen:

Akonittinktur	10 g
Gelsemiumtinktur	10 g

Man nimmt 3mal täglich 20 Tropfen dieser Mischung *nach* dem Essen.

21. Bei nervöser Sehschwäche wählt man folgende Mischung:

Arnikablüten	10 g
Augentrost	40 g
Rautenblätter	50 g

Man nimmt 1 Eßlöffel der Mischung auf 1 Tasse Wasser und bereitet einen Aufguß, von dem man abends und morgens je 1 Tasse trinkt.

22. Ein von *Weiß* mitgeteiltes chinesisches Originalrezept mit der allgemein tonisierenden, kräftigenden und zentral stimulierenden (nerven- und gehirnanregenden) *Ginsengwurzel* lautet:

IV
Nerven,
Neuralgien

Ginsengwurzel	
Süßholzwurzel	je 3,3 g
Angelikawurzel	
Curcumawurzel	

Die Drogen werden mit 600 ccm Wasser übergossen und auf 200 ccm eingekocht. Der so hergestellte Tee wird tagsüber schluckweise getrunken.

23. Gegen Schlaflosigkeit empfahl *Alexander von Bunge* folgenden Teeaufguß:

Dillkraut
Beifuß
Kanadisches Berufskraut
Gelber Enzian
Kopfsalat

Alle Pflanzen fein schneiden, mit kochendem Wasser überbrühen und ziehen lassen. Davon 3mal täglich je 1 Tasse trinken.

24. Die einfachste und beste Anwendung des Mistel*tees* ist der Kaltwasserauszug: Man übergießt abends 3 Teelöffel mit 1 Tasse Wasser, läßt das Ganze über Nacht stehen, seiht es morgens ab und trinkt den Tee nüchtern. Ebenso bereitet man morgens 1 Tasse für abends vor, die man vor dem Schlafengehen trinkt. Die Anwendung muß monatelang fortgesetzt werden.
Fertigpräparat: Viscysat Bürger, 3mal täglich 10—20 Tropfen.

25. Der *Nerventee-Kneipp*, der auch als Originalteemischung gebrauchsfertig bezogen werden kann, hat folgende Zusammensetzung:

Baldrianwurzel	20 g
Hopfenblüten	20 g
Melisse	20 g
Eschscholtzienkraut	30 g
Haferstroh	50 g

Von dieser Mischung nimmt man 1 Eßlöffel auf 1 Tasse Wasser. Die Zubereitung erfolgt als Aufguß. Man trinkt 2—3mal täglich 1 Tasse zur Nervenberuhigung und Nervenstärkung.

V. Heilpflanzenzubereitungen gegen Erkrankungen des Magens, des Darmes und der Bauchspeicheldrüse

Teemischungen und Pflanzenzubereitungen

Das Verdauungssystem hat die grundlegende Aufgabe, die zugeführten Nahrungsmittel zu zerlegen und aufzusaugen und das nicht brauchbare, unverdauliche Material auszuscheiden. Dieses recht komplizierte System reicht vom Mund bis zum After. An den hauptsächlichsten Verdauungsorten wirken auf die Nahrung jeweils besondere Verdauungssäfte ein, die von entsprechenden Drüsen geliefert werden.

Zu den wichtigsten Störungen an den Verdauungsorganen, auf die auch die hier zu erwähnenden Heilpflanzen einwirken, gehören die entzündlichen und degenerativen Veränderungen der Schleimhäute, die Veränderungen der Absonderungsfunktionen der zahllosen Drüsen einschließlich der Fermentbildung, die Veränderung des Bewegungsvermögens (Motilität), des Spannungszustandes (Tonus), der Bakterienbesiedelung und die sich aus diesen Störungen wiederum ergebenden Veränderungen der Zubereitung und Aufnahmefähigkeit der Nahrungsstoffe.

Es gibt zahlreiche Heilpflanzen, die sowohl auf die Darmdrüsen und ihre Säfte, auf den nervösen Spannungszustand, die Bewegungsfähigkeit und die Bakterienbesiedelung als auch auf die Aufsaugungskraft der Darmschleimhaut hemmend oder fördernd einzuwirken vermögen. Eine gute Kenntnis der Heilpflanzen und ihrer Wirkungen und eine einwandfreie diagnostische Klärung der im Einzelfall vorliegenden Störungen muß vorausgesetzt werden, bevor an eine heilkräftige Arzneipflanzenkombination gedacht werden kann. Man schadet sonst mehr als man nützt. Chronisch werdende Magen-Darm-Schäden haben immer schwerwiegende Folgen; denn der gesunde Magen und Darm ist das Wurzelgebiet unserer Energiegewinnung aus der Nahrung, die nun einmal die Grundlage unserer ganzen leiblichen Existenz darstellt.

Die *auf die Absonderungen und den Spannungszustand des Magen-Darm-Kanals anregend wirkenden Heilpflanzen* (sekretions- und tonussteigernde Heilpflanzen) kommen bei mangelhafter Drüsenfunktion (sub- und anacide Gastritis) und Organerschlaffung (Magensenkung) in Frage. Es sind Alant, Andorn, Angelika, Augentrost, Bärenlauch, Bärlapp, Berberitze, Bockshornklee, Brennnessel, Brombeere, Brunnenkresse, Eberesche, Eibisch, Eiche, Enzian, Erdrauch, Faulbaum, Fenchel, Fieberklee, Frauenmantel, Gänseblümchen, Gänsefingerkraut, kanadische Gelbwurz, Gottesgnadenkraut, Hauhechel, Heidelbeere, Herbstzeitlose, Himbeere, Hirtentäschel, Holunder, Hopfen, schwarze Johannisbeere, Johanniskraut, Kalmus, Kamille, Kapuzinerkresse, Kardobenedikte, Knoblauch, Königskerze, bittere Kreuzblume, Kreuzdorn, Kümmel, Kürbis,

Lavendel, Liebstöckel, Löwenzahn, Lungenkraut, Majoran, Meerrettich, Melisse, Oleander, Olive, Pfefferminze, Primel, Rainfarn, Raute, Ringelblume, Rosmarin, Schafgarbe, Senf, Silberdistel, Spitzwegerich, Tausendgüldenkraut, Wacholder, Wasserpfeffer, Wegwarte, Weide, Wermut, Wiesenknopf, Ysop, Zaunrübe, Zwiebel.

V
Magen,
Darm,
Bauchspeicheldrüse

1. Ein einfaches Rezept zur *Anregung der Magensaft-* und *Magensäurebildung:*

Fenchel	50 g
Tausendgüldenkraut	50 g

Einen Teelöffel der Mischung übergießt man mit 1 Tasse kochendem Wasser, läßt 10 Minuten ziehen und trinkt 2—3mal täglich 1 Tasse des Tees möglichst eine halbe Stunde *vor* den Mahlzeiten.

2. Am einfachsten ist die Verwendung der pulverisierten Hopfenzapfen *(Strobuli Lupuli)* besonders bei *Appetitmangel:*

Hopfenzapfenpulver	10—15 g

Vor jeder Mahlzeit nimmt man 1 Messerspitze des Pulvers mit etwas heißem Wasser oder Tee.

Wie die Rezepte 1 und 2 werden auch die *Bitterkräutermischungen* der Arzneibücher verschiedener europäischer Länder benutzt.

3. Die Bitterkräutermischung des Schweizer Arzneibuches *(Species amarae)* lautet:

Pomeranzenschalen	20 g
Bitterklee (Fieberklee)	20 g
Wermut	20 g
Kardobenediktenkraut	20 g
Tausendgüldenkraut	20 g

Man bereitet aus 1 Teelöffel der Mischung einen Aufguß, von dem man täglich 1—2 Tassen schluckweise trinkt. Pomeranzenschalen und Kardobenediktenkraut sind aus der Apotheke zu beziehen.

4. Die österreichische Vorschrift *(Species amaricantes)* lautet:

Wermut	20 g
Tausendgüldenkraut	20 g
Pomeranzenschalen	20 g
Bitterklee (Fieberklee)	10 g
Kalmus	10 g
Ceylonzimt	5 g

Aus 1 Teelöffel der Mischung bereitet man einen Aufguß, von dem man eine halbe Stunde *vor* dem Essen ½ Tasse trinkt.

**V
Tee-
mischungen
und
Pflanzen-
zuberei-
tungen**

5. Einfacher und ebenso wirksam ist die belgische Bitterkräutervorschrift (*Species amarae*):

Kardobenediktenkraut	33,5 g
Wermut	33,5 g
Tausendgüldenkraut	33,5 g

Von dieser Mischung benötigt man 1 Teelöffel auf 1 Tasse Wasser als Abkochung. Der Tee wird tagsüber schluckweise oder jeweils 1/2 Tasse eine halbe Stunde *vor* den Mahlzeiten getrunken.

6. Sehr brauchbar ist auch eine Kombination bitterer Kräuter mit Wacholderbeeren nach folgender Vorschrift:

Fieberklee (Bitterklee)	20 g
Wacholderbeeren	20 g
Tausendgüldenkraut	60 g

Von dem Aufguß aus 1 Teelöffel der Mischung auf 1 Tasse Wasser trinkt man jeweils eine halbe Stunde *vor* den Mahlzeiten 1/2 Tasse.

7. Besteht neben der schlechten Saft- und Säurebildung und dem Mangel an Gewebsspannung zugleich eine *chronische Schleimhautentzündung*, so wählt man besser folgendes Teegemisch nach Prof. *Heupke*:

Fenchel	20 g
Eibischwurzel	20 g
Kamille	20 g
Queckenwurzel	20 g
Süßholz	20 g

Aus 1 Teelöffel der Mischung je Tasse Wasser stellt man einen Aufguß her, von dem man 2—3mal täglich eine halbe bis eine Stunde *vor* den Mahlzeiten 1 Tasse trinkt.

8. Sehr zu empfehlen ist auch die Verwendung von Heilpflanzentinkturen, die in den Apotheken vorrätig gehalten werden. Ein entsprechendes Rezept lautet:

Kalmustinktur	10 g
Enziantinktur	10 g
Pomeranzentinktur	10 g

Vor jeder Mahlzeit nimmt man 20 Tropfen.

9. Eine in den deutschen Apotheken vorrätig gehaltene „Bittere Tinktur" (*Tinctura amara*) besteht aus 3 Teilen Enzianwurzel, 3 Teilen Tausendgüldenkraut, 2 Teilen Pomeranzenschalen, 1 Teil unreife Pomeranzen, 1 Teil Zitwerwurzel. Man verlangt einfach:

Bittere Tinktur	30 g

Vor jeder Mahlzeit nimmt man 5—10—15 Tropfen mit etwas Wasser verdünnt.

<small>V
Magen,
Darm,
Bauchspeicheldrüse</small>

10. Genauso läßt sich auch Wermuttinktur *(Tinctura Absinthii)* verwenden, die in Apotheken vorrätig gehalten wird:

    Wermuttinktur   30 g

Verwendung wie bei der „Bitteren Tinktur".

Die *blähungswidrig (gärungs- und fäulniswidrig) wirkenden Heilpflanzen* gehören zumeist zu den gewürzhaften Kräutern und beeinflussen zugleich die Bakterienbesiedelung und die Fermentbildung des Darmes. Je nach der Kombination regeln sie auch die Saft- und Säurebildung und den Spannungszustand des Magens. Zu diesen Kräutern gehören hauptsächlich Angelika, Anis, Fenchel, Kümmel, Lavendel, Majoran, Melisse, Nelkenwurz, Quendel, Pfefferminze, Thymian, Wacholder.

Über die gewürzhaften Kräuter gibt es in den schon mehrfach erwähnten Arzneibüchern der verschiedenen Länder wertvolle Vorschriften, die vor allem bei Magenstörungen mit stärkeren Blähungen verwendet werden:

11. Die Vorschrift des Deutschen Arzneibuches (DAB 6) lautet:

Pfefferminzblätter	(2 Teile fein zerschnitten)	20 g
Quendel	(2 Teile fein zerschnitten)	20 g
Thymian	(2 Teile fein zerschnitten)	20 g
Lavendelblüten	(2 Teile fein zerschnitten)	20 g
Gewürznelken	(1 Teil fein zerschnitten)	10 g
Kubeben	(1 Teil grob gepulvert)	10 g

Ein Eßlöffel der Mischung je Tasse wird als Aufguß zubereitet und morgens und abends je 1 Tasse warm getrunken.

12. Die Schweizer Vorschrift *(Species aromaticae)* sieht folgende Mischung vor:

Gewürznelken	10 g
Lavendelblüten	10 g
Pfefferminzblätter	15 g
Salbei	10 g
Majoran	15 g
Quendel	10 g
Angelikawurzel	10 g
Kalmus	10 g
Zitwer	10 g

Nach jeder Mahlzeit trinkt man $^1/_2$ Tasse des Aufgusses aus 1 Eßlöffel der Mischung je Tasse.

V Teemischungen und Pflanzenzubereitungen

13. Sehr zu empfehlen ist die einfachere, recht wirksame Mischung nach dem Österreichischen Arzneibuch:

Majorankraut	25 g
Salbeiblätter	25 g
Pfefferminzblätter	25 g
Lavendelblüten	25 g

Man trinkt 1—3mal täglich 1 Tasse des Aufgusses aus 1 Eßlöffel der Mischung auf 1 Tasse Wasser.

14. Bei *Magenkatarrh* (Gastritis) und *Blähungen* wählt man folgende Mischung:

Anis	10 g
Kümmel	10 g
Kamillenblüten	40 g
Melissenblätter	40 g

Einen Eßlöffel der Mischung bereitet man mit 1 Tasse Wasser als Aufguß zu. Vor jeder Mahlzeit wird 1 Tasse warm getrunken.

15. Ein gut *blähungswidriger* Tee läßt sich auch folgendermaßen zusammensetzen:

Kamillenblüten	30 g
Pfefferminzblätter	30 g
Kümmel	10 g
Anis	10 g
Baldrianwurzel	20 g

Ein Eßlöffel der Teemischung je Tasse wird als Aufguß zubereitet und davon 3mal täglich 1 Tasse warm getrunken, möglichst eine halbe Stunde *vor* den Mahlzeiten.

16. In einfachster Weise läßt sich auch das in Apotheken vorrätige (offizinelle) Angelikaöl *(Oleum Angelicae)* verwenden:

Angelikaöl	30 g

Man nimmt *nach* dem Essen 5 Tropfen (auf Zucker oder mit heißem Tee). Genauso läßt sich Kümmelöl *(Oleum Carvi)* verwenden.

17. Der *chronische Magenkatarrh* mit starker Appetitlosigkeit verlangt oft die Kombination von bitteren mit gewürzhaften Kräutern wie in folgender Vorschrift:

Isländisches Moos	30 g
Kamillenblüten	40 g
Majoran	20 g
Kümmel	10 g

Von dem Aufguß aus 1 Eßlöffel der Drogenmischung je Tasse trinkt man 1—3mal täglich 1 Tasse *vor* den Mahlzeiten warm.

18. Bestehen neben den *Magenbeschwerden* zugleich auch *Störungen der Leberfunktion,* so ist diese Mischung angebracht:

Anis	20 g
Kamillenblüten	20 g
Melissenblätter	20 g
Pfefferminzblätter	20 g
Thymian	20 g

Man trinkt täglich *vor* jeder Mahlzeit 1 Tasse des Aufgusses aus 1 Eßlöffel der Mischung auf 1 Tasse Wasser.

19. Sehr praktisch in der Anwendung ist auch das folgende *blähungstreibende Pulver:* Kümmelpulver, Fenchelpulver, Anispulver zu gleichen Teilen.

Man nimmt *nach* dem Essen eine Messerspitze des Pulvers.

20. Als Einzelmittel lassen sich auch gut die folgenden, in den Apotheken vorrätigen *Pflanzentinkturen* verwenden:

Wermuttinktur *(Tinctura Absinthii)*
Bittere Tinktur *(Tinctura amara)*
Aromatische Tinktur *(Tinctura aromatica)*
Kalmustinktur *(Tinctura Calami)*
Zimttinktur *(Tinctura Cinnamomi)*
Enziantinktur *(Tinctura Gentianae)*
Ingwertinktur *(Tinctura Zingiberis)*

Man nimmt von den einzelnen Tinkturen im allgemeinen 3—5—8 Tropfen auf Zucker oder mit (in) heißem Tee vor oder nach den Mahlzeiten.

Die *auf die Magen- und Darmschleimhaut entzündungswidrig wirkenden Heilpflanzen* werden meistens mit den beruhigend und entkrampfend wirkenden oder auch mit den bakterienhemmenden kombiniert. Man wendet sie hauptsächlich an bei Magen-Darm-Katarrh, Magenkrämpfen und Durchfall. Entzündungswidrig, beruhigend und bakterienwidrig wirken Baldrian, Eibisch, Eiche, Gänsefingerkraut, Heidelbeere, Hopfen, Kamille, Kapuzinerkresse, Knoblauch, Kümmel, Lavendel, Lein, Meerrettich, Melisse, Pfefferminze, Quendel, Salbei, Tormentill, Wasserminze, Zwiebel.

Stark bakterienhemmend wirken als Ergänzung zu den Heilpflanzen auch folgende Nahrungsmittel: Äpfel, Eicheln (geröstet), Gewürze, Rettich.

Häufig kommen entzündete Schleimhäute nur dadurch zur Ruhe, daß man sie weitestgehend schont, also strenge Diättage in Form von Teefasten oder Saftfasten einlegt.

V
Teemischungen und Pflanzenzubereitungen

21. Bei einem einfachen *Magen-Darm-Katarrh* hilft folgende Mischung:

Baldrianwurzel	20 g
Eichenrinde	20 g
Eibischwurzel	20 g
Heidelbeeren	20 g
Kamille	20 g

Man trinkt 3mal täglich 1 Tasse eines Aufgusses aus 1 Eßlöffel der Drogenmischung auf 1 Tasse Wasser. Gleichzeitig fasten!

22. Bei *Darmkatarrh* ist unter Nahrungsentzug für 24 Stunden eine Teemischung zu gebrauchen aus:

Tormentillwurzel	50 g
Eichenrinde	50 g

Man bereitet aus 1 Teelöffel der Mischung auf 1 Tasse Wasser eine Abkochung und trinkt den noch warmen Tee schluckweise.

23. Wie Rezept 22, jedoch stärker *krampflösend* wirkt folgende Teemischung:

Gänsefingerkraut	40 g
Kamillenblüten	30 g
Tormentillwurzel	30 g

Aus 1 Eßlöffel der Teemischung je Tasse Wasser bereitet man eine Abkochung, von der man 3mal täglich 1 Tasse trinkt. Gleichzeitig darf nach 24stündiger Teepause zunächst nur Schleimkost (Haferschleim, Reisschleim) gegeben werden.

24. Eine *stopfende, beruhigende und entkrampfende Wirkung* entfaltet diese Mischung:

Brombeerblätter	20 g
Kamillenblüten	20 g
Odermennigkraut	20 g
Pfefferminzblätter	20 g
Salbeiblätter	20 g

Den Aufguß aus 1 Eßlöffel der Mischung auf 1 Tasse Wasser trinkt man 3mal täglich eine halbe Stunde *vor* den Mahlzeiten (Magen-Darm-Schonkost!).

25. Stark beruhigend, stopfend und entkrampfend bei *heftigem Darmkatarrh* wirkt auch diese Mischung:

Baldrianwurzel	20 g
Eichenrinde	20 g
Hopfen	20 g
Quendel	20 g
Tormentillwurzel	20 g

Dreimal täglich schluckweise 1 Tasse einer Abkochung aus 2 Teelöffeln der Mischung auf 1 Tasse Wasser.

26. Eine sehr interessante Mischung von mild stopfender und darmregulierender Wirkung bei *Neigung zu Darmkatarrh* und *Durchfall* — auch bei chronischem Dickdarmkatarrh (Colitis) nach Ruhr — ist eine von *Flamm-Kroeber-Seel* angegebene Kombination, die sich mir in der Praxis als sehr nützlich erwiesen hat:

Arnikablüten	5 g
Bärlappkraut	5 g
Kamillenblüten	10 g
Odermennigkraut	10 g
Pfefferminzblätter	10 g
Ackerschachtelhalm	10 g
Süßholz	10 g
Wermut	10 g
Eichenrinde	15 g
Tormentillwurzel	15 g

V
Magen, Darm, Bauchspeicheldrüse

Von der Abkochung aus 1 Eßlöffel der Teemischung auf 1 Tasse Wasser trinkt man täglich schluckweise 1—3 Tassen.

27. Beruhigend, entzündungswidrig und *stopfend* wirken die schleimgebenden Heilpflanzen in folgender Mischung:

Beinwell	30 g
Eibisch	30 g
Leinsamen	40 g

Man stellt einen Aufguß aus 1 Eßlöffel der Mischung her, läßt ihn etwa 3—5 Minuten ziehen (bis sich Schleimbildung zeigt) und trinkt die schleimige Masse.

28. Eine oft völlig ausreichende, altbekannte Teemischung gegen einfachen *Erkältungsdurchfall* oder gegen *Durchfall* nach dem Genuß nicht völlig einwandfreier Nahrungsmittel besteht aus:

Kamillenblüten	50 g
Pfefferminzblätter	50 g

Man trinkt von dem Aufguß aus 1 Eßlöffel der Mischung täglich 1—3 Tassen warm.

29. Von fertig aus den Apotheken zu beziehenden Heilpflanzentinkturen läßt sich ebenfalls rasch eine Mischung mit schneller Wirkung gegen *Magen- und Darmkatarrh* herstellen:

Enziantinktur	5 g
Tormentilltinktur	10 g
Kalmustinktur	15 g

Man nimmt 3mal täglich 5—10 Tropfen in Wasser. Auch 1—3 Fastentage (nur schwarzer Tee!) vermögen einen einfachen Katarrh zu beseitigen.

V
Teemischungen und Pflanzenzubereitungen

30. Die folgende, recht vielseitig verwendbare gerbstoffhaltige Drogenmischung kann zum Gurgeln bei *Entzündungen der Mundschleimhaut, des Rachens, des Magens und des Darmes*, zu Umschlägen *bei Unterschenkelgeschwüren* und *„offenen Beinen"* sowie zu *Scheidenspülungen* benutzt werden. Die Gerbstoffe entquellen die entzündlich aufgequollenen Gewebszellen, sie verhindern die Aufnahme giftiger Stoffe in die Blutbahn und setzen die Reizbarkeit der Zellen herab.

Kamillenblüten	20 g
Salbeiblätter	30 g
Tormentillwurzel	50 g

Man bereitet aus 2 Teelöffeln der Drogenmischung je Tasse einen Aufguß, der zugedeckt 20 Minuten ziehen muß. Dann seiht man ihn ab und verwendet ihn zum Gurgeln, Trinken, Spülen oder zu Umschlägen.

31. Folgende *einzelne Heilpflanzen* und Heilpflanzenzubereitungen haben auch *beruhigende, krampflösende und stopfende Wirkung:*

Tinkturen:
Enziantinktur
Tormentilltinktur
Wermuttinktur
Zimttinktur

Man nimmt hiervon jeweils 5—10—15 Tropfen in Wasser oder Tee 1—3mal täglich.

Frischsäfte:
Bärenlauchsaft
Schafgarbensaft

Man nimmt 3mal täglich 1—2 Teelöffel in 1 Glas Wasser oder mit Buttermilch verquirlt.

Extrakte:
Enzianextrakt (dickflüssig)
Wermutextrakt (dickflüssig)

Hiervon verwendet man 1 Teelöffel in heißem Wasser gelöst 1—2mal täglich.

Einer recht großen Beliebtheit erfreuen sich *die Heilpflanzen zur Bekämpfung der Darmträgheit und Verstopfung* (Obstipation). Es muß dabei jedoch bedacht werden, daß „Verstopfung" nur ein Krankheitszeichen ist, das von verschiedener Bedeutung sein kann. Häufig ist es daher nicht damit getan, einen „abführenden" Tee zu trinken; es muß vielmehr nach den Ursachen dieser Funktionsstörung geforscht werden, was meist nur mit Hilfe des Arztes möglich ist. Die sehr verbreitete Darmträgheit entsteht unter dem Einfluß typischer Ernährungsfehler und zahlreicher Zivilisationsfaktoren. Darmträgheit hat zahlreiche Folgen, wie Dehnung des Darmes und schließliche Erschlaffung der Eingeweide (Ptose), vermehrte Gärungs- und Fäulnisvorgänge (Durchfall und Verstopfung wechseln ab), Entartung der Darmbakterien (Dysbakterie) und endlich eine chronische Schleimhautentzündung an besonders bevorzugten Stellen. Die Verordnung einer Teemischung zur Bekämpfung der Obstipation wird also stets auf das ganze Krankheitsbild Rücksicht nehmen müssen.

V
Darmträgheit und Verstopfung

Eine *stuhlfördernde, abführende Wirkung* haben folgende Heilpflanzen: Aloe, Bärlapp, Faulbaum, Holunder, Isländisches Moos, Lein, Olive, Quecke, Rhabarber, Rizinus, Schlehe, Seifenkraut, Sennes, Süßholz.

32. Eine sichere *abführende Wirkung* als Einzeldroge hat die Faulbaumrinde:

    Faulbaumrinde   20 g

Man kocht 20 g Faulbaumrinde mit 200 ccm Wasser auf 100 ccm ein, fügt 50 g Zucker- oder Honigwasser hinzu und nimmt von dieser Abkochung abends 2—4 Eßlöffel.

33. Sehr einfach kann man sich des in Apotheken vorrätig gehaltenen Faulbaum-Fluidextraktes *(Extractum Frangulae fluidum)* bedienen:

    Faulbaum-Fluidextrakt   100 g

Man nimmt morgens oder abends 1—2 Teelöffel.

34. Manche Menschen reagieren besser auf Rhabarberwurzel, die man als Trockenextrakt *(Extractum Rhei)* in der Apotheke erhält:

    Rhabarberpulver   10mal 1 g

Je nach Bedarf abends 1—2 oder morgens und abends je 1 Pulver.

35. Trotz vieler moderner chemischer Abführmittel spielt auch heute noch das Rizinusöl eine wichtige Rolle, zumal es bereits auf den Dünndarm wirkt:

    Rizinusöl   100 g

Erwachsene nehmen 1—2 Eßlöffel, älteren Säuglingen und Kleinkindern gibt man höchstens 1 Teelöffel.

36. Ein einfacher *stuhlfördernder* Tee, den man kurmäßig im Frühjahr anwenden sollte, um einen „Frühjahrshausputz" durchzuführen, läßt sich so zusammenstellen:

    Anis   15 g
    Fenchel   15 g
    Sennesblätter   30 g
    Holunderblüten   40 g

Aus 1 Eßlöffel der Mischung auf 1 Tasse Wasser bereitet man eine Abkochung, die 1—2mal täglich mit Honig gesüßt schluckweise möglichst warm getrunken wird.

V
Teemischungen
und
Pflanzenzubereitungen

37. Eine praktisch vielfach bewährte Zusammenstellung findet sich auch in den Deutschen Rezeptformeln:

Brennesselkraut	10 g
Queckenwurzel	10 g
Faulbaumrinde	20 g
Walnußblätter	20 g
Erdrauchkraut	20 g
Veilchenkraut	20 g

Man setzt 1 Eßlöffel dieser Teemischung mit 1 Tasse Wasser kalt an (8 Stunden), erwärmt das Ganze dann, läßt es einmal kurz aufkochen und seiht es ab. Wenn der Tee morgens angesetzt wird, kann man ihn abends warm trinken.

38. Wenn mit der Verstopfung, wie so oft, eine *Leberstörung* verbunden ist, wählt man folgende Mischung:

Wegwartwurzel	20 g
Anis	20 g
Pfefferminze	30 g
Sennesblätter	30 g

Den Aufguß aus 1 Eßlöffel der Drogenmischung auf 1 Tasse Wasser trinkt man abends warm.

39. Das Belgische Arzneibuch gibt für einen *abführenden Tee* diese Vorschrift:

Anis	10 g
Fenchelfrüchte	10 g
Süßholz	20 g
Sennesblätter	60 g

Man trinkt von dem Aufguß aus 1 Tee- bis 1 Eßlöffel auf 1 Tasse Wasser abends und, wenn nötig, auch morgens je 1 Tasse.

40. Das Deutsche Arzneibuch (DAB 6) nennt einen *abführenden Tee,* bei dem der Heilpflanzenmischung die auch in der Homöopathie verwendete Weinsäure *(Acidum tartaricum)* und weinsaures Kalium zugesetzt sind:

Sennesblätter (mittelfein zerschnitten)	32 g
Holunderblüten	20 g
Fenchel (zerquetscht)	10 g
Anis (zerquetscht)	10 g
Kaliumtartrat	5 g
Weinsäure	3 g
Wasser	13 g

Nach der Vorschrift des Arzneibuches werden Fenchel und Anis in 10 g Wasser gleichmäßig durchtränkt und nach halbstündigem Stehen mit der Lösung der Weinsäure in 3 g Wasser ebenso gleichmäßig durchfeuchtet, darauf getrocknet und mit den Holunderblüten und den Sennesblättern gemengt.

Von der so zubereiteten Mischung nimmt man 1 Eßlöffel auf 1 Tasse Wasser zu einem Aufguß, von dem man abends und morgens je ½ Tasse trinkt.

41. Gegen *Zuckerkrankheit* kann nur im Rahmen der Diät-Insulin- oder der Diät-Sulfonyl-Harnstoff-Behandlung zeitweilig folgende Heilpflanzenmischung *(Species antidiabeticae)* eingesetzt werden:

Heidelbeerblätter
Bohnenhülsen (zerschnitten)
Geißrautenkraut } je 20 g
Geißrautensamen
Pfefferminzblätter

Man überbrüht 2 Eßlöffel dieser Mischung mit 1½ l heißem Wasser, läßt sie 20 Minuten ziehen und trinkt 3—4mal täglich 1 Tasse.

42. In leichten bis mittelschweren Fällen von *Zuckerkrankheit* hat sich nach *Seel* eine Mischung aus folgenden Drogen bewährt:

Geißrautenblätter	20 g
Geißrautensamen	20 g
Bohnenhülsen (-schalen), zerschnitten	20 g
Löwenzahnwurzel und -kraut	20 g
Heidelbeerblätter	20 g

Zwei Eßlöffel dieser Drogenmischung übergießt man mit 1 l kochendem Wasser und läßt sie 20 Minuten ziehen. Man trinkt 14 Tage lang täglich 2—3mal je 1 Tasse; dann eine Pause von 14 Tagen einschalten.

Heidelbeerblätter enthalten so viel Hydrochinon, daß es bei längerer Anwendung zu einer chronischen Vergiftung kommen kann. Die *Geißraute* enthält als blutzuckersenkenden Stoff Galegin, dessen blutzuckersenkende Wirkung zwar mehrfach nachgewiesen wurde, der aber bei länger dauernder Aufnahme giftige Nebenwirkungen und Widerwillen hervorruft. Die Einnahme solcher Teemischungen muß daher immer wieder mindestens ebenso lange Zeit unterbrochen werden, wie sie genommen wurden.

43. Zur *Magenstärkung* und *Anregung der Verdauungsdrüsen* empfiehlt sich das folgende, von *Meyer* stammende Rezept:

Kardobenediktenkraut	25 g
Wermutkraut	25 g
Tausendgüldenkraut	25 g
Immergrünkraut	25 g

Von der Mischung dieser Drogen bereitet man aus ½ Teelöffel auf 1 Tasse Wasser einen Aufguß (nur 2—3 Minuten ziehen lassen!). Es wird 1 Tasse schluckweise vor dem Essen getrunken.

**V
Teemischungen
und Pflanzenzubereitungen**

44. Vier-Winde-Tee gegen *Blähungen*:

Kamillenblüten	20 g
Pfefferminzblätter	20 g
Kümmel	20 g
Fenchel	20 g
Sennesblätter	20 g
Faulbaumrinde	20 g

Man bereitet aus 1 Eßlöffel der Drogenmischung 1 Tasse Tee als Aufguß und trinkt täglich 1—2mal je 1 Tasse. Falls Durchfall auftritt, Menge vermindern!

45. Gegen *Darmkrämpfe* bei krampfhafter *Verstopfung* mit *Blähungen*:

Kümmelöl	15 Tropfen
Faulbaumrinden-Fluidextrakt	6 ccm
Fencheltinktur	8 ccm
Odermennig-Urtinktur	auffüllen auf 30 ccm

Von dieser Mischung nimmt man 3mal täglich 20—25 Tropfen.

46. Altbekannt ist auch die blähungswidrige Wirkung einer Mischung aus den vier Gewürzen Anis, Fenchel, Kümmel und Koriander bei *krampfhafter Verstopfung* und bei *Roemheldschem Symptomenkomplex*:

Anis	25 g
Kümmel	25 g
Koriander	25 g
Fenchel	25 g

Drei Eßlöffel dieser Mischung mit 3 Tassen kochendem Wasser übergießen, 15 Minuten gut zugedeckt ziehen lassen, durchseihen und 3mal täglich 1 Tasse Tee warm trinken.

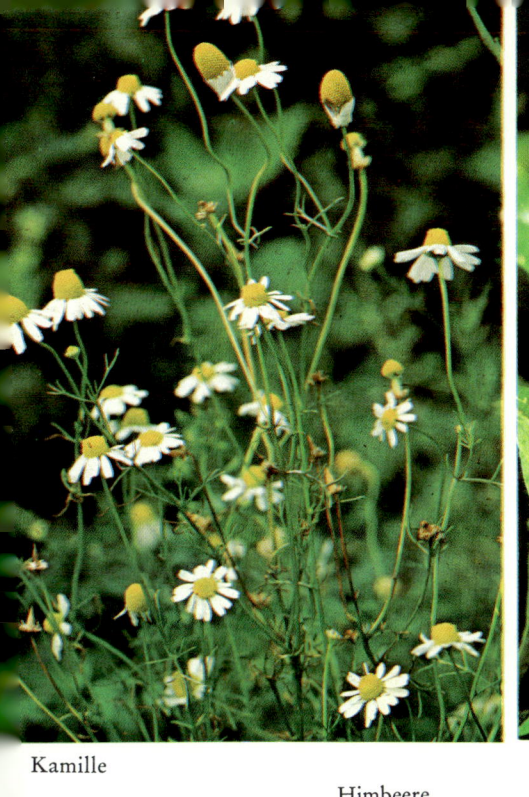
Kamille

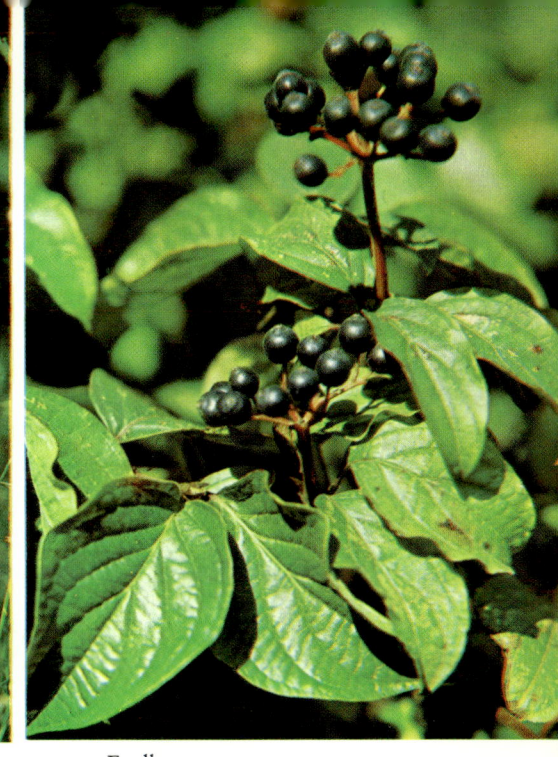
Faulbaum

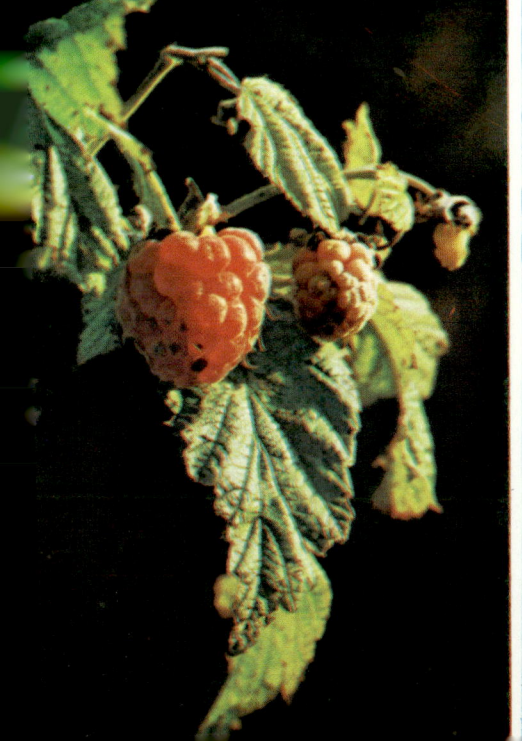
Himbeere

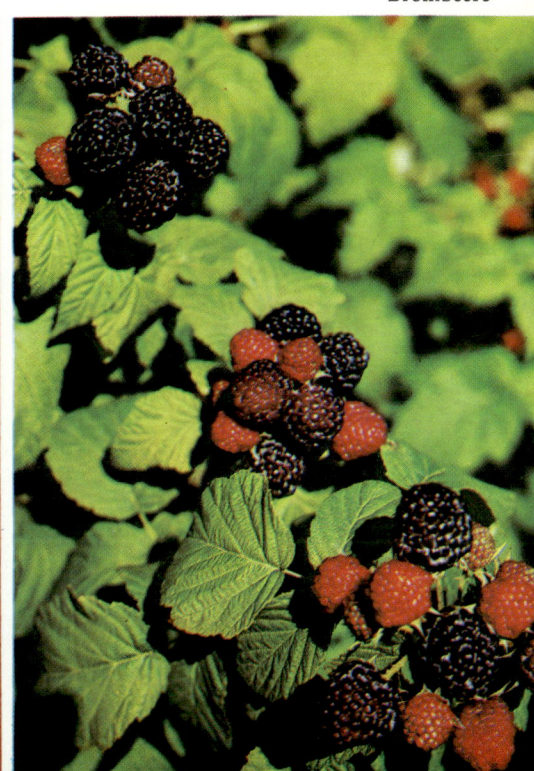
Brombeere

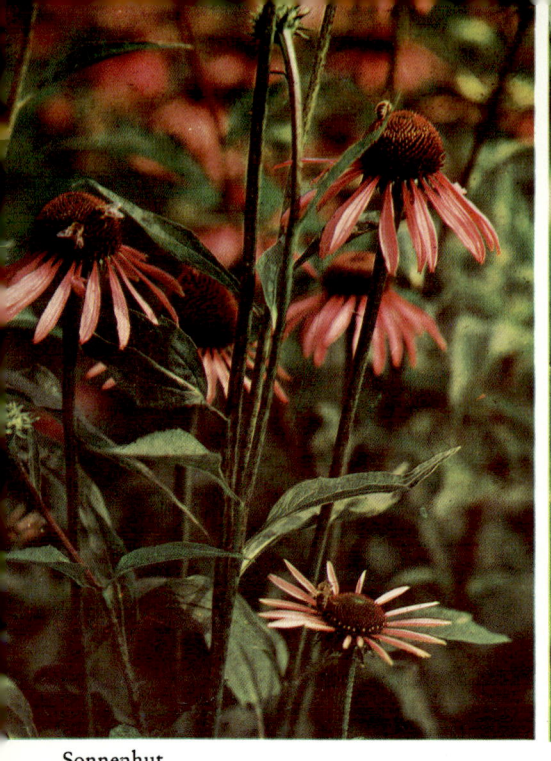
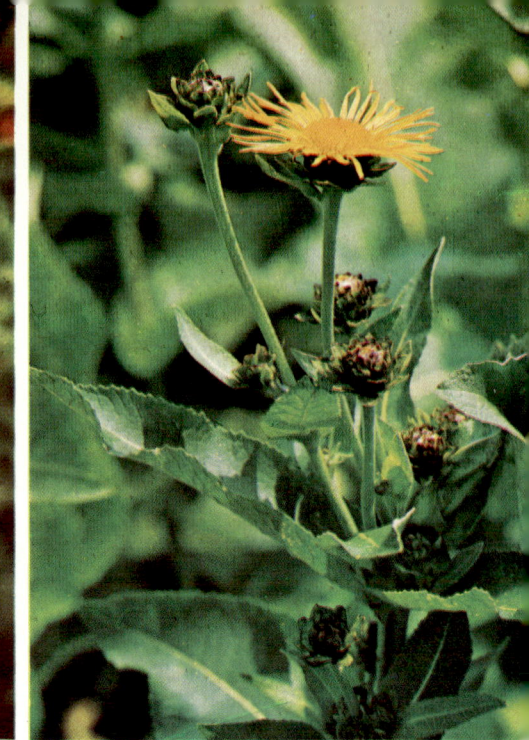

Sonnenhut   Alant

Adonisröschen   Silberdistel

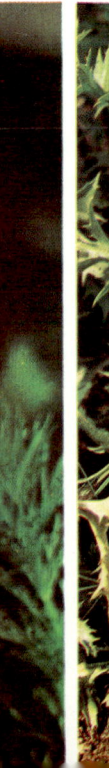
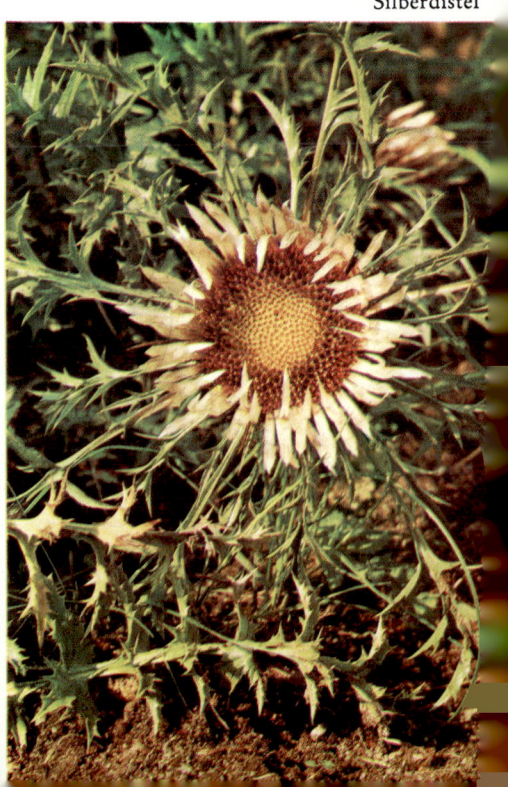

VI. Teemischungen und Frischsäfte gegen Erkrankungen der Leber und der Gallenblase

Eine normale Leber- und Gallenblasenfunktion ist genauso wie eine normale Magensaft- und Magensäurebildung eine wichtige Voraussetzung für die Vollgesundheit. Die Leber ist das große Stoffwechsellaboratorium unseres Körpers, das bei aller Kenntnis über die Funktionen der Leber noch zahlreiche Geheimnisse birgt. Wir tun jedoch gut daran, die Leber nicht zu überlasten, weder durch eine zu große oder zu einseitige Stoffzufuhr noch durch Stauungen, die vom Kreislauf oder von den Nieren ausgehen können. Schließlich sind auch Schädigungen zu verhindern, die von Bakterienherden oder von einem kranken Darm ausgehen.

Wir kennen eine Reihe von Heilpflanzen, die auf die Leber anregend wirken. Je nach dem Krankheitsbild kann es zweckmäßig oder sogar notwendig sein, zu den direkt leberwirksamen Drogen wasserausschwemmende, darmanregende oder abführende oder gar herz- und kreislaufwirksame hinzuzufügen, um den gewünschten Heileffekt zu erzielen. Auch hier setzt die Heilung eine gute diagnostische Klärung des Zustandes voraus.

Als Heilpflanzen, die die Leberfunktionen, insbesondere aber die Gallenbildung und den Gallenfluß anregen (choleretische und cholagoge Wirkung), sind folgende bekannt: Alant, Andorn, Angelika, Bärenlauch, Bärlapp, Berberitze, Bibernelle, Brennessel, Enzian, Erdrauch, Faulbaum, kanadische Gelbwurz, Gottesgnadenkraut, Isländisches Moos, Johanniskraut, Kalmus, Kamille, Kardobenedikte, Kreuzblume, Kümmel, Kürbis, Lein, Löwenzahn, Mariendistel, Melisse, Nelkenwurz, Olive, Pfefferminze, Rhabarber, Sanddorn, Schafgarbe, Schöllkraut, Tausendgüldenkraut, Wegwarte, Wermut, Wundklee.

Leber, Galle

1. Zunächst ein einfaches Rezept zur *Anregung der Gallenbildung* und *des Gallenflusses:*

Faulbaumrinde	10 g
Löwenzahnwurzel	20 g
Odermennigkraut	30 g
Pfefferminzblätter	40 g

Von dem Aufguß aus 1 Eßlöffel der Mischung auf 1 Tasse Wasser trinkt man ½—1 Tasse *vor* jeder Mahlzeit.

2. Auf *Leber* und *Darm* zugleich wirkt folgende einfache Mischung:

Faulbaumrinde	40 g
Wegwartwurzel	60 g

Einen Teelöffel der Mischung mit 1 Tasse kochenden Wassers übergießen, 15 Minuten ziehen lassen, abseihen und tagsüber schluckweise trinken.

VI Teemischungen und Pflanzenzubereitungen

3. Wenn außer Leber und Darm zu gleicher Zeit auch die *Nieren* beeinflußt werden sollen, fügt man Hauhechelwurzel hinzu:

Faulbaumrinde	30 g
Wegwartwurzel	35 g
Hauhechelwurzel	35 g

Man setzt 1 Eßlöffel der Mischung kalt an, läßt ihn 8 Stunden ziehen, kocht ihn kurz auf, seiht ihn ab und trinkt den Tee tagsüber schluckweise.

4. In der gleichen Weise wie Rezept 3 läßt sich auch diese Mischung verwenden:

Alpenleberbalsam	25 g
Wegwarte	25 g
Süßholz	25 g
Ackerschachtelhalm	25 g

Man stellt aus 1 Eßlöffel der Drogenmischung je Tasse einen Aufguß her, von dem man 3mal täglich eine halbe Stunde *vor* dem Essen 1 Tasse trinkt. Dieser Tee wirkt auch auf Leber, Darm und Nieren.

5. Eine milde Wirkung auf *Leber*, *Gallenblase* und *Magen* läßt sich durch folgende Mischung erreichen:

Melisse	10 g
Dost (Kunigundenkraut)	20 g
Andorn	20 g
Wermut	20 g
Pfefferminze	30 g

Von dem Aufguß aus 1 Eßlöffel der Droge auf 1 Tasse Wasser trinkt man 3mal täglich eine halbe Stunde *vor* dem Essen 1 Tasse.

6. Dies ist eine Mischung, die hauptsächlich die *Gallenbildung* anregt und den *Gallenfluß* vermehrt. Sie eignet sich bei stoffwechselträgen Menschen (Sitzberufe) und Übergewichtigen:

Löwenzahnwurzel	20 g
Pfefferminzblätter	20 g
Wundklee	15 g
Enzianwurzel	15 g
Wegwartwurzel	10 g
Rhabarber	10 g
Schafgarbe	10 g

Von dieser Mischung bereitet man 2mal täglich einen Tee als Abkochung (15 Minuten) aus 1 Eßlöffel der Mischung auf 1 Tasse Wasser und trinkt davon eine halbe Stunde *vor* jeder Mahlzeit $1/2$—1 Tasse.

7. Eine gute Wirkung auf *Leber*, *Galle* und *Darm* läßt sich auch mit folgender Mischung erzielen:

		VI
Löwenzahnwurzel	40 g	Leber,
Wegwartwurzel	40 g	Galle,
Bibernelle	20 g	Darm

Den Aufguß aus 1 Eßlöffel der Drogenmischung auf 1 Tasse Wasser trinkt man 1—3 mal täglich eine halbe Stunde *vor* dem Essen.

8. Schlechter *Gallenfluß bei Magenkatarrh* erfordert die Mischung eines Lebermittels mit einem entzündungswidrigen Magenmittel:

Pfefferminze	30 g
Melisse	30 g
Kümmel	20 g
Faulbaumrinde	20 g

Aus 1 Eßlöffel der Mischung auf 1 Tasse Wasser bereitet man einen Aufguß, von dem man eine halbe Stunde *vor* jeder Mahlzeit 1 Tasse trinkt.

9. Auch die Verbindung von Leber-, Magen-, Darm- und Kreislaufwirkung kann erwünscht sein, um eine *Leberstauung* zu verhindern:

Kalmus	10 g
Andorn	20 g
Berberitze	20 g
Odermennig	20 g
Schafgarbe	30 g

Aus 1 Eßlöffel der Drogenmischung je Tasse Wasser stellt man einen Aufguß her, von dem man täglich 2—3mal eine halbe Stunde *vor* dem Essen 1 Tasse trinkt.

10. Einen regulierenden Einfluß auf *Leber, Kreislauf, Nieren* und *Nerven* übt folgende Mischung aus:

Ackerschachtelhalm	20 g
Johanniskraut	20 g
Melisse	20 g
Schafgarbe	20 g
Wegwartwurzel	20 g

Aus 1 Eßlöffel der Drogenmischung auf 1 Tasse Wasser bereitet man einen Aufguß, von dem man täglich 2—3mal *vor* dem Essen 1 Tasse trinkt.

11. Auf *Leber, Darm, Kreislauf* und *Nerven* zugleich wirkt diese Mischung anregend und entstauend:

Faulbaumrinde	25 g
Hauhechelwurzel	25 g
Hirtentäschelkraut	25 g
Schafgarbe	25 g

Von der Abkochung aus 1 Eßlöffel der Mischung auf 1 Tasse Wasser trinkt man morgens und abends je 1 Tasse *vor* dem Essen.

VI
Tee-mischungen und Pflanzen-zubereitungen

12. Einen recht großen Aktionsradius, nämlich praktisch auf *alle Drüsen des Magen-Darm-Kanals* einschließlich der Leber, hat folgende Mischung:

Angelikawurzel	10 g
Brennesselblätter	10 g
Tausendgüldenkraut	10 g
Wacholderbeeren	10 g
Melisse	15 g
Quecke	15 g
Tormentillwurzel	15 g
Faulbaumrinde	15 g

Man setzt 1 Eßlöffel der Mischung mit 1 Tasse Wasser kalt an, läßt das Ganze 8 Stunden ziehen, erwärmt es bis zum Aufkochen, läßt es nochmals 15 Minuten ziehen, seiht dann ab und trinkt 1—2mal täglich 1 Tasse warm.

13. *Gallentreibend, entzündungswidrig* und *bakterienfeindlich* wirkt:

Bärenlauchsaft

Man nimmt 3mal täglich 1—2 Teelöffel in 1 Glas Wasser oder mit Buttermilch verquirlt.

VII. Teemischungen und Frischsäfte gegen Nieren- und Harnleiden

Die Nieren regeln die Wasserabsonderung, die Ausscheidung von Stoffwechselendprodukten (häufig auch harnpflichtige Stoffe oder Schlacken genannt) und wahrscheinlich auch die Bildung von hormonähnlichen Stoffen (Inkreten). Eine Leistungsminderung oder Schädigung des Harnsystems hat auf die Dauer nachhaltige und weitreichende Folgen auf die anderen Organsysteme und den Stoffwechsel. So können Ablagerungen harnpflichtiger Stoffe in den Geweben, besonders im Bindegewebe, Gefäßveränderungen, Störungen des Wasserhaushaltes, des Kreislaufs (Blutdruckerhöhung), Wasseransammlungen und Entzündungen entstehen. Daran wird deutlich, daß eine Anregung der Nierenfunktion bei einer Reihe von Krankheitszuständen eine außerordentlich wertvolle Maßnahme sein kann. In der Tat bedient sich die Naturheilkunde gern dieser Möglichkeit im Rahmen ihrer sonstigen Maßnahmen. Die „Ableitung über die Nieren", das sogenannte diuretische Heilverfahren, kommt bei organischen Erkrankungen des Harnsystems (schweren Entzündungen, Geschwulstbildungen) *nicht* in Frage.

Auf die Grundfunktionen der Nieren wirken folgende Heilpflanzen anregend und leistungssteigernd: Ackerschachtelhalm, Alant, Anis, Bärentraube, Bärlapp, Beinwell, Berberitze, kanadisches Berufskraut, Besenginster, Bibernelle, Birke, Bockshornklee, Brennessel, Brunnenkresse, Eberesche, Frauenmantel, Gänsefingerkraut, Goldrute, Gottesgnadenkraut, Hagebutte, Hauhechel, Herbstzeitlose, Hirtentäschel, Holunder, Hopfen, Huflattich, Johanniskraut, Kalmus, Kümmel, Kürbis, Kuhschelle, Lavendel, Liebstöckel, Linde, Löwenzahn, Maiglöckchen, Majoran, Meerrettich, Meerzwiebel, Nelkenwurz, Quecke, Rainfarn, Rosmarin, Sanddorn, Schafgarbe, Schlehe, Seifenkraut, Spierstaude, Süßholz, Thymian, Veilchen, Wacholder, Waldmeister, Wasserminze, Wegwarte, Weide, Wermut.

Funktionssteigernd auf die Nieren wirken ferner Bohnenschalen und Petersilie.

1. Das Deutsche Arzneibuch (DAB 6) gibt folgende altbewährte Vorschrift für einen *harntreibenden Tee (Species diureticae):*

Liebstöckel (grob zerschnitten)	25 g
Hauhechelwurzel (grob zerschnitten)	25 g
Süßholz (grob zerschnitten)	25 g
Wacholderbeeren (zerstoßen)	25 g

Man kocht 1 Eßlöffel der Drogenmischung mit 2 Tassen Wasser 20 Minuten (zugedeckt), seiht ihn dann ab und trinkt den Tee morgens (zum Frühstück) möglichst heiß.

VII Teemischungen und Pflanzenzubereitungen

2. Das Schweizer Arzneibuch gibt einen *harntreibenden Tee* an, der die gleichen Bestandteile enthält wie der Tee des Deutschen Arzneibuches, lediglich Anis, Petersiliensamen und Stiefmütterchen sind zugesetzt:

Liebstöckel	20 g
Hauhechelwurzel	20 g
Süßholz	20 g
Wacholderbeeren	20 g
Stiefmütterchenkraut	10 g
Anis	5 g
Petersiliensamen	5 g

Aus 1 Eßlöffel der Mischung auf 1 Tasse Wasser stellt man eine Abkochung her, von der man täglich 1—2 Tassen trinkt.

3. Die folgende Vorschrift für einen *harntreibenden Tee* entstammt dem Belgischen Arzneibuch. Sie ist nur bei Nierenfunktionsschwäche, nicht aber bei entzündlichen Nierenerkrankungen anzuwenden.

Wacholderbeeren	60 g
Fenchel	20 g
Süßholz	20 g

Ein Eßlöffel der Mischung wird mit 2 Tassen Wasser 20 Minuten gekocht. Morgens (zum Frühstück) gibt man 1 Tasse.

4. Die österreichische Vorschrift für einen *harntreibenden Tee (Species diureticae)* entspricht etwa der deutschen. Nur ist hier statt der Liebstöckelwurzel die Petersilienwurzel gewählt:

Petersilienwurzel	25 g
Hauhechelwurzel	25 g
Süßholz	25 g
Wacholderbeeren	25 g

Von der Abkochung (30 Minuten) aus 1 Eßlöffel der Drogenmischung auf 2 Tassen Wasser trinkt man 2 Tassen zum Frühstück, eventuell noch 1—2 Tassen tagsüber schluckweise.

5. Eine wesentliche Erweiterung der offizinellen Vorschriften mit einer stärkeren Betonung der allgemeinen *Stoffwechselwirkungen* bildet folgende Zusammensetzung:

Birkenblätter	30 g
Ackerschachtelhalm	20 g
Beinwellwurzel	20 g
Goldrutenblätter	10 g
Schafgarbe	10 g
Süßholz	10 g

Ein Eßlöffel der Mischung auf 1 Tasse Wasser wird 15 Minuten gekocht, abgeseiht und möglichst heiß 1—3mal täglich getrunken.

6. Eine *Anregung der Nierenfunktion und des Stoffwechsels* besonders bei Rheuma bewirkt eine Mischung nach folgender Vorschrift:

Ackerschachtelhalm	20 g
Attichwurzel	20 g
Goldrute	20 g
Queckenwurzel	20 g
Spierstaude	20 g

Von der Abkochung (20 Minuten) aus 1 Eßlöffel der Mischung auf 2 Tassen Wasser trinkt man morgens 2 Tassen.

7. Die *Ausscheidung von harnpflichtigen Substanzen* wird stark angeregt und damit der Gewebsstoffwechsel verbessert durch einen Tee aus:

Ackerschachtelhalm	10 g
Attichwurzel	10 g
Beinwellwurzel	10 g
Faulbaumrinde	10 g
Hauhechelwurzel	10 g
Holunderrinde	10 g
Süßholz	10 g
Veilchenwurzel	10 g
Wegwartwurzel	10 g
Wermutkraut	10 g

Aus 1 Eßlöffel der Mischung auf 2 Tassen Wasser bereitet man eine Abkochung. Man trinkt 1 Tasse des Tees zum Frühstück, eine weitere tagsüber schluckweise.

8. Einen *kräftigen Nierenreiz* mit Stoffwechselwirkung übt auch folgende Mischung aus:

Wacholderbeeren	60 g
Süßholz	20 g
Schafgarbe	20 g

Man trinkt 1 Woche lang täglich 2 Tassen einer Abkochung aus 2 Teelöffeln der Mischung auf 1 Tasse Wasser. Nicht bei entzündeten Nieren verwenden!

Bei *akuter Nierenentzündung* haben unsere Heilpflanzen nur eine unterstützende Funktion. Ärztliche Hilfe ist auf keinen Fall zu entbehren. Die Heilpflanzen spielen hier nur eine untergeordnete Rolle im gesamten Heilplan, der konsequente Bettruhe, Wärme und strengste Diät umfaßt. Wenn es nicht sehr bald gelingt, die akute Nierenentzündung zu heilen, sind meist chronische Nierenentzündung und Schrumpfniere und damit Siechtum die unausbleiblichen Folgen.

VII Teemischungen und Pflanzenzubereitungen

9. Bei *Nierenentzündung* (akut und subakut) sind als Getränke zur Anregung der Wasserausscheidung besonders Hagebuttentee, Birkenblättertee und das Birkenblätterpulver geeignet:

  Hagebuttenschalen und -samen 50 g

Einen Teelöffel auf 1 Tasse Wasser 12 Stunden quellen lassen, dann kochen, bis der Tee sich rot färbt (1—2 Stunden). Man trinkt 3mal täglich 1 Tasse warm.

  Birkenblätter 100 g

Einen Eßlöffel des Tees übergießt man nach Zusatz von 1 Messerspitze Natriumbikarbonat mit 1 Tasse kochenden Wassers, läßt das Ganze 15 Minuten ziehen, seiht ab und trinkt den Tee 1—3mal täglich möglichst warm.

  Birkenblätterpulver 50 g

Es sind 3mal täglich 1—2 Teelöffel zu nehmen, eventuell in Oblaten.

10. Etwas stärker *wassertreibend* wirkt die Kombination der drei schonend wirksamen Heilpflanzen Birkenblätter, Goldrute und Süßholz, die ebenfalls bei einer Nierenentzündung angebracht sind:

  Birkenblätter 60 g
  Süßholz 20 g
  Goldrutenkraut 20 g

Man trinkt 3mal täglich 1 Tasse des Aufgusses aus 1 Eßlöffel der Teemischung auf 1 Tasse Wasser.

11. *Chronische Nierenentzündung*, die meist mit Blutdruckerhöhung verbunden ist, verlangt die Beigabe schonend wirkender, drucksenkender Mittel:

  Süßholz 30 g
  Birkenblätter 30 g
  Mistel 20 g
  Rauwolfiawurzel (Wahnsinnskraut) 20 g

Man bereitet aus 1 Eßlöffel dieser Mischung je Tasse Wasser einen Aufguß, von dem man 3mal täglich 1 Tasse trinkt.

12. Bei einer *Entzündung der harnableitenden Wege und der Blase* wählt man die Mischung entzündungswidriger, bakterienwidriger und harntreibender Kräuter:

  Ackerschachtelhalm 25 g
  Bärentraubenblätter 25 g
  Eibischblüten 25 g
  Salbeiblätter 25 g

Ein Eßlöffel der Mischung wird mit 1 Tasse Wasser abgekocht; 3mal täglich ist 1 Tasse zu trinken.

13. Wenn mit der Entzündung auch *Harnzwang* und *Blasenkrampf* verbunden ist, setzt man außer den entzündungswidrigen auch krampflösende Drogen ein:

Baldrianwurzel	25 g
Melissenkraut	25 g
Bärentraubenblätter	25 g
Thymiankraut	25 g

Von dem Aufguß aus 1 Eßlöffel der Mischung auf 1 Tasse Wasser sind täglich 1—3 Tassen zu trinken.

14. Bei reiner *Blasenentzündung* ist auch ein Blasentee nach der Vorschrift des Schweizer Arzneibuches sehr gut zu gebrauchen. Die darin angegebenen Maisgriffel sind im Ergänzungsbuch zum Deutschen Arzneibuch (DAB 6) aufgeführt und in unseren Apotheken erhältlich:

Birkenblätter	20 g
Bärentraubenblätter	20 g
Maisgriffel	20 g
Süßholz	20 g
Queckenwurzel	20 g

Von der Abkochung aus 1 Eßlöffel der Mischung auf 1 Tasse Wasser trinkt man täglich 2—3mal 1 Tasse.

15. Bei einfachem *Blasenkatarrh* (Erkältungskatarrh) genügt völlig folgende Mischung:

Bärentraubenblätter	25 g
Liebstöckelwurzel	25 g
Leinsamen	25 g
Bibernellwurzel	25 g

Zwei Teelöffel der Mischung mit 1 Tasse Wasser kalt ansetzen und 6 Stunden stehen lassen, dann aufkochen und abseihen. Man trinkt 3mal täglich 1 Tasse.

16. Bei *chronischem Nieren- und Blasenleiden* und bei *Wassersucht* empfiehlt sich mit Unterbrechungen am Wochenende und bei ständiger Urinkontrolle:

Liebstöckelwurzel	10 g
Hauhechelwurzel	10 g
Löwenzahnwurzel	10 g
Wacholderbeeren	10 g
Bärentraubenblätter	10 g
Birkenblätter	10 g
Goldrutenkraut	10 g
Thymiankraut	10 g
Anisfrüchte	10 g
Berberitzenfrüchte	10 g

Ein Eßlöffel der Mischung mit 1 Tasse Wasser kalt ansetzen, 6—8 Stunden stehen lassen, aufkochen, abseihen und warm trinken, täglich 1—3mal.

VII
Teemischungen und Pflanzenzubereitungen

17. Verbessernd auf die *Stoffwechsel-* und *Nierenfunktionen* wirken auch Frischsäfte aus

Bohnenschalen	(1 Eßlöffel auf 1 Tasse Wasser)
Brennesseln	(1 Eßlöffel auf 1 Tasse Wasser)
Brunnenkresse	(2 Eßlöffel auf 1 Tasse Wasser)
Petersilienwurzeln	(am besten aufgekocht).

VIII. Heilpflanzenzubereitungen gegen Funktionsstörungen der Fortpflanzungsorgane

Der Vorgang der Menstruation wird von Hormondrüsen, nämlich den Eierstöcken (Ovarien) und dem Hirnanhang (Hypophysenvorderlappen), gesteuert. Wir kennen Heilpflanzen, die in diese Vorgänge regelnd, fördernd oder hemmend eingreifen. Nicht allgemein anerkannt ist die Auffassung, daß die Menstruation für die Frau auch eine wirkliche Ausscheidungsfunktion darstellt, bei der sich der Körper unerwünschter Stoffwechselprodukte entledigt.

Menstruation

Man kann jedoch in der Praxis immer wieder beobachten, daß bei der Anregung einer zu geringen und zu seltenen Menstruation verschiedene Krankheitszustände, wie Stoffwechselstörungen (Fettsucht, Magersucht), arthritisch-rheumatische Störungen, nervöse Reiz- und Erschöpfungszustände, sogenannte vegetative Neurosen, depressive Gemütszustände, Allergien und Kreislaufstörungen, gebessert oder sogar geheilt werden. *Aschner* bestätigt diese Auffassung, indem er wörtlich sagt: „Die ältere, heute mit Unrecht belächelte Auffassung, daß die Menstrualblutung ein wichtiger Stoffwechselvorgang sei, welcher die Frauen vor vielen Krankheiten schützt, besteht durchaus zu Recht." Es ist daher zweckmäßig, Menstruationsstörungen sorgfältig zu behandeln.

Auf die *Menstruation wirken regelnd*, besonders auf die zu schmerzhafte Menstruation (Dysmenorrhoe), folgende Heilpflanzen: Alant, Andorn, Arnika, Baldrian, Gänsefingerkraut, Goldnessel, Holunder, Johanniskraut, Kamille, Kümmel, Kuhschelle, Melisse, Pfefferminze, Schafgarbe, Tausendgüldenkraut.

1. Die in der Regel allen Frauen bekannte Heilpflanzenmischung gegen zu *schmerzhafte Menstruation* besteht zu gleichen Teilen aus:

> Baldrianwurzel
> Kamillenblüten
> Pfefferminzblätter

Auf 1 Eßlöffel der Teemischung gießt man 1 Tasse kochendes Wasser, läßt alles 8—10 Minuten ziehen und trinkt 3mal täglich 1 Tasse warm.

2. Eine seltener gebrauchte, aber in der Praxis bewährte Mischung gibt *Meyer* an:

Taubnesselblüten	10 g
Schafgarbenkraut	20 g
Kamillenblüten	20 g
Vogelknöterichkraut	50 g

Ein Eßlöffel der Teemischung auf 1 Tasse Wasser wird als Aufguß bereitet, von dem man mehrmals täglich 1 Tasse warm trinkt.

3. Bei zu *schmerzhafter Regel* (Dysmenorrhoe) wirkt auch gut die folgende, wohlbegründete Zusammensetzung:

Gänsefingerkraut	20 g
Rautenblätter	20 g
Alantwurzel	20 g
Kamillenblüten	20 g
Melissenblätter	20 g

Von dieser Mischung nimmt man 2 Teelöffel und übergießt sie mit 1 Tasse kochenden Wassers, läßt sie 20 Minuten ziehen und trinkt mehrmals täglich 1 Tasse.

4. *Detmar* empfiehlt bei zu *schmerzhafter Menstruation* eine Zusammensetzung aus folgenden Heilpflanzen, die in ihrer Wirkungsweise gut aufeinander abgestimmt sind:

Alantwurzel	30 g
Tausendgüldenkraut	30 g
Schafgarbe	30 g
Brennessel	20 g
Wacholderbeeren	20 g
Schlehdornblüten	50 g

Hiervon trinkt man morgens und abends je 1 Tasse, die man aus 1 Eßlöffel der Drogenmischung je Tasse als Aufguß zubereitet.

5. Bei etwas *unregelmäßiger* und *schmerzhafter Menstruation* (Dysmenorrhoe) genügt häufig die Anwendung folgender einfacher Teemischung:

Kamillenblüten	30 g
Andornkraut	30 g
Baldrianwurzel	40 g

Aus 1 Eßlöffel der Drogenmischung auf 1 Tasse Wasser bereitet man einen Aufguß, von dem man mehrmals täglich 1 Tasse warm trinkt.

6. Eine aus der Apotheke fertig zu beziehende Mischung gegen zu *schmerzhafte Menstruation,* der Frauen-Tee STADA *(Species gynaecologicae STADA),* hat folgende Zusammensetzung:

Faulbaumrinde	7,5 g
Birkenblätter	7,5 g
Heidekrautblüten	10 g
Kamillenblüten	25 g
Pfefferminzblätter	25 g
Baldrianwurzel	25 g

Ein Eßlöffel der Teemischung auf 1 Tasse Wasser wird als Aufguß hergestellt, den man 5 Minuten ziehen läßt. Man trinkt von diesem Tee 3mal täglich möglichst heiß.

7. Eine gute regelnde Wirkung besitzt auch folgende Teemischung:

Alantwurzel	20 g
Andorn	20 g
Gänsefingerkraut	20 g
Johanniskraut	20 g
Schafgarbenkraut	20 g

Aus 1 Eßlöffel je Tasse Wasser bereitet man eine Abkochung (5 Minuten), von der man morgens und abends je 1 Tasse möglichst heiß trinkt.

Sehr zweckmäßig ist es, den fertigen Teezubereitungen der Rezepte 1—7 einmal am Tage 150 000 I. E. (Internationale Einheiten) Vitamin A (z. B. in Form von 30 Tropfen Vogan, Arovit oder A-Mulsin) zuzusetzen, da Vitamin A die Wirkung des Tees stark unterstützt.

8. Wenn mit der *Menstruationsstörung*, wie es sehr häufig geschieht, eine hartnäckige *Stuhlträgheit* oder gar *Verstopfung* verbunden ist, empfiehlt sich die folgende Mischung:

Faulbaumrinde	25 g
Süßholz	25 g
Gänsefingerkraut	50 g

Einen Eßlöffel der Mischung mit 1 Tasse kochenden Wassers übergießen und 5 Minuten ziehen lassen. Morgens und abends je 1 Tasse dieses Tees möglichst warm trinken.

9. Gegen *schwere Blähungen* in Verbindung mit *schmerzhafter Menstruation* ist dieses Rezept aus den „Reichsformeln" (RF) anzuwenden:

Kamillenblüten	30 g
Pfefferminzblätter	30 g
Baldrianwurzel	30 g
Kümmel (gestoßen)	10 g

Einen Eßlöffel der Mischung mit 1 Tasse kochenden Wassers übergießen und 5 Minuten ziehen lassen. Der Tee wird 2—3mal täglich heiß getrunken.

10. Eine Abwandlung dieses Rezeptes stellt folgende Vorschrift aus den „Deutschen Rezept-Formeln" (DRF) dar:

Kamillenblüten	
Pfefferminzblätter	
Baldrianwurzel	zu gleichen Teilen
Kümmel (gestoßen)	
Anis (gestoßen)	

Auch hierbei übergießt man 1 Eßlöffel der Mischung mit 1 Tasse kochenden Wassers und trinkt 2—3mal täglich 1 Tasse möglichst heiß.

VIII Menstruation

VIII Teemischungen und Pflanzenzubereitungen

Die *Menstruation fördern* bei zu seltener (Oligomenorrhoe), zu schwacher (Hypomenorrhoe) oder fehlender Menstruation (Amenorrhoe) bei sonst normaler Ausbildung der Organe vor allem folgende Heilpflanzen: Alant, Aloe, Andorn, Angelika, Arnika, Bibernelle, Fenchel, Johanniskraut, Kamille, Kuhschelle, Melisse, Nelkenwurz, Rainfarn, Raute, Ringelblume, Rosmarin, Sennes, Wacholder und Wermut. Hieraus ergeben sich folgende Rezeptvorschriften:

11. Eine einfache, altbekannte Mischung, wie sie auch *Flamm-Kroeber-Seel* vorschlagen, besteht aus:

Aloe	10 g
Raute	40 g
Rosmarin	50 g

Aus 1 Teelöffel dieser Mischung auf 1 Tasse Wasser bereitet man einen Aufguß, den man morgens und abends warm trinkt, und zwar 8 Tage lang vor der zu erwartenden Menstruation.

12. Folgende vielverwendete Vorschrift geben sowohl *Flamm-Kroeber-Seel* als auch *Meyer* an:

Fenchel	30 g
Süßholz	30 g
Sennesblätter	40 g

Einen Eßlöffel der Mischung auf 1 Tasse Wasser abkochen. Abends 1 Tasse warm trinken.

13. Eine mild anregende Wirkung übt diese Mischung aus:

Andornkraut	20 g
Melissenblätter	30 g
Rautenblätter	20 g
Rosmarinblätter	30 g

Von dem Aufguß aus 1 Eßlöffel der Drogenmischung je Tasse Wasser trinkt man abends und morgens je 1 Tasse warm.

14. Eine stärkere Anregung vermittelt folgende Vorschrift, vor allem dann, wenn zugleich Verstopfung besteht:

Bibernelle	25 g
Faulbaumrinde	25 g
Schafgarbe	25 g
Sennesblätter	25 g

Von der Abkochung aus 1 Eßlöffel der Drogenmischung auf 1 Tasse Wasser trinkt man abends 1 Tasse.

15. Auch folgende Mischung besitzt eine gute und starke Wirkung bei *mangelhafter Menstruation mit Stuhlträgheit:*

VIII
Menstruation

Aloe	5 g
Arnikablüten	5 g
Alantwurzel	10 g
Ringelblume	20 g
Raute	30 g
Schafgarbe	30 g

Man trinkt morgens und abends je 1 Tasse des Aufgusses aus 1 Eßlöffel der Mischung auf 1 Tasse Wasser.

Auf die *zu häufige (Polymenorrhoe), zu starke (Menorrhagie) und unregelmäßige (Metrorrhagie) Monatsblutung hemmend* wirken folgende Heilpflanzen, wenn es sich, wie stark betont werden muß, lediglich um Funktionsstörungen und nicht um organische Veränderungen handelt, was stets vorher durch einen Frauenarzt geklärt werden sollte: Ackerschachtelhalm, Brennessel, Eiche, Frauenmantel, Hirtentäschel, Mistel, Tormentill, Vogelknöterich.

16. Eine sehr gute Vorschrift hierzu gibt *Meyer*, die auch von *Flamm-Kroeber-Seel* angeführt wird:

Eichenrinde	25 g
Hirtentäschelkraut	25 g
Schafgarbe	25 g
Tormentillwurzel	25 g

Von der Abkochung aus 1 Eßlöffel der Mischung auf 1 Tasse Wasser trinkt man täglich 1—2 Tassen schluckweise.

17. Ebenso wirkt folgende Zusammensetzung:

Ackerschachtelhalm	20 g
Brennesselblätter	20 g
Frauenmantel	20 g
Hirtentäschel	20 g
Tormentill	20 g

Von der Abkochung aus 1—2 Eßlöffeln dieser Mischung auf 1 Tasse Wasser trinkt man täglich 1—2 Tassen schluckweise.

18. Häufig läßt sich auch durch Zusatz von Mistel ein schneller Effekt erzielen:

Hirtentäschelkraut	30 g
Tormentillwurzel	30 g
Mistel	40 g

Von der Abkochung aus 1 Eßlöffel der Mischung auf 1 Tasse Wasser trinkt man 3mal täglich 1 Tasse *vor* den Mahlzeiten.

Ist mit diesen einfachen Mitteln kein schneller und anhaltender Erfolg zu erzielen, so müssen stärkere pflanzliche Mittel eingesetzt werden, die jedoch nur

VIII
Teemischungen
und Pflanzenzubereitungen

der Arzt verschreiben darf. Hier kommen in erster Linie die kanadische Gelbwurz *(Hydrastis canadensis)* (S. 78) und das in diesem Buch nicht aufgeführte Mutterkorn *(Secale cornutum)* in Frage.

Gegen den sehr häufigen *Unterleibskatarrh* (Scheidenkatarrh, Weißfluß) wirken folgende Heilpflanzen:
Innerlich: Andorn, Angelika, Baldrian, Eibisch, Eiche, Frauenmantel, Kamille, Melisse, Rosmarin, Salbei, Schafgarbe, Spierstaude, Wegwarte.
Äußerlich: Ackerschachtelhalm, Eiche, Kamille, Schafgarbe, Salbei.

Einige sich daraus ergebende Rezepte, die jedoch nur wirksam werden, wenn es sich nicht um eine bakterielle Infektion handelt, für die nur der Arzt zuständig ist, sind die folgenden:

19. Diese Mischung ist innerlich gegen Weißfluß *(Fluor albus)* anzuwenden:

Baldrianwurzel	20 g
Melissenblätter	20 g
Frauenmantelkraut	20 g
Spierstaudenblätter	40 g

Von der Abkochung aus 1 Eßlöffel der Teemischung auf 1 Tasse Wasser trinkt man morgens und abends langsam je 1 Tasse warm.

20. In der gleichen Weise wie Rezept 19 verwendet man folgende Mischung:

Eichenrinde	5 g
Salbei	10 g
Enzianwurzel	10 g
Schafgarbe	25 g
Taubnessel	25 g
Eibisch	25 g

Von dem Aufguß aus 1 Eßlöffel der Mischung auf 1 Tasse Wasser trinkt man 3mal täglich 1 Tasse möglichst warm.

21. Häufig genügt, besonders bei jungen Mädchen, eine einfache Mischung aus:

Taubnesselblüten	40 g
Kamillenblüten	40 g
Pfefferminzblätter	20 g

Man bereitet aus 1 Eßlöffel je Tasse Wasser einen Aufguß, den man 5 Minuten ziehen läßt und 3mal täglich möglichst *vor* den Mahlzeiten warm trinkt.

Zu *Scheidenspülungen,* falls diese überhaupt angebracht und ärztlich verordnet sind, benutzt man ebenfalls mit Erfolg Teezubereitungen.

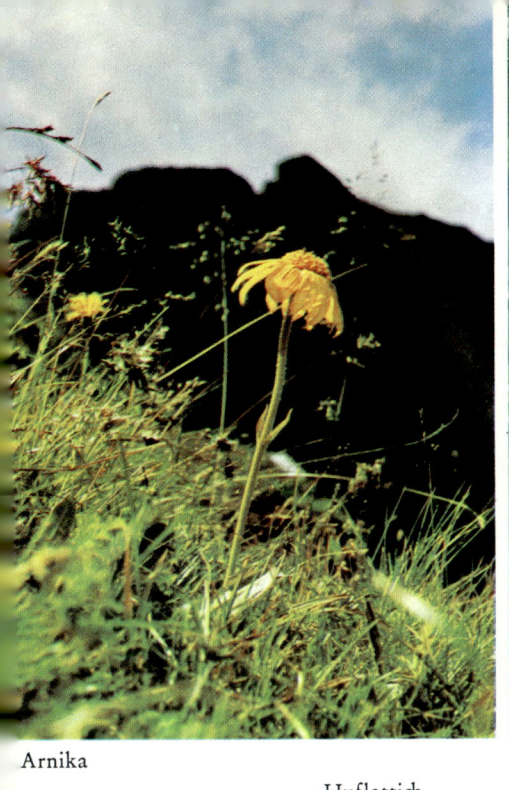
Arnika

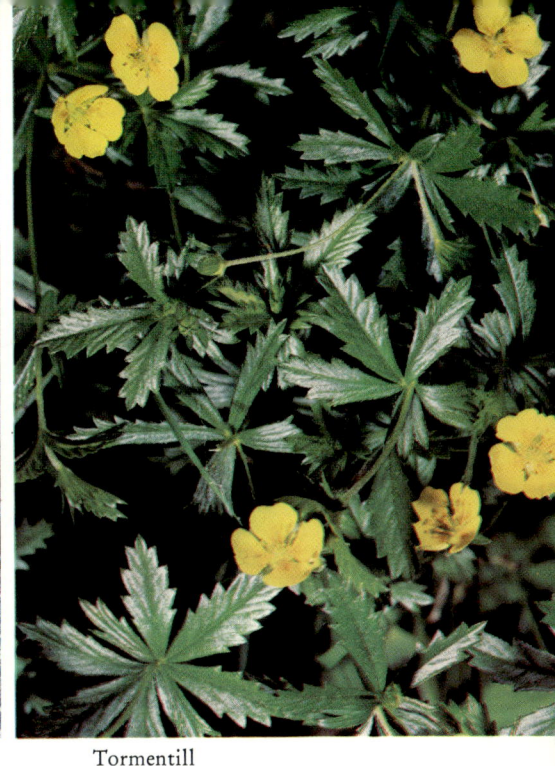
Tormentill

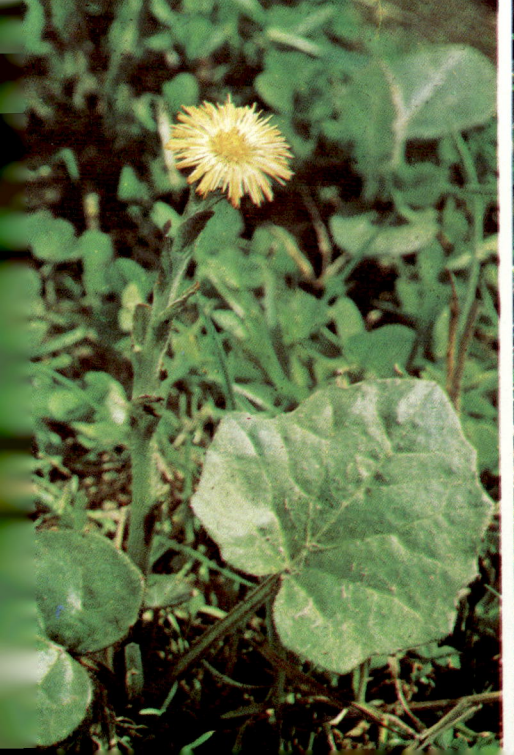
Huflattich

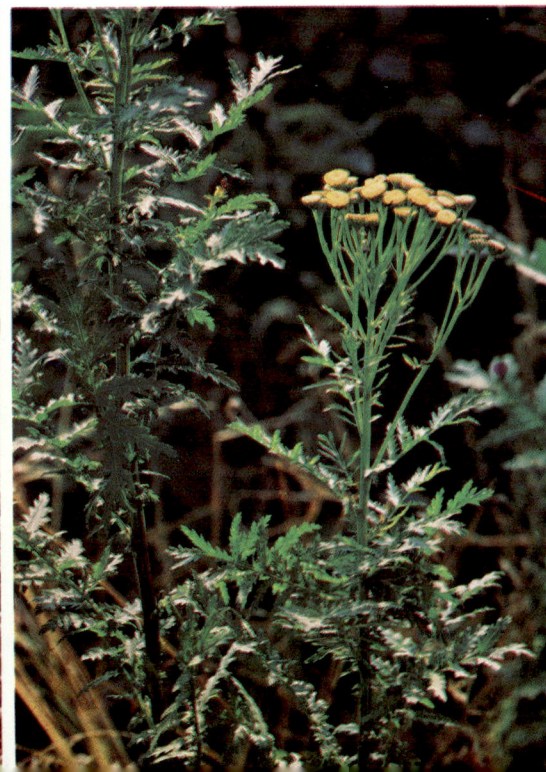
Rainfarn

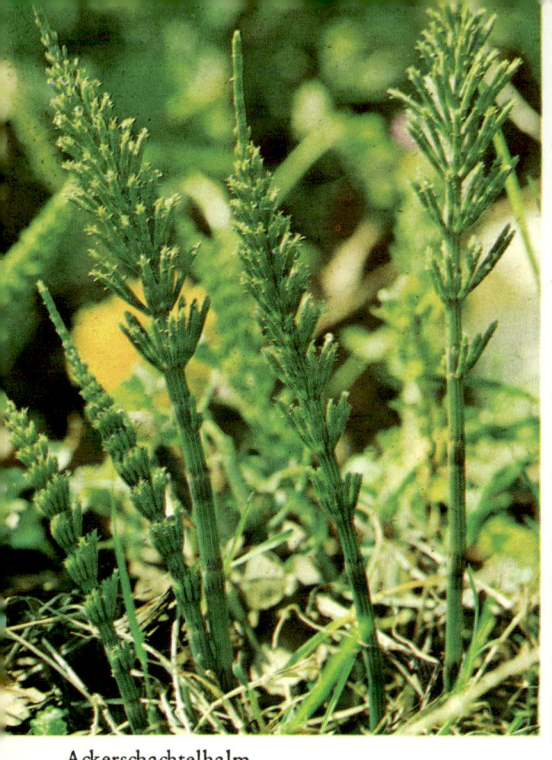

Ackerschachtelhalm Weißdorn (Früchte)

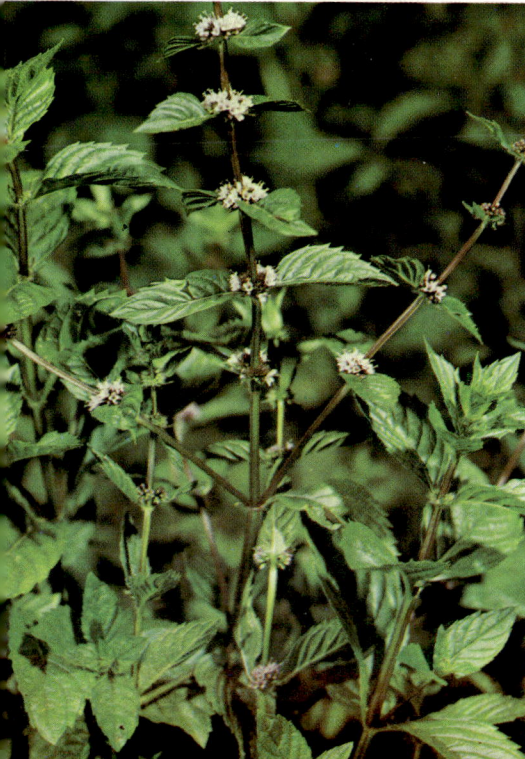

Pfefferminze Wasserminze

22. Eine Zubereitung, die sich zu *Spülungen* ebenso eignet wie zur Durchtränkung von Tampons, besteht aus:

Eichenrinde	20 g
Kamillenblüten	40 g
Schafgarbenkraut	40 g

Man kocht die halbe Menge in 1½ l Wasser kurz auf, läßt das Ganze 15 Minuten ziehen und benutzt den durchgeseihten Tee zu Spülungen und Tampons 1- bis 2mal täglich.

VIII
Unterleibskatarrh, klimakterische Beschwerden

23. Auch die folgende Mischung läßt sich zu *Spülungen* und als Tamponflüssigkeit auch bei großer Empfindlichkeit benutzen:

Ackerschachtelhalm	20 g
Kamillenblüten	40 g
Salbeiblätter	40 g

Man stellt aus der halben bis ganzen Menge eine Abkochung mit 2 l Wasser her und verwendet den abgeseihten Tee noch gut warm.

Gegen die *Beschwerden der Wechseljahre* (klimakterische Beschwerden), wie Unruhe, Schlafstörungen, Schweißausbrüche, Hitzewellen, Kreislaufstörungen, Gelenkbeschwerden, wirken, meist mit bestem Erfolg, folgende Heilkräuter: Arnika, Baldrian, Johanniskraut, Raute, Rauwolfia, Rosmarin, Schafgarbe, Weißdorn, Wermut.

24. Treten in den Wechseljahren vorwiegend *Kreislaufstörungen* und *nervöse Reizerscheinungen* auf, dann ist folgende Teemischung angebracht:

Arnikablüten	5 g
Rautenblätter	20 g
Rosmarinblätter	25 g
Baldrianwurzel	50 g

Man trinkt von der Abkochung aus 1 Eßlöffel der Mischung auf 1 Tasse Wasser tagsüber 1—2 Tassen.

25. Herrschen *hormonale Ausfallserscheinungen* (Hitzewellen, Schweißausbrüche) vor, wählt man dieses Rezept:

Johanniskraut	25 g
Rautenblätter	25 g
Rosmarinblätter	25 g
Schafgarbenkraut	25 g

Man trinkt täglich 1—3 Tassen einer Abkochung aus 1 Eßlöffel der Mischung auf 1 Tasse Wasser.

VIII
Teemischungen und Pflanzenzubereitungen

34. Rezept gegen *Gebärmutterblutungen* (nach *J. Schmitz*) aus homöopathischen Urtinkturen und Verdünnungen (nur gegen ärztliches Rezept!):

Arnica D 2 (Arnika)	
China D 2 (Chinarinde)	
Erigeron D 1 (Kanadisches Berufskraut)	
Geranium D 1 (Ruprechtskraut)	
Hamamelis ⌀ (Virginischer Zauberstrauch)	zu gleichen Teilen mischen
Millefolium ⌀ (Schafgarbe)	
Secale cornutum D 3 (Mutterkorn)	
Bursa pastoris D 2 (Hirtentäschelkraut)	
Ustilago ⌀ (Maisbrand)	
Trillium pendulum ⌀ (Amerikanische Waldlilie)	

Man nimmt von dieser Mischung mehrmals täglich 15—20 Tropfen.

35. Bei leichten *Regelschmerzen* mit Neigung zu *Verstopfung* wählt man folgende Drogenmischung:

Faulbaumrinde, zerschnitten	10 g
Queckenwurzel	15 g
Schafgarbenkraut	25 g

Drei Eßlöffel Tee übergießt man mit $^1/_2$ l kochendem Wasser, läßt das Ganze 2 Stunden gut zugedeckt ziehen, seiht es durch und trinkt 3mal täglich 1 Tasse Tee warm.

36. Bei *Regelschmerzen* mit *Unruhe,* leichten *Erregungszuständen* und *zu langer Menstruation* ist diese Mischung geeignet:

Kamillenblüten	10 g
Pfefferminzblätter	10 g
Baldrianwurzel, zerschnitten	10 g
Hirtentäschelkraut	20 g

Drei Eßlöffel Tee mit $^1/_2$ l kochendem Wasser übergießen, 20 Minuten ziehen lassen, durchseihen und 3mal täglich 1 Tasse warm trinken.

IX. Heilpflanzenzubereitungen gegen Erkrankungen der Bewegungsorgane
(Muskeln, Sehnen, Gelenke, Knochen)

Die wichtigste Erkrankung der Bewegungsorgane ist der Rheumatismus. Er ist in seinen Erscheinungsformen genauso vielgestaltig wie es die verschiedensten Grundstörungen sind, aus denen er entsteht. Wir wissen heute, daß zu den Grundstörungen Ernährungsfehler, bakterielle Schädigungen, Hormondrüsenstörungen, Stoffwechselstörungen, Kreislaufstörungen, nervöse Umstimmungen, Allergien und schließlich Hemmungen in den Ausscheidungsvorgängen über Darm, Nieren, Lunge und Haut zu rechnen sind. Schon diese Aufzählung macht uns verständlich, daß „antirheumatisch" wirksame Mittel die verschiedensten Angriffspunkte und Wirkungsweisen haben können und müssen. So ist das Krankheitsbild des rheumatischen Formenkreises nicht nur in seinen Grundursachen schwierig zu erfassen, sondern auch ebenso schwierig zu behandeln.

Rheumatismus

Dem vielverzweigten Ursachenkomplex entsprechend, sind auch die als „antirheumatisch wirksam" bezeichneten Heilpflanzen verschiedenster Art und von verschiedenster Wirkung. Je mehr es gelingt, die Grundursachen des jeweiligen Krankheitsbildes aufzuspüren und hier die nötigen Mittel anzusetzen, um so eher wird ein befriedigender Heilerfolg erzielt. Vielleicht sind es Darm-, Nieren-, Kreislauf-, Stoffwechsel- oder Hautmittel, die dann eine antirheumatische Wirkung hervorbringen. Oft sind nur Ergänzungsstoffe (Vitamine) nötig, um einen „Rheumatismus" abklingen zu lassen. Wir können also bei der systematischen Bekämpfung eines Rheumatismus nicht des Arztes entbehren, der uns den oft verschlungenen Weg zur Heilung oder wenigstens zur Beschwerdefreiheit zeigt.

Die nachfolgenden Rheumarezepte können nur Beispiele sein, die im Einzelfall den jeweiligen Erscheinungsformen angepaßt werden müssen. Als speziell *antirheumatisch* gelten die salizylsäurehaltigen Drogen. Dies sind Primel (Schlüsselblume), Ringelblume, Spierstaude, Veilchen und Weide.

Genauso können aber stoffwechselwirksame, kreislaufwirksame, darm-, nieren- oder hautwirksame Drogen in Frage kommen.

1. Zunächst ein Rezept mit salizylsäurehaltigen Drogen, also mit allgemein *antirheumatischer Wirkung:*

Schlüsselblumenwurzel (Primel)	20 g
Ringelblumen	20 g
Spierstaudenblüten	30 g
Veilchenkraut	30 g

Einen Eßlöffel der Mischung setzt man mit 1 Tasse Wasser kalt an, läßt ihn 8 Stunden stehen, kocht ihn kurz auf, seiht ihn ab und trinkt den Tee 3mal täglich warm *nach* dem Essen.

**IX
Tee-
mischungen
und
Pflanzen-
zuberei-
tungen**

10. Ein aus den Apotheken fertig zu beziehender *Rheumatee* (Rheumatee STADA) hat folgende Zusammensetzung:

Birkenblätter	30 g
Ackerschachtelhalm	20 g
Guajakholz	10 g
Schafgarbenkraut	10 g
Brennesselkraut	10 g
Hauhechelwurzel	10 g
Faulbaumrinde	4 g
Bittersüßstengel	4 g
Wacholderbeeren	2 g

Ein Eßlöffel dieser Mischung wird mit $1/4$ l Wasser 10 Minuten gekocht. Man trinkt 2—3mal täglich 1 Tasse.

Äußerlich anzuwendende Mittel
(In der Apotheke herzustellen)

Von jeher spielen bei den Erkrankungen der Bewegungsorgane, insbesondere bei rheumatischen Erkrankungen, äußerliche Anwendungen, wie *Bäder, Kompressen, Packungen* und *Einreibungen* unter Verwendung von Heilpflanzen, eine große Rolle. Meist ist es die kombinierte Wirkung intensiver örtlicher Wärme mit den ätherischen Pflanzenölen, die zur Schmerzlinderung, Durchblutungsförderung und Steigerung der Drüsenabsonderungen führt und dadurch zur Besserung oder gar Heilung der krankhaften Veränderungen beiträgt. Über die Durchführung und Anwendung der Bäder ist im Kapitel XIII des Rezeptteils nachzulesen. Die gleichen Zubereitungen lassen sich auch für Kompressen und Packungen verwenden (siehe insbesondere Heublumensack).

Für Einreibungen, die besonders gut nach vorheriger Anwendung von feuchter Wärme und Massagen wirken, eignen sich Rezepte, die entweder nur pflanzliche ätherische Öle enthalten, wie Kalmusöl, Rosmarinöl, Wacholderöl oder Arnika und Hopfen, oder aber Kombinationen mit Bilsenkrautöl.

Es darf bei Anwendung der Einreibemittel nicht vergessen werden, die Haut in jedem Falle vorher durch warme Seifenwaschungen völlig zu entfetten, weil sie dadurch erst für die Einreibemittel aufnahmefähig wird! Je tiefer diese eindringen können, desto stärker die Wirkung!

11. Beruhigende und schmerzstillende *Hopfensalbe* (nach *Chiari*):

Hopfendrüsen	10 g
Wachssalbe	20 g

Die Hopfendrüsen werden intensiv mit der Salbe vermischt. Die fertige Salbe verwendet man zu Verbänden.

12. Man erhält ein altbekanntes Einreibemittel, wenn man zu dem in Apotheken vorrätig gehaltenen zusammengesetzten Angelikaspiritus *(Spiritus Angelicae compositus* DAB), der Angelikaöl, Baldrianöl, Wacholderöl und Kampfer enthält, auch noch Kalmusöl hinzufügt in folgenden Mengenverhältnissen:

IX Rheumatismus

    Kalmusöl   2 g
    Zusammenges. Angelikaspiritus
        auffüllen bis auf 100 g

Hiermit reibt man die rheumatischen Stellen ein- bis mehrmals täglich ein.

13. Zu Wacholderspiritus *(Spiritus Juniperi)* kann man auch Kalmusöl *(Oleum Calami)* und Arnikatinktur *(Tinctura Arnicae)* hinzufügen nach folgender Vorschrift:

    Kalmusöl   2 g
    Arnikatinktur   10 g
    Wacholderspiritus   auffüllen auf 100 g

Auch mit dieser Mischung reibt man 1—3mal täglich ein.

14. Die Reichsformeln (RF) enthalten den zusammengesetzten Chloroformspiritus als gutes Einreibemittel, in dem Chloroform mit Seifen- *(Spiritus saponatus)* und Wacholderspiritus *(Spiritus Juniperi)* kombiniert ist:

    Chloroform   20 g
    Seifenspiritus   20 g
    Wacholderspiritus   auffüllen auf 100 g

Mehrmals täglich einreiben.

15. Die gleiche Rezeptformelsammlung führt auch eine Kombination von Jodäthyl *(Aether jodatus)* mit Rosmarinspiritus und Spanischpfeffertinktur *(Tinctura Capsici)* an, die stark hautreizend wirkt, aber auch eine gute Tiefenwirkung hat:

    Jodäthyl   2 g
    Rosmarinspiritus   50 g
    Spanischpfeffertinktur   50 g

Die Mischung ist vor dem Gebrauch zu schütteln und täglich 1—3mal zu Einreibungen zu verwenden.

16. Wichtig sind auch Kombinationen mit dem beruhigend und entspannend wirkenden, nur mit Vorsicht zu gebrauchenden Bilsenkrautöl *(Oleum Hyoscyami)* nach einer Vorschrift von *Weiß*:

    Bilsenkrautöl   20 g
    Chloroform   30 g
    Zusammenges. Angelikaspiritus   50 g

Vor jeder Einreibung ist die Mischung zu schütteln.

X
Teemischungen und Pflanzenzubereitungen

2. Den gleichen Dienst der *Appetitanregung* leistet auch die Bitterkräutermischung als Tee:

Bitterklee (Fieberklee)	20 g
Tausendgüldenkraut	20 g
Wermut	20 g
Pfefferminzblätter	40 g

Man trinkt *vor* jeder Mahlzeit einige Schluck des Aufgusses aus 1 Teelöffel auf 1 Tasse Wasser.

3. Sehr einfach und gleichermaßen nützlich zur *Appetitanregung* ist auch die Anwendung der Kalmus- oder der Enziantinktur.

Kalmustinktur	30 g
oder	
Enziantinktur	30 g

Man nimmt *vor* jeder Mahlzeit 5—10—15 Tropfen der Tinktur in Wasser oder auf Zucker.

4. Die Magendrüsen sowie alle anderen Drüsen der *Verdauungsorgane werden angeregt* durch folgende Mischung:

Alantwurzel	20 g
Isländisches Moos	20 g
Johanniskraut	20 g
Löwenzahnwurzel	20 g
Wegwartwurzel	20 g

Einen Eßlöffel der Mischung setzt man mit 1 Tasse Wasser kalt an, läßt ihn 8 Stunden stehen, kocht ihn kurz auf, seiht ihn ab und trinkt morgens und abends je 1/2 Tasse des Tees warm.

5. Für einen längeren Gebrauch mit *Wirkung auf Magen, Leber und Darmdrüsen* eignet sich auch diese Mischung:

Andornkraut	20 g
Bärlappsamen	
(oder Alpenleberbalsam)	20 g
Brennesselblätter	20 g
Johanniskraut	20 g
Holunderrinde	10 g
Tausendgüldenkraut	5 g
Wermut	5 g

Von dem Aufguß aus 1 Eßlöffel der Mischung auf 1 Tasse Wasser trinkt man *vor* jeder Mahlzeit 1/2—1 Tasse warm.

Zu dem gleichen Zweck können auch die Rezepte des Abschnittes V, 1—10, (Teemischungen gegen Erkrankungen des Magens, des Darmes und der Bauchspeicheldrüse) verwendet werden.

Eine wesentliche Bedeutung behalten die Heilpflanzen bei der Bekämpfung *äußerer* und *innerer Blutungen*. Zu den pflanzlichen Blutstillern gehören vor allem die Gerbstoffdrogen und die Amindrogen. Zu den Gerbstoffdrogen zählen Augentrost, Bärentraube, Brennessel, Eiche, Johanniskraut, Schafgarbe, Tormentill, Wegwarte.

Zu den aminhaltigen oder aminbildenden Drogen zählt vor allem das Hirtentäschel. Natürlich muß bei allen inneren Blutungen unverzüglich der Arzt geholt werden.

X
Blutungen

6. Gegen *Nasenbluten* läßt sich eine Mischung aus Eichenrinde und Tormentillwurzel verwenden:

Eichenrinde	50 g
Tormentillwurzel	50 g

Man bereitet aus 1 Eßlöffel der Heilpflanzenmischung mit 1 Tasse Wasser eine Abkochung, die man nach dem Erkalten zu Spülungen und zur Tamponade benutzt.

7. Bei *Magen- und Darmblutungen* nimmt man gern Kombinationen mit Eichenrinde:

Brennesselblätter	30 g
Hirtentäschelkraut	30 g
Eichenrinde	40 g

Man bereitet aus 1 Eßlöffel der Mischung auf 1 Tasse Wasser eine Abkochung, die man tagsüber schluckweise trinkt.

8. Auch der Tormentill kommt für *Magen- und Darmblutungen* in Frage, besonders in Verbindung mit Leinsamen und Kamille:

Tormentillwurzel	30 g
Kamillenblüten	30 g
Leinsamen	40 g

Man bereitet aus 1 Eßlöffel der Mischung mit 1 Tasse Wasser vor jeder Mahlzeit einen frischen Aufguß und trinkt ihn noch mäßig warm.

9. Auch bei *Nierenblutungen* kann man sich einer ähnlichen Heilpflanzenmischung bedienen:

Frauenmantel	25 g
Hirtentäschelkraut	25 g
Johanniskraut	25 g
Leinsamen	25 g

Man bereitet aus 1 Eßlöffel der Mischung eine Abkochung, von der man mehrmals am Tage 1 Tasse trinkt.

XI Teemischungen und Pflanzenzubereitungen

Heilpflanzen, die wieder teilweise direkt auf die Haut oder zugleich auch auf die von ihrer Funktion abhängigen Organsysteme wirken. Die tiefen Zusammenhänge zwischen Haut und inneren Organen machen erst die Wirkungen unserer Heilpflanzen mit ihren vielfachen Angriffspunkten verständlich.

Man wird also bei vielen krankhaften Störungen direkt auf die Haut wirkende Heilpflanzen mit anderen, etwa auf das Nervensystem, die Kreislauforgane, den Stoffwechsel oder die Nieren wirksamen Heilpflanzen zu einem Rezept vereinigen müssen, um Heilung zu erreichen.

Es wird immer eine große Kunst sein und bleiben, von der Haut Gesundheit und Krankheit abzulesen. Ebenso schwierig und kunstvoll wird es bleiben, die Haut als Angriffsfläche für Vorbeugungs- und Heilmaßnahmen zu benutzen. Es ist auch hier wieder wichtig, ob wir hemmende, dämpfende, erregende oder belebende Wirkungen erzielen wollen, das richtige Mittel an der richtigen Stelle und in der richtigen Dosis anzuwenden. Dabei ist daran zu erinnern, daß wir die Heilpflanzenwirkungen durch andere natürliche Heilmaßnahmen, die sich besonders an der Haut anwenden lassen, wie Licht, Luft, Wasser und Lehm, mächtig zu unterstützen und zu verstärken vermögen, ja, manchmal können wir sie erst wirklich wirksam werden lassen.

Eine direkte oder indirekte Wirkung auf die Funktionen der Haut und der Schleimhäute üben folgende Heilpflanzen aus: Ackerschachtelhalm, Alpenwegerich, Andorn, Angelika, Arnika, Augentrost, Baldrian, Bärlapp, Beinwell, Bibernelle, Birke, Brennessel, Bruchkraut, Eberesche, Eibisch, Eiche, Eisenkraut, Frauenmantel, Gänseblümchen, Gänsefingerkraut, Gelbwurz, Ginseng, Goldrute, Hauhechel, Holunder, Hopfen, Isländisches Moos, Johanniskraut, Kamille, Kardobenedikte, Kiefer, Klette, Königskerze, Kümmel, Kuhschelle, Lein, Linde, Myrte, Olive, Osterluzei, Quecke, Rauwolfia, Ringelblume, Rosmarin, Roßkastanie, Ruprechtskraut, Salbei, Senf, Silberdistel, Sonnenblume, Spierstaude, Spitzwegerich, Tormentill, Veilchen, Weide, Wundklee, Ysop, Zaunrübe.

Besonders auf die ekzematös veränderte Haut (chronisches Ekzem), die fast immer das Zeichen eines gestörten Stoffwechsels ist oder eine allergische Reaktion darstellt, wirken in innerlicher und äußerlicher Anwendung Ackerschachtelhalm, Brennessel, Birke, Bockshornklee, Eiche, Gundermann, Haferstroh, Kamille, Kleie, Malve, Stiefmütterchen, Taubnessel, Tormentill und Wacholder.

Rezepte für rein äußerliche Anwendung

1. Vor allem bei *juckenden und nässenden Ekzemen* eignen sich vorzüglich Aufschläge aus Kamillenblüten:

                Kamillenblüten   100 g

Man bereitet aus 1 Eßlöffel der Blütendroge auf 1 Tasse Wasser einen Aufguß, den man nach dem Erkalten zu Aufschlägen benutzt.

XI
Haut,
Schleimhaut

2. Fein gepulverte Kamillenblüten eignen sich unter Zugabe von Reisstärke und Talcum auch als *Wundpulver:*

Fein gepulverte Kamillenblüten	20 g
Reisstärke	70 g
Talcum	10 g

Man mischt die Bestandteile gründlich und verwendet die Mischung zum Einpudern von Ekzemen.

3. Bei einem *Schweißekzem* (am After, Damm und zwischen den Oberschenkeln), auch intertriginöses Ekzem genannt, bewährt sich meist die Eichenrinde als Umschlag oder Badezusatz:

Eichenrinde	500 g

Man läßt die Eichenrinde ($1/2$ kg) mit 3 l Wasser 30 Minuten kochen, seiht sie dann ab und setzt die Abkochung dem Badewasser zu.

4. Bei *nichteiternden Wunden* bedient man sich vorteilhaft der entzündungshemmenden Wirkung der Arnika:

Arnikatinktur	30 g

Man gibt einige Tropfen auf die gereinigte Wunde.

5. Auch der Tormentill eignet sich ausgezeichnet zur Behandlung *nichteitriger, schlechtheilender Wunden* als Aufschlag und Verband, da er entzündungswidrig und vernarbend wirkt. Ferner wirkt er bei *Verbrennungen* und *Verätzungen* schmerzstillend und heilend:

Tormentillwurzel	50 g
Beinwellwurzel	50 g

Ein bis zwei Eßlöffel der Drogenmischung auf 1 Tasse Wasser werden als Abkochung zubereitet. Man spült damit die Wunde oder legt einen Wundverband an.

6. Bei *eiternden Wunden* verwendet man eine Mischung aus Salbei, Goldrute und Hirtentäschel:

Salbeiblätter	50 g
Goldrutenblätter	30 g
Hirtentäschelkraut	20 g

Die Abkochung aus 1 Eßlöffel der Mischung auf 1 Tasse Wasser benutzt man zu Spülungen und Verbänden.

XI
Teemischungen und Pflanzenzubereitungen

7. *Antiseptisch* und fördernd auf die Wundheilung wirkt diese Mischung:

Arnikablüten	20 g
Johanniskraut	20 g
Kamillenblüten	20 g
Seifenkraut	20 g
Thymian	20 g

Man bereitet aus 1—2 Eßlöffeln der Drogenmischung auf 1 Tasse Wasser einen Aufguß, den man — abgeseiht — lauwarm oder erkaltet zu Auflagen und Verbänden benutzt.

8. Bei *Quetschungen* und *Blutergüssen,* schlechtheilenden und eiternden Wunden sind heiße Beinwellaufschläge angebracht:

Beinwellwurzel, geschält	200 g

Die Wurzeln werden mit $^1/_2$ l Wasser 30 Minuten lang gekocht. In die Kochflüssigkeit taucht man Mullkompressen, die man, etwas ausgedrückt, noch heiß auf die verletzten Stellen, auf schlecht heilende oder eiternde Wunden legt.

Man kann auch die Wurzeln zu Brei kochen und den Brei noch heiß auflegen.

9. Bei *offenen Beingeschwüren (Ulcus cruris)* kann man anfänglich wegen zu großer Empfindlichkeit meist nur Kamille verwenden (Rezept XI 1), später wird die Heilung durch folgende Mischung günstig beeinflußt:

Beinwellwurzel	60 g
Ringelblume	20 g
Salbeiblätter	20 g

Aus 1 Eßlöffel der Mischung je Tasse Wasser bereitet man eine Abkochung, die man zu Spülungen und Auflagen benutzt.

Bei *Augenentzündungen,* insbesondere Lidrandentzündung (Blepharitis) und Bindehautentzündung, lassen sich folgende Heilkräuter verwenden: Augentrost, Eibisch, Holunder, Kalmus, Kamille, Ringelblume und Veilchen.

10. Man kann alle genannten Pflanzen einzeln verwenden. Man bereitet dann aus den Blütendrogen einen Aufguß aus 1 Eßlöffel je Tasse Wasser, aus den Blatt- und Wurzeldrogen eine Abkochung aus der gleichen Menge. Eine gute Mischung ist folgende:

Kamillenblüten	40 g
Augentrost	40 g
Ringelblumen	20 g

Aus 1 Eßlöffel der Mischung je Tasse Wasser bereitet man einen Aufguß, den man abgeseiht zu Bähungen (heißen Umschlägen) und Auflagen benutzt.

11. Bei *Mundschleimhaut- und Zahnfleischentzündungen* (Parodontose, Parodontitis) mischt man:

Kamillenblüten	60 g
Salbeiblätter	30 g
Arnikablüten	10 g

Aus 1 Eßlöffel der Mischung je Tasse Wasser bereitet man einen Aufguß, den man zum Spülen und Gurgeln verwendet.

12. Eine stärkere entzündungswidrige Wirkung erzielt man bei *Mund-, Schleimhaut-* und *Zahnfleischentzündung* mit Eichenrinde und Tormentillwurzel:

Eichenrinde	50 g
Tormentillwurzel	50 g

Aus 1 Tee- bis 1 Eßlöffel der Mischung je Tasse Wasser stellt man eine Abkochung her, die man zu Spülungen benutzt.

13. Zum Pinseln des Zahnfleisches (2- oder 3mal täglich) bei *entzündlichen Zahnfleischerkrankungen* ist auch folgende Tinktur sehr gut geeignet:

Tormentilltinktur	10 g
Salbeitinktur	10 g

14. Genauso verwendet man auch den Fluidextrakt aus Salbei und Kamille:

Kamillen-Fluidextrakt	10 g
Salbei-Fluidextrakt	10 g

Rezepte für innerliche Anwendung

15. Bei übermäßiger *Schweißbildung* wirkt Salbei mit seinem ätherischen Öl beruhigend auf die schweißtreibenden Nervenfasern. Salbei kann einzeln angewendet werden:

Salbeiblätter, zerschnitten	100 g

Aus 4 Eßlöffeln (oder 20 g) bereitet man mit ½ l Wasser eine Abkochung, die man abends trinkt. Um die krankhafte Schweißabsonderung zu dämpfen, benötigt man etwa 20 g Salbeiblätter pro Tag.

16. Der folgende *schweißhemmende* Tee wird von *Ripperger* und *Flamm-Kroeber-Seel* angegeben:

Salbeiblätter	80 g
Ackerschachtelhalm	10 g
Baldrianwurzel	10 g

Von der Mischung nimmt man 1 Eßlöffel auf 1 Tasse Wasser zur Herstellung eines Aufgusses, den man am besten nochmals kurz aufkochen läßt.

XI
Teemischungen und Pflanzenzubereitungen

17. Die folgende *schweißtreibende* Heilpflanzenmischung bewirkt nach längerem Gebrauch eine Umstimmung des Hautstoffwechsels, wie es bei manchen Ekzemformen erwünscht ist:

Schlehdornblüten	10 g
Kamillenblüten	10 g
Lindenblüten	20 g
Spierstaudenblätter	40 g
Holunderblüten	20 g

Einen Eßlöffel dieser Mischung übergießt man mit 1 Tasse kochenden Wassers, läßt das Ganze 10 Minuten ziehen, seiht es ab und trinkt den Tee 2mal täglich möglichst warm.

18. Will man *Haut-* und *Darmfunktion* zugleich beeinflussen, so wählt man:

Holunderblüten	30 g
Lindenblüten	30 g
Süßholz	40 g

Aus 1 Eßlöffel der Mischung auf 1 Tasse Wasser bereitet man einen Aufguß, von dem man morgens und abends je 1 Tasse trinkt.

19. Bei *schlechter Hautfunktion* und bei *Darmträgheit* verstärkt man die Wirkung durch Faulbaumrinde:

Holunderblüten	20 g
Spierstaudenblätter	20 g
Veilchenwurzel	20 g
Süßholz	30 g
Faulbaumrinde	10 g

Aus 1 Eßlöffel der Mischung auf 1 Tasse Wasser bereitet man eine Abkochung, von der man täglich 1—2 Tassen trinkt.

An die Stelle des Veilchens kann man auch das Stiefmütterchen *(Viola tricolor)* setzen oder nur gepulvertes Stiefmütterchenkraut verwenden. Man nimmt dann 3mal täglich ½ Teelöffel Pulver in heißem Honigwasser.

20. Häufig bestehen bei *schlechter Hautfunktion* zugleich eine *schlechte Leberfunktion sowie Darmträgheit*. Dann wählt man:

Spierstaudenblätter	20 g
Veilchenwurzel	20 g
Löwenzahnwurzel	20 g
Schafgarbe	20 g
Faulbaumrinde	20 g

Einen Eßlöffel der Mischung setzt man mit 1—2 Tassen Wasser kalt an, läßt das Ganze 6 Stunden ziehen, erwärmt es dann, kocht es kurz auf und seiht es ab. Man trinkt täglich 1—2 Tassen warm.

21. Eine Verbesserung der Haut-, Leber-, Darm- und Nierenfunktion erzielt man durch eine ähnliche Kombination wie in Rezept 20:

XI Stoffwechsel, Hautstoffwechsel

Spierstaudenblätter	20 g
Andornkraut	20 g
Löwenzahnwurzel	20 g
Queckenwurzel	20 g
Faulbaumrinde	20 g

Einen Eßlöffel der Mischung mit 1—2 Tassen Wasser kalt ansetzen, 6—8 Stunden ziehen lassen, aufkochen, abseihen und täglich 1—2mal 1 Tasse trinken.

22. Den *Hautstoffwechsel* und den *allgemeinen Stoffwechsel* regt folgende Teemischung an. Sie bildet für viele trockene, besonders auch allergische Ekzeme eine Grundbehandlung:

Alantwurzel	10 g
Queckenwurzel	10 g
Ringelblume	20 g
Hauhechelwurzel	20 g
Weidenrinde	40 g

Man bereitet aus 1 Eßlöffel der Mischung auf 1 Tasse Wasser eine Abkochung, von der man morgens und abends je 1 Tasse trinkt.

23. Bei *fieberhaften Erkältungskrankheiten* ist der aus den Apotheken fertig zu beziehende Grippetee STADA sehr nützlich. Er setzt sich zusammen aus:

Schlehdornblüten	5 g
Wollblumen	5 g
Jaborandiblätter	5 g
Kamillenblüten	5 g
Spierstaudenblätter	10 g
Lindenblüten	20 g
Holunderblüten	20 g
Weidenrinde	30 g

Einen Eßlöffel der Drogenmischung übergießt man mit ¼ l kochendem Wasser und läßt das Ganze 5—10 Minuten ziehen. Tagsüber werden 1—2 Tassen möglichst heiß getrunken. Es ist zweckmäßig, Honig und Zitronensaft zuzufügen.

24. Wie Rezept 23 zu gebrauchen ist auch eine einfachere Mischung:

Huflattichblätter	20 g
Spitzwegerich	20 g
Hauhechelwurzel	30 g
Veilchenwurzel	30 g

Von der Abkochung aus 1 Eßlöffel der Mischung auf 1 Tasse Wasser trinkt man mit Zitrone und Honig 1—3 Tassen möglichst warm.

XI Teemischungen und Pflanzenzubereitungen

Weitere Rezepte zur äußerlichen Anwendung

25. Die Herstellung eines Haarspiritus gegen *Schuppen* und *Haarausfall* geschieht folgendermaßen:

Lavendelöl	1 g
Kalmusöl	1 g
Enziantinktur	10 g
Spirituöse Rosmarinlösung auffüllen auf	100 g

Vor Gebrauch schütteln und täglich 1mal kräftig in die Kopfhaut einmassieren.

26. Gegen *Schuppen* und *Haarausfall* wirksam ist auch der *Brennesselspiritus*. Herstellung siehe unter Brennessel (S. 50 f.).

27. Gegen *Frostbeulen* verwendet man eine Mischung von Tormentillextrakt mit Glyzerin (nach *K. Koch*):

Tormentillextrakt, getrocknet	5 g
Glyzerin	25 g

Die Mischung wird äußerlich zum Einpinseln verwendet.

28. Eichenrindenbäder haben sich ebenfalls gegen *Frostbeulen* bewährt. Man setzt sie folgendermaßen an:

200 g Eichenrinde mit 2 l Wasser 15 Minuten kochen, dann abseihen und den Tee unverdünnt zu Hand- oder Fußbädern benutzen.

29. Im Anschluß an die Bäder reibt man die *Frostbeulen* mit Tormentilltinktur in Verbindung mit Kalmusspiritus ein in folgender Mischung:

Tormentilltinktur } je 50 g
Kalmusspiritus }

Zweimal täglich nach vorhergehendem Eichenrindenbad einreiben.

30. Für *eiternde Hauterkrankungen* (Pyodermien) und *infizierte Wunden* macht man sich die antibiotisch wirkende Bartflechte *(Usnea barbata)* zunutze.

31. Gegen viele *Wundinfektionen* ist auch heute noch die altbewährte Harzsalbe nach einer Vorschrift von *Momburg* zweckmäßig und erfolgreich, besonders wenn gegen die Antibiotika aus den Pilzen (Penicillin usw.) Überempfindlichkeit besteht:

Lärchenharz } je 50 g
Weiße Vaseline }

Mischen, schmelzen und sehr gut verrühren (15 Minuten). Wirkt ebenso wie teure Perubalsam- und Lebertransalben.

32. Haarspiritus gegen *Kopfjucken* und *Schuppen* (Seborrhoe):

Lavendelöl	1 g
Kalmusöl	1 g
Klettenwurzelöl	1 g
Enziantinktur	10 g
Rosmarinspiritus	auffüllen bis auf 100 g

Bezeichnung: Haarwasser. Vor Gebrauch gut schütteln!

XI
Haar-
erkrankungen

33. *Haarwuchsmittel* nach *Lecleré*:

Frische Blätter und Samen der Kapuzinerkresse	100 g
Frische Brennesselblätter	100 g
Buchsbaumblätter	100 g
Alkohol (70prozentig)	500 g

Die Blättermischung mit dem Alkohol übergießen und 15 Tage ausziehen lassen, dann durchseihen und 10 Tropfen Geraniumöl hinzufügen.

Gebrauchsanweisung: Mit einer etwas rauhen Bürste (Naturborsten!) täglich in die Kopfhaut einreiben.

34. Zur *Schweißhemmung*, die bei verschiedenen Krankheiten, bei Allgemeinschwäche, im Klimakterium oder bei allgemeiner nervöser Übererregbarkeit notwendig sein kann und erleichternd empfunden wird, benutzt man mit meist gutem Erfolg Salbei, Ysop und Walnußblätter nach folgendem Rezept:

Salbeiblätter, zerschnitten	10 g
Ysopkraut, zerschnitten	10 g
Walnußblätter, zerschnitten	30 g

Zwei Eßlöffel der Drogenmischung auf 1 Tasse Wasser als Aufguß zubereiten und abends 1—2 Tassen trinken.

35. Bei *Bindehautentzündung, Lidrandentzündung* und *Gerstenkorn* empfehlen die französischen Augenärzte *Decaux* und *Bourvier* als sehr wirksam das folgende Heilpflanzenrezept:

Kornblumenblüten	20 g
Steinkleeblüten	10 g
Augentrostblüten	20 g
Wegerichblätter (Spitzwegerich)	10 g

Die Mischung wird 3 Minuten in 100 g destilliertem Wasser gekocht, dann läßt man das Ganze 15 Minuten ziehen, filtert es, badet die Augen mit dieser Flüssigkeit oder legt den Tee in Kompressen auf die Augen.

XII. Heilpflanzenzubereitungen gegen Infektionskrankheiten (einschließlich Wurminfektionen)

Teemischungen und Pflanzenzubereitungen

Gegen *Bandwürmer* sind folgende Heilpflanzen und Pflanzensamen wirksam: Gurkenkerne, Kürbiskerne, Rainfarn, Sanddorn, Silberdistel, Wurmfarn.

Gegen *Spul- und Madenwürmer* helfen diese Heilpflanzen: Alant, Brunnenkresse, Enzian, Faulbaum, Quendel, Rainfarn, Rhabarber, Scheibenkamille (siehe echte Kamille), Sennes, Tausendgüldenkraut, Thymian, Tormentill, Wegwarte, Wermut, Wurmfarn.

Zur Unterstützung sind auch wurmfeindliche Nahrungsmittel heranzuziehen, wie Möhren (gelbe Rüben), Sauerkraut, Zwiebeln und Knoblauch.

1. Altbekannt ist die *Kürbiskernkur gegen Bandwürmer*. Die reifen Kürbiskerne (besser Samen) enthalten eine noch unbekannte Substanz, die die Haftfähigkeit des Bandwurmkopfes vermindert *(Eichholtz)*. Vor allem für Kinder und schwächliche Kranke ist diese Kur gut geeignet.

Kürbiskerne ohne Schale   40—60 g

Die Kürbiskerne werden mit der gleichen Menge Zucker zu Brei zerstampft und verrührt. Morgens nüchtern nimmt man den Brei mit etwas Fruchtmus (Pflaumenmus, Sanddornextrakt). Zwei bis höchstens fünf Stunden danach müssen 2 Eßlöffel Rizinusöl eingenommen werden.

2. *Madaus* gibt folgendes *Rezept gegen Bandwürmer* an:

Rainfarnkraut, gepulvert   20 g
Kürbissamen, gepulvert   70 g

Die ganze Menge dieses Pulvers ist innerhalb von 2 Tagen in *Preiselbeeren* zu nehmen.

3. Gegen manche *Bandwürmer* wirkt nach Prof. Dr. *Eichholtz* auch die Kokosnuß. Dabei gibt man einen ganzen Tag lang das Fleisch und den Milchsaft der Kokosnuß gleichzeitig. Auf nüchternen Magen beginnen!

4. Kommt man mit den vorerwähnten, einfachen Maßnahmen nicht aus, so greift man zum Wurmfarn. Er stellt das älteste und sicherste Bandwurmmittel dar. Der aus der Wurzel hergestellte Extrakt wird als *Wurmfarnextrakt (Extractum Filicis)* oder *Aspidinolfilizinöl* (Aspidinol ist der wirksamste Grundkörper) ärztlich verordnet. Die Wurmfarnextrakte sind rezeptpflichtig, und ich warne ausdrücklich vor einer nicht ärztlich verordneten und genau dosierten Einnahme! Gewöhnlich werden 8—10 g Wurmfarnextrakt für Erwachsene, und für Kinder — nicht unter 3—4 Jahren — bis höchstens 5 g verordnet, wobei

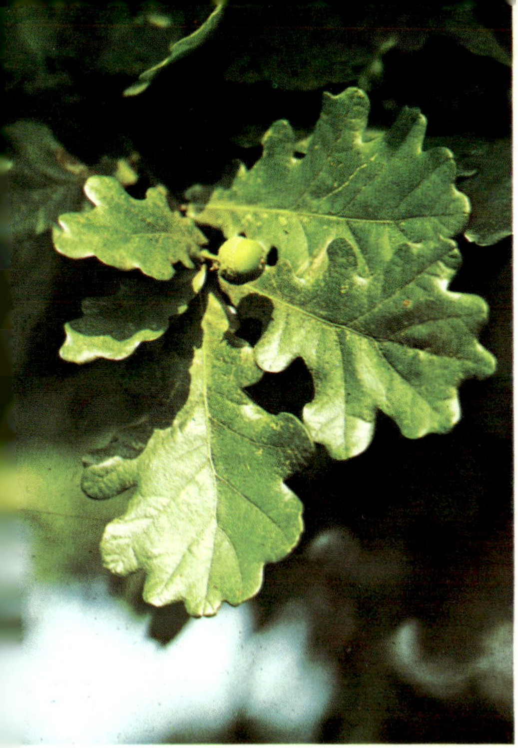

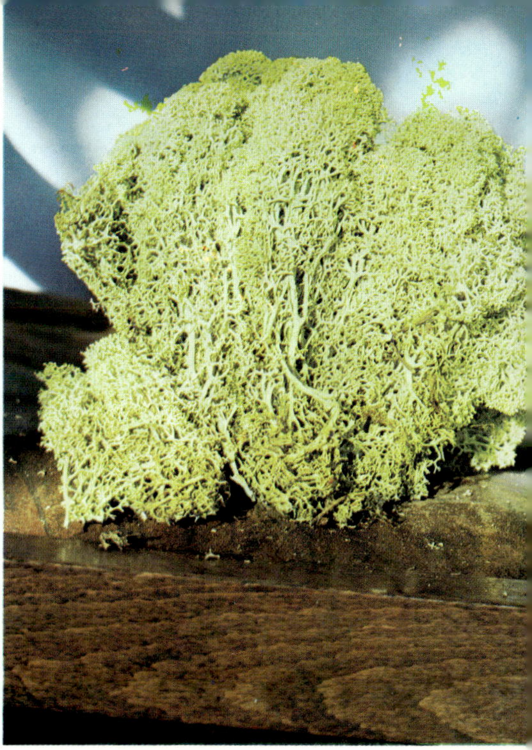

Eiche

Isländisches Moos

Roßkastanie

Kiefer

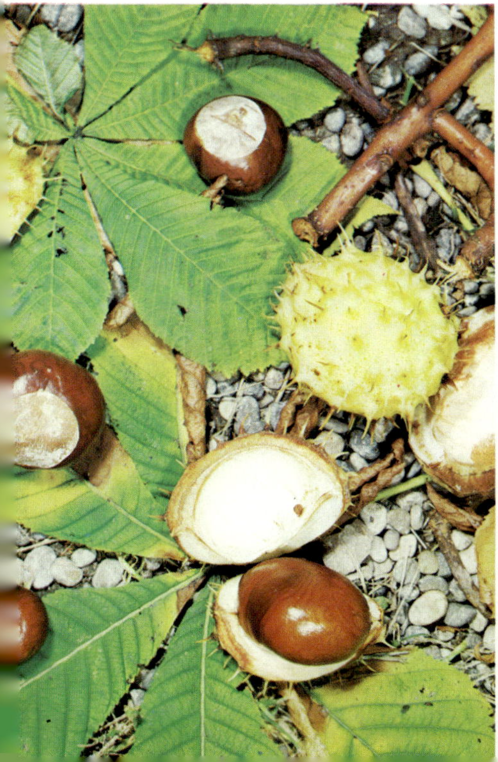

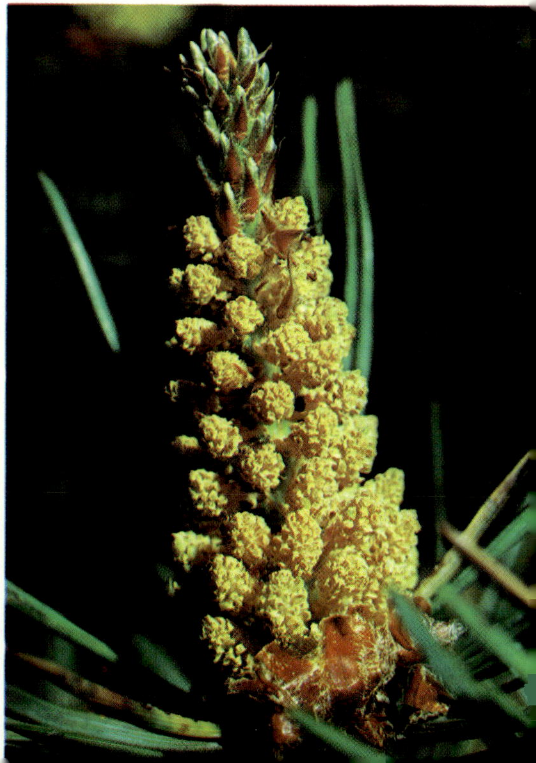

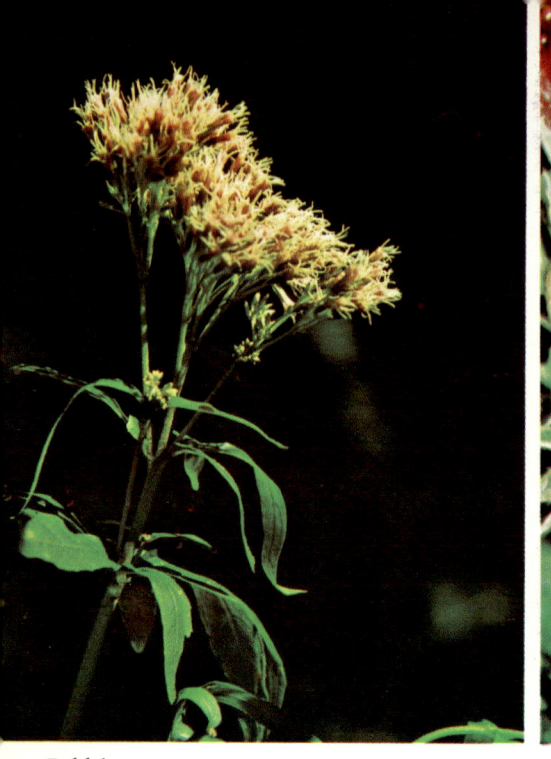

Baldrian

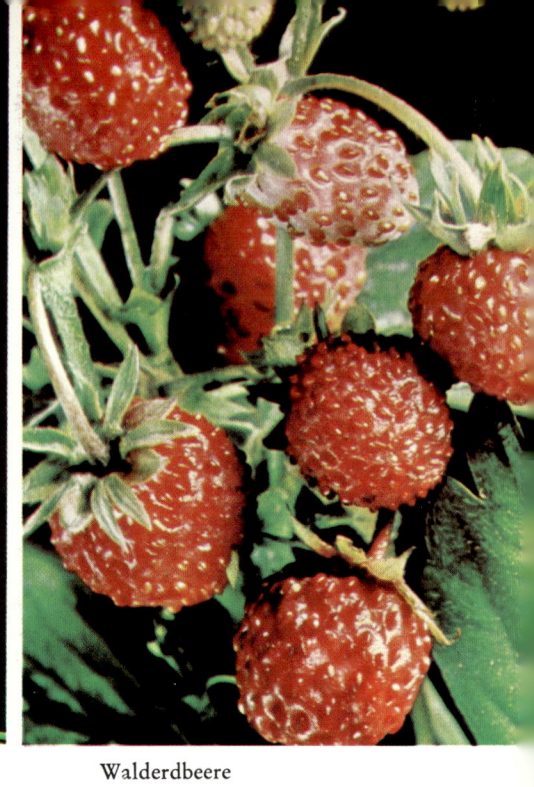

Walderdbeere

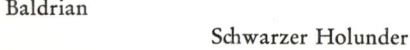

Schwarzer Holunder

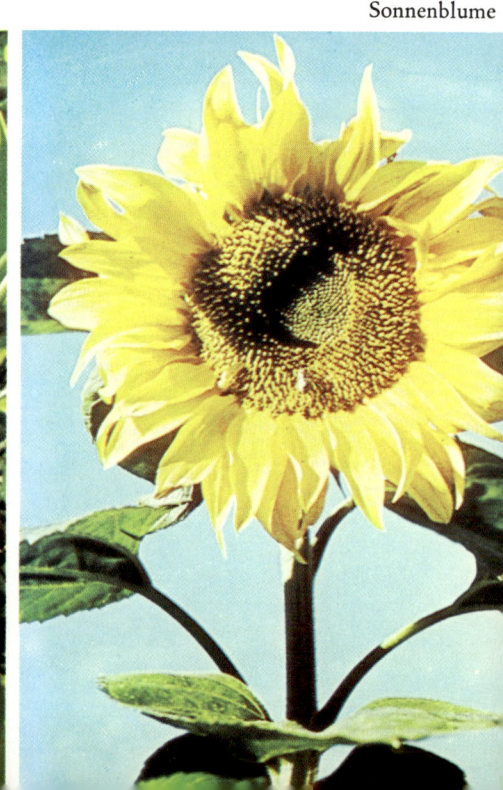

Sonnenblume

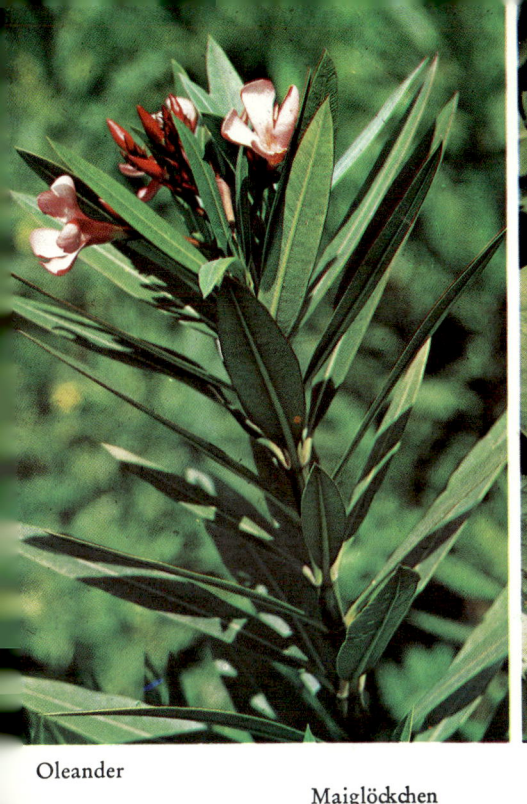
Oleander

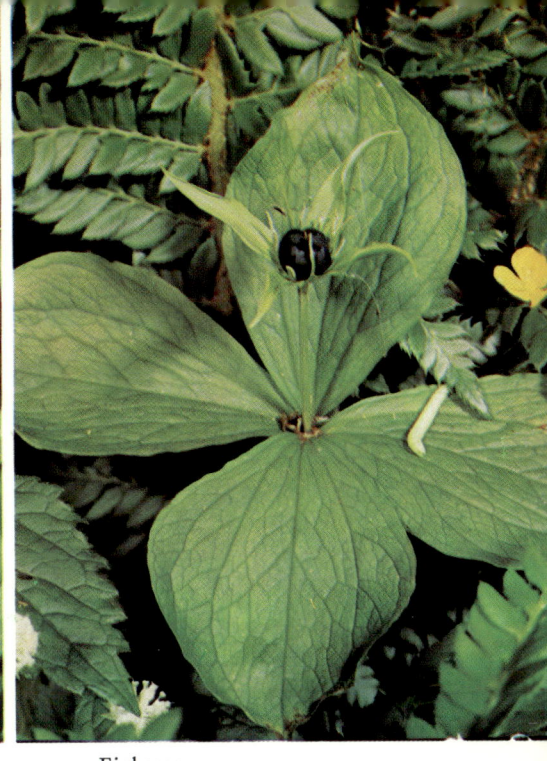
Einbeere

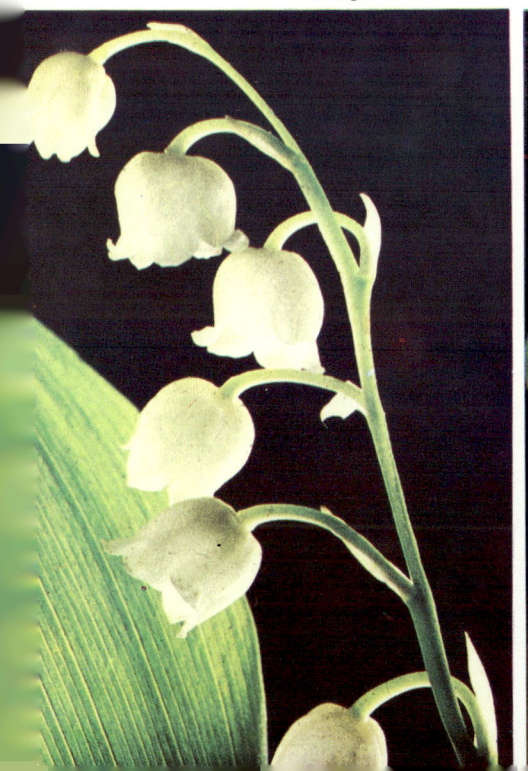
Maiglöckchen

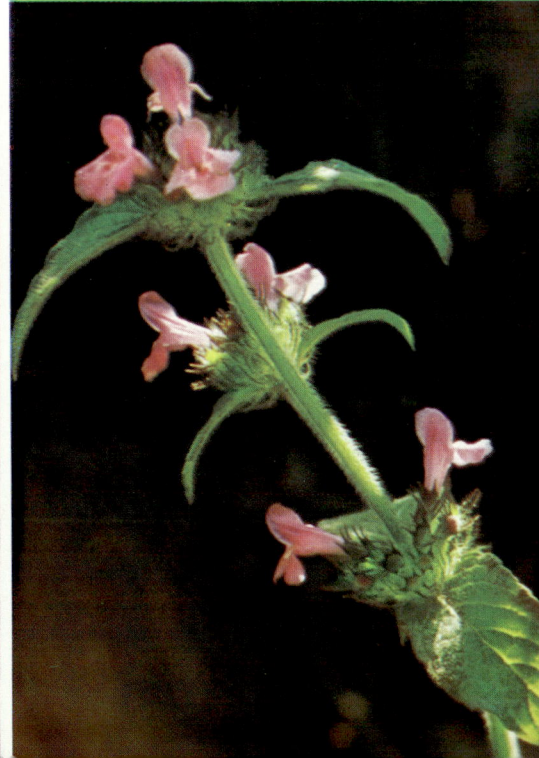
Taubnessel

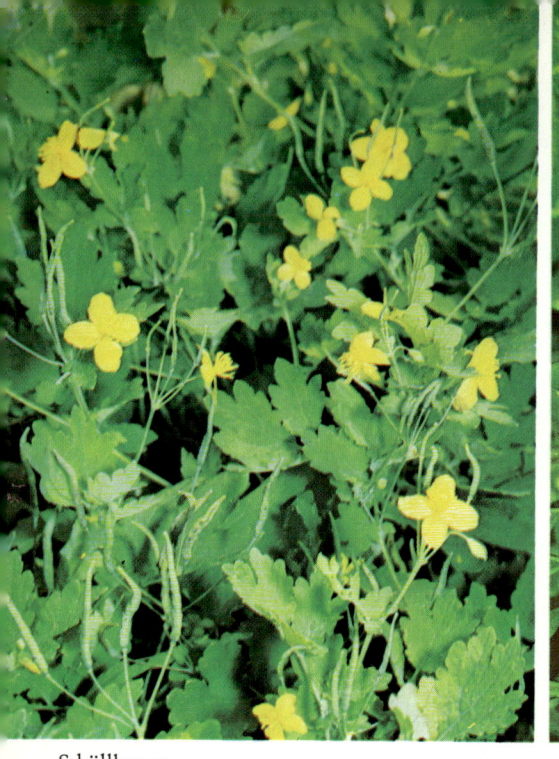

Schöllkraut

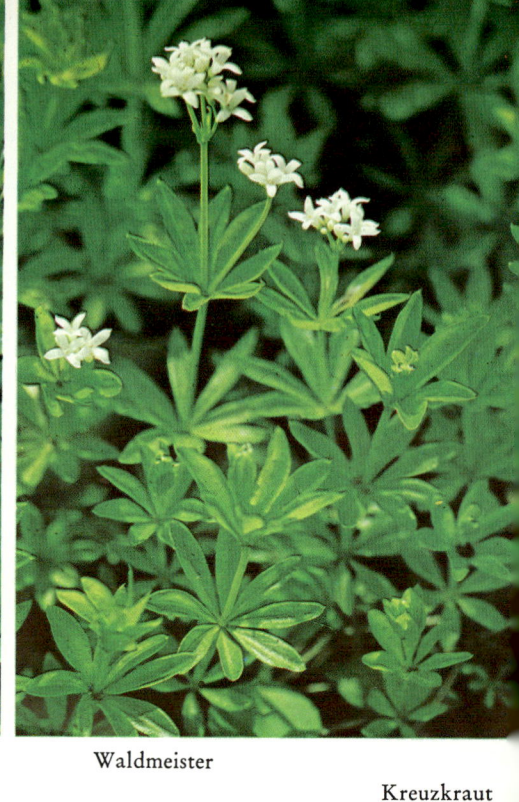

Waldmeister

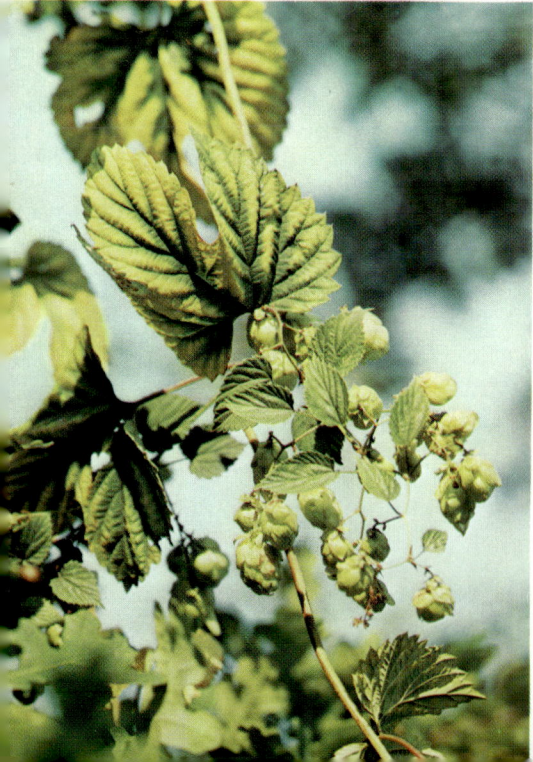

Hopfen

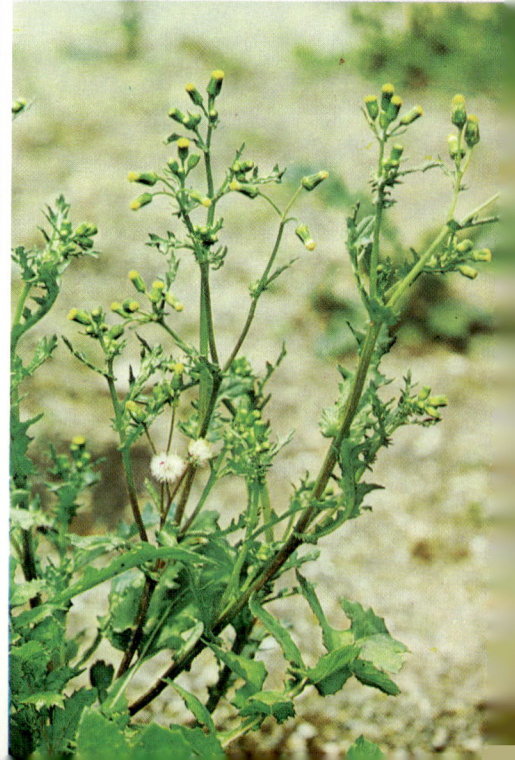

Kreuzkraut

jedoch Lebensalter, Körpergewicht und Kräftezustand zu berücksichtigen sind. Immer ist eine Stunde später ein prompt wirkendes Abführmittel zu verabreichen.

5. Ungefährlicher und meist auch einfacher ist die Behandlung der *Spul- und Madenwürmer*, wobei Alant, Rainfarn und Wermut eine Hauptrolle spielen. So empfiehlt *Meyer* bei Spulwürmern die beiden folgenden Rezepte:

Kamillenblüten	10 g
Sennesblätter	10 g
Rainfarnblüten	20 g
Wermutkraut	60 g

Aus 1 Eßlöffel dieser Mischung auf 1 Tasse Wasser bereitet man eine Abkochung, von der man morgens und abends je 1/2 Tasse warm trinkt.

6.
Baldrianwurzel	20 g
Silberdistel	20 g
Enzianwurzel	20 g
Tausendgüldenkraut	20 g
Wermut	20 g

Aus 1 Eßlöffel dieser Drogenmischung je Tasse Wasser bereitet man eine Abkochung, die man tagsüber schluckweise trinkt.

Die folgenden drei Rezepte von *Vogel* sind durch ihre verschiedene Anwendungsweise wertvoll: Der darin erwähnte Wurmsamen *(Flores Cinae)*, der als Hauptwirkstoff Santonin enthält, ist unter den Heilpflanzendarstellungen nicht aufgeführt; er kann als Droge ebenso aus den Apotheken bezogen werden wie das Kurellasche Brustpulver, das außer Sennesblättern auch Fenchel, gereinigten Schwefel, Süßholz und Zucker enthält.

7.
Kurellasches Brustpulver	20 g
Wurmsamenpulver	20 g
Rainfarnblütenpulver	10 g

Man nimmt von diesem Pulver 3mal täglich 1 Messerspitze (Espèces anthelminthiques Codex 1908).

8.
Wermutkraut (fein geschnitten)	25 g
Rainfarnkraut (fein geschnitten)	25 g
Kamillenblüten	25 g
Wurmsamenblüten	25 g

Man nimmt 8 g dieser Mischung auf 120 ccm Wasser zu einer Abkochung, die als Klysma (Klistier) verabreicht wird.

XII
Tee-
mischungen
und
Pflanzen-
zuberei-
tungen

9.
Knoblauchzwiebel	20—30 g
Thymuskraut (fein geschnitten)	5 g
Rainfarnblüten (fein geschnitten)	5 g
Kamillenblüten	10 g

Man bereitet mit 1 l Wasser aus der Mischung einen Aufguß zu einem Einlauf.

10. Häufig genügt auch bei Spul- und Madenwürmern lediglich die Verwendung von Rainfarnblüten nach folgendem Rezept:

Rainfarnblüten 25 g

Einen Teelöffel mit 1 Glas Wasser heiß ansetzen, 10 Minuten ziehen lassen, morgens und abends je 1 Glas trinken.

11. In Pulverform gibt man es nach der Anweisung von *Dinand:*

Rainfarnkraut, gepulvert 1—3 g

Man nimmt die ganze Menge in Honig, Pflaumenmus oder in den Speisen.

12. Interessant ist auch ein altes Rezept von *Leclerc*, in dem die Scheibenkamille (oder strahlenlose Kamille) als wurmwidriges Mittel verwendet wird:

Scheibenkamillenkraut 30 g

Man nimmt die ganze getrocknete Pflanze. Von der Drogenmenge (30 g) wird mit 300 ccm Wasser ein Aufguß hergestellt, der einige Tage warm getrunken wird. Von der gepulverten Droge nimmt man täglich 1—2 Eßlöffel.

13. Unter Verwendung des sehr wurmwidrigen Alants wählt man das folgende Rezept:

Alantwurzel	30 g
Löwenzahnwurzel	20 g
Faulbaumrinde	20 g
Pfefferminzblätter	20 g
Enzianwurzel	10 g

Von dieser Mischung übergießt man 1 gehäuften Teelöffel voll mit 1 Tasse kochendem Wasser, läßt das Ganze 5 Minuten aufkochen und noch 30 Minuten ziehen. Morgens und abends trinkt man je 1 Tasse, jedoch nicht auf vollen Magen.

14. Bei *fieberhaften Erkrankungen* wirkt folgende Mischung fieberwidrig:

Enzianwurzel	10 g
Tausendgüldenkraut	10 g
Schafgarbe	10 g
Stechpalmenblätter	10 g
Weidenrinde	60 g

Aus 1 Eßlöffel der Drogenmischung auf 1 Tasse Wasser bereitet man eine Abkochung, von der man 1—3mal täglich 1 Tasse warm trinkt.

15. Angenehmer (und in Kapseln einzunehmen) ist die feingepulverte Weidenrinde als *fiebersenkendes Mittel:*

        Weidenrinde, fein gepulvert   20 g

Man nimmt 3mal täglich 2—3 Pulver zu je 1 g in Oblatenkapseln.

16. Bei *rheumatischem Fieber* wählt man auch gern:

        Holunderblüten   20 g
        Veilchenblüten   20 g
        Spierstaude   20 g
        Weidenrinde   40 g

Aus 1—2 Eßlöffeln dieser Mischung je Tasse Wasser bereitet man einen Aufguß, den man 10 Minuten ziehen läßt, dann abermals kurz aufkocht und noch warm trinkt. Täglich 1 Tasse.

17. *Schweißtreibend* und *fiebersenkend* wirkt die Mischung aus:

        Holunderblüten   20 g
        Eukalyptusblätter   20 g
        Chinarinde   20 g
        Weidenrinde   40 g

Aus 1 Eßlöffel der Mischung je Tasse Wasser einen Aufguß bereiten, von dem man 1—3mal täglich 1 Tasse trinkt.

XIII. Heilpflanzenbäder – Heilanzeigen und Anwendungsweise

Heilpflanzenbäder

Heilpflanzenbäder sind mit Recht beliebt bei Erschöpfungs- und Erregungszuständen, besonders nervöser Art. Sie haben aber auch eine heilungsfördernde und juckreizstillende Wirkung bei manchen Hauterkrankungen, sie unterstützen wirkungsvoll eine antirheumatische Behandlung und sind bei zahlreichen, besonders peripheren (sich an der Körperoberfläche abspielenden) Kreislaufstörungen von wohltuender Wirkung.

Man verwendet hierzu vorwiegend Heilpflanzen mit einem starken Gehalt an ätherischen Ölen, aber auch einige andere mit einem hohen Gerbstoffgehalt. Zu den verwendeten Drogen gehören hauptsächlich Augentrostkraut, Baldrianwurzel, Eichenrinde, Fichtennadeln, Haferstroh, Heublumen, Kalmuswurzel, Kamillenblüten, Kastanien, Lavendelkraut, Malvenblüten, Melissenkraut, Pfefferminzblätter, Rosmarinkraut, Schafgarbenkraut, Thymiankraut, Walnußblätter und Zinnkraut.

	Wirkungsweise	Heilanzeigen	Anwendungsform
1. Baldrianbad	beruhigend, schlaffördernd	Unruhe, Nervosität, Einschlafstörungen	100 g Wurzeln auf 1 Vollbad (15 Min. auskochen) od. 250 g Baldriantinktur auf 1 Vollbad
2. Eichenrindenbad	rein örtlich (Haut), entzündungswidrig	chronische Hautkrankheiten, Schweißfüße, nässende Ekzeme, entzündliche Augenkrankheiten	1 kleine Handvoll Eichenrinde mit 1 l Wasser auf ½ l einkochen und dem Voll- oder Teilbad zusetzen. Gebrauchsfertige Extrakte
3. Fichtennadelbad	anregend auf die Hautnerven, Hautgefäße und damit auf den Hautstoffwechsel und das Gefäßnervensystem	Nervenkrankheiten, Neuralgien, Rheumatismus	Gebrauchsfertige Fichtennadelvollextrakte oder reines Fichtennadelöl
4. Haferstrohbad	lokal anregend auf den Hautstoffwechsel, durchblutungssteigernd	Rheuma, Neuralgien, chronische Ekzeme, Durchblutungsstörungen	500 g Haferstroh 15 Min. auskochen, abseihen und den Absud einem Vollbad zusetzen. Gebrauchsfertige Extrakte

	Wirkungsweise	Heilanzeigen	Anwendungsform
5. Heublumenbad	durchblutungsfördernd, nervenberuhigend, schmerzlindernd	Rheuma, Stoffwechselleiden	500 g Heublumen mit 5 l Wasser abkochen und einem Vollbad zusetzen
6. Heublumensack	durchblutungsfördernd, schmerzlindernd	alle rheumatischen Erkrankungen, Hexenschuß (Myalgie, Lumbago), nicht bei Nervenentzündungen (Neuritis)	Leinensäckchen flach (5 cm hoch) mit Heublumen füllen, in einem Topf mit kochendem Wasser übergießen, 10 Min. ziehen lassen (zugedeckt), ausdrücken und noch möglichst heiß auflegen
7. Kalmusbad	allgemein tonisierend	Erschöpfungszustände, Rekonvaleszenz, Anämie, Stoffwechselleiden	100 g nichtentrindete Kalmuswurzel mit 1 l kochendem Wasser übergießen, 15 Min. ziehen lassen, kurz aufkochen und dem Vollbad zusetzen. Gebrauchsfertige Extrakte
8. Kamillenbad	krampfstillend, juckreizstillend, heilungsfördernd	Haut- und Schleimhautentzündungen, chronische Ekzeme, Hautjucken, Hämorrhoiden	100 g Kamillenblüten mit 2 l Wasser als Aufguß bereiten und einem Vollbad zusetzen oder gebrauchsfertig käuflichen Extrakt verwenden
9. Lavendelbad	allgemein anregend, nerventonisierend	vegetative Dystonie, Frostbeulen, klimakterische Beschwerden	100 g Lavendelkraut mit 1 l kochendem Wasser übergießen, ziehen lassen, abseihen, einem Vollbad zusetzen oder auch gebrauchsfertigen naturreinen Lavendelblüten-Extrakt verwenden
10. Melissenbad	beruhigend, entspannend	Unruhe, Nervosität, Schlafstörungen	1—2 Eßlöffel Melissenöl auf 1 Vollbad. Gebrauchsfertige Extrakte
11. Rosmarinbad	anregend auf Kreislauf und Nervensystem	Hypotonie, konstitutionelle Durchblutungsstörungen, Krampfadern, Rheuma, Prellungen, Quetschungen, Verstauchungen	50 g Rosmarinblätter mit $1/2$ l Wasser als Aufguß zubereiten und einem Vollbad zusetzen oder gebrauchsfertige Vollextrakte verwenden

XIII Heilpflanzenbäder

XIII Heilpflanzenbäder

	Wirkungsweise	Heilanzeigen	Anwendungsform
12. Schafgarbenbad	entzündungshemmend, krampflindernd, tonisierend	vegetative Dystonie der Organe des kleinen Beckens (*Parametropathia spastica*)	200 g Schafgarbenkraut 15 Min. aufkochen, abseihen und einem Vollbad zusetzen. Gebrauchsfertige Extrakte
13. Thymianbad	krampfstillend, besonders auf die Bronchien (broncholytisch)	Bronchitis, chronischer Husten, Emphysem, Keuchhusten	100 g Thymiankraut mit 1 l kochendem Wasser übergießen, ziehen lassen, abseihen und einem Vollbad zusetzen
14. Weizenkleiebad	beruhigend auf die Haut	akute Hautkrankheiten, Hautallergien	500 g Weizenkleie locker in Mullsäckchen füllen und ins einlaufende Badewasser hängen
15. Zinnkrautbad (Ackerschachtelhalmbad)	lokal anregend auf den Hautstoffwechsel	Rheuma, Senkfußbeschwerden, Neuralgien, Schwellungen nach Thrombose, Neurodermitis, chronische Ekzeme, lokale Durchblutungsstörungen, Blasenkatarrh, Blasenschwäche, Durchliegen, schlechtheilende Wunden (Geschwüre)	100 g Zinnkraut 15 Min. auskochen, abseihen und einem Vollbad zusetzen. Gebrauchsfertige Extrakte

Die Krankheiten und ihre pflanzlichen Heilmittel

Achte den Arzt mit gebührender Verehrung, daß du ihn habest zur Not;
denn der Herr hat ihn geschaffen,
und die Arznei kommt von dem Höchsten, und Könige ehren ihn.
Die Kunst des Arztes erhöht ihn und macht ihn groß bei Fürsten und Herren.
Der Herr läßt die Arznei aus der Erde wachsen,
und ein Vernünftiger verachtet sie nicht.

Aus dem 38. Kapitel der Weisheit des Sirach

Wir weisen darauf hin, daß sich unter den in diesem Buch aufgeführten Heilmitteln auch apotheken- und verschreibungspflichtige Präparate befinden.

A

Abführmittel: Sie spielen bei unserer überzivilisierten Lebensweise (Sitzarbeit, Bewegungsmangel, Übermaß an Essen und Trinken, hoher Genußmittelkonsum) eine außerordentlich große Rolle, da die meist daraus resultierende Darmverstopfung in schweren oder milderen Formen eines der meistverbreiteten Leiden der zivilisierten Menschheit ist. Wenn es in den westlichen Ländern auch nur noch bei kaum 3% der Menschen der Fall ist, so müssen wir doch wohl daran festhalten, daß eine zwei- bis dreimalige Stuhlentleerung täglich normal ist. Die chronische Darmverstopfung können wir jedenfalls mitverantwortlich machen für eine Reihe von Beschwerden und Krankheiten wie Hautveränderungen, Schädigungen der Verdauungsorgane (Magen, Darm, Leber, Gallenblase), der Blutgefäße, des Herzmuskels, der Hormondrüsen, der Nerven und der Sinnesorgane. Durch die Beeinträchtigung des Stoffwechsels der verschiedenen Organe und Gewebe wird schließlich die Widerstandsfähigkeit gegenüber Infektionen (durch Bakterien, Pilze, Viren) und Geschwulstbildungen herabgesetzt und so die Gesundheit erheblich gefährdet. Es sollten daher alle Mittel herangezogen werden, um eine normale Darmfunktion zu gewährleisten.

Die Krankheiten und ihre pflanzlichen Heilmittel

Dazu sind unter anderem folgende Heilpflanzen geeignet: Aloe, Brennessel, Eberesche, Faulbaum (Rinde), Gottesgnadenkraut, Kreuzdorn, Lein (Kraut und Samen), Löwenzahn, Olive, Rhabarber, Rizinus, Schlehe, Sennes, Süßholz, Wegwarte, Wundklee, Zaunrübe.

Rezepte: V 32—40; VI 2, 3, 7, 11, 12

Fertigpräparate:

Aloe DHU, D 3—D 4
Aloeextrakt (Extractum Aloes DAB 7)
Aloetinktur (Tinctura Aloes DAB 6)
Faulbaumfluidextrakt (Extractum Frangulae fluidum DAB 6)
Faulbaumrinde (Cortex Frangulae DAB 7)
Fixmille
Kneipp-Brennessel-Pflanzensaft
Kneipp-Löwenzahn-Pflanzensaft
Kreuzdornbeeren, getrocknete (Fructus Rhamni cathartici DAB 6, Erg.)
Kreuzdornsirup (Sirupus Rhamni cathartici DAB 6)
Linusit
Prunus spinosa DHU, Urtinktur bis D 2
Pursennid
Rhabarberextrakt (Extractum Rhei DAB 7)
Rhabarberwurzel (Rhizoma Rhei DAB 7)
Rheum DHU, D 2—D 3
Rizinuskapseln
Rizinusöl (Oleum Ricini DAB 6)
Sennasirup (Sirupus Sennae DAB 6)
Sennesblätter (Folia Sennae DAB 6)
Süßholzsaft, gereinigter (Succus Liquiritiae depuratus DAB 6)

Süßholzsaft (Succus Liquiritiae DAB 6)
Süßholzsirup (Sirupus Liquiritiae DAB 6)
Süßholzwurzel (Radix Liquiritiae DAB 7)
Taraxacum DHU, bis D 4
Urtica DHU, Urtinktur bis D 3

Agiolax
Epuratum-Lehning-Granulat
Floradix-Maskam-Dragees
Kneipp-Pillen
Kneipp-Pillen-verstärkt
Laxans „Tyla"
Plantoletten
Plantafarm — Laxans
Rheogen
Sanil
Wörisetten

Carilaxan-Tee
Depuraflux Tuben-Tee
Depurativum vegetabile Nattermann
Hamburger Tee Original Frese
Laxapressan
Salus-Abführ-Tee
Solubilax
Spezialtee 7, C. Lück's

Die Krankheiten und ihre pflanzlichen Heilmittel

Species laxantes forte „Vital"
(Purgativum „Vital")
Umkehr Tee 14

Aloloxan
Alolaxan cum Belladonna
Aristochol
Bryonia-Pentarkan (Tabletten)
Cesralax

Cheliforton-Lax
Lax 88
Lax-Arbuz
Laxativum „Truw"
Laxysat Bürger
M 40
Plioton
Succofridetten
Urtica-Pentarkan

Vor allen Abführmitteln, die Oxyphenylisatin enthalten, muß gewarnt werden, da sie die Leber schädigen können.

Abmagerung (Magersucht): Sie ist zunächst nur ein Krankheitszeichen, das mancherlei Ursachen haben kann, die ärztlich ergründet werden müssen. Mögliche Ursachen sind chronische Magenleiden (chronische Magenschleimhautentzündung mit fehlender Säurebildung oder Schrumpfung der Schleimhaut oder Verkümmerung der Schleimhaut im Alter), chronische Infektionsherde, Tuberkulose (besonders auch Alterstuberkulose), Basedowsche Krankheit, Schilddrüsenüberfunktion (Hyperthyreose), verschiedene Formen der Blutarmut (besonders perniziöse Anämie) und Krebs.

Häufig führen auch Suchtkrankheiten (Alkohol-, Nikotin-, Schlafmittel-, Morphiumsucht u. a.) zu schwerer Abmagerung. Sehr viel seltener sind einige Abmagerungskrankheiten, die mit der Atherosklerose auftreten (Gauchersche, Christian-Schüllersche, Niemann-Picksche Erkrankung).

Noch nicht lange ist auch das Krankheitsbild eines akuten Schwundes der Magenschleimhaut bei jungen Mädchen bekannt (Gastritis atrophicans juvenilis), bei der es sich neben einer gewissen Schwäche der Magenschleimhaut auch um eine Störung der Hormondrüsenfunktionen zu handeln scheint, zumal eine Behandlung mit Follikelhormon gute Heilerfolge brachte. Die Krankheit ist jedoch streng von der Simmondsschen Krankheit (Simmondssche Kachexie) zu trennen, die zu einer schweren Magersucht auf Grund einer Unterfunktion des Hypophysenvorderlappens (einer Hormondrüse im Gehirn) führt.

Neben einer in der Körperanlage (Konstitution) bedingten Schwäche der Hypophyse (Hypophysenschwächlinge) sind auch häufig organische Erkrankungen des Hypophysenvorderlappens (Thrombosen und Embolien besonders nach Geburten, Tuberkulose oder Tumoren) die Ursache der Unterfunktion des Hypophysenvorderlappens.

Die zahlreichen Ursachen für eine stärkere Abmagerung oder eine ausgesprochene Magersucht zeigen, daß eine ärztliche diagnostische Klärung unbedingt erforderlich ist. Es ist wohl unnötig zu erwähnen, daß wir unter Abmagerung nur das unerwünschte und sich unbeabsichtigt einstellende Abmagern verstehen; das Ergebnis einer „Entfettungskur" ist nicht Symptom einer Krankheit.

Nur wenn keine der aufgeführten schweren Krankheiten zugrunde liegt, können Eßlust und Stoffwechsel durch *natürliche Maßnahmen* angeregt werden und zur Gewichtszunahme führen. Solche Anwendungen sind Trockenbürsten besonders der Magengegend, einmal wöchentlich zum Schwimmen gehen, Gymnastik, Turnen (Geräteturnen) und ausgedehnte Spaziergänge.

Die Heilung ist *diätetisch* zu unterstützen durch frische Ananas, Obstsäfte wie Johannisbeer-, Trauben-, Apfelsinen- und Pampelmusensaft, viel angerührten Quark, viel frische (im Winter auch getrocknete) Gewürzkräuter.

An *Heilpflanzen* zur Anregung des Appetits und des Stoffwechsels kommen in Frage: Bockshornklee, Enzian, Isländisches Moos, Kalmus, Kümmel, Löwenzahn, Melisse, Schafgarbe, Senf, Tausendgüldenkraut, Wacholder und Wermut.

Rezepte: V 1—10, 43

Fertigpräparate:

Bockshornsamen (Semen Foenugraeci DAB 6)
China-Pentarkan
Enzian-Abkochung (Decoctum Gentianae RF)
Enzian-Abkochung (Gentiana lutea 10 %, Weleda)
Enzianextrakt (Extractum Gentianae DAB 6)
Enziantinktur (Tinctura Gentianae DAB 6)
Enzianwurzel (Radix Gentianae DAB 7)
Ferrum-Pentarkan
Fides-Teekomplex Nr. 29a
Gastribilin
Gentiana-Pentarkan
Kalmus-Mixtur (Mixtura Calami RF)
Kalmustinktur (Tinctura Calami DAB 6)
Kneipp-Löwenzahn-Pflanzensaft
Kneipp-Magen-Tee
Kneipp-Wacholderbeer-Pflanzensaft
Magen-Tee STADA
Nux vomica-Pentarkan
Roha-Magen-Tee tassenfertig
Salus-Alpenkraft
Salus-Magen-Darm-Tee
Stomabococin
Stomachicum Hey
Stomachicum vegetabile Nattermann
Stomachysat Bürger
Stovalid
Wacholdermus (Succus Juniperi inspissatus DAB 6)
Weleda-Magentee

Abszeß: So nennt man eine Eiteransammlung im Gewebe, genau genommen in einer vorher nicht vorhanden gewesenen, durch krankhafte Vorgänge entstandenen, allseitig abgeschlossenen Höhle. Beim Betasten spürt man ein leichtes Schwappen (Fluktuation). Bei längerem Bestehen bildet sich um den Abszeß eine Membran. Man unterscheidet heiße Abszesse, die durch eine akute Entzündung entstehen und mit höherem Fieber ablaufen, und kalte Abszesse, die durch chronische Entzündungen (meist Tuberkulose) hervorgerufen werden und ohne oder mit geringem Fieber verbunden sind.

Oberflächlich (unter der Haut) gelegene Abszesse kann man durch erweichende und ziehende Auflagen „durchbrechen" lassen. Sie heilen nach der Öffnung und Eiterentleerung meist ab. Tiefer gelegene Abszesse bringen die Gefahr der Blutvergiftung mit sich. Ihnen muß durch chirurgischen Eingriff der Abfluß nach außen verschafft und damit die Heilung eingeleitet werden. Der Arzt verabreicht in solchen Fällen gleichzeitig starkwirkende antibiotische Mittel, um der Allgemeininfektion vorzubeugen oder sie im Beginn bereits zu bekämpfen.

Zu erweichenden und ziehenden Kompressen eignen sich folgende Heilpflanzen: Beinwell, Frauenmantel, Johanniskraut, Kardobenedikte, Osterluzei, Ringelblume, Rosmarin, virginischer Zauberstrauch (Hamamelis).
Sie werden teilweise auch zu Zugsalben verarbeitet.

Rezepte: I 1—14, 17; XI 6, 7

Fertigpräparate:

Bifosept
Cilauphen-Abszeßsalbe
Calendula-Essenz
Echinacin
Hyperforat-Salbe
Johanniskrautöl (Oleum Hyperici Kneipp)
Toxyphanil

Die Krankheiten und ihre pflanzlichen Heilmittel

Abweichen: siehe Durchfall, Darmkatarrh und Dyspepsie

Aderbein: siehe Krampfadern

Aderverkalkung: siehe Arteriosklerose

Afterjucken

bei Hämorrhoiden: Als Hämorrhoiden bezeichnet man krampfaderähnliche Erweiterungen und Aussackungen der Aftervenen. Man unterscheidet *innere* Hämorrhoiden, die *hinter* dem Afterschließmuskel im Darm liegen, und *äußere* Hämorrhoiden, die *vor* dem Schließmuskel meist kurz vor der äußeren Haut liegen. Sie entstehen durch eine angeborene Schwäche der Venenwände, durch chronische Verstopfung, sitzende Lebensweise, Schwangerschaft, Herz- und Leberkrankheiten.

Neben dem Afterjucken treten meist häufiger Stuhldrang, Kreuzschmerzen, Darmkatarrhe, später Einrisse der Schleimhaut und Blutungen auf. Bei starken Hämorrhoidenbildungen tritt auch die Afterschleimhaut mit hervor. Man spricht dann vom Analprolaps. Behandlung: für geregelten und weichen Stuhl sorgen (siehe unter Stuhlverstopfung), Sitzbäder mit Kamille, kalte Duschen. Bei starken Hämorrhoiden hilft nur Verödung oder Operation.

Folgende Heilpflanzen sind für die innere und äußere Behandlung von Nutzen: Angelika, Brombeere, Faulbaum, Kamille, Kümmel, Lein (Samen), Nelkenwurz, Roßkastanie, Schafgarbe, Schlehdorn, Sennes, Süßholz, Tormentill, Wegwarte.

Rezepte: V 32, 33, 39

Fertigpräparate:

Arnica-Kneipp-Kapseln
Arnica-Kneipp-Salbe
Ekzevowen-Salbe
Faulbaumrinde (Cortex Frangulae DAB 7)
Kamillosan-Salbe
Kneipp-Hämorrhoidal-Tee
Linusit

Malven Hämorrhoidal Zäpfchen Didier
Plantafarm-mild, Laxans
Schafgarbensaft (Schoenenberger)
Venoplant
Veno-Reparil
Venosan
Venostasin

bei Hormonmangel und Altershaut: Diese Erscheinungen können ebenfalls Ursache starken Afterjuckens sein. Hier kann nur fachärztliche Behandlung angeraten werden, da besonders die Altershaut eine ausgesprochen schlechte Heiltendenz zeigt. Hormoninjektionen werden in der Regel noch Besserungen bringen.

Eine unterstützende Behandlung durch eine Verbesserung der Kreislauf- und Drüsenfunktionen ist möglich durch folgende Heilpflanzen: Arnika, Baldrian, Johanniskraut, Raute, Rauwolfia, Rosmarin, Schafgarbe, Weißdorn, Wermut.

Rezepte: VIII 8, 11, 13, 15

Fertigpräparate:

Arnica-Kneipp-Kapseln
Arnica-Pentarkan
Baldrian-Dispert
Baldriparan

Hyperforat
Recvalysat Bürger
Kneipp-Rosmarin-Pflanzensaft
Kneipp-Weißdorn-Pflanzensaft

bei Würmern: Unter den Würmern sind es meist die *Madenwürmer*, die das lästige, zum Kratzen zwingende Afterjucken hervorrufen. Man nimmt an, daß der Juckreiz nicht nur mechanisch durch die meist in den Abendstunden zur Eiablage aus dem After austretenden Madenwurmweibchen zustande kommt, sondern auch durch Gifte, die von den am Afterrand abgelegten Eiern oder auch von den zerkratzten Würmern stammen können.

Folgende Heilpflanzen, einzeln oder gemischt, sind bei durch Würmer verursachtes Afterjucken wirksam: Alant, Arnika, Bärenlauch, Faulbaum, Johanniskraut, Lavendel, Löwenzahn, Nelkenwurz, Rainfarn, Salbei, Silberdistel, Sonnenblume, Thymian, Tormentill, Wermut, Wundklee, Wurmfarn.

Rezepte: XII 1—13

Fertigpräparate:
Bärlauch-Recextrakt-Reinecke   Tanacetum-Hanosan-Tropfen

bei Zuckerkrankheit: Das hierbei auftretende Afterjucken ist nur durch eine entsprechende Behandlung der Grundkrankheit, also des Zuckers, zu beseitigen. Siehe unter Zuckerkrankheit (Diabetes mellitus).

Afterrisse: Kleine, meist sehr schmerzhafte, brennende Einrisse der Afterschleimhaut, die vorwiegend bei Frauen auftreten. Sie finden sich meist im hinteren Abschnitt des Afterrings an der Grenze von Haut und Schleimhaut und sind oft eine Folge von Hämorrhoiden oder hartem Stuhl. Wegen der Schmerzhaftigkeit tritt oft Afterkrampf mit Stuhl- und Urinverhaltung auf.

Kühle Sitzbäder, kühle Aufschläge, reizlose Kost (Haferschleim- oder Weizengeltage) und weicher Stuhlgang verschaffen bald Erleichterung.

Als Bäder und Auflagen sowie als Zäpfchen sind folgende Heilpflanzen wirksam: Beinwell, Eiche, Kamille, Schafgarbe, virginischer Zauberstrauch (Hamamelis).

Häufig lassen sich Afterrisse durch Sphinkterdehnung (Dehnung des Afterschließmuskels) im Rausch schnell beseitigen.

Rezepte: XI 1, 3

Fertigpräparate:
Arnica-Kneipp-Salbe
Arnikamill
Arnica-Pentarkan
Cefossin „Cefak"
Fixmille
Hametum-Salbe

Kamillosan
Paeonia Oligoplex
Ratanhia-Pentarkan
Silicea-Pentarkan
Tannolact — Puder, Salbe, Bad

Akne vulgaris: Eine Erkrankung der Hauttalgdrüsen, welche meist in den Entwicklungsjahren mit der Bildung von Mitessern beginnt, die mehr oder weniger vereitern. Schwarze Mitesser, gerötete und bläuliche Knoten sind charakteristisch für diese Erkrankung. Bei Vereiterung bilden sich gelbe Pusteln und schließlich daraus hervorgehende Narbenbildungen. Sitz der Krankheit ist meist das Gesicht; es können aber auch Brust und Rücken davon befallen sein.

Unter dem Mikroskop betrachtet, zeigt die Haut in den Haartrichtern starke Verhornungsvorgänge, wodurch die Drüsenabsonderungen zurückgehalten werden (Mitesserbildung).

Die eigentliche Ursache der Erkrankung ist unbekannt. Wir wissen lediglich, daß die Entstehung durch die Entwicklungsjahre, durch Blutarmut, Störungen der Geschlechtsdrüsen (Eierstöcke, Hoden), Magen-Darm-Störungen, insbesondere Verstopfung, begünstigt wird.

Die Behandlung ist oft langwierig und erfordert vom Patienten wie vom Arzt große Geduld. Sie muß immer den ganzen Menschen berücksichtigen. Es bedarf also neben der örtlichen auch stets einer *allgemeinen Behandlung,* die folgende Punkte berücksichtigen muß:

1. *Diät:* salzarm, keine tierischen Fette, keine Genußgifte.
2. *Stuhlregulierung:* schlackenreiche Kost mit Vollkornbrot, Frischgemüse, Obst, Salat, Kräutertees und Kräutermischungen wie unter Stuhlverstopfung.
3. *Medikamentöse Beeinflussung:* Vitamin A in der hohen Dosierung von 3mal täglich 100 000 I. E. über viele Wochen bis Monate. *Repha-Akne-Mittel* in einer Dosierung von 3mal täglich 20 Tropfen *vor* den Mahlzeiten, dazu morgens und abends Repha-Paste in die vorher gereinigte Haut einreiben. Die *Repha-Akne-Mittel* sind eine Kombination von stoffwechsel- und hautwirksamen, homöopathisch dosierten Drogen, von denen Aristolochia (Osterluzei) und Pulsatilla (Küchenschelle) auf die Eierstockfunktionen anregend, auf die Talgdrüsen verkleinernd und auf die Seborrhoe hemmend wirken. Ferner ist *Agnolyt* zu empfehlen, wovon man drei Monate lang (und länger) täglich 40 Tropfen in etwas Wasser *vor* dem Frühstück einnimmt. Dieses Mittel ist jeder Hormonbehandlung vorzuziehen.
4. *Heilpflanzenanwendungen* zur Stoffwechselverbesserung und allgemeinen Drüsenanregung. Dazu eignen sich Enzian, Kamille, Kiefer, Löwenzahn, Schlehdorn, Salbei und Wermut.

   Zu dem gleichen Zweck lassen sich auch die aus Frischpflanzen hergestellten Säfte benutzen. Hier kommen in Frage: Ackerschachtelhalm, Bärlauch, Birke, Brennessel, Brunnenkresse, Knoblauch, Löwenzahn, Schafgarbe, Wacholder und Zwiebel.
5. Die *örtliche Behandlung* besteht aus Schälkuren und Höhensonnenbestrahlungen oder Schälsalben und Ausquetschen der Mitesser mit dem Comedonenquetscher. Die Mitesser lassen sich am besten nach einem Gesichtsdampfbad mit Heublumen oder Kamillenblüten ausdrücken. Nach dem Ausquetschen legt man eine Kamillenkompresse auf, um entzündliche Reaktionen zu verhüten. Ausgezeichnet wirkt auch eine *Enelbinmaske.* Die im Wasserbad erwärmte Enelbinpaste wird zweimal wöchentlich so heiß wie möglich messerrückendick auf die Akneherde aufgetragen und nach 20—60 Minuten entfernt. Nach dem Waschen der Haut mit warmem Wasser reibt man sie leicht mit pH5-Eucerin ein oder trägt über Nacht dünn Ichtho-Paste auf, die am folgenden Morgen mit heißem Wasser und Seife abgewaschen wird.

Rezepte: I 1—14, 17; XI 6, 7

Fertigpräparate:

Agnolyt
Aristolochia-Pentarkan
Arsenicum-Pentarkan
Enelbin
Repha-Akne-Mittel — Tropfen und Salbe

Allergie, allergische Krankheiten (siehe auch Asthma, Ekzem, Heuschnupfen, Rheumatismus und Steinleiden): Allergie heißt veränderte Reaktionsfähigkeit, die der Körper durch Vorbehandlung mit einer körperfremden Substanz oder durch das Überstehen einer Krankheit erworben hat. Die Stoffe, die zu einer veränderten Reaktionsfähigkeit führen, nennt man *Allergene* oder auch *Antigene.* Allergene sind entweder chemische Substanzen oder Zerfallsprodukte von Krankheitserregern und wirken ähnlich wie die Krankheitserreger auf den Körper krankmachend. Bei den meisten Allergenen handelt es sich um Eiweißstoffe, deren chemische Struktur nicht immer bekannt ist. Die durch Allergeneinwirkung entstandenen Krankheiten nennt man *allergische Krankheiten*.

Antikörper werden nach mehrmaligem Eindringen von krankmachenden Substanzen vom Organismus selbst zur Abwehr gebildet. Sie bewirken eine Überempfindlichkeit gegen bestimmte Substanzen. Den Vorgang nennt man *Sensibilisierung*.

Um die krankhafte Überempfindlichkeit rückgängig zu machen, benutzt man eine ganze Reihe neuerer *antiallergisch wirkender Substanzen*, die jedoch alle nur eine zeitweilige und begrenzte Wirkung entfalten.

Kennt man den allergisch machenden Stoff, so ist es möglich, durch eine Reihe von Injektionen ganz kleiner Mengen dieses Stoffes die gebildeten Antikörper sozusagen zu verbrauchen und auf diese Weise die normale Reaktionsbereitschaft wiederherzustellen. Diese *spezifische Desensibilisierung* ist aber leider nur in wenigen Fällen erfolgreich.

Allein oder teilweise allergisch bedingte Krankheiten sind vor allem Asthma, Ekzeme, Heuschnupfen, Rheumatismus und Steinleiden.

Unter unseren *Heilpflanzen* besitzt vor allem die *Rauwolfiawurzel* die Fähigkeit, die Überempfindlichkeit bei allergischen Krankheiten herabzusetzen.

Die Tatsache jedoch, daß trotz der modernen antiallergischen synthetischen und reizmildernden pflanzlichen Mittel die Heilerfolge gering sind, brachte einige Ärzte auf den Gedanken, daß die allergischen Erkrankungen mit Gemütserregungen in Zusammenhang stehen könnten. Die moderne Psychosomatik ist heute der Auffassung, daß Menschen mit allergischen Erkrankungen nicht nur mit einem Organsystem verändert (allergisch) reagieren (z. B. der Asthmakranke mit einem Asthmaanfall, wenn er eine Primel sieht oder ein bestimmtes Eiweiß zu sich nimmt), sondern mit einer veränderten Reaktionsweise auch ihrer Umwelt und ihren Mitmenschen begegnen, mit einer Veränderung also, die ihre ganze Existenzweise betrifft *(Schwöbel)*. Wenn es in solchen Fällen zu einer echten Heilung kommen soll, muß die gesamte Daseinsstruktur des Kranken erfaßt werden. Er ist ja in all seinen Reaktionen dauernd auf Abwehr eingestellt, für ihn hat die Umwelt den Charakter des Gefährlichen, Feindlichen und Bösen. Seine allgemeine Abwehrhaltung bedingt seine Verspannung, die sich in Verkrampfungen der verschiedensten Organ- und Gewebssysteme zeigt. Asthmakranke sind im tiefsten Grunde vielfach seelisch Kranke, die noch keinen tragfähigen Lebensgrund gefunden haben, die sich selbst noch nicht gefunden haben und deren Reifeprozeß noch nicht abgeschlossen ist. Es wird dabei häufig nur mit Hilfe eines Psychotherapeuten oder eines Seelsorgers möglich sein, die fehlende Reifung nachzuholen, die eigenen Möglichkeiten zu erkennen und damit eine Lebensbasis zu schaffen, bei der die ständige Abwehrhaltung sinnlos erscheint, das Leben selbst aber in all seinen Bezügen wieder sinn- und zweckvoll wird.

Die medikamentöse Behandlung ist also häufig nur ein Hilfsmittel und eine wertvolle Unterstützung für die notwendige seelische (psychische) Behandlung allergischer Krankheiten. Trotzdem sollte man auf ihre wohltuende und erleichternde Wirkung nicht verzichten. Sie muß aber vom Arzt festgesetzt sein und überwacht werden.

Rezepte: II 1, 3, 4; XI 3, 4; XIII 6, 12, 13, 14

Fertigpräparate:
Raupina   Rauwoplant
Rauserpol

Die Krankheiten und ihre pflanzlichen Heilmittel

Allgemeinschwäche (Schwächezustände): Die Begriffe Allgemeinschwäche und Schwächezustände geben nur sehr unbestimmt wieder, was damit gemeint ist, obwohl sie in der Praxis häufig zu hören sind. Der Arzt unterscheidet nach Möglichkeit zwischen der meist akuten *nervösen Erschöpfung*, der mehr chronischen, anlagebedingten *Nervenschwäche* (Neurasthenie) sowie der sich mehr auf die Geschlechtsorgane beziehenden *Potenzschwäche* der Männer oder auch der *Geschlechtskälte* (Frigidität) der Frauen. Es muß jedoch bei allen Klagen über Allgemeinschwäche auch an eine noch mehr oder weniger versteckte Kreislaufschwäche, Blutarmut oder bei schon sehr lange anhaltender Allgemeinschwäche auch an chronische Infekte (Herdinfektion, Tuberkulose) oder sogar an die Entwicklung einer bösartigen Geschwulst (Krebs oder andere Geschwülste) gedacht werden. Da es sich besonders bei lange anhaltenden, also chronischen Schwächezuständen oft genug um eine zuweilen recht schwierige Differentialdiagnose handelt, brauchen wir dazu den Rat des Arztes.

Am einfachsten liegen die Verhältnisse bei der *nervösen Erschöpfung*, wie sie häufig nach starken körperlichen, geistigen oder seelischen Überforderungen und Überlastungen auftritt. Auch zuwenig oder schlechter Schlaf, Luftmangel, Operationen, Geburten, Unfälle sowie schwere Blutverluste können zu nervöser Erschöpfung führen.

Bei dem Zustand einer allgemeinen Schwäche wird ferner häufig über Appetitmangel, Leistungsabfall, Herzklopfen, Schwindel, großes Schlafbedürfnis, Überempfindlichkeit, Reizbarkeit, Mutlosigkeit und depressive Verstimmung geklagt.

Eine Untersuchung läßt objektiv meist kaum einen Befund erkennbar werden. Oft ist das Körpergewicht vermindert, die Muskulatur schlaff, die Hautfarbe etwas welk; manchmal findet sich eine geringe bis mäßige Blutarmut, eine große Schreckhaftigkeit, es stört schon die „Fliege an der Wand". Die „vegetativen Reaktionen", die der Arzt zu prüfen pflegt, sind in der Regel sehr labil, aber sonst läßt sich eine eigentliche krankhafte Veränderung der Organe nicht entdecken. Nach diesen muß jedoch immer, wie auch nach Tuberkulose und echter *Neurose* (siehe dort!), gesucht werden. Sind organische Erkrankungen ausgeschlossen, wird der Arzt sich zur Diagnose *nervöse Erschöpfung* entschließen und eine entsprechende Behandlung einleiten.

Die Behandlung wird und muß umfassen: Ruhe (vor allem auch 1 Stunde Mittagsruhe), viel Schlaf, frische Luft (nachts geöffnetes Fenster!), geregelte Lebensweise. Soweit wie möglich sind auch die *physikalischen* Heilmaßnahmen heranzuziehen, wie Trockenbürstenbäder zur Hautdurchblutung, Luftbäder, Sonnenbäder, Abreibungen mit Franzbranntwein, Kneippsche Wasseranwendungen (genau verschreiben und *vorschreiben* lassen!), Sauna, Massage und Atemtherapie.

Wesentlich sind auch einige *Heilpflanzenanwendungen*. Folgende Heilpflanzen sind dazu geeignet: Arnika und Berberitze (Blutgefäße), Baldrian (Nervendämpfung, Schlaf), Enzian (Drüsen des Magen-Darm-Kanals), Johanniskraut (Nerven, Gehirn, seelische Verstimmung), Melisse (Magen, Darm, Nerven, Kopfschmerzen), Primel (Bronchien, Nieren, Schlaf), Tausendgüldenkraut und Wermut (Magen, Darm, Kreislauf, vegetatives Nervensystem).

Rezepte: IV 1—12, 20—23, 25; V 31; X 23; XIII 5, 8, 9

Fertigpräparate:
Arnica-Kneipp-Kapseln
Arnicorin
Arnika-Tinktur „Truw"
Baldrian-Dispert
Enziantinktur (Tinctura Gentianae DAB 6)
Echtroform
Eucalyptus-Kolloidbad „Dr. Schupp"

Esberisan
Kalovowen
Kneipp-Sellerie-Pflanzensaft
Kneipp-Wacholderbeer-Pflanzensaft
Pflanzentonikum Galmeda

Rhododendron cp. Fluid
Salus-Alpenkraft
Salusdynam
Wagners Lebenstropfen

Altern, vorzeitiges: Es ist eine allgemeine Erfahrungstatsache, daß es jugendliche Greise und greise Jugendliche, daß es also ein vorzeitiges Altern und ein lange hinausgezögertes Altern gibt. Das kalendermäßige Alter ist kein Maß für das biologische. Es erhebt sich daher die Frage, ob man dem vorzeitigen Altern vorbeugen kann.

Unsere Alternsforscher stehen heute auf dem Standpunkt, daß es eine echte Verjüngung gar nicht geben kann, weil der ständige Wandel der Materie und der Körperfunktionen vom Beginn bis zum Ende des Lebens im Keimplasma festgelegt ist und sich nicht rückläufig gestalten läßt. Da aber dieser Prozeß bei den Menschen und an den verschiedenen Organen nach Ausmaß und Tempo sehr unterschiedlich abläuft, liegt hierin die Möglichkeit, vorzeitiges und krankhaftes Altern zu beeinflussen.

Zunächst muß eine allgemeine Voraussetzung gegeben sein, um einen vorzeitigen Verbrauch der Kräfte und damit eine vorzeitige Alterung zu verhindern. Im Laufe des Lebens sollte eine Selbstfindung oder Selbstwerdung stattgefunden haben, um.das notwendige Maß an geistiger und seelischer Ausgeglichenheit zu erreichen. Man darf es im Alter nicht mehr nötig haben, aus innerer Unruhe seine Zuflucht zu ständig wechselnden Zerstreuungen (meist oberflächlicher Art) zu nehmen oder sich in Exzessen irgendwelcher Art zu verlieren. Wenn man das Leben aus einer gewissen Distanz betrachten kann und über sich selbst zu lächeln vermag, ist die richtige seelische Verfassung erreicht. Unter dieser Voraussetzung kann man dann an die Behandlung der altersbedingten Leistungseinschränkungen und Funktionsstörungen aller Art herangehen.

Gegen die im Alter auftretenden *körperlichen und seelischen Leistungsminderungen* wendet man gern *Sexualhormone* an, die aber nur kurzfristig und klein dosiert verwendet werden sollten, da sie sonst nach einigen Wochen zu einem völligen Zusammenbruch führen. Niedrig dosierte Hormonpräparate können aber besonders in Verbindung mit *Vitaminen* zu echten Leistungssteigerungen führen. Es hat sich nämlich in ausgedehnten Untersuchungen über den Vitaminstoffwechsel erwiesen, daß der Vitaminbedarf in der Jugend und im hohen Lebensalter gegenüber den mittleren Lebensjahren bedeutend höher ist.

Neue Untersuchungen haben auch gezeigt, daß die echte *Ginsengwurzel* geeignet ist, allgemeine Alterserscheinungen, wie rasches Ermüden, Leistungsabfall, Konzentrationsmangel, Appetitmangel sowie Nachlassen der Seh- und Hörkraft, günstig zu beeinflussen.

Besondere Beachtung verdienen die sehr häufigen *Kreislaufstörungen,* die sowohl durch die besonderen Funktionsbedingungen des Altersherzens als auch durch die nachlassende Elastizität und Reaktionsfähigkeit der Blutgefäße zustande kommen. Auch das Nachlassen der zentralnervösen und hormonellen Steuerung des Blutumlaufs ist daher in Betracht zu ziehen.

Bis zum 55. Lebensjahr antwortet der Herzmuskel auf eine Arbeitssteigerung mit Zunahme seines Gewichtes, also mit Muskelverstärkung und damit Leistungssteigerung. Das hört mit dem 55. Lebensjahr auf. Die Vergrößerung des Herzmuskels (Hypertrophie) macht nun einem langsamen Schwund der Muskulatur (Altersatrophie) Platz.

Die Krankheiten und ihre pflanzlichen Heilmittel

Es ist daher an der Zeit, der nun nachlassenden Belastungsfähigkeit dadurch Rechnung zu tragen, daß man jede akute und chronische Überbelastung möglichst vermeidet und dem *alternden Herzen* mit wirksamen Stoffen eine Unterstützung gewährt. Hierfür haben sich die Herzglykoside, wie sie sich im *Maiglöckchen* (siehe dort) finden, besonders bewährt.

Die *nachlassende Gefäßelastizität* geht häufig mit Einlagerungen von fettartigen Stoffen (Lipoiden, Cholesterin) oder Kalk in den Gefäßwandungen einher, was zu verschiedenen Folgekrankheiten führen kann, wie Bluthochdruck, Gehirngefäß-, Herzkranzgefäß- oder Nierengefäßverkalkungen. Meist vollzieht sich der Übergang von einer allgemeinen Blutdruckerhöhung zu einem durch Nierenerkrankung bedingten Hochdruck völlig unmerklich. Die Behandlung des *Altershochdrucks* muß stark und plötzlich wirkende Mittel zur Drucksenkung vermeiden, da es sonst zu Hirndurchblutungsstörungen und zu einem plötzlichen Nachlassen der Herzleistung kommen kann. Für die sanfte Drucksenkung auf den „Erfordernisdruck" bei gleichzeitiger Stützung des Herzmuskels und Erweiterung der Herzkranzgefäße eignen sich vor allem die *Heilpflanzen* Rauwolfia, Weißdorn, Meerzwiebel, Oleander, Adonisröschen und Maiglöckchen.

Wir wissen heute, daß die Behandlung im Alter eine andere sein muß als in mittleren oder jüngeren Jahren. Die Mehrzahl der Arzneimittel wird im Alter langsamer aufgenommen, kommt daher auch langsamer zur Wirkung, wird aber auch langsamer wieder ausgeschieden, wodurch sie länger wirken oder sich gar im Körper anhäufen können. Auf viele Mittel reagiert der ältere Mensch anders, als er in jüngeren Jahren reagiert hat. So ist es zum Beispiel bei Schlaf- oder Weckmitteln: Manche alten Menschen reagieren auf Schlafmittel (z. B. Barbitursäureabkömmlinge) mit Erregung oder Verwirrung, während sie auf Kaffee (Koffein) ausgesprochen gut schlafen. Wirkungsunterschiede bei jungen und alten Menschen bestehen auch gegenüber Abführmitteln, Herzmitteln und wasserausscheidenden Mitteln, was bei entsprechenden Verordnungen zu berücksichtigen ist.

Sehr wichtig ist auch die *Ernährung* im Alter. Sie muß folgende Richtschnur beachten: die lebensnotwendigen Nährstoffe (Eiweiß, Fett, Kohlehydrate) und Wirkstoffe (Vitamine, Mineralien, Spurenstoffe, Fermente und Duftstoffe) in mäßiger, aber ausreichender Menge zuführen, wobei individuellen Wünschen genügend Spielraum bleibt. Die Gesamtkalorienzufuhr sollte 2000—2400 Kalorien nicht überschreiten.

Da das Eiweiß (nach *Bürger*) das „Koffein des Alters" ist, muß es in ausreichender Menge, das ist 1 Gramm pro kg Körpergewicht, durchschnittlich also 60—70 g pro Tag, zugeführt werden. Die beste Eiweißquelle für das Alter ist das *Milcheiweiß*. Fett darf nur wenig genossen werden, höchstens 60 g pro Tag, wobei man tierisches Fett möglichst meidet (die Butter aufs Brot kratzen) und die Speisen mit kaltgeschlagenen pflanzlichen Ölen (Sonnenblumenöl, Mazola) oder pflanzlichen Margarinen zubereitet. Die Kohlehydrate haben die noch fehlenden Kalorien zu decken. Da 70 g Eiweiß 350 und 60 g Fett 550 Kalorien ausmachen, werden an Kohlehydraten noch 1100—1500 Kalorien benötigt. Das ist mit 275—350 g zu erreichen, wobei man fruchtzuckerhaltige Nahrungsmittel bevorzugen sollte, weil Fruchtzucker im Alter wesentlich besser aufgenommen wird als Traubenzucker.

Um den erhöhten Bedarf an Vitaminen und Mineralien zu decken, muß der alte Mensch reichlich Obst, Salat und Gemüse zu sich nehmen. Werden diese nicht vertragen, müssen künstliche Multivitamin-Präparate an ihre Stelle treten. Die Flüssigkeitszufuhr braucht nicht besonders eingeschränkt zu werden. Größere Zufuhr belastet jedoch die Kreislauforgane.

Um also einer vorzeitigen oder krankhaften Alterung zu begegnen, geben wir 1. vermehrt Vitamine, besonders C, A und E, 2. geringe Mengen des gleichgeschlechtlichen Sexualhormons, 3. Ginsengpräparate, 4. herz- und gefäßwirksame Mittel, 5. mäßige, aber ausreichende Kost.

Sorgt man außerdem für genügend körperliche Bewegung und seelische Ausgeglichenheit, so ist alles getan, um das Altern zu erleichtern und hinauszuzögern. Die Sorge für das körperliche Wohl ist wiederum eine wesentliche Voraussetzung für ein erfülltes Alter, für ein Alter, in dem das Denken die Schranken des rein Körperlichen, des Raumes und der Zeit zu durchbrechen vermag und auf das Überzeitliche und Menschliche gerichtet ist. Der Mensch ist ja nicht nur ein dem Naturgesetz des Stirb und Werde unterworfenes organisches Lebewesen, sondern ein geistbegabtes Geschöpf, das zu allen Zeiten die Überzeugung in sich trug, daß es nach dem biologischen Tod ein Fortleben in irgendeiner Form geben muß.

Fertigpräparate:

Convacard	Rauserpol
Convallaria „Dr. Klein"	Rauwoplant
Convallicine „Jura"	Scillacor
Convallysan	Scillaserpin
Crataegutt	Scilloral
Ginseng-Complex „Schuh"	Szillosan
Kneipp-Weißdorn-Pflanzensaft	Talusin

Altersbeschwerden: Wenn auch das Altern als solches kein krankhafter Vorgang ist, so bestehen doch recht enge Beziehungen zwischen den Alternsveränderungen und den Alterskrankheiten. Fragen wir zunächst nur danach, welche Beschwerden der normale Alternsvorgang mit sich bringt oder zumindest mit sich bringen kann, so sind diese leicht aus den Alternsveränderungen abzuleiten.

Die meisten Organ*zellen* werden von ihrer Keimschicht aus neu gebildet, sie regenerieren. Im Herzmuskel und im Gehirn gibt es jedoch Zellen, die ein Menschenleben lang in Funktion bleiben; sie altern nicht, sofern die anderen Gewebskomplexe ihnen nicht die Versorgung unmöglich machen. *Gewebe* bestehen nämlich nicht nur aus Zellen, sondern auch aus Zwischensubstanzen (Grundsubstanzen, Fasern), Blut- und Lymphgefäßen und Nerven. Die Zwischensubstanzen sowie die zu den Zwischensubstanzen zählenden Gefäße sind jedoch dem Prozeß des Alterns unterworfen.

Dieser Alterungsvorgang zeigt sich durch Wasserverarmung und Einlagerung von Schlackenstoffen (Stickstoff, Harnsäure, Kalk, Cholesterin). Da aber die Zwischengewebe gerade den Stoffaustausch zwischen Zellen und Blut vorzunehmen haben, werden bei nachlassendem Stoffaustausch (Stoffwechsel) auch die Zellen in ihrer Funktion geschädigt und altern somit.

Zunächst werden die Ablagerungen und Einlagerungen an den Gefäßwänden vor sich gehen. Die Blutzirkulation wird dadurch in den von ihnen versorgten Organen beeinträchtigt. Das wiederum führt zu Umgestaltungen der Organe. Natürlich werden die Organe mit dem trägsten Stoffwechsel am frühesten und am meisten betroffen; das sind neben den inneren Schichten der Gefäßwände die *Augenlinse,* die *Knorpel* und die *Bandscheiben.* Von diesen Organen werden daher auch die ersten Beschwerden aus-

Die Krankheiten und ihre pflanzlichen Heilmittel

gehen, und es kommt zu Kreislaufstörungen, Sehstörungen und Beeinträchtigungen an den Bewegungsorganen (Knochen, Knorpel, Bandscheiben, Sehnen, Muskeln). Aus den Kreislaufstörungen können sich wiederum, je nach den am meisten betroffenen Gefäßgebieten (Kopf, Herz, Nieren, Beine), eine Reihe weiterer Organstörungen ergeben.

Wenn man nun versuchen will, die Altersbeschwerden zu vermeiden oder möglichst weit hinauszuschieben, so muß man die Anfangsursachen angreifen, also die Verschlackung der Zwischengewebe vermeiden und den Stoffwechsel anregen. Neben einer zweckvollen, mäßigen Ernährung (siehe vorzeitiges Altern und Altersdiät) können uns dabei einige wertvolle *Heilpflanzen* helfen, nämlich Ackerschachtelhalm, Bärlauch, Beinwell, Bibernelle, Birke, Brennessel, Faulbaum, Hauhechel, Holunder, Klette, Löwenzahn, Mistel, Quecke, Rhabarber, Schafgarbe, Süßholz, Veilchen, Wacholder, Wegwarte und Zwiebel.

Rezepte: I 1—20

Fertigpräparate:

Alliocaps
Bärlauch-Recextrakt-Reinecke
Bibernelltinktur (Tinctura Pimpinellae DAB 6)
Kneipp-Birkenblätter-Pflanzensaft
Kneipp-Brennessel-Pflanzensaft
Kneipp-Löwenzahn-Pflanzensaft
Kneipp-Mistel-Pflanzensaft
Kneipp-Wacholderbeer-Pflanzensaft
Kneipp-Zinnkraut-Pflanzensaft
Solu-Vetan
Viscysat Bürger

Altersbronchitis: Bei älteren Menschen muß jede Erkältung, die meist zur Bronchitis führt, sorgfältig behandelt werden, da hierbei die Gefahr ernsterer Komplikationen besteht. So kommt es leicht zu einer Entzündung der kleinsten, tiefsitzenden Bronchien (Bronchiolitis), zu Lungenentzündung (Pneumonie) oder auch zu einer Herz- und Kreislaufschwäche als Folge des erhöhten Widerstandes in den Lungen, wodurch der Blutumlauf vom rechten zum linken Herzen erschwert wird. Am besten gibt man daher Mittel zur Herz- und Kreislaufanregung sowie gegen die Schleimhautinfektion der Bronchien, die zugleich schleimverflüssigend, hustendämpfend und auswurfbefördernd wirken. Wichtig ist auch eine Steigerung der allgemeinen Abwehrkraft. Entsprechende *Heilpflanzen* und ihre Zubereitungen leisten hier beste Dienste.

Zur *Herzstärkung* wählen wir Adonisröschen, Besenginster, Maiglöckchen, Melisse, Oleander, Weißdorn und Zwiebel, sofern der Arzt nicht ein stärkeres Herzmittel der Digitalis- und Strophanthingruppe für erforderlich hält.

Gegen die *Bronchitis* selbst stehen zur Verfügung: Anis, Bibernelle, Eibisch, Fenchel, Holunder, Huflattich, Isländisches Moos, Lungenkraut, Primel, Salbei, Sonnentau, Spitzwegerich, Süßholz, Thymian, Vogelknöterich.

Um die *Abwehrfähigkeit* zu steigern, verwendet man Kiefer, Knoblauch, Sonnenhut, Thymian, Veilchen, Wacholder und Zwiebel.

Die drei beabsichtigten Wirkungsweisen vereinigen in sich folgende

Rezepte: II 2, 7; III 1—15

Fertigpräparate:

Alliocaps
Bronchipressan
Convacard
Crataegutt
Echinacin
Fixfenchel
Fixlinde
Fixmalve

Kneipp-Huflattich-Pflanzensaft
Kneipp-Knoblauch-Pflanzensaft
Kneipp-Spitzwegerich-Pflanzensaft
Kneipp-Wacholderbeer-Pflanzensaft
Kneipp-Weißdorn-Pflanzensaft
Pinimenthol
Solu-Vetan
Kneipp-Tannolbalsam
Kneipp-Tannolsaft

Thymipin — Balsam, Hustensaft, Tropfen, Zäpfchen
Thymitussin — Dragees und Tropfen
Thymodrosin — Balsam, Sirup, Tropfen, Zäpfchen
Toxicerna — Dragees und Suppositorien
toxi-loges
Toxorephan
Toxyphanil

Altersherz: Das Altersherz ist grundsätzlich von dem Herzen eines jungen Menschen im Aufbau, im Stoffwechsel und in der Leistungsfähigkeit verschieden. Die Änderung des Stoffwechsels der Organe während eines Lebens ist die eigentliche Ursache des Strukturumbaues des Altersherzens, der um das 55. Lebensjahr beginnt. Beim „gesunden" Altersherzen finden wir dann eine Verminderung der Muskelzellen und eine Vermehrung der Bindegewebszellen. Es besteht also eine absolute Verringerung der Leistungszellen (Atrophie). Gegenüber dem jugendlichen Herzen ist es daher kleiner, sozusagen geschrumpft, aber nicht eigentlich krank. Es vermag seine normale Tagesleistung zwar noch zu vollbringen, hat aber keine Reserven mehr, so daß es plötzlichen Mehranforderungen nicht mehr gerecht werden kann.

Die ganzen Untersuchungen ergeben keinen wesentlichen krankhaften Befund. Dennoch kann sich eine Herzmuskelschwäche schleichend entwickeln. Oft sind chronischer Husten, Magenbeschwerden und schlechter Schlaf ihre ersten Anzeichen. Häufig treten im Alter auch Durchblutungsstörungen der das Herz ernährenden Kranzgefäße hinzu. Sie sind meist durch Störungen in der Zusammensetzung der Blutfette bedingt, wodurch die Ablagerung von Cholesterin in den Gefäßwänden beschleunigt und die Gerinnungsfähigkeit des Blutes erhöht wird. Beides begünstigt aber die Entstehung krankhafter Veränderungen des Altersherzens, nämlich Herzmuskelschaden, Herzinfarkt und Angina pectoris.

Zur Stützung des altersschwachen Herzens und zur Vorbeugung gegen eine vorzeitige Veränderung der Herzkranzgefäße hat sich die Anwendung von zwei *Herzpflanzen*, Weißdorn und Maiglöckchen, besonders bewährt.

In der letzten Zeit haben in der Behandlung und Prophylaxe von Alterserscheinungen auch die Vitamine ein neues Anwendungsgebiet gefunden. Da die Vitamine in ihrer Gesamtheit bei energetischen Prozessen mitwirken, ist allein dadurch ihre Bedeutung für den Herzmuskel gegeben. Wenn im Alter die Anpassungsfähigkeit des Herzmuskels abnimmt, wird eine ausreichende Herzleistung besonders vom Vitaminangebot abhängig sein. Gemäß ihrer Rolle als Fermentgruppen im Energiestoffwechsel haben die Vitamine des B-Komplexes eine spezielle Bindung zu den physiologischen und pathologischen Vorgängen am Herzmuskel. Vitamin-B_1-Mangel setzt die Herzleistung herab. Andererseits beobachtete man, daß Vitamin-B_1-Gaben die Digitalis- oder Strophanthinwirkung beträchtlich verbesserten. Bei Herzinsuffizienz mit Angina pectoris konnten mit Vitamin B_2 gute Erfolge erzielt werden.

Rezepte: II 2, 7, 8, 9

Fertigpräparate:

Aesrutal
Angioton
Arte Rutin
Asgoviscum

Cardenion
Cardiagutt
Cardiasan
Convacard

Die Krankheiten und ihre pflanzlichen Heilmittel

Corguttin
cor-loges
Cor-myocrat
Corsenex
Crataegus Forte Plantorgan — Tropfen
Crataegus-Pentarkan
Crataegutt
Crataegysat
Crataeserpin
Crataesan
Euvalon

Gold-Komplex — Tropfen
Jsokomb
Korodin
Miroton
Orthangin
Recorsan
Salus-Herz-Tropfen
steno-loges
Valodigan
Viscratyl

Altersjucken: Über den chronischen Juckreiz, der besonders häufig im Alter auftritt, wissen wir noch nicht sehr viel. Schmerz und Juckreiz scheinen jedenfalls völlig verschiedene Empfindungsqualitäten zu sein. Man unterscheidet hauptsächlich drei Formen des Juckreizes, nämlich den über den ganzen Körper verbreiteten Juckreiz (generalisierter Pruritus), den lokalisierten Juckreiz am After, an der Scheide der Frau oder der Geschlechtsgegend des Mannes und schließlich den Juckreiz bei verschiedenen Hautkrankheiten, am häufigsten bei Nesselsucht (Urtikaria), Ekzemen (allergische Kontaktdermatitis, Pilzerkrankungen und Arzneimittelausschläge) und Veränderungen der gealterten Haut (Trockenheit, Fettarmut, Rückbildung der Talg- und Schweißdrüsen).

Beim *generalisierten Pruritus* zeigen sich außer den häufigen Kratzeffekten meist keine nennenswerten Hauterscheinungen. Als Ursache kommt nicht nur das Alter in Frage, es kann sich dahinter auch eine innere Krankheit verbergen, wie Zuckerkrankheit, Gicht, Leukämie, Gelbsucht, Basedow oder ein bösartiger Tumor. Es können aber auch chemische Gifte oder Arzneien (wie Antibiotika, Sulfonamide, Pyramidon, Chinin, Arsen und Morphium) oder Genußmittel (Kaffee, Tee, Tabak) und Gewürze (Pfeffer, Salz u. a.) der Anlaß des Juckreizes sein. Man muß ferner beachten, daß der allgemeine Juckreiz bei entsprechend veranlagten Menschen schon auf die bloße Vorstellung hin oder als Begleiterscheinung bei schwerer vegetativer Dystonie und nach Aufregungen auftreten kann. Nicht selten sind auch reine Vitamin- oder Hormonmängel der Grund des Juckreizes.

Der *lokalisierte* Juckreiz am After oder an den Geschlechtsorganen kann grundsätzlich die gleichen Ursachen wie der ausgebreitete Juckreiz haben. Häufiger sind es hier jedoch Hormonmangel, Würmer (vor allem Oxyuren), Schleimhautrisse (Fissuren) oder eine Mastdarmentzündung (Proctitis). Bei Durchblutungsstörungen in den Beinen kann sich auch ein auf die Beine beschränkter Juckreiz einstellen.

Der Juckreiz als Folge oder Begleiterscheinung von Hautkrankheiten und Arzneimittelausschlägen ist grundsätzlich von den anderen Formen zu unterscheiden und verschwindet nur mit der Abheilung der Grundkrankheit. Die Diagnose muß in jedem Fall dem Facharzt vorbehalten bleiben!

Zu einer schnellen und erfolgreichen Behandlung des quälenden Juckreizes gehört, wenn es möglich ist, die Erkennung des Grundleidens und seine spezielle Behandlung. Wenn längere Zeit Medikamente eingenommen wurden, setze man diese, falls es die Erkrankung zuläßt, ab. Sind Nahrungsmittelallergien zu vermuten, so führe man einen Teetag, Safttage, Schleimtage, Rohkosttage oder vegetarische Diät durch oder lasse einzelne, einwandfrei als allergisch wirkend erkannte Nahrungsmittel (Fisch, Eier, Getreidearten) für längere Zeit völlig weg.

Als physikalische Maßnahmen kommen in Frage: Haferstroh-, Heublumen-, Kamillen- oder Zinnkrautbäder, ferner Kleie- oder Schwefelbäder, Kneippsche Güsse und Ganzwaschungen. Für die innerliche Behandlung stehen uns auch einige wenige *Heilpflanzen* zur Verfügung, nämlich Bärlapp, Brennessel und Kamille, ferner der in diesem Buch nicht besprochene Ehrenpreis. Besteht gleichzeitig ein Leber-Gallen-Leiden oder Stuhlträgheit, so sind auch folgende Pflanzen oder Pflanzenteile zu berücksichtigen: Faulbaumrinde, Leinsamen, Rhabarberwurzel, Rizinusöl und Sennesblätter.

Bei einem Teil der Kranken ist der Juckreiz Ausdruck einer *echten Neurose* (siehe dort!), oft auch einer speziellen Sexualneurose, die einer psychotherapeutischen Behandlung bedarf, da eine Neurose nur in den seltensten Fällen auf Medikamente oder physikalisch-diätetische Maßnahmen reagiert.

Sollten alle die genannten Möglichkeiten nicht zum Ziele führen, so ist eine spezielle hautärztliche Behandlung mit Kalziuminjektionen, Nebennierenrindenhormonen, Antihistaminpräparaten, Eigenblutinjektionen, Gammaglobulin oder Vitamin-B-Komplexen erforderlich. Manchmal führt aber auch die einfache homöopathische Verordnung von Schwefel (D 4—D 6, 3mal täglich 1 Tablette) zur Abheilung.

Rezepte: I 1, 3, 6; V 32—40, 45, 46; XIII 4, 6, 13, 14

Fertigpräparate:
Chamo Bürger
Gynacton
Kamillosan
Lycopodium DHU, Urtinktur
Lycopus-Pentarkan

Sambucus cp. Fluid
Urtica DHU, Urtinktur
Urtica-Pentarkan
Viracton

Altersstar (Katarakt): Mit „Star" bezeichnet man die Trübung der Augenlinse, die mehr oder weniger bei jedem alten Menschen auftritt. Wenn die Linse nicht mehr durchsichtig ist, treten Sehstörungen auf. Man sagt, daß der Star „reif" ist, das heißt reif zur Operation. Dabei wird die trübe Linse durch einen kleinen Schnitt herausgenommen; das Auge wird nun mit einer entsprechenden Brille wieder sehtüchtig.

Mit diätetischen Maßnahmen und Medikamenten kann eine sichere Verhinderung der Linsentrübung bis heute noch nicht gewährleistet werden. Sobald der Altersstar beiderseits praktisch zur Blindheit geführt hat, ist eine Operation die einzige Möglichkeit, das Augenlicht wiederzubekommen.

Neuerdings glaubt man, daß *erhöhter Blutzucker* die auslesende Durchlässigkeit (selektive Permeabilität), die ein Zeichen ihrer Lebenskraft ist, schädigt und daß neben anderen Erkrankungen auch hierin eine Hauptursache des grauen Stars liegen könnte.

Fertigpräparate:
Aethiops Homobion A 8 — Pulver
Augentropfen „Jso-Werk"
Gelsemium DHU — Verreibungen, Ampullen
Jsoskleran — Tabletten

Ruta-Pentarkan
Species ophthalmicae (Weleda) — Tee zur Unterstützung jeder Augenbehandlung

Amenorrhoe (siehe auch Menstruation): Dieser Ausdruck bezeichnet das Fehlen der monatlichen Periodenblutung der Frau. Die Menstruation fehlt normalerweise bis zum Eintritt der Menarche (das ist die Zeit des ersten Auftretens der Regelblutung zwischen

Die Krankheiten und ihre pflanzlichen Heilmittel

dem 12. bis 16. Lebensjahr), während der Schwangerschaft und in der Menopause (das ist die Zeit des Aufhörens der Regelblutungen in den Wechseljahren etwa Ende der vierziger Jahre). Außerhalb dieser Zeiten ist das Ausbleiben der Periodenblutung immer ein Zeichen einer organischen oder funktionellen Störung. Tritt bei einem Mädchen bis zum 18. Lebensjahr keine Periodenblutung ein, so handelt es sich um eine *primäre Amenorrhoe,* die meist *organisch* bedingt ist und vom Gynäkologen behandelt werden muß. Bleibt nach sonst regel-recht eingetretener Periode die Blutung plötzlich aus, so bezeichnet man das als *sekundäre Amenorrhoe,* die meist nicht organisch, sondern *funktionell* bedingt ist. Sie tritt häufig nach schweren Krankheiten, Schwächezuständen (Unfall, schwere seelische Verletzungen, plötzlicher Milieu- und Klimawechsel) oder auch einmal als „Sparmaßnahme des Organismus" bei Keimdrüsenschwäche in den Reifungsjahren auf. Die sekundäre Amenorrhoe kann allerdings auch organisch bedingt sein, wenn die Gebärmutterschleimhaut bei einer zu starken Ausschabung völlig entfernt oder durch Verätzung oder Strahleneinwirkung vernichtet wird.

Die sekundäre, funktionell bedingte Amenorrhoe läßt sich durch einige Heilpflanzen meist recht gut beeinflussen, nämlich durch Ackerschachtelhalm, Alant, Aloe, Andorn, Angelika, Arnika, Bibernelle, Johanniskraut, Kamille, Melisse, Nelkenwurz, Rainfarn, Raute, Ringelblume, Rosmarin, Safran, Schafgarbe, Sennes, Wacholder, Wasserpfeffer und Wermut.

Ich möchte hier noch darauf hinweisen, daß neben den rein leiblichen Ursachen der Amenorrhoe auch rein seelische Ursachen stehen können. Die psychisch bedingte Amenorrhoe tritt bei Menschen auf, die sich noch zu einer Zeit in einem Zustand der Kindlichkeit befinden, in der ihnen von außen her, von ihrer Familie oder Umwelt, reife Verhaltensweisen aufgezwungen werden, gegen die sie sich unter anderem durch eine Amenorrhoe sozusagen zur Wehr setzen. Hier haben Hormonkuren oder andere medikamentöse Behandlungen erst Sinn, wenn es einem Psychotherapeuten gelungen ist, diese Menschen seelisch wenigstens bis zur Pubertät zu bringen.

Rezepte: VIII 11—15

Fertigpräparate:
Aristolochia-Pentarkan
Feminon
Femisana
Ferrum-Pentarkan
Fides-Teekomplex Nr. 16

Menodoron
Rosmarinus Oligoplex
Ruta DHU — Verreibungen, Ampullen
Ruta-Pentarkan

Anämie: siehe Blutarmut

Angina pectoris: siehe Herzkrampf

Angina tonsillaris (Mandelentzündung): Bei der gewöhnlichen eitrigen Mandelentzündung sind die Gaumenmandeln stark geschwollen und gerötet und mit stippchenartigen gelben Belägen durchsetzt (gelbe Eiterpfröpfe). Die Eiterpfröpfe sind streng auf die Mandeln beschränkt und gehen nicht auf die Gaumenbögen über. Außer dem Rachenbefund bestehen plötzlich auftretendes hohes Fieber sowie starke Schluck- und Kopfschmerzen.

Ist das Fieber nur mäßig (um 38° C), sind die Stippchen ausgedehnter und fließen sie auf die Gaumenbögen über, so besteht *Diphtherieverdacht.* Es lassen sich dann fast immer Diphtheriebazillen nachweisen, während bei der eitrigen Angina stets die gewöhnlichen Eitererreger, Streptokokken und Staphylokokken, vorhanden sind. Meist tritt nach 2—3 Tagen ein allmählicher Fieberabfall ein. Komplikationen melden sich oft erst nach 3—8 Tagen. In der Regel verläuft die Angina aber normal, doch sollte nach 8—14 Tagen eine Urinuntersuchung stattfinden.

Zur Bekämpfung der Erreger ist oft ein kurzer Stoß mit Sulfonamidpräparaten oder drei Tage hintereinander eine Penicillininjektion erforderlich. Mundspülungen mit *Kamillen-* und *Salbeitee* macht man mehrmals täglich wegen der Schluckschmerzen. Als diätetische Maßnahme führt man *Saftfasten* durch, wobei man Säfte mit hohem Vitamin-C-Gehalt bevorzugt, also Zitronen-, Apfelsinen-, Sanddorn- und Acerolakirschsaft. Zur Umstimmung sind oft Eigenblutbehandlungen von großem Nutzen. Vorbeugend, abwehrsteigernd und desinfizierend wirken auch innerlich eingenommene Zubereitungen folgender *Heilpflanzen:* Bibernelle, Fingerkraut, Holunder, Kapuzinerkresse, Majoran, Meerrettich, Quendel, Sonnenhut, Thymian, Veilchen und Wiesenknopf.

Rezepte: XI 1; XII 14, 17

Fertigpräparate:
Arnica-Pentarkan
Balsalyt
Cinnabaris-Pentarkan
Echinacin
Echinatruw intern

Esberitox
Fixmille
Hamadest compositum
Myo-Echinacin
Tromacaps

Angst, Angstgefühl: Angst wird von *A. Künzli* als „abendländische Krankheit" und von *Heidegger* als Grundbefindlichkeit des menschlichen Daseins bezeichnet. „Wovor die Angst sich ängstet, ist das ‚Inderweltsein' selbst." Die Heilige Schrift sagt es mit den einfachen Worten: „In der Welt habt ihr Angst; aber seid getrost, ich habe die Welt überwunden." Wie wirkt sich nun diese „Grundbefindlichkeit" Angst im praktischen Leben aus?

Jede drohende Beeinträchtigung des Lebens kann Angst erzeugen. In der Angst kommt daher, ganz allgemein gesprochen, der negative Wunsch zum Ausdruck, daß etwas nicht geschehen, daß sich etwas nicht verwirklichen möge. Die Angst kann sich dabei sowohl auf das körperliche wie auch auf das seelische Leben oder auch auf Lebensgüter beziehen. Zwang jeder Art (Züchtigung, Strafe), Mangel aller Art (an Lebensraum, Geld, Zeit, Wissen oder Können) oder Verluste mancherlei Art (an innerem Halt, an Vertrauen zu Menschen oder zu Gott) können Angst hervorrufen. Die Angst kann im Leben eine ungeheuer starke, lähmende Macht darstellen. Unser Jahrhundert mit seinen geistigen Erschütterungen, Revolutionen und Kriegen, das Flüchtlingselend sowie die ständige Unsicherheit der Weltlage haben zweifellos zu einer starken Ausbreitung der Angst unter den Menschen geführt. Es ist daher nicht verwunderlich, daß sich auch die bei andauernder Angst auftretenden Neurosen (Angstneurosen) vermehrt haben. Einige häufigere Formen der Angst wollen wir hier etwas näher betrachten.

Angst vor Krankheit ist bei vielen Menschen heute ebenso häufig wie die ängstliche Aufmerksamkeit und Verfolgung eines Leidens. Beides führt zur Vielbehandlungssucht und zum häufigen Arztwechsel. Psychische Behandlung mit dem Ziel, die Aufmerksamkeit von den Organen und Krankheiten abzulenken, ist erforderlich. Durch Entspannung, Klärung der Lebensaufgaben, Weckung der Religiosität, Anregung zur Übernahme sozialer Aufgaben, sportliche Betätigung oder Gartenarbeit ist in vielen Fällen die Angst zu überwinden.

Die Krankheiten und ihre pflanzlichen Heilmittel

Angstanfälle sind häufig ein Symptom von Verdrängung z. B. eines Antriebs, Gedankens, Gefühls oder Wunsches ins unbewußt Seelische. Wenn Triebansprüche nicht befriedigt werden können, weil das Bewußtsein oder das Ich dagegen Einspruch erheben oder die Umwelt die Erfüllung nicht zuläßt, so besteht die Möglichkeit, diesen Triebwunsch auf soziale, kulturelle oder religiöse Ziele abzulenken (ihn zu sublimieren) oder ihn ins Unbewußte zu verdrängen. Während die Ablenkung ein normaler und unschädlicher Weg ist, führt die Verdrängung in vielen Fällen zur *Neurose* (siehe dort), die mit Angstzuständen, hysterischen Anfällen oder Zwangshandlungen einhergehen kann.

Die *Fallangst* kann eine Angst vor zu intensiven Hingabebedürfnissen sein und ist ebenfalls ein neurotisches Symptom. Während bei gesunden Menschen ein Gleichgewicht zwischen Selbstbewahrung und Hingabeneigung besteht, können bei Neurotikern neben Schwindel- und Ohnmachtsgefühlen auch Fallängste auftreten.

Der *Herzangst* begegnen wir bei der *Angina pectoris* (siehe Herzkrampf), bei der eine Verkrampfung der Herzkranzgefäße aus verschiedenster Ursache eintritt. Meist handelt es sich um Menschen, die ständig unter dem Druck einer vermeintlichen oder tatsächlichen großen Verantwortung stehen und sich ununterbrochen in einem Zustand innerer Spannung befinden. Oft ist es aber gar nicht die übergroße Arbeit, das Eingespanntsein oder die zu tragende Verantwortung, sondern die Flucht vor der inneren Leere, die Verneinung des Gefühlslebens und die mehr oder weniger gewollte Verdrängung der irrationalen Kräfte, die heute die gleiche Rolle im Ablauf des menschlichen Lebens spielen wie zu allen Zeiten. Werden diese Mächte jedoch hartnäckig geleugnet, so darf man sich nicht wundern, wenn sie sich in psychosomatischen Symptomen, wozu auch die Angst und insbesondere die Herzangst gehört, sehr deutlich äußern.

Die „Entängstigung" des Lebens ist also ein Ziel der Psychohygiene, der Psychotherapie und der Theologie. Aber auch die Medizin vermag vom rein Körperlichen her durch mancherlei Hilfsmittel chemischer (Psychotolytika) und pflanzlicher Art (Nervina, Sedativa) dazu beizutragen. Bevor aber irgendwelche Medikamente eingesetzt werden, muß man sich sehr ernsthaft die Frage vorlegen, ob nicht eine Änderung in der Lebenshaltung und Lebensführung notwendig ist. Erst nach der Wiederherstellung einer vernünftigen Lebensordnung, die sich auf alle Bereiche des menschlichen Lebens zu erstrecken hat, kann man auch Medikamente zur Unterstützung heranziehen.

Neben den rein chemischen und psychotolytischen Mitteln, die unbedingt ärztlicher Verschreibung und Überwachung bedürfen, sind dazu auch folgende *Heilpflanzen* als nervenberuhigende und nervenstärkende Mittel geeignet: Baldrian, Ginseng, Hopfen, Johanniskraut, Kamille, Lavendel Melisse, Mistel, Raute, Rauwolfia und Weißdorn.

Rezepte: IV 1—8

Fertigpräparate:

Baldrian-Dispert
Biral
Coradol
dysto-loges
Hovaletten
Hyperforat
Jsosedat

Nervobaldon
Raucolyt
Recvalysat Bürger
Salusdorm-Tropfen
Tenerval
Valomenth
Valoraupin

Appetitlosigkeit: Die Appetitlosigkeit ist eine fast regelmäßige Erscheinung bei verschiedenen Magenerkrankungen. Bevor man zu appetitreizenden oder appetitsteigernden Mitteln greift, ist zu klären, ob eine echte Erkrankung des Magens vorliegt, wie Magenschleimhautentzündung mit oder ohne Säurebildung, Magengeschwüre oder gar bösartige Veränderungen der Magenwand (Krebs). Auch kann sich eine Blutarmut dahinter verbergen. Man wird sich oft einer Röntgenuntersuchung des Magens und einer Untersuchung des Magensaftes sowie der Anfertigung eines Blutbildes unterziehen müssen.

Appetitmangel besteht häufig schon bei mangelhafter Tätigkeit der Verdauungsdrüsen, insbesondere der salzsäurebildenden Drüsen. Hierbei sind anfänglich salzsäure- und fermenthaltige (Eupeptum, Enzynorm, Pansan, Bilipeptal u. a.) oder zitronensäurehaltige Präparate (wie Citropepsin) sowie die Verdauungsdrüsen anregende *Heilpflanzen* anzuwenden. Es kommen dafür in Frage: Alant, Andorn, Angelika, Anis, Berberitze, Bockshornklee, Enzian, Hopfen, Isländisches Moos, Kalmus, Knoblauch, Kümmel, Löwenzahn, Majoran, Melisse, Pfefferminze, Raute, Rosmarin, Schafgarbe, schwarzer Senf, Tausendgüldenkraut, Wacholder und Wermut.

Rezepte: V 1—10

Fertigpräparate:

Amara-Tropfen Pascoe
Carvomin
Digestivum-Hetterich
Enziantinktur (Tinctura Gentianae DAB 6)
Fixminze
Gastricholan
Gastritol „Dr. Klein"
Gastroplant
Gentiana-Pentarkan
Jsostoma

Jurasinth
Millefolium-Pentarkan
Roha-Magen-Tee tassenfertig
Salus-Magen-Darm-Tee
Salus-Schafgarben-Tropfen
Schafgarbensaft (Schoenenberger)
Stomachicum vegetabile Nattermann
Stomachicum Hey — Tropfen
Stomachysat Bürger
Stovalid

Arterienerkrankung der Beine (Raynaudsche Krankheit): Am häufigsten ist die Arteriosklerose der Beingefäße. Anzeichen dafür sind die Gefühlsstörungen (Kribbeln, Kitzeln, Kältegefühl in den Füßen und Wadenschmerzen), die beim Gehen zunehmen und beim Stehenbleiben verschwinden, um beim erneuten Gehen wieder aufzutreten. Die Beschwerden können sich bis zur völligen Gehunfähigkeit steigern. Die Erkrankung wird auch *intermittierendes Hinken* (Claudicatio intermittens) genannt, weil sie beim Gehen immer wieder zum Stehenbleiben zwingt.

Die Allgemeinbehandlung und die Diät sind wie bei der allgemeinen Arteriosklerose durchzuführen. *An besonderen Maßnahmen sind zu empfehlen:* ansteigende Fußbäder (35—39° C), feuchtwarme Fuß- und Beinwickel, lauwarme bis warme Lehmwickel (können die ganze Nacht liegenbleiben), Heublumenbäder (2mal wöchentlich, 38 bis 39° C, 6 Minuten), Taulaufen, Barfußgehen, Rollübungen, leichte Bindegewebsmassage, leichte Feinstrombehandlung (galvanische Fußbäder).

Unter den *Heilpflanzen* wirkt besonders der *Knoblauch* auf die Beinarterien, die *Arnika* erweiternd auf die kleinsten arteriellen Gefäßabschnitte und die *Mistel* senkend auf den oft gleichzeitig erhöhten Blutdruck. Wir setzen daher diese drei Pflanzen neben der Allgemein- und Diätbehandlung sowie der physikalischen Behandlung als Arzneien ein.

Rezepte: II 3, 5, 6, 10, 20

Die Krankheiten und ihre pflanzlichen Heilmittel

Fertigpräparate:
Alliocaps
Arnicorin
Capillaron
Crataegus-Pentarkan
Jsoskleran
Kneipp-Knoblauch-Pflanzensaft
Kneipp-Mistel-Pflanzensaft
Knoblauchsaft (Schoenenberger)
Salus-Arterien-Tee
Salus-Mistel-Tropfen
Viscratyl
Viscysat Bürger

Arteriosklerose (Atherosklerose, Atheromatose): Wir verstehen darunter in erster Linie Veränderungen der Wandbeschaffenheit der Arterien (insbesondere des elastischen Bindegewebes), woraus sich mehr oder weniger ausgeprägte Funktionsstörungen in den durch die betroffenen Gefäße versorgten Organen und Geweben ergeben. Besonders folgenschwer sind die Arterienwandveränderungen im Bereich der Herzkranzgefäße und der Gehirnarterien, da sich hieraus ein Herzinfarkt oder Schlaganfall ergeben kann.

Große statistische Untersuchungen haben eindeutig erkennen lassen, daß in den Mangelzeiten der Kriegs- und Nachkriegsjahre die durch Arteriosklerose bedingten Krankheitszustände und Todesfälle stark abnahmen.

Die meisten Forscher sind sich heute darüber einig, daß vor allem eine *knappe Ernährung* die Zahl der durch Arteriosklerose bedingten Todesfälle niedrig hält. Bei einer knappen Ernährung spielt vor allem auch die Herabsetzung des heute durchschnittlich zu hohen Fettverzehrs (rund 50 Kilogramm pro Kopf und Jahr) und die Wahl der richtigen Nahrungsfette, nämlich Öle und Fette mit einem hohen Anteil an „essentiellen" Fettsäuren, eine wesentliche Rolle.

Neben der Ernährung sind für die Entstehung der Arteriosklerose auch folgende Faktoren wesentlich: Stress-Situationen (wodurch Gefäßkrämpfe entstehen), die Körperverfassung (pyknisch-athletische Konstitutionen sind gefährdet), erbliche Belastung (besonders durch familiäre Erhöhung des Blutcholesterins), Vermehrung und Veränderungen der Fette (Lipoide) und Fett-Eiweiß-Verbindungen (Lipoproteide) des Blutplasmas sowie Nikotinzufuhr. Daneben gibt es arterioskleroseförderne Vorkrankheiten, wie hoher Blutdruck, Gicht, Zuckerkrankheit, chronische Schilddrüsenunterfunktion (Myxödem), Gallensteinbildung und chronische Nierenleiden. Schwere Blutkrankheiten (Hämoblastosen), Krebs und chronische Lebererkrankungen scheinen die Entwicklung einer Arteriosklerose eher zu hemmen.

Die Kenntnis der zahlreichen ursächlichen Faktoren muß bei der Behandlung einer Arteriosklerose berücksichtigt werden. Man kann also von einer Einzelmaßnahme allein, etwa der Anwendung einer bestimmten Heilpflanze, keine Besserung oder Heilung erwarten. Die Grundlage der Behandlung ist die *Diät,* dazu kommen Maßnahmen, die nach Möglichkeit eine bestehende *Grundkrankheit ausschalten.* Ergänzend können *Heilpflanzenkombinationen* aus folgenden Pflanzen eingesetzt werden: Ackerschachtelhalm, Arnika, Baldrian, Bärenlauch, Brennessel, Knoblauch, Löwenzahn, Mistel, Schafgarbe, Strophantus und Weißdorn.

Rezepte: II 3, 4, 6, 8, 9, 10

Fertigpräparate:
Alliocaps
Anti-Arterio-Calcin
Arte Rutin
Asgoviscum
Aurum jodatum-Pentarkan
Bärlauch-Recextrakt-Reinecke
Crataegus Oligoplex
Crataegutt

Crataeserpin Jsoskleran Kneipp-Brennessel-Pflanzensaft Kneipp-Knoblauch-Pflanzensaft Kneipp-Weißdorn-Pflanzensaft Knoblauchsaft (Schoenenberger) Raucolyt Rauwoplant	Salus-Arterien-Tee Salus-Mistel-Tropfen Sklerotean-Tee Tebonin Vasotonicum Oligoplex Vigodana-Kapseln Viscratyl	Die Krankheiten und ihre pflanzlichen Heilmittel

Arthritis (Gelenkentzündung): siehe Gelenkrheumatismus und Gicht

Askariden: siehe Spulwürmer

Asthenie: Asthenie heißt Kraftlosigkeit, allgemeine Körperschwäche. Mit der Bezeichnung Astheniker meint man einen Menschen mit schwächlicher Körperverfassung, die sich besonders durch Magerkeit, Schlaffheit der Verdauungsorgane (z. B. Hängemagen), Verstopfung, leichte Ermüdbarkeit, Anämie und Muskelschwäche zu erkennen gibt.

Der allgemeinen Körperschwäche entspricht häufig auch eine allgemeine seelische Schwäche und Kindlichkeit (Infantilität), die dadurch gekennzeichnet ist, daß solche Menschen den wesentlichen Anforderungen des Lebens nicht gewachsen sind, infolgedessen meist zu Fehlhaltungen kommen, was dann als Neurose oder neurotisches Verhalten bezeichnet wird. Menschen mit asthenischer Körperverfassung, die unter ihrem körperlichen oder seelisch-geistigen Zustand leiden, sollten nicht nur zu Kräftigungsmitteln greifen, deren Verträglichkeit durch einige Heilpflanzenzubereitungen gut unterstützt wird — z. B. *Ackerschachtelhalm, Bockshornklee, Enzian* —, sondern sich außerdem psychotherapeutisch oder seelsorgerisch beraten lassen. Die Erstarkung der seelischen Verfassung wird meist die Voraussetzung für eine körperliche Kräftigung sein, die dann durch heilgymnastische Behandlung und sportliche Betätigung (vor allem Schwimmen) zu unterstützen ist.

Rezepte: V 8, 9, 10; XI 16

Fertigpräparate:
Amara-Tropfen Pascoe Chinalecit Gastroplant	Kneipp-Zinnkraut-Pflanzensaft Vigodana-Kapseln Zinnkrautsaft (Schoenenberger)

Asthma (siehe auch Bronchialasthma): Weder Bronchial- noch Herzasthma sind durch Arzneipflanzen zu heilen; die Beschwerden lassen sich zwar lindern, doch bedürfen alle Asthmaformen der ärztlichen Betreuung!

Bei der rein körperlichen Behandlung gehören heute die sogenannten *Corticoide* (Cortison, Prednison, Prednisolon, Methylprednisolon, Methylenprednisolon, Triamcinolon, Dexamethason und Betamethason) zum festen therapeutischen Rüstzeug des Arztes. Nach Prof. *H. Kleinsorge* gibt es keine Medikamente, die den asthmatischen Zustand sicherer und vollständiger beseitigen. Dafür sind sie mit Komplikationen und Nebenwirkungen belastet, so daß in jedem Einzelfall abzuwägen ist, ob man die Corticoidbehandlung verantworten kann.

Bei hoher Dosierung (mehr als 10 mg täglich) treten in 35 % aller Fälle, bei niedriger Dosierung (nicht mehr als 5—10 mg pro Tag) nur in 8 % aller Fälle unerwünschte Nebenwirkungen auf. Gewebs- und Organschwächen oder krankhafte Veranlagungen spielen dabei oft eine Rolle, so die Neigung zu Magengeschwüren oder Psychosen. Bei

Die Krankheiten und ihre pflanzlichen Heilmittel

längerer Verabreichung der Corticoide ist das Auftreten von Vollmondsgesicht, Abwehrschwächen und Knochenentkalkungen kaum zu vermeiden.

Prednisolon, Methylprednisolon und Dexamethason wirken appetitsteigernd und euphorisierend, was man in geeigneten Fällen ausnutzen kann. Bei psychischen Erscheinungen wird man diese Stoffe vermeiden und durch Triamcinolon ersetzen.

Bei Jugendlichen können die Corticoide eine *Akne vulgaris* hervorrufen und eine bereits vorhandene verschlimmern.

Die Dauerbehandlung des Asthmas mit Corticoiden sollte nur durchgeführt werden, wenn man mit anderen Maßnahmen — Klimakuren, Badekuren — nicht mehr auskommt. Sind mehr als 10 mg Prednison täglich notwendig, so ist die Ansprechbarkeit auf Klima- und Badekuren so stark herabgesetzt, daß ihre Durchführung nicht angebracht ist, weil sie dann nur belasten. Ist eine Dauerbehandlung notwendig, so kann sie wiederum pausenlos oder zeitweilig erfolgen. Die zeitweilige Verabreichung des Medikamentes ist vorzuziehen, weil dadurch eine Beeinträchtigung oder Schädigung der Nebennierenrinden vermieden wird. Dagegen hat die pausenlose Behandlung den Vorzug der besseren Bronchialdrainage (Abfluß des Schleimes aus den Bronchien).

In die Asthmabehandlung muß häufig auch der seelisch-geistige Bereich des Kranken einbezogen werden. Es ist seit langer Zeit bekannt, daß gerade bronchialasthmatische Menschen Besonderheiten in ihrer Daseinsstruktur zeigen. Sie weisen ein ausnehmend großes Liebesbedürfnis auf, wobei sie dauernd in einer geheimen, aber überwältigenden Angst vor einer Störung ihrer Liebesbeziehungen vor allem zur leiblichen Mutter oder ihrer Ersatzpersonen stehen. Diese ständige Angst, das Kind-Mutter-Verhältnis zu verlieren, führt schließlich zu einem krankhaften Mangel an Selbständigkeit und Reife. Solche Menschen bleiben in dauernder Abhängigkeit von der Mutter oder anderen Schutzfiguren. Sie fürchten sich, etwas zu tun, was der Mutter mißfallen könnte, sie vermögen nicht, sich ihrer Eigenart entsprechend zu entwickeln und zu leben. Sie sind in ihrer knechtischen Abhängigkeit und Verkrampftheit nicht in der Lage, sich zu echter menschlicher Freiheit durchzuringen, die sich letztlich nur vor Gott, aber nicht vor Menschen verantwortlich weiß, eine Freiheit, die auch zu einem Freisein von Asthmaanfällen führen würde.

Die Behandlung besteht in solchen Fällen nicht nur in der Wiederherstellung der Arbeits- und Erlebnisfähigkeit, sondern auch in dem Bemühen, dem Patienten zu einer besseren Verwirklichung seines Wesens zu verhelfen. Gerade beim Asthmakranken ist immer wieder festzustellen, daß körperliche Vorgänge in hohem Maße vom Seelischen beeinflußt, gestaltet und gewandelt werden.

Im Rahmen einer Asthmabehandlung spielen folgende *Heilpflanzen* eine nicht unwesentliche Rolle als krampflösende, schleimlösende und schleimauswerfende, antibakteriell und durchblutungsfördernd wirkende Mittel: Alant, Anis, Arnika, Bibernelle, Eibisch, Fenchel, Huflattich, Maiglöckchen, Primel, Quendel, Salbei, Schafgarbe, Spitzwegerich, Thymian und Veilchen.

Rezepte: III 17, 18, 19

Fertigpräparate:

Arnikamill
Bibernelltinktur (Tinctura Pimpinellae DAB 6)
Delmasthin
Eupatal
Huflattichsaft (Schoenenberger)

Kneipp-Huflattich-Pflanzensaft
Kneipp-Spitzwegerich-Pflanzensaft
Liquor pectoralis RF
Pilulae bechicae RF
Portasan-Sirup Kalco
Spitzwegerichsaft (Schoenenberger)

Atemnot: Die Atemnot (Dyspnoe) ist nur ein Krankheitssymptom und kann Ausdruck leichter funktioneller (auch rein nervöser oder seelischer) Störungen wie auch schwerer organischer Erkrankungen sein. Oft wird schon ein Engegefühl über der Brust oder das Gefühl des Eingeschnürtseins bei innerer Unruhe als Atemnot oder auch als Asthma bezeichnet. Häufig handelt es sich dabei nur um eine stärkere nervöse Übererregung oder eine vegetative Dystonie. Es kann jedoch auch ein rein nervös bedingtes, ein allergisch bedingtes Asthma oder ein reines Bronchialasthma bzw. eine Asthmabronchitis dahinter stecken (siehe auch unter Asthma und Bronchialasthma).

Ich muß jedoch erwähnen, daß auch eine Reihe ernster Krankheiten eine Atemnot hervorrufen kann, wie Herzschwäche, hoher Blutdruck, Lungenbläschenverödung (Emphysem), Rippenfellerguß, Pneumothorax, feuchte Herzbeutelentzündung, Bronchitis fibrinosa acuta, Schrumpfniere und Urämie. Wenn eine Atemnot nach einfachen Maßnahmen nicht weichen will, muß ein eventueller Zusammenhang mit diesen Krankheiten ärztlich geklärt werden.

Von großer praktischer Bedeutung sind gerade leichtere Formen von Atemnot, da sie häufig das erste Anzeichen einer beginnenden Herzschwäche darstellen. Wenn im Laufe der Jahre durch steigenden Blutdruck der Widerstand im großen (peripheren) Kreislauf zunimmt, reagiert die linke Herzkammer zunächst mit einer Verstärkung ihrer Muskulatur (Hypertrophie), schließlich aber erlahmt sie (besonders nach dem 55. Lebensjahr, siehe Altersherz), worauf meist eine Stauung im kleinen Kreislauf (Lunge) eintritt. Wir sprechen dann von einer Lungenstauung, die sehr bald chronisch wird. Es ist also außerordentlich wichtig, eine auftretende Atemnot richtig zu deuten, um entsprechende Abwehr- oder Heilmaßnahmen ergreifen zu können.

Ein Warnzeichen kann auch eine eigenartige Schlafstörung sein, die durch das Linksversagen des Herzens und die nachfolgende Lungenstauung auftritt: Der Patient legt sich müde zu Bett, wird aber im Liegen bald hellwach, findet keinen Schlaf und steht meist auf, um sich in einen Sessel zu setzen. Er kann auch zunächst schnell einschlafen, wird aber häufig wach, muß tief durchatmen, schläft wieder kurz ein, bis er gegen Morgen erst in einen ruhigeren Schlaf fällt. Wieder andere Patienten spüren zwar keine Atemnot, müssen aber nachts öfter aufstehen, um Wasser zu lassen, oder sie laufen unruhig hin und her. In all diesen Fällen muß an die meist bestehende Schwäche des linken Herzens und an eine Lungenstauung gedacht und eine entsprechende Herzbehandlung eingeleitet werden. Meist sind hierbei ärztlich verordnete Zubereitungen der stärkeren *Herzheilpflanzen* — Strophanthus, Fingerhut, Adonisröschen, Maiglöckchen, Meerzwiebel oder Besenginster — erforderlich.

Bei nervös, durch Kreislaufschwäche oder erhöhten Blutdruck bedingter Atemnot können folgende *Heilpflanzen* hilfreich sein: Arnika, Baldrian, Hopfen, Johanniskraut, Rauwolfia, Schafgarbe, Veilchen und Weißdorn.

Rezepte: II 1, 7—10; III 17, 18, 19

Fertigpräparate:
Arnicorin
Baldrian — Dispert
Coradol
Corguttin
Herztropfen Dressin
Hovaletten
Kalcocor
Korodin

Oxacant — Dragees, Tropfen
Raufuncton
Saluscard-Tropfen
Stenocrat
Valeriana-Digitalysat Bürger
Valodigan
Viscratyl

Die Krankheiten und ihre pflanzlichen Heilmittel

Aufstoßen (Schluckauf, Schlucksen): Der Schluckauf ist meist ein rein nervöses Symptom, er kann in hartnäckigster Form auch bei Bauchfellentzündung, bei der epidemischen Gehirnentzündung *(Encephalitis epidemica,* fälschlich auch Gehirn- oder Kopfgrippe genannt) und bei der Ruhr auftreten. Wenn die schweren Erkrankungen ausgeschlossen sind, also nur ein nervöser Reflex vorliegt, genügt fast immer die Auslösung kräftigen Niesens, also eines anderen Reflexes, um den Schluckauf zu beseitigen. Man löst den Niesreflex am einfachsten durch „Klosterfrau Schnupftabak" oder „Schneeberger Schnupftabak" aus, in denen die weiße Nieswurz *(Veratrum album),* Maiglöckchenblütenpulver, die schwarze Nieswurz *(Helleborus niger),* Roßkastaniensamenpulver oder Angelikawurzelpulver den starken Niesreiz erzeugen. Oft hilft auch das alte Hausmittel, kaltes Wasser zu trinken.

Sofern das Aufstoßen lediglich von einem überladenen oder „verdorbenen" Magen herrührt, wählt man vornehmlich bittere *Heilpflanzenzubereitungen,* die bald Erleichterung bringen, z. B. Enzian, Schafgarbe, Tausendgüldenkraut, Wegwarte und Wermut.

Rezepte: V 1, 3, 5, 6

Fertigpräparate:
Amara-Tropfen Pascoe
Chinalecit
Enziantinktur (Tinctura Gentianae DAB 6)
Gastritol „Dr. Klein"
Gastroplant
Gentiana-Pentarkan
Laxadoron

Magentropfen Dressin
Roha-Magen-Tee tassenfertig
Saluschol-Tropfen
Somara
Schafgarbensaft (Schoenenberger)
Stomachicum vegetabile Nattermann
Wermutsaft (Schoenenberger)

Augen, alternde: Wenn Augenerkrankungen rechtzeitig und richtig behandelt würden, könnte vielen alten Menschen das Sehvermögen erhalten werden. Der *grüne Star* z. B., das Glaukom, muß früh erkannt werden. Das kann durch Messung des Augendrucks, aber auch durch Abtasten des Auges mit der Hand geschehen.

Aufmerksame Patienten fühlen im Anfangsstadium ein leichtes Spannungsgefühl, das sich bis zu einem dumpfen Druck in der Stirn steigern kann. Manchmal legt sich ein zarter Schleier vor die Augen, und vorübergehend vermindert sich die Sehschärfe und die Naheinstellung des Auges. Um Lampen oder andere Lichter bemerkt man dann häufig Kreise in den Regenbogenfarben. Danach ist es höchste Zeit, den Augenarzt aufzusuchen, da sich schon jetzt die ersten Zeichen einer Druckwirkung des nicht abfließenden Kammerwassers auf den Sehnerv nachweisen lassen. Abgesehen von der dringend notwendigen augenärztlichen Behandlung sei hier auf das unter dem Stichwort „Grüner Star" angeführte Heilpflanzenrezept aufmerksam gemacht.

Wie der grüne Star (Glaukom), so kann auch die *Kurzsichtigkeit* zur Erblindung führen. Dem Augenarzt A. A. Knapp vom New Yorker Medical College gelang Besserung oder gar Heilung durch Gaben von Vitamin D und Kalzium.

Entzündliche Herde oder schleichende Allgemeininfektionen können zu *Entzündungen* der *Ader-, Netz-* und *Regenbogenhaut* führen. Sollten im Verlauf solcher Erkrankungen Augenbeschwerden auftreten, so ist augenärztlicher Rat nicht zu entbehren.

Augenschwäche und *schnelle Ermüdbarkeit der Augen* (Asthenopie akkomodativer, muskulärer oder nervöser Art) lassen sich durch pflanzliche Mittel gut beeinflussen. Man bedient sich dabei aber am besten der folgenden

Fertigpräparate:
Augentonicum Stulln — 3mal täglich 1 Tropfen in jedes Auge
Augentropfen „Jso-Werk" — ebenfalls mehrmals täglich 1 Tropfen in den inneren Sehwinkel

Bulbotruw — Dragees und Augentropfen
Euphrasia-Pentarkan (äußerlich, verdünnt)
Ruta-Pentarkan (innerlich)

Die Krankheiten und ihre pflanzlichen Heilmittel

Augenlidrandentzündung: Der Lidrand bildet die Begrenzung der Lidspalte. Er besitzt eine vordere und hintere Kante. Die vordere Kante ist leicht abgerundet und geht in die äußere Lidhaut über. Die hintere, scharf abgesetzte Kante legt sich beim Schließen der Lider dicht auf die Kante des anderen Lides. Der schmale Teil zwischen der vorderen und hinteren Lidkante muß völlig eben und glatt sein, damit bei geschlossenen Lidern keine Tränenflüssigkeit entweicht. Der Rand wird von einer in ihr mündenden Drüse *(Meibomsche Drüse)* dauernd eingefettet. Nahe der vorderen Kante sitzen auch die Wimpern.

Wenn sich die Meibomschen Drüsen verstopfen, bilden sich *Hagelkörner* (Chalazion), die als harte Knoten in der knorpelähnlichen Platte des Lides fühlbar sind. Sie brechen manchmal in den Bindehautsack durch und verursachen dort Wucherungen. Verstopfen die den Wimpern angehörigen Drüsen *(Mollsche Drüsen),* so entsteht das *Gerstenkorn* (Hordeolum). Es führt meist zu heftigen und schmerzhaften Anschwellungen des ganzen Lides, schmilzt aber bald eitrig ein und entleert sich durch die äußere Lidhaut. Während das Hagelkorn operativ entfernt werden muß (Ausschälung der erkrankten Meibomschen Drüse), kann man das Gerstenkorn durch heiße Kamillen- oder Leinsamenumschläge erweichen, um seine Öffnung und Entleerung zu beschleunigen.

Häufig kommt es auch zu einer Miterkrankung des Lidrandes bei einer *skrofulösen Bindehauterkrankung* (siehe dort). Der Lidrand sieht gerötet und verdickt aus, ist teilweise mit eingetrockneten Borken belegt, und die Wimpern sind meist lückenhaft und verklebt. Man spricht dann von einer skrofulösen Lidrandentzündung (Blepharitis ciliaris oder marginalis). Sie führt bei längerer Dauer oft zur Abrundung der hinteren Lidkante, dadurch zu einem undichten Lidschluß und zu Tränenträufeln. Diese Erkrankung begünstigt auch wieder die Entstehung von Drüsenverstopfungen (Gerstenkorn und Hagelkorn). Zur Behandlung müssen die Krusten mit Kamillen- oder Augentrostbädern aufgeweicht und abgelöst werden. Dann wird eine Sulfonamid- oder Cortisonaugensalbe aufgetragen und innerlich Augentrost und Calcium carbonicum D 6 verabreicht.

In dem Fertigpräparat *Lymphozil* finden sich beide Wirkstoffe vereinigt unter Zusatz einiger gleichsinnig wirkender Stoffe. Zum äußeren Gebrauch eignet sich vor allem *Ocutrulan,* eine Salbe, die in einer neutralen Salbengrundlage außer Augentrost und Raute noch Sonnenhut enthält.

Die französischen Augenärzte *Decaux* und *Bourvier* empfehlen bei Bindehautentzündung, Lidrandentzündung und Gerstenkörnern als sehr wirksam ein Heilpflanzenrezept, bei dem Kornblumenblüten, Steinkleeblüten, Augentrostblüten und Wegerichblätter verwendet werden. Genaue Anweisung dazu unter

Rezept: XI 35

Fertigpräparate:
Absinthium/Resina Laricis
Euphrasia-Pentarkan
Lymphozil

Ocutrulan
Mercurius-Pentarkan
Species ophthalmicae (Weleda) — Tee

Die Krankheiten und ihre pflanzlichen Heilmittel

Ausfluß (Fluor albus, Scheidenkatarrh): siehe Weißfluß

Ausschläge (siehe Hautentzündung, Ekzeme): Folgende Heilpflanzen können in Frage kommen: Andorn, Birke, Brennessel, Gänseblümchen, Heidelbeere, Kamille, Kiefer, Klette, Raute, Rosmarin, Veilchen, Wacholder, Waldmeister, virginischer Zauberstrauch (Hamamelis).
Rezepte: XI 1, 2, 3, 18—22
Fertigpräparate:
Bellis Oligoplex
Birkensaft (Schoenenberger)
Birkenteer (Pix betulina DAB 6)
Brennesselsaft (Schoenenberger)
Cistus-Herbatrit
Euphorbia Oligoplex
Fixmille
Hametum-Salbe
Kamillosan
Kneipp-Brennessel-Pflanzensaft
Lignopix
Perkamillon-Salbe
Petroleum-Pentarkan
Venoplant comp.-Salbe
Wacholderteer (Pix Juniperi DAB 6)

Auswurfförderung: Sie ist besonders bei der trockenen Bronchitis mit ihrem sehr quälenden Husten erwünscht. Am besten sind hierbei *Heilpflanzen* einzusetzen, die ätherische Öle mit *entzündungswidriger* Wirkung enthalten — z. B. Arnika, Fenchel, Kamille, Pfefferminze — oder die *krampflösend, auswurfbefördernd* und *antiseptisch* wirken, wie Anis, Fenchel, Kiefer, Kümmel, Pfefferminze, Thymian. Die antiseptische, in hoher Dosierung sogar desinfizierende Wirkung einiger ätherischer Öle ist durch ihre Ausscheidung über die Lunge auch bei infektiösen Erkrankungen der tieferen Luftwege (kleine Bronchien) besonders wertvoll.

Unterstützend auf den Heilvorgang an den Schleimhäuten des Rachens und der Bronchien wirken durch ihren Gehalt an Bitterstoffen, Schleimstoffen oder Saponinen und anderen Wirkstoffen auch folgende Heilpflanzen: Alant, Anis, Bibernelle, Bockshornklee, Fenchel, Huflattich, Königskerze, Kreuzblume, Lungenkraut, Primel, Sonnenhut, Spitzwegerich, Veilchen, Ysop und Zwiebel.

Am besten kombiniert man Heilpflanzen mit verschiedenartig angreifenden Wirkstoffen, wie sie im Rezeptteil angeführt sind.
Rezepte: III 1—12, 23, 24

Auszehrung: siehe Lungentuberkulose

B

Bandwurm (siehe auch Wurmerkrankungen): Folgende Pflanzen können hierbei in Frage kommen: Alant, kanadisches Berufskraut, Gottesgnadenkraut, Kürbis, Rainfarn, Senf, Silberdistel, Thymian, Wurmfarn.
Rezepte: XII 1—4
Fertigpräparate:
Ex Herba Tanacetum — Mixtur
Bandwurmmittel „Pohl"
Farnotän-Kapseln

Bauchspeicheldrüsenschwäche: Die Bauchspeicheldrüse besteht aus Drüsengewebe verschiedener Art. Sie bildet Fermente: das sind Stoffe, die zur Aufschließung der Nahrung notwendig sind. Soweit die Zellgruppen mit kleinen Kanälchen ihren Saft einem Ausführungsgang zuleiten, der das Sekret in den Zwölffingerdarm befördert, gehören sie dem Teil der Bauchspeicheldrüse an, der Fermente zur Aufspaltung von Kohlehydraten, Eiweiß und Fett liefert. Der andere Teil der Bauchspeicheldrüse enthält Zellgruppen, die Insulin produzieren, das ins Blut ausgeschieden wird und der Kohlehydratspeicherung dient (siehe *Zuckerkrankheit*). Wenn der erstgenannte Teil der Bauchspeicheldrüse zu gering funktioniert, also zuwenig Fermente in den Zwölffingerdarm schickt, reden wir von einer Bauchspeicheldrüsenschwäche. Im ärztlichen Labor läßt sie sich durch die Diastasebestimmung oder den Stärketoleranztest feststellen.

Einige wenige *Heilpflanzen* wirken anregend auf den beschriebenen Anteil der Bauchspeicheldrüsenfunktion, nämlich Brennessel, Isländisches Moos, Kardobenedikte, Meerrettich, Seifenkraut, Tausendgüldenkraut und Wermut.

Rezepte: V 3—6, 9, 10; VI 12

Fertigpräparate:
Cynarzym
Enzym-Harongan
Gastritol „Dr. Klein"
Gastroplant
Harongan — Tropfen und Tabletten
Jurasinth
Kneipp-Brennessel-Pflanzensaft
Pankreaplex
Pankrevowen
Sanil

Beschäftigungskrampf: Hierbei treten nach Überanstrengung Krämpfe in ganzen Muskelgruppen, meist an den Unterarmen und Händen, auf (z. B. Schreibkrampf). Die zu Krämpfen führende Tätigkeit muß zunächst eine Zeitlang ausgesetzt werden.

Physikalische Behandlung: Warme, eventuell auch ansteigende Armbäder mit Heublumen, dann kalter Arm- oder Knieguß. Bewegungsübungen, Bindegewebsmassage, nachts Salzwasserwickel.

Arzneibehandlung: Einreibungen mit einer Mischung aus je 10 ccm Arnikatinktur und Aconittinktur sowie 80 ccm Kampferöl. Als Heilpflanzen sind wirksam: Gänsefingerkraut, Schafgarbe.

Rezepte: II 8, 9; V 23

Fertigpräparate:
Gänsefingerkrautsaft (Schoenenberger)
Potentilla anserina DHU, D 2
Rhoival
Schafgarbensaft (Schoenenberger)

Bettnässen: Von Bettnässen (Enuresis) sprechen wir, wenn bei Kindern über vier Jahren wiederholte unfreiwillige Harnentleerungen auftreten. In den meisten Fällen erfolgt das Bettnässen nachts *(Enuresis nocturna),* in wenigen Fällen tritt es auch am Tage auf *(Enuresis diurna).* Knaben sind mehr betroffen als Mädchen. Nur ganz gelegentlich einmal auftretendes Einnässen gilt nicht als krankhaft.

Ursächlich kommen meist mehrere Faktoren in Frage, hauptsächlich aber Reifungsverzögerungen (meist erblich-familiär, zuweilen auch durch Geburtsverletzungen bedingt), ungünstige Umwelteinflüsse (schlechte Familienverhältnisse, Lieblosigkeit, Verwahrlosung, Vernachlässigung, ablehnende Einstellung der Umgebung) oder organische Ursachen (Mißbildungen der Harnwege, Nervenerkrankungen, unzureichende Entwicklung des Fassungsvermögens der Blase, Würmer). Das Bettnässen kann auch, wie *Margaret Gerard* in einer gründlichen Untersuchung nachgewiesen hat, als neurotisches Symptom Ausdruck einer zweigeschlechtlichen Tendenz sein.

Der Verlauf des Bettnässens ist sehr verschieden. Meist verschwindet es von selbst mit Beginn der Pubertät. Zuweilen verschwindet es auch bei Milieuwechsel (Ferien im Gebirge, an der See oder bei irgendwelchen anderen Unterbrechungen des Lebensrhythmus).

Die Behandlung erfordert viel Geduld und viel liebevolles Verständnis für das Kind. Strafen sind zwecklos; sie führen eher zu Minderwertigkeitskomplexen und Furcht. Das Einnässen ist ja keine böswillige oder absichtliche Handlung des Kindes. Auch Versprechungen und Belohnungen sind nicht angebracht, sondern eine ganz sachliche, ruhige Haltung dem Kind gegenüber. Offene oder versteckte Konflikte zwischen Kind und Eltern sind nach Möglichkeit zu lösen. Das Kind muß sich „zu Hause" und damit geborgen fühlen, will aber auch beachtet und ernst genommen sein. Man übertrage ihm kleine Aufgaben, die seiner körperlichen und geistigen Leistungsfähigkeit entsprechen (Mithelfen im Haushalt und Garten). Etwaige Reizzustände (Entzündungen, Maden-, Spulwürmer) müssen entsprechend bekämpft werden. Zweckmäßig ist ein abendlicher Spaziergang von 20—30 Minuten. Auch ein warmes Vollbad vor dem Schlafengehen wirkt entspannend. Gelegentlich mag es mithelfen, wenn das Kind abends nur noch eine flüssigkeitsarme Mahlzeit erhält und wenn — nach alter Sitte — das Fußende des Bettes höher gestellt wird.

Medikamentös kommen vor allem nervenberuhigende, psychisch entspannende, entzündungswidrige und blasenkrampflösende Mittel in Frage. Folgende *Heilpflanzen* eignen sich dazu: Arnika, Baldrian, Bärentraube, Birke, Johanniskraut, Kamille und Schafgarbe.

Ärztlicherseits wird oft mit vollem Recht und gutem Erfolg die nur gegen entsprechendes Rezept erhältliche *Belladonnatinktur* zur Entspannung der Blasenmuskulatur verordnet. Die Dosierung richtet sich nach dem Alter des Kindes und darf 2—3mal täglich meist nur 2—3 Tropfen betragen, da sonst Überdosierungserscheinungen auftreten.

Rezepte: IV 1—4, 12, 14

Fertigpräparate:
Aletris Oligoplex
Causticum-Pentarkan
Cyto-Kapseln
Enurisan — Tabletten, Tropfen, Salbe

Enuresibletten
Enuroplant
Rhoival
Uva ursi Oligoplex forte

Bindegewebsschwäche: Die Bindegewebsschwäche wird bis heute als ein angeborenes Leiden auf konstitutioneller (vererbter) Grundlage angesehen. Der hauptsächlichste Ausdruck der Bindegewebsschwäche ist das *Krampfaderleiden,* das meist vom 20. bis 40. Lebensjahr in Erscheinung tritt und das weibliche Geschlecht bevorzugt. Entstehende Schwangerschaften wirken verschlimmernd, weil die langsam größer werdende Gebärmutter einen Druck auf die abführenden Blutgefäße ausüben kann. Auch Stoffwechselveränderungen unter dem Einfluß der Eierstockfunktionen spielen dabei eine Rolle. Frauen bekommen aber auch während der Schwangerschaft keine Krampfadern, wenn nicht eine ererbte Anlage vorhanden ist.

Die Bindegewebsschwäche ist auch häufig im Rahmen der *Asthenie* (siehe dort) anzutreffen oder mit Nervenschwäche (Neurasthenie) gepaart. Bindegewebsschwache Menschen sind meist mager, schlank, blaß, weisen überstreckbare Gelenke und weiße, kariesanfällige Zähne auf.

In der Behandlung spielt eine intensive *Hydrotherapie* über Jahre eine wesentliche Rolle. Sie muß vom Arzt geplant werden und eine Ganzheitsbehandlung darstellen. Als weiteren wichtigen Behandlungsfaktor muß ich die *Gymnastik* ansehen (z. B. Heben und Senken der gestreckten Beine in Rückenlage, Heben und Senken des Oberkörpers in Rückenlage). Wiederholung der Übungen in Bauchlage. Da meist zugleich Senkfuß- und Spreizfußneigung besteht, ist Zehengang, Gang auf dem äußeren Fußrand, Taulaufen und Barfußgehen zu fördern.

Eine alte *homöopathische Verordnung* nennt Calcium Fluoratum D 6—D 12 (3mal täglich 1 Tablette) und Silicea D 12—D 30. Die Flußsäure *(Acidum hydrofluoricum)* hat nach Auffassung der Homöopathie eine besondere Beziehung zum Bindegewebe.

Als *Heilpflanzen* wirken günstig und bei längerer Anwendung stärkend auf das Bindegewebe: Ackerschachtelhalm, Spitzwegerich und Tausendgüldenkraut.

Rezept: X 2

Fertigpräparate:
Aletris-Herbatrit
Aletris Oligoplex
Cefossin „Cefak"
Kneipp-Spitzwegerich-Pflanzensaft
Kneipp-Zinnkraut-Pflanzensaft
Noricaven — Tropfen, Dragees
Silicea Oligoplex

Schachtelhalm (Zinnkraut)-Extrakt naturrein „Dr. Schupp"
Silicea-Weliplex — Tropfen
Silvapin Schachtelhalm (Zinnkraut)-Extrakt
Spitzwegerichsaft (Schoenenberger)
Zinnkrautsaft (Schoenenberger)

Bindehauterkrankung: Die Bindehaut bedeckt die Hinterfläche der Augenlider, bildet dann eine Falte und liegt dem Augapfel auf, wobei sie nicht nur die weiß schimmernde Lederhaut, sondern auch die Oberfläche der Hornhaut überzieht. Anatomisch rechnet man jedoch den Hornhautüberzug und die ebenfalls aus der Bindehaut stammenden obersten Hornhautschichten zur Hornhaut selbst. Aus der Entwicklung ist aber verständlich, daß sich viele Bindehautinfektionen ohne Unterbrechung auf der Hornhaut fortsetzen. Die normale Bindehaut ist glatt, feuchtglänzend und durchsichtig. Nur in der Gegend der Übergangsfalten zeigen sich kleine Wülste.

Die taschenförmige Bindehaut wird leicht von Rauch, Staub, Strahlen oder Bakterien gereizt und zeigt dann eine mehr oder weniger starke Entzündung, wobei sich die Bindehautgefäße vermehrt füllen und gerötet aussehen. Werden im Gebiet der Hornhaut solche rot durchscheinenden Gefäße sichtbar, so handelt es sich nicht um eine Entzündung, sondern um eine krankhafte Neubildung von Blutgefäßen, da die Hornhaut normalerweise gar keine Gefäße besitzt.

Solange nur die oberflächlich gelegenen, hellroten und scharf umrissenen Äderchen auf der Bindehaut hervortreten, kündigt das lediglich ein mehr oder weniger harmloses Leiden des *äußeren* Auges an. Tritt aber eine vermehrte Füllung der tiefer gelegenen, in der Lederhaut verlaufenden und daher nur ganz verwaschen durchschimmernden Gefäße auf, so zeigt das an, daß die *tiefen und wichtigen Organe des Augapfels* erkrankt sind.

Immerhin sind auch die oberflächlichen Erkrankungen der Bindehaut nicht zu vernachlässigen, weil sie beim Übergang auf die Hornhaut nicht selten zu Trübungen und Sehstörungen führen.

Die Krankheiten und ihre pflanzlichen Heilmittel

Die *einfache Bindehautentzündung* (Conjunctivitis simplex) ist sehr verbreitet; sie wird meist durch Staub, scharfen Wind, Neigung zu Schleimhautkatarrhen oder durch Skrofulose hervorgerufen. Zuweilen handelt es sich jedoch auch um eine Miterkrankung bei chronischem Schnupfen, Nasenscheidewandverbiegungen und Polypen durch eine Stauung im Gebiet der abfließenden Venen.

Die Bindehautentzündung äußert sich vor allem durch ein Gefühl der Trockenheit, aber auch die Empfindung, daß der Augapfel beim Lidschlag reibt, läßt sich feststellen. Meist ist Lichtscheu und Tränen damit verbunden.

Sind außer der Bindehaut auch die Lidränder an den Lidwinkeln betroffen (Blepharoconjunctivitis angularis), so handelt es sich meistens um eine im Abstrich leicht nachweisbare Infektion mit *Diplobazillen*. Hier kommen wir mit einer Heilpflanzenbehandlung nicht weiter, sondern nur mit einer vom Augenarzt durchgeführten energischen *Zinkbehandlung*.

Erweist sich die Bindehautentzündung als sehr hartnäckig, so besteht in der Regel eine schubweise auftretende Neuinfektion aus einer vielfach durch Pneumokokken bedingten *Tränensackeiterung*. Aus dem Tränensack dringen immer wieder neue Entzündungserreger hervor und unterhalten so die Bindehautentzündung. Tränensackeiterungen bedürfen ebenfalls augenärztlicher Behandlung wie auch drei besonders schwere Formen der Bindehautentzündung, nämlich die Blennorrhoe (Augentripper), die durch Diphtherie bedingte Bindehautentzündung und das Trachom.

Durch folgende *Heilpflanzen* läßt sich die einfache Bindehautentzündung bekämpfen: Augentrost, Eibisch, Kamille, Raute und Zaunrübe.

Rezepte: XI 10, 35

Fertigpräparate:

Audrofid Augentropfen
Augentonicum Stulln
Augentropfen „Jso-Werk"
Euphrasia Balnaplex
Euphrasia-Hanosan
Euphrasia Oligoplex
Euphrasia-Pentarkan
Euphrasia-Plantaplex
JKH-Euphrasia cp. — Pillen
Oculoheel
Ocutrulan
Staphisagria Oligoplex

Blähungen, Blähsucht: Unter Blähungen (Meteorismus) leiden zahlreiche Menschen. Von 1000 danach befragten Patienten klagen darüber $^2/_3$ der Männer und $^3/_4$ der Frauen. Blähungen entstehen durch eine krankhaft vermehrte Ansammlung von Darmgasen. Sie sind zunächst lediglich ein Anzeichen entweder von Funktionsstörungen oder von organischen Veränderungen im Darmbereich.

Die durch Blähungen verursachten möglichen Beschwerden sind vielfältig: Druck- und Völlegefühl, Angstzustände, Atemnot, Aufstoßen, Beklemmungsgefühl, dumpfer Kopf, Eßunlust, Herzklopfen bei Anstrengungen, Hitzewallungen, Leibschmerzen, Leistungsminderung, Müdigkeit, Schlafstörungen, Schwindel, Übelkeit und Verstimmungen. Meist verschlimmern sich die Beschwerden beim Hinlegen, nach heißen Speisen und heißen Kompressen. Sie wandern bei einer Veränderung der Rumpflage.

Erfahrungsgemäß zeigen länger bestehende, hartnäckige Blähungen eine Erkrankung der Gallenblase an. Es kann sich aber auch lediglich um Störungen der Salzsäurebildung im Magen, der Saftbildung anderer Verdauungsdrüsen, der Fermentbildung und der Darmbakterienbesiedlung handeln. „Gassperren" im Dickdarm können auch rein mechanisch bedingt sein im Bereich der Dickdarmwinkel im rechten und linken Oberbauch und sind nicht als krankhaft anzusehen. Das Völlegefühl kann aus dem Gebiet einer Operationsnarbe oder eines Bruches stammen. Oft verbirgt sich auch eine Allergie oder eine Stauung im Bereich der Pfortader (Kreislauf- oder Leberschaden) dahinter. Zahlreiche Abweichungen der Körperverfassung (Konstitution) können zu Passagestörungen und damit zu Blähungen führen, nämlich Wirbelsäulenveränderungen, Fettsucht, Knickungen der Dickdarmwinkel, schlaffe Bauchdecken, tief durchhängender Querdarm, herabgesetzte Beweglichkeit oder Tiefstand des Zwerchfells, starke Verlängerung oder Erweiterung des Sigmas (= unterste Krümmung des Dickdarms).

Natürlich sind auch infektiös-toxische Prozesse und rein mechanische Hindernisse Ursache von schweren Blähungen, so bei Bauchfellentzündung (Peritonitis), Typhus, Lungenentzündung, Sepsis und Darmverschlingung.

Auch anhaltende Verkrampfungen des Darmes, als Folge von Nieren- oder Gallenkoliken, führen ebenso zu Blähungen, wie sie auch schon bei einfachen Durchfällen zustande kommen können.

Bei den vielfachen Krankheitssymptomen und den zahlreichen ursächlichen oder nachfolgenden Erkrankungen ist es verständlich, daß bei hartnäckigen und chronischen Blähungen eine ärztliche diagnostische Klärung herbeigeführt werden muß, die meist nicht ohne Labor- und ohne Röntgenuntersuchung möglich ist.

Die Behandlung muß sich nach den Entstehungsursachen richten. Selbstverständlich ist für eine regelmäßige Darmentleerung zu sorgen. Auch eine Anregung des Kreislaufs, die oft schon durch systematische Atemübungen (mit besonderer Betonung der Zwerchfellatmung) erreicht wird, kann sehr nützlich sein. Weitere Möglichkeiten sind Massage der Bauchdecke und des Dickdarms, Gymnastik, Sitzbäder, Leibwickel und wechselwarme Fußbäder.

Eine Reihe von *Heilpflanzen,* die blähungswidrig wirken, stehen uns ebenfalls zur Verfügung, nämlich Anis, Fenchel, Fieberklee, Gottesgnadenkraut, Kalmus, Kamille, Knoblauch, Kümmel, Lavendel, Linde (Kohle), Löwenzahn, Majoran, Melisse, Raute, Rosmarin, Schafgarbe, Senf, Spitzwegerich, Wasserpfeffer und Wermut.

Rezepte: V 11—16, 44, 45, 46

Fertigpräparate:

Angelika-Jurat
Aranisolan
Asgoviscum
Basilicum-Herbatrit
Basilicum Oligoplex
Carminativum-Hetterich
Carvomin
Cesralax
Entero-sanol
Fixfenchel
Fixmille

Flatuol — Tee, Tropfen, Tabletten
Gastroman
Momordica Oligoplex
Salus-Magen-Darm-Tee
Somara
Species deflatulentes (DRF 291) — Tee
Stomachysat Bürger
Stovalid
Uvalysat Bürger
Vier-Winde-Tee

Blasenentzündung, Blasenkatarrh: Der *akute* Blasenkatarrh (Cystitis) macht sich meist durch plötzlich auftretende Schmerzen beim Wasserlassen und bei häufigem Harndrang bemerkbar. Das Allgemeinbefinden ist bei leichteren Erkrankungen in der Regel wenig beeinträchtigt, bei *schwerer* Blasenentzündung können Fieber, Abgeschlagenheit, Schlafstörung und Allgemeinschwäche auftreten. Meist handelt es sich bei der akuten Cystitis um eine Infektion durch Bakterien, besonders nach vorhergehender Unterkühlung (Erkältung). In der Mehrzahl der Fälle findet man Colibakterien. Die Urinreaktion ist dabei sauer.

Bei einem widerlichen Ammoniakgeruch sind harnstoffzersetzende Bakterien vorhanden. Die Urinreaktion ist dann alkalisch, die Harnfarbe schmutzig-bräunlich, der eitrige Bodensatz schleimig-fadenziehend. Im Schleudersatz des Urins lassen sich zahlreiche Kristalle von Ammoniumsalzen finden. Sind keinerlei Bakterien vorhanden, so ist besonders bei Frauen auch an die *Reizblase* (siehe dort) zu denken.

Der *akute* Blasenkatarrh heilt bei Ruhe, Wärme und medikamentöser Behandlung meist rasch aus. Unter der medikamentösen Behandlung spielen *Bärentraubenblätter* und *Kapuzinerkresse* die größte Rolle. Daneben kommen noch folgende *Heilpflanzen* in Frage: Ackerschachtelhalm, Bärlapp, Birke, Bockshornklee, Bruchkraut, Eiche, Kamille, Kürbis, Linde, Meerrettich, Thymian.

Da die meist verwendeten Bärentraubenblätter als Tee nicht nur schlecht schmecken, sondern auch vom Magen schlecht vertragen werden, empfiehlt sich die Einnahme in konzentrierter Form, die den Magen kaum belastet, z. B. als Bärentraubenblätterfluidextrakt. Hiervon nimmt man alle 3 Stunden 1 Teelöffel in 1 Tasse warmem Kamillentee oder in Blasentee (Rezepte VII 1—4). Bärentraubenblätter wirken nur, wenn der Urin — wie meist bei dem einfachen Blasenkatarrh — alkalisch reagiert.

Rezepte: VII 12—16

Fertigpräparate:
Birkensaft (Schoenenberger)
Buccotean-Tee
Cystinol
Diupressan
Enuroplant
Fixlinde
Folindor
Juniperol
Juniperus Oligoplex
Jurasyl
Millefolium Oligoplex
Nieron
Oleandabiol
Rhoival
Salus-Nieren-Blasen-Tee
Salus-Nieren-Blasen-Tropfen
Schachtelhalm (Zinnkraut) — Extrakt naturrein „Dr. Schupp"
Silvapin Schachtelhalm (Zinnkraut) — Extrakt
Species Urulogicae Kneipp
Solubitrat
Tromacaps

Blasenkrämpfe: Wenn vorwiegend bei Frauen im mittleren oder höheren Alter krampfartige Schmerzen in der Blasengegend auftreten, verbunden mit häufigem Harndrang, der nur zu geringen Entleerungen führt, die aber Brennen und Schmerzen verursachen, so muß man an Blasenschwäche, funktionelle Blasen-Nieren-Störungen oder auch an die *Reizblase* (siehe dort) denken.

Die Blasenschwäche führt auch häufig zu Einnässen besonders beim Husten oder Lachen sowie zum Nachträufeln. Bei der Untersuchung ist kein wesentlicher Befund zu erheben, insbesondere sind keine Bakterien oder sonstige krankhafte Ausscheidungen im Urin festzustellen. Bei Frauen findet sich lediglich manchmal eine Erschlaffung des Beckenbodens oder eine Scheidensenkung.

Bei Blasenschwäche und funktionellen Blasen-Nieren-Störungen sind besonders Haferstroh- und Kamillenhalbbäder oder -sitzbäder zu empfehlen. Bei kalten Füßen Wechselfußbäder, ansteigende Fußbäder, Wechselsitzbäder und Bindegewebsmassage.

Auch *Heilpflanzen,* innerlich angewandt, können von großem Nutzen sein, z. B. Baldrian, Birke, Kamille, Melisse, Tormentill. Eine Reihe von Fertigpräparaten steht zur Verfügung. Wenn diese einfachen Mittel in Verbindung mit feuchtheißen Kompressen auf die Blasengegend nicht schnell helfen, versäume man nicht, baldmöglichst den Arzt zu konsultieren! Oft sind Zäpfchen oder Injektionen nicht zu vermeiden.

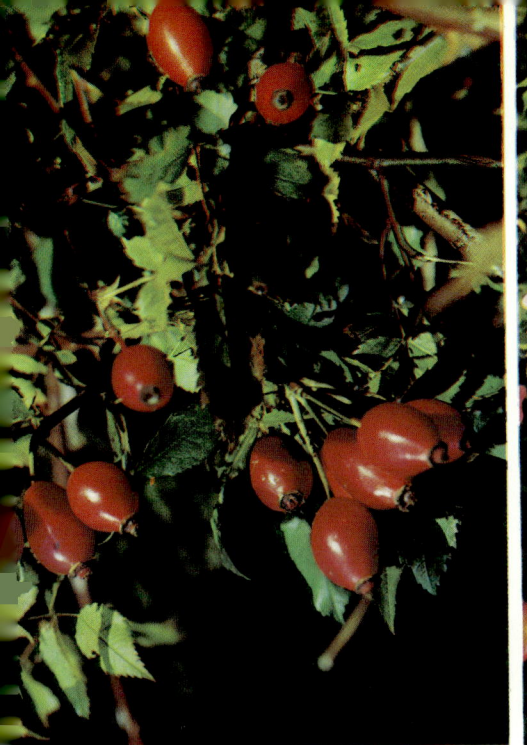
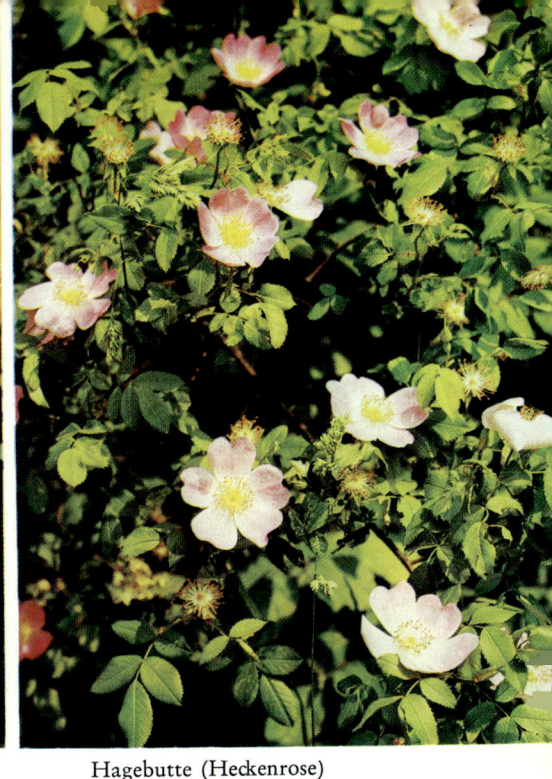

Hagebutte-Heckenrose (Früchte) Hagebutte (Heckenrose)
Schlehdorn (Blüten) Schlehdorn (Beeren)

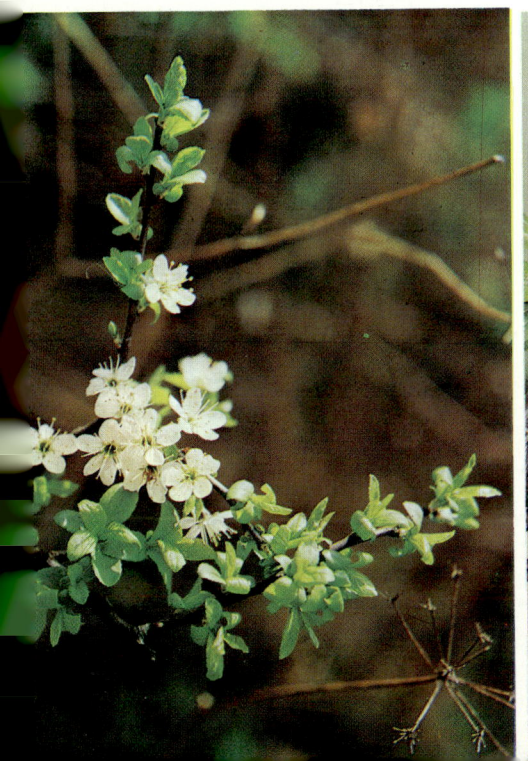
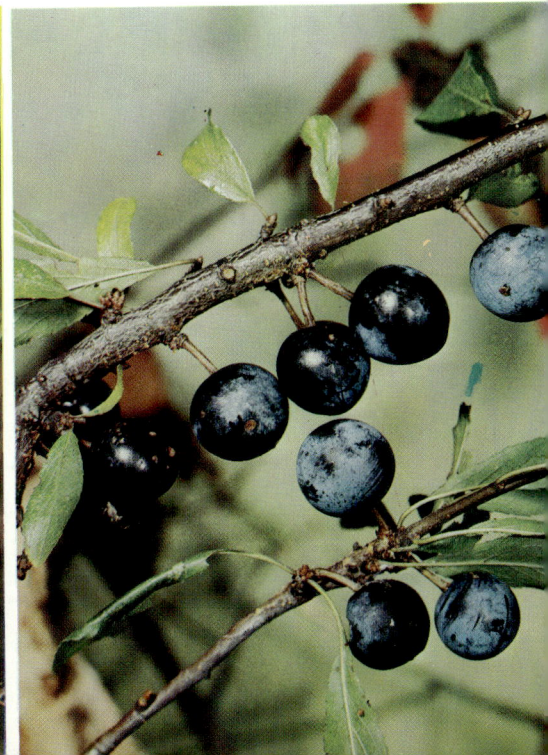

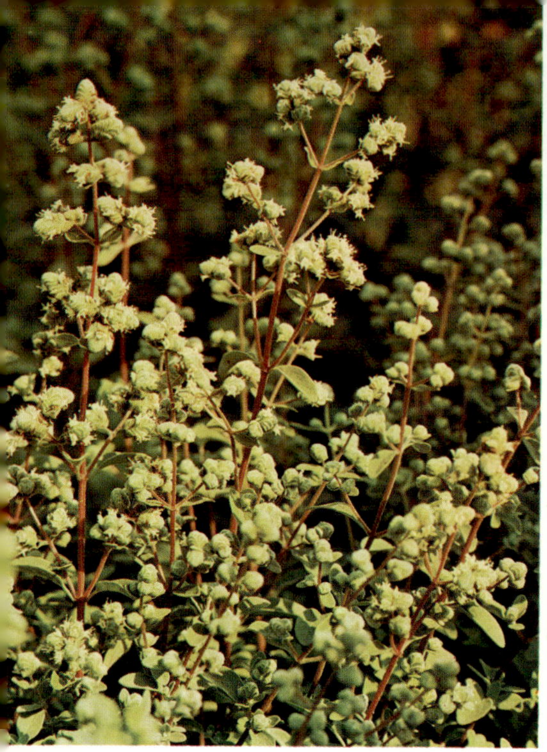

Majoran 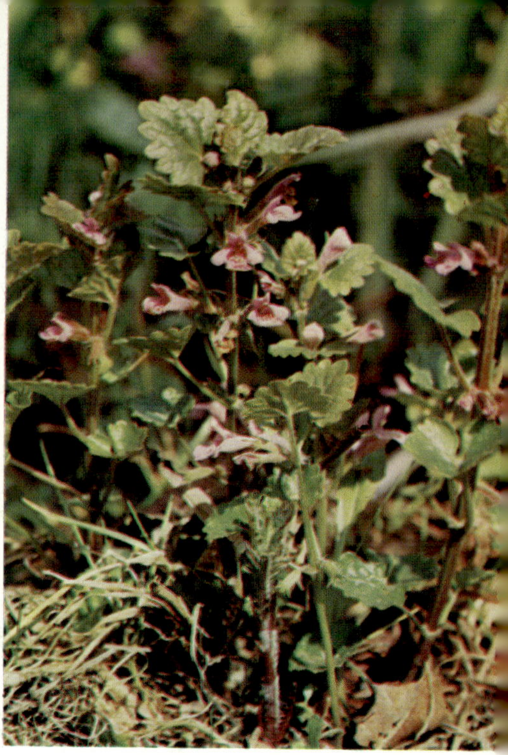   Gundelrebe

Augentrost   Quendel

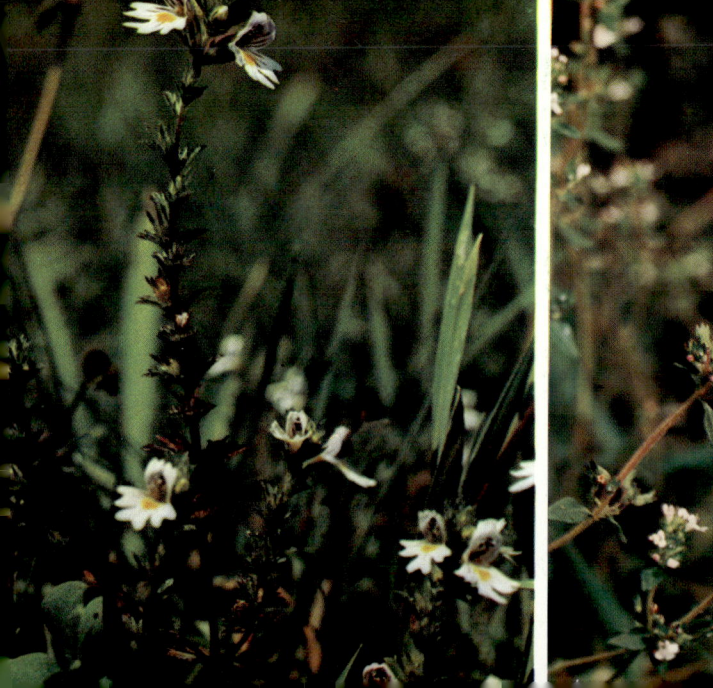
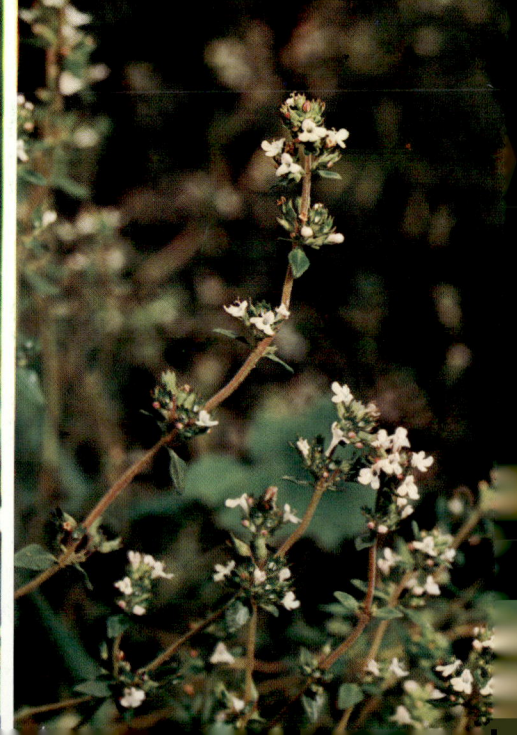

Rezept: VII 13
Fertigpräparate:
Baldrian-Dispert
Buccotean-Tee
Hovaletten
Kamillosan

Perkamillon liquidum
Rhoival
Spasmo-Jurat

Die
Krankheiten
und ihre
pflanzlichen
Heilmittel

Blasensteine: Bei manchen Stoffwechselstörungen können aus dem Harn, der eine dünne Salzlösung darstellt, Salze auskristallisieren und sich dann zu mehr oder weniger großen Steinen zusammenballen. Meist fallen Urate, Phosphate oder Oxalate aus. Die Steine können schon im Nierenbecken entstehen und über den Harnleiter in die Blase gelangen. Sie können sich aber auch von vornherein in der Harnblase bilden. Manchmal geschieht das auch um einen Fremdkörper herum, der von außen durch die Harnröhre hereingelangt ist. Bei den von vornherein in der Harnblase entstandenen Steinen handelt es sich stets um Urat- oder Phosphatsteine. Die aus dem Nierenbecken stammenden Steine sind nur klein und können auch spontan abgehen; Steine, die sich um einen Fremdkörper gebildet haben, erreichen bis zu Hühnereigröße.
Kleine Steinchen, auch Harngrieß genannt, lassen sich oft durch Diät, Wärmeanwendungen und Trinkkuren beseitigen. Ebenso können damit neue Auskristallisierungen vermieden werden. Die Art der Diät und der zu den Trinkkuren verwandten Mineralwasser hängen von der Art der Steine ab, die sich meist durch wiederholte Urinuntersuchungen feststellen läßt.
Wenn nach dem Liegen klarer, nach dem Gehen aber blutiger Urin auftritt, so besteht bereits der Verdacht auf einen Blasenstein. Bei den meisten Blasensteinkranken besteht aber auch ein Blasenausgangshindernis (Prostatavergrößerung, Blasenhalsstarre u. a.), das möglichst beseitigt werden muß. Größere Steine lassen sich instrumentell in der Blase zerknacken und zerkleinern, so daß der übrigbleibende Grieß abgesaugt oder beim Wasserlassen entfernt werden kann.
Eine Heilpflanzenbehandlung der Blasensteine gibt es nicht. Wenn es sich um Harnsäuresteine handelt, können sie durch Uralyt-U aufgelöst werden. Andere Steine müssen entweder zertrümmert oder operativ entfernt werden. Zur Verhütung neuer Steinbildungen, zur Unterstützung der Diät und um die Harnausscheidung und damit die Ausscheidung harnpflichtiger Stoffwechselschlacken zu erhöhen, können entsprechende Fertigpräparate eingenommen werden.

Fertigpräparate:
Buccotean-Tee
Nephronorm — Dragees oder Tee
Nieron — Tee, Tropfen

Uralyt bei Oxalatsteinen
Uralyt-U bei Harnsäuresteinen

Blutarmut: Wir kennen eine ganze Reihe verschiedener Formen der Blutarmut (Anämie). Praktisch wichtig sind jedoch nur drei, nämlich die *Eisenmangelanämie* (hypochrome Anämie), die *echte perniziöse Anämie* (hypochrome megaloblastische Anämie) und die *Infekt- und Tumoranämie*.
Bei der **Eisenmangelanämie** (als einer Art der hypochromen Anämien) ist der Blutfarbstoff stärker vermindert als die Zahl der roten Blutkörperchen, vor allem ist der Eisengehalt des Blutserums stark herabgesetzt (Normalwert bei Männern 80—130, bei Frauen 60—120 $\gamma^0/0$).
Die Krankheit tritt oft sehr versteckt auf, ruft aber auch zahlreiche, meist uncharakteristische Krankheitszeichen hervor, wie allgemeine Schwäche, schnelle Ermüdbar-

Die Krankheiten und ihre pflanzlichen Heilmittel

keit, großes Schlafbedürfnis, Kopfschmerzen, Schwindel, Herzbeschwerden, Gefühlsstörungen, Zungenbrennen. Objektiv feststellbar sind Mundwinkelschrunden, glatte Zunge, Salzsäuremangel im Magensaft, Platt- und Hohlnägel sowie Haarausfall.

Die Behandlung besteht in der Zufuhr von Eisen über einen Zeitraum von 2 bis 3 Monaten, wobei eine Tagesdosis von 150—400 mg (Ferro-Eisen) erreicht werden muß. Leberextrakt, Vitamin-B_{12}-Präparate, Folsäure oder Arsenpräparate sind dabei meist überflüssig, da sie die Wirkung nicht verstärken. Man verwendet am besten eines der modernen stabilisierten Eisenpräparate in Tabletten- oder Drageeform, wie Ce-Ferro, Ferro 66, Ferrophor, Ferro-sanol. In seltenen Fällen wird der Arzt ein geeignetes Eisenpräparat auch einmal direkt in die Blutbahn injizieren müssen. Hypochrome Anämien, die auf die Eisenbehandlung nicht ansprechen, bedürfen der Behandlung mit Vitamin B_6.

Soweit unsere Heilpflanzen Eisen enthalten oder die Salzsäurebildung des Magens anregen, vermögen sie die Heilung zu unterstützen. Als alleinige Heilmittel können sie nicht auftreten. Eher noch ist eine Kost angebracht, die eisenreiche Nahrungsmittel bevorzugt, wie: Brennesseln (als Tee, Pulver, Wildgemüse), Buchweizen (15 mg^0/$_0$ Eisen), Vollkornprodukte (durchschnittlich 15 mg^0/$_0$), Gerste (geschält 15 mg^0/$_0$), Porree (41 mg^0/$_0$), Hülsenfrüchte (durchschnittlich 10 mg^0/$_0$), Bananen (10 mg^0/$_0$), Erdnüsse (25 mg^0/$_0$), Mandeln (10 mg^0/$_0$), Edamer und Limburger Käse (10 mg^0/$_0$).

Eine unterstützende Wirkung ist zu erwarten von Aloe, Andorn, Brennessel, Brunnenkresse, Enzian, Goldnessel, Isländisches Moos, Kalmus, Spitzwegerich, Tausendgüldenkraut, Wermut und Zwiebel.

Rezepte: X 1—5; XIII 5

Fertigpräparate:

Aloe DHU, D 3—D 4	Ferrum Oligoplex
Ambra Oligoplex	Kalmustinktur (Tinctura Calami
Anaemodoron	DAB 6)
Biofungin	Tinctura Calami RF
Chinalecit	Tinctura Stomachica BRF
Erythromont	

Meist ist eine Ergänzung durch Eisen-, Kupfer-, Mangan- und Vitamin-B_{12}-haltige Präparate wie Aleukon, Ce-Ferro, Ferlixir, Ferrlecit, Ferro 66, Ferro Cytofol, Ferronovin (Saft) oder Echtrofant (im Kindesalter) erforderlich.

Echte perniziöse Anämie: Sie weist eine stärkere Verminderung der Zahl der roten Blutkörperchen auf als des Blutfarbstoffgehaltes. Es entstehen dabei besonders große, unreife Zellen (Megaloblasten), wie sie auch während der Embryonalperiode gebildet werden. Die Ursache der Krankheit ist das Fehlen eines Reifungsstoffes (Antiperniziosaprinzip) oder eines Vitamins (Folsäure). Oft findet man dabei auch einen gesteigerten Blutzerfall (Hämolyse).

Die subjektiven Anzeichen der Krankheit sind Zungenbrennen, besonders an den Rändern, das später zur glatten Zunge (Gewebsschwund, Atrophie) führt, Appetitlosigkeit durch Schwund der Magenschleimhaut mit fehlender Säurebildung, Schwindel, Gefühlsstörungen und Gangstörungen.

Die Behandlung erfolgt heute hauptsächlich durch Injektionen von hochwertigen Leberextrakten oder Vitamin-B_{12}-Präparaten. Die Dosierung ist nur vom Arzt vorzunehmen und ihre Wirkung immer wieder durch das Blutbild zu kontrollieren. Die

Behandlung wird meist zu einer Dauerbehandlung, die keine längere Unterbrechung verträgt, wenn nicht Nervenschäden auftreten sollen. Die fehlende Salzsäurebildung des Magens ist kaum zu beeinflussen. Die Verabreichung von Salzsäure-Ferment-Präparaten ist jedoch zweckmäßig, um eine bessere Eiweißverdauung zu erreichen und Durchfälle zu verhindern.

Es gibt auch perniziosa-ähnliche Blutarmutsformen, die außer Vitamin B_{12} noch Folsäure (Präparate: Cytofol, Folsan) benötigen.

Heilpflanzen können bei dieser Krankheit zwar nur unterstützende, aber dennoch wertvolle Hilfe leisten. Sie vermögen durch eine verbesserte Leber-Gallen- und Darmfunktion die Vitamin B_{12} produzierenden Colibakterien des Darmes vor Entartung zu schützen und ihre Funktionen zu steigern. Hierfür kommen in Frage: Alant, Aloe, Andorn, Bärlapp, Brennessel, Enzian, Fieberklee, kanadische Gelbwurz, Holunder, Hopfen, Johanniskraut, Kalmus, Löwenzahn, Tausendgüldenkraut, Wegwarte, Wermut.

Rezepte: X 1—5

Infekt- und Tumoranämie: Sie weist ebenfalls einen verminderten Blutfarbstoffgehalt auf und eine meist weniger starke Verminderung der roten Blutkörperchen (zählt deshalb auch zu den hypochromen Anämien). Die Ursache ist aber eine Störung des Eisen- und Eiweißstoffwechsels meist durch Bakterien- oder Tumorgifte, also eine Vergiftung der Blutbildungsstätten.

Es ist ohne weiteres einleuchtend, daß hierbei nur eine systematische Suche nach der Ursache (Tumor, blutendes Geschwür, Gewebegift oder Herdinfekt) und ihre Ausschaltung einen Heilerfolg bringen kann und nicht blindlings angewandte „blutbildende" Heilpflanzen. Oft wird zur Auffrischung des Blutes sogar eine Blutübertragung nötig sein. Wenn dann appetit-, drüsen- und darmanregende Heilpflanzenzubereitungen folgen und die fehlende Magensaft- und Magensäurebildung durch entsprechende Präparate ausgeglichen wird, ist alles getan, um die krankhaften Vorgänge zu bessern oder gar die Krankheit zu heilen.

Zur Verbesserung der Verdauungsfunktionen kommen die gleichen Heilpflanzen und Rezepte in Frage wie bei der perniziösen Anämie.

Blutbildungsschwäche: siehe Blutarmut

Blutdruckerhöhung, Bluthochdruck: Wenn eine Blutdruckerhöhung (Hypertonie) lange Zeit anhält, so stellt sich eine ganze Reihe von Komplikationen ein, die die Lebenserwartung des Patienten erheblich einschränken. Leider spielen sich die ersten, die Gefäßwand schädigenden Veränderungen, die uns meist zu spät als Arteriosklerose auffallen, noch völlig im verborgenen ab. Die Gefäßwandschädigung ist zugleich eine Schädigung der normalerweise ungemein fein abgestimmten Regulationen des Kreislaufs, die unerwünschte Spannungs- und Strömungsverhältnisse ausgleichen.

Eine Reihe von *Heilpflanzen* ist glücklicherweise in der Lage, die notwendige Drucksenkung herbeizuführen, die Gefäßregulationen zu unterstützen und die Gefäßwände vor weiteren Schädigungen zu schützen. Es sind dies: Eisenhut, Knoblauch, Maiglöckchen, Mistel, Oleander, Rauwolfia, Weißdorn, Zwiebel. Außerdem muß eine strenge Regelung der Lebensweise dafür sorgen, daß zusätzliche Schädigungen des Blutgefäßsystems vermieden werden.

Rezepte: II 3—6, 20

Fertigpräparate:

Alliocaps	Olivysat Bürger
Arte Rutin	Purostrophyll
Asgoviscum forte	Raucolyt
Coradol	Raufuncton
Crataegus Oligoplex	Raupina
Crataegutt	Rauwolfon
Crataeserpin	Rauwoplant
Crataestroph Kalco	Salus-Mistel-Tropfen
Cynosid compositum liquidum und Kapseln	Serpasil
	Serpistrophan
Euvalon	Sklerotean-Tee
Guttacor	Valoraupin
Hyperidyst	Viscratyl
Jsoskleran	Viscum-Pentarkan
Kneipp-Knoblauch-Pflanzensaft	Viscysat Bürger
Kneipp-Mistel-Pflanzensaft	Yohimbin-Spiegel
Knoblauchsaft (Schoenenberger)	

Bluterguß (siehe auch Quetschungen): Eine erkennbare Schwellung im Anschluß an einen Unfall ist immer als Bluterguß (Hämatom) zu werten, auch wenn keine Verfärbung der Haut zu sehen ist. Sieht man aber einen großen Bluterguß im Anschluß an einen Unfall, dann muß man immer an einen Knochenbruch (Fraktur) denken. Eine Gefäßzerreißung durch äußere Gewalt (Knochenbruch, Stoß, Schlag, Verstauchung) ist meist der Anlaß zum Blutaustritt aus den Gefäßen in die Gewebe. Es kann aber auch infolge einer Gefäßwandveränderung bei Arteriosklerose zum Blutaustritt kommen (Hirnblutung, Schlaganfall), wie auch eine krankhafte Durchlässigkeit der Gefäßwand wegen Mangel an den Vitaminen P und C zum Bluterguß führen kann.

Physikalische Behandlung: Zunächst kalte Wickel, Kompressen, Heilerde oder Quark-Auflagen, die schmerzstillend und kühlend wirken. Wenn keine Vergrößerung des Ergusses mehr auftritt, die Blutung also steht, können langsam warme Anwendungen einsetzen, um den Erguß aufzusaugen: warme Bäder mit kaltem Abguß. Noch später wird die Aufsaugung beschleunigt durch ansteigende heiße Teilbäder, heiße Auflagen mit nachfolgender kalter Abwaschung oder durch kreislaufbeschleunigende Kneippgüsse. Schließlich folgen Rotlichtbestrahlungen und vorsichtige, ableitende Massagen.

Innerlich und äußerlich angewandt, wirken folgende *Heilpflanzen* verteilend und aufsaugend auf Blutergüsse: Arnika, Beinwell, Johanniskraut, Lein, Linde, Ringelblume, virginischer Zauberstrauch (Hamamelis), Zwiebel.

Rezepte: IX 11; XI 4, 5, 8

Fertigpräparate:

Arnica DHU — Urtinktur	Hametum-Extrakt
Arnica-Pentarkan	Hametum-Salbe
Arnica-Heel	Hyperforat — Salbe und Tropfen
Arnicorin	Oleum Hyperici Kneipp (Johanniskrautöl)
Arnika-Injeel	
Arnika-Tinktur „Truw"	Perkamillon-Salbe
Arniflor — Salbe und Tinktur	Symphytum-Pentarkan
Arnikamill Wund- und Heilsalbe	Weleda Massage- und Hautfunktionsöl
Hamamelis-Herbatrit	

Blutgefäßschwäche (Gefäßinsuffizienz; siehe auch Asthenie): Folgende Heilpflanzen können in Frage kommen: Arnika, Hauhechel, Hirtentäschel, Johanniskraut, Löwenzahn, Quecke, Raute, Rauwolfia (Wahnsinnskraut), Rosmarin, Spitzwegerich, Tausendgüldenkraut, Weißdorn, Wermut.

Rezepte: II 1, 2, 7, 10; IV 22; XIII 5, 7, 9, 13, 14

Fertigpräparate:
Angioton
Arnicorin
Capillaron
Capsella cp.-Fluid
Cardiodoron
Crataegutt
Cratylen
Diacard
Kneipp-Rosmarin-Pflanzensaft
Miroton
Orthangin
Rosmarinblätter-Extrakt „Dr. Schupp"
Styptysat Bürger
Tebonin
Vasotonicum Oligoplex

Blutharnen: Blut im Urin (Hämaturie) tritt verhältnismäßig häufig auf. Dieser Befund ist immer von Bedeutung. Die Herkunft oder Ursache der Blutung muß aufgeklärt werden. Ganz grob unterscheidet man *starke* Blutausscheidungen im Urin, die ohne weiteres sichtbar sind (Urin schmutzig-dunkel verfärbt), *mäßige* und nur *mikroskopisch erfaßbare* Blutausscheidungen im Urin (auch Erythrozyturie oder Erythrurie genannt).

Starker Blutabgang spricht für Nierentumoren, Zystennieren oder hämorrhagische Diathese (Blutungsneigung). Fängt man den Urin hintereinander in drei verschiedenen Gläsern auf, so ist die Blutbeimengung in allen Gläsern dieser Dreigläserprobe gleich. Ist jedoch die Blutbeimengung im dritten Glas am stärksten, so kommt eine Erkrankung der Harnblase (Tumoren, Tuberkulose) oder der Vorsteherdrüse in Frage.

Blutiger Urin mäßigen Grades läßt zunächst an verschiedene Formen von Nierenentzündung, an eine Harnstauungsniere (Hydronephrose), an Blasensteine oder eine blutige Blasenschleimhautentzündung (hämorrhagische Cystitis) denken. Ist die Urinprobe im dritten Glas bei der Dreigläserprobe intensiv, so spricht das wiederum für eine Blasenerkrankung.

Nur mikroskopisch nachweisbare Blutabsonderungen im Urin können außer von den bisher erwähnten Erkrankungen auch von Steinleiden (im Nierenbecken, im Harnleiter oder in der Blase), Niereninfarkten und einigen anderen Erkrankungen herrühren, bei denen das kollagene Gewebe verändert ist und die Nieren beteiligt sind, z. B. Schmetterlingsflechte und eine herdförmige, lokalisierte Entzündung der mittleren und kleinen Arterien.

Da das Symptom „blutiger Urin" so vieldeutig und die Abgrenzung der zugrunde liegenden Erkrankung nur durch weitere ärztliche Untersuchungen möglich ist, sollte dieser Befund immer Anlaß sein, sofort den Arzt aufzusuchen. Erst nach Klärung der Blutungsursache können entsprechende Mittel eingesetzt oder andere Maßnahmen veranlaßt werden.

Blutreinigung (siehe auch unter Stoffwechselstörungen): Der Begriff der Blutreinigung ist in der Medizin nicht sehr beliebt, weil er als unwissenschaftlich gilt. Die früheren Ärzte haben einer Reihe von Drogen und Pflanzensäften blutreinigende Wirkungen zugeschrieben, die auch in der Volksmedizin immer wieder hervorgehoben werden. Wenn wir die Blutreinigung als Stoffwechselanregung und somit die Blutreinigungsmittel als Stoffwechselmittel bezeichnen, die in der Lage sind, den Stoff- oder Kraftwechsel, die

Die Krankheiten und ihre pflanzlichen Heilmittel

Wärmebildung und die Organfunktionen und damit die Intensität und Geschwindigkeit aller Lebens- und Absterbevorgänge zu verstärken *(Meyer, Gottlieb, Vogel)*, so haben wir eine praktisch brauchbare und genügend begrenzte Begriffsbestimmung. Man kann auch, etwas enger und spezieller gefaßt, unter Blutreinigung die Anregung sämtlicher Drüsenabsonderungen und Ausscheidungen des Körpers verstehen, wodurch eine Stoffwechselverbesserung und Umstimmung des vegetativen Nervensystems eintritt (Anregung und Normalisierung der Grundfunktionen des Körpers). Dabei sind folgende Organe besonders beteiligt: Magen-Darm-Kanal, Haut, Nieren, Kreislauforgane, Atmungsorgane, Gebärmutterschleimhaut (Menstruation), Leber-Gallen-System.

Viele unserer *Heilpflanzen* haben die Fähigkeit, mehrere dieser Organe oder Organsysteme gleichzeitig zu beeinflussen, somit eine mehr oder weniger umfangreiche „Allgemeinwirkung" zu entfalten, wobei erst in zweiter Linie *besondere Organbeziehungen zur Geltung kommen.*

Ripperger hat unter Berücksichtigung dieser Gesichtspunkte versucht, die zahlreichen blutreinigenden Heilpflanzen (Antidyskratica) nach ihrem jeweiligen „Aktionsradius" einzuteilen, wobei er folgende Gruppen unterschied:

1. *Allgemeine Antidyskratica,* die auf die Absonderungen verschiedener wichtiger Organe wirken, wie schwarzer Holunder, Quecke, Sandsegge, Schafgarbe, Wacholder und Walnuß.

2. *Ergänzende (akzessorische) Antidyskratica,* die nicht nur durch vermehrte Absonderungen, sondern auch durch die Zufuhr fehlender Ergänzungs- und Funktionsstoffe (Vitamine, Mineralien, Spurenstoffe) blutreinigend wirken, wie Brennessel, Brunnenkresse, Löffelkraut, Meerrettich und Sauerampfer.

3. *Auf die Haut wirkende (dermotrope) Antidyskratica,* wie Bittersüß, Gänseblümchen, Klette, Stiefmütterchen und Veilchen.

Soweit die Heilpflanzen hauptsächlich auf einzelne Organe besondere Wirkungen entfalten, stellen sie zwar keine eigentlichen Blutreinigungsmittel (Antidyskratica) mehr dar, sie können aber wegen ihrer besonderen Wirkung auf einzelne Ausscheidungsorgane (Niere, Haut, Darm usw.) besonders in Teemischungen (Blutreinigungstees) dazu herangezogen werden. Es kommen folgende *Heilpflanzen* in Frage: Ackerschachtelhalm, Andorn, Bärlauch, Berberitze, Birke, Bruchkraut, Faulbaum, Fieberklee, Hauhechel, Hirtentäschel, Kalmus, Kreuzdorn, Löwenzahn, Wegwarte und Zwiebel.

Rezepte: I 1—18

Fertigpräparate:
Bärlauch-Recextrakt-Reinecke
Bärlauchsaft (Schoenenberger)
Bellis Oligoplex
Brennesselsaft (Schoenenberger)
Cesralax
Decoctum Violae RF
Juniperus-Herbatrit
Kneipp-Brennessel-Pflanzensaft
Kneipp-Wacholderbeer-Pflanzensaft
Kneipp-Zinnkraut-Pflanzensaft
Salus-Blutreinigungs-Tee
Schafgarbensaft (Schoenenberger)
Wacholder-Extrakt (Schoenenberger)
Wacholdermus (Succus Juniperi inspissatus DAB 6)
Wörisetten
Zinnkrautsaft (Schoenenberger)

Blutungen: Bei *äußeren Blutungen* durch Schnitt, Schlag, Stich spricht man von *Sickerblutungen,* wenn es bei kleineren Verletzungen aus den sogenannten Haargefäßen (Kapillaren) blutet. Fließt das Blut gleichmäßig wie aus einem kleinen Bach aus der

Wunde, so besteht eine *Venenblutung.* Spritzt das Blut rhythmisch aus der Wunde, so ist eine Schlagader (Arterie) verletzt. Man spricht dann von einer *arteriellen Blutung.* In allen Fällen muß die *Blutung* gestillt werden, was durch einen Arzt erfolgen sollte, außer in leichteren Fällen natürlich, bei denen die blutende Stelle mit einem etwas *fester angelegten, sterilen Verband* bedeckt wird.

Besteht eine stärkere Venenblutung, so ist schon ein wirklicher *Druckverband* möglich. Dabei wird der Verband nicht nur ziemlich fest angelegt, sondern zwischen der Mullauflage und der Binde noch ein Stück Holz, eine fest aufgerollte Mullbinde, ein Fünfmarkstück oder ein ähnlicher fester Gegenstand gelegt, damit ein besonderer Druck auf die blutende Stelle ausgeübt wird.

Bei *arteriellen Blutungen* sind die besonderen Regeln zur Blutstillung zu beachten, die besagen, daß man vor der Blutungsstelle die Arterie abzudrücken oder abzuschnüren versucht. Die Bezeichnung *vor der Blutungsstelle* bezieht sich auf den Verlauf der betreffenden Arterie. Bei einer Blutung am Unterarm schnürt man am Oberarm, bei einer Blutung am Unterschenkel am Oberschenkel ab. Befindet sich die Blutung jedoch am Kopf, so drückt man, dem Arterienverlauf entsprechend, die Halsschlagader neben dem Kehlkopf nach unten gegen die Wirbelsäule ab.

Alle diese blutstillenden Maßnahmen sind Erste-Hilfe-Leistungen, bis der Arzt gerufen oder der Transport ins Krankenhaus durchgeführt ist.

Wie bei den äußeren, so kann es grundsätzlich auch bei den *inneren Blutungen* Sicker-, Venen- und Arterienblutungen geben. Das Blut sammelt sich dabei in den Körperhöhlen (Brust- oder Bauchhöhle) oder in den Hohlorganen (Magen bei Magenblutungen, Lunge bei Lungenblutungen) an. Zu den inneren Blutungen gehören auch die Blutungen im Gewebe (Haut-, Fett-, Binde-, Muskelgewebe). Man spricht dann von *Blutergüssen* oder blauen Flecken. Die meisten dieser Blutergüsse sind Sickerblutungen, die von selbst aufhören und sich in acht bis zehn Tagen wieder aufsaugen.

Durch anfänglich kühle Kompressen kann man das Aufhören der Blutung, durch warme Kompressen später das Aufsaugen begünstigen.

Bei *Blutungen aus den Atmungswegen* (Blutsturz) siehe unter Nasenbluten oder Lungenblutung.

Brandwunden: Leichtere Brandwunden (Rötung und Blasenbildung) möglichst nur mit Verbandmull bedecken (Luftabschluß, Verhütung von Infektionen). Nicht waschen, keine Salben, Blasen nicht öffnen. Auch leichtere Verbrennungen können gefährlich werden, wenn größere Hautpartien betroffen sind, *daher Arzt rufen!*

Bei *schweren* Brandwunden (Haut- und Unterhautdefekte) den Verunglückten sofort hinlegen (Schockgefahr), Arzt rufen, Krankenwagen bestellen, offene Wunden mit sterilem Mull bedecken (notfalls frisch gebügelte Taschen- und Handtücher verwenden)! Ist der Verunglückte bei Bewußtsein, kann als Getränk Tee (wenn möglich mit doppeltkohlensaurem Natron) in kleinen Schlucken verabreicht werden.

Bei *kleineren* Brandwunden, wie sie oft im Haushalt vorkommen und die eine schlechte Heilneigung zeigen, kann die Heilung beschleunigt werden durch die folgenden *Heilpflanzen:* Eiche (Rinde), Johanniskraut, Lein und Ringelblume.

Rezept: XI 5

Fertigpräparate:

Arnikamill   Combudoron
Cenat   Echinacin extern

Echinacin-Salbe
Hyperforat-Salbe

Resplant liquidum, Kapseln und Injektion
Wecesin

Brechreiz, Erbrechen: Er kann vereinzelt aus rein nervöser Ursache auftreten, nach starker Belastung des Magens oder auch nach Vergiftungen. Wenn das Erbrechen sich *öfters wiederholt*, muß man an eine Reihe von Krankheiten, teilweise auch ernster Art, denken, wie Blinddarmentzündung, Bauchfellentzündung, Brucheinklemmung, Darmverschlingung, Magengeschwür (Erbrochenes oft blutig), Magenkrebs (Erbrochenes kaffeesatzartig), Gallensteine und chronischen (oft alkoholischen) Magenkatarrh. Es kann auch das sogenannte *zentrale Erbrechen* vorliegen, wobei das im Gehirn gelegene Brechzentrum gereizt ist durch eine Erkrankung wie Hirnhautentzündung, Hirntumor, Gehirnerschütterung oder Glaukom (grüner Star). Auch eine Neurose oder eine Hysterie kann zum Erbrechen führen. Von besonderer Art ist das Schwangerschaftserbrechen, besonders im 2.—4. Monat der Schwangerschaft.

Durch anhaltendes Erbrechen können weitere ernsthafte Krankheitszustände eintreten, wie Hungeracidosis (Säurevergiftung), Tetanie (Krampfzustände) und Hypochlorämie (Verminderung des Chlor- bzw. Kochsalzgehaltes im Blut). Bei Absinken des Kochsalzgehaltes im Blut steigt infolge einer Nierenfunktionsstörung der Reststickstoff (eine ausscheidungspflichtige Substanz) im Blut an, wobei Erscheinungen wie bei einer Harnvergiftung (Urämie) auftreten, die eine Kochsalzzufuhr erforderlich machen.

Wegen der *Vieldeutigkeit des anhaltenden Brechreizes* oder Erbrechens ist eine ärztliche diagnostische Klärung herbeizuführen. Brechreiz und Erbrechen nur als Folge nervöser Überreizung oder Magenüberladung können auch mit *Heilpflanzenzubereitungen* behandelt werden. Dafür kommen in Frage: Enzian, Kamille, Melisse, Nelkenwurz, Pfefferminze und Tausendgüldenkraut.

Rezepte: V 21, 23

Fertigpräparate:
Amara-Tropfen Pascoe
Gastritol „Dr. Klein"
Gentiana-Pentarkan
Kamillensaft (Schoenenberger)

Kamillosan
Perkamillon liquidum
Roha-Kamillen-Tee tassenfertig

Bronchialasthma: Bronchialasthma (Asthma bronchiale), das vom Herzasthma grundsätzlich zu trennen ist, stellt in vielen Fällen eine Überempfindlichkeitsreaktion dar. Schon bei Kindern erlebt man häufig nach dem Rückgang des Milchschorfes oder Ekzems das Auftreten immer wiederkehrender Asthmazustände. Das Ekzem ist dann, wie es die Volksmedizin ganz richtig ausdrückt, nach innen geschlagen, wodurch die Behandlung äußerst erschwert wird. Ebenso ist bekannt, und diese Erfahrung kann immer wieder gemacht werden, daß „offene Beine", die man mit Salben glücklich zur Abheilung gebracht hat, ein Asthma im Gefolge haben, das erst wieder schwindet, wenn das Bein wieder aufgebrochen ist.

Unsere Aufgabe besteht also nicht nur darin, die Asthmaanfälle zu bekämpfen, sondern den hinter dem Asthma steckenden Überempfindlichkeitszustand des ganzen Organismus zu beseitigen. Dazu muß der Arzt zunächst die Ursache der Überempfindlichkeit feststellen, die oft in der Ernährung und einer schlechten Darmfunktion oder in einer Herdinfektion der Mandeln, Nasennebenhöhlen und anderen

Organen zu suchen ist. Daß hier zunächst die Infektionsherde beseitigt, die Lebens- und Ernährungsweise geregelt werden muß, ist selbstverständlich. Neben dem Überempfindlichkeitsasthma kennen wir noch das nervös bedingte Bronchialasthma, das durch eine Reizung zentraler Hirnteile entsteht. *Als Dauerbehandlung ist dabei die Kräutermischung nach Rezept III 17 geeignet.*

In der Ernährung bevorzuge man Obst, Gemüse und viel rohes und gekochtes Sauerkraut, neben Wildgemüsen und -salaten, Sauermilch und Buttermilch. Tritt ein Anfall auf, mache man ein 40° C heißes Armbad. Jeden Morgen nach dem Aufstehen wird der ganze Körper mit einer harten, trockenen Bürste rot gebürstet (Trockenbürstenbad) und anschließend mit kaltem Wasser abgerieben. Viel frische Luft, viel Atemgymnastik und wöchentlich ein Schwitzbad oder eine Schwitzpackung sind Maßnahmen, die, lange genug durchgeführt, die Ursache beseitigen. Die medikamentöse Behandlung ist Sache des Arztes.

Gegen Bronchialasthma brauchbare Heilpflanzen sind Adonisröschen, Alant, Arnika, Bibernelle, Birke, Eibisch, Huflattich, Kiefer, Lavendel, Primel, Quendel, Rauwolfia, Salbei, Schafgarbe, Sonnentau, Spitzwegerich, Thymian, Veilchen.

Rezepte: III 17, 18, 19

Fertigpräparate:
Aranisan-Tropfen
Arnica-Pentarkan
Asthmacolat
Asthma-Homobion A 13
Asthmakhell
Asthmatropfen Hamarilis
Balsalyt
Bikapect
Cefedrin
Drosithym Bürger
Equisil-Hustensaft
Eupatal

Grindelia-Pentarkan
Huflattichsaft (Schoenenberger)
Kneipp-Huflattich-Pflanzensaft
Portasan-Sirup Kalco
Resplant liquidum, Kapseln und Injektion
Salus-Asthma-Tee
Species asthmat. „Vital" (Vital-Tee Nr. 9)
Tussiflorin-Tropfen
Yerba santa Oligoplex

Bronchialkatarrh (Bronchitis): Hierbei können folgende Heilpflanzen in Frage kommen: Alant, Alpenwegerich, Andorn, Anis, Bärenlauch, Bibernelle, Bockshornklee, Efeu, Eibisch, Fenchel, Fichte, Goldnessel, Hauhechel, Holunder, Huflattich, Isländisches Moos, Johanniskraut, Kapuzinerkresse, Kiefer, Kreuzblume, Linde, Löwenzahn, Lungenkraut, Primel, Quendel, Seifenkraut, Senf, Sonnentau, Spitzwegerich, Steinklee, Stockrose, Süßholz, Thymian, Veilchen, Ysop, Zaunrübe, Zwiebel.

Rezepte: III 1—12; XIII 11

Fieberwidrig wirken: Holunder (Blüten), Kapuzinerkresse, Linde (Blüten)
Rezept: XI 23

Hustenlösend wirken: Alant, Alpenwegerich, Bibernelle, Eibisch, Huflattich, Isländisches Moos, Kiefer (Spitzen), Primel, Quendel, Seifenkraut, Spitzwegerich, Stockrose, Thymian, Veilchen
Rezepte: III 1—5, 19

Hustendämpfend wirken: Quendel, Veilchen
Rezept: III 8

Fertigpräparate:

Aerosol-Spitzner — zur Inhalation
Anis-Pyrit D 3
Balsalyt
Bikapect
Bronchicum vegetabile Nattermann
Bronchiflux Tuben-Tee
Bronchipax
Bronchipressan
Broncho-Ilon — Sirup
Cefabronchin
Delmasthin
Drosinula
Drosithym Bürger
Equisil-Hustensaft
Eupatal
Expectysat Bürger
Fixfenchel
Floradix-Spitzwegerich-Saft
Grindelia-Pentarkan
Ipalat — Balsam, Pastillen, Sirup, Tropfen
Jsephca
Kneipp-Spitzwegerich-Pflanzensaft
Kneipp-Thymian-Pflanzensaft
Kneipp-Zinnkraut-Pflanzensaft
Mentha piperita Oligoplex
Monapax
Mucidan-Hustentee
Optipect — Balsam, Dragees, Tropfen, Sirup
Pinimenthol
Piniolin-Bronchial Suppositorien
Portasan-Sirup Kalco
Resplant
Risinetten
Roha-Husten-Tee tassenfertig
Salus-Bronchial-Tee
Senega-Pentarkan
Tannolbalsam
Tannolsaft
Thymodrosin-Sirup
Tumarol
Tussiflorin
Tussistin
Zinnkrautsaft (Schoenenberger)

Ein nach drei Wochen nicht ausheilender Husten oder nicht heilender Bronchialkatarrh — auch „Raucherkatarrh" — sollte besonders bei Personen im Krebsalter (mittleres Alter) immer eine Veranlassung zur Röntgenkontrolle sein!

Bronchialkrebs: Bei Männern steht das Bronchialkarzinom heute an erster Stelle unter allen Krebsformen. Frauen sind noch nicht so häufig davon befallen, doch ist in den letzten Jahren eine ständige Zunahme zu verzeichnen. Nach einer Statistik der Weltgesundheitsorganisation hat sich die Sterblichkeitsrate an Bronchialkrebs in der Zeit von 1952 bis 1973 in Europa mehr als verdreifacht. Da die Zahlen aus den Obduktionsstatistiken gewonnen wurden, ist die Zunahme echt und nicht, wie etwa durch eine verbesserte Diagnostik, nur scheinbar.

Es ist heute ganz klar, daß durch äußere Einflüsse, nämlich durch das Einatmen einer mit Radiumemanation angereicherten oder durch Motorabgase verunreinigten Luft und durch starkes Rauchen Bronchialkarzinome hervorgerufen werden. Daß unter allen möglichen Ursachen das Rauchen die dominierende Rolle spielt, kann heute nicht mehr bestritten werden. Für einen Zigarettenraucher ist die Gefahr, an einem Bronchialkarzinom zu erkranken, zehnmal größer als für einen Nichtraucher.

Der Bronchialkrebs kann recht früh, nämlich schon im Alter unter 35 Jahren, auftreten. Die meisten Fälle werden jedoch zwischen dem 50. und 60. Lebensjahr gezählt. Er breitet sich über die Lymphbahnen aus und bildet Tochtergeschwülste in den benachbarten Lymphknoten (Lungenwurzel, neben der Luftröhre und im Hinterherzraum). Darüber hinaus erfolgt eine Streuung (Metastasierung) in Lungen, Gehirn, Knochen, Leber und Nebennieren. Oft ist die anfängliche Geschwulst in den Bronchien wegen ihrer geringen Größe schwer oder gar nicht auffindbar, während die Tochtergeschwülste in den anderen Organen sich bereits durch schwere Erscheinungen bemerkbar machen.

Die Behandlung besteht praktisch immer in Operation und Bestrahlung, während die diätetische und medikamentöse Beeinflussung erst für die Nachbehandlungszeit in Frage kommt.
Selbstverständlich bedeuten absolutes Nichtrauchen und eine naturgemäße Lebensweise die beste Vorbeugung.

Brusterschlaffung: Eine Reihe von Faktoren erhalten normalerweise Form und Umfang der weiblichen Brust, nämlich die Elastizität und Spannung der Haut, des Drüsengewebes, des Fettgewebes und des Stützgewebes mit seinen bandartigen Verstärkungen. Darüber hinaus sind die Brustmuskulatur, die Form des Brustkorbes und die Haltung der Wirbelsäule von besonderer Wirkung auf die Beschaffenheit der Brust. Eine vorzeitige Rückbildung der Brüste kurz vor oder in den Wechseljahren ist nicht nur eine Folge der beginnenden Rückbildung des Drüsenkörpers, sondern Ausdruck eines allgemeinen Alterungsprozesses und Haltungsverfalles. Man kann ihr daher nicht durch Verabfolgung von Hormonen entgegenwirken, die zudem die Gefahr von Blutungsstörungen mit sich bringen.

Für die Erhaltung der weiblichen Brust ist nur eine *ganzheitliche Therapie* nützlich, nämlich vollwertige Ernährung, Pflege der Körperhaltung (Wirbelsäule, Brustkorb, Muskulatur) durch Gymnastik, Atemübungen (Vollatmung, Zwerchfellatmung), Massage, Wechselbäder (römisch-irische oder Saunabäder) und Vermeiden der Sitzschädigung. Einmal eingetretene Erschlaffungen lassen sich meist nur operativ korrigieren.

Auf die Stützgewebe kräftigend und erhaltend wirken die kieselsäurehaltigen *Heilpflanzen*, also Ackerschachtelhalm, Brennessel, Hauhechel, Isländisches Moos, Lungenkraut, Quecke und Vogelknöterich.

Rezepte: VII 5, 6, 7, 17

Fertigpräparate:
Abrotanum Kalco — Tropfen
Anaemodoron — Tropfen, Tabletten, Ampullen
Brennesselsaft (Schoenenberger)
Calendula Kalco — Tropfen
Isländisch Moos (Lichen islandicus DAB 6, Erg.)
Kneipp-Brennessel-Pflanzensaft
Kneipp-Zinnkraut-Pflanzensaft
Zinnkrautsaft (Schoenenberger)

Brustschmerzen der Frau: Wenn bei jeder Menstruation starke Spannungsgefühle und Schmerzen in den Brustdrüsen sowie eine große Überempfindlichkeit der Brustwarzen auftreten, so spricht man von einer „schmerzenden Brust" (Mastodynie). Meist treten diese Schmerzen zusammen mit anderen Beschwerden vor der Menstruation auf, so u. a. psychische Störungen, Reizbarkeit, Schlafstörungen, Unruhe, migräneartige Kopfschmerzen, leichte (tetanische) Krampfzustände, Gefühl der Gedunsenheit, Ödemneigung, Völlegefühl, Störungen des Gallenabflusses und zuweilen sogar Hautallergien.

Die Beschwerden verschwinden mit Eintreten der Menstruation. Bei der Basaltemperaturmessung findet man meist ein frühes Absinken der Temperaturen nach dem Temperatursprung in der Mitte des Zyklus, der auch oft nur gering ist (normalerweise 0,5 ° C).

Die Ursache der schmerzenden Brust ist meist ein (relatives oder absolutes) Überwiegen des Follikelhormons, das selbst durch eine vermehrte Absonderung des follikelanregenden Hormons aus dem Hypophysen-Vorderlappen zustande kommt.

Die Krankheiten und ihre pflanzlichen Heilmittel

Die Behandlung muß daher eine Bremsung dieser Hypophysenfunktion bewirken, was durch ein rein pflanzliches Mittel, nämlich die Heilpflanze Mönchspfeffer oder Keuschlamm *(Vitex agnus-castus)*, möglich ist, weil sie die Ausschüttung dieses Hormons aus dem Hypophysen-Vorderlappen regularisiert.

Die gleichzeitig vorhandene nervöse Übererregbarkeit läßt sich nach folgenden Heilpflanzenrezepten beeinflussen:

Rezepte: II 11—19, VIII 29, XI 6, 7, 9

Fertigpräparat:
Agnolyt

C

Carcinom: siehe Krebs

Chlorose (siehe auch Blutarmut): Die Chlorose ist eine Form der Bleichsucht, eine Blutarmut bei jungen Mädchen mit hochgradig erniedrigtem Serumeisenspiegel. Folgende Heilpflanzen können hierbei eingesetzt werden: Aloe (in kleinen Dosen), Andorn, Brennessel, Brunnenkresse, Enzian, Goldnessel, Isländisches Moos, Kalmus, Spitzwegerich, Tausendgüldenkraut, Wermut.

Rezepte: X 1—5

Fertigpräparate:
Amara-Tropfen Pascoe
Anaemodoron
Brennesselsaft (Schoenenberger)
Ferrum Oligoplex

Hämatopan
Kneipp-Brennessel-Pflanzensaft
Kneipp-Brunnenkresse-Pflanzensaft

Cholera: Unter Cholera versteht man eine chronische oder geschwürige Dickdarmschleimhautentzündung. Die einheimische, *unechte* Cholera (Cholera nostras) ist durch Brechdurchfälle gekennzeichnet. Man nennt sie auch *Sommercholera* (Cholera aestiva). Da die Schwere der Infektion nicht von Anfang an zu übersehen ist und sich auch die *Cholera sicca*, eine schnell tödlich verlaufende Form der Cholera indica, ohne Durchfälle, aber mit Darmlähmung entwickeln kann, sollte in jedem Fall bei anhaltenden Brechdurchfällen ärztliche Hilfe in Anspruch genommen werden.

Bis zum Eintreffen des Arztes oder in leichteren Fällen können folgende *Heilpflanzen* mit oft schnellem Erfolg benutzt werden: Tormentill, Wasserpfeffer und Zwiebel.

Rezepte: V 22, 23, 25, 31

Fertigpräparate:
Agaricus Oligoplex
Veratrum-Pentarkan

Tormentilltinktur (Tinctura Tormentillae DAB 6)

Cholezystopathie: siehe Gallenblasenfunktionsschwäche

Colitis (Dickdarmentzündung): Bei anhaltender Schädigung der Darmschleimhaut durch Ernährungsfehler, Bakteriengifte oder andere Toxine kann es zu lange andauernden Durchfällen oder zu einem ständigen Wechsel zwischen Durchfall und Verstopfung kommen. Entscheidend für die Diagnose des Dickdarmkatarrhs ist die Vermischung des Stuhls mit Schleim in Form von froschlaichartigen Körnern, Fetzen oder Membranen. Die Entleerung ist fast immer schmerzhaft, mit heftigen Blähungen und üblem Geruch verbunden. In schweren Fällen kann es auch zur Geschwürsbildung im Dickdarm kommen, wodurch meistens Blut im Stuhl auftritt. Die Krankheit führt sehr schnell zu starker Abmagerung.

Die Krankheiten und ihre pflanzlichen Heilmittel

Neben Bettruhe, Wärme und Diät spielt auch eine Reihe von *Heilpflanzen* (meist gerbstoffhaltige) für die Behandlung eine wesentliche Rolle. Es sind Angelika, Anis, Augentrost, Fenchel, Heidelbeere, Kamille, Kümmel, Lavendel, Majoran, Melisse, Nelkenwurz, Pfefferminze, Tormentill, Vogelknöterich, Zaunrübe.

Rezepte: V 7, 21—29

Fertigpräparate:
Alliocaps
Angelica-Jurat
Millefolium-Pentarkan

Phytostop — Tropfen
Sucsan-Azulen
Veratrum-Pentarkan

Colpitis: siehe Scheidenentzündung und Weißfluß

Cystitis: siehe Blasenkatarrh

Cysto-Pyelitis (Nierenbecken-Blasen-Katarrh; siehe auch unter Nierenbeckenkatarrh): Als Heilpflanzen kommen hierbei in Frage: Birke, Bärentraube.

Rezept: VII 12

Fertigpräparate:
Cystinol
Juniperus Oligoplex
Millefolium Oligoplex

Tromacaps
Uralyt

D

Darmerschlaffung, Darmträgheit: Eine Darmerschlaffung kann auftreten bei Bindegewebsschäden, Muskelschwäche, Nervenschwäche und Drüsenschwäche. Folgende Heilpflanzen können hierbei eingesetzt werden: Ackerschachtelhalm, Brennessel, Hopfen, Isländisches Moos, Seifenkraut, Wegwarte, Wermut.

Rezepte: I 6, 7; V 3, 6

Fertigpräparate:
Chelicyn-L
Cynarzym
Hepata

Kneipp-Pillen
Laxapressan

Darmkatarrh: Bei Dünndarm- (Enteritis) und bei Dickdarmkatarrh (Colitis) können folgende Heilpflanzen eingesetzt werden: Alpenwegerich, Andorn, Anis, Bärenlauch, Bockshornklee, Brombeere, Eberesche, Eibisch, Eiche, Enzian, Gänseblümchen, Gänsefingerkraut, kanadische Gelbwurz, Goldrute, Gottesgnadenkraut, Heidelbeere, Himbeere, Huflattich, Johanniskraut, Kamille, Knoblauch, Königskerze, Lein, Linde

Die Krankheiten und ihre pflanzlichen Heilmittel

(Kohle), Löwenzahn, Meerrettich, Nelkenwurz, Oleander, Pfefferminze, Rosmarin, Salbei, Schöllkraut, weißer Senf, Silberdistel, Stockrose, Thymian, Tormentill, Vogelknöterich, Wacholder, Ysop, Zwiebel.

Rezepte: V 7, 21—29

Fertigpräparate:
Alliocaps
Baptisia Oligoplex
Entero-sanol
Kamillosan

Linusit
Salvysat Bürger
Veratrum-Pentarkan

Darmkrämpfe (-spasmen, -koliken): So nennt man heftige, krampfartige Schmerzen im Leib. Darmkrämpfe sind nur ein Krankheitszeichen, das bei verschiedenen Darmerkrankungen auftritt, nämlich bei infektiösen Darmerkrankungen, Blinddarmentzündung, Ernährungsfehlern (zu schwere, unverdauliche Kost, zu reichliche Nahrungszufuhr, zu kalte Getränke, unreifes Obst mit Wasser), Erkältung, Bleivergiftung und bei Würmern. Die Schmerzen, oft sehr heftig und meist anfallsartig, befallen vorwiegend die mittlere und untere Bauchgegend.

Es darf nicht vergessen werden, daß Darmkrämpfe auch aus nervöser Ursache, rein seelisch bedingt, auftreten können. Häufig genug ist die Art und Weise des Krankseins von den mitmenschlichen Beziehungen abhängig. Spannungen im Beruf durch ehrgeiziges Leistungsstreben, mangelnde Anerkennung durch Vorgesetzte, Liebesbegehren, das nicht gestillt wird, religiöse Konflikte, besondere Versuchungs- und Versagenssituationen, alles das kann zu heftigen, krampfartigen Bauchschmerzen, also zu Spasmen und Koliken, führen.

In jedem Falle wird man zunächst versuchen, durch krampflösende Mittel die Schmerzen zu beseitigen, um hinterher in Ruhe nach der Grundkrankheit fahnden zu können. Häufig genügen heiße Aufschläge auf den Bauch, manchmal muß aber der Arzt auch starke, krampflösende Spritzen (Belladonna, Morphium) verabreichen.

Es gibt unter den *Heilpflanzen* eine ganze Anzahl mit krampflösender Wirkung. Die Tollkirsche *(Atropa belladonna)* ist der ärztlichen Verordnung und Dosierung vorbehalten. Sie hat unter allen Pflanzen eine überragende Bedeutung für die Krampflösung, besitzt aber auch eine *erhebliche Giftigkeit.* Krampflösend wirken ferner: Anis, Baldrian, Bärlapp, Fenchel, Gänsefingerkraut, Kalmus, Kamille, Lavendel, Lein, Melisse, Nelkenwurz, Pfefferminze, Raute und Schafgarbe.

Rezepte: V 23—27, 31, 45, 46

Fertigpräparate:
Baldrian-Dispert
Biral
Cesrasanol
Fixmille

Fixminze
Hovaletten
Plumbum aceticum Oligoplex
Vier-Winde-Tee

Darmträgheit: siehe Stuhlverstopfung

Depressionen: Die Zahl derer, die an Gemütsstörungen leiden, nimmt zu. Depressionen sind seelischer Natur, sind seelische Krankheiten, die in Zeiten, die jeden einzelnen vor große und schwere Aufgaben stellen, sehr verbreitet sind. Das Wesen der Gemütsleiden oder anders ausgedrückt der Neurosen und Psycho-Neurosen sehen wir heute darin, daß der Mensch mit Erlebnissen, die ihm begegnet sind, in irgendeiner Weise nicht fertig wird. Der seelisch Kranke fühlt sich den Einwirkungen der Außenwelt nicht gewachsen, er vermag der Schwierigkeiten des Lebens nicht Herr zu werden. Er wird vom Gemütsdruck, von Angst und Beklemmung, von Zwangs- oder Beziehungsgedanken geplagt bis zu hypochondrischen oder hysterischen Störungen. Auch können sich die seelischen Störungen an irgendwelchen Organen besonders äußern als sogenannte Organneurosen, die so lange nicht geheilt werden, bis die seelischen Störungen behoben sind. Seelische Störungen können sogar zu echten Organerkrankungen führen, so zu Erkrankungen des Herzens, der Gefäße, der Haut, der Verdauungs-, Harn- und Geschlechtsorgane sowie der Hormondrüsen.

Wird bei all diesen Erkrankungen die seelische Grundursache nicht erkannt und behandelt, so muß jede Organbehandlung fehlschlagen. Es kommt daher den nachfolgenden Heilpflanzen für die Behandlung von Gemütsleiden oder seelisch bedingter Organerkrankungen lediglich eine unterstützende Bedeutung zu.

Geeignet sind dazu die Pflanzen Arnika, Baldrian, Hopfen, Johanniskraut, Melisse, Rauwolfia (Wahnsinnskraut), wobei Johanniskraut und Rauwolfia sogar eine spezielle Wirkung auf das Gehirn ausüben.

Zur unterstützenden Behandlung bei Gemütsleiden stellen wir eine Teemischung wie folgt her: Je 25 g Johanniskraut, Baldrianwurzel, Hopfenfruchtzapfen und Melissenkraut mischen. Davon 3mal täglich 1 Tasse von 1 Eßlöffel Tee als Aufguß bereiten, der jeweils 1 Stunde nach dem Essen getrunken wird.

Rezepte: IV 7, 22

Fertigpräparate:
Cyclo-Werrol
Echtroklim
Hovaletten
Hyperforat
Johanniskraut (Schoenenberger)
Kneipp-Johanniskraut-Pflanzensaft
Psychotonin
Salus-Nerven-Schlaf-Tee

Diabetes mellitus: siehe Zuckerkrankheit

Diarrhoe: siehe Darmkatarrh, Durchfall und Dyspepsie

Diathese, exsudative: Auf lange Sicht wirken die Heilpflanzen Ackerschachtelhalm, Bibernelle, Huflattich, Schöllkraut; siehe auch unter *Drüsenschwellungen.*

Rezepte: I 15; XIII 2, 12, 13, 14

Homöopathisch sind 3mal täglich 10—15 Tropfen der Urtinktur von Abrotanum (Eberraute) bis zur Verdünnung D 2 zu empfehlen.

hämorrhagische: Darunter versteht man die Neigung zu punktförmigen Blutungen. Folgende Heilpflanzen kommen in Frage: Ackerschachtelhalm, Arnika, Augentrost, Bärlapp, Brennessel, Brunnenkresse, Eiche, Frauenmantel, Hagebutte, Hirtentäschel, Kamille, Mistel, Schafgarbe, Tormentill, Vogelknöterich, Weißdorn

Rezepte: I 11, 13, 14; II 5, 6, 7, 9, 10; VIII 15. Dazu Vitamin-C-haltige Früchte, Kräuter und Salate!

Fertigpräparate:
Arnicorin
Birutan
Calendula Oligoplex
Millefolium-Pentarkan
Ruticalzon
Rutinion

harnsaure: So nennt man die erblich bedingte besondere Veranlagung (Konstitution) zu einem erhöhten Harnsäuregehalt des Blutes bei vermehrter Harnsäurebildung des Körpers und mangelhafter Ausscheidung durch die Nieren.

Harnsäure wird aus den mit der Nahrung (Fleisch!) zugeführten Stoffen gebildet. Sie entsteht aus Zellkernsubstanzen (Nuklein) und den auch in der Muskulatur vorkommenden sogenannten Purinbasen (= Harnsäureabkömmlingen). Sie wird aber auch im Körper selbst gebildet. Man muß daher zwischen zugeführter (exogener) und körpereigener (endogener) Harnsäure unterscheiden. Die Bildung der Harnsäure ist nicht an ein bestimmtes Organ gebunden. Die Nieren scheiden sie als harnsaure Salze aus.

Ein Anstieg der Harnsäuremenge im Blut (z. B. bei einer Lungenentzündung, bei Herzfehlern, Blut- und Nierenkrankheiten oder bei regelmäßiger reichlicher Zufuhr harnsäurebildender Nahrung) ist so lange von geringer Bedeutung, solange die Nieren in der Lage sind, den Überschuß auszuscheiden. Er darf jedoch einen bestimmten Wert nicht überschreiten, weil die Ausscheidungsfähigkeit der Nieren für Harnsäure begrenzt ist. Ein ständig erhöhter Harnsäurespiegel kann die Ursache oder Mitursache vieler Krankheiten sein.

Zu einem erhöhten Harnsäureblutspiegel brauchen nur noch veränderte Löslichkeitsbedingungen oder eine veränderte kolloidale Beschaffenheit des Blutserums und der Körperflüssigkeiten zu treten, um zu Ausfällungen der Harnsäure zu führen.

Wir kennen solche Ausfällungen bereits bei Neugeborenen, da vom 2. Tag an, etwa 3 Wochen anhaltend, eine starke Harnsäureausscheidung einsetzt, die bei einer großen Zahl von Kindern zur Abscheidung eines feinen Niederschlages von Harnsäuresalzen in den geraden Harnkanälchen der Nieren führt, die man *Harnsäureinfarkt* nennt. Eine Erkrankung entsteht dadurch nicht, da sich die Abscheidungen anscheinend wieder auflösen. Ähnliche Abscheidungen in der Niere treten auch bei stark abgemagerten Säuglingen und bei älteren Kindern ein, die von schweren Krankheiten mit Gewebszerfall in Mitleidenschaft gezogen sind. Auch Erwachsene erleiden solche „Harnsäureinfarkte" bei Leukämie oder Geschwülsten.

Treten Harnsäureabscheidungen im Gewebe auf, so sprechen wir von *Gicht* (Harnsäuregicht). Neben dem vermehrten Harnsäuregehalt des Blutes besteht auch hier eine verminderte Ausscheidung im Urin. Es ist heute sicher, daß nicht nur stark purinhaltige Nahrung Gicht auslöst, sondern auch in verstärktem Maße Harnsäure im Körper gebildet wird (wahrscheinlich infolge erblicher Veranlagung). Die Abscheidung bei der Gicht erfolgt in Form feiner Kristallnadeln im Gelenkknorpel, in den Sehnenansätzen und den Gelenkbändern.

Bilden sich in Gängen oder Hohlräumen besonders der Harnwege größere Abscheidungen von harnsauren Salzen, so haben wir die *Steinbildung* vor uns. Steine können in den Harnkanälchen, im Nierenbecken oder in der Blase entstehen. Solange es sich um reine Harnsäuresalze (harnsaures Ammonium und Natrium) handelt, sprechen wir von einfachen *Uratsteinen*. Bei *chronischen Ekzemen* findet man häufig eine harnsaure Diathese.

Ganz gleich in welcher Form die Harnsäureabscheidungen auftreten, immer wird die Gicht*diät* die Basis der Behandlung bilden. Zur medikamentösen Beeinflussung der harnsauren Diathese lassen sich auch folgende, die Harnsäureausscheidung fördernden *Heilpflanzen* heranziehen: Berberitze, Bibernelle, Brennessel, Goldrute, Hagebutte, Hauhechel, schwarzer Holunder, Löwenzahn, Spierstaude und Wacholder.

Unter den Nahrungsmitteln sind Gemüsebohnen, Sellerie und Spargel zu bevorzugen.

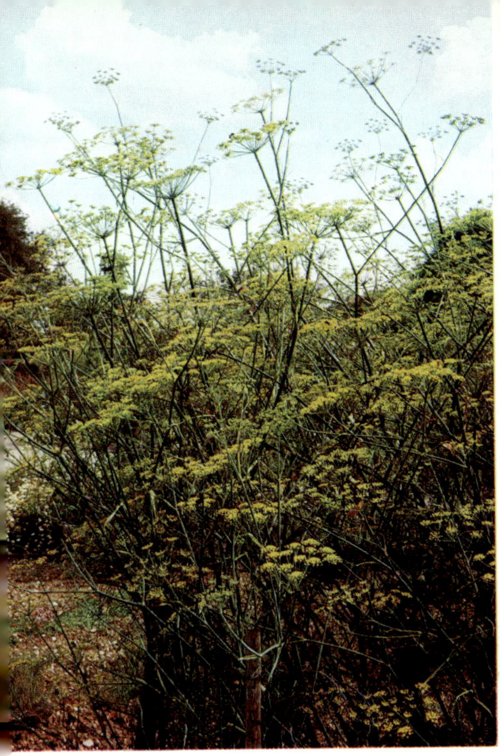

Fenchel 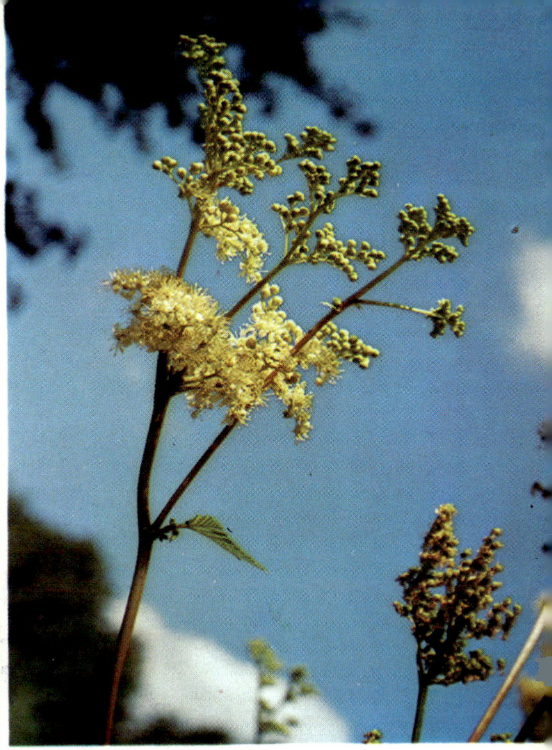 · Spierstaude

Knoblauch · Schwarzer Senf

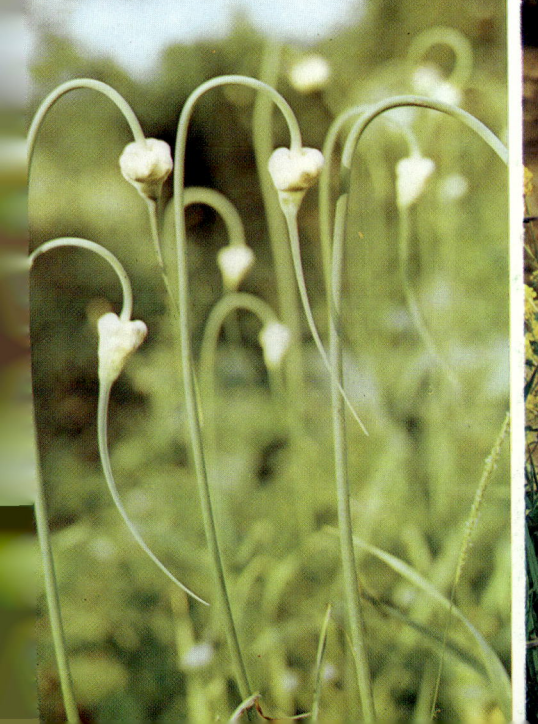
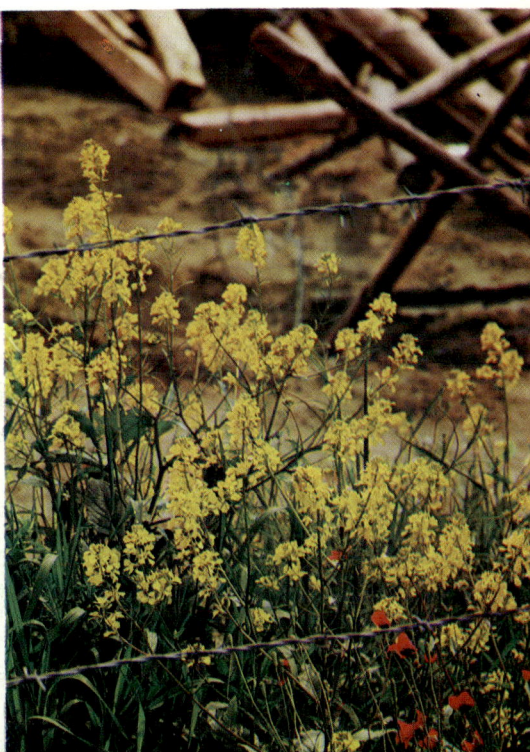

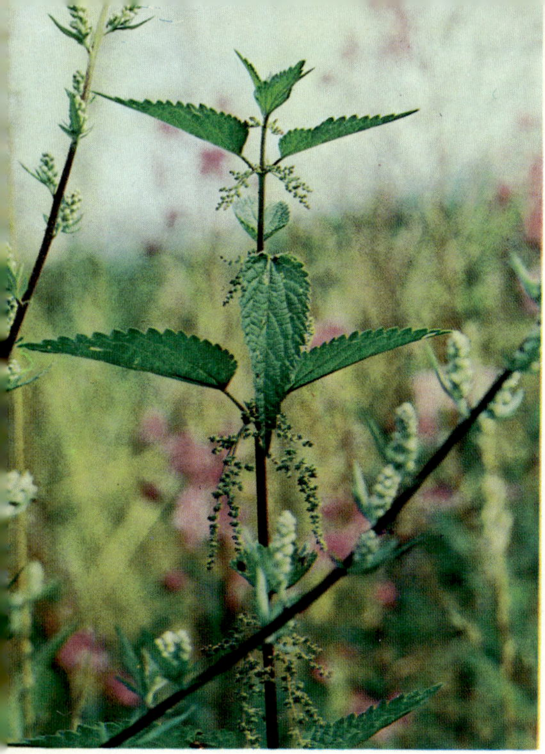

Brennessel

Kuhschelle (Küchenschelle)

Veilchen

Wermut

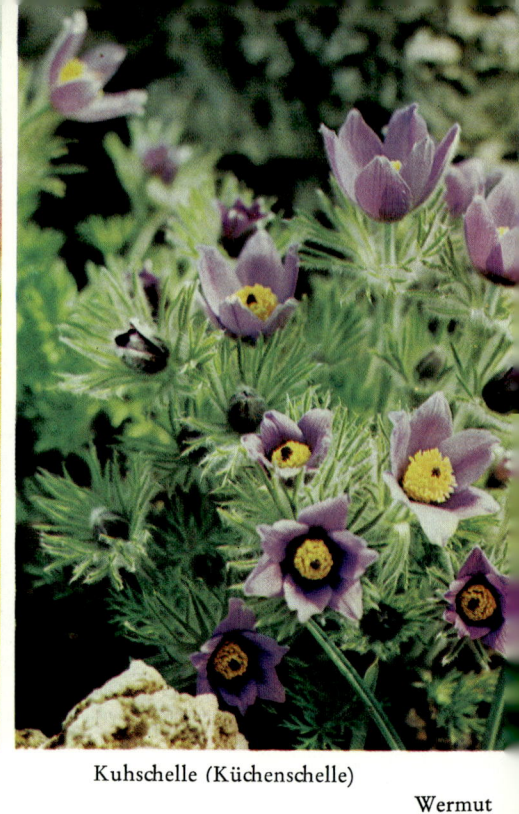
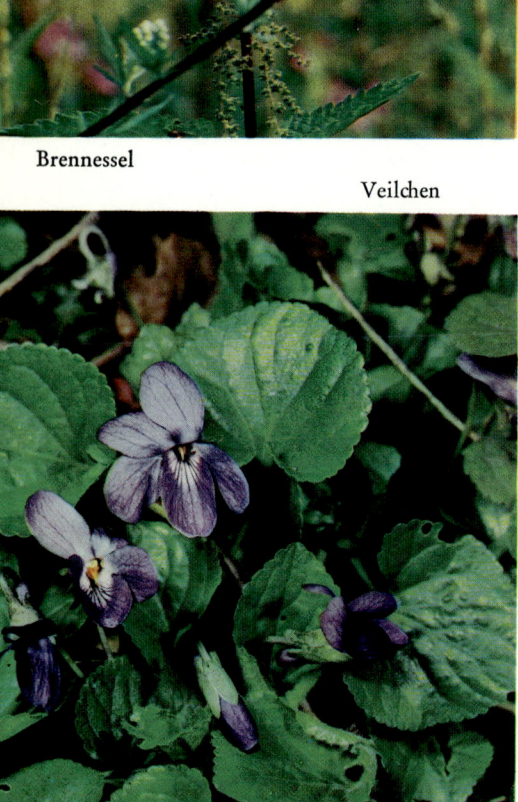
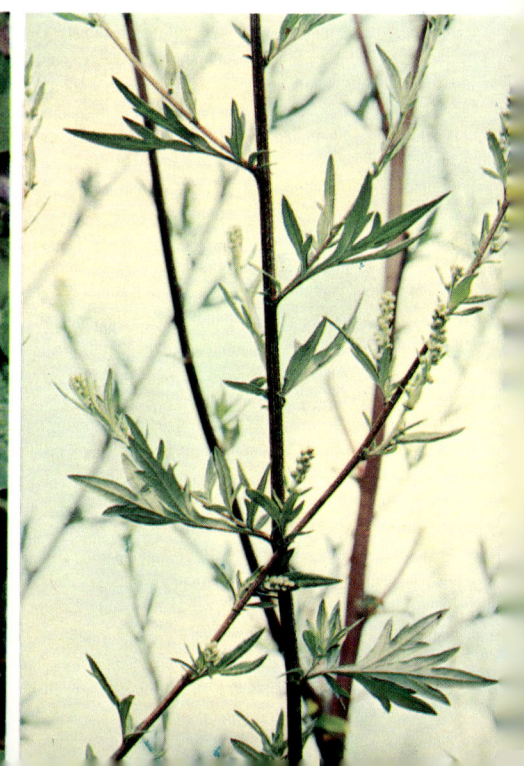

Man beachte ferner die Vorschriften der Gichtdiät (genaue Anweisungen finden sich in dem Buch „Nutze die Heilkraft unsrer Nahrung" vom gleichen Verfasser).

Rezepte: VII 1—8

Fertigpräparate:

Berberis-Pentarkan
Colchicum Kalco
Colchicum Teep
Fides-Teekomplex Nr. 19

Fixbutte
Juniperus Oligoplex
Nephri-Dolan
Restructa forte

Dickdarmentzündung: siehe Colitis

Dickdarmkrebs: Eine länger bestehende geschwürige Dickdarmschleimhautentzündung neigt — auch bei jugendlichen Patienten — zur Entartung, d. h. zur Krebsbildung. Die Gefahr ist um so größer, je ausgedehnter die Schleimhautentzündung ist.

Tritt ein- oder mehrmals Blut im Stuhl auf, so darf man sich nicht damit beruhigen, daß es vielleicht Hämorrhoiden seien, sondern muß unverzüglich den Arzt aufsuchen, der durch Austasten, Spiegeln oder Röntgen die Blutungsquelle feststellt. Vorher hat eine Behandlung keinen Sinn. Sie richtet sich nach dem zugrunde liegenden Leiden.

Drüsenschwellungen (bei lymphatisch-exsudativer Diathese): Unter der lymphatisch-exsudativen Diathese versteht man eine angeborene Neigung zu krankhaften Absonderungen auf der Haut und auf der Schleimhaut, verbunden mit einer Vergrößerung der Gaumen- und Rachenmandeln wie auch der tastbaren Lymphdrüsen in der Halsregion und in den Gelenkbeugen.

Als erste Erscheinungen finden sich auf der äußeren *Haut* Gneis (Schuppenbildung auf dem behaarten Kopf), Milchschorf (umschriebene, rauhe, schuppende Rötung auf der Höhe der Wangen), Intertrigo (Wundsein um den After, am Damm oder in den Leisten) und Skrofulus (Juckpöckchen). Sekundäre Erscheinungen (meist durch Überinfektion) sind Ekzeme, Impetigo (Eiterflechte) und Abszesse. Besteht zugleich eine Nervenschwäche, so kann es auch zu heftigem Juckreiz, großer Unruhe, Schreckhaftigkeit und Schlafstörungen kommen.

Als erste Erscheinungen auf den *Schleimhäuten* treten Schwellungszustände in verschiedenen Gebieten und Abschuppungen auf, später schließen sich Absonderungsprozesse an in Form von Rachenschleimhautentzündungen, Magen-Darm-Katarrhen, Katarrhen der Luftwege, Bindehaut- und Lidrandentzündungen und Entzündungen der Geschlechtsorgane. Besteht auch hierbei wieder eine Kombination mit Nervenschwäche (Neurasthenie), verlaufen die katarrhalischen Erscheinungen in besonders heftiger Form. So entwickeln sich die Anginen mit hohem Fieber, Husten, Erbrechen und Nahrungsverweigerung.

Bei Magen-Darm-Katarrhen kommt es zu Erbrechen, Magenpförtnerkrampf (Pylorospasmus), Koliken, krampfartigen Verstopfungen oder zu Durchfällen, bei denen membranartige Schleimfetzen abgestoßen werden. Die Augenschleimhautkatarrhe werden manchmal von Lidrandkrämpfen begleitet, und die Harnorgane reagieren häufiger mit Harndrang oder sogar mit Harnverhaltung.

An den *lymphatischen Organen* treten zunächst vergrößerte Gaumen- und Rachenmandeln, später vergrößerte Halslymphdrüsen und Drüsenschwellungen in den Gelenkbeugen auf. Verbindet sich die exsudative Diathese (= Lymphatismus) mit der Tuberkulose, so entsteht das Bild der Skrofulose.

Die
Krankheiten
und ihre
pflanzlichen
Heilmittel

Es wird nach dieser Beschreibung klar, wie wichtig es ist, recht frühzeitig die lymphatisch-exsudative Körperverfassung, insbesondere auch ihre Kombination mit Nervenschwäche oder Tuberkulose, zu erkennen und eine entsprechende Umstimmungsbehandlung einzuleiten, um die vielen Folgeerscheinungen und Sekundärkrankheiten zu verhüten.

Seit alters leisten dabei kieselsäurehaltige *Heilpflanzen* ausgezeichnete Dienste, und zwar Ackerschachtelhalm, Brennessel, Hauhechel, Isländisches Moos und Quecke.

Rezepte: VII 5, 6, 7, 17

Fertigpräparate:

Brennesselsaft (Schoenenberger)	Kneipp-Zinnkraut-Pflanzensaft
Calendula Kalco	Tonsilgon
Kneipp-Brennessel-Pflanzensaft	Zinnkrautsaft (Schoenenberger)

Durchfall (Diarrhoe): Durchfall ist keine Krankheit, sondern das Anzeichen (Symptom) für eine entzündliche Reaktion der Darmschleimhaut. Durchfall kann durch infektiöse und nichtinfektiöse Prozesse ausgelöst werden. Die bekanntesten infektiös bedingten Durchfallserkrankungen sind: Nahrungsmittelvergiftung (Fleisch, Wurst: Botulismus), Ruhr, Typhus, Paratyphus, Cholera und Darmtuberkulose. In all diesen Fällen richtet sich die Behandlung nach der Grundkrankheit.

Bei den nicht infektiös bedingten Durchfällen, die meist durch Diätfehler, Unterkühlung, Vergiftungen, Mißbrauch von Abführmitteln oder starke Aufregungen entstehen, können uns auch folgende Heilpflanzen gute Dienste leisten:

Bärenlauch, kanadisches Berufskraut, Eiche (Rinde), Frauenmantel, Heidelbeere, Johannisbeere, Knoblauch, Königskerze, Lungenkraut, Pfefferminze, Quendel, Salbei, Thymian, Tormentill (Wurzel), Wasserminze, Wasserpfeffer, Wiesenknopf.

Bei hartnäckigen Durchfällen besonders im mittleren und höheren Lebensalter versäume man niemals nach Darmkrebs zu fahnden.

Rezepte: V 24, 25, 26, 29, 30, 31

Fertigpräparate:

Alliocaps	Digestodoron
Baptisia Oligoplex	Kamillosan
Birkenkohle-Tabletten	Melissengeist
Cassis-Preiselbeer-Elixier	Phytostop

Durchliegen (Decubitus): Bei schweren Erkrankungen mit längerem Krankenlager und strenger Bettruhe kann es an Stellen geringer Hautpolsterung und großer Druckbelastung leicht zum Durchliegen des Kranken kommen. Meist entstehen die Durchliegegeschwüre (Decubitalgeschwüre), die eine außerordentlich schlechte Heilungstendenz haben, über dem Kreuzbein, an den Ellenbogen, den Fersen und über den Schulterblattspitzen. Wegen der dauernden Druckbelastung ist die Durchblutung gestört, und die auftretende geschwürige Entzündung neigt zum Weiterschreiten. Man versucht durch Luftringe und Wasserkissen eine Druckentlastung herbeizuführen; ferner sollen Heilsalbenverbände die Entzündung bekämpfen.

Folgende Heilpflanzen leisten uns dabei gute Dienste: Ackerschachtelhalm (Zinnkraut), Arnika, Beinwell, Brennessel, Eiche, Goldrute, Hirtentäschel, Johanniskraut, Ringelblume, Salbei, Tormentill und Thymian.

Zur Vorbeugung sorgt man möglichst für häufigen Lagewechsel und reibt die Haut täglich mit Franzbranntwein ein. Wenn eine Badebehandlung möglich ist, sollte man Vollbäder mit Zinnkrautextrakt durchführen.

Rezepte: XI 1—9, 30, 31

Fertigpräparate:

Calendula-Essenz   Dyskratox extern
Calendula-Öl   Silvapin
Combudoron   Schachtelhalm-(Zinnkraut-)Extrakt
                        Ucee — Salbe, Puder

Dysenterie: siehe Ruhr

Dysmenorrhoe (Gebärmutterkrämpfe): Sie bezeichnet die monatlich mit der Regelblutung wiederkehrenden Unterleibsschmerzen. Meist sind die Schmerzen noch mit verschiedenartigen anderen Beschwerden verbunden, wie Übelkeit, allgemeine Reizbarkeit, Unruhe, Nervosität, migräneartige Kopfschmerzen, Schweißausbrüche, Verstopfung oder Durchfall, Brechreiz, Schwindel und depressive Verstimmung. Seelische Faktoren beeinflussen den Zustand in hohem Maße.

Als besondere Formen oder Arten der Dysmenorrhoe unterscheidet man:

primäre Dysmenorrhoe, bei der sich keine krankhaften Veränderungen an den Geschlechtsorganen nachweisen lassen. Sie tritt hauptsächlich bei Mädchen und jungen Frauen im Alter von 16 bis 25 Jahren auf. Manchmal besteht lediglich eine Unterentwicklung der Geschlechtsorgane. Nach Schwangerschaften verschwinden dann die Beschwerden meist völlig. Entkrampfend und auf die Funktion der Eierstöcke regulierend wirken Alant, Efeu, Eisenhut, Gänsefingerkraut, Kamille, Melisse, Pfefferminze, Raute, Ringelblume, Schafgarbe, Schöllkraut, Tausendgüldenkraut, Wacholder, Wasserminze.

Rezepte: VIII 1—10, 35, 36

Fertigpräparate:

Aesculus-Pentarkan   Menodoron
Hypericum Oligoplex   Viburnum-Pentarkan

sekundäre Dysmenorrhoe, die durch krankhafte Veränderungen an den Geschlechtsorganen bedingt ist, wie Mißbildungen, Eierstockentzündungen, Gebärmutterschleimhautentzündungen, Myome und Verwachsungen nach Operationen. Hilfe bringt hier nur die Behandlung des Grundleidens.

prämenstrueller Spannungszustand (prämenstruelles Syndrom): Es ist gekennzeichnet durch seelisch-körperliche Störungen in der Zeit zwischen zwei Menstruationen mit vermehrter nervöser Spannung, Zerfahrenheit, mangelnder Aufmerksamkeit, Müdigkeit, Kopfschmerzen, herabgesetzter Arbeitsfähigkeit, starken seelischen Schwankungen und schmerzhaften Brustschwellungen mit besonders starker Empfindlichkeit der Brustwarzen. Diesem Zustand soll hauptsächlich eine Unterfunktion der Eierstöcke zugrunde liegen (= ovarial-insuffiziente Dysmenorrhoe). Aber wie bei der primären Dysmenorrhoe sind auch hier seelische Ursachen stark beteiligt. Als solche kommen in Frage: der Zeitpunkt der Loslösung des Mädchens von der Mutter, Berufsentfremdung und Ehekonflikte.

Die Hilfe ist hier in erster Linie von der Psychotherapie, also von der Behandlung des ganzen Menschen, zu erwarten. Als pflanzliche Hilfsmittel zur Krampflösung,

Verminderung der Schmerzen und zur Anregung der Eierstockfunktionen kommen die gleichen Pflanzen und Rezepte in Frage wie bei der primären Dysmenorrhoe. Hiervon unterscheidet sich der prämenstruelle Spannungszustand aber dadurch deutlich, daß die Beschwerden bei der primären Dysmenorrhoe erst kurz vor oder mit Einsetzen der Regelblutung beginnen, während beim prämenstruellen Spannungszustand die Beschwerden bereits in der Mitte der Zeit zwischen zwei Regelblutungen auftreten.

Eine fast spezielle Wirkung beim prämenstruellen Spannungszustand besitzt — wie erst in jüngster Zeit geklärt werden konnte — der Mönchspfeffer *(Vitex agnus-castus)*, ein im Mittelmeergebiet und in Asien beheimateter Strauch, der als Heilpflanze hier nicht näher beschrieben ist. Ein daraus hergestelltes Fertigpräparat — Agnolyt (Madaus) — läßt sich jedoch leicht verwenden. Es wirkt regulierend über den Hormonhaushalt.

Dyspepsie (Verdauungsstörung): Dieser Begriff bezeichnet eine Störung, die sich hauptsächlich auf den Kohlehydrat- und Eiweißstoffwechsel bezieht. Sowohl eine zu große Zufuhr von eiweiß- und kohlehydrathaltigen Nahrungsmitteln wie auch eine mangelhafte Absonderung der entsprechenden Fermente und Verdauungssäfte mit eiweiß- und kohlehydratspaltenden Fermenten (besonders auch durch die Bauchspeicheldrüse) führen zum Krankheitsbild der Dyspepsie.

Man unterscheidet eine *Fäulnisdyspepsie*, bei der hauptsächlich der Eiweißstoffwechsel gestört ist und die sich durch stinkende, wässrige Stühle, denen Schleim, Eiter und unverdaute Nahrungsstoffe (Fleischfasern) beigemengt sind, bemerkbar macht. Die Fäulnisstoffe können giftig wirken!

Davon trennt man die durch überwiegende Störung des Kohlehydratstoffwechsels gekennzeichnete *Gärungsdyspepsie*, bei der starke Blähungen, Krämpfe und Durchfälle mit gelblichen und schaumigen Stühlen auftreten. Bei stark übererregten Darmnerven kann außerdem noch eine *nervöse Dyspepsie* zustande kommen, bei der der Speisebrei durch die zu schnelle Passage nicht völlig verdaut wird und dadurch giftig wirkt, was wiederum zu Entzündungen der Schleimhaut und zu Durchfällen führt. Immer muß man die Dyspepsie von den eigentlichen Darminfektionen (siehe auch Durchfall) zu unterscheiden suchen.

Bei Sommerdiarrhoen ist auch an eine Virusinfektion zu denken. Diese tritt meist plötzlich, besonders bei Witterungsumschlägen, auf.

In allen Fällen muß nach einem Teetag für mehrere Tage eine Magen-Darm-Diät eingehalten werden, bei der Eiweiß und Kohlehydrate weitgehend auszuschalten sind. Dieser Diät setzt man Fermentpräparate (Enzynorm, Festal, Luizym, Pankreon, Panzynorm) zu und bedient sich der gärungs- und fäulniswidrigen, der entzündungswidrigen und drüsenanregenden, bei der nervösen Dyspepsie auch der nervenberuhigenden Heilkräuter

Aloe, Angelika, Anis, Bärenlauch, Baldrian, Enzian, Fenchel, Fieberklee, Knoblauch, Kümmel, Lavendel, Löwenzahn, Majoran, Melisse, Nelkenwurz, Quendel, Pfefferminze, Raute, Rosmarin, weißer Senf, Tausendgüldenkraut, Thymian, Tormentill und Wacholder.

Rezepte: V 1—10, 43 (Magen); V 11—20 (Darm); V 21—31 (Durchfall); V 32—40 (Verstopfung)

Fertigpräparate:
Alliocaps
Allisatin
Carminativum-Hetterich
Digestodoron
Entero-sanol
Gastricholan
Schwedentrunk-wohlschmeckend
Stomachysat Bürger
Stovalid
Ventrimarin
Wagners Lebenstropfen

Die Krankheiten und ihre pflanzlichen Heilmittel

Dystonie, vegetative: Man versteht darunter Störungen der nervösen Steuerung der Organfunktionen, die dem Willen nicht unterliegen. Sie äußern sich durch schnelles Rot- und Blaßwerden, Schweißausbrüche ohne wesentliche (erkennbare) Ursachen, Handschweiß, nervöse Reizerscheinungen an Magen, Darm und Herz sowie Neigung zu Verkrampfungen der arteriellen Blutgefäße (besonders auch der Kapillaren) oder des Leber-Gallen-Systems.

Neben Abhärtungsmaßnahmen (Prießnitz-, Kneippkuren), Klimawechsel und Badekuren sind folgende Heilpflanzen nützlich:
Baldrian, Hopfen, Kamille, Lavendel, Melisse, Pfefferminze, Tausendgüldenkraut und Weißdorn.

Rezepte: IV 1—8, 12, 22; XIII 1, 3, 5, 7, 8

Fertigpräparate:
Asa foetida-Pentarkan (besonders
　bei Kloßgefühl im Hals)
Baldrian-Dispert
Biral
Calmonervin
dysto-loges
Esberi-Nervin
Euvegal — Saft, Tropfen
Ginseng-Complex „Schuh"

Hovaletten
Hypericum Oligoplex
Lycocyn
Nervobaldon-Dragees
Neuro-Ferrlecit
Plantival
Salus-Nerven-Tropfen
Tenerval
Valomenth

E

Eiterungen (Abszeß, Furunkel): Bei schweren Gewebsentzündungen kommt es durch Fermentwirkungen meist zu Gewebseinschmelzungen (Abszeß, Furunkel) und zur Absonderung von Eiter. Eiter besteht aus Blutserum, Gewebsflüssigkeit und Eiterkörperchen. Diese stellen weiße Blutkörperchen (Leukozyten) dar, die aus den Blutgefäßen auswandern (nach neuerer Ansicht auch aus den sie umgebenden Bindegewebszellen entstehen) und sich an den Entzündungsherden ansammeln. Eiterbildung beruht auf verschiedenartigen Entzündungsreizen, meist auf der Einwirkung von Giften (Toxinen) oder Bakterien (Staphylokokken, Streptokokken). Es gehört jedoch auch eine Reaktionsfähigkeit des Körpers dazu. Eiterbildung kann durchaus als Ausdruck eines reaktionsfähigen Gewebes, als kräftige Lebensäußerung angesehen werden, jedoch nur, wenn der Herd abgegrenzt bleibt.

Eine eitrige Absonderung von Schleimhautoberflächen nennt man *eitrigen Katarrh* (z. B. eitrige Mittelohr-, Harnröhren- oder Bronchialschleimhautentzündung). Führt die Eiterung zu einer Gewebseinschmelzung, so spricht man von einem *eitrigen Geschwür* (eitrig-ulceröse Entzündung). Ein umschriebener Eiterherd, bei dem es zu einer begrenzten Gewebseinschmelzung auch des Unterhautgewebes kommt, nennt man

Abszeß. Eine Durchsetzung des lockeren Bindegewebes bis zu straßenförmigen Einschmelzungen nennt man Unterhautzellgewebsentzündung oder *Phlegmone.*
Die eitrige Entzündung der Auskleidung von Körperhöhlen (Brustraum, Herzbeutel, Bauchraum, Kieferhöhle, Gallenblase) führt oft zu beträchtlichen Eiteransammlungen in diesen Höhlen. Man nennt die Eiteransammlung in Körperhöhlen *Empyem.*
Eine Entzündung bis zu ihrem höchsten Grad der Eiterung bedeutet immer eine Gegenäußerung (Reaktion) des Körpers auf eine schädliche Einwirkung. Giftige Stoffe, Bakterien oder ihre Zerfallsprodukte bilden eine Gefahr für den Körper, der er durch Entzündung begegnet; diese ist also eine *natürliche Abwehrreaktion,* die in Aufnahme, Verarbeitung und Wegschaffung besteht.
Diese Abwehrreaktion des Körpers kann durch einige innerlich eingenommene *Heilpflanzen* eine gute Unterstützung erfahren. Dafür kommen in Frage: Arnika, Bärenlauch, Beinwell, Johanniskraut, Kapuzinerkresse, Meerrettich, Nelkenwurz, Salbei, Silberdistel, Sonnenhut, Thymian und Wundklee.
Man verwendet
  zu *Bädern:* Eibisch, Quendel, Thymian,
  zu *Kompressen:* Bärenlauch, Gänsefingerkraut, Zwiebel,
  zu *heißen Umschlägen:* Bockshornklee, Lein, Linde (Rinde), Steinklee.
Zur eitrigen Einschmelzung neigende Entzündungen gehören bald in ärztliche Behandlung, damit zur rechten Zeit ein oft notwendiger chirurgischer Eingriff durchgeführt werden kann! Eiter muß Abfluß haben!
Rezepte: XI 6, 7
Fertigpräparate: zur Unterstützung der äußerlichen, antibiotischen Behandlung
Arnicorin   Hepar sulfuris Homobion 04
Echinacin-Salbe E   Hepar sulfuris Oligoplex
Erysidoron   Hepar sulfuris-Pentarkan
Esberitox   Hyperforat

Ekzem: Mit diesem Begriff bezeichnen wir eine (akute bis chronische, nässende bis trockene) Entzündung der oberflächlichen Hautschichten. Sie zeigt eine Reihe von verschiedenen Erscheinungsformen, die einzeln, teilweise aber auch gleichzeitig nebeneinander bestehen können, nämlich: Rötung, Schwellung, Bläschen- und Knötchenbildung, Nässen, Schuppung sowie Krusten- und Borkenbildung.
Ursächlich besteht meist eine körperliche Bereitschaft (Disposition) oder auch eine Neigung zu allergischen Reaktionen. Hinzu kommen meist mancherlei andere Ursachen oder zumindest auslösende Faktoren, wie giftige Stoffwechselprodukte aus dem Darm (bei Schädigung der sogenannten „Darmschranke"), zu starke oder chronische Hautreizungen (auch Sonnenbestrahlung kann Ekzeme auslösen), gewerblicher Umgang mit Säuren und Laugen, Harzen, Farben, Backhilfsmitteln, Teer und vielem andern (Gewerbeekzeme).
Zur Behandlung muß zunächst nach Möglichkeit die auslösende Ursache ausgeschaltet, eine reizlose und salzlose Diät eingehalten und der Stuhlgang geregelt werden.
Ein Ekzem kann auch der körperliche Ausdruck einer neurotischen Fehlhaltung, einer *Neurose* (siehe dort!) sein. So kann zum Beispiel ein Ekzem der äußeren Geschlechtsteile oder ein hartnäckiger Ausfluß bei einer Frau Ausdruck einer unbewußten Abneigung gegen den Ehepartner sein. Hier helfen keine Medikamente, hier ist nur die beste Psychotherapie angebracht.

Folgende Heilpflanzen kommen bei *trockenen* Ekzemen in Frage: Andorn, Birke, Brennessel, Brunnenkresse, Eiche, Heidelbeere, Kiefer, Klette, Lein, Osterluzei, Quecke, Raute, Ringelblume, Rosmarin, Sonnenblume, Tormentill, Veilchen, Wacholder.

Bei *nässenden* Ekzemen: Bärlapp, Eiche (Rinde), Tormentill.

Rezepte: I 1—15, 17, 20; XI 1, 2, 3; XIII 2, 6, 12, 13, 14

Fertigpräparate:

Bellis Oligoplex
Bifosept
Cistus canadensis Oligoplex
Contravenenum
Crocivowen — Dragees
Dermatodoron
Echinacin extern
Echinacin-Salbe

Ekzevowen — Salbe
Euphorbia Oligoplex
Graphites-Pentarkan
Nettidermasalbe
Petroleum-Pentarkan
Sambucus cp.-Fluid
Schachtelhalm (Zinnkraut)-Extrakt
naturrein „Dr. Schupp"

Emphysem: siehe Lungenerweiterung

Epilepsie (Fallsucht): Sie verläuft mit typischen Krampfanfällen und ist eine der häufigsten Geisteskrankheiten. In den Landeskrankenhäusern sind zehn Prozent der Insassen Epileptiker. Die epileptischen Anfälle sind allerdings nicht Ausdruck einer einzigen Erkrankung; sie können vielmehr *Begleiterscheinungen einer organischen Hirnerkrankung* sein (z. B. Hirnlues). Man spricht dann von einer *symptomatischen Epilepsie*. Ferner können epileptische Anfälle als Restzustände einer organischen Hirnveränderung verbleiben. Es ist z. B. möglich, daß eine Geburtsverletzung oder eine frühkindliche Hirnschädigung (z. B. durch Infektionen) unter anderem leichte Grade von Schwachsinn oder auch epileptische Anfälle zur Folge haben. Hier spricht man dann von *residualer Epilepsie*. Sind keine äußeren Ursachen erkennbar, so spricht man von einer *echten* oder *genuinen* (idiopathischen) *Epilepsie*, doch ist diese Diagnose nur schwer zu sichern, zumal die Feststellung äußerer Ursachen recht kompliziert sein kann. Störungen innerhalb des Gefüges der Wirbelsäule, besonders die Stellung des Schädels zu den beiden obersten Halswirbeln, können die Ursache zahlreicher funktioneller und organischer Störungen, darunter auch von Krämpfen bis zu dem scheinbaren epileptischen Anfall, sein. Es ist Sache eines Facharztes für Orthopädie, einen entsprechenden Zusammenhang aufzufinden.

Es kann immer wieder vorkommen, daß kranke oder tote Zähne die auslösende Ursache der Epilepsie sind, so daß man auch dieser Frage im Einzelfall nachgehen muß. Wir wissen nämlich heute, daß solche „Herde" ein „Störungsfeld" im Nervensystem darstellen und daß Krankheiten durch übermäßige Reaktionen des Nervensystems entstehen können.

Die Psychoanalytiker beobachten das nicht seltene Zusammentreffen von Epilepsie mit Migräne einerseits und Migräne und Bluthochdruck andererseits. Sie schreiben bei allen drei Krankheiten *ursächlich destruktiven, feindseligen Antrieben* eine bedeutsame Rolle zu. Nach *Alexander* kommt es nur darauf an, in welcher Phase der aggressive Akt gehemmt wird, um das eine oder andere Krankheitsbild hervortreten zu lassen. Er unterscheidet bei einem aggressiven Angriff drei Phasen: Zunächst die Vorbereitung des Angriffs in der Phantasie mit Planung und gedanklicher Vorbereitung (Vorstellungsphase). Es folgt die vegetative Einstellung des Körpers auf die konzentrierte Leistung, wobei sich der Stoffwechsel ändert und das Blut in die Leistungsorgane

(Skelett, Lungen, Gehirn) strömt (Phase der vegetativen Vorbereitung). Schließlich folgt die Ausführung des aggressiven Aktes durch muskuläre Tätigkeiten (neuromuskuläre Phase). Findet die Hemmung schon in der Vorbereitungsphase statt, so entwickelt sich ein Migräneanfall, wird die zweite Phase erreicht, so ergibt sich ein Bluthochdruck. Kommt es aber erst im dritten Akt zur Hemmung, so tritt ein epileptischer Anfall in Erscheinung.

Diese durchaus möglichen Zusammenhänge machen klar, wie vielschichtig ein Krankheitsbild sein kann und daß es außer der medikamentösen Behandlung oftmals nötig ist, die anfallsauslösenden Umstände zu untersuchen und diese Bedingungen dem Patienten zu erklären. Neben dem Medikament müssen meist notwendige Veränderungen der Lebensweise, des Berufes und der zwischenmenschlichen Beziehungen vorgenommen werden, wobei ärztlicher, seelsorgerischer oder psychologischer Rat nicht entbehrt werden kann.

In schweren Fällen ist ohne ärztlich verordnete chemische, stark wirkende Hirndämpfungsmittel nicht auszukommen. In leichteren Fällen tun auch die folgenden *Heilpflanzen* gute Dienste, wenn die oben erwähnte Allgemeinbehandlung garantiert ist: Baldrian, Kamille, Mistel und Rauwolfia (Wahnsinnskraut).

Rezepte: IV 6, 7, 12, 13

Fertigpräparate:
Biral
Cuprum-Pentarkan
Epibletten Fides
Lupulinum Oligoplex

Erbrechen (immer zunächst Ursache klären; siehe auch Brechreiz!)
nervös: Melisse, Nelkenwurz

in der Schwangerschaft: Melisse

Rezept: IV 4; Einzeltee siehe unter Nelkenwurz

Fertigpräparate:
Apomorphinum Oligoplex
Esberi-Nervin
Melissengeist

Erkältung: Neben der Durchführung von Schwitzprozeduren, heißen Bädern und anderen Hitzeanwendungen stehen folgende Heilpflanzen zur Verfügung:

Bärentraube (Blätter), Fenchel, Fichte, Holunder, Huflattich, Kamille, Linde (Blüten), Majoran, Primel, Salbei, Spierstaude, Spitzwegerich, Stockrose, Thymian, Veilchen.

Rezepte: XI 23, 24

Fertigpräparate:
Bronchicum-Elixir
Bronchicum-Tropfen
Bronchostad
Droserin-Kampfer-Liniment
Droserin-Liniment
Endemol
Esberitox
Eupatal
Eupatorium Oligoplex
Fichtennadel — Schwarzwälder Badebalsam Julia
Influex
Influvit
Jsonettin
Nisylen
Phytpulmon-Extrakt
Piniolin-Bronchial Suppositorien
Thymipin
Tromacaps
Tumarol-Balsam

Erschöpfungszustände (Ermüdungszustände): Es ist bis heute noch nicht möglich, den Ermüdungs- und Erschöpfungszustand wissenschaftlich festzulegen oder in irgendeiner Weise zu messen. Rein praktisch spricht man von Ermüdung als einem vorübergehenden, nicht krankhaften Zustand nach einer körperlichen und (oder) geistigen Leistung (Leistungsermüdung). Unter Erschöpfung versteht man einen entweder vorübergehenden oder andauernden, bereits krankhaften Zustand körperlicher und (oder) geistiger Erschlaffung meist nach langdauernder und hochgradiger Belastung. Bei „nervöser" Erschöpfung kann auch die von Natur aus nervenschwache Körperverfassung (Neurasthenie) zu einer raschen Erschöpfung führen, obwohl hierbei oft rein psychische (seelische) Faktoren eine wesentliche Rolle spielen. Auch äußere Faktoren, wie ständiger Mißbrauch von Anregungs-, Beruhigungs- und Suchtmitteln aller Art, chronischer Schlafmangel sowie die dauernde Belästigung durch eine „Geräuschkulisse" führen häufig zu einer anhaltenden Erschöpfung.

Die Behandlung muß wegen der meist körperlichen *und* seelischen Ursachen versuchen, die Gesamtpersönlichkeit zu erfassen. Nachdem etwaige organische Erkrankungen ausgeschlossen sind, muß man nach den psychischen Ursachen fahnden. Nur allzuoft entwickelt sich ein Mensch nicht zu der Vollständigkeit, zu der er eigentlich anlagemäßig bestimmt ist. Nur selten können wir unsere Wachstumsmöglichkeiten verwirklichen. Daraus ergeben sich zahlreiche Konfliktsituationen, die, wenn sie nicht zum Austrag kommen, sondern unterdrückt (oder ins Unterbewußte verdrängt) werden, bis zur Erschöpfung führen können. Eine entsprechende Seelsorge oder auch Psychotherapie kann hier Wandlung schaffen. Um der Erschöpfung auch mit Hilfe der Ernährung zu begegnen, verwenden wir vor allem viel Milcheiweiß und viel Obst.

Medikamentös sind in erster Linie die über Nacht beruhigenden und schlafvertiefenden und über Tag die antriebssteigernden Drogen von besonderem Wert.

Unter den *Heilpflanzen* wirken *beruhigend:* Baldrian, Fieberklee, Hopfen, Johanniskraut, Kamille, Lavendel, Melisse, Pfefferminze, Rauwolfia, Waldmeister und Weißdorn.

Zur *Antriebssteigerung* verwenden wir Berberitze, Enzian, Fichte, Ginseng, Sanddorn, Tausendgüldenkraut und Wermut.

Rezepte: IV 1—8, 12, 13, 20, 22, 23, 25; V 31; X 23; XIII 5

Fertigpräparate:

Ambra-Weliplex
Aranivit
Esberi-Nervin
Euvegal
Fragador
Geriafides
Hagebutten-Sanddorn-Elixier
Hagebuttentrank (Schoenenberger)

Kneipp-Weißdorn-Pflanzensaft
Lupulinum Oligoplex
Nervennahrung Fides
Nervopressan
Psychotonin
Seda-Kneipp
Sumbulus Oligoplex
Viscum album cp.-Fluid

Die Krankheiten und ihre pflanzlichen Heilmittel

F

Fallsucht: siehe Epilepsie

Fettleber: Die Leber bietet als Hauptumschlagplatz der Fettsubstanzen verschiedene Möglichkeiten der Fettablagerung. Am häufigsten tritt wohl die Fettansammlung aus der *Nahrung* ein, die am Rande der Leberläppchen beginnt, aber bei starker Fettzufuhr schließlich das ganze Läppchen einnimmt. Das gleiche kann auch ohne gesteigerte Zufuhr durch die Nahrung bei *Kreislaufstörungen* geschehen, weil die Strömungsverlangsamung die Ablagerung begünstigt und die gleichzeitig damit auftretende Verminderung der Verbrennung (Oxydation) den Abbau der Fette hemmt (Stauungsleber). Ferner tritt bei jeder Art von Leberschädigung, z. B. durch Infektionskrankheiten (Tuberkulose), perniziöse Anämie, Eiweißmangelernährung (Hungerdystrophie) oder Gifte, eine Leberverfettung auf.

Unter den Giften spielt der *Alkohol* eine besondere Rolle, weil sich unter dem abgelagerten Leberfett meist auch noch Cholesterin nachweisen läßt als Zeichen dafür, daß der gesamte Fettstoffwechsel gestört ist. Diese Art der Leberverfettung führt häufig zur *Schrumpfleber* (Leberzirrhose).

Aber auch andere Gifte bewirken leicht eine Leberverfettung, so findet man z. B. bei *Phosphorvergiftungen* den höchsten Grad der Leberverfettung, zugleich verfetten dann auch die Nierenzellen, der Herzmuskel, die Körpermuskeln und andere Organzellen. *Pilzvergiftungen*, besonders durch den Knollenblätterschwamm, haben ebenfalls eine Leber- und Organverfettung zur Folge. Eine längere *Narkose mit Chloroform* führt zu der besonderen Form einer feintropfigen Fettablagerung, da das Chloroform die Zellwandlipoide angreift und die Lipoidzusammensetzung des Blutes verändert, wonach sich feine Fetttröpfchen in der Leber ablagern. Zu ähnlichen Formen einer feintropfigen Verfettung geben auch viele *infektiös-toxische Erkrankungen* (z. B. Sepsis) Anlaß.

Da eine Leberverfettung ohne eingreifende diagnostische Maßnahmen kaum nachweisbar ist, muß bei all den genannten Einwirkungen auf die Leber damit gerechnet und eine entsprechende Behandlung eingeleitet werden. Auch Gallenwegserkrankungen und Geschwürsleiden (Magen, Zwölffingerdarm) spielen ursächlich eine große Rolle.

Neben strenger, ärztlich vorgeschriebener Diät, neben Obst- und Traubensaftkuren sowie Buttermilchtagen ist von den *Heilpflanzen* Wermutsaft zu empfehlen; siehe auch unter *Leberstauung*.

Rezepte: VI 1—13

Fertigpräparate:
Bekunis-Dragees
Depurativum vegetabile Nattermann
Entfettungspillen Fides
Fucus Oligoplex
Galleb
Hepata
Hepaticum-Medice
Kneipp-Löwenzahn-Pflanzensaft
Pursennid
Sanil

Fettsucht (Adipositas): Fettsucht wurde in ihrer Entstehung früher als eine Mastfettsucht, also durch übermäßige Nahrungsaufnahme bedingt, oder als eine Erkrankung verschiedener Hormondrüsen (Hirnanhangsdrüse, Schilddrüse, Keimdrüsen) angesehen. Wir wissen heute längst, daß eine Fettsucht stärkeren Grades nicht immer eine Mastfettsucht sein muß. Eine Fettsucht auf Grund einer Erkrankung des Hirnanhangs (meist Geschwülste) ist nie eine reine Fettsucht, sondern immer verknüpft mit Veränderungen der sekundären Geschlechtsmerkmale und der Geschlechtsorgane.

Bei Unterfunktion der Schilddrüse tritt ebenfalls keine reine Fettsucht, sondern das mit starker Aufschwemmung einhergehende Krankheitsbild des Myxödems hervor. (Hierzu *Rezept* VIII 31.) Daß Keimdrüsenstörungen zu Fettansatz führen können, ist eine uralte Beobachtung. Trotzdem ist eine Gesetzmäßigkeit zwischen Keimdrüsenstörungen und Fetthaushalt bis heute nicht erkannt. Wieweit das Vitamin E dabei eine Rolle spielt, ist noch nicht geklärt. Gesichert ist jedoch heute die noch recht junge Erkenntnis, daß es durch *Erkrankungen des Zwischenhirns,* die auf der Grundlage einer infektiösen Gehirnerkrankung (Enzephalitis) oder auf Grund von Unfällen eintreten können, zur Entwicklung einer ausgedehnten, reinen Fettsucht kommen kann. Stärkere Fettsucht, besonders wenn sie sich in kurzer Zeit entwickelt, ist also immer eine ernstere Erkrankung, die ärztlicher Klärung und Behandlung bedarf. In der Praxis ist es üblich, bei einem Übergewicht von etwa 20 % an von einer behandlungsbedürftigen Fettleibigkeit zu sprechen.

Sind solche ernsten Entstehungsursachen auszuschließen, handelt es sich also überwiegend um eine Mastfettsucht, dann können einfache Lebensweise mit viel körperlicher Arbeit (Bewegung), drei einfache, salzarme, vegetarische oder Rohkostmahlzeiten unter Einschluß fettarmer, saurer Milchprodukte (Magerquark und Buttermilch) und zur Unterstützung und Belebung des Stoffwechsels die folgenden Einzeltees oder Heilpflanzenkombinationen helfen: Anis, Blasentang, Faulbaum (Rinde), Löwenzahn, Salbei, Süßholz, Weißdorn, Wermut.

Speziell wassertreibende Heilpflanzen (Diuretika) lassen sich besonders zu Beginn einer Fettsuchtbehandlung mit Erfolg verwenden, da die Ausschwemmung von Wasser eine große Erleichterung für die Kreislauforgane (Herz, Blutgefäße) bedeutet, was auch subjektiv als außerordentlich angenehm empfunden wird. Fettgewebe ist in besonderem Maße geeignet, das Wasser aufzusaugen und festzuhalten.

Rezepte: I 16, 17; V 32, 33, 37, 38; VII 2, 4, 6, 7; VIII 31

Fertigpräparate:
Bekunis-Dragees
Crocivowen
Depurativum vegetabile Nattermann
Entfettungspillen Fides
Fucus Oligoplex
Heparaxal
Hepata
Hepaticum-Medice
Kneipp-Löwenzahn-Pflanzensaft
Pursennid
Salus-Schlankheits-Tee
Scillaren
Szillosan

Fieber: Fieber ist im Sinne der Naturheilkunde nicht unbedingt als schädlich anzusehen und daher nicht in jedem Falle zu bekämpfen, zumal es nur ein Symptom darstellt, das auf eine bestehende Krankheit hinweist (und nicht etwa die Krankheit selbst ist). Es ist eine zweckmäßige biologische Abwehrreaktion. Tritt jedoch eine zu schnelle Schwächung und Entkräftung ein, ist es notwendig, das Fieber zu senken oder gar völlig zu brechen.

Die Pflanzenheilkunde verfügt über nur wenige fiebersenkende Mittel. Sie sollen daher hier etwas eingehender besprochen werden, damit sie im richtigen Sinne angewandt werden können.

Fieberwidrig wirken

1. verschiedene Arten **Chinarinde** *(Cinchona succirubra, Cinchona calisaya, Cinchona ledgeriana).*

Die Chinarindenarten enthalten verschiedene Alkaloide (starkwirkende, stickstoffhaltige, alkaliähnliche, ringförmige Kohlenstoffverbindungen), von denen die wichtigsten Chinin und Chinidin sind. Bei Überdosierung von Chinin, dem meistverwandten

Alkaloid (in Form seiner Salze), tritt der „Chininrausch" auf, der mit Benommenheit, Schwindel, Schlafsucht, Übelkeit, Erbrechen, Ohrensausen, Schwerhörigkeit, Tremor (Zittern) und Unruhe einhergeht. Viele Menschen sind auch schon gegen kleine, sonst ungiftige Mengen überempfindlich. Die Überempfindlichkeitsreaktionen (allergische Erscheinungen) äußern sich als Nesselsucht (Urtikaria), wäßrige Anschwellungen (Ödeme) und punktförmige Blutungen (Purpura). Wegen der mit Chinin verbundenen Gefahren darf Chinin nur streng nach ärztlicher Vorschrift eingenommen werden.

2. verschiedene Arten **Weidenrinde** (Weiß- oder Silberweide: *Salix alba;* Purpurweide: *Salix purpurea*).

3. verschiedene **Pappelarten** (vor allem die Schwarzpappel: *Populus nigra*).

Die Weiden- und Pappelarten enthalten die Glykoside Salicin bzw. Populin, die unter der Einwirkung eines Speichelfermentes einen Salizylsäurealkohol abspalten, der durch Oxydation in Salizylsäure übergeht.

4. **Veilchen** *(Viola odorata)*, das in der *Blüte* eine zuckerartige Salizylsäureverbindung enthält.

5. **Stiefmütterchen** *(Viola tricolor)*, das im Kraut das Glykosid Gaultherin enthält, das Methylsalizylsäureester abspaltet.

6. **Spierstaude** *(Spiraea ulmaria)*, eine krautige Pflanze, die *in allen Teilen* wie das Stiefmütterchen das Glykosid Gaultherin, außerdem in den Blüten und Wurzeln ein ätherisches Öl mit Methylsalizylsäureester und Salizylaldehyd enthält.

Die Weidenrinden, Pappelrinden, das Veilchen, das Stiefmütterchen und die Spierstaude wirken als Salizylsäuredrogen schweißtreibend (und dadurch fieberwidrig), ferner anregend auf die Wasserausscheidung über die Nieren (wobei die Harnsäureausscheidung und die Ausscheidung anderer harnpflichtiger Stoffwechselschlacken gesteigert wird) und schmerzlindernd (wodurch wiederum die Entzündungsbereitschaft herabgesetzt wird). Alle diese Wirkungen sind aber gerade bei Infektionskrankheiten, Rheumatismus und Gicht erwünscht, weshalb ihre Anwendung dort auch angebracht ist.

Weniger gesichert ist die fieberwidrige Wirkung folgender Pflanzen:

1. **Enzian** (gelber: *Gentiana lutea* und roter: *Gentiana purpurea*). Er enthält die Glykoside Gentiopicrin, Gentiin und Gentiamarin. Für die den Bittermitteln seit alters zugeschriebene fieberwidrige Wirkung fehlt bisher eine pharmakologische Begründung.

2. **Tausendgüldenkraut** *(Erythraea centaurium)* enthält in allen Teilen die glykosidischen Bitterstoffe Erythrocentaurin und Erytaurin.

3. **Fieber- oder Bitterklee** *(Menyanthes trifoliata)* enthält die Bitterstoffglykoside Menyanthin und Meliantin.

Wie beim Enzian, so ist beim Tausendgüldenkraut und beim Fieberklee die fiebersenkende Wirkung experimentell noch nicht sicher erwiesen.

Alte, vielleicht mit Unrecht kaum mehr angewandte Fiebermittel führt Meyer an:

1 **Spanischer Flieder** *(Syringa vulgaris)*, der in der Rinde, den Blättern und insbesondere den Samenkapseln *(Cortex fructus syringi)* die kristallisierende Substanz Syringin enthält.

2. **Silberdistel** *(Carlina acaulis)*
3. **Schafgarbe** *(Achillea millefolium)* und
4. **Stechpalme** *(Ilex aquifolium)*

Rezepte: XII 14—17

Fertigpräparate:
Arnica Oligoplex   Chinavit
Chinalecit

Fisteln: So nennt man Gänge oder Kanäle, die tiefer gelegene Hohlräume mit der äußeren oder inneren Körperoberfläche oder Hohlräume untereinander (z. B. Blasen-Scheiden-Fistel) verbinden.

Man unterscheidet folgende Formen: *äußere* Fisteln, die auf der Haut, und *innere* Fisteln, die auf einer Schleimhaut münden, ferner *Röhren*fisteln, die mit körnigen Fleischwärzchen (=junges Bindegewebe, Granulationsgewebe) ausgekleidet sind und *Lippen*fisteln, deren Auskleidung aus Deckgewebe (Epithelgewebe) besteht. Man kann die Fisteln auch nach der Art ihrer Entstehung, nach ihrem Sitz (Lokalisation), ihrer Absonderung und ihrer Ausdehnung benennen.

Der *Entstehung* nach unterscheidet man *angeborene* Fisteln (z. B. mittlere und seitliche Halsfisteln, Nabelfisteln, Harngangsfisteln und Dermoidfisteln) und *erworbene* Fisteln (z. B. Fremdkörperfisteln und entzündliche Fisteln).

Bei der Einteilung nach ihrem *Sitz* spricht man von Blasen-, Darm-, Scheiden-, Gelenk-, Knochen-, Magen- oder Zahnfisteln.

Will man die Art der *Absonderung* kennzeichnen, unterscheidet man Eiter-, Lymph-, Speichel-, Milch-, Dermoid-, Luft-, Harn-, Kot-, Pankreas- oder Gallenfisteln.

Je nach der *Ausdehnung* kann man vollständige und unvollständige Fisteln feststellen, was besonders bei Mastdarmfisteln wichtig ist.

Bei der Behandlung versucht man möglichst die Ursache zu beseitigen (z. B. Vernarbungen in der Harnröhre, Knochensplitter, Fremdkörper, Nahtmaterial, Gallensteine, Infektionsherde). Entzündliche Fisteln und Wundfisteln müssen meist desinfiziert werden, wozu sich auch Spülungen mit *Kamille, Eichenrinde* oder *Frauenmantel* eignen. Häufig lassen sich Fisteln nur operativ entfernen.

Rezepte: XI 1, 3, 5

Fertigpräparate:
Acidum hydrofluoricum Oligoplex   Kamillosan
Cefossin „Cefak"   Ratanhia-Pentarkan
Echinacin extern   Vita-Hefe-Fides

Flatulenz: siehe Blähungen

Flechte: siehe Ekzem

Fluor albus: siehe Weißfluß

Frostbeulen: So nennt man blaurote Anschwellungen der Haut, deren Ursache Kälte und Feuchtigkeit sind und die bis zur Blasen- und Geschwürsbildung führen können. Auch nach der Abheilung bleiben diese Stellen meist sehr empfindlich. Als Folge schlechter Zirkulationsverhältnisse werden meist die Füße, dann aber auch die Hände

Die Krankheiten und ihre pflanzlichen Heilmittel

davon befallen. Oft sind es bei entsprechender Körperverfassung rein mechanische Ursachen, wie zu enges Schuhwerk, schnürende Gamaschen oder zu dünne Strümpfe, die zur Frostbeulenbildung führen.

Die Behandlung erfolgt mit feuchten Verbänden und heißen Waschungen. Dazu sind besonders gut geeignet Eiche, Kalmus, Kardobenedikte, Meerrettich, Tormentill und Zwiebel.

Rezepte: XI 27, 28, 29

Fertigpräparate:

Abropernol — Tabletten
Abrotanum Balnaplex — Tropfen
Abrotanum Kalco — Tropfen

Abrotanum-Pentarkan
Terebinthina Kalco — Tropfen

Frösteln: Das kann ein Zeichen gestörter Gesundheit und mangelhafter Anpassungsfähigkeit sein, wenn es nicht in der Außentemperatur seine Erklärung findet. Oft wird starkes Frösteln fälschlich als Schüttelfrost bezeichnet. Natürlich kann es auch schon nach Frösteln zu Temperatursteigerungen kommen, während die Temperatur nach einem Schüttelfrost meist sehr rasch stark ansteigt und dadurch auf eine Infektionskrankheit hinweist.

Immer wieder auftretendes Frösteln kann auch Ausdruck von Kreislaufstörungen, ungenügender Drüsenfunktion oder einfach von mangelhafter körperlicher Betätigung sein. Es ist also ein Allgemeinsymptom, dessen Ursache auf jeden Fall erkannt werden muß.

Oft genügt vermehrte körperliche Arbeit und die Anwendung von Bitterstoffdrogen, wie Enzian, Tausendgüldenkraut und Wegwarte, um die Nerven-, Drüsen- und Gefäßfunktionen anzuregen und damit das Frösteln zu beseitigen.

Rezepte: I 5; V 20, 29, 31

Fertigpräparate:

Amara-Tropfen Pascoe
Esberisan
Gentiana-Pentarkan

Jsonettin
Stomachicum vegetabile Nattermann

Frühjahrsmüdigkeit: Sie wird meist durch das Fehlen von Vitamin C in einer obst- und frischgemüsearmen Ernährung im Frühjahr erklärt. Wahrscheinlich spielt aber auch die jahreszeitlich bedingte Umstellung im vegetativen Nervensystem und die besonders vom Einbruch des Winters bis zum Frühjahr anhaltende große Bewegungsarmut eine wesentliche Rolle, die gewöhnlich Stoffwechselträgheit und Kreislaufstörungen nach sich zieht.

Immerhin sollte bei vorhandener Frühjahrsmüdigkeit eine Frühjahrskur durchgeführt werden, wozu alle Maßnahmen geeignet sind, die zu einer Kreislauf- und Stoffwechselanregung, zu vermehrter Tätigkeit der Hormondrüsen und aller Ausscheidungsorgane (Darm, Nieren, Lunge, Haut) führen. Neben Bädern und Bewegungsübungen aller Art sind vor allem frische Pflanzensäfte und Heilkräutertees gut geeignet, den Organismus zu „erfrischen".

Anregungen und Anweisungen zur Anwendung der Pflanzensaft- und Kräuterkuren finden sich im Rezeptteil.

Rezepte: I 1—14

Fertigpräparate:
Arnica-Kneipp
Arnicorin
Arnika-Tinktur „Truw"
Bärlauchsaft (Schoenenberger)
Birkensaft (Schoenenberger)
Brennesselsaft (Schoenenberger)
Brunnenkressesaft (Schoenenberger)
Enziantinktur (Tinctura Gentianae DAB 6)

Fastenkurtrank (Schoenenberger)
Hagebuttentrank (Schoenenberger)
Holundertrank (Schoenenberger)
Kneipp-Birkenblätter-Pflanzensaft
Kneipp-Brennessel-Pflanzensaft
Kneipp-Brunnenkresse-Pflanzensaft
Kneipp-Sellerie-Pflanzensaft
Kneipp-Wacholderbeer-Pflanzensaft
Schafgarbensaft (Schoenenberger)

Furunkulose: Sie ist eine abgestimmte (spezifische) Entzündungsform, die auf eine infekttiöse Schädigung durch gewöhnliche Eiterkokken (Staphylokokken) als örtlich begrenzte Entzündung mit ziemlich regelmäßigem Ablauf eintritt. Der Ablauf der Entzündung wird jedoch nicht nur vom Erreger bestimmt, es spielen vielmehr auch die Gewebsverhältnisse am Ort der Ansiedlung des Erregers und die Reaktionsfähigkeit des Körpers für die Form, die Stärke und den Ausgang der Entzündung eine wesentliche Rolle.

Beim Furunkel dringt der Eitererreger meist in einen Haarbalg ein, den er zerstört. In der Umgebung erfolgt eine heftige Gefäßreaktion, in deren Verlauf die weißen Blutkörperchen auswandern und Schwellung, Rötung und Hitzeentwicklung auftreten. Bald kommt es zu einer eitrigen Abgrenzung und schließlichen Einschmelzung. Nun „geht der Furunkel auf", d. h. er stößt den eitrigen Pfropfen aus, die Reaktion klingt ab, die Wiederherstellung des Gewebes beginnt. Wenn mehrere Furunkel zu einem Herd zusammenfließen, spricht man von einem *Karbunkel*.

Durch einige *Heilpflanzen* lassen sich die Lebensbedingungen für die Erreger verschlechtern (bakterizide Substanzen), und auch die Reaktionsfähigkeit des Körpers kann verbessert werden (Bildung spezifischer und unspezifischer Abwehrkörper). Folgende Pflanzen eignen sich dazu: Bockshornklee, Kamille, Klette, Lein, Ringelblume, Sonnenblume, Steinklee und Zwiebel.

Bei anhaltender Furunkulose besteht Verdacht auf *Zuckerkrankheit*. Urin und Blut auf Zucker untersuchen lassen!

Rezepte: XI 6, 7; auch Blutreinigungstees sind angebracht: I 1—14, 17, 20

Fertigpräparate:
Bifosept
Calendula-Pentarkan
Cilauphen-Abszeßsalbe
Contravenenum
Dermatofides — Wund- und Abszeßsalbe

Echinacea-Pentarkan
Myo-Echinacin
Perkamillon liquidum
Perkamillon-Salbe
Sulfur-Pentarkan
Vulnodoron

Fußschweiß: Er ist wie jede übermäßige Schweißbildung (z. B. in den Handinnenflächen und den Achselhöhlen) ein sehr lästiges Übel, das besonders häufig bei jungen Menschen in den Entwicklungsjahren auftritt. Meist ist es ein Zeichen übermäßiger Erregung besonders im Bereich des vegetativen Nervensystems. Bekannt ist das Auftreten des berüchtigten Angstschweißes bei starker Erregung (z. B. vor Prüfungen). Da sich der Schweiß vor allem an den durch Strümpfe und Schuhe von der Luft abgeschlossenen Füßen rasch zersetzt, tritt bald der außerordentlich unangenehm riechende „Schweißfuß" auf. Barfuß laufende Menschen wissen nichts von Fußschweiß. Auch nach Ab-

härtung und sorgfältiger, regelmäßiger Körperpflege ist kaum Fußschweiß festzustellen.
Am besten bekämpft man den Fußschweiß durch häufiges Baden und Waschen. Die Füße selbst hält man möglichst trocken durch leichtes Einpudern, Tragen luftdurchlässigen Schuhwerks und tägliches Wechseln der Strümpfe (evtl. zweimal). Es ist zu empfehlen, vor dem Schlafengehen regelmäßig ein Wechselfußbad zu nehmen, wobei dem warmen Wasser abwechselnd Eichenrinde oder Kiefern- bzw. Fichtennadelextrakt zugesetzt wird.

Rezepte: XI 3; XIII 2, 3

Fertigpräparate:
Euphorbia Oligoplex   Salvia Oligoplex

Fußgicht (siehe auch Gicht): Sehr wohltuend und lindernd wirkt der Birkenlaubsack: Frisches Birkenlaub in einen Sack füllen, den Fuß hineinstecken und die sich entwickelnde Wärme 1—2 Stunden und länger täglich einwirken lassen.

Speziell wirksam ist die nur ärztlich zu verordnende Herbstzeitlose *(Colchicum autumnale)* meist in Form der Colchicum-Tinktur. Die meisten „Geheimmittel" gegen Gicht enthalten diesen Wirkstoff. Wegen der Giftigkeit darf man Colchicum nur nach strenger ärztlicher Vorschrift einnehmen! Meist ist die Einnahme auf 2—3 Tage während des akuten Anfalls beschränkt. Gleichzeitig muß eine streng *harnsäurefreie* Diät eingehalten werden.

Um im akuten Anfall schnelle Linderung zu bringen, verschreibt der Arzt ein Butazolidin-Präparat. Nach Abklingen der Schmerzen und der akut-entzündlichen Reaktion lassen sich die pflanzlichen Mittel zur längerdauernden Stoffwechselbeeinflussung einsetzen.

Fertigpräparate:
Berberis Oligoplex   Colchicum comp. — Kügelchen,
Colchicum-Dispert   Ampullen, Salbe
Colchysat Bürger

Fußpilz: Die heute sehr häufigen Fußpilzerkrankungen gehören zur großen Gruppe der Hautpilzerkrankungen (Dermatomykosen), die hauptsächlich durch Pilze der Gattungen Trichophyton und Mikrosporon hervorgerufen werden. Sie müssen immer behandelt werden, da sie kaum einmal von selbst heilen.

Die Behandlung wird mit pilzwidrigen Mitteln (Antimykotika) durchgeführt. Es gibt eine verwirrende Fülle von pilzwidrigen Spezialpräparaten, die sich aber auf wenige pilzhemmende Grundstoffe zurückführen lassen. Alle diese Mittel wirken individuell verschieden. Jedes kann auch sensibilisierend wirken und Ekzeme hervorrufen. Zu den Grundstoffen gehören Anilinfarbstoffe, Fettsäuren-Abkömmlinge, Invertseifen, Oxychinolinabkömmlinge, Phenolabkömmlinge und Quecksilberverbindungen.

Seit langer Zeit bewähren sich immer wieder Bäder und Umschläge mit einer rotweinfarbigen, wäßrigen Lösung von Kaliumpermanganat oder von Chinosol-Lösung 1:1000 bis 1:2000 (hergestellt aus Chinosol-Tabletten).

Hartnäckige ältere Prozesse pinselt man mit Arningscher Tinktur. Durch Zusatz von 1—5 % Lugolscher Lösung (Jod) kann die Wirkung gegen die Pilze gesteigert werden.

Da die Erkrankung immer erneut auftritt, ist eine monatelang dauernde Nachbehandlung mit einem Fußpuder aus 1 Gramm Thymol, 20 Gramm Borsäure aufgefüllt mit einer Mischung, die offizinell ist, aus Zinkoxyd mit Talkum auf 100 Gramm nötig; Badematten und Holzroste sollte man beseitigen. Schuhe, Strümpfe, Kämme und Bürsten müssen mit Formalin-Dämpfen desinfiziert werden.

Bei reinem Fußpilz ist eine innere Behandlung nicht erforderlich. Sind auch die Nägel oder Haare befallen, so muß auch eine innere Behandlung mit *Griseofulvin* erfolgen.

In Badeanlagen sollten nur noch Aluminiumroste verwendet werden, da diese porenfrei und leicht zu reinigen sind und den Pilzen keine Wachstumsmöglichkeiten geben.

Eine Heilpflanzenbehandlung für die Pilzinfektionen gibt es nicht.

Fertigpräparate:
Arningsche Tinktur
Balnacid
Chinosol-Tabletten
Fulcin
Kalium permanganicum
Likuden M

Füße, kalte: Sie sind ein Zeichen von Durchblutungsstörungen und damit von Blutmangel in diesen Organen. Ursachen sind Blutgefäßerkrankungen (die nur der Arzt feststellen kann), nervöse Verkrampfungen, Unterfunktion der Hormondrüsen, Kreislauf- bzw. Herzerkrankungen, schwere und dauernde Verdauungsstörungen. Oft ist auch nur zu enges oder unzweckmäßiges Schuhwerk oder das Fehlen wollener Strümpfe daran schuld.

Durchblutungsfördernd wirken Enzian, Schafgarbe, Tausendgüldenkraut, Wermut. Außerdem wende man Salzfußbäder, Wechselfußbäder und Kreislaufmittel an (siehe *Kreislaufschwäche*).

Rezepte: I 7, 9; II 7, 11; V 8, 10, 20, 31

Fertigpräparate:
Arnicorin
Aurocard
Cratylen
Diacard
Orthangin

G

Gärungsdyspepsie (siehe auch Dyspepsie): Sie tritt leicht bei einer krankhaften Besiedlung des Dünndarms mit Gärungserregern auf. Der Stuhl ist dann besonders übelriechend, enthält vermehrt Kohlehydrate und zeigt eine saure, blasenbildende Gärung. Er verursacht Kneifen und Kollern im Bauch, vor allem in der Umgebung des Nabels, sowie starke Blähungen.

Die Gärungserreger und damit die Gärung werden unterdrückt durch eine reine *Apfeldiät* (1—3 Tage roh geriebene, saure Äpfel, dann kohlehydratfreie oder kohlehydratarme Ernährung). Auch *Waldbeeren* (frisch, getrocknet, als Kompott oder Muttersaft) hemmen die Bakterientätigkeit meist sehr rasch, so daß man nach 1—2 Tagen wieder zu Schonkost und dann zu Normalkost übergehen kann. Später muß oft eine Neubesiedlung des Darmes mit normalen Darmkeimen angestrebt werden.

Nach Abklingen der akuten Erscheinungen vermögen einige *Heilpflanzen* die Darmdrüsentätigkeit anzuregen und zu normalisieren, nämlich Eberesche, Enzian, Fieberklee, Kümmel, Linde (Kohle), Löwenzahn, Tausendgüldenkraut, Wegwarte und Wermut.

Die Krankheiten und ihre pflanzlichen Heilmittel

Oft müssen die pflanzlichen Mittel noch durch Fermentpräparate, bei Magensäuremangel auch noch durch salzsäurehaltige Präparate (z. B. Cynarzym, Enzynorm, Pansan, Eupeptum u. a.) ergänzt werden.

Rezepte: V 11—16

Fertigpräparate:
Alliocaps
Carminal
Fixminze
Hepata
Hepaticum-Medice
Hepaticum-Pascoe
Hepatodoron

Gallenblasenentzündung (Cholezystitis): Diese Erkrankung wird in der Regel durch Schmerzen im rechten Oberbauch angezeigt, die in den Rücken oder in die rechte Schulter ausstrahlen. Oft ist die Gallenblase dabei fühlbar vergrößert. Die Gallenblasenentzündung verläuft meist chronisch oder in sich immer wiederholenden Schüben manchmal ohne charakteristische Symptome. Schließlich können Folgezustände (Gallensteine) oder Komplikationen (Gallenblasenvereiterung = Empyem der Gallenblase oder Infektion der tieferen Gallengänge = eitrige Cholangitis) auftreten.

Gegen die Schmerzen wendet man sofort feuchte, heiße *Kompressen* (Heublumensack, Moor-, Enelbin- oder Leinsamenpackungen auf die Gallenblasengegend) und heiße Sitzbäder an. In den Tagen danach, bei abklingenden Schmerzen, empfindet man ein ansteigendes Halbbad und anschließend eine feuchte Dreiviertelpackung als sehr wohltuend. Häufig genügen auch feuchte, heiße Kompressen für die Leber-Gallen-Gegend mit anschließendem kühlem Leibwickel, der über Nacht liegenbleiben kann.

Als *Diät* schaltet man 2—3 Tee- oder Saftfastentage ein, wobei nur reichlich Kamillen- und Pfefferminztee, frisch gepreßter Zitronensaft, Apfelsaft, schwarzer Johannisbeersaft oder Karottensaft getrunken wird. Nach 3 Tagen folgt Haferschleim, dann Breikost, die über eine Schonkost langsam zur Normalkost überleitet.

Vom 4. Tag an kommen auch Zubereitungen folgender galletreibender und entzündungswidrig wirkender *Heilpflanzen* in Frage: Angelika (Wurzel), Berberitze (Wurzel), Erdrauch, Faulbaum (Rinde), Johanniskraut, Kamille, Knoblauch, Löwenzahn, Meerrettich, Pfefferminze, Rhabarber, Salbei (Blätter), Schöllkraut, Sennes (Blätter), Wacholder und Wasserminze.

Ausgesprochen entzündliche, besonders mit höherem Fieber mehr oder weniger akut verlaufende Erkrankungen der Gallenblase und der Gallenwege sind jedoch für eine rein pflanzliche oder homöopathische Behandlung ungeeignet. Hier benötigt man ein Antibiotikum vom Typ des Chloramphenicols (z. B. Paraxin). Diese Erkrankungen gehören daher sofort in ärztliche Behandlung. Die pflanzlichen Mittel haben hierbei wohl eine gute unterstützende Funktion im Sinne einer Entgiftung, der besseren Gallenproduktion und Gallenabsonderung.

Rezepte: VI 1—13

Fertigpräparate:
Asgocholan „Rhein-Chemie"
Cesralax
Cheihepar
Chelidophyt
Cheliforton
Cholagogum-Tropfen Nattermann
Cholagogum vegetabile Nattermann
Cholagutt-A
Esberigal
Fides-Teekomplex Nr. 17
Fixmille
Fixminze
Galleb
Hepartean-Tee

Hepata	Phytohepan	
Hepatodoron	Salus-Leber-Galle-Tee	Die
Hepatofalk	Salus-Leber-Galle-Tropfen	Krankheiten
Hepaton	Sanil	und ihre

pflanzlichen
Heilmittel

Gallenblasenfunktionsschwäche (Dyskinesie der Gallenblase): Sie ist häufiger, als man im allgemeinen annimmt. Die Schwäche der Gallenblase findet sich vorwiegend bei schwächlichen (leptosomen) Frauen, die auch meist mehrere andere Zeichen vegetativer Beeinträchtigung und Übererregbarkeit zeigen. Bei der Röntgenuntersuchung der Gallenblase läßt sich oft eine ausreichend gefüllte, aber sehr lange, schmale, schlaffe, manchmal bis zum kleinen Becken herabreichende Gallenblase feststellen. Hier ist dann weder diätetisch noch durch Operation zu helfen. Wichtig sind vielmehr Mittel zur allgemeinen Tonussteigerung und Gewebskräftigung.

Folgende *Heilpflanzen* sind dazu besonders geeignet: Andorn, Arnika, Brennessel, Eberesche, Eisenhut, Erdrauch, Faulbaum, Johanniskraut, Kamille, Kardobenedikte, Klette, Löwenzahn, Mariendistel, Meerrettich, Nelkenwurz, Pfefferminze, Ringelblume, Rosmarin, Salbei, Schafgarbe, Tausendgüldenkraut, Wacholder, Wegwarte und Wermut.

Rezepte: VI 1—13

Fertigpräparate:

Angelika-Urtinktur	Fixmille
Asgocholan „Rhein-Chemie"	Fixminze
Bilgast	Galleb
Bryonia-Pentarkan	Hepafungin
Cheihepar	hepa-loges
Chelicyn	Hepartean-Tee
Chelidophyt	Hepata
Cheliforton	Hepatodoron
Cholagutt-A	Hepatofalk
Choldestal	Hepaton
Choleodoron	Heposan
Cynarzym	Kalcobigall
Esberigal	Neurochol
Fides-Teekomplex Nr. 17	Pankreaplex

Gallensteine (Cholelithiasis): Schmerzen im rechten Oberbauch, die in den Rücken oder auch in die rechte Schulter ausstrahlen, lenken den Verdacht auf eine Erkrankung der Gallenblase besonders dann, wenn Brechreiz damit verbunden ist und die Gallenblase auf Druck mit Schmerzen reagiert oder sogar fühlbar vergrößert ist. Treten die Schmerzen kolikartig auf, wird man in erster Linie an Gallensteine denken müssen.

In fast allen Fällen ist das Cholesterin der Steinbildner. Sobald in der Galle das Cholesterin in stärkeren Konzentrationen vorkommt (die Galle ist an sich schon reich an Cholesterin!), kommt es zur Ausfällung dieses Stoffes und damit zur Cholesterinsteinbildung. Hierbei muß man die *reinen* Cholesterinsteine von den Cholesterin*pigment*steinen unterscheiden. Die *reinen* Cholesterinsteine kommen meist als große Einzelsteine (Solitäre) vor und können fast Hühnereigröße erreichen. Vorwiegend sind Frauen davon betroffen, die besonders während der Schwangerschaft einen erhöhten Cholesterinspiegel (Hypercholesterinämie) aufweisen.

Bei der Entstehung der Cholesterin*pigment*steine nimmt man an, daß zunächst immer eine, manchmal nur leichte Entzündung der Gallenblase vorausgeht, die dann den

Anlaß für den Ausfall des Cholesterins bildet. Hierbei entstehen selten Einzelsteine, sondern meist nur einige große oder zahlreiche kleine und kleinste Steinchen, die gegeneinander abgeplattet sind und auf der Schnittfläche eine radiäre Kristallisation zeigen. Die durch eine entzündliche Erkrankung der Gallenblase entstehenden Cholesterinpigmentsteine stellen die häufigste Form der Gallensteinbildung dar. Sie bilden sich, indem sich eine eiweiß- und kalkreiche Absonderung der entzündeten Gewebe mit Galle vermischt.

Bei einem akuten Gallensteinanfall macht man sofort feuchte, heiße *Kompressen* oder *Umschläge* (Heusamen, Leinsamen, Moor, Enelbin) auf die schmerzenden Partien (Gallenblasengegend, Rücken, rechtes Schulterblatt). Bei längerer Dauer können auch Senfmehlaufschläge angewandt werden, die so lange liegenbleiben, wie sie erträglich sind (starke Hautrötung).

Nach dem Abklingen des akuten Anfalls kommen *Wasseranwendungen* in Frage: ansteigendes Halbbad mit nachfolgender feuchter Dreiviertelpackung bis zum Schwitzen, danach laue Ganzabwaschung; feucht-heiße Kompressen auf die Lebergegend mit anschließendem Leibwickel, der über Nacht liegenbleiben kann.

Die *Diät* besteht zunächst aus 2—3 Fastentagen, an denen nur Kamillen-, Hagebutten- oder Pfefferminztee, am 2. oder 3. Tag auch Zitronensaft, Apfelsaft oder Möhrensaft gereicht wird. Danach Übergang zu Schleim- und Breikost (Hafer-, Gersten- oder Reisschleim).

Wenn der akute Anfall überstanden ist, bewährt sich von den *Heilpflanzen* besonders die *Mariendistel*, die man als Tee, als Tinktur oder als Fertigpräparat verabreicht (siehe unter Mariendistel). Bekannt und bewährt ist auch die Vorschrift von *Rademacher:* 1 gehäuften Teelöffel Mariendistelsamen mit 2 Tassen Wasser zum Kochen bringen, auf 1 Tasse einkochen lassen und wieder 1 Tasse abgekochtes Wasser hinzugießen. Der nun fertige Tee wird ein wenig mit Honig gesüßt und im Laufe des Tages schluckweise getrunken.

Für die Weiterbehandlung stehen noch folgende Heilpflanzen zur Verfügung: Enzian, Erdrauch, Faulbaum, Fieberklee, kanadische Gelbwurz, Hagebutte, Kardobenedikte, Löwenzahn, Pfefferminze, Rhabarber, Ringelblume, Schafgarbe und Schöllkraut.

Unter den Pflanzenfrischsäften hat sich vor allem der Rettichsaft bewährt.

Rezepte: VI 1, 5—8

Fertigpräparate:

Asgocholan „Rhein-Chemie"
Cheliforton
Cholagutt-A
Choletox-Gallenkur
Curcuma-Pentarkan
Fides-Teekomplex Nr. 17

Galleb
Hepatofalk
Kalcobigall
Leber-Gallen-Kur Fides
Sanil

Gastritis: siehe Magenkatarrh

Gebärmutterblutungen (Menorrhagie, Metrorrhagie): Neben der normalen Monatsblutung (siehe auch Menstruation) treten bei der Frau nicht selten unnormale, atypische Blutungen auf, die die verschiedensten Ursachen haben können. Man unterscheidet dabei 1. Blutungen, die mit der Menstruationsblutung in Zusammenhang stehen, nämlich die zu häufig auftretende Blutung (Polymenorrhoe, Menorrhagie), die zu reichliche Blutung (Hypermenorrhoe), die zu selten auftretende Blutung (Oligomenorrhoe), und 2. die Blutungen, die *nicht* mit der Menstruation in Verbindung stehen und meist von Tumoren (Polypen, Myome, Krebs), von einer entzündeten Gebärmutterschleimhaut (Endometritis, Adnexitis), von einer Fehlgeburt oder einer Bauchhöhlenschwangerschaft herrühren. Davon zu trennen sind wohl noch atypische Blutungen (bei nicht schwangeren Frauen), die ihre Ursache in hormonalen Regulationsstörungen im Bereich des Zwischenhirn-Hypophysen-Eierstock-Systems haben und sich durch verlängerte oder auch verstärkte Blutungen in völlig unregelmäßigen Abständen zeigen. Meist treten diese funktionellen Blutungen vor der Geschlechtsreife (Pubertät) oder am Ende der Geschlechtsreife (Klimakterium) auf.

Da es für Laien völlig unmöglich ist, Art und Ursache der außerhalb der normalen Menstruation auftretenden Blutungen zu erkennen, ist in jedem Falle ein Frauenarzt zu Rate zu ziehen. Wenn diese Möglichkeit nicht sofort gegeben ist, kann man versuchen, durch die folgenden *pflanzlichen Blutstillungsmittel* Abhilfe zu schaffen: Kanadisches Berufskraut, Eiche, kanadische Gelbwurz, Hirtentäschel, Mistel, Ringelblume, Safran, Schafgarbe, Tormentill, Vogelknöterich und virginischer Zauberstrauch.

Rezepte: VIII 16, 17, 18, 34

Fertigpräparate:
Conium-Pentarkan   Styptysat Bürger
Millefolium-Pentarkan   Viscum album Oligoplex

Gebärmutterkrämpfe (Dysmenorrhoe): Wenn die normalerweise mit der Menstruation auftretenden Beschwerden, nämlich leichte ziehende Schmerzen im Kreuz und im Leib verbunden mit allgemeinem Unbehagen, sich verstärkt bemerkbar machen, so daß das Bett aufgesucht werden muß, spricht man von zu schmerzhafter Regel oder von *Dysmenorrhoe.* Außer den oft sehr starken Schmerzen treten dann auch Übelkeit, zuweilen Erbrechen, Schweißausbrüche und bläschenförmige Hautausschläge an den Lippen und den Geschlechtsteilen auf. Nicht selten sind auch migräneartige Kopfschmerzen und gehäufter Drang zum Wasserlassen vorhanden.

Am häufigsten werden junge Frauen davon betroffen, deren Gebärmutter unterentwickelt geblieben ist. Daneben können aber auch Gebärmutterverlagerungen, Mißbildungen, Entzündungen und Geschwülste (Myome) zu Dysmenorrhoe führen.

Die rein funktionell bedingten Dysmenorrhoen bei Frauen, die sonst organisch völlig gesund sind, werden heute immer häufiger.

Die *Behandlung* besteht aus krampflösenden, schmerzstillenden und psychisch beruhigenden Maßnahmen, man gibt feucht-warme Kompressen auf den Unterbauch und krampflösende Mittel, zu denen vornehmlich folgende *Heilpflanzen* zählen: Baldrian, Eisenhut, Gänseblümchen, Kamille, Kreuzkraut, Pfefferminze, Safran, Schafgarbe, Schöllkraut und Tormentill.

Oft wirken geradezu schlagartig auch *Roßkastanienextrakte,* die einen abdichtenden und abschwellenden Einfluß auf die Gefäßwände ausüben. Bei der Verwendung des Roßkastanienextraktes Reparil (Madaus) genügt es oft, eine Ampulle in die Blutbahn zu injizieren, um schon während der Injektion die Schmerzen beseitigt zu sehen.

Bei einer Unterentwicklung der Gebärmutter vermögen die Wasserbehandlung (Hydrotherapie) und schließlich eine ärztlich durchgeführte Hormonbehandlung eindrucksvolle Erfolge zu erzielen und damit oft jahrelang bestehende Beschwerden zu beseitigen.

Rezepte: VIII 1—10, 35

Die Krankheiten und ihre pflanzlichen Heilmittel

Fertigpräparate:
Cyclo-Werrol
Gynacton
Magnesium phosphor.-Pentarkan

Secale-Pentarkan
Viburnum-Pentarkan

Gefäßlähmung (Gefäßschädigung): Sie kann durch eine unmittelbare Einwirkung von Giften (Gefäßgiften) auf das Gefäß selber oder aber durch Einwirkung auf die Gefäßnerven eintreten. Oft ist der Angriffspunkt der Gefäßgifte schwer abzugrenzen. Genauer bekannt ist eine Gruppe von Giften, die eine ausgesprochene Wirkung auf die *kleinen Gefäße* (Kapillaren) ausübt und daher als *Kapillargifte* bezeichnet wird. Die Salze der Schwermetalle bilden z. B. solche Gifte. Eine Gefäßlähmung kann auch durch Nahrungs- und sogenannte Schockgifte eintreten, wie sie unter anderem die Eiweißabbauprodukte darstellen. Es kommt dann meist zu schweren Überempfindlichkeitsreaktionen (Allergie, Anaphylaxie).

Die Schädigung der Haargefäße (Kapillaren) kann sich in den verschiedensten Geweben und Organen abspielen. Entsprechende Folgekrankheiten werden dann nachweisbar sein. Eine Schädigung der Hautkapillaren wird zu allgemeinen Kreislaufstörungen, die des Magens zu Magen- und Zwölffingerdarmgeschwüren, die der Lungenkapillaren zu Emphysem, Emphysembronchitis oder Asthma bronchiale führen. Die Kapillarschädigung kann an der Lippe und am Nagelfalz durch die Kapillarmikroskopie sichtbar gemacht und fotografiert werden. Wenn an diesen Stellen Schäden an den Kapillaren aufgedeckt werden, muß man immer an eine allgemeine Kapillarschädigung und damit auch an eine Lungen-, Leber- oder Nierenschädigung denken.

Ein Zeichen der Kapillarschädigung ist auch die *Neigung zu Hautblutungen* schon bei dem geringsten Stoß. Mit der Kapillarschädigung geht meist eine Speicherung von Stoffwechselrückständen einher, die wiederum häufiger, als man bei der Behandlung berücksichtigt, zu Störungen der inneren Organe führen. Daher sind die sogenannten Frühjahrskuren", die zu einer Gewebsentschlackung, Stoffwechselbelebung und damit auch zu einer Wiederherstellung der Kapillarfunktion führen, besonders zu empfehlen. Für diese Kuren sind folgende *Heilpflanzen* und Pflanzenfrischsäfte geeignet: Ackerschachtelhalm, Andorn, Bärenlauch, Beinwell, Bibernelle, Birke, Brennessel, Enzian, Faulbaum, Hagebutte, Hauhechel, Klette, Kreuzdorn, Löwenzahn, Mistel, Quecke, Schafgarbe, Süßholz, Veilchen, Wacholder, Wegwarte, Wermut und Zwiebel.

Prof. Dr. *Sturm* wies vor allem darauf hin, daß einige Körpergebiete besonders empfindliche, durch Länge und Feinheit ausgezeichnete Kapillaren besitzen; so das Zahnfleisch, die Schleimhäute (auch der Gelenke), die inneren Drüsen und die kleinen in der Gefäßwand der großen Gefäße verlaufenden und sie ernährenden Kapillaren (Vasa vasorum). Diese Gebiete werden von Nahrungs-, Metall- und Infektionsgiften besonders leicht betroffen, woraus sich manche chronischen Leiden erklären, wie z. B. Parodontose, Alveolarpyorrhoe, Arthritis, Colitis und andere. Umgekehrt ergibt sich aus der sorgfältigen diätetischen (Rohkost!), physikalischen (Bäder) und arzneilichen Behandlung des allgemeinen Kapillarzustandes die Besserung oder gar Heilung vieler lästiger alter Leiden.

Obwohl die Selbsttätigkeit der Kapillaren heute kaum mehr bezweifelt wird (Prof. Dr. *Hübschmann*) und ihre Beschaffenheit für die ganze Blutzirkulation sowie für den Stoffaustausch zwischen Blut und Geweben von hoher Bedeutung ist, wird der diagnostischen Erfassung ihrer anatomischen und funktionellen Veränderungen und ihrer Behandlung noch wenig Beachtung geschenkt.

Speziell auf die Haargefäße wirken Arnika, kanadisches Berufskraut, Gänseblümchen, Herbstzeitlose, Johanniskraut, Knoblauch, Steinklee, Weißdorn und Zwiebel.

Rezepte: I 1—20

Wichtig für die Kreislauffunktion sind die *mittleren und kleinen Arterien*, da sie eine große Elastizität aufweisen und eine stärkere Muskelschicht besitzen, wodurch sie sich zusammenziehen können. Sie sind nicht nur besonders wichtig für die Spannung in diesem Gefäßgebiet, sie vermitteln — unter Steuerung des Gefäßnervensystems — die Verteilung des zufließenden Blutes. Die Funktionen der kleinen und mittleren Arterien sind dabei ganz und gar an ihre anatomische Unversehrtheit gebunden. Darüber hinaus werden ihre rhythmischen Anspannungen und Erschlaffungen nervös (und damit auch psychisch) und durch Hormone beeinflußt. Die Gefäßspannung zusammen mit der Herzkraft bedingt den Blutdruck. Dieser wiederum beeinflußt nicht nur die Leistungen der Arterien selbst, sondern er übt auch starke Rückwirkungen auf die Herztätigkeit aus.

Bei der großen Bedeutung der kleinen und mittleren Arterien für den Gesamtkreislauf, die Blutverteilung und damit für den Stoffwechsel ist ihre Gesunderhaltung oder Wiederherstellung besonders bedeutsam. Folgende *Heilpflanzen* leisten dabei gute Dienste: Adonisröschen, Andorn, Angelika, Arnika, Enzian, Ginseng, Kreuzdorn, Melisse, Pfefferminze, Rosmarin, Tausendgüldenkraut, Weißdorn, Wermut und Zwiebel.

Rezepte: II 1—10, 20, 21

Fertigpräparate:
Arnicorin
Aurocard
Cratylen
Diacard
Kalcocor
Orthangin
Sepia Oligoplex

Gefäßschwäche: siehe Blutgefäßschwäche

Geistesstörungen: Schwere Geistesstörungen, wie die Schizophrenie (Spaltirrsinn), sind sehr ernste Krankheiten und nach wie vor noch ungelöste Rätsel des Menschseins. Es ist aber daran zu erinnern, daß der einzelne noch so zerrissen und zwiespältig sein kann, ohne daß man ihn deswegen schizophren nennen dürfte. Er bedarf meist nicht der Medikamente, er verlangt nach der Begegnung mit Menschen, die seine Situation begreifen, die ihn aus der Zerrissenheit, Unverbindlichkeit und Ungewißheit des heutigen Lebens herausführen, die ihm Glaubensgewißheiten vermitteln, die lösend, tragend und befreiend wirken. Erst durch den Umgang mit anderen vermag er aus der Armut des puren Vorhandenseins zu wirklicher Existenz aufzusteigen. *Menschsein heißt Mitmensch sein.* Der Mensch fängt erst da an, das zu sein, was er ist, wo er als selbstverantwortliches Wesen angesprochen wird *(Schulte).* Geschieht es nicht und geschieht es dem einzelnen Menschen nicht, so ist der Boden für geistige Störungen vorbereitet. Natürlich muß ein Mensch, der sich einsam fühlt und mit sich selbst nicht fertig wird, auch aktiv dazu beitragen, jene Mitmenschen zu finden, die ihm Halt und Wegweisung sein können. Heilung muß das Ergebnis eigener und innerer Aktivität sein, die den ganzen Menschen erfaßt.

Ich wollte auf diesen Zusammenhang nur aufmerksam machen, damit man nicht glaubt, durch Medikamente allein geistige Störungen beheben zu können. Sie haben meist nur unterstützende Funktion, diese aber ist oftmals erwünscht und wichtig. Unter den *Heilpflanzen* ist vor allem die *Rauwolfia* dazu in der Lage.

Rezepte: II 3; IV 1—8

Fertigpräparate:
Hyperforat
Kneipp-Johanniskraut-Pflanzensaft

Johanniskrautsaft (Schoenenberger)

Gelbsucht (Icterus): So bezeichnet man eine durch Gallenfarbstoff eintretende Färbung der Haut und Schleimhäute. Sie ist meist zuerst an der Bindehaut (Konjunktiva) zu sehen. Noch vor der Gelbfärbung am Körper ist Gallenfarbstoff (Bilirubin) im Blutserum nachweisbar. Im Urin wird er sehr früh ausgeschieden und ist hier als Urobilin festzustellen. Neben der Durchtränkung der Gewebe mit gelöstem Farbstoff kommen bei schwereren Erkrankungen auch körnige Ablagerungen von Gallenfarbstoff in den Leber- und Nierenzellen vor.

Der Gallenfarbstoff stammt aus dem roten Blutfarbstoff (Hämoglobin), und zwar aus einem Abbauprodukt, das hauptsächlich in der Milz entsteht, aber auch von bestimmten Zellen der Leber (Sternzellen), des Knochenmarks und der Lymphknoten gebildet werden kann. Normalerweise nehmen die Sternzellen der Leber die von der Milz zugeführten Abbauprodukte auf, um sie weiter zu Gallenfarbstoff umzubilden. Der Gallenfarbstoff wird dann ebenso wie das beim Blutabbau freiwerdende Eisen von den Leberzellen aufgenommen, um von diesen wieder, zusammen mit den anderen Gallenbestandteilen (Gallensäure und Cholesterin), in die kleinen Gallengänge abgeschieden und dann durch den großen Gallengang (Ductus hepaticus) der Gallenblase oder dem Zwölffingerdarm zugeleitet zu werden.

Dieser normale Ablauf der Gallenfarbstoff- und Gallenbildung kann auf dreierlei Weise gestört sein. Zunächst kann der Abfluß der Galle behindert sein, so daß dadurch eine Aufnahme in die Gewebe erfolgt (Resorptionsicterus). Ferner kann die Abscheidung durch die Leberzellen gestört und der bereits gebildete Farbstoff zurückgehalten werden (Retentionsicterus). Hierbei wird die Galle unmittelbar ins Blut und in die Lymphe abgegeben, weil die Leberzellen nicht mehr in der Lage sind, den Gallenfarbstoff zu verarbeiten und in die Gallenkanälchen abzuscheiden. Bei den meisten Leberzellschädigungen ist diese Entstehungsart der Gelbsucht anzunehmen. Schließlich ist noch eine veränderte und gesteigerte Farbstoffbildung möglich (Superfunktionsicterus). Er entsteht meist durch einen gesteigerten Blutabbau. Hieran sind also die Leberzellen selbst nicht beteiligt. Meist liegt primär eine Schädigung der roten Blutkörperchen vor, die die abbauenden Zellen zu erhöhter Tätigkeit anregen. Eine Gelbsucht nach Sepsis, bei perniziöser Anämie oder nach Pilzvergiftung ist meist auf dem letztgenannten Wege entstanden. Grundsätzlich sind also Gelbsuchtsformen, bei denen eine Schädigung des Leber-Gallen-Systems im Vordergrund steht, von anderen zu unterscheiden, bei denen eine Schädigung der roten Blutkörperchen der auslösende Faktor ist.

In jedem Falle ist die Gelbsucht eine ernst zu nehmende Krankheit, die unbedingt in ärztliche Behandlung gehört, weil eine ungenügend abheilende Gelbsucht noch nach Jahren zu einem bleibenden Leberzellschaden oder gar zur Schrumpfleber (Leberzirrhose) führen kann.

In der Wiederherstellungsphase der Krankheit, die immer zunächst mit Bettruhe, Wärme und Diät behandelt werden muß, spielen auch einige *Heilpflanzen* eine wichtige Rolle. Sie sind in der Lage, die Funktionen der Leberzellen, insbesondere auch die Gallenbildung und die Gallenabscheidung, wieder anzuregen und damit den normalen Gallenfluß in den Darm zu fördern. Entsprechende Teeverordnungen sind meist auch ein Bestandteil der Diät.

Folgende *Heilpflanzen* kommen in Frage: Angelika, Berberitze, Kamille, Löwenzahn, Mariendistel, Schöllkraut, Tausendgüldenkraut, Wegwarte.

Rezepte: VI 1—13 (nicht ohne ärztliche Kontrolle!)

Fertigpräparate:
Asgocholan „Rhein-Chemie"
Chelicyn
Choleodoron
Esberigal
Fides-Teekomplex Nr. 17
Hepata
Hepatodoron
Marianon „Dr. Klein"
Sanil
Secerna liquidum

Die Krankheiten und ihre pflanzlichen Heilmittel

Gelenkrheumatismus (siehe auch Rheumatismus)

akuter: Das Erscheinungsbild des akuten Gelenkrheumatismus, auch rheumatisches Fieber genannt, hat sich im Laufe der Zeit erheblich gewandelt. Früher waren schwere, hochfieberhafte Verlaufsformen die Regel, heute zeigt er eine wesentlich niedrigere Fieberkurve, der Gelenkbefall ist weniger stark, die Beteiligung der inneren Organe, insbesondere des Herzens, ist aber unverändert hoch, wodurch eine Klappenfehlerbildung überraschend häufig vorkommt. Der vorangegangene Infekt ist oft kaum beachtet worden oder gar nicht mehr gegenwärtig; auch verlaufen die Rückfälle meist leichter, während die rheumatische Herzerkrankung oft fortschreitet.

Das bedeutet aber, daß man heute auch bei leichten und harmlos aussehenden Allgemeininfekten an den akuten Gelenkrheumatismus denken muß, besonders dann, wenn sich geringe Temperatursteigerungen längere Zeit hinziehen. Es kann dann die rheumatische Herzerkrankung mit ihren schlimmen Folgeerscheinungen nicht übersehen, sondern frühzeitig behandelt werden. Eine verschleppte Grippe, ein Lungenspitzenkatarrh und eine vegetative Dystonie sollten immer skeptisch betrachtet und auf „rheumatisches Fieber" untersucht werden.

An akutem Gelenkrheumatismus kann man in allen Altersstufen erkranken, am meisten werden jedoch Kinder zwischen dem 6. und 9. Lebensjahr davon betroffen. Häufig entwickelt sich die Erkrankung 2—3 Wochen nach einem Infekt der oberen Luftwege, wenn dieser durch bestimmte Bakterien, nämlich A-beta-hämolytische Streptokokken, hervorgerufen wird. Dieser Streptokokkeninfekt leitet die rheumatische Erkrankung jedoch nur ein, die Bakterien selbst sind wohl zuerst in Abstrichen aus dem Nasen-Rachen-Raum zu finden, jedoch nicht mehr in den rheumatisch erkrankten Geweben nachzuweisen.

Die Krankheit verläuft fieberhaft, entzündet vor allem die größeren Gelenke, dann den Herzmuskel, den Herzbeutel und die Herzinnenhaut, läßt verschiedene Hauterscheinungen entstehen, wie die geränderte Hautrötung, ferner Knötchen in der Unterhaut und Ausschwitzungen am Brust-, Rippen- oder Bauchfell. Sie befällt auch nicht selten die Nerven und das Gehirn.

Aus dem Symptomenbild und einer Reihe von Nebensymptomen, die durch Laboruntersuchungen ergänzt werden, kann der Arzt die Diagnose sichern. Der Gelenkrheumatismus mit seinen vielen Erscheinungen führt nicht zum Tode, wenn die Herzinnenhaut- und Herzmuskelentzündung früh genug erkannt und behandelt wird und damit schwere Herzklappenfehler vermieden werden können.

Da die rechtzeitige Erkennung und Behandlung der Krankheit entscheidend für die Zukunft der meist jugendlichen Patienten ist, darf keine Zeit mit unzweckmäßigen oder unzureichenden Maßnahmen verloren werden. In der Mehrzahl der Fälle tritt

Die Krankheiten und ihre pflanzlichen Heilmittel

unter der Behandlung in 3—4 Monaten völlige Erholung ein. Es kann aber zu Rückfällen kommen, die besonders dem Herzen schädlich sind.

Die moderne Behandlung des akuten Gelenkrheumatismus besteht in jedem Falle aus folgenden Maßnahmen:

1. Bettruhe, Penicillin und Prednison meist kombiniert mit Salicylaten.
2. Physikalische Maßnahmen wie feuchte Wärme (heiße Packungen, Infrarotbestrahlungen), richtige Lagerung im Bett (feste Unterlage, nur ein kleines Kopfkissen, keine langen Beugehaltungen), so bald wie möglich Bewegungsübungen und Massagen, wenn sie keine Schmerzen bereiten.
3. Heilpflanzenanwendungen für die Nach- und Dauerbehandlung und zur Verhinderung von Rückfällen aus Ackerschachtelhalm, Bockshornklee, Eisenhut, Fichte, Goldrute, Herbstzeitlose, Holunder, Ringelblume, Spierstaude, Wacholder, Zaunrübe.

Rezepte: IX 1—10; XIII 3, 4, 13, 14

Fertigpräparate:

Araniforce	Cholchysat Bürger
Arthrifid	Dolo-Arthrosenex
Arthrosenex	Dolo-Arthrosetten
Arthrosetten	Myo-Echinacin
Berberis Oligoplex	Rheumex-Tee
Berberis-Tonikum-Pascoe	Salus-Rheuma- und Stoffwechsel-
Bryorheum-Tropfen	Funktions-Tee

sogenannter primär chronischer: Diese Art des Gelenkrheumatismus (rheumatoide Arthritis) ist nach der heutigen Auffassung der Medizin ein chronischer entzündlicher Prozeß des Bindegewebes mit Gelenkentzündungen (Arthritis), Begleit- und Folgeerscheinungen im Unterhautgewebe (Knoten unter der Haut) und seltener am Herzen (Veränderungen an den Herzklappen). Häufig führt die Erkrankung zu bleibenden Gelenkveränderungen, Invalidität und Siechtum. Der sogenannte primär chronische Gelenkrheumatismus kann in jedem Lebensalter auftreten, befällt Frauen dreimal häufiger als Männer und erscheint aber vorwiegend jenseits des 40. Lebensjahres. Die eigentliche Ursache ist noch unbekannt; in manchen Familien kommt die Krankheit gehäuft vor. Die ersten entzündlichen Veränderungen treten in der die Gelenke umkleidenden und die Gelenkschmiere absondernden Gelenkhaut (Synovialis) auf. Dann stellen sich in 15—20 % der Fälle charakteristische Knoten unter der Haut ein und manchmal erkrankt auch das Herz mit. In den meisten Fällen (70—80 %) beginnt die Krankheit schleichend mit Steifigkeit, Schwellung, Rötung und Schmerzen an den Gelenken. Sie nimmt dann meist den ihr eigenen fortschreitenden Verlauf, wenn auch hin und wieder Besserungen vorkommen.

Die charakteristischen Zeichen der Krankheit sind Schwäche, morgendliche Steifigkeit, Bewegungsschmerzen, Schwellungen an einem oder mehreren Gelenken oder symmetrische Gelenkschwellungen, Knoten unter der Haut meist in der Umgebung der erkrankten Gelenke und röntgenologisch nachweisbare Knochenentkalkung um die erkrankten Gelenke herum.

In den entzündlichen Stadien muß zunächst Bettruhe eingehalten werden, dann folgen Bewegungsübungen und physikalische Maßnahmen (Solbadekur, Hochgebirgskur, heiße Wasseranwendungen).

Die *Salicylate* werden als die zur Zeit nützlichsten Medikamente gegen die primär chronische Polyarthritis (Gelenkrheumatismus) angesehen. Wegen der großen Verschiedenheit der Erkrankung im Einzelfall kann aber ein allgemein gültiger Plan nicht gegeben werden, sondern er ist vom Arzt dem Einzelfall anzupassen. Neben den Salicylaten kommen — trotz aller Reserve gegen diese Mittel und von Fall zu Fall verschieden — noch Butazolidin, Resochin, Gold sowie das Cortison und seine Abkömmlinge in Frage.

Die Krankheiten und ihre pflanzlichen Heilmittel

Wie bei den anderen Rheumaformen, so sind auch beim sogenannten primär chronischen Gelenkrheumatismus bestimmte Heilpflanzen als Mittel zur Stoffwechselbesserung, Drüsenanregung und zur Anregung der Ausscheidungsorgane außerordentlich nützlich. Hierbei leisten gute Dienste: Arnika, Bärlapp, Berberitze, Besenginster, Bibernelle, Birke, Brennessel, Holunder, Klette, Löwenzahn, Spierstaude, Wacholder, Weide, Zaunrübe.

Rezepte: IX 1—10; XIII 3, 4, 13, 14

sogenannter sekundär chronischer: Zur Unterscheidung vom sogenannten primär chronischen Gelenkrheumatismus (= rheumatoide Arthritis) wird diese Krankheit auch als chronischer Streptokokken-Rheumatismus bezeichnet. Sie ist eine Zweit- oder gar Drittkrankheit, weil ihr zunächst ein Infekt und dann der akute Gelenkrheumatismus vorangeht. Sie zählt daher zum Formenkreis des rheumatischen Fiebers. Wie beim akuten Gelenkrheumatismus beobachtet man auch beim sekundär chronischen sehr häufig eine Herzentzündung, die zum Herzklappenfehler führen kann, der sich bei jedem Rückfall verschlimmert. Je chronischer die Krankheit wird, desto mehr erfaßt sie auch die kleineren Gelenke. Im Spätstadium stellen sich dann Verkrüppelungen wie beim primär chronischen Gelenkrheumatismus ein. Durch die Vorgeschichte, den Verlauf, den Herzbefund und die Blutserumbefunde lassen sich die beiden Formen des chronischen Gelenkrheumatismus voneinander trennen. Das ist besonders für die praktische Behandlung sehr wichtig, weil gerade beim sekundär chronischen Gelenkrheumatismus jeder neue Schub das Herz in große Gefahr bringt. Es müssen daher die bei jedem Rückfall tätigen Streptokokken möglichst rasch vernichtet werden, wozu der Arzt die nötige Behandlung durchführen muß.

Während der akute Gelenkrheumatismus das Kindesalter bevorzugt, tritt der sogenannte sekundär chronische zwischen dem 15. und 25. Lebensjahr, der sogenannte primär chronische meist erst nach dem 40. Lebensjahr auf. Je früher der sekundär chronische Rheumatismus auftritt, um so ähnlicher ist er dem akuten, je später er auftritt, um so mehr gleicht er dem primär chronischen Gelenkrheumatismus. Entsprechend diesen Erscheinungsformen ist auch die Behandlung.

In der Folgezeit ist die Behandlung insbesondere mit Heilpflanzenzubereitungen die gleiche. Wir verwenden hierbei Arnika, Bärlapp, Berberitze, Besenginster, Bibernelle, Birke, Brennessel, Holunder, Klette, Löwenzahn, Spierstaude, Wacholder, Weide, Zaunrübe.

Rezepte: IX 1—10; XIII 3, 4, 13, 14

Gerstenkorn: Wenn sich die den Wimpern angehörenden Mollschen Drüsen verstopfen, so bilden sich schnell heftig schmerzende Anschwellungen, die das ganze Lid und manchmal auch seine Umgebung betreffen. Nach einigen Tagen schmilzt das Gerstenkorn eitrig ein und entleert dann seinen Inhalt nach außen. Die Erweichung, Einschmelzung und Entleerung kann durch warme Kompressen beschleunigt werden.

Für diese Kompressen sehr geeignet ist unser von zwei französischen Ärzten als sehr wirksam empfohlenes

Rezept: XI 35

Fertigpräparate:

Augentee (Species ophtalmicae)
Echinacin
Echinacin extern
Euphrasia Homobion A 9

Euphrasia-Pentarkan extern
Kamillosan
Staphisagria Oligoplex

Geschlechtliche Übererregbarkeit (Hypersexualität): Sie kommt nicht allzu häufig bei Menschen vor, die über eine von Natur aus starke Vitalität verfügen, welche sich nicht über die Körpermuskulatur (Vorliebe zu schweren körperlichen Anstrengungen), sondern vorwiegend in der sexuellen Sphäre auswirkt. Eine starke Triebhaftigkeit kann außerordentlich quälend sein, da die Entladung und Befriedigung der Triebenergie in unserer bürgerlichen und zivilisierten Welt sehr frühzeitig auf moralische Schranken stoßen werden, was zu einer sich körperlich und seelisch ungünstig auswirkenden „Stauung" und „Verkrampfung" führen kann. Hierin ist manchmal die Ursache sich entwickelnder Perversionen zu suchen.

Irgendwelche krankhaften Veränderungen der Hormondrüsenfunktionen lassen sich bei der geschlechtlichen Übererregbarkeit meist nicht nachweisen, vielfach ergibt jedoch eine Psychoanalyse, daß schwere innerseelische Konflikte zu Fehlfunktionen der Sexualorgane geführt haben. Neben medikamentöser Behandlung ist daher immer auch die Psychotherapie erforderlich, wenn es zu einem Dauererfolg und zu einer Normalisierung der Sexualfunktionen kommen soll.

Unter den *Heilpflanzen* finden sich nur wenige, die diese Übererregbarkeit zu dämpfen vermögen, nämlich Baldrian, Hopfen, Keuschlamm (= Mönchspfeffer = *Vitex agnuscastus*) und Passionsblume.

Rezepte: II 11—19; VIII 29; XI 6, 7, 9

Fertigpräparate:

Hovaletten
Lupulus Homobion V 2

Tenerval
Passiorin

Geschwür (Abszeß): Als Geschwür bezeichnet man eine scharf umschriebene eitrige Gewebseinschmelzung, die auch abszedierende Entzündung genannt wird. *Furunkel* (siehe dort) und *Karbunkel* (siehe dort) werden zu einem Abszeß, wenn das geschädigte Gewebe durch die weißen Blutkörperchen (Leukozyten) aufgelöst wird und dadurch eine eitergefüllte Höhle entsteht. Mit dem Ausdruck Abszeß wird immer eine Eiterhöhle bezeichnet, die sich in einem vorher festen Gewebe gebildet hat *(Hübschmann)*. Abszesse können in allen Geweben und Organen vorkommen und werden meist durch Spaltpilze (Eitererreger: Staphylokokken, Streptokokken, Pneumokokken u. a.) hervorgerufen. Sobald der Abszeß Abfluß nach außen gewinnt und sich die Abszeßhöhle gereinigt hat, beginnt die Heilung durch Bildung von Granulationsgewebe, das die Höhle bis zur Narbenbildung schließt.

Der Heilverlauf kann unterstützt werden durch Mittel, die die Bildung von weißen Blutkörperchen anregen, die Entwicklung der Spaltpilze hemmen und die Ausbildung von Granulationsgewebe unterstützen. Folgende *Heilpflanzen* lassen sich dazu einsetzen: Beinwell, Frauenmantel, Johanniskraut, Kardobenedikte, Kapuzinerkresse, Osterluzei, Ringelblume, Sonnenhut und virginischer Zauberstrauch (Hamamelis).

Rezepte: I 1—14, 17; XI 6, 7

Fertigpräparate:
Calendula-Essenz
Calendula-Pentarkan
Echinacin
Echinacin extern
Esberitox
Kneipp-Johanniskraut-Öl
Myo-Echinacin

Perkamillon-Salbe
Symphytum-Pentarkan
Toxyphanil
Ucee — Salbe, Puder
Zinnkraut (Schachtelhalm)-Extrakt
 naturrein „Dr. Schupp"

Gewebsverschlackung (siehe auch Stoffwechselstörungen): Hierbei können folgende Heilpflanzen eingesetzt werden: Brennessel, Brunnenkresse, Löwenzahn, Quecke, Schafgarbe, Seifenkraut (Wurzel), Süßholz, Tausendgüldenkraut, Veilchen, Wacholder, Wegwarte, Wermut

Rezepte: I 1—14, 17

Fertigpräparate:
Araniforce
Arnicorin
Bärlauchsaft (Schoenenberger)
Bellis Oligoplex
Brennesselsaft (Schoenenberger)
Brunnenkressesaft (Schoenenberger)
Contravenenum
Dyskrafid
Hagebuttentrank (Schoenenberger)
Holundertrank (Schoenenberger)
Kneipp-Birkenblätter-Pflanzensaft
Kneipp-Brennessel-Pflanzensaft
Kneipp-Brunnenkresse-Pflanzensaft
Kneipp-Sellerie-Pflanzensaft
Kneipp-Wacholderbeer-Pflanzensaft
Kneipp-Zinnkraut-Pflanzensaft
Knoblauchsaft (Schoenenberger)
Schafgarbensaft (Schoenenberger)
Solu-Vetan
Wacholder-Extrakt (Schoenenberger)
Wacholdermus (Succus Juniperi
 inspissatus DAB 6)
Wörisetten
Zinnkrautsaft (Schoenenberger)

Gicht (siehe auch Fußgicht): An erster Stelle längere Zeit harnsäurefreie Diät! Folgende Heilpflanzen kommen in Frage: Berberitze, kanadisches Berufskraut, Bibernelle, Efeu, Fichte, Gänseblümchen, Gottesgnadenkraut, Hauhechel, Herbstzeitlose, schwarze Johannisbeere, Kiefer, Löffelkraut, Löwenzahn, Majoran, Meerrettich, Schöllkraut, Stechpalme, Wacholder, Wermut.

Die Herbstzeitlose *(Colchicum autumnale)* ist die speziell gegen Gicht wirksame, aber wegen ihrer Giftigkeit nur ärztlich zu verordnende Heilpflanze. Die Einnahme wird auf 2—3 Tage beschränkt während der Zeit des akuten Anfalls. Durch Gewebsreinigung unterstützend wirken die

Rezepte: I 1—14, 17

Fertigpräparate:
Berberis Oligoplex
Berberis-Tonikum-Pascoe
Colchicum-Dispert
Cholchysat Bürger

Ledum Oligoplex
Nephrubin-Tee
Rheumex-Tee
Rhus toxicodendron-Weliplex
Wogaesin

Grippe (Influenza)

Schutz vor Ansteckung: Die Grippe (Influenza) ist leicht übertragbar und sucht von Zeit zu Zeit in gewaltigem Zuge ganze Länder heim. Die Übertragung der Keime (die noch nicht mit Sicherheit festgestellt sind) geschieht durch den kranken Men-

Die Krankheiten und ihre pflanzlichen Heilmittel

schen. Sitz der Erkrankung sind Mund, Rachen, Nase und die übrigen Atmungswege, darüber hinaus ist der ganze Körper in Mitleidenschaft gezogen. Beim Husten und Niesen werden die Ansteckungskeime mit winzigen Schleimtröpfchen in die Luft geschleudert. Vorbeugend vermeide man daher möglichst den Umgang mit Grippekranken sowie größere Menschenansammlungen und hüte sich davor, angehustet zu werden. In Epidemiezeiten größte Reinlichkeit des Körpers, regelmäßige Mund- und Zahnpflege, Gurgeln mit desinfizierenden Lösungen (sehr gut ist Kamillentee), trockenes, gut sitzendes Schuhwerk und viel frische Luft.

Stärkung der Abwehrkräfte muß eigentlich unter den vermehrten Infektionsmöglichkeiten in der Großstadt dauernd geschehen durch Sport, Wasseranwendung und eine gesunde Ernährungs- und Lebensweise.

Schnelle Hilfe bei den ersten Krankheitszeichen: Neben den bei allen Erkältungskrankheiten geläufigen Erscheinungen ist vor allem eine auffallende Hinfälligkeit und Mattigkeit (man fühlt sich wie „zerschlagen") kennzeichnend und als Grippebeginn zu werten. Sofort ein heißes Bad nehmen, dann tüchtig Lindenblüten- oder Fliedertee (= Holunderblüten) trinken und eine einstündige Schwitzkur im Bett durchführen. Diese Maßnahmen werden sehr oft die Krankheit im Keime ersticken.

Ist das jedoch nicht der Fall, wird unverzüglich der Arzt geholt; denn die Grippe kann so vielgestaltig auftreten (Lungen-, Magen-, Darm-, Kopfgrippe usw.), daß bei ernsteren Fällen ärztlicher Rat nicht mehr zu entbehren ist. Erst wenn der Arzt die Gefahr der Neben- und Nachkrankheiten für gebannt hält, darf das Bett verlassen werden, sonst kann der Patient in einen Zustand von Erschöpfung und Kreislaufschwäche geraten, der ihm lange Zeit nicht erlaubt, sich seinen Aufgaben voll zu widmen.

Gegen Grippe wirksam sind folgende Heilpflanzen: Eisenhut, Holunder, schwarze Johannisbeere, Kamille, Kapuzinerkresse, Lavendel, Meerrettich, Primel, Sonnenhut, Spierstaude, Veilchen.

Rezepte: III 3, 11—15; XII 14—17

Fertigpräparate:

Bikapect	Gripps-Tropfen
Bikatox	Infludo
Echinacin	Influvit
Esberitox	Jsonettin
Eupatorium-Pentarkan	Myo-Echinacin
Grikomplex-Reinecke	Nisylen
Gripp-Heel	Salviathymol
Gripps-Suppositorien	Tromacaps

Gürtelrose: Bilden sich an Stellen, wo unter der Haut einer der großen Hautnerven verläuft, plötzlich rote Flecken von der Größe eines Fünfmarkstücks und treten innerhalb dieser Flecken Gruppen kleiner, wasserheller Bläschen auf, so handelt es sich um eine *Gürtelrose* (Herpes zoster). Da die Krankheit recht häufig am Bauch auftritt und ihn meist einseitig vom Rücken her bis zur Mittellinie wie ein Gürtel umfaßt, wurde die Krankheit Gürtelrose genannt. Sie kann aber genausogut im Bereich jedes anderen Nervs auftreten, so am Hals, am Kopf, im Gesicht, an den Armen oder Oberschenkeln und im Bereich des Gesäßes. Anfangs brennen die Herde auf der Haut, später jucken sie, und im Bereich der zugehörigen Nerven treten meist starke Schmerzen (Neuralgien) auf, die wochenlang andauern.

Die Bläschen hält man lediglich durch einen Wundpuder trocken. Der Arzt wird antineuralgische Mittel verordnen und Vitamin-B12-Injektionen verabreichen. Da die Gürtelrose eine Virusinfektion ist, haben nur solche Antibiotika Sinn, die die Virusentwicklung zu hemmen vermögen. Die Entscheidung darüber muß dem Arzt überlassen bleiben. Meist hinterläßt die Krankheit eine dauernde Immunität.

Die Schmerzstillung und Abheilung kann begünstigt werden durch folgende

Fertigpräparate:
Bryonat
Colchicum Kalco
Euphorbia-Plantaplex
Gelsemium-Plantaplex
Kalcotoxan
Ranunculus-Pentarkan

H

Haarausfall: Haarausfall und mangelhafter Haarwuchs sind nur ein Krankheitszeichen (Symptom), das die verschiedensten Ursachen haben kann. Sind die Ursachen ausfindig gemacht, läßt sich eine entsprechende, zielbewußte Behandlung — auch mit unseren Heilpflanzen — durchführen. Ursächlich in Frage kommen Kreislaufstörungen, Nervenfunktionsstörungen, Hormondrüsenstörungen, Stoffwechselstörungen, Haut- und Hautdrüsenfunktionsstörungen. Die vielfältigen Ursachen erklären auch die Wirkung der verschiedensten Heilpflanzen auf den Haarwuchs. Sie sind entsprechend den zugrunde liegenden Organ- oder Gewebsstörungen einzusetzen.
Meist erfordert die Bekämpfung des Haarausfalls zugleich auch eine Anwendung äußerlicher Mittel, die auf Kopfhaut und Haarboden anregend, schuppenlösend, durchblutungsfördernd und desinfizierend wirken. Dazu stehen uns folgende Heilpflanzen zur Verfügung:
Arnika (Blüten), Birke (Blätter), Brennessel (ganze Pflanze), Enzian, Johanniskraut (Öl), Kalmus (Öl), Klette (Wurzel), Lavendel (Öl), Rosmarin (Öl), Zwiebel.
Man kann die Öle einzeln verwenden, aus den Drogen spirituöse Auszüge herstellen oder einen gemischten Haarspiritus nach dem unten bezeichneten Rezept anfertigen. Die Herstellung der Tinkturen und Öle ist unter der jeweiligen Pflanzenbeschreibung nachzulesen. Eine Vorschrift für Haarspiritus findet sich unter den

Rezepten XI 25, 32, 33

Zweckmäßig sind diese Verordnungen durch Vitamingaben (A, Pantothensäure und D2) zu ergänzen. Mit der *Vitamin-B6-Behandlung* wurden eindeutige, günstige Erfolge vor allem beim seborrhoischen Haarausfall erzielt. Im Tierversuch (Ratten) kann man durch einen künstlich hervorgerufenen Mangel an Vitamin B6 Haarausfall und Hautentzündung mit starker Absonderung, Schwellung und Ödembildung erzeugen. Diese Veränderungen sind der menschlichen seborrhoischen Hautentzündung sehr ähnlich. Die Behandlung muß teils durch Einnehmen, teils durch Injektionen von Vitamin B6 erfolgen, wobei man wöchentlich eine Dosierung von 900 mg erreichen muß. Die Kur dauert 3 Wochen, in denen insgesamt 2700 mg Vitamin B6 eingenommen werden. Im Verlaufe von 4—6 Monaten kann es vor allem bei jugendlichen Patienten wieder zu der früheren Haardichte kommen.
Die *Vitamin-D2-Behandlung* ist manchmal selbst bei schweren Fällen von Haarausfall noch von Erfolg. Da das Vitamin D2 jedoch bei Überdosierung zu Schäden an den

arteriellen Gefäßabschnitten führen kann, ist die Kur nach genauer ärztlicher Vorschrift und Überwachung durchzuführen. Man benötigt täglich 1—2 mg bis zu einer Gesamtmenge von 150—180 mg. Die Behandlung kann mit den oben beschriebenen lokalen, hauternährenden und durchblutungsfördernden Maßnahmen ausgezeichnet kombiniert werden.

Bei Kopfschuppen (trockener Seborrhoe) reibt man die Kopfhaut täglich mit *Klettenwurzelöl* ein.

Fertigpräparate:
Arnicorin
Birkensaft (Schoenenberger)
Birkin-Haarwasser
Brennesselsaft (Schoenenberger)
Capillaron
Gentiana-Pentarkan
Hyperforat-Tropfen
Kalmusöl (Oleum Calami DAB 6)
Kneipp-Brennessel-Pflanzensaft
Rosmarinöl (Oleum Rosmarini DAB 6)
Sanil
Weleda Arnika-Essenz
Weleda Birken-Elixier

Hämatom: siehe Bluterguß

Hämorrhoiden: So nennt man die prall gefüllten Aderknoten in und am After, die sich durch Jucken, Spannen, Klopfen, stechende und brennende Schmerzen sowie Blutungen beim Stuhlgang außerordentlich lästig bemerkbar machen. Die Beschwerden, insbesondere die Schmerzen, sind manchmal sehr qualvoll.

Bei *äußeren* Hämorrhoiden gebraucht man vielfach Hämorrhoidensalben, bei *inneren* entsprechende Zäpfchen, die Hamamelis- oder Tormentillextrakt oder andere krampflösende, entzündungswidrige und entstauend wirkende Arzneien enthalten. Häufig ist diese Behandlung nicht ausreichend. Es muß dann zur *Lokalbehandlung* eine *Allgemeinbehandlung* kommen. Zur Allgemeinbehandlung gehören: reizlose, vorwiegend vegetarische Kost, kein Kochsalzzusatz, Regulierung des Stuhlgangs (siehe unter *Stuhlverstopfung*), Anregung des Gesamtkreislaufs nicht nur durch Medikamente, sondern auch durch morgendliches Trockenbürsten mit nachfolgender kalter Waschung oder kalter Dusche, warme Fichtennadelbäder mit nachfolgender kalter Dusche, körperliche Arbeit oder Gymnastik (Schulterstand, Kopfstand, Beckenhochlagerung in Bauchlage). Auch Atemübungen fördern den Kreislauf, insbesondere den Rückfluß des Blutes zum Herzen.

Wohltuend sind auch kühle Kompressen oder Heilerdeaufschläge auf die Aftergegend und kühle Sitzbäder (beim ersten Bad mit 30° C beginnen, bei weiteren Bädern nach und nach die Temperatur auf 20° C senken, Dauer des einzelnen Bades 3—10 Minuten). Die beste Übung nach Abklingen der akuten entzündlichen Erscheinungen ist das *Schwimmen*.

Auch unsere *Heilpflanzen* spielen zum inneren und äußeren Gebrauch bei Hämorrhoiden eine große Rolle. Wir verwenden

innerlich: Angelika, Arnika, Bärlapp, Brombeere, Enzian, Faulbaum, kanadische Gelbwurz, Gottesgnadenkraut, Himbeere, Honigklee, Kamille, Lein, Löwenzahn, Lungenkraut, Mäusedorn, Nelkenwurz, Olive, Osterluzei, Raute, Roßkastanie, Schafgarbe, Schöllkraut, Steinklee, Wasserpfeffer, Wegwarte, Weißdorn, virginischer Zauberstrauch;

zu Sitzbädern: Eiche, Kamille, Schafgarbe, Thymian.

Rezepte: II 11—19; XIII 6

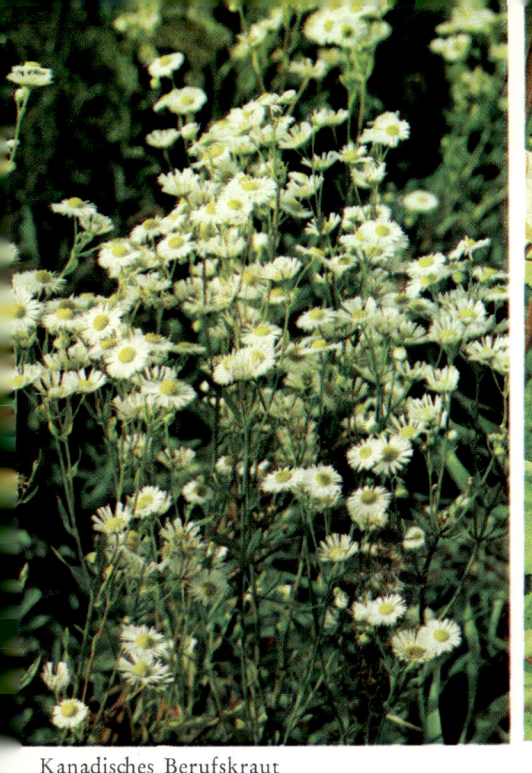
Kanadisches Berufskraut

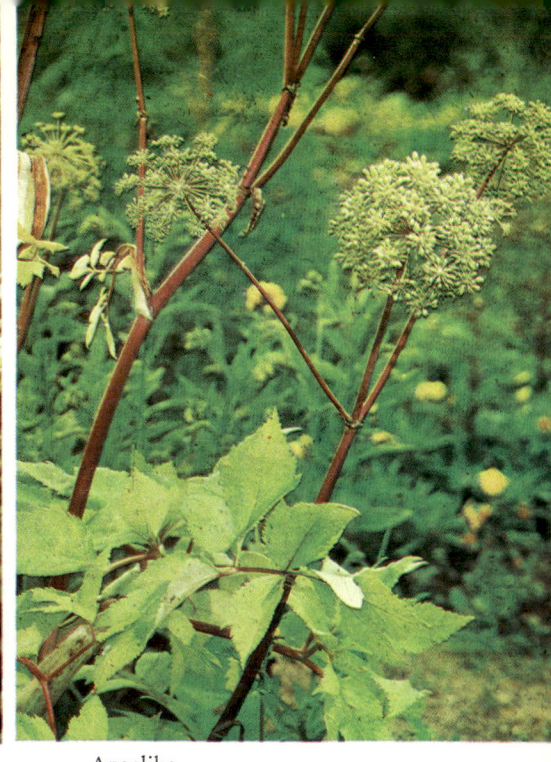
Angelika

Thymian

Bärenlauch

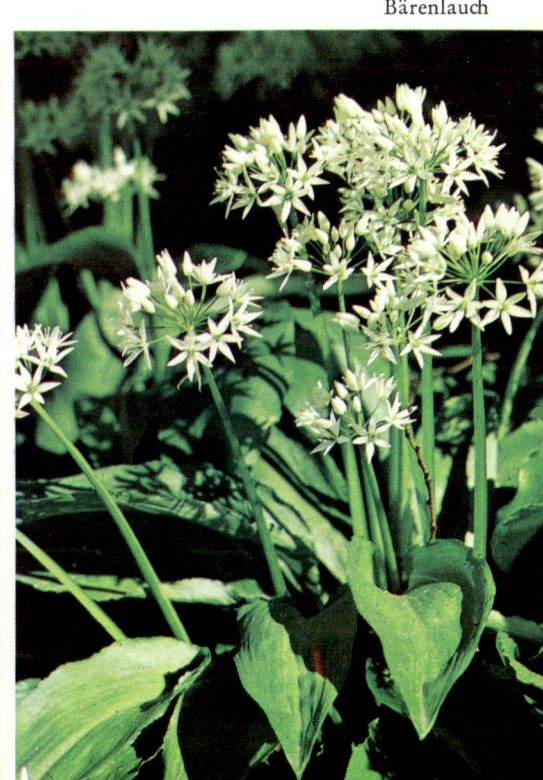

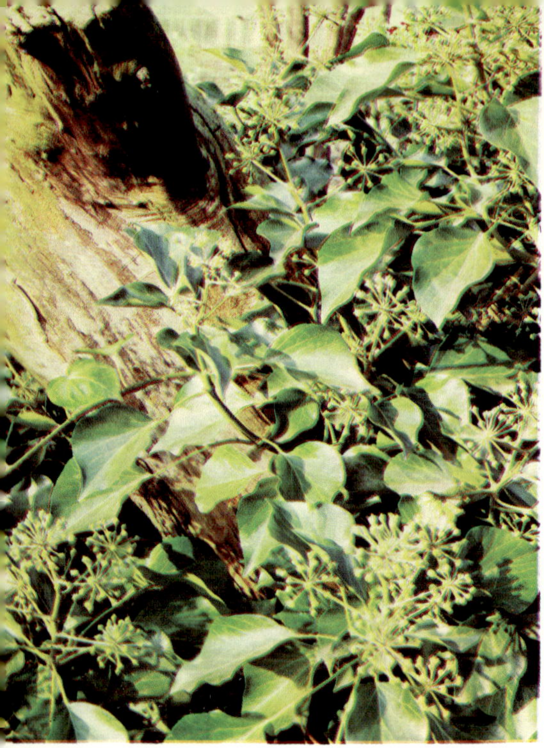

Efu Bruchkraut
Vogelmiere 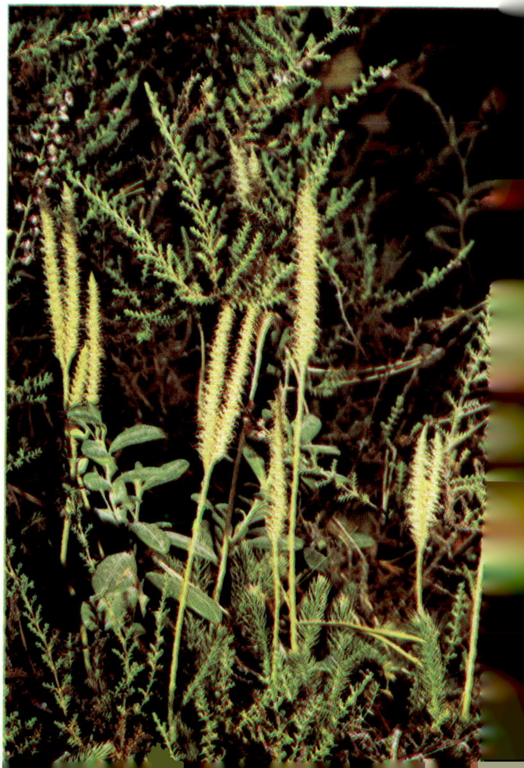 Bärlapp

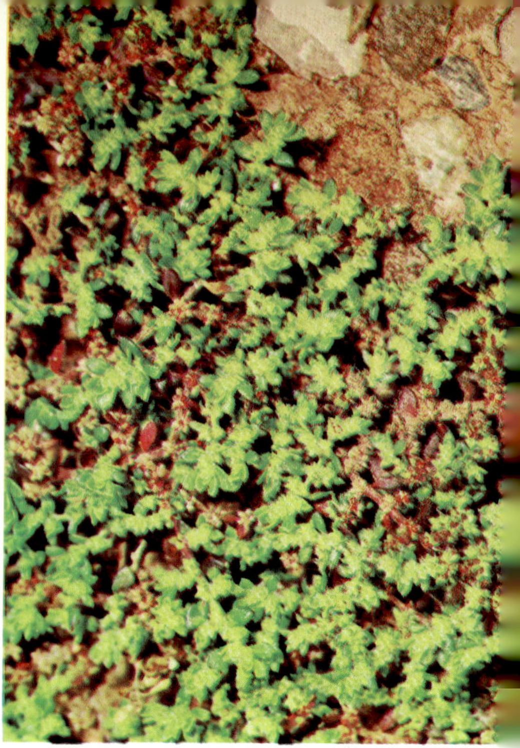

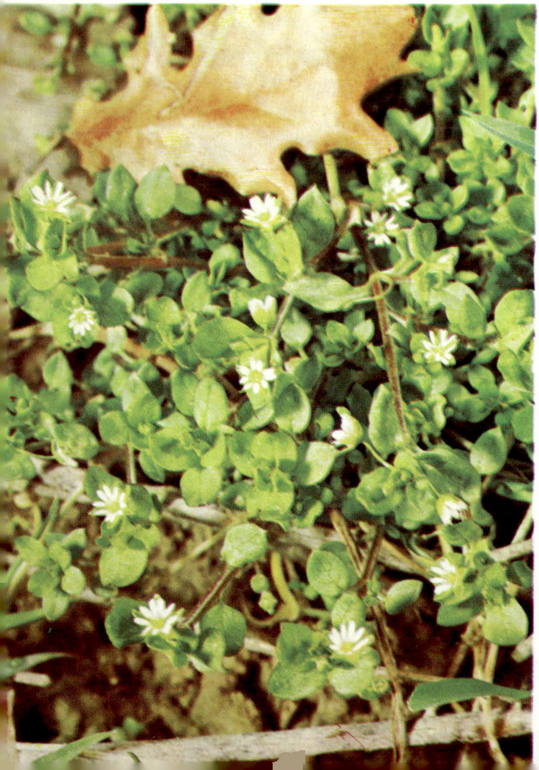

Fertigpräparate:
Aescorin
Aesculin Oligoplex
Aesculin-Pentarkan
Arnica-Kneipp
Contravenenum
Essaven
Esberiven
Haemotrop
Hamamelis Oligoplex

Hepatodoron
Malven-Hämorrhoidal-Zäpfchen Didier
Paeonia Oligoplex
Plantaemal
Species Haemorrhoidales Kneipp
Venoruton-P 4 — Kapseln, Salbe, Tropfen

Die Krankheiten und ihre pflanzlichen Heilmittel

Hände, kalte: Sie sind ein Zeichen mangelhafter Durchblutung oder auch Symptom eines allgemeinen Blutmangels. Die Ursachen sind in Herz- und Kreislaufstörungen, Blutarmut, nervösen Verkrampfungen, Hormondrüsenstörungen oder sogar schweren Verdauungsstörungen zu suchen.

Läßt sich eine Ursache erkennen, so wird die Behandlung entsprechend zielgerichtet sein, sonst bleibt nur eine allgemeine Behandlung des peripheren Kreislaufs übrig zur Beseitigung von Blutstauungen, Gefäßkrämpfen und Kreislaufschwäche. Das kann erreicht werden durch Trockenbürsten, ansteigende Armbäder, heiße Wickel, kurze kalte Fußbäder, Wassertreten, Taulaufen, Gymnastik, Atemübungen und die Anwendung gefäßerweiternder und kreislauffördernder *Heilpflanzen* wie Adonisröschen, Arnika, Baldrian, Enzian, Ginkgo, Hopfen, Kamille, Maiglöckchen, Oleander, Roßkastanie, Schafgarbe und Weißdorn.

Rezepte: II 7, 10, 11, 14, 16, 17

Fertigpräparate:
Arnicorin
Aurocard
Cratylen

Diacard
Hypotonin
Orthangin

Halsentzündung: Die unkomplizierte Halsentzündung (Angina catarrhalis) zeigt sich durch Fieber und eine allgemeine entzündliche Rötung des gesamten hinteren Rachenabschnittes (des lymphatischen Schlund- und Rachenringes). Es bestehen dabei mäßige Schluckschmerzen.

Im allgemeinen klingt die Entzündung nach einigen Tagen wieder ab. Bettruhe und alle 1—2 Stunden zu wiederholende kühle Halswickel gehören zur Behandlung. Es lassen sich auch gut einige entzündungswidrige *Heilpflanzen* einsetzen. Dafür eignen sich Zubereitungen von Arnika, Kamille, Linde, Quendel, Salbei, Sonnenhut und Tormentill.

Rezepte: XI 11—14

Fertigpräparate:
Balsalyt
Echinacin extern und intern

Fixlinde
Tromacaps

Harnbeschwerden (besonders bei Prostatahypertrophie): In höherem Alter kommt es beim Mann häufig zu einer Vergrößerung der Vorsteherdrüse, wodurch der Harnabfluß behindert ist. Bei längerem Bestehen des Leidens entleert sich die Harnblase beim Urinieren nicht mehr vollständig (es bleibt ein Restharn zurück), der Harn staut sich schließlich bis zur Niere hinauf, und es besteht die Gefahr einer Infektion oder einer Harnvergiftung (Urämie).

Die Krankheiten und ihre pflanzlichen Heilmittel

Das erste Stadium ist gekennzeichnet durch den Drang zu häufigerem Harnlassen (Pollakisurie). Die Entleerung ist dabei erschwert und geschieht anfangs manchmal nur durch ein Tröpfeln, auch ein Brennen in der Harnröhre kann zu verspüren sein. Charakteristisch ist das häufigere Wasserlassen des Nachts, soweit es nicht durch Kreislaufschwäche mitbedingt ist. Manchmal besteht auch Druck und Unterbauch. Nach Abkühlung schwillt die Vorsteherdrüse manchmal ganz plötzlich an und verschließt die Harnröhre.

In diesem ersten Stadium läßt sich *noch* eine erfolgreiche konservative Behandlung durchführen mit Diät, Wasseranwendungen und Arzneigaben. Die *Diät* beginnt mit einigen strengen Rohkosttagen, anschließend muß die Kost kochsalz- und flüssigkeitsarm sein und darf nur die notwendige Eiweißmenge (40—60 g) enthalten. Alkohol ist völlig zu meiden.

Die *Wasseranwendungen* bestehen aus kalten oder wechselwarmen und abends lauwarmen Ganzwaschungen. 3mal wöchentlich sind ansteigende Sitzbäder mit Zusätzen von Baldrian, Haferstroh, Heublumen oder Zinnkraut durchzuführen. Abends kühler Leibaufschlag, Rumpf- oder T-Wickel, ferner viel Bewegung im Freien; Luft- und Sonnenbäder sind wünschenswert.

Bei der arzneilichen Behandlung spielen folgende *Heilpflanzen* eine große Rolle: Brennessel, Bruchkraut, Efeu, Goldrute, Hauhechel, Holunder, Kürbis und Sonnenhut.

Rezepte: VII 12—16; XIII 1, 4, 13, 14

Fertigpräparate:
Prostagutt
Secerna
Tenerval
Urgenin
Urologicum Tuben-Tee
Urologicum vegetabile Nattermann
Uva ursi Oligoplex

Harnleiterentzündung (Ureteritis): Der Harnleiter (Ureter) bildet einen muskulöshäutigen Schlauch zwischen Niere bzw. Nierenbecken und Blase. Er erkrankt entzündlich meist im Zusammenhang mit einer Nierenbecken- oder Blasenentzündung oder wenn ein Nierenstein in ihm steckenbleibt. Die Behandlung ist die gleiche wie die des *Nierenbeckenkatarrhs* (siehe dort). Wirksame Heilpflanzen sind vor allem Bärentraube, Bockshornklee, Gottesgnadenkraut, Kapuzinerkresse, Meerrettich und Thymian.

Rezepte: VII 12-16

Fertigpräparate:
Buccotean-Tee
Cystinol
Diupressan
Enuroplant
Juniperus-Hanosan-Tropfen
Juniperus Oligoplex
Millefolium Oligoplex
Urologicum Tuben-Tee
Urologicum vegetabile Nattermann

Harnröhrenentzündung (-katarrh) (Urethritis): Sie kommt fast nur beim Manne vor und macht sich durch Brennen in der Harnröhre und Ausfluß eines dünnen eitrigen Sekretes aus der Harnröhre bemerkbar. Wenn zugleich Gelenkschmerzen (können auch *vorher* bestanden haben) und eine Augenbindehautentzündung auftreten, spricht man von der *Reiterschen Krankheit* (Reitersche Trias).

Neben Trockenbürsten und täglich durchzuführenden ansteigenden Sitzbädern bei kochsalzarmer, fleischfreier und vorwiegend vegetarischer Kost (mit $^1/_3$ Rohkost) wendet man Zubereitungen folgender *Heilpflanzen* an: Ackerschachtelhalm, Bärentraube (Blätter), Bockshornklee, Bruchkraut, Eiche und Kapuzinerkresse.

Bei hartnäckigen eitrigen Infektionen ist die Anwendung eines modernen Bakterienhemmstoffes (Sulfonamide, Penicillin) nicht zu umgehen. Bei schlecht abheilenden Infektionen muß fachärztlich geklärt werden, ob nicht eine spezifische Infektion (z. B. Gonorrhoe) vorliegt.

Rezepte: VII 12—16

Fertigpräparate:

Buccotean-Tee	Juniperus-Hanosan-Tropfen
Cystinol	Juniperus-Herbatrit
Enuroplant	Urologicum Tuben-Tee
Fides-Teekomplex Nr. 31	Urologicum vegetabile Nattermann

Harnvergiftung (Urämie): Wenn im Blut harnpflichtige, vor allem stickstoffhaltige Substanzen zurückgehalten werden, entwickelt sich eine Harnvergiftung (Praeurämie, Urämie). Dieser Zustand kann eintreten bei akuter Nierenentzündung (akute Nephritis), Vorsteherdrüsenvergrößerung (Prostatahypertrophie), Nierentuberkulose, Schrumpfniere und anderen schweren Nierenerkrankungen.

Die Harnvergiftung macht sich bemerkbar durch Appetitlosigkeit, Übelkeit, Brechreiz, Erbrechen, Lustlosigkeit, Verstimmung, Benommenheit, Erregungszustände, vertiefte Atmung und Muskelzucken.

Da es sich bei jeder Harnvergiftung um ein schweres Krankheitsbild handelt, ist jede Selbstbehandlung gefährlich. Die Einweisung ins Krankenhaus ist unerläßlich. Bis dahin kann lediglich eine einleitende Diät angesetzt werden (Beginn mit drei Hunger- und Dursttagen, anschließend Tee- und Safttage, wobei der Tee aus den drei *Heilpflanzen* Ackerschachtelhalm, Birke und Goldrute zubereitet sein kann). Nach einigen Tagen erfolgt der Übergang zu Obst und Rohkost *ohne* Eiweiß und *ohne* Milch.

Alle weiteren physikalischen und medikamentösen Maßnahmen sind einer ärztlichen Verordnung vorbehalten, die sich immer wieder dem jeweiligen Zustand des Kranken anpassen muß.

Rezepte: VII 9, 10, 11, 16, 17

Fertigpräparate:

Buccotean-Tee	Nephropur
Nephrisan	Nephroselect
Nephrisol	

Hautentzündung (Dermatitis): Diese Bezeichnung sagt über die Art der Erkrankung nichts weiter aus, als daß es sich um eine völlig unspezifische, entzündliche Reaktion der Haut handelt. Die Hautentzündung muß näher charakterisiert werden, um für die Diagnose und Therapie Bedeutung zu haben. Es gibt nämlich kein Organ im menschlichen Körper, das sich ständig mit so zahlreichen inneren und äußeren Reizen auseinandersetzen muß wie die Haut. Und es gibt auch kein anderes Organ, das über so vielfältige und vielgestaltige Reaktionsmöglichkeiten verfügt wie die Haut.

Der Begriff *Kontakt-Dermatitis* sagt schon mehr über die vorliegende Krankheit aus, nämlich daß die Haut mit einem überstarken Reiz von außen in Kontakt gekommen ist und sich dadurch entzündet hat. Eine solche Kontakt-Dermatitis kennen wir nach zu starker Höhensonnenbestrahlung oder nach Einwirkung einer zu starken Lauge auf die Haut. Grundsätzlich kann sich bei jedem Menschen die Haut ohne sonstige Vorbedingung nach der Einwirkung zu starker chemisch-toxischer, thermischer oder „strahlender" Reize entzünden.

Menschen, bei denen eine *angeborene* Überempfindlichkeit gegen eine Reihe sonst harmloser Stoffe besteht, reagieren bei Berührung mit diesen Substanzen mit einer Hautentzündung, die man dann als Überempfindlichkeitsreaktion oder *Idiosynkrasie* bezeichnet.

Eine Hautentzündung kann auch durch eine *erworbene* Überempfindlichkeit, *Allergie* genannt, auftreten. Ein solches Überempfindlichwerden wird durch eine Steigerung der Erregbarkeit des Gefäßsystems erklärt. Die Steigerung der Erregbarkeit wiederum tritt ein, wenn Substanzen bei einem Menschen z. B. berufsmäßig immer wieder in kleine Hautrisse eindringen oder wenn besondere Substanzen immer wieder das autonome Nervensystem reizen und dadurch eine allgemeine Umstellung der Hautreaktion, eine „Sensibilisierung" hervorrufen.

Ein besonderes Beispiel für eine Änderung der Hautempfindlichkeit ist z. B. die *Wiesengrasdermatitis*. Sie kommt dadurch zustande, daß besondere Öle der Wiesengräser die Hautstellen, die damit in Berührung kommen, gegen Licht überempfindlich (fotoallergisch) machen, so daß sie nun auf Sonneneinwirkung, die sonst immer gut vertragen wurde, übermäßig heftig reagieren.

Praktisch wichtig, da sehr häufig, ist auch die *seborrhoische Hautentzündung*, der Talg- oder Ölfluß der Haut. Die Bezeichnung „seborrhoisches Ekzem" würde besser vermieden, da es sich nicht um ein echtes Ekzem handelt. Die zahlreichen Krankheitsformen der seborrhoischen Dermatitis weisen einen inneren Zusammenhang auf, nämlich den „status seborrhoicus", eine konstitutionelle Krankheitsbereitschaft der Haut, die neben der selbstverständlichen äußeren auch eine innere Behandlung mit bestimmten *Heilpflanzen* rechtfertigt.

Die drei wichtigsten Formen der seborrhoischen Hautentzündung sollen kurz erwähnt werden. Menschen mit verhältnismäßig stark ausgeprägter Talgdrüsenabsonderung, meist zugleich auch Schweißdrüsensekreten — 90 % der Menschen gehören zu diesem „Typus seborrhoicus" —, neigen zur seborrhoischen Dermatitis, und zwar an den Körperstellen, an denen von Natur aus die Talg- und Schweißdrüsen am stärksten und zahlreichsten vorhanden sind, also auf der behaarten Kopfhaut, auf der Stirn, im mittleren Gesichtsbereich, hinter den Ohren, in der Umgebung des Nabels, über dem Brustbein (vordere Schweißrinne), längs der Wirbelsäule (hintere Schweißrinne), in der Achselhöhle und in der Leistengegend.

Tritt bei Neigung zu starker Talgabsonderung stärkere Schuppenbildung auf dem Kopf und damit das Bedürfnis nach häufiger Kopfwäsche auf, so ist die Vorbedingung zum Auftreten eines „Kopfekzems", einer seborrhoischen Entzündung der Kopfhaut, besonders dann gegeben, wenn die Kopfwäsche mit Seife ausgeführt wird. Der Seifenschaum entfernt nämlich nicht nur Schmutz, Hauttalg und Bakterien, er beseitigt leider auch den für die Haut wichtigen „Säuremantel", und er extrahiert die wichtigen wasserbindenden Inhaltsstoffe der Hornschicht, wodurch eine trockene, aufgerauhte Haut entsteht. Die alkalisch wirkenden Seifen quellen die Haut auf, wodurch die Drüsenausführungsgänge verquellen, was wiederum die Mitesserbildung und die Ansiedlung krankmachender Keime begünstigt. Weiterhin wirkt die Seife bei entzündeter Haut auf das in den Zellen vorhandene Kalzium (das ionisierte intrazelluläre Hautkalzium) ausfällend; dadurch wird es inaktiviert, so daß nun das die Erregbarkeit steigernde Natrium überwiegt, was zu stärkerem Juckreiz führt. Daraus ergibt sich mit zwingender Notwendigkeit, die erkrankte Kopfhaut möglichst wenig zu waschen und auf keinen Fall mit Seife. Man verwende anstelle der Seife alkalifreie Waschmittel wie „Satina" oder „Virdu-Pin" oder aber *Kamillen*zubereitungen.

Die Krankheiten und ihre pflanzlichen Heilmittel

Bildet sich über dem Brustbein ein etwas gelblicher „Ekzem"-Ring, der mit ein paar rosafarbenen, punktförmigen Flecken beginnt, sich dann aber zu blattförmigen Herden ausweitet, die scharf begrenzt und leicht erhaben bleiben, so haben wir wieder eine andere Form der seborrhoischen Hautentzündung vor uns, die zwar harmlos aussieht, aber doch recht lästig und in der Behandlung sehr langwierig werden kann. Solche ekzemartigen Krankheitsherde können sich auch an all den erwähnten talg- und schweißdrüsenreichen Stellen zugleich oder nacheinander bilden; wir sprechen dann von einer *großen seborrhoischen Dermatitis*.

In allen Fällen und bei allen Formen der seborrhoischen Hautentzündung wird der Facharzt mit einem Cortisonpräparat in Verbindung mit einem möglichst breit wirkenden Antibiotikum eine sehr bald erfolgreiche Lokalbehandlung vornehmen. Die eigentliche Grundlage der Erkrankung, der „Status seborrhoicus", ist damit aber nicht beseitigt. Oft läßt er sich auch gar nicht beseitigen, aber durch eine länger dauernde Heilpflanzentherapie ist es manchmal möglich, die Erkrankungsbereitschaft wesentlich zu verringern oder sogar praktisch auf Jahre hinaus zum Verschwinden zu bringen. Die dafür in Frage kommenden *Heilpflanzen* sind Bärlapp, Birke, Eiche (Rinde), Gänseblümchen, kanadische Gelbwurz, Gottesgnadenkraut, Holunder, Kamille, Klette, Schöllkraut und Wiesenknopf.

Rezepte: XI 1, 2, 3, 15, 16, 18—22; XIII 2, 6, 12, 13, 14

Fertigpräparate:
Calendula Kalco
Contravenenum
Dermatodoron
Echinacin
Echinacin extern
Echinacin-Salbe

Euphorbia Oligoplex
Malven-Heil- und Wundsalbe Didier
Populus cp.-Fluid
Raderma-Salbe
Rhododendron cp.-Fluid

Hautfunktionsschwäche: Die Haut stellt zweifellos ein Organ dar, das nicht nur zahlreichen inneren und äußeren Einflüssen, zum Teil sogar krankmachender Art, standhalten muß, sondern auch eine Reihe von wichtigen Funktionen zu erfüllen hat (Atmung, Schweißbildung, Talgbildung, Ausscheidungen). Darüber hinaus besitzt sie zahlreiche Beziehungen zum Nerven- und zum Gefäßsystem, zu den hormonellen Regulationsorganen, den Abwehr- und Immunisierungsvorgängen und damit zum Gesamtstoffwechsel. Ihre normale Funktion ist daher von großer Bedeutung. Es lohnt sich, die sehr häufig vorkommende, aber kaum beachtete Unterfunktion ernst zu nehmen und nach Möglichkeit zu bekämpfen. Es lassen sich auf diese Weise zahlreiche lästige Gesundheitsstörungen, wie immer wieder auftretende Erkältungs- und Infektionskrankheiten, die Entzündungsbereitschaft der Haut sowie Zirkulations- und Stoffwechselstörungen, beseitigen.

Zur Funktionssteigerung der Haut stehen uns zahlreiche *Heilpflanzen* zur Verfügung (siehe auch unter Schwitzen). Schweiß*treibend* wirken: Angelika, Bibernelle, Holunder, Kamille, Linde, Seifenkraut und Veilchen. Schweiß*mindernd* wirken: Ackerschachtelhalm, Salbei, Schafgarbe und Ysop.

Die Krankheiten und ihre pflanzlichen Heilmittel

Allgemein funktions- und abwehrsteigernd wirken: Bibernelle, Brennessel, Gänseblümchen, Hauhechel, Klette, Spitzwegerich, Veilchen und Wacholder.

Rezepte: XI 15, 16, 18—22

Fertigpräparate:
Contravenenum
Dermatodoron
Euphorbisan
Salus-Hautreinigungs-Tee
Weleda Hauttonicum

Heiserkeit: Alle Erkrankungen, die eine Funktionsstörung oder eine organische Veränderung der Stimmlippen hervorrufen, führen zu einer ausgesprochenen Rauheit und Heiserkeit der Stimme. Solche ursächlichen Erkrankungen sind der akute Kehlkopfkatarrh (akute Laryngitis), die chronische (trockene) Kehlkopfentzündung, Nerven- und Muskellähmungen, Geschwülste (Polypen, Krebs), Syphilis und Tuberkulose.

Die Behandlung der akuten Heiserkeit ist die gleiche wie die einer akuten *Halsentzündung* (siehe dort) oder eines akuten *Bronchialkatarrhs* (siehe dort). Insbesondere kommen dafür folgende *Heilpflanzen* in Frage: Arnika, Holunder, Huflattich, Kamille, Linde, Quendel, Salbei, Sonnenhut und Tormentill.

Läßt sich die Heiserkeit mit den genannten Mitteln einschließlich Ruhe, Wärme und Schonung der Sprache nicht in kurzer Zeit beheben (8—14 Tage), so liegt Verdacht auf eine der genannten schweren organischen Störungen vor. Es ist dann unbedingt der Hals-Nasen-Ohren-Arzt aufzusuchen.

Einfache Stimmstörungen — mangelndes Ansprechen der hohen Töne besonders bei leisem Sprechen und rasche Ermüdbarkeit der Stimme — sind bei Sängern und Rednern häufig. Sie treten auch nach leichten Katarrhen oder als Begleiterscheinung bei Mundatmung, Erkrankungen des Rachens und der Nase auf. Vorübergehende Schonung ist dann unerläßlich.

Rezepte: III 1—5; XI 11—14

Fertigpräparate:
Anis-Pyrit D 3
Arum triphyllum-Pentarkan
Balsalyt
Bronchicum-Tropfen
Bronchicum vegetabile Nattermann
Bronchipressan
Cefabronchin
Endemol
Eupatal
Melrosum
Mentapin
Optipect — Balsam, Dragees, Sirup, Tropfen
Tussistin

Herzasthma (Asthma cardiale): Einige Herzleiden können besonders bei älteren Menschen Atemnot verursachen. Entweder wird die Herzkraft durch eine Verengung und Verkalkung der Herzkranzgefäße herabgesetzt oder Herzklappenfehler, Herzmuskelerkrankungen oder eine Blutdrucksteigerung lassen die Herzkraft erlahmen. Dadurch kommt es zur Verlangsamung des Blutkreislaufs und zu einer Blutstauung in den Lungen. Die Lungenstauung führt zu einer verminderten Sauerstoffaufnahme und Kohlensäureabgabe. Der behinderte Gasaustausch bringt schließlich Brustenge, Atemnot, Erstickungsgefühl und eine keuchende Atmung mit sich. Infolge der Kohlensäureüberladung des Blutes sind die Lippen meist bläulich verfärbt. Oft bestehen auch als Folge der verminderten Herzleistung wassersüchtige Anschwellungen (Ödeme) besonders in den Beinen.

Tritt das Herzasthma anfallartig auf, dann sind die pflanzlichen wie auch die homöopathischen Mittel zu schwach, um hier Abhilfe zu schaffen. Der Arzt wird dann vielmehr versuchen, mit Injektionen von Strophanthin und Euphyllin sowie einem Aderlaß die Atemnot zu überwinden. Erst wenn das gelungen ist, kann die Nachbehandlung in der gleichen Weise durchgeführt werden, wie sie unter dem Stichwort „Herzkrampf" beschrieben ist.

Fertigpräparate:
Cratylen
Nephrisan
Scillaren
Scilloral
Stenocrat liquidum und Dragees
Strophanon
Szillosan

Herzbeutelentzündung (Pericarditis): Sie ist eine schwere Erkrankung, die nur im Krankenhaus behandelt werden sollte, da neben strengster Bettruhe und meist hohen Gaben von antibiotisch wirkenden Stoffen stärkere Herzmittel und zuweilen eine Punktion des Herzbeutels zur Entleerung des Ergusses notwendig sind. In der Nachbehandlung spielt der *Eisenhut* (Aconitum D 3) eine erhebliche Rolle.

Fertigpräparate:
Aconitum DHU, D 3
Cratadig
Crataegital Dragees
Crataelanat liquidum und Kapseln
Digicor-Dragees
Digicor-Tropfen
Digilanid
Lanatosid-Hameln
Valodigan

Herzenge (Angina pectoris): siehe Herzkrampf

Herzinfakt (Myocardinfarkt): Früher kam ein Herzinfarkt vor dem 30. und nach dem 80. Lebensjahr höchst selten vor. Heute wird er in jeder Lebensperiode beobachtet. Der Häufigkeitsgipfel liegt jedoch nach wie vor im 5. und 6. Lebensjahrzehnt. Beim Erwachsenen verursachen in 95 % aller Fälle atherosklerotische Veränderungen der Herzkranzgefäße den Herzinfarkt. Die Ausdrücke Atherosklerose, Atheromatose und Arteriosklerose bezeichnen die Einlagerung von fettähnlichen Stoffen (Lipoiden) und später von Kalk in die Gefäßinnenhaut und das Gefäßbindegewebe, wodurch die Gefäße verengt und unelastisch werden. Hierdurch wird der Blutdurchfluß gehemmt.

Bei jungen Menschen stehen meist andere Ursachen im Vordergrund, die eine Gefäßschädigung bewirken, der eine Unterbrechung der Blutversorgung des Herzens folgen kann, nämlich allergische, hormonelle, infektiös entzündliche, psychische, stoffwechselchemische (metabolische) und vergiftende (toxische) Vorgänge. In allen Fällen ist aber eine Kreislauffehlsteuerung mit Neigung zu Gefäßkrämpfen besonders an den Herzkranzgefäßen entscheidend.

Ein plötzlicher und unerwarteter Tod wird — auch bei jüngeren Menschen — meist einem Herzinfarkt zur Last gelegt. Es muß jedoch bedacht werden, daß der plötzliche Tod auch eine Ursache außerhalb des Herzens haben kann.

Für die Behandlung und zur Vorbeugung kommt es darauf an, das Nervensystem zu harmonisieren — das geht nicht ohne seelische Ausgeglichenheit —, körperliche und geistige Überlastungen zu vermeiden, die Blutgefäße zu schonen, Lipoidablagerungen möglichst zu verhindern und den Blutdurchfluß zu verbessern.

Die Krankheiten und ihre pflanzlichen Heilmittel

Diesem Ziel dienen folgende Heilpflanzen: Arnika, Baldrian, Bärenlauch, Brennessel, Gänsefingerkraut, Hopfen, Lavendel, Löwenzahn, Maiglöckchen, Melisse, Mistel, Osterluzei, Rauwolfia, Schafgarbe, Strophanthus und Weißdorn.

Rezepte: II 1, 3, 4, 6—10, 20; IV 1—8

Fertigpräparate:
Adenylocrat
Asgoviscum forte
Convacard
Valeriana-Digitalysat Bürger
Valodigan

Herzinnenhautentzündung (Endocarditis): Sie spielt sich praktisch immer an den Herzklappen ab und ist entweder rheumatisch oder bakteriell bedingt. In beiden Fällen handelt es sich um eine schwere, nur im Krankenhaus zu behandelnde Krankheit, die neben strenger Bettruhe starke bakterienwidrige oder rheumawidrige Anwendungen, Herzmittel und sorgfältige Krankenpflege benötigt. Erst in der Nachbehandlungsperiode können leichtere Herzmittel, darunter vornehmlich der *Kaktus,* in Frage kommen.

Fertigpräparate:
Cardiasan
Crataegital-Dragees
Crataelanat liquidum und Kapseln
Digicor-Dragees
Digicor-Tropfen
Digilong
Digitalysat Bürger
Lanacard
Spigelia Oligoplex
Stenocrat liquidum und Dragees
Valeriana-Digitalysat Bürger
Valodigan

Herzklappenfehler: Er bedarf in der Regel erst einer Behandlung, wenn Versagungszustände (Dekompensationserscheinungen) auftreten! In besonderen Fällen ist operative Behandlung möglich und erfolgreich. Sonst kommen hauptsächlich Zubereitungen des roten und weißen Fingerhuts *(Digitalis purpurea* und *lanata)* sowie des Maiglöckchens *(Convallaria majalis)* in Frage, die nur ärztlich verordnet werden dürfen.

Fertigpräparate:
Digicor-Dragees
Digicor-Tropfen
Digilong
Digitalysat Bürger
Digitoxin-Hameln
Lanacard
Valeriana-Digitalysat Bürger

Herzkrampf, Herzenge, Herzschmerzen (Angina pectoris): Alle Erkrankungen der Herzkranzgefäße, die zu einer Verengung dieser Gefäße und damit zu einer Behinderung des Blutzuflusses zum Herzen führen, verursachen krampfartige Schmerzen oder sogar Krampfanfälle in der Herzgegend.

Die Behinderung des Blutzuflusses kann zustande kommen durch rein nervöse Krämpfe der Kranzgefäße und durch entzündliche oder degenerative Veränderungen der Gefäßwände (rheumatische oder syphilitische Entzündung, Verkalkung, Cholesterineinlagerung, Thrombose, Embolie).

Außer den Schmerzen in der Herzgegend bewirkt die Durchblutungs- und damit Sauerstoffnot des Herzmuskels auch Schmerzen im linken Arm (manchmal auch im rechten Arm oder zwischen den Schulterblättern), kalten Schweißausbruch, Gesichtsblässe, Beklemmung und Todesangst. Der Puls ist während des Anfalls meist klein und unregelmäßig. Es sind die Anzeichen einer beginnenden Erstickung des Herzmuskels.

Ein Anfall kann wenige Minuten bis zu mehreren Stunden dauern. Nach dem Anfall besteht große Schwäche. Oft tritt schon kurz nach dem Beginn des Brustschmerzes der Tod während eines Anfalls auf, weil die Herztätigkeit versagt. Man spricht dann von *Herzschlag.*

Bei länger anhaltenden Anfällen besteht die Gefahr des *Herzinfarktes,* weil der Herzbezirk, der von einer plötzlich verschlossenen Arterie mit Blut versorgt wird, völlig erlahmt. Wenn der Kranke den Anfall überlebt und der Ausfallbezirk im Herzmuskel nicht zu groß ist, kann die Stelle narbig verheilen. Die Leistungsfähigkeit des Herzens ist danach allerdings herabgesetzt.

Da es sich bei der Angina pectoris um ein sehr ernstes Leiden handeln kann, ist immer baldmöglichst ärztliche Hilfe in Anspruch zu nehmen. Bis zum Eintreffen des Arztes ist bei jedem Herzkrampf absolute Bettruhe einzuhalten. Heiße Kompressen auf das Herz zu legen, die alle 5 Minuten gewechselt werden, ist erwünscht. Nach Abklingen des Anfalls haben zur *Nachbehandlung* und zur Vermeidung neuer Anfälle auch verschiedene *Heilpflanzen* ihre besondere Berechtigung und volle Bedeutung, nämlich Gänsefingerkraut, Kaktus, Lavendel, Melisse, Oleander, Schafgarbe, Sonnenhut, Strophanthus und Weißdorn.

Auch die Nachbehandlungsperiode muß unter ärztlicher Leitung stehen, insbesondere dann, wenn nicht rein nervöse Störungen, sondern organische Veränderungen der Herzkranzgefäße als Ursache der Herzkrämpfe in Frage kommen.

Rezepte: II 1, 7—10

Fertigpräparate:

Adenylocrat-liquidum
Aranipect
Cardenion
Corguttin
cor-loges
Corsenex
Crataesan Kalco
Cratylen

Diacard
Esbericard
Floricard
Jsoskleran
Kalcocor
Recorsan
Szillosan

Herzkranzgefäßverkalkung (Koronarsklerose): Sie tritt meist gleichzeitig mit der Verkalkung anderer Gefäßgebiete (z. B. Hirnarterien, Nierenarterien u. a.) auf. Sie bringt die Gefahr der Thrombose, des Herzkrampfs (Angina pectoris) und des Herzinfarktes mit sich. Eine sorgfältige ärztliche Behandlung ist daher anzuraten, um die Folgekrankheiten möglichst zu verhindern. Neben speziellen Herzmitteln (Strophanthin, Digitalis) spielen auch einige andere, allgemein auf das Gefäßsystem wirkende Heilpflanzen, nämlich *Mistel* und *Knoblauch,* eine nicht zu unterschätzende Rolle. Der Behandlung der Herzkranzgefäßverkalkung dienen auch heiße Armbäder und heiße Kompressen auf die Herzgegend.

Rezepte: II 6—10, 20 (siehe auch Arteriosklerose!)

Fertigpräparate:

Adenylocrat-liquidum
Alliocaps
Aranipect
Corosclerose-Dragees Fides
Coronar-Homocent
Corsenex
Crataesan Kalco

Crataestroph Kalco
Recorsan
Saluscard-Tropfen
Salus-Mistel-Tropfen
steno-loges
Viscratyl
Viscysat Bürger

Die Krankheiten und ihre pflanzlichen Heilmittel

Herzmuskelentzündung (Myocarditis): Die Herzmuskelentzündung gehört immer in ärztliche Behandlung. Bei rheumatischer Entzündung kann die *Spierstaude* nützlich sein. Man verwendet dann die *Rezepte* II, 7 (ersetzt darin aber die Berberitzenwurzel durch die Blüten der Spierstaude) und IX 2, 3.

Fertigpräparate:

Arnicorin
Capillaron

Convallaria Kalco

Herzmuskelschwäche (Herzmuskelinsuffizienz): Adonisröschen, Alpenfrauenmantel, Arnika, Besenginster, Fingerhut, Hauhechel, Knoblauch, Maiglöckchen, Meerzwiebel, Melisse, Oleander, Pfefferminze, Strophanthus, Wasserminze, Weißdorn, Zwiebel

Rezepte: II 1, 2, 7

Fertigpräparate:

Angioton
Capsella cp.-Fluid
Cardiasan
Cardiodoron
Concardisett
Convacard
Convallaria Kalco
Convallysan
Corguttin
cor-loges
Cor-myocrat
Corodoc
Corsecur
Cratadig
Crataegital-Dragees
Crataegysat Bürger
Cratealanat liquidum und Kapseln
Crataestroph Kalco
Digicor — Dragees und Tropfen
Digilong
Digitalysat Bürger

Esbericard
Essentia aurea DHU
Floricard
Jsokomb
Klinoren
Korodin
Lanacard
Miroton
Oleander-Pentarkan
Purostrophan
Raufuncton
Salus-Blutkreislauf-Tee
Salus-Herzstärkungs-Tee
Salus-Herz-Tropfen
Scillaren
Scillacor
Stenocrat liquidum und Kapseln
Szillosan
Valeriana-Digitalysat Bürger
Valodigan

Herzneurose (Neurosis cordis): Wie bei allen *Neurosen* (siehe dort!), so ist auch bei der Herzneurose keine nachweisbare organische Herzveränderung vorhanden. Die tieferen Ursachen liegen im seelischen Bereich. Die Aussprache mit dem Arzt etwa über bisher nicht bewältigte Lebensfragen (aus Beruf, Ehe, Familie, Religion) oder über Wunsch- und Triebverdrängungen kann hier die erste Hilfe bringen.

Beruhigende pflanzliche Nerven- und Herzmittel werden zur Unterstützung herangezogen, wie Adonisröschen, Angelika, Arnika, Baldrian, Johanniskraut, Kalmus, Maiglöckchen, Melisse, Mistel, Pfefferminze, Rauwolfia, Schafgarbe und Weißdorn.

Es kann auch Strophanthintinktur zusammen mit Baldriantinktur in Frage kommen. Überhaupt wird man immer herz- und nervenwirksame Drogen kombinieren, um einen maximalen Effekt zu erzielen.

Rezepte: II 1, 2, 4, 5, 7, 10

Fertigpräparate:

Baldrian-Dispert
Cardiagutt

Cardisetten
Concardisett

Convallaria Kalco
Corguttin
Cor-Select
Diacard
Eupronerv
Euvalon

Ignatia-Pentarkan
Salas-Herzberuhigungs-Tee
Salus-Herz-Tropfen
Spartium-Pentarkan
steno-loges
Tenerval

Die
Krankheiten
und ihre
pflanzlichen
Heilmittel

Herzstörungen, nervöse (Herzklopfen): Andorn, Baldrian, Kaktus, Lavendel, Melisse, Pfefferminze, Weißdorn

Rezepte: II 1, 2, 7; IV 19

Fertigpräparate:
Adonivernat
Aesrutal
Angioton
Asgoviscum
Baldrian-Dispert
Cardiasan
Cardisetten
Card-Ompin
Confludin
Concardisett
Corguttin
Corsecur
Crataegus-Pentarkan
Crataegutt
Diacard
dysto-loges
Esbericard
Essentia aurea DHU

Eupronerv
Euvalon
Extractum Adonidis fluidum STADA
 (Fluidextrakt)
Floricard
Gold-Komplex — Tropfen
Guttacor
Herba Adonidis STADA (Adoniskraut)
Hovaletten
Ignatia-Pentarkan
Kalcocor
Praecordin
Raufuncton
Recorsan — Dragees und liquidum
Salus-Blutkreislauf-Tee
Salus-Herz-Tropfen
Tenerval

Herzwassersucht: Man versteht darunter krankhafte Wasseransammlungen in den Geweben (z. B. Unterschenkeln) oder in den Körperhöhlen (Brustraum, Bauchraum), die durch schwerere Herzerkrankungen (Herzklappenfehler, Herzmuskelschwäche) bedingt sind. Eine ärztliche Behandlung ist daher in jedem Falle anzuraten, da anfänglich meist stärkere Herzmittel (Strophanthin, Digitalis, Scilla) injiziert werden müssen. Für die Zeit der Nachbehandlung oder auch notfalls zur Dauerbehandlung eignen sich eine Reihe wassertreibender Heilpflanzen, nämlich Adonisröschen, Ackerschachtelhalm, Birke, Goldrute, Hauhechel, Quecke und Zwiebel. Sie werden als Einzeldrogen oder in einer dem Einzelfall angepaßten Mischung verabreicht.

Rezepte: II 7, 10

Fertigpräparate:
Convacard
Hydrex-forte-Reinecke
Scillaren

Scilloral
Szillosan

Heuschnupfen: Ebenso wie Nesselsucht, Ekzeme und Asthma ist auch der Heuschnupfen meist eine Überempfindlichkeitsreaktion. Die Ursache der Überempfindlichkeit, die oft durch Nahrungs- oder Infektionsgifte hervorgerufen wird, muß festgestellt werden. Oft findet sich dabei eine ungenügende Darmfunktion (die Darmwand ist für giftige Eiweißspaltprodukte durchlässig geworden) und eine ungenügende Leberfunktion (Schädigung der eiweißbindenden und eiweißentgiftenden Funktion). Wir wenden

daher außer viel Rohkost ein auf Darm und Leber wirkendes Kräutergemisch an in folgender Zusammensetzung:
Faulbaumrinde, Melissenblätter, Odermennigkraut, Pfefferminzblätter und Schöllkraut je 20 g.
Morgens und abends trinkt man je 1 Tasse des Aufgusses aus 1 Eßlöffel Tee je Tasse. Die Behandlung mit Rohkost und Tee muß schon im Winter begonnen und lange Zeit regelmäßig durchgeführt werden, wenn sie zur Heuschnupfenzeit wirksam sein soll.
Zur *besseren Entwässerung* dienen ferner Ackerschachtelhalm, Birke, Hauhechel, Wacholder;
zur *nervösen Beruhigung* Baldrian, Johanniskraut, Rauwolfia (Wahnsinnskraut).
Sehr zweckmäßig ist es, die rein pflanzliche Behandlung durch folgende homöopathische Mittel zu ergänzen, deren Verwendung sich im Einzelfall nach der ärztlich zu bestimmenden Körperverfassung (Konstitution) richtet: Ipecacuanha D 3 — D 6, Naphthalinum D 3—D 6, Petroleum (Steinöl) D 3—D 6, Sulfur D 4—D 6, Thuja D 2—D 12.
Eine akut wirksame pflanzliche Behandlung während der Heuschnupfenperiode ist nicht bekannt. In dieser Zeit läßt man am besten ein- bis zweimal ein Cortico-Steroidpräparat in Depotform vom Arzt injizieren (z. B. Volon A 40 Kristallsuspension), das sehr schnell und für Wochen, meist bis zum Ende der Heuschnupfenperiode, eine sehr starke Besserung, wenn nicht gar ein Verschwinden des Heuschnupfens bringt.

Fertigpräparate:
Calciocrin
Gencydo
Secerna
Sinapis nigra Oligoplex

Hexenschuß (Lumbago): Berberitze, Roßkastanie, schwarzer Senf, Wacholder (Öl zum Einreiben)
Rezepte: IX 1—10
Fertigpräparate:
anabol-loges
Araniforce
Arniflor-Salbe
Arthrifid
Arthrimiron
Berberis Oligoplex
Rheumadoron
Secerna
Urtica Oligoplex
Wacholderöl (Oleum Juniperi DAB 7)
Wogaesin

Hormondrüsenschwäche, allgemeine: Angelika, Ginseng, Holunder, Nelkenwurz, Süßholz, Wacholder, Wermut
Rezepte: I 18; VIII 27, 28, 32, 33; XIII 10
Fertigpräparate:
Agnolyt (Gelbkörperinsuffizienz)
Badiaga Oligoplex (Schilddrüsenüberfunktion)
Klimax-Fink (Klimakterische Ausfallserscheinungen)
Kneipp-Wacholderbeer-Pflanzensaft (Eierstockinsuffizienz)
Lycocyn (Schilddrüsenüberfunktion)
Rosmarinus Oligoplex (Eierstockunterfunktion)
Secerna (Normalisierung der nervlichen Steuerung)
Thyreogutt (Schilddrüsenüberfunktion)
Wacholder-Extrakt — Schoenenberger (Eierstockunterfunktion)
Wacholdermus (Succus Juniperi inspissatus DAB 6) (Eierstockunterfunktion)

Hühneraugen: Es gibt hierfür gute Hühneraugentinkturen, in denen sich häufig ein pflanzliches Mittel, nämlich *Cannabisextrakt* (indischer Hanf) befindet. Dieser löst sich gut in Kollodium und setzt die Schmerzempfindlichkeit herab. Ähnlich wirkt auch der scharfe Extraktivstoff des aus *Hauswurz*blättern frisch gepreßten Saftes.

Fertigpräparate:
Cornina
Elastocorn

Sander-Hühneraugenpflaster

Husten (siehe auch Bronchitis): Alant, Alpenwegerich, Anis, Bibernelle, Eibisch, Fenchel, Gänseblümchen, Huflattich, Isländisches Moos, Kiefer (Spitzen), Königskerze, Primel, Quendel, Seifenkraut, Sonnentau, Spitzwegerich, Stockrose, Thymian, Veilchen, Zwiebel

Rezepte: III 1—12

Fertigpräparate:
Atmulen-Hustensaft
Balsalyt
Bikapect
Bronchipressan
Cefabronchin
Drosithym Bürger
Eupatal

Optipect
Pertudoron
Pneumodoron
Tannolsaft Kneipp
Tussiflorin-Tropfen
Tussistin

Hypertonie: siehe Blutdruckerhöhung

Hypochondrie: Hypochondrie bezeichnet ein krankhaftes Mißtrauen gegenüber der eigenen Gesundheit. Der Kranke hat immer den Verdacht, an irgendeiner mehr oder weniger schweren Organerkrankung zu leiden, obwohl kein Arzt etwas nachweisen kann. Dahinter verbirgt sich oft das ernsthafte innerliche Ringen eines Menschen mit den Grundfragen des Lebens. In diesem Falle helfen keine Heilpflanzen oder anderen Medikamente. Das Heilmittel ist hier das „Wort" des Seelsorgers oder „Das Wort", nämlich die Heilige Schrift. Metaphysische und Glaubensfragen haben häufiger körperliche Rückwirkungen als wir ahnen! Es wird immer von der Einzelpersönlichkeit abhängen, ob eine seelische Störung ärztlich-psychologisch oder theologisch behandelt werden muß. Hier ist kein Schema möglich.

Es gibt heute keinen Menschen mehr, dessen „Bereiche des Unbewußten" nicht von Zeit zu Zeit „gereinigt" werden müßten.

Die psychische Behandlung kann unterstützt werden durch folgende

Fertigpräparate:
Cyclo-Werrol
Hovaletten
Hyperforat
Johanniskrautsaft (Schoenenberger)

Kneipp-Johanniskraut-Pflanzensaft
Passiorin
Psychotonin
Tenerval

Hypotonie: siehe Blutgefäßschwäche

Die Krankheiten und ihre pflanzlichen Heilmittel

I

Icterus: siehe Gelbsucht

Impotenz (Fehlen der Befruchtungsfähigkeit): Aus Untersuchungen der letzten Zeit wissen wir, daß in den Kulturländern der Erde etwa 10 Prozent aller Ehen ungewollt kinderlos bleiben und daß davon 30 Prozent auf Störungen der Befruchtungsfähigkeit oder auf der Befruchtungsunfähigkeit des Mannes beruhen. Spezielle Untersuchungen der männlichen Geschlechtsorgane und des männlichen Samens durch den Facharzt für Haut- und Geschlechtskrankheiten haben bei der Impotenz deshalb so große Bedeutung gewonnen, weil die verschiedensten Ursachen vorliegen können, die geklärt werden müssen, bevor eine sinnvolle Behandlung einsetzen kann. Die Funktion der männlichen Keimdrüsen steht in einem engen Zusammenhang mit der Nebennierenrinde und der Hirnanhangsdrüse (Hypophyse), also zwei sehr wichtigen Hormondrüsen, und vor allem mit der seelischen Reifung. Bei kindlich (infantil) gebliebenen Persönlichkeiten handelt es sich meist um Neuropathen mit Angstgefühlen, die besondere Schwierigkeiten haben.

Zu den einfachen Ursachen der Unfruchtbarkeit gehört zunächst die *starke Unterernährung*. So litten z. B. zahlreiche Spätheimkehrer aus der Gefangenschaft an Störungen der Befruchtungsfähigkeit, der Beischlaffähigkeit und an Hodenverkümmerung. Chronischer *Mangel an den Vitaminen A, E und F* kann ebenfalls zu Unfruchtbarkeit führen. Nicht selten tritt eine Unfruchtbarkeit nach *Infektionskrankheiten* auf, besonders wenn sie von einer Hodenentzündung begleitet sind (vor allem nach Mumps, Grippe, Typhus u. a.).

Wenn man weiß, daß es neben den Prozessen, die die Bildung des Samens hemmen oder völlig verhindern, auch noch Prozesse gibt, die eine *mechanische Verlegung der Samenausführungsgänge* im Gefolge haben, so wird deutlich, daß eine Aufklärung der Ursachen ohne ärztliche Hilfe nicht möglich ist.

Meist wird der Arzt zu Anregungsmitteln und durchblutungsfördernden Mitteln greifen oder sogar Hormone verwenden müssen.

Nur wenn es sich um rein funktionelle Schwächen handelt, wird man mit den folgenden, teilweise rezeptpflichtigen Fertigpräparaten auskommen können.

Fertigpräparate:
anabol-loges
Ambra-Weliplex
Damiana-Pentarkan
Nervogland
Onosmodium Homobion F 12
Selenium DHU
Viribletten
Yohimbin-Spiegel

Influenza: siehe Grippe

Insektenstiche: Meerrettich, Nelkenwurz (Öl)
Nützlich ist auch eine Breiauflage aus frischen Zwiebeln sowie das Betupfen mit Salmiakgeist oder mit (50 bis) 70 %igem Alkohol.

Rezepte: siehe unter Nelkenwurz

Fertigpräparate:
Reparil
Salviathymol
Venoplant comp.-Salbe

Intercostalneuralgie (Neuralgie der Zwischenrippennerven): Wie bei anderen Neuralgien handelt es sich auch bei der Zwischenrippenneuralgie um eine Erkrankung der Empfindungsnerven, bei der anatomisch (auch bei der mikroskopischen Untersuchung) keinerlei Veränderungen gefunden werden können. Man nimmt an, daß sich die Nerven dabei in einem krankhaften Reizzustand befinden, wie er durch einen Eiterherd im Körper, durch Nahrungs-, Stoffwechsel- oder Bakteriengifte, durch Erkältungen oder Überanstrengungen und als Begleiterscheinung oder Folge anderer schwerer innerer Krankheiten (Gicht, Rheuma, Blutarmut, Zuckerkrankheit, Gürtelrose, Vitaminmangel) auftreten kann.

Die Krankheiten und ihre pflanzlichen Heilmittel

Zunächst wird man versuchen, die Schmerzen durch einfache Maßnahmen, wie Ruhe, trockene oder feuchte Wärme, Bestrahlungen und Einhaltung einer reizlosen, einfachen Diät bei Verbot von Alkohol und Nikotin, zu bessern. Häufig wird der Arzt schmerzlindernde Mittel verschreiben, Vitamin-B$_{12}$-Injektionen verabreichen oder sogar betäubende Einspritzungen durchführen müssen. Nicht selten kommt man aber auch mit den nachstehend aufgeführten einfachen Fertigpräparaten aus.

Fertigpräparate:
Aconitysat Bürger
Asclepias Oligoplex
Gelsemium Kalco
Plenosol
Ranunculus-Pentarkan

Ischias: Bei mehrfacher Wiederholung besteht Verdacht auf Bandscheibenschaden; Röntgenuntersuchung ist erforderlich. Neben anfänglicher Bettruhe, Wärme, Stuhlregulierung und Einreibungen mit Wacholder- oder Rosmarinöl, Breiauflagen aus Meerrettich oder zerquetschtem schwarzem Senf kommen folgende Heilpflanzen, innerlich genommen, in Frage:

Berberitze, Bockshornklee, Fichte, Johanniskraut, Roßkastanie.

Rezepte: II 11, 12, 13, 15; IX 1—5, 8, 10

Fertigpräparate:
anabol-loges
Araniforce
Berberis Oligoplex
Gnaphalium-Pentarkan
Plenosol
Reparil

J

Juckreiz (Pruritus; siehe auch Altersjucken): Tritt auf bei Hormondrüsenstörungen, Leberleiden (Gelbsucht), Nierenleiden, Hautleiden (Ekzemen und infektiösen Hauterkrankungen), chronischer Darmträgheit und allgemeiner nervöser Übererregung.

Grundbehandlung: salzlose vegetarische Diät, Verbot von Fleisch, Alkohol, Nikotin, Kaffee, Tee und starken Gewürzen.

Bei starkem Juckreiz sind oft ärztlich zu verordnende Antiallergika nicht zu vermeiden.

Hinzu kommen die den ursächlichen Leiden entsprechenden Heilpflanzen (siehe dort). Allgemein juckreizstillend wirken folgende Heilpflanzen:

Bärlapp, Kamille, Pfefferminze.

Rezepte: I 1, 3, 18—22

Fertigpräparate:
Cistus canadensis Oligoplex
Parenchymafid

Staphisagria Oligoplex

K

Karbunkel: So nennt man einen aus mehreren Furunkeln zusammenfließenden entzündlichen Gewebsprozeß. Er verläuft genau wie ein Furunkel. Auf die durch Eitererreger (Spaltpilze) hervorgerufene Gewebsschädigung erfolgt eine lebhafte Reaktion der Umgebung mit Auswanderung von Leukozyten aus den Gefäßen, Bildung von Leukozyten aus den Gefäßwandzellen der Kapillaren und kleinen Gefäße, Einschmelzung des geschädigten Gewebes durch die Leukozyten (Eiterbildung), Abstoßung des Eiters nach außen, Ausfüllung der Eiterhöhle mit Granulationsgewebe und Vernarbung.

Rezepte: XI 6, 7; auch Blutreinigungstees sind angebracht: I 1—14, 17, 20

Fertigpräparate:
Calendula-Pentarkan
Cilauphen-Abszeßsalbe
Contravenenum

Dermatofides — Wund- und Abszeßsalbe
Echinacea-Pentarkan
Myo-Echinacin

Kehlkopfentzündung (Laryngitis): Bibernelle, Eiche, Quendel, Wiesenknopf

Rezepte: III 1—12

Fertigpräparate:
Arum triphyllum-Pentarkan
Balsalyt
Bronchicum-Tropfen
Bronchicum vegetabile Nattermann
Bronchipressan
Cefabronchin

Endemol
Eupatal
Optipect
Tormentol
Tussistin

Keuchhusten (Pertussis): Andorn, Fenchel, Gänsefingerkraut, Huflattich, Isländisches Moos, Lavendel, Quendel, Sonnenhut, Sonnentau, Spitzwegerich, Thymian, Veilchen

Rezepte: III 13—18; XIII 11

Fertigpräparate:
Drosera-Pentarkan
Pertudoron
Portasan-Sirup Kalco

Pertussin — Tropfen, Balsam, Halspastillen, Konzentrat, Zäpfchen
Tumarol-Balsam

Kinderlosigkeit: Nach den Ermittlungen des Statistischen Bundesamtes sind 22,7 % aller Ehen in der Bundesrepublik kinderlos. Meist wird die Ursache bei der Frau gesucht; doch in fast der Hälfte der Fälle ist die Kinderlosigkeit auf den Mann zurückzuführen. Bevor in einer kinderlos bleibenden Ehe nicht einwandfrei geklärt ist, bei welchem der beiden Partner die Ursache zu suchen ist und warum der eine oder der andere oder beide Ehepartner steril sind, hat eine Behandlung keinen Sinn.

Folgende Heilpflanzen wirken auf die Geschlechtsorgane oder die ihnen übergeordneten nervösen oder hormonellen Zentren hemmend oder fördernd ein: Alant, Arnika,

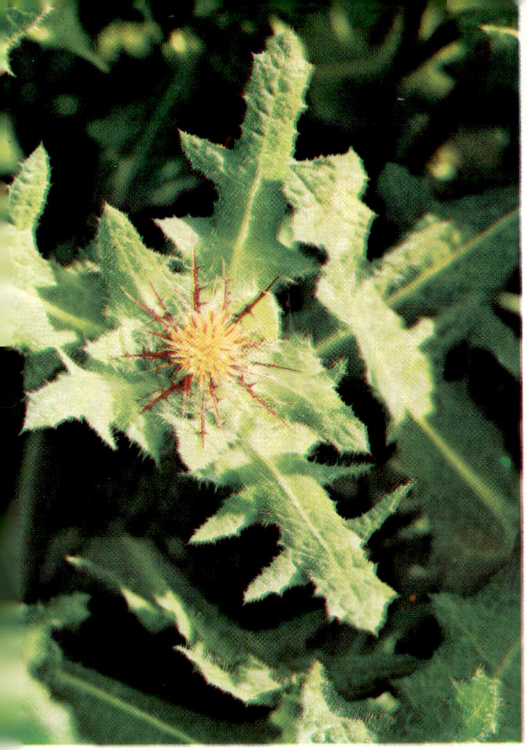

Kardobenedikte 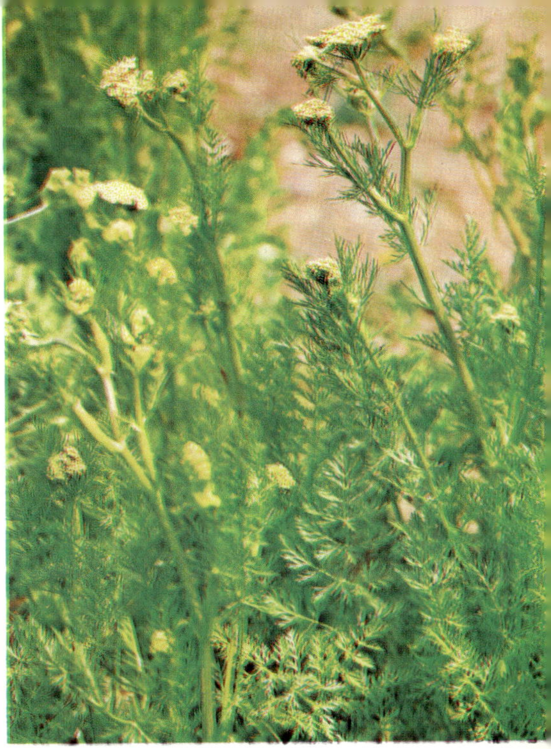　　　　　　　　　Kümmel

Acker-Steinsame　　　　　　　　Gottesgnadenkraut

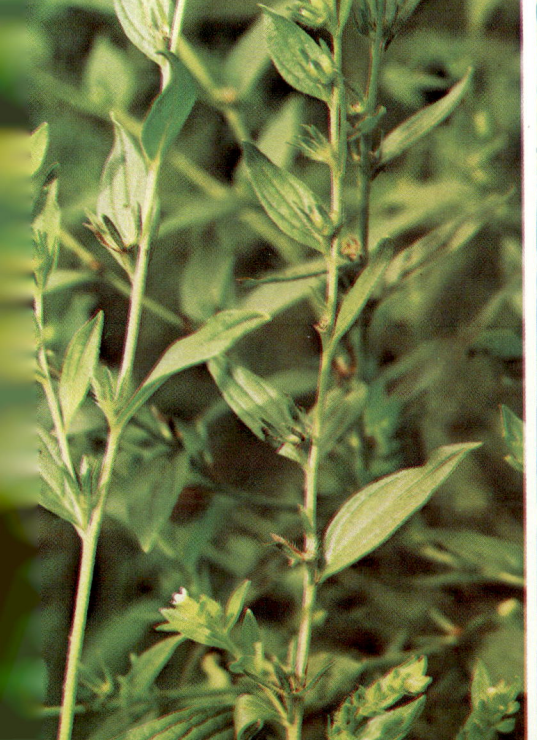
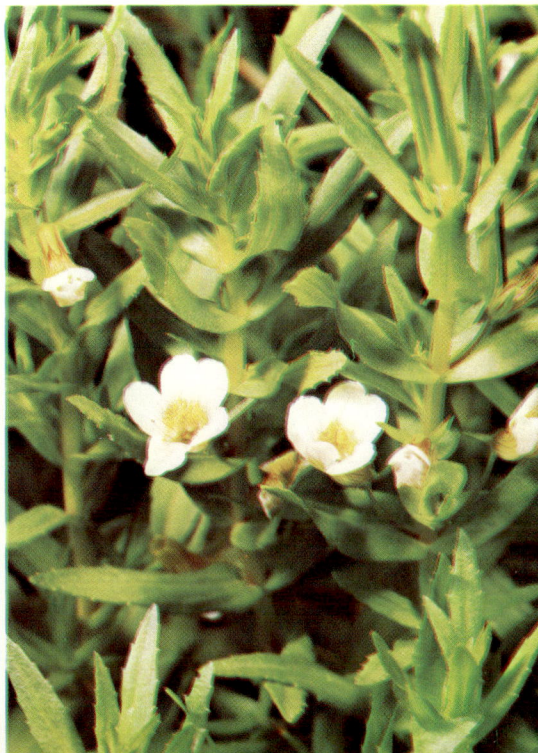

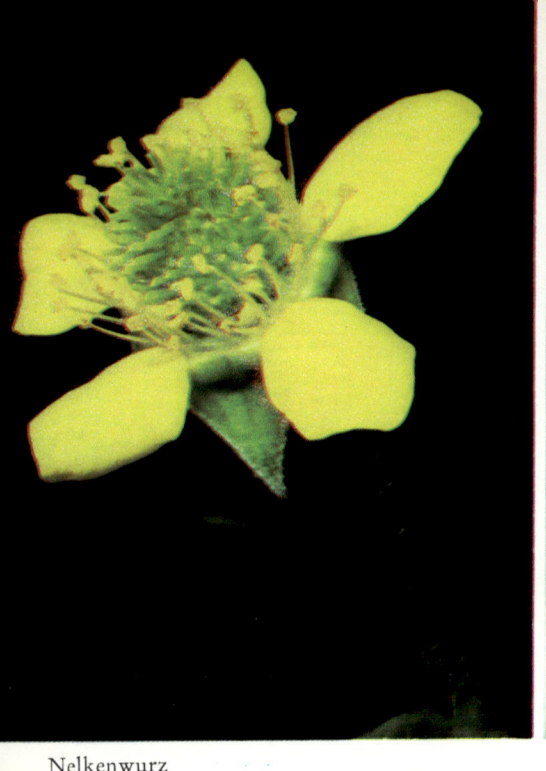

Nelkenwurz

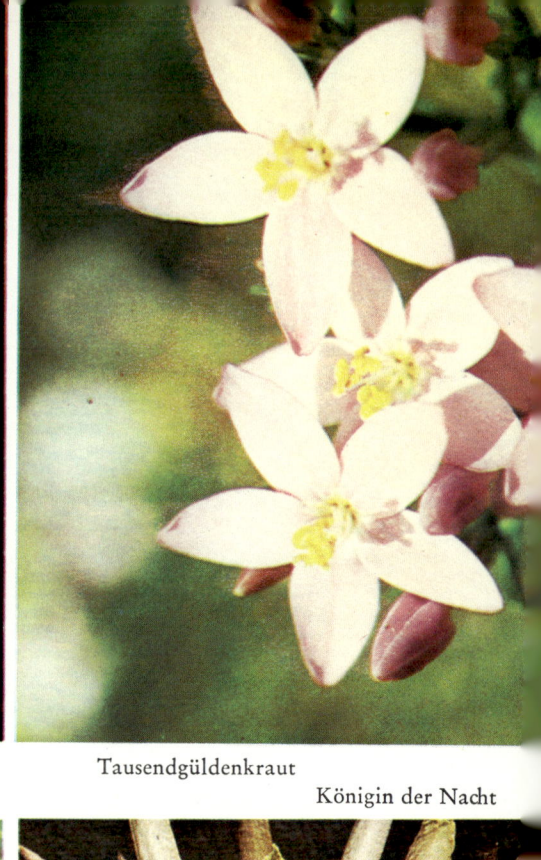

Tausendgüldenkraut

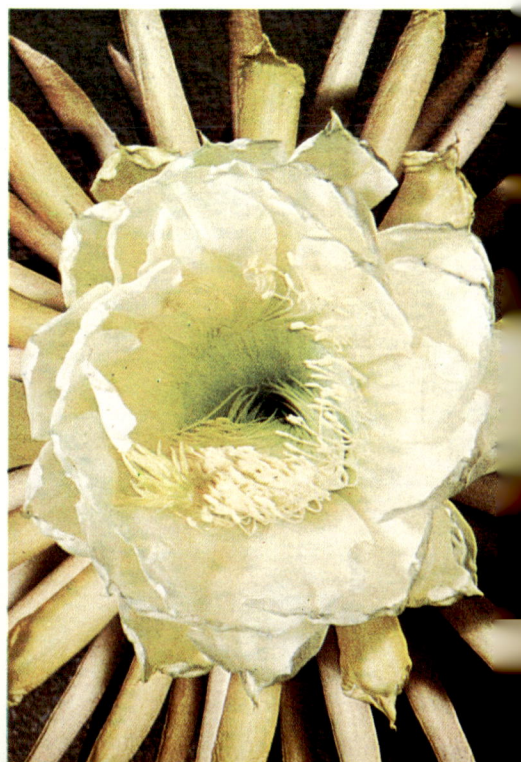

Silberwurz

Königin der Nacht

Berberitze, Bibernelle, Efeu, Eiche, Gänsefingerkraut, kanadische Gelbwurz, Ginseng, Hirtentäschel, Hopfen, Johanniskraut, Kamille, Kreuzkraut, Kuhschelle, Melisse, Raute, Rosmarin, Ringelblume, Safran, Schafgarbe, Wasserpfeffer, Ysop und virginischer Zauberstrauch (Hamamelis).

Rezepte: VIII 11—14; 27—33

Fertigpräparate:
Agnolyt
Feminon

Rosmarinus Oligoplex

Klimakterium: siehe Wechseljahre

Knochenbruch: Beinwell

Fertigpräparate:
Caplex
Cefossin „Cefak"
Ossopan
Osspulvit — Dragees, Pulver

Osteoheel
Ostochont — Dragees, Salbe
Symphytum Oligoplex

Knocheneiterung (Osteomyelitis): Ackerschachtelhalm, Arnika, Beinwell, Bockshornklee, Johanniskraut

Rezepte: IX 6, 7, 9; Beinwell gibt es als gutes Fertigpräparat (Kytta-Plasma).

Fertigpräparate:
Kytta-Symphytum-Extract
Osspulvit — Dragees, Pulver

Symphytum Oligoplex

Knochenhautentzündung: Beinwell

Rezepte: Am besten gebraucht man *Beinwell* als Fertigpräparat (Kytta-Plasma).

Fertigpräparate:
Kytta-Plasma
Kytta-Salbe

Kytta-Symphytum-Extract

Knochenschwund (Osteoporose): Bei dieser Erkrankung, die meist röntgenologisch festgestellt wird, besteht ein Schwund der Knochenmassen und damit eine Vergrößerung der Markräume. Sie stellt sich häufig im Alter ein und tritt vielfach bei lang andauernden Entzündungen auf, in neuerer Zeit auch nach längerer Anwendung der Cortisonpräparate (Glukocorticoide).

Erst durch die Erfahrungen mit der Anwendung von Cortison hat man erkannt, daß es sich bei der Osteoporose gar nicht um eine Entkalkung handelt, sondern um einen Eiweißmangel. Es hat daher auch keinen Sinn, dieser Erkrankung mit Kalkpräparaten begegnen zu wollen. Am besten verabreicht man eine eiweißreiche Kost (Milch, Milchprodukte, besonders saure Milchprodukte) zusammen mit Wirkstoffen, die den Eiweißaufbau und damit den Gewebsaufbau fördern, wobei uns neben allen Vitaminen der B-Gruppe vor allem die *Heilpflanzen* Beinwell und Bockshornklee dienen können.

Rezepte: I 8; VII 5, 7

Fertigpräparate:
anabol-loges
Araniforce
Caplex
Cefossin „Cefak"

Ossopan
Osspulvit — Dragees, Pulver
Osteoheel
Symphytum Oligoplex

Die Krankheiten und ihre pflanzlichen Heilmittel

Kollapszustände (siehe auch Blutgefäßschwäche): Arnika, Enzian, Hirtentäschel, Johanniskraut, Rosmarin, Tausendgüldenkraut, Weißdorn, Wermut
Rezepte: II 1, 2, 7, 10
Fertigpräparate:
Angioton
Arnicorin
Cardiodoron
Crataegutt
Diacard
Gold-Komplex — Tropfen
Klinoren
Korodin
Miroton
Orthangin
Tebonin

Kopfdruck: Faulbaum (Rinde), Wacholder
Eine Ableitung über Darm und Nieren läßt sich mit Erfolg erreichen durch die
Rezepte: I 7, 9, 13; V 32, 33; VII 3, 8.
Fertigpräparate:
Depuraflux Tuben-Tee
Hepata
Hepaticum-Medice
Juniperus-Herbatrit
Plantafarm-Laxans
Somara

Kopfneuralgie (Occipetal- und Trigeminusneuralgie; siehe auch unter Nervenschmerzen): Eisenhut
Rezepte: IV 15—20
Fertigpräparate:
Aranea Oligoplex
Gelsemium Oligoplex
Phytodolor — Gel und Tropfen
Restructa forte
Rhus toxicodendron Oligoplex

Kopfschmerzen: Der Kopfschmerz, soweit er nicht durch organische Krankheiten oder durch Neuralgien im Bereich des Schädels bedingt ist, stellt eine ausgesprochene Zivilisationserscheinung dar und beruht auf einer Regulationsschwäche des Gefäßnervensystems, wie sie durch die moderne Lebensweise bei disponierten Menschen leicht zustande kommt. Die möglichst gleich gehaltene Raumtemperatur, das Fernhalten von Kälte- oder Hitzeeinwirkungen, die fehlende oder einseitige körperliche Betätigung und unzweckmäßige Ernährung nehmen dem Kreislaufsystem jede Möglichkeit einer fortwährenden Anpassung an veränderte Situationen. So kommt es unter anderem zu einer Gefäßerschlaffung in der weichen Hirnhaut, deren Gefäßnerven als Ausgangspunkt für die Schmerzempfindung anzusehen sind.

Kopfschmerztabletten können hier auf die Dauer nicht helfen. Sport, Bewegung, Sonnenbaden, Schwimmen und unsere herrlichen Wildkräuter und -früchte werden zahlreiche Stunden einer verminderten Arbeitsleistung und Lebensfreude verhindern können. Als Heilpflanzen kommen in Frage:

Baldrian, Frauenmantel, Holunder, Lavendel, Melisse, Mistel, Pfefferminze, Raute, Wasserminze.
Rezepte: II 1, 7, 10—13; IV 15—20
Fertigpräparate:
Cyclamen Oligoplex
Gelsemium Oligoplex
Herlisan forte
Kephalodoron
Spigelia-Pentarkan
Rhododendron cp.-Fluid

Kraftlosigkeit: (siehe auch unter Allgemeinschwäche): Berberitze, Eibisch, Isländisches Moos
Rezepte: V 7, 8, 17, 20, 31
Fertigpräparate:

Arnica-Kneipp
Arnicorin
Arnika-Tinktur „Truw"
Baldrian-Dispert
Echtroforce
Enziantinktur (Tinctura Gentianae DAB 6)
Esberisan
Getri
Kneipp-Sellerie-Pflanzensaft
Kneipp-Wacholderbeer-Pflanzensaft
Osspulvit
Rhododendron cp.-Fluid
Salus-Alpenkraft
Wagners Lebenstropfen

Krampfanfälle: Sind die Anfälle mit Bewußtlosigkeit verbunden, so handelt es sich meist um Epilepsie. Ähnliche Anfälle kommen bei Vergiftungen, im Wochenbett, in der Schwangerschaft, bei Verletzungen des Gehirns, bei Hirngeschwülsten und Hirnhauterkrankungen vor. Der Epileptiker kann sich an seinen Anfall hinterher nicht mehr erinnern. Bei allen Krampfanfällen ist ärztliche Behandlung erforderlich. Die krampflösenden Heilpflanzen können nur die Anfallsbereitschaft herabsetzen. Bevor eine sinnvolle Behandlung einsetzen kann, muß möglichst die Ursache der Krampfanfälle geklärt werden.

Krampflösende Heilpflanzen sind Gänsefingerkraut, Kamille, Kümmel, Pfefferminze, Raute, Schafgarbe, Spitzwegerich, Thymian.
Rezepte: IV 2, 3, 4, 6, 7, 8, 12, 13
Fertigpräparate:

Biomagnesin   Osspulvit

Krampfadern: Arnika, Bärlapp, Enzian, Faulbaum, Majoran, Mariendistel, Mäusedorn, Osterluzei, Roßkastanie, Schafgarbe, Steinklee, Wegwarte, Weißdorn, virginischer Zauberstrauch
Rezepte: II 11—19; XIII 9, 10
Fertigpräparate:

Aescorin
Aesculus Oligoplex
Aesculus-Pentarkan
Arnica-Kneipp
Contravenenum
Esberiven
Essaven
Haemotrop
Hamamelis Oligoplex
Hepatodoron
Noricaven
Paeonia Oligoplex
Species Haemorrhoidales Kneipp
Venoruton-P 4 — Kapseln, Salbe, Tropfen
Venostasin

Krampfadergeschwür (Ulcus cruris): Arnika, Bärlapp, Beinwell, Bockshornklee, Kamille, Lein (Samen), Linde (Kohle), Mariendistel, Ringelblume, Schafgarbe, Sonnenhut, Steinklee, Wegwarte, Weißdorn
Rezepte: II 11—19; XIII 9, 10, 13, 14
Fertigpräparate:

Contravenenum
Echinacin
Echinacin extern
Echinacin-Salbe
Esberiven
Perkamillon — Salbe und Liquidum
Venostasin
Venostasin forte — Dragees

Die Krankheiten und ihre pflanzlichen Heilmittel

Die Krankheiten und ihre pflanzlichen Heilmittel

Krätze (Scabies): Die Krankheit ist leicht zu erkennen, wenn man die wesentlichsten Krankheitszeichen beachtet: starkes Jucken, besonders in der Bettwärme, kleine gerötete Knötchen (Papeln), besonders in der Leistengegend, den Achselhöhlen und den Fingerzwischenräumen. Später bilden sich auch kleine Blasen, die schnell platzen und dann verkrusten. Wenn die Erkrankung länger dauert, wird die Haut flechtenartig, schuppend und verdickt sich. Dabei dehnt sich die Erkrankung über den ganzen Körper aus, wobei es auch zusätzlich durch das wegen des starken Juckreizes kaum zu vermeidende Kratzen zur eitrigen Infektion der Herde kommen kann.

Die Krätze entsteht durch die Krätzemilbe (Sarcoptes scabiei). Sie wird gewöhnlich von Mensch zu Mensch übertragen, häufig spielen aber auch Hunde die Überträgerrolle, wobei familiäre Epidemien, je nach Häufigkeit und Intimität des Kontaktes, nicht selten sind. Bei der *Hundekrätze* wird meist eine Variation der menschlichen Krätzemilbe übertragen, die aber ganz gleichartige Erscheinungen hervorruft.

Der Hautarzt findet die Krätzemilbe in den geschlängelten, in den oberen Hautschichten verlaufenden Gängen, die das Weibchen bohrt, um darin 4 bis 5 Wochen hindurch täglich ein bis mehrere ovale Eier abzulegen, denen bald junge Milben entschlüpfen, die die Krankheit weiterverbreiten. Die Männchen sitzen meist in den seitlichen Gängen.

Für die Behandlung, die die Vernichtung der Krätzemilben zum Ziel hat und die möglichst rasch durchgeführt werden sollte, gibt es einige ausgezeichnet wirkende Mittel, nämlich Mitigal, Jacutin-Emulsion und Gamma-Benzen-Hexachlorid-Salbe. Diese Mittel sind rezeptpflichtig. Die vom Hersteller beigegebenen Kurvorschriften sind genau zu beachten.

Wirksame pflanzliche Mittel gibt es gegen diese sehr lästige Infektion nicht.

Da die Milben oft durch Unterwäsche, Bettwäsche, Schlafdecken oder andere Kleidungsstücke übertragen werden, muß man Wäsche und Kleidung wechseln. Was zur Milbenvertilgung an Kleidungsstücken nicht gewaschen werden kann, läßt man 14 Tage unbenutzt an der frischen Luft hängen, wodurch die Milben von selbst absterben.

Kreislaufschwäche: Arnika, Berberitze, Besenginster, Ginkgo, Hauhechel, Hirtentäschel, Johanniskraut, Löwenzahn, Quecke, Raute, Rauwolfia (Wahnsinnskraut), Rosmarin, Spitzwegerich, Tausendgüldenkraut, Weißdorn, Wermut
Rezepte: II 1—7, 10, 11, 16, 17; XIII 5, 9
Fertigpräparate:

Aesrutal	Diacard
Angioton	Floricard
Arnicorin	Gold-Komplex — Tropfen
Aurocard	Hypotonin
Cardiagutt	Hypotonus Fides
Cardiasan	Klinoren
Concardisett	Korodin
Confludin	Miroton
Convacard	Orthangin
Corguttin	Salus-Blutkreislauf-Tee
Corsecur	Salus-Blutkreislauf-Tropfen
Cratylen	

Kreislaufstörungen in den Beinen (schmerzhafte Arterienkrämpfe, die zum Stehenbleiben und Hinken zwingen = intermittierendes Hinken): Ginkgo, Kaktus Schafgarbe

Rezepte: II 11—19; XIII 9, 13, 14
Fertigpräparate:
Arnicorin	Hypotonus Fides	Die
Aurocard	Klinoren	Krankheiten
Concardisett	Orthangin	und ihre
Cratylen	Valodigan	pflanzlichen
Diacard		Heilmittel

Krebs (Carcinom): Neben Operation und Bestrahlung gewinnt neuerdings auch die innere Behandlung der bösartigen Geschwülste an Bedeutung. Im Rahmen der inneren Behandlung sind es wiederum diätetische Maßnahmen, obwohl es noch keine speziell krebswidrige Kost gibt, und eine Reihe anderer natürlicher Heilfaktoren, die strengste Beachtung erfordern*.

Die Heilpflanzen spielen im Rahmen des gesamten Behandlungsplanes eine gewisse Rolle, weshalb sie nicht unerwähnt bleiben dürfen:
Ackerschachtelhalm, Aloe, Kamille, Klette, Knoblauch, Mistel, Schöllkraut.

Gegen Krebs ist kein Kraut gewachsen; man versäume daher nicht, sich beim geringsten Verdacht in ärztliche Behandlung zu begeben, damit nicht notwendige Maßnahmen unterbleiben. Die Grenze des Heilens ist schnell überschritten!

Fertigpräparate (nach Operation, Bestrahlung und zur Prophylaxe):
Cefossin „Cefak"   Iscador
Dyskrafid   Plenosol

Kropf (Struma; siehe auch Schilddrüsenerkrankungen): Kropf ist mit unseren Heilpflanzen kaum zu beeinflussen. Am ehesten kommt noch wegen seines Jodgehaltes der Blasentang *(Fucus vesiculosus)* in Betracht und wegen ihrer den Stoffwechsel bremsenden Wirkung die Chinarinde mit ihrem Chiningehalt. Ohne strenge ärztliche Verordnung muß jedoch der Einnahme widerraten werden.

Rezept: VIII 31
Fertigpräparate:
Badiaga Oligoplex   Strumasan
Drüsensalbe Fides   Strumetten
Strumadragées Fides   Vespa Oligoplex

L

Leberentzündung (Hepatitis): Mariendistel, Pfefferminze, Schöllkraut, Wasserminze
Rezepte: VI 2, 5, 8
Fertigpräparate:
Asgocholan „Rhein-Chemie"   Hepatodoron
Carduus marianus-Pentarkan   Hepatofalk
Cynarzym   Sanil
Galleb   Secerna
hepa-loges

* Siehe hierzu das wichtige Kapitel: „Heilen heißt Reinigen — auch beim Krebs!" in meinem Buch: „Nutze die Heilkraft unsrer Nahrung", 12. Auflage, Saatkorn-Verlag, Hamburg 13.

Leberfunktionsschwäche (Leberinsuffizienz, Hepatopathie): Andorn, Angelika, Bibernelle, Enzian, Faulbaum, kanadische Gelbwurz, Gottesgnadenkraut, Himbeere, Isländisches Moos, Johanniskraut, Kardobenedikte, Knoblauch, Löwenzahn, Mariendistel, Meerrettich, Nelkenwurz, Schöllkraut, Tausendgüldenkraut, Wacholder, Wegwarte, Wermut, Wiesenknopf

Rezepte: VI 1—13

Fertigpräparate:

Asgocholan „Rhein-Chemie"	Heparaxal
Bilgast	Hepar-Kneipp
Cesralax	Hepartean-Tee
Cheihepar	Hepatodoron
Chelicyn	Hepaton
Chelidophyt	Heposan
Cholagutt-A	Neurochol
Cholapressan	Pankreaplex
Choldestal	Salus-Leber-Galle-Tee
Cynarzym	Salus-Leber-Galle-Tropfen
Fides-Teekomplex Nr. 17	Sanil
Galleb	Species Cholagogae Kneipp
hepa-loges	Yucca Oligoplex

Leberkolik: Leberkoliken können durch Steinbildungen in den Leber-Gallen-Gängen ausgelöst werden. Sie sind von den häufigeren Gallenblasenkoliken nur schwer zu unterscheiden und meist nur dann anzunehmen, wenn keine Gallenblase mehr vorhanden ist. Die Behandlung besteht, wie bei allen Gallenkoliken, in Bettruhe und im Unterlassen jeder Nahrungsaufnahme außer heißem Karlsbader Wasser und heißem *Pfefferminztee.* Dazu kommt ein hoher Einlauf mit 1 Liter möglichst warmem *Kamillentee* sowie Dampfkompressen oder Packungen aus *weißem Senf* auf die Lebergegend. Klingen danach die Schmerzen nicht bald ab, so ist unverzüglich der Arzt zu holen, der dann meist mit einer Morphium-Atropin-Injektion die heftigen Schmerzen zu beseitigen vermag. Nach Abklingen des Anfalls sind zur Reinigung der Gallenwege vorteilhaft anzuwenden: Löwenzahn, Mariendistel, Schöllkraut, weißer Senf, Wegwarte.

Rezepte: VI 1—8

Fertigpräparate (nur zur Nachbehandlung nach Abklingen der akuten Erscheinungen):

Asgocholan „Rhein-Chemie"	Hepafungin
Carduus marianus-Pentarkan	Hepatodoron

Leberstauung (Leberschwellung): Bärlapp, Berberitze, Faulbaum, Johanniskraut, Kiefer, Lein, Löwenzahn, Nelkenwurz, Salbei, Schöllkraut, weißer Senf, Wacholder

Rezepte: VI 1—13

Fertigpräparate:

Asgocholan „Rhein-Chemie"	Hepafungin
Carduus marianus-Pentarkan	Hepar-Kneipp
Chelidophyt	Hepartean-Tee
Cheliforton	Hepatodoron
Cholapressan	Hepaton
Chol-Kugelletten	Salus-Leber-Galle-Tee
Cynarzym	Salus-Leber-Galle-Tropfen
Fides-Teekomplex Nr. 17	Sanil
Galleb	

Leibschmerzen: Bei anhaltenden Leibschmerzen sofort Arzt rufen. Blinddarm!
Arnika, Gänsefingerkraut, Kamille

Rezepte: V 23, 24, 25

Fertigpräparate:
Chamomilla-Pentarkan
Esberigal
Gastritol „Dr. Klein"
Kamillosan
Roha-Kamillen-Tee tassenfertig

Die Krankheiten und ihre pflanzlichen Heilmittel

Leistungsschwäche: Mögliche organische Ursachen müssen durch eingehende ärztliche Untersuchungen aufgeklärt werden. Nur wenn die Leistungsschwäche rein funktionell bedingt ist, kann das unten angegebene, leistungssteigernde Rezept angewendet werden.

Rezept: IV 22

Fertigpräparate:
Arnica-Kneipp
Arnicorin
Arnika-Tinktur „Truw"
Caplex
Echtroklim
Enziantinktur (Tinctura Gentianae DAB 6)
Esberisan
Getri
Kneipp-Sellerie-Pflanzensaft
Kneipp-Wacholderbeer-Pflanzensaft
Osspulvit
Vigodana — Kapseln

Leukämie (Weißblütigkeit): Mit diesem Ausdruck bezeichnen wir eine krankhafte Vermehrung der sogenannten weißen Blutkörperchen. Da sie verschiedener Herkunft sind, unterscheidet die Klinik zwei Leukämieformen: die *myeloische* und die *lymphatische* Leukämie. Beide können akut oder chronisch verlaufen. Die Ursachen der krankhaften Produktion weißer Blutzellen sind bisher unbekannt, eine Heilung ist nur in seltenen Fällen möglich.

Prof. *Kunstmann* beschrieb jedoch vor Jahren bereits Erfolge durch Behandlung der Leukämien mit frischen Zellpreßsäften, die auch heute wieder Beachtung verdienen. Er fand, daß rein pflanzliche Kost unter Zuführung des Eiweißminimums besser vertragen werde als fleischreiche Kost. Enthielt die Kost viel frisches Gemüse und Obst, so war die Wirkung auf das Allgemeinbefinden sowie auf Zahl und Art der weißen Blutzellen besser. Da man Obst und Gemüse nur in beschränkter Menge genießen kann, ließ er frische Preßsäfte trinken, wodurch sich der Erfolg vergrößerte.

Zur Gewinnung der Preßsäfte genügten jedoch die üblichen Gemüse- und Obstsäfte nicht, sie mußten vielmehr auf der Buchner-Presse gewonnen werden (feine Zerkleinerung des Preßgutes, Mischung mit geglühtem Seesand, 300 at Druck). Die besten Ergebnisse erzielte Prof. *Kunstmann* mit ganz frischen grünen Gemüse- und (auch wildwachsenden) Salatarten: Ackersalat (Feldsalat), Kopfsalat, Endiviensalat, Löwenzahn, Kresse, Rotkraut u. a. Vielleicht spielen bei diesen schweren Blutkrankheiten unsere Wildpflanzen eine ausschlaggebende Rolle. Prof. *Kunstmann* verabreichte diesen Kranken bei fleischarmer Kost möglichst große Frischsaftmengen, mindestens 500 bis 1000 g täglich, denen zur Geschmacksverbesserung etwas Traubenzucker und Zitronensaft zugesetzt war. Schon nach 2—3 Tagen trat eine ganz wesentliche Besserung des Allgemeinbefindens ein, nach 8 Tagen begannen die Blutveränderungen zurückzugehen. Alle Formen der Leukämie sprachen auf diese Behandlung gut an. Es war bisher unbekannt, daß Fruchtsäfte eine derart tiefgreifende Wirkung auf das Blut ausüben.

Diese Beobachtungen werden jedoch neuerdings durch weitere ergänzt, die vor allem von Dr. *S. Schmidt* bei der Behandlung von Leukämien und Krebs mit Rote-Bete-Rohsaft gemacht wurden. Er verabreichte täglich Rohsaft von 1 kg rote Rüben, im Mixer gewonnen, auch mit Quark, Joghurt oder Fruchtsäften vermischt. Diese Menge war über den Tag verteilt stets *vor* dem Essen zu nehmen. Der Verlauf bösartiger Erkrankungen (darunter Leukämien) wird gemildert und höhere Zytostatika-Dosen können ohne Schädigung verabfolgt werden.

Auf dem 32. Colloquium der Internationalen Medizinischen Gesellschaft für Blut- und Geschwulstkrankheiten wurden diese Erfolge auch bei 75 Geschwulstkranken in einer Arbeit von Prof. *Trüb* bestätigt. Die wirksame Substanz der roten Bete scheint der im Rote-Bete-Saft enthaltene Anthocyan-Farbstoff zu sein, der zur Gruppe der Flavone gehört.

Lidrandentzündung (Blepharitis): siehe Augenlidrandentzündung

Luftröhrenentzündung (Bronchialkatarrh, Bronchitis; siehe auch unter Bronchitis): Alant, Alpenwegerich, Andorn, Anis, Bärenlauch, Bibernelle, Brombeere, Eiche, Holunder, Huflattich, Knoblauch, Meerrettich, Spitzwegerich, Veilchen
Rezepte: III 1—12
Fertigpräparate:
Aerosol-Spitzner
Atmulen-Hustensirup
Balsalyt
Eupatal
Bronchipax
Bronchipressan
Cefabronchin
Grindelia-Pentarkan
Mentha piperita Oligoplex
Piniol-Balsam
Piniolin-Bronchial Suppositorien
Pinimenthol — Salbe, Gel, Tropfen, Kapseln
Resplant
Senega-Pentarkan
Tannolbalsam
Tussistin

Lungenblutung (Bluthusten): Da es ein Anzeichen ernster Erkrankung (Tuberkulose, Krebs) sein kann, sofort Arzt holen! Blutstillend wirken Ackerschachtelhalm, Beinwell, kanadisches Berufskraut, Brennessel, Gänseblümchen, Hirtentäschel, Schafgarbe, virginischer Zauberstrauch (Hamamelis).
Rezepte: X 8, 9
Fertigpräparate:
Equisil-Hustensaft
Millefolium-Pentarkan
Styptysat Bürger

Lungenentzündung (Pneumonie): Hier kommen in erster Linie die modernen Antibiotika in Frage. Unterstützend wirken die folgenden Heilpflanzen: Angelika, Holunder, Kapuzinerkresse, Linde, Lungenkraut, Quendel, Primel, schwarzer Senf, Thymian, Veilchen.
Rezepte: III 7—14
Fertigpräparate (zur Unterstützung der meist notwendig werdenden Behandlung mit Antibiotika):
Atmulen-Hustensaft
Eupatal
Optipect — Balsam, Dragees, Sirup, Tropfen
Pneumodoron

Lungenerweiterung (Emphysem): Adonisröschen, Bärenlauch, Huflattich, Knoblauch, Maiglöckchen, Thymian
Rezepte: III 1—16; bei asthmatischen Beschwerden auch III 17, 18, 19; XIII 11.

Lungengangrän: Hierbei entsteht ein so schweres Krankheitsbild mit viel widerlich süßlich bis aashaft stinkendem Auswurf, daß nur stationäre Behandlung im Krankenhaus in Frage kommt. Bis die ärztlichen Maßnahmen angeordnet sind und durchgeführt werden können, ist es wegen der desinfizierenden und bakterienhemmenden Wirkung angebracht, *Knoblauch-* und *Fichtennadel*zubereitungen anzuwenden. Weitere, entscheidende Hilfe ist durch die modernen, hochwirksamen Antibiotika oder schließlich durch operativen Eingriff möglich.

Lungenödem: Jeder an Lungenödem Erkrankte gehört unverzüglich in stationäre Behandlung, möglichst auf einer Herzstation (Kardiologische Abteilung). Unterstützend können eingesetzt werden: Arnika, Baldrian, Strophanthus.
Fertigpräparate:
Purostrophan   Reparil — Ampullen, Dragees

Lungentuberkulose: Ackerschachtelhalm, Fichte, Isländisches Moos, Kiefer, Knoblauch, Lungenkraut, Vogelknöterich, Ysop
Diese Heilpflanzen können nur unterstützend wirken, ärztliche Behandlung ist nicht zu entbehren!
Rezepte: III 20, 21, 22
Fertigpräparate:
Bronchicum vegetabile Nattermann   Isla-Moos
Bronchiflux Tuben-Tee   Kreosotum Oligoplex
Equisil-Hustensaft

Lymphgefäßstauungen: Hauhechel, Zwiebel
Rezepte: VII 1—8
Fertigpräparate:
Alymphon   Lymphozil
Brennesselsaft (Schoenenberger)   Petroleum-Pentarkan
Kneipp-Brennessel-Pflanzensaft   Pyrogenium-Pentarkan
Kneipp-Zinnkraut-Pflanzensaft   Unguentum Lymphaticum (PGM) —
Lymphomyosot   Salbe
Lymphdiaral — Tropfen   Zinnkrautsaft (Schoenenberger)

M

Madenwürmer (Oxyuren): Alant, kanadisches Berufskraut, Gottesgnadenkraut, Kamille, Löwenzahn, Rainfarn, Senf, Silberdistel, Thymian, Wermut, Zwiebel
Rezepte: XII 5—13
Fertigpräparate:
Alliocaps   Kneipp-Knoblauch-Pflanzensaft
Allisatin   Knoblauchsaft (Schoenenberger)

Die Krankheiten und ihre pflanzlichen Heilmittel

Magenbluten: Da Magenbluten meist das Anzeichen einer schweren Erkrankung ist, sollte schon im Verdachtsfall sofort der Arzt gerufen werden. Ihm stehen bei mittelschweren Blutungen im günstigsten Falle nur wenige Stunden für wirksame Behandlungsmaßnahmen zur Verfügung. Bei starken Blutungen können es manchmal nur Minuten sein. In fast allen Fällen ist die sofortige Infusion von gruppengleichem Blut oder Blutersatzlösungen (Macrodex, Plasmagel, Periston) erforderlich, eine möglichst rasche Überführung ins Krankenhaus dringend notwendig. Je rascher bei Magenblutungen gehandelt wird, um so größer sind die Aussichten, die oft lebensbedrohliche Blutung zum Stillstand zu bringen!

Nur *leichte Schleimhautblutungen* lassen sich mit pflanzlichen Mitteln gut beeinflussen. Geeignet sind dafür kanadisches Berufskraut, Eiche (Rinde), Schafgarbe, Tormentill, virginischer Zauberstrauch (Hamamelis).

Rezepte: X 7, 8

Fertigpräparate:
Millefolium-Pentarkan   Styptysat Bürger
Sanguinaria — Tropfen

Magenerschlaffung (Ptose, Atonie): Ackerschachtelhalm, Alant, Brennessel, Enzian, Kamille, Seifenkraut, Salbei, Tausendgüldenkraut, Wegwarte, Wermut

Rezepte: V 1—10

Fertigpräparate:
Amara-Tropfen Pascoe
Angelica-Jurat
Brennesselsaft (Schoenenberger)
Cesrasanol
Chinalecit
Choldestal
Digestivum-Hetterich
Gastricholan
Gastritol „Dr. Klein"
Gastroplant
Gentiana-Pentarkan
Iberogast

Kneipp-Brennessel-Pflanzensaft
Kneipp-Zinnkraut-Pflanzensaft
Magentropfen Dressin
Neurochol
Salus-Magen-Darm-Tee
Stomachicum vegetabile Nattermann
ventri-loges
Wermutsaft (Schoenenberger)
Wermuttinktur (Tinctura Absinthii DAB 6)
Zinnkrautsaft (Schoenenberger)

Magengeschwür (Ulcus ventriculi): Kalmus, Kamille, Lein, Pfefferminze, Süßholz, Tormentill

Hier ist in erster Linie dafür zu sorgen, daß die auslösenden Faktoren, die meist seelisch-nervöser Art sind, beseitigt werden.

Rezepte: V 21, 24, 25, 30

Fertigpräparate:
Argentum-Pentarkan
Caved-S
Chamomilla-Pentarkan
Fixminze
Gastribilin
Gastritol „Dr. Klein"

Gastropressan
Iberogast
Nux vomica-Pentarkan
Passiflora-Pentarkan
Rabro — Magentabletten
Ulcuforton

Magenkatarrh (Gastritis):

akuter: Anis, Alpenwegerich, Andorn, Bockshornklee, Eibisch, Eiche, Frauenmantel, Gänsefingerkraut, kanadische Gelbwurz, Himbeere, Knoblauch, Königskerze, Lein,

Meerrettich, Oleander, Rhabarber, Schöllkraut, weißer Senf, Silberdistel, Wacholder, Ysop, Zaunrübe
Rezepte: V 14, 21, 24, 25, 30

chronischer: Aloe, Enzian, Holunder, Johanniskraut, Kalmus, Lein, Stockrose
Rezepte: V 13, 14, 17—21, 23

ohne Säurebildung: Brennessel, Fieberklee, Huflattich, Isländisches Moos, Kardobenedikte, Liebstöckel, Löwenzahn, Meerrettich, Spitzwegerich, Tausendgüldenkraut, Veilchen, Wegwarte
Rezepte: V 1—10

mit übermäßiger Säurebildung: Eibisch, Eiche, Kalmus, Pfefferminze, Rhabarber, Rosmarin, Tormentill, Wasserminze
Rezepte: V 25, 27, 30

Fertigpräparate:

Amara-Tropfen Pascoe
Angelica-Jurat
Carvomin
Chamomilla-Pentarkan
Chelidonium-Pentarkan
Digestivum-Hetterich
Entero-sanol
Fixmalve
Fixmille
Fixminze
Gastricholan
Gastriterran-Magentabletten
Gastritol „Dr. Klein"
Gastroman
Gastroplant
Gastropressan
Gentiana-Pentarkan
Iberogast
Jsostoma
Nux vomica-Pentarkan
Pankreaplex
Rabro — Magentabletten
Salus-Magen-Tropfen
Species stomachicae Hey (Magentee)
Stomachysat Bürger
Stovalid
Sucsan-Azulen
Valomenth
Ventrimarin

Magenschmerzen, Magenkrämpfe (-koliken): Anis, Arnika, Baldrian, Gänsefingerkraut, Kalmus, Kamille, Kümmel, Lavendel, Lein, Majoran, Melisse, Pfefferminze, Schafgarbe, weißer Senf, Wasserminze
Rezepte: V 23, 24, 25

Fertigpräparate:

Asa foetida-Pentarkan
Fixmille
Fixminze
Gastricholan
Gastritol „Dr. Klein"
Magentropfen Dressin
Neoplex
Rabro — Magentabletten

Magenkrebs: Bei länger dauernden Magenbeschwerden sollte eine Röntgenuntersuchung des Magens vorgenommen werden, da die Aussichten auf eine Heilung ganz entscheidend von einer Früherkennung des Magenkrebses abhängen. Solange der Krebs auf die Schleimhaut beschränkt ist, erreicht man in 93—100 % der Fälle eine 5-Jahres-Heilung. Ist bereits die Muskulatur der Magenwand befallen, sind es nur noch 53 % und bei Erkrankung der ganzen Magenwand nur noch 2 % der Fälle, in denen mit einer Heilung gerechnet werden kann. Nach unserem heutigen Wissen haben „Teekuren" hierbei keinen Sinn. Heilung ist nur von einer frühzeitigen Operation mit nachfolgender Allgemeinbehandlung zu erwarten.

Die Krankheiten und ihre pflanzlichen Heilmittel

Magenleiden (Gastropathie): Diese alte, etwas undifferenzierte und allgemeine Bezeichnung hat ihre volle Berechtigung in den Fällen, in denen nicht durch die moderne Methode der Biopsie (mikroskopische Untersuchung eines Stückchens durch Ansaugung entnommener Magenschleimhaut) die Diagnose einer Magenschleimhaut*entzündung* gesichert ist. Sowohl Magenschmerzen wie auch Übersäuerung, mangelhafte oder fehlende Säurebildung im Magen können rein funktionelle Störungen sein, besonders Abweichungen der Saft- und Säureproduktion. Hierbei darf noch nicht von Magenschleimhautentzündung oder -katarrh gesprochen werden.

Es empfehlen sich hierbei die gleichen einfachen Heilpflanzen, wie sie unter Magenschwäche aufgeführt sind, vor allem aber Angelika, Brennessel, Enzian, Hopfen, Kümmel, Pfefferminze, Wermut.

Rezepte: V 3—10

Fertigpräparate:
Amara-Tropfen Pascoe
Brennesselsaft (Schoenenberger)
Chinalecit
Gastroplant
Gastricholan
Gastritol „Dr. Klein"

Gentiana-Pentarkan
Kneipp-Brennessel-Pflanzensaft
Magentropfen Dressin
ventri-loges
Wermutsaft (Schoenenberger)

Magenneurose: Hierbei treten die gleichen Beschwerden auf wie bei den verschiedenen Magenkrankheiten. Erst wenn ärztlich festgestellt ist, daß keine solche Magenkrankheit vorliegt, darf von einer Magenneurose gesprochen werden. Diese ist die Folge seelischer Komplikationen. Näheres siehe unter *Neurosen*.

Fertigpräparate:
Baldrian-Dispert
Carvomin
dysto-loges
Fixmille
Fixminze
Gastroplant

Hovaletten
Neurochol
Salusgastrin-Tropfen
Stovalid
Tenerval
Thymus Oligoplex

Magenschleimhautentzündung: siehe Magenkatarrh

Magenschwäche: Angelika, Brennessel, Enzian, Fenchel, Hopfen, Kreuzblume, Kümmel, Pfefferminze, Silberdistel, Wermut

Rezepte: V 1—10, 43

Fertigpräparate:
Amara-Tropfen Pascoe
Angelica-Jurat
Fixfenchel
Gastroplant
Gastricholan
Gastritol „Dr. Klein"

Magentee (Species stomachicae Hey)
Magentropfen Dressin
Neurochol
Salusgastrin-Tropfen
ventri-loges
Wermutsaft (Schoenenberger)

Magersucht: siehe Abmagerung

Mandelentzündung: siehe Angina tonsillaris

Mandelvergrößerung (Tonsillenhypertrophie) bei lymphatisch-exsudativer Diathese:
Ackerschachtelhalm, Bibernelle, Huflattich
Rezept: V 30
Fertigpräparate:
Alymphon
Anfokali forte
Cinnabaris-Pentarkan
Lymphdiaral
Lymphomyosot
Lymphozil
Meditonsin
Tonsilgon
Tonsillosan
Tonsiotren
Tonsi-Pax
Unguentum lymphaticum (PGM) —
Salbe

Die Krankheiten und ihre pflanzlichen Heilmittel

Menstruation (Regelblutung, Periode)
fehlende, schwache, zu seltene (Amenorrhoe, Hypomenorrhoe, Oligomenorrhoe):
Ackerschachtelhalm, Alant, Aloe, Andorn, Angelika, Arnika, Bibernelle, Gänseblümchen, Johanniskraut, Kamille, Kreuzkraut, Melisse, Nelkenwurz, Osterluzei, Rainfarn, Raute, Ringelblume, Rosmarin, Safran, Sennes, Schafgarbe, Wacholder, Wermut
Rezepte: VIII 11—15
Fertigpräparate:
Aristolochia-Pentarkan
Menodoron
Nervogland
Oestrulut
Phytoestrol
Pulsatilla Kalco
Rosmarinus Oligoplex
Vitaval Kalco

schmerzhafte (Dysmenorrhoe): Alant, Efeu, Eisenhut, Gänsefingerkraut, Kamille, Lein, Melisse, Osterluzei, Pfefferminze, Raute, Ringelblume, Schafgarbe, Tausendgüldenkraut, Wacholder, Wasserminze
Rezepte: VIII 1—10, 35, 36
Fertigpräparate:
Fixmille
Fixminze
Hyoscyamus Kalco
Hypericum Oligoplex
Jurabon
Magnesium phosph.-Pentarkan
Menodoron
Phytoestrol
Sepia Kalco
Venoplant — Dragees und Liquidum
Viburnum-Pentarkan
Vitaval Kalco

unregelmäßige, übermäßige (Polymenorrhoe, Menorrhagie): Enzian, Frauenmantel, kanadische Gelbwurz, Hirtentäschel, Schafgarbe, Vogelknöterich
Rezepte: VIII 16, 17, 18; unregelmäßige Blutungen bedürfen ärztlicher Behandlung.
Fertigpräparate:
Agnolyt
Cimicifuga-Pentarkan
Cyclamen-Jurat
Hamamelis Kalco
Menodoron
Millefolium-Pentarkan
Polygonum Oligoplex
Sepia Kalco
Viscum album Oligoplex
Styptysat Bürger

Regelstörungen (bei jungen Mädchen) werden heute sehr häufig mit Hormonpräparaten behandelt. Ehe man sich aber dazu entschließt, sollte man das Wachstum und die Ausreifung der Geschlechtsorgane durch Reibesitzbäder, Bindegewebsmassagen und

Die Krankheiten und ihre pflanzlichen Heilmittel

Moorkuren fördern. Diese natürlichen Methoden führen, verbunden mit Heilpflanzenanwendungen, auf dem Wege über eine Durchblutungssteigerung meist zum Erfolg.

Menstruationsverschiebung: Soll bei einer alle 28 Tage menstruierenden Frau der Eintritt der Blutung um eine Woche verschoben werden, weil ein besonderes Ereignis bevorsteht (Reise, Sport u. ä.), läßt sich das mit Sicherheit nur durch eine zehntägige Hormonanwendung erreichen. So nimmt man z. B. vom 25.—34. Zyklustag dreimal täglich 1 Tablette Primosiston. Der nächste Eisprung (Ovulation) und die nächste Menstruationsblutung folgen dann etwa wieder zur normalen Zeit. Primosiston ist ein Hormonpräparat und wie alle diese Präparate rezeptpflichtig!
Eine sichere Heilpflanzenbehandlung gibt es hierfür nicht.

Meteorismus: siehe Blähungen

Migräne: Angelika, Arnika, Augentrost, Lavendel, Mariendistel, Melisse, Mistel, Raute, Süßholz, Wacholder

Im schweren Migräneanfall helfen kaum pflanzliche Mittel. Meist wird der Arzt gezwungen sein, ein Mutterkornpräparat (z. B. Dihydergot) zusammen mit einem Vitamin-B-Komplex (z. B. Neurogrisevit) zu injizieren.

Rezepte: II 1, 7, 11, 12, 13; IV 15—23

Fertigpräparate:
Cyclamen Oligoplex
Cyclamen-Pentarkan
Masculin — Tropfen, Dragees
Petadolor

Petaforce
Kephalodoron
Secale-Pentarkan
Unotex — Tropfen, Dragees

Milchgebiß, schadhaftes: Die Milchzähne sind die Platzhalter für die bleibenden Zähne. Sie müssen daher pfleglich behandelt werden. Bei vorzeitigem Verlust verändert sich der Kiefer, und die spätere Zahnentwicklung wird empfindlich gestört. Auch das Milchgebiß ist zum Kauen da, Schonung macht es anfällig. Trockenes Vollkornbrot mit Rinde ist das geeignete Kaumaterial. Die Zähne sind, besonders abends vor dem Zubettgehen, nach allen Richtungen zu putzen, also auch von oben nach unten, um die Lücken zu reinigen. Süßigkeiten fördern die Zahnfäule. Im Munde bilden sich bei der Zersetzung der Süßigkeiten Säuren, die den Zahnschmelz entkalken, wodurch der Weg für die Bakterien frei wird. Das Kauen auf *Kalmus-* und *Veilchenwurzeln* ist zweckmäßig.

Fertigpräparate:
Caplex
Kalmuswurzel (Rhizoma Calami DAB 6)

Osspulvit
Veilchenwurzel (Rhizoma Iridis DAB 6)

Milchschorf: Auch Milchborke genannt. Er ist meist mit Gneis (bräunliche Schuppen, nach deren Entfernung sich ein nässender Grund zeigt) und nässenden, wunden Flächen in der Umgebung des Afters, an den Oberschenkeln und in den Hautfalten vergesellschaftet und eine Erscheinungsform der exsudativen Diathese. Die exsudative Diathese ist eine angeborene Neigung zu exsudativen Erscheinungen (Ausschwitzungen) auf der Haut und der Schleimhaut, verbunden mit einer Vergrößerung der Lymphdrüsen. Das Fettgewebe ist nicht dick, aber schlaff!

Bei der Behandlung muß auf Flüssigkeitsbeschränkung, knappe, aber ausreichende Ernährung unter Einschränkung von Milch, Eiern, Zucker und Salz größter Wert gelegt werden.

Folgende *Heilpflanzen* unterstützen das Bestreben, die verschiedensten Erscheinungsformen der exsudativen Diathese, und damit auch den Milchschorf, zurückzubilden: Ackerschachtelhalm, Bibernelle, Huflattich, Lein, Sonnenblume.

Rezepte: I 15; XI 1, 2, 3, 18—22

Fertigpräparate:
Aurum Oligoplex
Bibernelltinktur (Tinctura Pimpinellae DAB 6)
Calcium carbonicum Oligoplex
Calendula Kalco
Euphrasia Kalco

Fides-Teekomplex Nr. 15
Hydrocolysan
Linusit
Mercurius-Pentarkan
Viola tricolor Homobion E 2

Milzleiden: Faulbaum (Rinde), Wegwarte

Rezepte: VI 1—4, 7, 12

Fertigpräparate:
Grindelia Oligoplex
Heparcholit

Sanil

Mittelohrentzündung (Otitis media): Kamille, Kapuzinerkresse

Rezept: XI 14

Fertigpräparate:
„Rekomill" Kamillen-Konzentrat
Kamillol
Kamillosan

Perkamillon liquidum
Tromacaps

Mitesser: siehe Akne vulgaris

Mumps, Ziegenpeter (Parotitis epidemica): Wenn ein Kind einige Tage unlustig, appetitlos und blaß erscheint, dann über Ohrenschmerzen klagt und schließlich eine Schwellung *vor* einem oder beiden Ohren auftritt, die sich weiterhin unter dem Ohrläppchen nach hinten bis zur Gegend des Warzenfortsatzes erstreckt, wobei das Ohrläppchen leicht in die Höhe gehoben wird, dann muß man an *Mumps* denken. Die Haut über der Anschwellung ist gespannt und glänzend, aber *nicht* gerötet. Druck auf die Anschwellung wird als schmerzhaft empfunden. Die Zunge ist belegt und die Temperatur leicht erhöht (38—38,5° C). Sonst bestehen meist keine wesentlichen Krankheitszeichen.

Beim Mumps handelt es sich um eine Viruserkrankung, für die zwischen dem 5. bis 15. Lebensjahr die größte Empfänglichkeit besteht. Die Krankheit tritt fast immer epidemisch auf, bleibt meist auf die Entzündung der Ohrspeicheldrüsen beschränkt, dauert 8 bis 14 Tage und führt nach dem Überstehen zur Immunität. Nicht selten treten aber auch Komplikationen durch Miterkrankung weiterer Organe auf, so eines Hodens oder beider Hoden bei Knaben (Orchitis), der Bauchspeicheldrüse (Pankreatitis), manchmal auch der Hirnhäute (Meningitis) oder der Tränensäcke (Dakryocystitis). Meist verlaufen auch diese Miterkrankungen günstig.

Die Behandlung erfordert nur bei vorhandenem Fieber Bettruhe. Auf die Ohrspeicheldrüsen legt man einen Watteverband mit warmem Öl oder Borsalbe. Sehr nützlich sind

Die Krankheiten und ihre pflanzlichen Heilmittel

auch Einreibungen mit warmem Öl, ferner warme Heilerdepackungen, heiße Leinsamen- oder Enelbinaufschläge sowie Dampfkompressen. Bei vorhandenem Fieber sind jedoch feuchtkühle Prießnitzwickel um Hals und Wangen angenehmer.

Zur sorgfältigen Mundpflege sind Mundspülungen mit Kamillentee, Kamillosan oder Salviathymol erforderlich. Solange das Kauen und Schlucken Beschwerden macht, ist eine breiig-flüssige Ernährung am zweckmäßigsten. Sinnvoll ist auch für einige Tage Saftfasten mit Obstsäften und anschließend für einige Wochen vegetarische Kost.

Wenn eine Entzündung der Hoden eingetreten ist, muß der Hodensack hochgelagert und sonst ein Suspensorium (Tragbeutel, Tragvorrichtung) getragen werden. Feuchtwarme Umschläge lindern die Schmerzhaftigkeit und beschleunigen die Abschwellung.

Tägliche Darmentleerung ist äußerst wichtig (evtl. Kamilleneinläufe). Eine Isolierung, die doch meist zu spät kommt (Inkubationszeit 18—22 Tage), ist kaum nötig.

Fertigpräparate:

Calendula Kalco
Drüsensalbe Fides
Echitox Kalco
Echinatruw — Salbe
Esberitox
Kamillosan
Myo-Echinacin

Perkamillon liquidum
Salviathymol
Salvysat Bürger
Tormentol
Toxicerna Dragees
toxi-loges

Mundfäule (Stomatitis aphthosa), **Mundgeruch** (Foetor ex ore): Die Ursache der Mundfäule ist noch nicht sicher bekannt. Wahrscheinlich sind die gleichen Erreger im Spiel wie bei der Plaut-Vincentschen Angina (siehe auch Angina tonsillaris). Reizbare, gefäßlabile Menschen erkranken leichter an Mundfäule. Magen-Darm-Störungen, grobe Diätfehler und die Menstruation begünstigen das Auftreten der Erkrankung.

Meist zeigen sich zunächst einzelne Bläschen (Aphthen) an der Mundschleimhaut, die bald in eine eitrige Entzündung übergehen, wobei sich auch schmierig belegte Geschwüre am gegenüberliegenden Zahnfleisch bilden. Das Zahnfleisch lockert sich und blutet leicht, gleichzeitig tritt Speichelfluß, übler Mundgeruch und manchmal auch Fieber auf.

Da man den Erreger oder sonstige Ursachen nicht genau kennt, aber Eitererreger als Ursache annimmt, besteht die vom Arzt durchzuführende Behandlung in Pinselungen der Mundschleimhaut mit desinfizierenden Lösungen wie Kaliumpermanganat, Wasserstoffsuperoxid (am besten eignet sich eine 9—10 %ige Lösung von Wasserstoffsuperoxid, die man herstellt aus Perhydrit mit Wasser im Verhältnis 1 : 2 oder aus 2—3 Eßlöffel des offiziellen Wasserstoffsuperoxids in 1 Glas Wasser), Myrrhen und Ratanhiatinktur zu gleichen Teilen, Karbol und Glyzerin zu gleichen Teilen oder verdünnter Lugolscher Lösung. Der Patient selbst kann zusätzlich mehrmals am Tage Kamillenspülungen durchführen.

Wenn die örtliche Behandlung nicht ausreicht, wird der Arzt Vitamininjektionen der B-Gruppe, insbesondere auch höherdosierte Vitamin-B_{12}-Injektionen, durchführen und kleine Mengen von Prednison-Präparaten verschreiben oder auch zu Penicillinpräparaten greifen.

Gegen *üblen Mundgeruch* nimmt man ein Mundwasser, dem einige Tropfen Pfefferminzöl und 5 g Myrrhentinktur auf 100 g Spiritus dilutus hinzugefügt werden.

Besonders wirksam ist auch folgende alkoholische Lösung: 1 g Vanillin auf 50 mg Spiritus vini dil. Man setzt davon 3—5 Tropfen einem Glas Wasser zum Mundspülen zu.

Rezepte: XI 11—14

Fertigpräparate:
Borax-Pentarkan (zum Einnehmen)
Chamo Bürger
Gingivitol
Kamillosan
Salviathymol
Salvysat Bürger
Tormentol

Mundschleimhautentzündung (Stomatitis): Eiche, kanadische Gelbwurz, Hauhechel, Heidelbeere, Kamille, Rosmarin, Salbei, Sonnenhut, Sonnentau, Thymian, Wiesenknopf
Alle Pflanzen als Tee zum Spülen und Gurgeln.

Rezepte: XI 10—14

Fertigpräparate:
Borax-Pentarkan
Echinacin extern
Kamillosan
Parodontax
Perkamillon liquidum
Salviathymol
Salvysat Bürger
Tormentol

Muskelkrämpfe: Gewöhnlich kommt es zu Muskelkrämpfen in den Waden, im Fuß oder in den Händen, wenn die Durchblutung mit dem Sauerstoffverbrauch nicht Schritt hält, was bei Überlastung dieser Muskelgruppen durch Sport oder durch Wachstumsstörungen bei Jugendlichen, aber auch bei sonst gesunden Menschen auftreten kann. Bei solchen Ermüdungsschmerzen ist die Massage das rechte Heilmittel. Sie ist jedoch nicht angebracht, wenn Entzündungserscheinungen an Muskeln, Sehnen oder Knochen vorhanden sind.

Es darf nicht vergessen werden, daß heftige Muskel- und besonders Wadenkrämpfe auch bei einigen Infektionskrankheiten (Cholera, Weilsche Krankheit) vorkommen, ferner bei intermittierendem Hinken, Zuckerkrankheit, Gicht, Nierenleiden, Nervenentzündungen, Schwangerschaftstoxikosen und chronischen Vergiftungen mit Blei oder Alkohol.

Physikalische Behandlung: Luft- und Sonnenbäder, Barfußgehen, ansteigende Fußbäder, Wechselfußbäder, kalte und wechselwarme Knie- und Armgüsse.

Diät: Salzarme, kalziumreiche und kohlehydratreiche Kost (Milch, Rohkost).

Arzneibehandlung: Äußerlich reibt man die betroffenen Muskelpartien mehrmals täglich mit folgendem Massageöl ein: je 10 ccm Arnikatinktur und Aconittinktur sowie 80 ccm Kampferöl. Der inneren Anwendung dienen Gänsefingerkraut, Kastanie und Schafgarbe.

Rezepte: II 8, 9; V 23

Fertigpräparate:
Biomagnesin
Corallium rubrum Oligoplex
Osspulvit
Peridilan Jura
Weleda Massageöl

Muskelrheumatismus: Er ist eine noch nicht eindeutig festgelegte Erkrankung, die auch als „rheumatisch bedingter Symptomenkomplex außerhalb der Gelenke" oder als Weichteilrheumatismus bezeichnet wird, während sich im anglo-amerikanischen

Schrifttum die Bezeichnung Bindegewebsentzündung (Fibrositis) findet. In der Praxis spricht man meist von Myalgie und meint damit die häufig vorkommenden Schmerzen in verschiedenen Muskelgruppen, die besonders nach Erkältung, Unterkühlung, Zugeinwirkung oder auch Überanstrengung auftreten.

Neben den Schmerzen ist meist eine deutliche Steifigkeit bis zum ausgeprägten Hartspann in einzelnen Muskeln oder ganzen Muskelgruppen vorhanden. Außerdem treten noch Muskelverhärtungen — Myogelosen oder Muskelschwielen genannt — auf, die im Gegensatz zum Hartspann auch bei völliger Entspannung selbst unter Narkoseeinwirkung nicht verschwinden. Häufig spielen beim Muskelrheumatismus auch seelische Spannungszustände eine Rolle, die die „Verkrampfung" der Muskulatur noch erhöhen. Man spricht dann sogar von einem „psychogenen Rheumatismus".

Bei der feingeweblichen (histologischen) Untersuchung findet man bei der Hälfte der Fälle die Zeichen der Entzündung in den schmerzhaften Muskelpartien, bei schweren und anhaltenden Fällen sogar Degenerationszeichen bis zur Zerstörung von Muskelfasern. Die Prozesse selbst spielen sich im Bindegewebe der Muskeln ab, weshalb auch die Bezeichnung „Bindegewebsentzündung" (Fibrositis) geprägt wurde.

Prof. Dr. *H. Lampert* hält den Muskelrheumatismus für ein Gefäßproblem. Auf reflektorischem oder allergischem Wege soll es zu Gefäßkrämpfen und dabei zu schmerzhaften Durchblutungsstörungen in der Muskulatur kommen. Er erklärt damit auch das schnelle Auftreten und Verschwinden des Schmerzes im Gegensatz zur echten Entzündung beim Gelenkrheumatismus.

Prof. Dr. *Gudzent* dagegen sieht alle Formen des Rheumatismus wie auch die Gicht als eine allergische Erkrankung an. Er sagt wörtlich: „Ich sehe in den rheumatischen Prozessen am Gelenk-, Muskel-, Nerven-, Sehnen- und Blutgefäßapparat bei allen Formen des akuten und chronischen Gelenkrheumatismus, dem Muskelrheumatismus, den Neuralgien und allen jenen anderen beschriebenen Einzelformen des Rheumatismus ein einheitliches Geschehen, nämlich eine hyperergische (allergische) Überempfindlichkeit gegen artfremdes Eiweiß.

Dieses Eiweiß kann herstammen aus den Nahrungsstoffen, vergorenen Getränken und Genußmitteln, aus den Leibern abgestorbener pathogener Mikroorganismen, Parasiten, Schimmel- und Hefepilzen und wahrscheinlich noch aus manchen anderen Quellen. Ob noch andere als eiweißartige Stoffe als Rheuma-Allergene in Frage kommen, bleibt noch zu erforschen."

Wenn auch über die Ursachen des Muskelrheumatismus noch keine Klarheit besteht, für die Behandlung ist sie vorhanden. Als zweckmäßig gelten Wärmeanwendungen in jeder Form, wie Thermalbäder, Sauna, ansteigende Vollbäder (mit Heublumen, Haferstroh- oder Fichtennadelzusatz), Überwärmungsbäder, römisch-irische Bäder, Moor, Fango, heiße Kompressen und heiße Wickel (Ölwickel). Nach dem Abklingen der akuten Erscheinungen beginnt man mit Bewegungsübungen, am besten mit Morgengymnastik und Massage im Anschluß an die Wärmebehandlung. Bewährt haben sich auch Unterwassergymnastik (wenn möglich mit Schwimmen), Unterwassermassage und Ultraschallbehandlung. Wichtig ist vor allem, nach jeder Behandlung ein bis zwei Stunden Ruhe einzuhalten.

Zur *inneren* Behandlung sind folgende Heilpflanzen nützlich: Birke, Brennessel, Hauhechel, Herbstzeitlose, Löwenzahn, Quecke, Süßholz, Wacholder.

Zur *äußeren* Behandlung mischt man 2 g Wacholderöl auf 100 g Kalmus- oder Kampferspiritus und verwendet die Mischung zu Einreibungen.

Rezepte: IX 1—10; XIII 3, 4, 13, 14

Fertigpräparate:

Arniflor	Pinimenthol — Salbe, Gel, Tropfen
Arthrifid	Rheumadoron
Arthrosenex	Rheumex-Tee
Arthrosetten	Rhus toxicodendron Oligoplex
Berberis Oligoplex	Rhus toxicodendron-Pentarkan
Bryorheum — Tropfen	Species Antirheumaticae Kneipp
Delgian	(Rheumatee)
Dolo-Arthrosetten	Urtica Oligoplex
Juraphan	Weleda Massageöl
Kalcorheum	

N

Nachtschweiß (siehe auch unter Schwitzen): Baldrian, Hopfen, Johanniskraut, Salbei
Bei anhaltendem Nachtschweiß auf Tuberkulose untersuchen lassen. Röntgenaufnahme der Lunge!

Rezepte: XI 15, 16

Fertigpräparate:

Fidesan	Salvia Oligoplex
Lycothyron Jura	Salvysat Bürger
Myosotis Oligoplex	Thyreogutt

Nahrungsmittelallergien: Sie kommen ziemlich häufig vor, heute öfter noch als früher. Am häufigsten treten Nahrungsmittelallergien auf nach dem Genuß von Milch und Milchprodukten (Käsearten), Eiern, Getreideprodukten (Mehle, Haferflocken, Mais), Schweinefleisch, Krebsen (Hummern, Krabben, Garnelen), Erbsen, Linsen, Bohnen, Kartoffeln, Tomaten, Karotten, Sellerie, Zwiebeln, Spargel, Lattich, Kohl, Spinat, Erdbeeren, Stachelbeeren, Himbeeren, Nüssen, Wein.

Verdächtige Nahrungsmittel läßt man am besten eine Woche lang völlig fort. Tritt dann nach erneuter Aufnahme eine allergische Reaktion auf, die sich durch Hautausschlag, Kopfschmerzen, Asthma oder Magen-Darm-Störungen äußert, so muß das verursachende Nahrungsmittel für sechs bis zwölf Monate völlig weggelassen werden. Dann kann man versuchen, mit Zufuhr ganz kleiner Mengen eine Stunde vor der Hauptmahlzeit eine Sensibilisierung zu vermeiden. Bei Verträglichkeit der kleinen Mengen wird die Dosis ganz langsam gesteigert.

Nasenbluten: Es tritt ohne sonstige erkennbare Ursache durch Zerreißung von erweiterten, meist baumförmig verzweigten Gefäßen auf. Eine bestimmte Stelle vorn unten an der Nasenscheidewand ist der häufigste Ursprungsort des Nasenblutens. Nur selten wird das Nasenbluten vom Nasenboden oder aus der unteren Nasenmuschel her verursacht.

Steht die Blutung nicht sehr bald von selbst oder nach kalten Umschlägen auf den Nacken, so ist eine Behandlung durch den Hals-Nasen-Ohren-Arzt erforderlich, der

Die Krankheiten und ihre pflanzlichen Heilmittel

die blutende Stelle feststellt und mit einigen kleinen Chromsäurekristallen verätzt. Gewöhnlich hört dann die Blutung sofort auf.

Nasenbluten kann auch Ausdruck einer ernsthaften Erkrankung sein, wie Blutungsneigung (hämorrhagische Diathese) bei Bluterkrankheit (Hämophilie), Weißblütigkeit (Leukämie) und Blutsprossen (Purpura) oder bei Blutdrucksteigerungen und Gefäßerkrankungen durch Nierenentzündung, Herzklappenfehler und Arteriosklerose.

Interessant ist, daß Gichtiker in ihrer Kindheit oft an Nasenbluten und an trockenen Ekzemen der Kniebeugen und des Ellenbogens gelitten haben. Dieser tiefere Zusammenhang zwischen Gicht und Nasenbluten ist ein Hinweis für die Berechtigung der alten volksmedizinischen Auffassung, daß die Neigung zum Nasenbluten mit einigen blutstillenden, aber zugleich auch auf den Stoffwechsel einwirkenden Heilpflanzen behandelt werden sollte. Dafür kommen in Frage: Ackerschachtelhalm, Eiche (Rinde), Hirtentäschel, Mistel, Schafgarbe, virginischer Zauberstrauch (Hamamelis).

Rezept: X 6

Fertigpräparate:
Crataeserpin
Equisil-Hustensaft
Gentiana Oligoplex
Hametum-Extrakt

Hamamelis Kalco
Kalcocor
Millefolium-Pentarkan
Styptysat Bürger

Nasenkatarrh (kann im Frühsommer auch allergisch bedingt sein; siehe daher auch unter Allergie und Heuschnupfen): Ackerschachtelhalm, Eiche (Rinde), Frauenmantel, Holunder, Kamille

Rezepte: III 1—5, 13—16; XI 23, 24

Fertigpräparate:
Aconitum-Pentarkan
Tonsilgon

Cinnabaris-Pentarkan (bei chronischem Schnupfen)

Nervenrheumatismus: siehe Rheumatismus

Nervenschmerzen (Neuralgie), **Nervenentzündung** (Neuritis): Mit Neuralgie bezeichnet man Schmerzen im Ausbreitungsgebiet der einzelnen außerhalb des Gehirns verlaufenden (peripheren) Nerven, wobei die Schmerzen nicht scharf begrenzt sind und sich keine organischen Veränderungen der Nerven nachweisen lassen. Davon zu unterscheiden ist die Nervenentzündung oder Neuritis, womit man Nervenschmerzen bezeichnet, die auf einer organischen Erkrankung entzündlicher, aber auch degenerativer Natur beruhen.

Beide Begriffe sind unscharf und werden oft miteinander verwechselt oder als gleichsinnig gebraucht.

Die *Nervenentzündung* (Neuritis) ist keine Krankheit eigener Art, sondern Ausdruck oder Begleiterscheinung einer allgemeinen Erkrankung wie Zuckerkrankheit, Infektionskrankheit, Blutkrankheit (perniziöse Anämie), Allergie, Vergiftung (z. B. Blei, Alkohol) oder einer Fehlernährung (Vitamin-B-Mangel). Bakterien und Viren verursachen meist eine Neuritis an einzelnen Nervenstämmen, während Gifteinwirkungen mehr zur Polyneuropathie (nicht entzündliche Veränderungen der peripheren Nerven) oder zur Polyneuritis (entzündliche Veränderungen im peripheren Nervensystem) führen.

Die Nervenschmerzen (Neuralgien) oder Nervenentzündungen (Neuritiden) werden je nach den befallenen Nerven oder Nervengruppen verschieden benannt, z. B. als Trigeminus-Neuralgie, wenn der große Gesichtsnerv (Nervus trigeminus), als Armnerven-Neuralgie, wenn der große Armnervenstamm (Plexus brachialis), oder als Ischias-Neuralgie, wenn der große Beinnerv (Nervus ischiadicus) befallen ist.

Es ist Sache des Arztes, die diagnostische Klärung zwischen Neuralgie, Neuritis, Polyneuropathie und Polyneuritis vorzunehmen und die oft sich dahinter verbergenden Grundkrankheiten aufzudecken. Die Behandlung wird die zugrunde liegende Krankheit und die Nervenerkrankung selbst zu berücksichtigen haben.

Alle Neuralgien und Neuritiden erfordern meist eine Grundbehandlung mit den nervenwirksamen Vitaminen B_1, B_2 und B_{12} in Form von Injektionen. Sie wirken auch dann noch schmerzstillend, wenn die normalen Schmerzmittel (Antineuralgika) nicht ausreichen.

Die Behandlung aller anhaltenden und schweren Neuralgien und Neuritiden ist eine rein ärztliche Aufgabe, da geschädigte Nerven oft eine Behandlung von drei bis zwölf Monaten erfordern, weil die Nerven bis zur völligen Wiederherstellung diese lange Zeit benötigen. Sie ist auch nicht nur eine rein medikamentöse Behandlung. Es kommen die richtige Lagerung und vorsichtige Erwärmung der Gliedmaßen, tägliche Bewegungsübungen und Streichmassagen nach Abklingen der akuten Erscheinungen, die Hautpflege und eine zweckmäßige Kost (reich an Milch- und Pflanzeneiweiß sowie an Nervenvitaminen) hinzu.

Bei der Trigeminus-Neuralgie ist der Arzt vor eine sehr schwierige Aufgabe gestellt, bei der oft operative Eingriffe nicht zu umgehen sind. Aber gerade bei der Trigeminus-Neuralgie hilft zuweilen eine Heilpflanze, der *Eisenhut*, überraschend gut. Da er giftig ist, kann man sich nur der genau dosierten, ärztlich verschriebenen Fertigpräparate bedienen.

Bei einfachen und leichteren Neuralgien haben außer dem Eisenhut auch noch einige andere *Heilpflanzen* und Heilpflanzenzubereitungen, die z. T. rezeptpflichtig sind, eine schmerzstillende und heilende Wirkung, nämlich Arnika, Fieberklee, Holunder, Johanniskraut, Mariendistel und Pfefferminze.

Breiauflagen aus Meerrettich und schwarzem Senf.

Rezepte: IV 15—23, 25; XIII 3, 13, 14

Fertigpräparate:

Aconitysat Bürger
Aesculus-Pentarkan
Anhalonium-Pentarkan
Aranea Oligoplex
Araniforce
Arthrimiron
Bifosept
Colchicum Kalco
Eisenhuttinktur (Tinctura Aconiti DAB 6)
Gelsemium Oligoplex
Phytodolor-Tropfen
Pinimenthol — Salbe, Gel, Tropfen
Piniol-Balsam
Plenosol
Reparil
Restructa forte
Rhododendron cp.-Fluid
Rhus toxicodendron Oligoplex
Sparheugin-Tropfen
Species Antirheumaticae Kneipp (Rheuma-Tee)
Spigelia-Jurat
Unguentum Antirheumaticum Kneipp (Rheuma-Salbe)

Die Krankheiten und ihre pflanzlichen Heilmittel

Nervenschwäche (Neurasthenie): Die allgemeine Nervenschwäche kann auch Ausdruck einer *Neurose* (siehe dort!) sein, wobei dann zunächst die seelischen Hintergründe (Triebverdrängung u. a.) geklärt werden müssen.

Folgende Heilpflanzen können unterstützende Hilfe leisten: Baldrian, Fichte, Fieberklee, Hopfen, Kamille, Lavendel, Melisse, Pfefferminze, Silberdistel, Tausendgüldenkraut, Wasserminze, Weißdorn, Ysop.

Rezepte: IV 1—8, 12, 22, 25; XIII 1, 3, 5, 8

Fertigpräparate:

Baldrian-Dispert
Biral
Echtroforce
Esberi-Nervin
Eupronerv
Fichtennadel — Schwarzwälder Badebalsam Julia
Ignatia-Jurat
Ignatia-Pentarkan
Jsosedat
Juramont

Lycopus-Pentarkan
Nervinum vegetabile Nattermann
Passiorin
Psychotonin
Recvalysat Bürger
Salus-Nerven-Tropfen
Sambucus cp.-Fluid
Tenerval
Valomenth
Viscum album cp.-Fluid

Nervosität: siehe Nervenschwäche

Nervosität des Kindes — das nervöse Kind (Neuropathia infantum): Das *nervöse* Kind ist für die meist selbst nervösen Eltern vielfach ein Sorgenkind. Statt eine Ausnahme zu bilden, wird das nervöse oder unruhige Kind heute — als typische Zeiterscheinung — mehr und mehr zur Regel. Sogar in ländlichen Gegenden nimmt die Zahl der nervösen Kinder zu.

Zahlreiche körperliche und seelische Krankheitszeichen charakterisieren das nervöse Kind, wobei die körperlichen und seelischen Anzeichen in verschiedenartigster Kombination vorliegen können. Am häufigsten und hervorstechendsten sind die unruhigen und übermäßigen Bewegungen (rennen statt gehen, hin und her rutschen statt stillsitzen, an Tisch und Stuhl stoßen, dazu auch „Gesichterschneiden", Zucken der Mundwinkel, der Augenlider oder der Oberlippe), das sprunghaft-fahrige Verhalten, Schlafstörungen, krankhafte Gewohnheiten (Fingerlutschen, Nagelbeißen, Stottern u. a.), erhöhte seelische Dauerspannung und erhöhte Reizbarkeit.

Im körperlichen Erscheinungsbild findet man eine vermehrte Hautschrift, gesteigerte Schweißabsonderung, erhöhte Pulszahl und ein Zittern der ausgestreckten Hände.

Die subjektiven Beschwerden sind Kopfschmerzen, Schwindel, Schreckhaftigkeit und mangelhafte Konzentrationsfähigkeit mit Nachlassen der Schulleistungen.

Da es sich beim nervösen Kind um ein ganzes Bündel von krankhaften Erscheinungen handelt, muß eine ganzheitliche Behandlung sowohl der körperlichen wie auch der seelischen Faktoren versucht werden.

Die *Ernährung* sollte obst- und gemüsereich sein. Kein Übermaß an Milch, dafür lieber Obstsäfte. *Klimatische Reize,* Freiluft, Aufenthalt in mittleren Höhen, Kneipp-Anwendungen, Bürstenbäder, Schwimmen und Gymnastik sind gute Helfer. *Psychotherapie* ist von großem Nutzen, wobei geduldiges Anhören, Eingehen auf die Eigenart des Kindes und erzieherische Lenkung auf sittliche und religiöse Ideale notwendig sind. Viel Zeit und große Geduld muß darauf verwandt werden, um dem Kind das Gefühl

Nesselsucht:
439, 334, 380, 411, 472

der Geborgenheit zu geben. Bei der *medikamentösen Behandlung* sollte man versuchen, mit den pflanzlichen Beruhigungsmitteln auszukommen.
Nervosität ist keinesfalls als Minderwertigkeit anzusehen; sie kann der Preis für hohe Intelligenz sein.
Beruhigende Wirkungen entfalten die nach folgenden Rezepten zubereiteten Heilpflanzen und die angeführten Fertigpräparate.

Rezepte: IV 1—8, 12, 25; XIII 1, 8, 12

Fertigpräparate:
Baldrian-Dispert
Biral
Echtrofant — Mixtur
Hovaletten
Nervinum vegetabile Nattermann
Recvalysat Bürger
Salus-Nerven-Tropfen
Teneval

Nesselsucht (Urtikaria): Nesselsucht oder Nesselfieber bezeichnet eine plötzlich auftretende, rote bis weißliche Quaddeln bildende, stark juckende Hauterkrankung, die das Allgemeinbefinden außerordentlich beeinträchtigen kann. Ursächlich kommen fast immer eine Überempfindlichkeit (Allergie) gegen Nahrungsmittel (häufig Erdbeeren, Krebse, Muscheln, Fische, Fleisch-, Milch- oder Getreideeiweiß) oder auch Bakteriengifte in Frage. Man kennt auch eine reine Kälteallergie. In der Behandlung spielt zunächst die Diät (salzfreie, eiweißfreie Kost wie Reis-Obst-Diät, Saftfasten oder eine spezielle antiallergische Diät) die Hauptrolle. Der Arzt wird Kalziuminjektionen und Antihistamin-Präparate geben.
Wenn die übliche Behandlung nicht anspricht, muß man an eine schleichende Darminfektion als Ursache der Hautallergie denken. Um die dabei bestehende Ursachenkette — krankhafte Darmbakterien, Schädigung der Darmwand, Beeinträchtigung der Enzymtätigkeit, mangelhafte Vitamin-B_{12}-Bildung, Durchlässigkeit der Darmwand für Bakteriengifte und giftige Nahrungsbestandteile, Übergang in die Blutbahn, Hautreaktionen — zu durchbrechen, empfiehlt es sich nach Beratung mit dem Hausarzt, das bakterienhemmende Mittel Chloramphenicol anzuwenden, von dem Prof. *Franco Ottolenghi* (Universitäts-Hautklinik Siena) in zahlreichen Fällen eine schnelle und prompte Abheilung sah.
Infektiöse Darmherde als Quelle der die Nesselsucht auslösenden Allergien sind nicht selten.
Auch durch die Entfernung etwaiger eitriger Zahnherde kann eine Nesselsucht ausgeheilt werden.
Folgende pflanzliche Mittel unterstützen die Abheilung: Ackerschachtelhalm, Baldrian, Birke, Faulbaum, Hauhechel, Johanniskraut, Melisse, Pfefferminze, Rauwolfia (Wahnsinnskraut), Wacholder.

Rezepte: II 1, 3, 4; VI 3, 4; XIII 6, 12, 13, 14

Fertigpräparate:
Urtica-Pentarkan
Urtica Homobion H 1

Neuralgie: siehe Nervenschmerzen

Neurasthenie: siehe Nervenschwäche

Neurose: Man versteht hierunter Organstörungen, für die man keine nachweisbaren (organischen) Veränderungen an den Nervenzellen oder -geweben findet. Man be-

Die Krankheiten und ihre pflanzlichen Heilmittel

zeichnet sie daher als funktionell. Da die neurotischen Organstörungen die gleichen Krankheitserscheinungen (Symptome) hervorbringen wie die echten Organerkrankungen, ist die Erkennung schwierig. Vorzugsweise äußern sich die Erscheinungen an Herz, Lunge, Magen, Darm, Gallenblase und an den Geschlechtsorganen. Die Ursache der Neurosen liegt meist im seelischen Bereich. Häufig wird sie in Wunsch- und Triebverdrängungen oder aus der Umwelt stammenden unverarbeiteten Erlebnissen zu suchen sein, die manchmal bis zur Kindheit zurückreichen können und ins Unbewußte „abgedrängt" wurden. Sie machen sich dann immer wieder im Bewußtsein in Form neurotischer Störungen bemerkbar.

Pflanzliche wie chemische Beruhigungsmittel können bei Neurosen nur vorübergehend eine Linderung schaffen, es muß zur Katharsis, zur „Seelenreinigung" kommen. Das kann jedoch nur in Verbindung mit einem Seelsorger geschehen, der auch tiefenpsychologisch und psychotherapeutisch geschult ist.

Aus rein theologischen, aber auch praktisch-medizinischen Gründen möchte ich einmal darauf aufmerksam machen, daß das riesenhafte Ausmaß neurotischer Störungen unter den „Kulturmenschen" wahrscheinlich daher rührt, daß sie grundlegende Dinge zu verdrängen und zu vergessen suchen, nämlich ihre tiefsten Beziehungen zu den Mitmenschen und zu Gott. Wir alle müssen über eine entsprechende Lebenskorrektur ernsthaft nachdenken.

Fertigpräparate:
Asa foetida-Pentarkan
Baldrian-Dispert
Biral
Eupronerv
Nervinum vegetabile Nattermann
Passiorin
Psychotonin
Recvalysat Bürger
Salus-Nerven-Tropfen
Sambucus cp.-Fluid
Tenerval
Viscum album cp.-Fluid

Nierenbeckenkatarrh, -entzündung (Pyelitis): Bärentraube, Bockshornklee, Gottesgnadenkraut, Kapuzinerkresse, Meerrettich, Thymian
Rezepte: VII 12—17

Fertigpräparate:
Buccotean-Tee
Cantharis-Pentarkan
Cystinol
Diupressan
Echitox Kalco
Juniperus Oligoplex
Millefolium Oligoplex
Nephronorm — Tee, Dragees
Nieron
Resplant
Species urologicae RW
Tromacaps
Urologicum Tuben-Tee Nattermann
Urologicum vegetabile Nattermann

Nierenblutungen (bei Steinleiden, Tbc, Geschwülsten): Blutiger Urin sollte immer Anlaß sein, sofort den Arzt aufzusuchen, damit zunächst die Ursache der Blutung festgestellt wird. Erst dann können entsprechende Mittel eingesetzt werden.
Rezept: X 9

Fertigpräparate:
Millefolium-Pentarkan
Styptysat Bürger

Nierenfunktionsschwäche (Niereninsuffizienz; nichtentzündlich): Ackerschachtelhalm, Alpenfrauenmantel, Bärlapp, Berberitze, Bibernelle, Birke, Brennessel, Eberesche, Frauenmantel, Hauhechel, Himbeere, Liebstöckel, Löwenzahn, Majoran, Quecke,

Rosmarin, Schafgarbe, Silberdistel, Spitzwegerich, Veilchen, Wacholder, Wermut, Zwiebel

Rezepte: VII 1—8

Fertigpräparate:

Birkenelixier Weleda
Canephron
Diupressan
Diureticum „Haury"
Diureticum-Medice
Fixbutte
Fixlinde
Folindor
Kneipp-Zinnkraut-Pflanzensaft

Nephronorm — Tee, Dragees
Nieron — Tee, Kapseln, Tropfen
Solidago-Pentarkan
Species Diureticae Kneipp
  (Wassertreibender Tee)
Urologicum Tuben-Tee Nattermann
Urologicum vegetabile Nattermann
Zinnkrautsaft (Schoenenberger)

Nierenentzündung (Nephritis): Goldrute, Hagebutte, Hauhechel, Liebstöckel, Linde, Spierstaude, Thymian

Rezepte: VII 9, 10, 11

Fertigpräparate:

Buccotean-Tee
Cystibosin
Cystinol
Diupressan
Echtronephrin
Fixbutte
Fixlinde
Folindor
Helleborus Oligoplex
Helleborus-Pentarkan
Jurasabal

Juratox
Nephri-Dolan
Nephrisan
Nephrisol
Nephrisyx
Nephrocystin
Nephronorm — Tee, Dragees
Nephropur
Nephroselect
Nieron — Tee

Nierensteine (Nephrolithiasis): siehe auch unter Steinleiden

Fertigpräparate:

Berberis-Pentarkan
Buccotean-Tee
Canephron
Fixbutte
Folindor
Nephrolith „Rhein-Chemie"
Nephronorm — Tee, Dragees
Nieren- und Blasenmittel, San.-Rat
  Dr. Kleinschrod

Reducto
Renodoron
Restructa forte
Rubicin
Uralyt
Uralyt-U
Urologicum Tuben-Tee Nattermann
Urologicum vegetabile Nattermann

Die Krankheiten und ihre pflanzlichen Heilmittel

O

Obstipation: siehe Stuhlverstopfung und Abführmittel

Ödem: siehe Wassersucht; manchmal Erscheinung der Allergie, siehe auch dort!

Offene Beine: siehe Unterschenkelgeschwür (Ulcus cruris)

Die Krankheiten und ihre pflanzlichen Heilmittel

Ohnmacht (ein plötzlich eintretender, vorübergehender Bewußtseinsverlust durch Blutleere im Gehirn): Flachlegen, Kopf etwas tiefer. An starkem Essig oder an Zwiebel riechen lassen. Schläfen und hinter den Ohren mit Reizmitteln (Essig, Kölnisch Wasser, Kampferöl, Kampferspiritus oder nur kaltes Wasser) einreiben. Herzgegend mit kaltem Wasser oder Essig kräftig frottieren. Später Heilpflanzen anwenden wie bei Blutgefäßschwäche.

Rezepte: II 1, 2, 7, 10; IV 22

Fertigpräparate:

Angioton	Diacard
Arnicorin	Miroton
Aurocard	Orthangin
Cardiodoron	Vasofid

Ohrensausen: Faulbaum (Rinde)

Sofern das Ohrensausen durch Aufsaugung von Darmgiften bei chronischer Stuhlverhaltung entstanden ist. Neben Ohrensausen entwickeln sich dann meist noch andere nervöse Reizerscheinungen und Kreislaufstörungen, wie Kopfdruck, Schwindel, Benommenheit, Konzentrationsschwäche, Herzklopfen und Spannungsgefühl im Oberbauch.

Manchmal gelingt es trotz eingehender Untersuchung nicht, die Ursache der Störung aufzufinden. Hier ist dann ein Versuch mit Vitamin A (Tabletten oder Tropfen) anzuraten.

Zunehmende Schwerhörigkeit und Ohrensausen können Ausdruck der Otosklerose (Innenohrkrankheit) sein; daher bei diesen Erscheinungen unbedingt Ohrenarzt aufsuchen! Operative Behandlung möglich!

Rezepte: V 32—40

Fertigpräparate:

Corodoc	Tebonin
Otovowen	

Ohrenschmerzen: Holunder, Kamille (Dampfbäder), Melisse

Ferner heiße Salzfußbäder. Bei anhaltenden Ohrenschmerzen und Eintritt von Fieber Ohrenarzt aufsuchen, Gefahr der Mittelohrentzündung und -eiterung.

Rezepte (soweit es sich lediglich um eine „Erkältungserscheinung" handelt): III 3, 11—15; XII 14—17

Fertigpräparate:

Kamillol	„Rekomill" Kamillen-Konzentrat
Kamillosan	Tromacaps
Perkamillon liquidum	

Otosklerose (erblich auftretende, fortschreitende Schalleitungs-Schwerhörigkeit): Sie beruht auf Verknöcherungstendenzen meist im Bereich der Gehörknöchelchenkette. Sie tritt ohne vorhergehende nachweisbare entzündliche Prozesse des Mittelohrs besonders bei Frauen im mittleren Lebensalter auf. Schwangerschaften und der Beginn des Klimakteriums können Verschlimmerungen mit sich bringen. Pflanzliche, homöopathische oder auch chemotherapeutische Mittel bringen keinen nennenswerten Erfolg. Erfolgreich sind nur eine möglichst frühzeitig ausgeführte *Fensterungsoperation* nach *Lempert,* bei der ein künstliches Fenster im oberen Bogengang angebracht wird, oder eine *Steigbügelmobilisierung.* In zahlreichen Fällen kann durch diese Operation eine wesentliche Gehörverbesserung erzielt werden. Die Operationen bleiben natürlich erfolglos, wenn eine Schädigung der Hörnerven oder der zentralen Hörbahnen vorliegt.

Fertigpräparate:
Orthangin   Tebonin

Oxyuren: siehe Madenwürmer

P

Pankreasinsuffizienz: siehe Bauchspeicheldrüsenschwäche

Parodontose: siehe Zahnfleischschwund

Peitschenwurm (Trichocephalus dispar): Kamille, Löwenzahn, Thymian, Wermut
Rezepte: XII 5—13

Fertigpräparate:
Alliocaps   Kneipp-Löwenzahn-Pflanzensaft
Askarimors   Knoblauchsaft (Schoenenberger)
Cina Kalco   Wermutsaft (Schoenenberger)
Kalcogallsan

Pharyngitis: siehe Rachenkatarrh

Phlebitis: siehe Venenentzündung

Pilzerkrankungen der Haut (Mykosen)
Fertigpräparate:
Mycatox — Bad, Salbe, Tropfen, Puder   Usneasan

Prellungen (Konfusionen): Alpenwegerich, Arnika, Beinwell
Rezepte: XI 4, 8; XIII 9

Fertigpräparate:
Arnica-Kneipp-Salbe   Kytta-Plasma
Arnica-Pentarkan   Kytta-Salbe
Arnika-Blütenöl Weleda   Kytta-Symphytum-Extract
Arnika-Jnjeel   Salviathymol
Arnika-Tinktur „Truw"   Symphytum-Pentarkan
Arniflor-Salbe   U-Paste-Fink
Arnikamill Wund- und Heilsalbe   Weleda Arnika-Essenz
A-Salbe-Fink

Prostatahypertrophie (krankhafte Vergrößerung der Prostata; siehe auch Harnbeschwerden): Efeu, Holunder, Kürbis

Ein hoher Prozentsatz (80—90 %) der über 50 Jahre alten Männer erkrankt an einer Vergrößerung der Prostata oder Vorsteherdrüse (Prostatahypertrophie, Prostata-

Die Krankheiten und ihre pflanzlichen Heilmittel

adenom). Oft bleibt das Leiden lange unerkannt, weil es nur in etwa einem Drittel der Fälle Beschwerden macht. Diese bestehen fast immer in einer Behinderung der Blasenentleerung, wie erschwertes Wasserlassen, Drang zu häufigem Wasserlassen, nächtliches Wasserlassen, Harnzwang oder Nachträufeln.

Bei etwa der Hälfte aller Vorsteherdrüsenerkrankungen entwickelt sich der Prostatakrebs. Leider machen sich auch hierbei erst Krankheitszeichen bemerkbar, wenn der Krebs die Harnröhre erreicht hat oder in die Blase eingebrochen ist.

Eine vollständige Heilung ist eigentlich nur möglich, wenn der Prostatakrebs früh, das heißt aber in einem noch symptomlosen Stadium, erkannt wird.

Alle Männer ab 45 Jahren sollten sich daher — mit oder ohne Beschwerden — jährlich mindestens einmal bei einem Facharzt für Harnleiden (Urologe) einer entsprechenden Untersuchung unterziehen.

Eine Selbstbehandlung der Prostataerkrankung sollte in jedem Falle unterbleiben. Die hier anschließend in den Rezepten und Fertigpräparaten aufgeführten Mittel können nur als Hilfsmittel zur Bekämpfung der Beschwerden angesehen und nur nach Klärung der Krankheit und nach Verordnung des Arztes eingesetzt werden, da sonst unter Umständen wertvollste Zeit zur Durchführung einer entscheidenden Operation verlorengeht.

Es muß eindeutig festgestellt werden: Wenn bei der Prostatavergrößerung bereits Restharn vorhanden ist (d. h., daß die Blase nach dem Wasserlassen nicht völlig entleert ist), eine Nierenschädigung oder eine anhaltende (chronische) Harnwegsinfektion besteht, ist möglichst bald zu operieren. Oft muß der operativen Behandlung eine längere Katheterbehandlung vorangehen, damit sich die Nierenfunktion verbessert und die Infektion weitestgehend beseitigt werden kann.

Fertigpräparate:

Cantharis Kalco
Fidesabal
Jurasabal
Kürbis-Granufink
Pareira brava-Pentarkan
Prostaforton
Prostagutt
Prosta-Kapseln Fink

Prostamed
Prostata-Entoxin „Dr. Kleine"
Prostatin Kanoldt
Prostatin Kanoldt D (für Diabetiker)
Rephaprossan
Rhododendron Oligoplex
Saburgen
Urgenin

Purpura: Neigung zu punktförmigen Blutungen in der Haut, in den Schleimhäuten oder in den Gelenken. Meist die Folge von Lähmungen oder Schädigungen der feinen Haargefäße (Kapillaren), wobei diese durchlässig werden.

Ursachen: Gifte (Jod, Schwermetalle, artfremdes Eiweiß), Infektionskrankheiten (Angina, Fleckfieber, Pocken, Scharlach, Sepsis, Rheuma u. a.), Blutkrankheiten (Leukämie), Vitaminmangel (Vitamin C, K), Mineralmangel (Kalzium) oder angeborene Schwächen der Gefäße und des Blutgerinnungssystems, woraus sich zahlreiche Krankheitsbilder ergeben.

Verschiedene Heilpflanzen haben gefäßabdichtende, blutungsstillende Eigenschaften: Ackerschachtelhalm, Arnika, Augentrost, Bärlapp, kanadisches Berufskraut, Brennnessel, Brunnenkresse, Eiche, Frauenmantel, Hagebutte, Hirtentäschel, Kamille, Mistel, Roßkastanie, Schafgarbe, Tormentill, Vogelknöterich, Wasserpfeffer, Weißdorn, Wiesenknopf, virginischer Zauberstrauch (Hamamelis).

Rezepte: I 11, 13, 14; II 5, 6, 7, 9, 10; VIII 15. Dazu viel Vitamin-C-haltige Früchte essen!

Fertigpräparate:
Arnicorin
Birutan
Calendula Oligoplex
Capillaron
Millefolium Oligoplex
Ruticalzon
Rutinion
Salus-Schafgarben-Tropfen

Pyelocystitis (Nierenbecken-Blasen-Entzündung): Bärentraube, Birke, Gottesgnadenkraut

Rezepte: VII 12—17

Fertigpräparate:
Buccotean-Tee
Cantharis-Pentarkan
Cystinol
Diupressan
Echitox Kalco
Juniperus Oligoplex
Millefolium Oligoplex
Nephronorm — Tee, Dragees
Nieron
Resplant
Species urologicae RW
Tromacaps
Urologicum Tuben-Tee Nattermann
Urologicum vegetabile Nattermann

Pylorospasmus ist ein Krampfzustand des übermäßig entwickelten Magenschließmuskels bei Säuglingen in den ersten Lebenswochen. Meist tritt dabei plötzliches, schußartiges Erbrechen oft schon während der Nahrungsaufnahme auf. Gleichzeitig besteht dann eine scheinbare Verstopfung, und häufig sind die Bewegungswellen des Magens zu sehen, zumal durch das häufige Erbrechen der Nahrung eine schnelle Abmagerung eintritt.

Der im Verlauf dieser Vorgänge eintretende Flüssigkeitsverlust führt zur Austrocknung des Organismus. Die Erkrankung kann sich lange hinziehen, führt aber ohne Behandlung über die höchsten Grade der Abmagerung zum Tode.

Zunächst versucht man grundsätzlich durch eine Veränderung der Ernährung den Krampf des Magenschließmuskels zu lindern, was auch häufig gelingt. Der Säugling wird seltener (vier- bis fünfstündlich) angelegt und die Trinkzeit verringert, oder man gibt häufiger kleine Mahlzeiten (ein- bis zweistündlich je 5—10 Gramm). In vielen Fällen muß man auch zur Breivorfütterung oder Breikost greifen: Kuhmilch oder Frauenmilch mit Mondamin zu einem Brei kochen und mit Honig süßen. Konzentrierte Eiweißmilch mit 15—20 % Zucker halbstündlich teelöffelweise verabreichen.

Kommt nicht nach wenigen Tagen eine gleichmäßige Gewichtszunahme zustande, so muß der Kinderarzt zu Rate gezogen werden, der in allen schweren Fällen Atropin verordnet oder gar die *Rammstedtsche Operation* (Durchtrennung des Schließmuskels) vorschlägt. Die Operation muß vorgenommen werden, bevor der Säugling mehr als $1/3$ seines Gewichts verloren hat, weil sich sonst die Erfolgsaussichten sehr verschlechtern.

Zwischen den Mahlzeiten verabreicht man zweckmäßig teelöffelweise dünnen Kamillen-, Fenchel- oder schwarzen Tee.

Fertigpräparate:
Atropin Kalco
Belladonnysat Bürger
Chamomilla-Pentarkan
Hyoscyamus Kalco
Kamillosan
Roha-Fenchel-Tee tassenfertig
Roha-Kamillen-Tee tassenfertig

Die Krankheiten und ihre pflanzlichen Heilmittel

Q

Quecksilbervergiftung: Sie ist auch heute noch möglich, und zwar in chronisch-schleichender Form durch Einatmen von Quecksilberdämpfen in Thermometerfabriken, Laboratorien und zahnärztlichen Instituten. Einige Industriezweige benutzen Quecksilber als Reaktionsbeschleuniger (Katalysator), z. B. bei der synthetischen Herstellung der Essigessenz. *I. C. van der Sluis* (zitiert nach *Leusner*) fand in allen derartig hergestellten Proben synthetischer Essigessenz stets deutlich Quecksilber. In den Hutfabriken wird Quecksilber als Beize für Tierhaare verwendet. Zur Entstehung einer chronischen Quecksilbervergiftung sind nur sehr kleine Mengen notwendig, besonders dann, wenn sie lange Zeit auf den Organismus einwirken. Mit unseren Heilpflanzen ist bei Quecksilbervergiftung nichts auszurichten, sie können lediglich mitbetroffene Organe (Gehirn, Nerven, Mundschleimhaut, Magen, Darm, Leber und Nieren) in ihren Funktionen verbessern. Die Anwendung ist unter den entsprechenden Organerkrankungen nachzulesen. Allgemein stoffwechselverbessernd wirken folgende

Rezepte: I 1—14

Fertigpräparate:
Arnicorin   Dyskrafid
Contravenenum (zur Entgiftung)

Quetschungen (nicht offen) und **Verrenkungen** (Konfusionen, Distorsionen): Arnika, Beinwell, Johanniskraut, Lein, Linde, Melisse, Ringelblume

Anfangs ruhigstellen und kühle, feuchte Umschläge mit Arnikatinktur 1:10 verdünnt (oder 1 Eßlöffel auf ½ l Wasser). Einreibungen mit *Melissengeist*. Später heiße Kompressen, heiße Bäder und Massage, damit sich der Bluterguß schneller aufsaugt.

Für die Kompressen hat sich ein Brei aus der zerkleinerten *Beinwellwurzel* bewährt (auch in Form des fertig aus Apotheken zu beziehenden Kytta-Plasma). Sowohl die Arnikakompressen wie auch die Beinwellkataplasmen haben eine schmerzstillende Wirkung.

Beruhigend und schmerzstillend wirkt auch die von *Chiari* angegebene *Hopfensalbe*.

Rezepte: IX 11; XIII 9

Fertigpräparate:
Arnica-Kneipp-Salbe   Combudoron-Gelee
Arnica-Pentarkan   Kytta-Plasma
Arniflor-Salbe   Kytta-Salbe
Arnikamill Wund- und Heilsalbe Kytta-Symphytum-Extract
Arnika-Blütenöl Weleda   Salviathymol
Arnika-Jnjeel   Symphytum-Pentarkan
Arnika-Tinktur „Truw"   U-Paste-Fink
A-Salbe-Fink   Weleda Arnika-Essenz

R

Rachenkatarrh (Pharyngitis): Brombeere, Eibisch, Eiche, Himbeere, Holunder, Huflattich, Kapuzinerkresse, Lavendel, Quendel, Stockrose, Tormentill, Wiesenknopf
Rezepte: III 1—5; XI 23, 24

Fertigpräparate:
Arum triphyllum Oligoplex	Euphrasia Kalco	Die
Balsalyt	Grindelia-Pentarkan	Krankheiten
Bronchicum Tropfen	Juratox	und ihre
Bronchicum vegetabile Nattermann	Melrosum	pflanzlichen
Bronchiflux Tuben-Tee	Mentha piperita Oligoplex	Heilmittel
Bronchipax	Optipect	
Bronchipressan	Phytorin	
Cefabronchin	Senega-Pentarkan	
Cetraria islandica Oligoplex	Tannolbalsam	
Chamo Bürger	Tannolsaft	
Drosithym Bürger	Tussistin	

Rachitis (englische Krankheit): Rachitis ist eine Mangelkrankheit an Luft, Licht, Sonne, Bewegung und einigen Nahrungsfaktoren, besonders des Vitamins D. Die Krankheit betrifft hauptsächlich Kinder in den ersten beiden Lebensjahren. Ihre Symptome sind Schwitzen am Kopf, Verkrümmungen der Beine und der Wirbelsäule, Entstehen der Hühner- oder Trichterbrust, schlaffe, runzlige Haut, Blutarmut und schließlich Krampfanfälle. Für die Behandlung ist wichtig, daß die Kinder sich in Licht, Luft und Sonne aufhalten und bewegen. Die Nahrung bestehe aus Früchten, Gemüsen, Salaten, Vollkornbrot oder Vollkornmehl, Vollreis, Milch (möglichst ungekocht), also allen kalk- und vitaminreichen Nahrungsmitteln.

Bei Säuglingen reiche die Mutter so lange wie möglich die Brust, als Beikost gebe sie geschabte rohe Äpfel oder Möhren mit Zusatz von etwas Olivenöl. Meist werden diese natürlichen Maßnahmen genügen, um die Krankheit zu verhüten und zu heilen, andernfalls, besonders in den Wintermonaten, wird der Arzt zusätzlich Lebertran und Höhensonne verschreiben. Von unseren Heilpflanzen verwenden wir *Efeu* als Essenz, *Kalmus* zu Bädern, *Brunnenkresse* als Frischsaft und Salat und *Hagebutten* als Tee oder Marmelade.

Rezepte: XIII 5 und unter den angegebenen Pflanzen

Fertigpräparate: Abgesehen von der notwendigen, ärztlich zu verordnenden Vitamin-D-Behandlung lassen sich auch folgende Fertigpräparate zur Unterstützung mit gutem Erfolg heranziehen:

Jecorol	Osspulvit-Dragees
Mulgatol	Urticalcin
Mulgatum	Weleda Plumbum praeparatum
Ossiphos	

Regelstörungen: siehe Menstruation

Reizblase: Den Begriff Reizblase verwendet man für einen Zustand, der eine Blasenentzündung vortäuscht, ohne daß echte, durch Bakterien verursachte entzündliche Veränderungen nachweisbar sind. Die Krankheitsanzeichen ähneln denen der Blasenentzündung: vermehrter Harndrang, Schmerzen bei Beendigung des Wasserlassens, nachts weder Harndrang noch Schmerzen, Überempfindlichkeit gegen kalte Füße.

Ursächlich nimmt man eine Unterfunktion der Eierstöcke an, die zu einer krankhaft erhöhten Dauerspannung der Entleerungsmuskulatur der Blase und damit zu einem gesteigerten Harndrang führt.

Für die Diagnose wichtig sind die bei völlig normalem Urinbefund sehr lästigen und erheblichen Beschwerden, die nachts verschwinden.

Die Krankheiten und ihre pflanzlichen Heilmittel

Bei der Behandlung ist die ursächliche Unterfunktion der Eierstöcke zu berücksichtigen, die durch Hormonpräparate oder — meist völlig ausreichend — durch folgende *Heilpflanzen* zu verbessern ist: Alant, Aloe, Andorn, Angelika, Arnika, Bibernelle, Gänseblümchen, Johanniskraut, Kamille, Kreuzkraut, Melisse, Nelkenwurz, Rainfarn, Raute, Ringelblume, Rosmarin, Safran, Schafgarbe, Sennes, Süßholz, Wacholder, Veilchen und Wermut.

Rezepte: VIII 11—15

Fertigpräparate:

Baldrian-Dispert
Buccotean-Tee
Cantharis-Pentarkan
Cystinol
Cysto-Kapseln
Enurisan
Enuroplant
Hovaletten
Prostagutt
Rephaprossan
Rhoival
Spasmo-Jurat
Urgenin
Uva ursi Oligoplex

Rekonvaleszenz: Angelika, Enzian, Kalmus, Tausendgüldenkraut, Wermut

Rezepte: I 5; IV 22; V 1, 3, 4, 5, 8, 9, 10; XIII 5, 9

Fertigpräparate:

Abrotanum Kalco
Aktivanad
anabol-loges
Cardiodoron
Convallaria Kalco
Crataegysat Bürger
Ferlixir
Ferrum-Pentarkan
Fichtennadel — Schwarzwälder Badebalsam Julia
Juramont
Nervogland Kalco
Osspulvit
Selenium Oligoplex
Weleda Hagebutten-Sanddorn-Elixier

Rheumatismus: Hinter dieser Bezeichnung verbergen sich die verschiedensten Formen der rheumatischen Erkrankungen, über die jedoch noch keine einheitlichen Meinungen bestehen, wie

akuter Gelenkrheumatismus = rheumatisches Fieber mit seinen Begleit- oder Folgeerscheinungen am Herzen (Herzmuskelentzündung = Myocarditis; Herzbeutelentzündung = Endocarditis), an der Haut (geränderte Hautrötung = Erythema marginatum), in der Unterhaut (Rheumaknötchen), in der Muskulatur („Muskelhärten"), am Rippenfell (Pleuritis rheumatica) und am Nervensystem (Veitstanz = Chorea minor).

sogenannter sekundär chronischer Gelenkrheumatismus: Diese Krankheit wird zur Unterscheidung vom sogenannten primär chronischen Gelenkrheumatismus auch als chronischer Streptokokken-Rheumatismus bezeichnet. Sie entwickelt sich nach einem akuten Rheumatismus. Ihr geht, wie der rheumatischen Ersterkrankung, eine Streptokokkeninfektion voraus. Sie tritt in jüngeren Jahren, meist zwischen dem 15. und 25. Lebensjahr, auf, während der akute Gelenkrheumatismus das Kindesalter bevorzugt. Wie beim akuten Gelenkrheumatismus ist auch beim sogenannten sekundär chronischen besonders das Herz gefährdet.

sogenannter primär chronischer Gelenkrheumatismus = rheumatoide Arthritis mit den Begleit- und Folgeerscheinungen im Unterhautgewebe (Knoten unter der Haut), seltener am Herzen (Veränderungen an den Herzklappen).

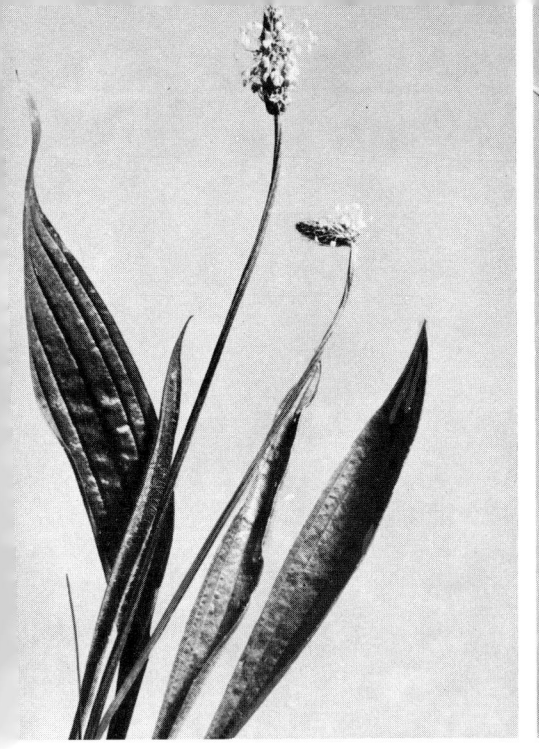

Spitzwegerich　　　　　　　　　　Bockshornklee

Breitwegerich　　　　　　　　　　Melisse

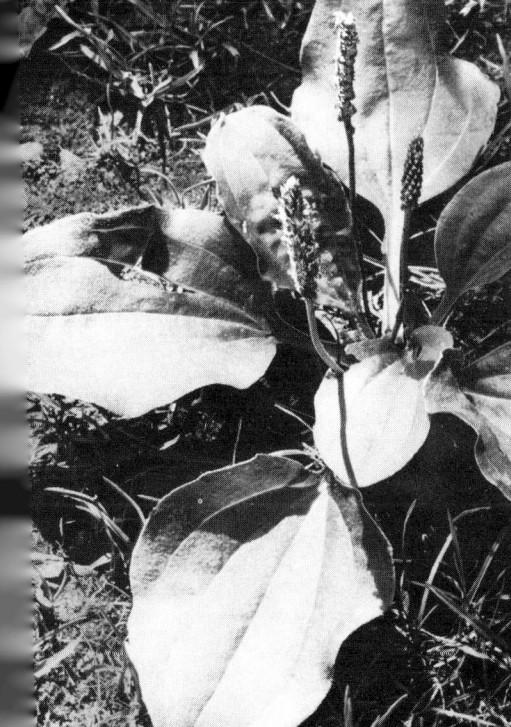
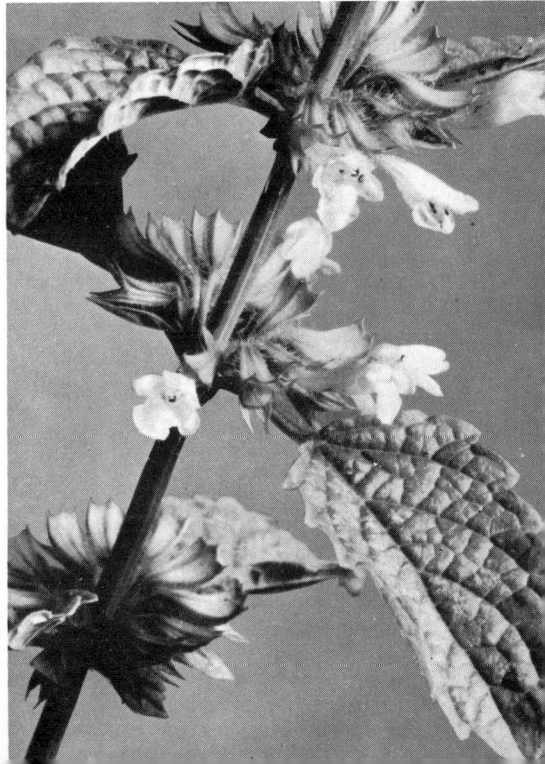

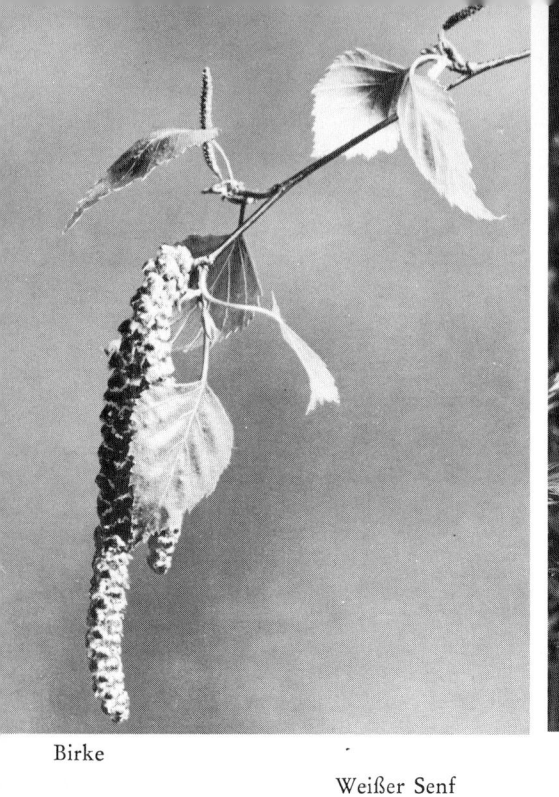

Birke

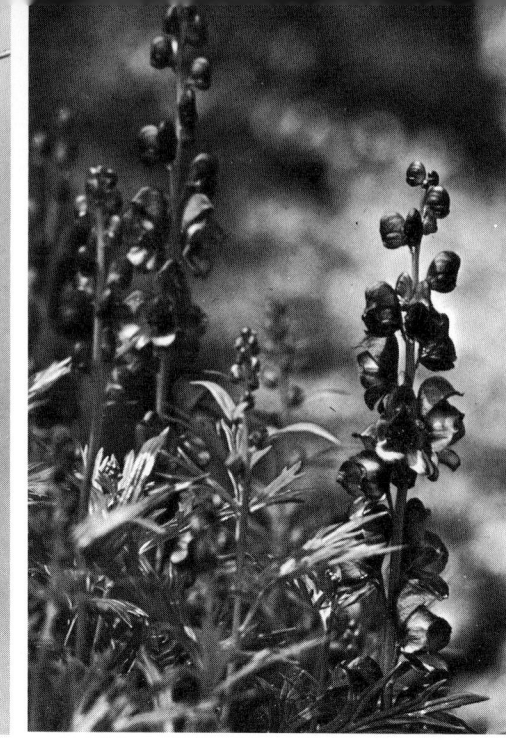

Blauer Eisenhut

Weißer Senf

Weißdorn (Blüten)

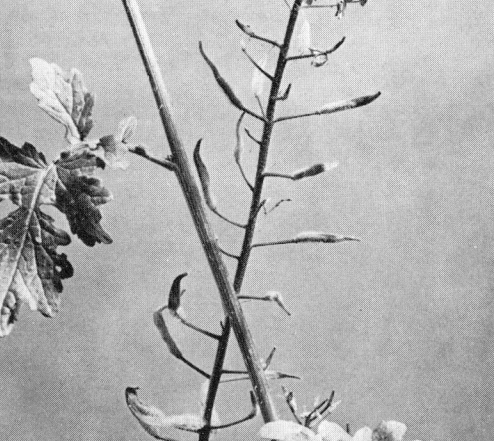

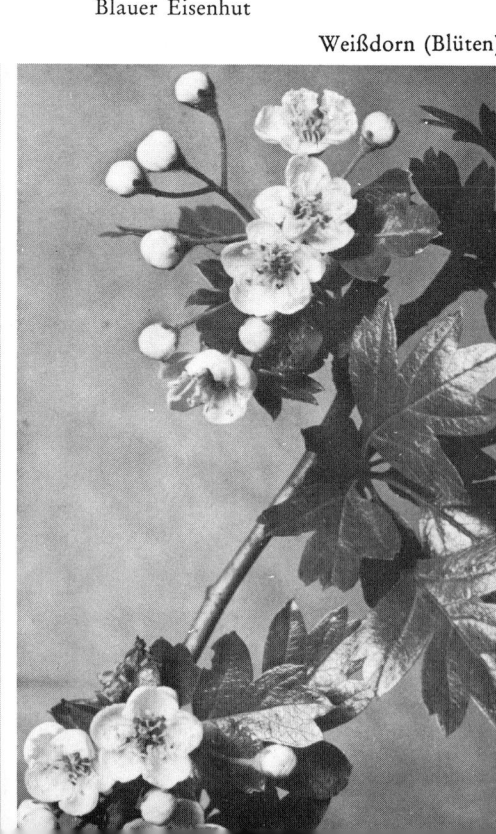

Muskelrheumatismus, eine noch nicht klar definierte Erkrankung, die auch als rheumatischer Symptomenkomplex außerhalb der Gelenke bezeichnet wird (extra-artikuläres rheumatisches Syndrom), während sich im anglo-amerikanischen Schrifttum die Bezeichnung Bindegewebsentzündung (Fibrositis) findet.

Obwohl volkstümlich die chronischen degenerativen Gelenkleiden meist zu den rheumatischen Erkrankungen gerechnet werden, muß die Arthrosis = Arthropathie = Arthrose möglichst scharf von den akuten und chronischen entzündlichen Rheumaformen getrennt werden. Primär ist die Arthrose (Arthrosis deformans) eine Erkrankung des Gelenkknorpels, erst sekundär kann auch der Knochen daran beteiligt sein.

Die spezielle Behandlung der einzelnen Formen des Rheumatismus siehe unter den entsprechenden Krankheitsbezeichnungen. Ganz allgemein muß gesagt werden, daß auch die Heilpflanzen in der Behandlung des Rheumatismus (Nach- und Dauerbehandlung) trotz der modernen Arzneimittel (Penicillin, Prednison, Salicylate, Pyramidon und Sulfonamide) eine wichtige Aufgabe, nämlich den Stoffwechsel und die Entgiftungsfähigkeit des Organismus zu verbessern, zu erfüllen haben.

Für die *akuten* Rheumaformen sind folgende Heilpflanzen wertvoll: Holunder, Spierstaude, Süßholz, Veilchen.

Für die *chronischen* Formen verwenden wir: Arnika, Bärlapp, Berberitze, kanadisches Berufskraut, Bibernelle, Birke, Efeu, Eisenhut, Gänseblümchen, Hauhechel, Himbeere, Johannisbeere, Kiefer, Löwenzahn, Majoran, Meerrettich, Quecke, Raute, Rosmarin, Schöllkraut, Seifenkraut (Wurzel), schwarzer Senf, Spierstaude, Stechpalme, Steinklee, Süßholz, Wermut, Zaunrübe.

Rezepte: IX 1—10; XIII 3, 4, 13, 14

Fertigpräparate:

Arniflor-Salbe
Arsenicum-Pentarkan
Arthrifid
Arthrimiron
Arthrosenex
Arthrosetten
Berberis Oligoplex
Berberis-Tonikum Pascoe
Bryonat
Colchicum Kalco
Dolo-Arthrosetten
Droserin-Liniment
Fichtennadel — Schwarzwälder Badebalsam Julia
Fichtennadel-Extrakt naturrein „Dr. Schupp"
Juratox
Kalcorheum
Ledum Oligoplex

Myo-Echinacin
Phytodolor
Phytolacca-Pentarkan
Plenosol
Prednisomont
Rheumadoron
Rheumapressan
Rheumavowen
Rheumex-Tee
Rhus toxicodendron Kalco
Rhus toxicodendron Oligoplex
Rhus toxicodendron-Pentarkan
Silvapin — Fichtennadel-Extrakt
Species Antirheumaticae Kneipp
Tropi-Rheum
Urtica Oligoplex
Weleda Rheumasalbe M
Wogaesin

Rippenfellentzündung (Pleuritis): Angelika, Bockshornklee, Brennessel (äußerlich), Huflattich (äußerlich), Meerrettich, Schöllkraut, schwarzer Senf, Zaunrübe.

Da die Rippenfellentzündung die „Visitenkarte" der Tuberkulose sein kann oder ihr auch eine rheumatische Erkrankung zugrunde liegt, ist unverzüglich ärztliche Hilfe in Anspruch zu nehmen!

Fertigpräparate:
Asclepias Oligoplex
Atmulen-Hustensaft
Balsalyt
Cantharis Kalco
Colchicum Kalco

Echitox Kalco
Endemol
Mentha piperita Oligoplex
Phytolacca-Pentarkan
Terebinthina Kalco

Rose (Gesichtsrose, Rotlauf; Erysipel): Da es sich um eine gefährliche Infektion mit Eitererregern handelt, wird man ärztlicherseits keinesfalls auf die Anwendung der modernen, schnellwirkenden, bakterienhemmenden Mittel (Antibiotika) verzichten. Dennoch ist die äußere Anwendung frischer *Huflattichblätter* wegen ihrer kühlenden, schmerzstillenden und entzündungswidrigen Wirkung angebracht.

Fertigpräparate:
Cantharis Kalco
Contravenenum
Dyskrafid
Echinacea-Pentarkan
Echinacin

Echitox Kalco
Esberitox
Juratox
Kalcotoxan
Ranunculus-Pentarkan

Röteln (Rubeolae): Wenn bei einem Kind ein Ausschlag auftritt, der kleinfleckig (stecknadelkopfgroß), hellrosa und flach ist, zunächst nur im Gesicht (und am behaarten Kopf), dann aber am Oberkörper und an Armen und Beinen erscheint, und wenn der Allgemeinzustand des Kindes nicht wesentlich beeinträchtigt ist und die Nacken- und Halsdrüsen fühlbar sind, so ist die Diagnose Röteln fast sicher. Der Ausschlag dauert 2—3 Tage, ist im Gesicht und an der Brust nur schwach sichtbar, am Rücken und an den Streckseiten der Vorderarme aber dunkler und deutlicher. Mundschleimhäute und Rachen bleiben blaß, die Augenbindehaut ist etwas entzündlich gerötet, die Lunge bleibt frei, und die Temperatur, in der Achselhöhle gemessen, bewegt sich um 38° C.

Die Krankheit ist harmlos, eine Behandlung meist überflüssig. Solange Fieber besteht, ist Bettruhe einzuhalten. Die Haut kann lauwarm gewaschen und dann gepudert werden. Schulkinder müssen 14 Tage der Schule fernbleiben.

Bei heftigeren Lymphdrüsenschwellungen verabreicht man Zubereitungen der *Heilpflanzen* kanadische Gelbwurz, Löwenzahn, Mariendistel, Ringelblume, Schöllkraut und Sonnenhut. Am einfachsten ist die Anwendung des Fertigpräparates Lymphdiaral, 3mal täglich 10 Tropfen.

Fertigpräparate:
Echitox Kalco
Euphrasia Kalco
Lymphdiaral

Lymphomyosot
Lymphozil

Ruhr (Dysenterie; Bakterienruhr, Amöbenruhr): Kanadisches Berufskraut, Eiche, Gänsefingerkraut, Heidelbeere, Kapuzinerkresse, Sonnenblume, Tormentill
Diät: Apfel- und Heidelbeerdiät
Bakteriologische Klärung durch den Arzt ist unbedingt erforderlich.
Rezepte: V 22, 23, 25, 26, 31
Fertigpräparate:
Aethusa Kalco
Alliocaps

Atropin Kalco
Choleratropfen (Tinctura anticholerica DAB 6, Erg.)

Colocynthis-Pentarkan
Echitox Kalco
Geranium Oligoplex

Hamamelis Kalco
Kamillosan
Veratrum-Pentarkan

Die
Krankheiten
und ihre
pflanzlichen
Heilmittel

S

Scharbock: siehe Skorbut

Scheidenentzündung (Colpitis, Metritis): Eiche, Kamille, Salbei, Schafgarbe
Für regelmäßigen Stuhlgang sorgen, möglichst zweimal täglich! Siehe auch *Weißfluß!*
Rezepte: V 30; VIII 19—23

Schilddrüsenerkrankungen (Basedowsche Krankheit, Kretinismus, Kropf, Myxödem): Sowohl die Überfunktionszustände (Hyperthyreose, Basedowsche Erkrankung) als auch die Unterfunktionszustände (Kretinismus im Kindes-, Myxödem im Erwachsenenalter) und die einfache Schwellung (Kropf) wegen Jodarmut des Trinkwassers gehören in ärztliche Behandlung oder Beratung, da wir bei all diesen Erkrankungen mit Heilpflanzen wenig erreichen. Bei Überfunktion hilft häufig viel Vitamin A, bei Unterfunktion Jod und Schilddrüsenhormon. Beides (Vitamin A und Jod kommt in der *Brunnenkresse* vor, deren Saft sich für bestimmte Formen der Basedowschen Erkrankung gut eignet. Stark jodhaltig ist vor allem der *Blasentang*. Auch *Ysop* kann geeignet sein.

Bei Schilddrüsenüberfunktion (mit Unruhe, Herzklopfen und Händezittern) wirken Halswickel mit kühler Heilerde sehr beruhigend auf die Schilddrüse. In der Ernährung sind jodhaltiges Salz und alle Kohlsorten streng zu meiden, Vitamin-A-haltige Nahrungsmittel dagegen zu bevorzugen.

In jedem Fall ist aber immer zunächst zu klären, ob wirklich eine Überfunktion der Schilddrüse vorliegt oder ob es sich um eine vegetative Überfunktion handelt. Die Unterscheidung ist außerordentlich schwierig. Sie gelingt exakt erst in neuerer Zeit mit Hilfe des *Radiojodtests.*

Die unbefriedigende medikamentöse Behandlung bezieht sich nicht nur auf die Heilpflanzenzubereitungen, sie gilt vielmehr auch für die Radiojodbehandlung, da bis zum 40. Lebensjahr mit einer Keimdrüsenschädigung zu rechnen ist. Auch die modernen Schilddrüsenhemmstoffe (Thyreostatika) vermögen die Krankheit nicht zu heilen. Es bleibt die operative Behandlung, die sorgfältig überlegt und vorbereitet sein muß, da auch sie gewisse Gefahren in sich birgt (Unterfunktion, Nervenschädigung, Tetanie). Man muß sich hierbei auf das Urteil des Facharztes verlassen.

Die Schilddrüse spielt auch eine wichtige Rolle bei den Immunisierungsvorgängen des Körpers. Man kann durch kleine Gaben von Schilddrüsenpulver oder Thyroxin eine beträchtliche Steigerung der Abwehrkräfte gegen Infektionen aller Art, u. a. auch gegen Schnupfen erzielen. Bei dieser Behandlung, die etwa zwei Monate lang dauern sollte, leidet man weniger unter Infektionen, man fühlt sich wohler, ist selten oder gar nicht mehr erkältet. Auch schwere Infektionen und ihre Folgen treten bei dieser Behandlung wesentlich seltener auf. Das entspricht jedenfalls der 25jährigen Erfahrung des amerikanischen Militärarztes und Professors für Physiologie an der Colorado-

Die Krankheiten und ihre pflanzlichen Heilmittel

State-Universität *Broda O. Barnes,* was sich übrigens auch mit deutschen und eigenen Erfahrungen deckt.

Dauernde Erkältungen und eine körperlich-seelische Trägheit sollten bereits an eine versteckte Schilddrüsenunterfunktion denken lassen. Zu den Frühsymptomen der Schilddrüsenunterfunktion gehören auch: Verlust der geistigen Beweglichkeit, anhaltende Müdigkeit, Neigung zu Schlafsucht, Antriebsarmut, Vergeßlichkeit, seltene, zu schwache oder fehlende Menstruation, Frigidität, ferner eine Verstopfung (Obstipation), die weder diätetisch noch medikamentös zu beeinflussen ist, Schwindel und Kopfschmerzen.

Auch Hautsymptome können die Unterfunktion anzeigen, nämlich kühle, trockene Haut, Verhornung der Hautinnenflächen und Fußsohlen, Veränderungen des Nagelwachstums und sprödes, leicht ausfallendes Haar. Häufig lassen auch Schwellungen unterhalb der Unterlider (Augensäckchen) und leichte Neuralgien an den verschiedensten Nervensträngen darauf schließen.

In allen Fällen echter Schilddrüsenunterfunktion ist die Behandlung mit Schilddrüsenhormonen (nur auf ärztliche Verordnung!) außerordentlich erfolgreich.

Rezepte: I 16; VIII 31

Fertigpräparate:

Badiaga Oligoplex	Phytonoxon
Biral	Prothyrysat Bürger
Lycoaktin	Recvalysat Bürger
Lycocyn	Spigelia Kalco
Lycopus Kalco	Strumadragées Fides
Lycopus-Pentarkan	Thuja Kalco
Lycothyron	Thyreogutt
Lycovowen	thyreo-loges
Passiflora-Pentarkan	

Schlaflosigkeit: Ursachen sind Sorgen, nervöse Überreizbarkeit, Mangel an Frischluft, Mangel an Bewegung oder körperlicher Arbeit, zu spätes oder zu schweres Abendessen, abendlicher Genuß von Erregungsmitteln (Kaffee, Tee, Nikotin), Vergiftung vom Darm her bei chronischer Stuhlträgheit, Luftmangel durch Herz- oder Lungenkrankheiten. Man versucht, die Ursachen ausfindig zu machen und auszuschalten.

Schlaf zu finden ist oft nur Sache einer Verhaltensweise, wie sie uns heute weitgehend abhanden gekommen ist. In dem alten, einfachen, psychologisch gesehen sehr tiefgründigen Psalmwort (Psalm 4, 9) findet sie beredten Ausdruck: „Ich liege und schlafe ganz mit Frieden; denn allein du, Herr, hilfst mir, daß ich sicher wohne." Das ist die Verhaltensweise, auf die es letztlich ankommt: die rechte Ruhetönung, die Bereitschaft, sich etwas widerfahren zu lassen, etwas auf sich wirken zu lassen, alle Eigenmächtigkeit und Eigenwilligkeit aufzugeben, sich zu versenken, zu verlassen und zu überlassen, sich dem Schlaf anzuvertrauen, dem großen Mysterium, das uns an jedem Morgen erfrischt wieder ins Bewußtsein entläßt, bis wir am Abend erneut in das Unbewußte eintauchen. Die rechte Verhaltensweise kommt auch in dem schönen Bild zum Ausdruck, das von dem Schweizer Psychotherapeuten *Paul Dubois* stammt: „Der Schlaf ist eine Taube. Wenn wir die Hand ruhig halten, dann setzt sie sich darauf. Wenn wir nach ihr greifen, fliegt sie fort."

Die Wiederherstellung der Schlaffähigkeit wird durch folgende Heilpflanzen wirksam unterstützt: Baldrian, kanadisches Berufskraut, Fichte, Hopfen, Johanniskraut, Lavendel, Melisse, Passionsblume, Pfefferminze, Wasserminze.

Rezepte: IV 1—8, 12, 24; XIII 1, 8

Fertigpräparate:
Biral
Calmonervin
Coffea-Pentarkan
Dyscornut
Echtrodorm
Echtronerval
Esberi-Nervin
Eupronerv
Euvegal — Dragees, Saft
Hypericumat
Jsosedat
Jurased
Kalcorin N
Lobelia Oligoplex
Lupulinum Oligoplex

Nervinum vegetabile Nattermann
Neuro-Ferrlecit
Neurofid
Noxom
Passiflora-Jurat
Passiflora-Pentarkan
Phytonoxon
Plantival
Prothyrysat Bürger
Roha-Schlaf- und Nerventee tassenfertig
Recvalysat Bürger
Sumbulus Oligoplex
Tenerval

Schleimhautentzündung (Mund, Nase, Rachen, Bronchien, Scheide): Eiche, Frauenmantel, kanadische Gelbwurz, Hauhechel, Kamille, Rosmarin, Salbei, Sonnenhut, Sonnentau, Thymian, Wiesenknopf, Zaunrübe.

Rezepte: VIII 19—23; XI 10—14, 23, 24; XII 14—17

Fertigpräparate:
Borax-Pentarkan
Euphrasia Kalco
Expektysat Bürger
Kamillosan
Perkamillon liquidum

Salviathymol
Salvysat Bürger
Santalum album Oligoplex
Tormentol

Schluckauf: siehe Aufstoßen

Schnupfen (Nasenschleimhautentzündung, Rhinitis): Man sollte einen akut auftretenden Schnupfen nicht immer und sofort durch örtliche Maßnahmen zu bekämpfen suchen (Schnupfpulver, -salben, -emulsionen, -tropfen, -spray), da der Schnupfen wie jede andere Entzündung eine Abwehrmaßnahme des Organismus gegen Fremdstoffe sein kann, die von Bakterien herrühren oder aus dem Stoffwechsel stammen. Solange jede kleine „Erkältung" zur Entstehung eines Schnupfens führt, sehe man das als Anzeichen dafür an, daß eine Stoffwechselstörung vorliegt, die als solche behoben werden muß. Wir geben dann nicht augenblicklich, aber auf längere Sicht tatsächlich heilend wirkende, stoffwechselanregende, ausscheidende und auf die Körperverfassung des einzelnen abgestimmte Heilkräutergemische.

Als örtliche Linderungsmittel kommen einige ätherische Öle — Pfefferminzöl, Melissengeist, Eukalyptusöl, Kamillenöl (Dampfbäder) und Riechsalz (Ammonium carbonicum) — in Frage. Ein Abschwellen der Schleimhaut bewirkt auch das Inhalieren oder Schnupfen von Meersalzlösungen. Häufig führen heiße Kompressen über Stirn und Nase zu einer schnellen Lösung und Ausscheidung des Nasensekretes. Noch energischer wirken Schwitzpackungen, gegebenenfalls nach einem ansteigenden Halbbad.

Ein beginnender Schnupfen läßt sich (innerhalb der ersten 12 Stunden) zuweilen unterdrücken, indem man *einen Schluck jodhaltigen Wassers* (Bierscher Jodtropfen: 1 Tropfen Jodlösung auf 1 Glas Wasser) trinkt. Häufiger gelingt dies mit einem

Die Krankheiten und ihre pflanzlichen Heilmittel

Die Krankheiten und ihre pflanzlichen Heilmittel

Vitamin-C-Stoß (1000—3000 mg Vitamin C am ersten Tag) oder mit einem *Antiallergikum* (z. B. Soventol C, 1—3mal 1 Tablette am Tag).
In sehr heftigen Fällen kann es für die ersten Tage bis zum Abklingen der akut entzündlichen Erscheinungen angebracht sein, ein stark schleimhautabschwellendes Mittel wie *Otriven*, bei Kombination mit allergischen und vasomotorischen Reaktionen auch Otriven-Millicorten (nur für Erwachsene!), zu verwenden. Der Gebrauch solcher Mittel sollte jedoch nicht über einige Tage hinausgehen, weil sich sonst eine schwer zu beeinflussende, chronische Schleimhautreizung einstellen kann. Bei sich länger hinziehenden subakuten bis chronischen Schleimhautkatarrhen sind schützende Nasensalben angebracht.

Immer sollte nach dem Abklingen der akuten Erscheinungen eine die Schleimhaut regenerierende, den Zellstoffwechsel verbessernde und die Durchblutung der Schleimhaut steigernde *Heilpflanzenbehandlung* folgen, die mit folgenden Heilpflanzen durchzuführen ist: Efeu, Frauenmantel, Holunder, Kamille, Kiefer (Spitzen), Majoran, Olive, Quendel, Salbei, Thymian und Wiesenknopf.

Wenn trotz aller Maßnahmen der Schnupfen nicht abklingt, muß der Hals-Nasen-Ohren-Arzt klären, ob vergrößerte Nasenmuscheln (Hyperplasie) oder Polypen vorhanden sind, die den Abfluß des Nasensekrets behindern, eine Nasenscheidewandverbiegung die Nasenatmung beeinträchtigt oder eine Nasennebenhöhlenerkrankung vorliegt. In diesen Fällen kann meist nur eine operative Behandlung wirklich helfen.

Wenn man sich die alte Vorstellung der Naturheilkunde zu eigen machen kann, daß die Nase nicht nur ein Organ ist, mit dem wir Gerüche feststellen und den gröbsten Staub aus der Atemluft filtrieren, sondern daß sie mit ihrer Schleimhaut auch eine wichtige Ausscheidungsfunktion für mancherlei Giftstoffe erfüllt, dann wird einem der sonst so lästige Schnupfen etwas sympathischer.

Rezepte: III 1—16; XI 1, 11, 18, 19, 23, 24

Fertigpräparate:
Allium cepa D 6 dil.
Arsenicum-Pentarkan
Balsalyt
Cepa Kalco
Cinnabaris-Pentarkan
Endemol
Eupatorium-Pentarkan
Euphrasia Kalco

Juratox
Kalcotoxan
Mentapin
Nisylen
Sinapis nigra Oligoplex
toxi-loges
toxi-loges C
Tumarol-Balsam

Schrumpfniere (nicht heilbar! Entlastung der Niere über Haut und Darm): Ackerschachtelhalm, Birke, Goldrute, Hagebutte, Hauhechel, Quecke

Rezepte: VII 5, 6, 7, 9, 10, 11

Fertigpräparate:
Buccotean-Tee
Cystibosin
Cystinol
Diupressan
Echitox Kalco
Echtronephrin
Fixbutte
Fixlinde
Folindor

Helleborus Oligoplex
Helleborus-Pentarkan
Jurasabal
Juratox
Kalcorin A
Kalcotoxan
Nephri-Dolan
Nephrisan
Nephrisol

Nephrisyx
Nephrocystin
Nephronorm — Tee, Dragees
Nephropur

Nephroselect
Nieron-Tee
Terebinthina Kalco

Die Krankheiten und ihre pflanzlichen Heilmittel

Schwächezustände: siehe Leistungsschwäche

Schwangerschaftserbrechen: Schwangerschaftserbrechen ist hauptsächlich auf die ungenügende Bildung des Gelbkörperhormons in den Eierstöcken zurückzuführen. Vitamin C regt die Bildung dieses Hormons an, daher gibt man neben Südfrüchten, schwarzen Johannisbeeren und Sanddorn viel Hagebutten, Brunnen- und Gartenkresse.

Rezepte: siehe unter den entsprechenden Pflanzen

Fertigpräparate:
Apomorphinum Oligoplex
Belladonnysat Bürger
Cocculus-Pentarkan
Gelsemium Kalco
Hyoscyamus Kalco

Lobelia-Pentarkan
Nausyn
Natrumin
Nux vomica Oligoplex
Paverysat Bürger

Schweißfüße: Sie treten häufig bei nervöser Übererregbarkeit (siehe dort), Stoffwechsel- und Drüsenstörungen (siehe dort), aber auch bei Plattfüßen auf. Im letzteren Fall ist orthopädische Behandlung erforderlich (Maßeinlagen, Fußgymnastik). Daneben heiße Fußbäder mit Eichenrindenabkochung.

Rezepte: I 1—14; XI 15, 16, 18—22; XIII 2

Fertigpräparate:
Chamo Bürger
Colchicum Kalco
Euphorbia Oligoplex
Jaborandi-Pentarkan

Lycopodium Kalco
Salvia Oligoplex
Salviathymol

Schwindel: Als krankhafte Erscheinung kann der Schwindel zahlreiche Ursachen haben. Zu hoher oder zu niedriger Blutdruck, Herzerkrankungen oder allgemeine Kreislaufstörungen, ansteigendes Fieber, Sauerstoffmangel (Höhenkrankheit) und nervöse Reizerscheinungen im vegetativen Nervensystem, im Mittelhirn oder am Labyrinthorgan (Gleichgewichtsorgan des Innenohres) kommen in Frage. Es gibt aber auch einen rein psychisch bedingten Schwindel.

Stärkerer Schwindel kann die Arbeitsfähigkeit und Lebensfreude des davon Betroffenen außerordentlich beeinträchtigen.

Wenn der Schwindel durch Kreislaufstörungen oder nervöse Störungen bedingt ist, kann er durch Behandlung der zugrunde liegenden Erkrankungen meist zum Verschwinden gebracht werden. Hier genügen meist die auf die Kreislauforgane und die Nerven oder das Gehirn wirkenden Heilpflanzen oder ihre pharmazeutischen Zubereitungen. Ist der Schwindel jedoch durch Erkrankungen und Belastungen des Gleichgewichtsapparates im Innenohr bedingt, so wird meist ein operativer Eingriff notwendig sein. So ist zum Beispiel *vestibulärer Schwindel* bei einer Mittelohreiterung stets ein Zeichen höchster Gefahr. Bei jedem Schwindel muß daher zunächst die Ursache geklärt werden.

Die Krankheiten und ihre pflanzlichen Heilmittel

Bei Schwindel auf Grund von Kreislaufstörungen, schlechter Gefäßfunktion oder Kopfdurchblutungsstörungen kommen folgende Heilpflanzen in Betracht: Adonisröschen, Angelika, Baldrian, Fingerhut, Johanniskraut, Maiglöckchen, Meerzwiebel, Melisse, Mistel, Oleander, Rauwolfia, Rosmarin, Roßkastanie, Schafgarbe, Strophanthus, Weißdorn und Wermut.

Rezepte: II 1—10

Gegen den durch nervöse Störungen hervorgerufenen Schwindel wenden wir an: Arnika, Baldrian, Fieberklee, Hopfen, Johanniskraut, Melisse, Mistel, Pfefferminze, Rauwolfia, Rosmarin, Schafgarbe und Wermut.

Rezepte: IV 1—8, 12, 13, 22, 23, 25

Bei jedem vom Gleichgewichtsorgan ausgehenden Schwindel befolge man genauestens die Anweisungen des Hals-Nasen-Ohren-Arztes.

Bei psychisch bedingtem Schwindel, der meist Ausdruck einer schweren Lebensunsicherheit ist, bei der man nicht „in der Welt stehen kann, ohne schwindlig zu werden", bedarf man des Psychotherapeuten oder des Seelsorgers.

Fertigpräparate:

Cocculus Oligoplex
Cocculus-Pentarkan
Gelsemium Kalco
Glonoinum-Pentarkan
Hyoscyamus Kalco

Hypotonin
Hypotonus Fides
Nausyn
Secale-Pentarkan
Tebonin

Schwitzen: Durch das Schwitzen wird nicht nur über die Haut Wasser mit organischen Säuren und allerlei Giftstoffen ausgeschieden, sondern es besteht gleichzeitig ein gesteigerter Stoffwechsel mit erhöhter Verbrennung und Kreislaufleistung, vermehrter Atemtätigkeit, gesteigerter Wärmebildung und erhöhter Tätigkeit der Hormondrüsen, besonders der Schilddrüse und der Nebennieren. Schweißausbrüche können anzeigen, daß das Säure-Basen-Gleichgewicht ernstlich gestört ist. Das Schwitzen dient dann teils durch Ausscheidung, teils durch verstärkte Verbrennung von Schlacken im Blut der Aufrechterhaltung und Wiederherstellung des Säure-Basen-Gleichgewichts, ohne das der Organismus auf die Dauer nicht lebensfähig ist. Schwitzen ist in diesem Fall eine Abwehrreaktion des Organismus gegen die für ihn lebensgefährliche Störung des Säure-Basen-Gleichgewichts und damit für den Arzt ein wichtiges Krankheitszeichen. Wenn wir schwitzen, so ist unser Stoffwechsel in Unordnung, und wir schwitzen, um ihn wieder in Ordnung zu bringen. Diesen natürlichen Abwehrvorgang können wir bei relativ einfachen Stoffwechselstörungen und Infektionen durch die Verabfolgung schweißtreibender Tees unterstützen.

Schweißtreibend wirken folgende Pflanzen und Pflanzenteile: Angelikawurzel, Bibernellwurzel, Holunderblüten, Kamillenblüten, Lindenblüten, Pfefferminzblätter, Seifenkraut, Veilchen, Weide.

Auch die in diesem Buch nicht angeführten Heilpflanzen Bittersüß, Haselwurz, Meisterwurz, Sarsaparille, Sassafras und Stiefmütterchen gehören dazu.

Rezepte: XI 17—24

Länger anhaltendes und insbesondere *nächtliches Schwitzen* (Nachtschweiß) ist stets so ernst zu nehmen, daß der Arzt zu Rate gezogen wird. Nicht selten werden sich schwere Leiden herausstellen, wie Tuberkulose, Schilddrüsenerkrankungen (Kropf),

Herz- oder Nierenleiden. Das Schwitzen des Kopfes bei *Kleinkindern* läßt vor allem an Rachitis (englische Krankheit) denken. Darüber hinaus gibt es übermäßiges Schwitzen (Hyperhidrosis) auch bei rein *nervöser Übererregung* und im *Klimakterium.* In diesen Fällen ist die Anwendung schweißhemmender Heilpflanzen angebracht.

Schweißhemmend wirken folgende Heilpflanzen: Ackerschachtelhalm, Andorn, Salbei, Schafgarbe, Ysop. Ebenso wirksam sind Lärchenschwamm, Quassieholz und getrocknete, grüne Walnußschalen.

Rezepte: XI 15, 16, 34

Die arzneiliche Behandlung wird wirkungsvoll am besten durch einige *Wasseranwendungen* ergänzt, nämlich durch Fußbäder mit Eichenrinden- oder Walnußblätterabkochungen, Wechselfußbäder, Knie- und Schenkelgüsse, Thermalbäder, Taulaufen, Wassertreten und Barfußgehen. Dabei sollte eine weitgehend vegetarische Kost eingehalten werden unter Vermeidung scharfer Gewürze und aller tierischen Fette.

Fertigpräparate:

Belladonnysat Bürger
Colchicum Kalco
Euphorbia Oligoplex
Ferrum-Pentarkan
Jaborandi-Pentarkan
Kalcodystan

Osspulvit
Salvia Oligoplex
Salviathymol
Salvysat Bürger
Sambucus Kalco

Sehschwäche, nervöse: Arnika, Augentrost, Raute
Bei allen anhaltenden Sehstörungen Augenarzt aufsuchen!

Rezept: IV 21

Fertigpräparate:

Augentonicum Stulln
Augentropfen „Jso-Werk"
Bulbotruw — Dragees
  und Augentropfen

Hovaletten
Ruta-Pentarkan
Species ophtalmicae (Augen-Tee)
Tenerval

Silikose (Staublunge): Sie entsteht durch längeres Einatmen von Steinstaub, der freie Kieselsäure enthält, wie sie sich in Sandstein und in Mineralien findet.

Mehl-, Kohlen- und Kalkstaub dagegen sind meist ungefährlich. Diese Staubarten rufen keine Lungenerkrankungen hervor. Gefährdet sind alle Personen, die Gestein bearbeiten, also Steinbrucharbeiter, Sandstrahlbläser, Steinmetzen, Beschäftigte in Porzellanfabriken, Schleifereien und Scheuerpulverfabriken.

Die im Steinstaub vorhandene freie Kieselsäure bleibt nach dem Einatmen in der Lunge haften, löst sich dort teilweise im Schleim und führt dann zu entzündlichen Reizungen des Lungengewebes, was schließlich Zerstörungen der Lungenbläschen und Verwachsungen zur Folge hat.

Die Steinstaublunge ist eine entschädigungspflichtige Berufskrankheit, die mit Husten, Auswurf, Atemnot und Herzbeschwerden einhergeht. Sie wird durch Röntgenuntersuchungen leicht erkannt.

Zur Verhütung der Krankheit müssen an den durch Steinstaub gefährdeten Arbeitsplätzen Absaugvorrichtungen oder Exhaustoren (Entlüfter) angebracht werden. Wo das nicht möglich ist, wird am besten eine Staubmaske getragen.

Die Krankheiten und ihre pflanzlichen Heilmittel

Unsere auswurffördernden Heilpflanzen, insbesondere aber der *Huflattich*, vermögen wesentliche Erleichterung zu verschaffen.

Rezepte: III 3, 5, 11, 12, 13

Fertigpräparate:

Bronchicum vegetabile Nattermann
Bronchiflux Tuben-Tee
Bronchostad
Eupatal
Huflattichblätter (Folia Farfarae DAB 6)

Huflattichsaft (Schoenenberger)
Jsostoma
Kneipp-Huflattich-Pflanzensaft
Roha-Bronchial-Tee tassenfertig
Tussistin

Skorbut (Vitamin-C-Mangelkrankheit, auch Scharbock genannt): Brunnenkresse, Fichte, Hagebutte, Löwenzahn

Die Nahrung soll vor allem enthalten: Apfelsinen, Zitronen, Möhren, Sauerkraut, schwarze Johannisbeeren, Sanddornextrakt, Paprika, Tee, Tannen-, Kiefern-, Fichtenspitzen.

Rezepte: siehe unter den einzelnen Pflanzen

Fertigpräparate:

Brunnenkressesaft (Schoenenberger)
Fixbutte
Getri
Hagebuttentrank (Schoenenberger)
Jecorol

Kneipp-Brunnenkresse-Pflanzensaft
Kneipp-Löwenzahn-Pflanzensaft
Roha-Hagebutten-Tee tassenfertig
Weleda Hagebutten-Sanddorn-Elixier
Weleda Sanddornelixier

Skrofulose (siehe auch exsudative Diathese): Bockshornklee, Brunnenkresse, Efeu, Eiche, Gänseblümchen, Hopfen, Huflattich, Kalmus (auch als Badezusatz), Löwenzahn, Quecke, Roßkastanie, Seifenkraut (Wurzel), Veilchen

Rezepte: I 15; III 20, 21, 22; XIII 5

Fertigpräparate:

Abrotanum Kalco
Aurum Oligoplex
Bluticib
Calcium carbonicum Oligoplex
Calendula Kalco
Equisil-Hustensaft
Euphrasia Oligoplex

Jecorol
Lymphdiaral
Lymphomyosot
Lymphozil
Mercurius-Pentarkan
Petroleum-Pentarkan

Sodbrennen (Pyrosis): So nennt man eine brennende Empfindung im Magen, die bei Störungen der Magensaftbildung, bei Zersetzung im Magen durch Fettsäuren, bei übermäßiger, zu geringer, aber auch fehlender Magensäurebildung oder durch rein nervöse Überreizung zustande kommt. Es besteht dann meist Unverträglichkeit und Abneigung gegen süße wie gegen saure Speisen, insbesondere aber gegen konzentrierte Süßigkeiten.

Bei der chemischen Magensaftuntersuchung findet man ziemlich selten eine Übersäuerung, viel häufiger dagegen einen Säuremangel oder völliges Fehlen der Säure, was genauso zu Sodbrennen führen kann wie eine echte Übersäuerung.

Eine Normalisierung der Magensaft- und Magensäurebildung ist durch folgende Heilpflanzen möglich: Enzian, Fieberklee, weißer Senf, Tausendgüldenkraut, Wacholder und Wermut.

Bei immer wiederkehrendem Sodbrennen muß man an eine Magenschleimhautentzündung (Gastritis) oder an ein Magengeschwür (Ulcus ventriculi) denken.
Bei fehlender Säurebildung des Magens ist zu untersuchen, ob nicht zugleich eine perniziöse Anämie oder eine Schilddrüsenunterfunktion besteht.
Rezepte: I 15; V 21, 22, 23; XIII 5
Fertigpräparate:
Acidophilus-Jura
Collinsonia Oligoplex
Digestodoron
Gastriterran
Gastroplant
Gastropressan
Gentiana-Pentarkan
Nux vomica-Pentarkan
Rabro — Magentabletten
Somara
Stomachysat Bürger
Uplex
Vier-Winde-Tee

Sommersprossen: Waschungen mit Meerrettichessig, Rettich- oder Zitronensaft, auch Boraxwasser. Sonnenlicht meiden oder Lichtschutzmittel anwenden. Siehe hierzu auch unter *Roßkastanie*. Bei der Anwendung von Bleichmitteln immer erst an einer kleinen Hautstelle ausprobieren, ob die Haut etwa überempfindlich reagiert. Das gilt auch für Spezialmittel gegen Sommersprossen, die im Handel sind.
Die Anwendung der hochwirksamen Spezialpräparate (Präzipitatsalbe, Phenol) ist Sache des Hautfacharztes. Abgesehen von den einfachen Bleichmitteln, wie 15 %oige Boraxlösung, ist jede Selbstbehandlung gefährlich.
Fertigpräparat:
Sempervivum tectorum — Essenz

Springwürmer: siehe Madenwürmer

Sprue (schwere tropische Dickdarmerkrankung): Augentrost, Eiche, Frauenmantel, Gänsefingerkraut, Johanniskraut, Tormentill
Diät: Erdbeer- oder Bananendiät!
Rezepte: V 21—31
Fertigpräparate:
Angelica-Jurat
Colocynthis-Pentarkan
Veratrum-Pentarkan

Spulwürmer (Askariden): Alant, kanadisches Berufskraut, Gottesgnadenkraut, Kamille, Löwenzahn, Rainfarn, Senf, Silberdistel, Thymian, Wermut
Rezepte: XII 5—12
Fertigpräparate:
Alliocaps
Askarimors
Cina Kalco
Ex Herba Tanacetum — Mixtur
Kneipp-Löwenzahn-Pflanzensaft
Knoblauchsaft (Schoenenberger)
Tanacetum-Hanosan
Wermutsaft (Schoenenberger)

Star, grauer: siehe Altersstar

Star, grüner (Glaukom): Ein bemerkenswerter Prozentsatz aller über 40 Jahre alten Menschen der zivilisierten Länder erkrankt an „grünem Star". Leider spielt sich die

Die Krankheiten und ihre pflanzlichen Heilmittel

beginnende Krankheit oft über viele Jahre hinweg unbemerkt ab. Die frühzeitige Erkennung ist aber deshalb so wichtig, weil der grüne Star auch heute noch eine häufige Ursache der Erblindung darstellt.

Das charakteristische Zeichen des Glaukoms ist die Erhöhung des Augeninnendrucks durch Behinderung des Kammerwasserabflusses. Diese Behinderung beruht wahrscheinlich auf einer altersbedingten Gefäßerkrankung oder einer weitgehend nervös bedingten Regulationsstörung des Flüssigkeitsaustausches. Diagnose und Behandlung sind Sache des Augenarztes, jede Selbstbehandlung ist gefährlich. Da aber zwischen dem Glaukom und Allgemeinstörungen sicher ein Zusammenhang besteht, wird mancher Augenarzt sich einer Verordnung des vielgerühmten Berliner Augenarztes *Albrecht v. Graefe* (1828—1870) erinnern, der beim Star Pillen aus Pulsatilla-Pulver und Pulsatilla-Extrakt empfahl. Diese Verordnung findet sich unter

Rezept: II 23

Fertigpräparate:
Augentonicum Stulln
Augentropfen „Jso-Werk"

Bulbotruw — Dragees, Augentropfen
Physostigma Oligoplex

Stauchungen: Alpenwegerich, Arnika, Beinwell

Rezepte: XI 4, 8

Fertigpräparate:
Arnica-Jnjeel
Arnica-Pentarkan
Arniflor-Salbe
Arnikamill Wund- und Heilsalbe
Arnika-Tinktur „Truw"
A-Salbe-Fink
Dyskratox extern

Kytta-Salbe
Kytta-Symphytum-Extract
Salviathymol
Symphytum-Pentarkan
U-Paste-Fink
Venoplant
Weleda Arnika-Essenz

Stauungen (Blutstauungen)

im Unterbauch: Johanniskraut, Roßkastanie, Safran

im Pfortadergebiet (portaler Hochdruck): Bruchkraut, Hauhechel, Johanniskraut, Mäusedorn, Nelkenwurz, Roßkastanie, Seifenkraut (Wurzel), Wacholder, Wegwarte

Rezepte: II 11—19

Fertigpräparate:
Aesculus-Pentarkan
Arnicorin
Aurocard
Capillaron
Choleodoron
Cratylen

Diacard
Essaven — Kapseln und Tropfen
Kalcobigall
Orthangin
Sepia Oligoplex
Symphytum-Pentarkan

Steinleiden (Nierensteine und Harnleitersteine): Während früher die Nierensteine etwa 3 % der urologischen Krankheitsfälle ausmachten, stieg die Zahl nach dem letzten Krieg auf fast 30 % an. Es liegt nahe, die veränderte Ernährungsweise mit ihrem hohen Fettverbrauch damit zu belasten. Während des Krieges und in der Kriegsgefangenschaft mit ihrer flüssigkeitsreichen, eiweiß- und fettarmen Kost beobachtete man Nierensteine nur sehr selten.

Experimentell lassen sich im Tierversuch bei fast 100 % der Versuchstiere durch eine Ernährung mit Magnesium- und Vitamin-B$_6$-Mangel Nieren- und Blasensteine (Kalziumoxalatsteine) erzeugen. Sie sind zu verhüten durch eine Nahrung mit ausreichendem Vitamin-B$_6$- und Magnesiumgehalt.

Vitamin B$_6$ (Pyridoxin) ist reichlich enthalten in Vollkorn, Hefe, Soja, Obst und Gemüse. Ein Mangel daran wirkt sich besonders bei höherer Eiweißzufuhr aus.

Reich an Magnesium sind der grüne Pflanzenfarbstoff (Chlorophyll), Vollkornprodukte (Gerstengrütze, Haferflocken, Hirse, Reis, Soja), Kakaopulver, Bohnen, Dill, Hagebutten, Nüsse (besonders Erd- und Paranüsse).

Neubildung kann weitgehend verhindert werden durch eine Kombination der Krappwurzel *(Radix Rubiae tinctorum)* mit Ackerschachtelhalm, Arnika, Goldrute, Maiglöckchen und Sonnenhut. Diese Kombination ist als *Uralyt* im Handel.

Praktisch wichtig und erfolgreich ist auch die *Zitronenkur* bei Harnsäuresteinbildung.

Fertigpräparate siehe unter Gallen- und Nierensteine.

Rezepte: VII 1—8

Sterilität, weibliche (siehe auch Impotenz): Wenn nach mindestens zwei Jahren normaler ehelicher Beziehungen keine Schwangerschaft eingetreten ist, sollte, sofern nicht andere Gründe dafür vorliegen, eine Untersuchung auf Sterilität vorgenommen werden. Der Zustand der Sterilität kann die verschiedensten Ursachen haben und braucht nicht unbedingt eine Krankheit zu sein. Es kommen vier große Ursachengruppen für die weibliche Sterilität in Frage, nämlich

1. Sterilität durch Unterentwicklung der Geschlechtsorgane (Hypogenitalismus),
2. Sterilität durch fehlenden Eisprung (Ovulation),
3. Sterilität durch ungenügende Gelbkörperbildung (Gelbkörperinsuffizienz). Sie ist zu erkennen an der verkürzten Periodenzeit.
4. Sterilität durch Frühabort.

Die Ursachen müssen möglichst ärztlich geklärt werden, da sonst eine zielbewußte Behandlung unmöglich ist.

Die recht häufig durch hormonelle Schwäche (1. bis 3. Ursache) bedingte Sterilität läßt sich oft gut beeinflussen durch folgende pflanzliche

Fertigpräparate:
anabol-loges
Agnolyt (bei Gelbkörperinsuffizienz)
Aristolochia-Pentarkan

Cantharis Oligoplex
Rosmarinus Oligoplex
(bei Ovarialinsuffizienz)

Stimmänderung: Die häufigste Ursache einer Stimmänderung ist heute die Anwendung sogenannter anaboler Steroide. Unter dem Begriff Steroide faßt man eine Gruppe von Stoffen zusammen, die ein gemeinsames chemisches Grundgerüst (nämlich das Steran) besitzen. Es gehören dazu die Corticosteroide aus der Nebennierenrinde, die Geschlechtshormone, die Gallensäuren und die Vitamin-D-Gruppe. Die sogenannten anabolen Steroide sind solche, die vor allem den Stoffaufbau, insbesondere auch den Eiweißaufbau, fördern.

Leider läßt sich bis heute die aufbauende Wirkung noch nicht von der vermännlichenden Wirkung trennen. Sämtliche anabolen Steroide führen daher zu einer individuell verschieden starken Anregung der sekundären männlichen Geschlechtsmerkmale und

Die
Krankheiten
und ihre
pflanzlichen
Heilmittel

zu einer charakteristischen Veränderung der Stimme ohne jeden nachweisbaren Befund an den Stimmbändern. Meist wird der obere Stimmbereich eingeschränkt und der Grundton der Stimme abgesenkt. Häufig wird das Singen erschwert oder sogar unmöglich, außerdem ermüdet die Stimme leicht. Elektrophysikalische Behandlungen können Besserungen herbeiführen, jedoch die Stimme nicht völlig wiederherstellen.

Man sollte möglichst auf die Anwendung der anabolen Steroide verzichten und mit den pflanzlichen Mitteln auszukommen versuchen, wie sie unter dem Stichwort **Abmagerung** angeführt sind. Auch hierunter sind anabole, also gewebsaufbauende Wirkungen zu verzeichnen, jedoch ohne unerwünschte Nebenwirkungen.

Stirnhöhlenkatarrh (Sinusitis frontalis): Die Stirnhöhlen entwickeln sich erst während des zweiten und dritten Lebensjahres. Sie besitzen wie die anderen Nasennebenhöhlen (Kieferhöhlen und Siebbeinzellen) durch das normalerweise in der Schleimhaut, die die Höhlen auskleidet, gebildete Ferment *Lysozym* einen wirksamen Schutz gegen Infektionen. Die auf den Gewebszellen sitzenden Flimmerhärchen unterstützen noch die Selbstreinigung der Höhlen, die alle einen Ausführungsgang zur Nase hin besitzen. Bei normalen Verhältnissen ist die hintere Nasenhälfte durch den eigenen Schutz bereits steril.

Trotz des Selbstschutzes der Nasennebenhöhlen ist ihre Erkrankung heute ziemlich häufig. Man muß die akute und chronische Form der Erkrankung unterscheiden und dabei jeweils wieder die infektiös eitrige und die allergische Verlaufsform.

Wenn nach einem Schnupfen heftige Kopfschmerzen in der Stirn auftreten, die gewöhnlich morgens gegen 10 Uhr beginnen, mittags heftiger werden, mit Klopfen oder Pulsieren verbunden sind und nachmittags gegen 16 bis 18 Uhr nachlassen, so kann man schon die Diagnose *akute Stirnhöhlenentzündung* stellen.

Werden akute Nebenhöhlenerkrankungen verschleppt, treten eitriger Schnupfen, Rachen- und Kehlkopfbeschwerden (Kratzen im Hals, belegte, schnell ermüdende Stimme) und zeitweilig Kopfschmerzen auf, so muß man eine chronische Nasennebenhöhlen-, insbesondere Stirnhöhlenentzündung vermuten.

Wenn die Allergie eine Hauptrolle bei der Erkrankung spielt, so kann es zu tiefgreifenden Schädigungen der Schleimhäute in Form von Ödemen, verändertem Schleimhautüberzug und gestörter Selbstreinigung kommen, wonach sich dann meist auch Polypen entwickeln.

Bei den *akuten Erkrankungen* muß die Infektion beseitigt, der Kopfschmerz bekämpft und ein guter Abfluß aus der Nase hergestellt werden. Als erstes wendet man *abschwellende Nasentropfen* an, die der Hals-Nasen-Ohren-Arzt verschreibt. Meist enthalten sie Ephedrin (1 %/o für Erwachsene, 1/2 %/o für Kinder). Die Anwendung erfolgt am besten nach hinten gelegtem Kopf. Mißbrauch oder zu langer Gebrauch schädigt die Schleimhaut und die Flimmerhärchen! *Innerlich* sind bei heftiger Erkrankung *Antibiotika* (Sulfonamid- oder Penicillinpräparate) drei bis vier Tage über das Abklingen der Infektion hinaus zu geben. Bei allergischen Formen bringen *Antihistamin-* und *Cortison-Präparate* schnelle Besserung.

Die *chronischen Nebenhöhlenerkrankungen* sind nur selten von Kopfschmerzen begleitet, sprechen oft gut auf antiallergische Mittel an. Wenn eine akute bakterielle Infektion hinzukommt, benötigt man auch Antibiotika. Wenn kein Abfluß zu erreichen ist, muß er durch chirurgische Eingriffe hergestellt werden. Dabei genügt es oft, die Scheidewandverbiegung oder bereits vorhandene Polypen zu beseitigen oder bei Kindern die gewucherten Rachenmandeln zu entfernen. Erst wenn nicht mehr zu beseitigende Schäden entstanden sind und auch eine Spülbehandlung der erkrankten Höhlen erfolglos war, müssen größere Operationen durchgeführt werden.

Eine rein pflanzliche Behandlung der Nasennebenhöhlenkatarrhe und damit des Stirnhöhlenkatarrhs gibt es kaum, falls man sich nicht mit *Kamillendampfbädern* begnügt. Einige pflanzliche und homöopathische Mittel können dagegen den Abfluß des Entzündungsprodukts erleichtern und die Widerstandsfähigkeit der Schleimhäute verbessern. Es handelt sich um folgende

Fertigpräparate:

Cinnabaris Homobion BM 1
Cinnabaris-Pentarkan
Echinacin intern
Echitox Kalco
Endemol
Euphrasia Kalco
Kalcotoxan
Mercurius-Pentarkan

Mercurius solubilis Oligoplex
Myo-Echinacin
Santalum album Oligoplex
Secerna — zur Injektion
Sinfrontal
Sinupret
Tardolyt

Stomatitis: siehe Mundschleimhautentzündung

Stoffwechselstörungen

durch Blutbildungsstörungen: Aloe, Andorn, Brennessel, Brunnenkresse, Enzian, Isländisches Moos, Kalmus, Spitzwegerich, Tausendgüldenkraut, Wermut
Rezepte: X 1—5; XIII 5

durch Drüsenschwäche (Verdauungs- und Hormondrüsen): Gänseblümchen, Kreuzdorn, Nelkenwurz, Seifenkraut, Süßholz, Wacholder, Wegwarte, Wermut, Zwiebel
Rezepte: V 1—10; VIII 31, 32; XIII 5

durch Kreislaufstörungen: Arnika, Faulbaum, Fenchel, Hauhechel, Hirtentäschel, Holunder, Johanniskraut, Löwenzahn, Nelkenwurz, Quecke, Raute, Rosmarin, Schafgarbe, Sennes, Spitzwegerich, Süßholz, Wacholder, Wermut, Zwiebel
Rezepte: II 1—10, 14—17; XIII 9, 13, 14

durch rheumatische, gichtische und toxische Bindegewebsblockade: Alpenwegerich, Brennessel, Löffelkraut, Quecke, Spierstaude, Süßholz, Veilchen, Wacholder, Wundklee
Rezepte: IX 1—10; XIII 4, 5

durch mangelhafte Nierenfunktion: Ackerschachtelhalm, Birke, Brennessel, Bruchkraut, Hauhechel, Kapuzinerkresse, Klette, Liebstöckel, Löwenzahn, Quecke, Schafgarbe, Wegwarte, Zwiebel
Rezepte: VII 1—8

durch Mineral- und Vitaminmangelzustände: Brombeere, Brunnenkresse, Eberesche, Hagebutte, Himbeere
Rezepte: siehe unter den einzelnen Pflanzen und Beerenfrüchten.

Fertigpräparate:
Arnicorin
Berberis-Tonikum Pascoe

Cěsralax
Contravenenum

Crocivowen
Dyskrafid
Kalovowen
Salus-Blutreinigungs-Tee

Solu-Vetan
Wörisetten
alle Säfte, die unter „Frühjahrsmüdigkeit" angeführt sind

Stuhlverstopfung (Obstipation), **Stuhlträgheit:** Beides ist wie die Parodontose eine Zivilisations- und Ernährungskrankheit und häufig die Quelle zahlreicher Erkrankungsmöglichkeiten. Unsere zivilisierte Lebens- und Ernährungsweise (Feinkost mit Mineral- und Vitaminmangel, Überschuß an tierischem Eiweiß und Fett, Mangel an Bewegung und körperlicher Arbeit durch Stadt- und Büroleben) führt zwangsweise zur Stuhlträgheit und zur Entartung der Bakterienflora. Das hat eine Verminderung der Vitaminbildung durch die normalen Colibakterien und eine vermehrte Giftbildung durch entartete Darmbakterien zur Folge. Daraus ergibt sich eine Durchlässigkeit der Darmwand (Darmschranke) für Gifte und giftige Eiweißspaltprodukte. Diese gelangen in die Leber und ins Blut, so daß nun mit Recht von „unreinem Blut" gesprochen werden darf, wenn auch dieser Ausdruck nur im Bereich der Naturheilkunde gültig ist.

„Unreines Blut" — heute besser als Blut- oder Gewebsverschlackung bezeichnet — führt seinerseits zu einer Reihe von Gewebs- und Organschäden, die ihrer großen praktischen Bedeutung wegen kurz erwähnt werden sollen:

1. Schädigung der feinen Haargefäße (Kapillaren),
2. Schädigung der blutbildenden Organe (Knochenmark, Leber, Milz),
3. Schädigung der Entgiftungsfunktionen der Leber mit den sich daraus ergebenden Folgekrankheiten,
4. Schädigung des Zwischengewebes (Bindegewebes, retikuloendothelialen Gewebes) mit Auftreten von Überempfindlichkeitsreaktionen, wie Asthma bronchiale, Heuschnupfen, Nesselfieber, Migräne, Quinckesches Ödem, Ekzeme, Gicht, Rheuma, Herz- u. Gefäßkrankheiten, Nieren- u. Gallensteinbildungen.

Die lebenswichtige Bedeutung einer geregelten Verdauung dürfte daraus wohl am besten erhellen.

Für die rein körperlich bedingte Stuhlverstopfung oder Stuhlträgheit besitzen wir eine ganze Reihe recht wirksamer Heilpflanzen.

Gegen **akute** Stuhlverstopfung: Brennessel, Eberesche, Faulbaum, Kamille, Lein, Rhabarber, Rizinus, Sennes

Gegen **chronische** Stuhlverstopfung: Aloe, Angelika, Berberitze, Brennessel, Eberesche, Enzian, Faulbaum, Fenchel, Fieberklee, Gänseblümchen, kanadische Gelbwurz, Hauhechel, Himbeere, Hirtentäschel, Isländisches Moos, Kardobenedikte, Knoblauch, Kreuzdorn, Nelkenwurz, Olive, Primel, Rhabarber, Rizinus, Schlehe, Senf, Sennes, Süßholz, Tausendgüldenkraut, Wermut, Wundklee

Häufig genug kommt es in der Praxis vor, daß man auf Patienten trifft, die seit Jahren an so starker chronischer Verstopfung leiden, daß sie ohne Einläufe nicht mehr auskommen können, obwohl sie die verschiedensten Medikamente und Diätkuren bereits hinter sich haben. Bei der Untersuchung ist meist keine organische Ursache für das Leiden zu finden, so daß eine rein *funktionelle* Störung angenommen werden muß. Die tieferen Ursachen dieser funktionellen Störung liegen meist im seelischen Bereich. *Schwöbel* machte darauf aufmerksam, daß Verstopfung in der Sprache der Medizin „Obstipation" heißt. Dieser Begriff leitet sich her von den

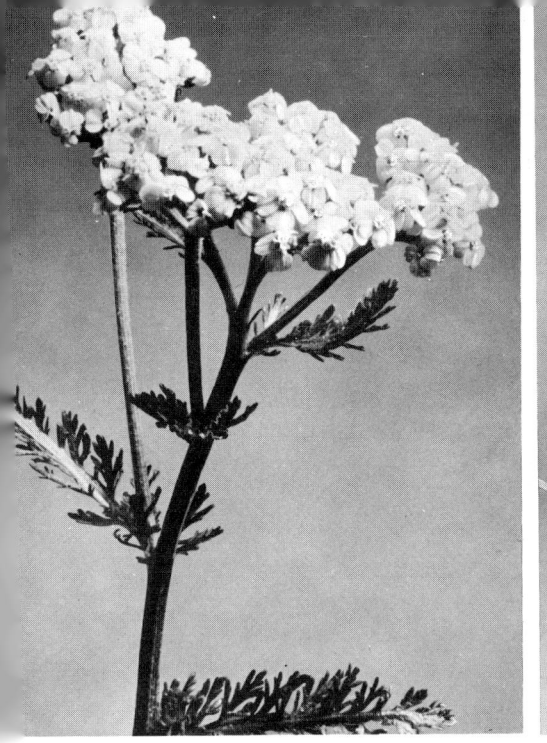

Schafgarbe 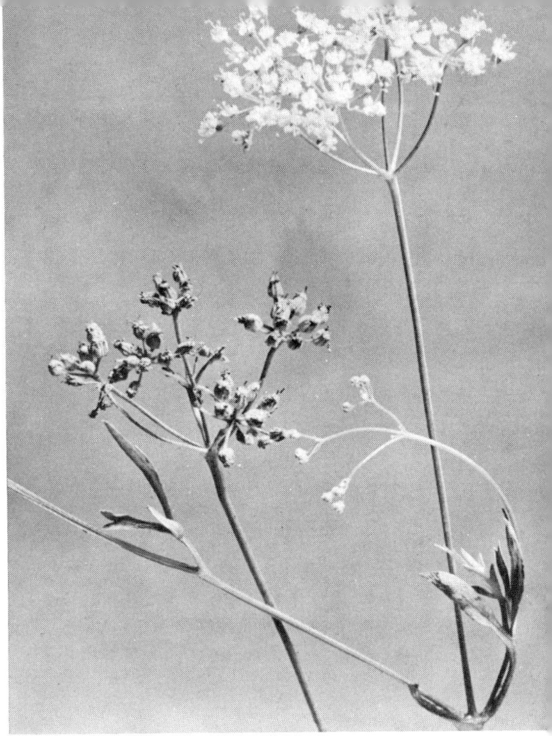		Anis

Frauenmantel		Bibernelle

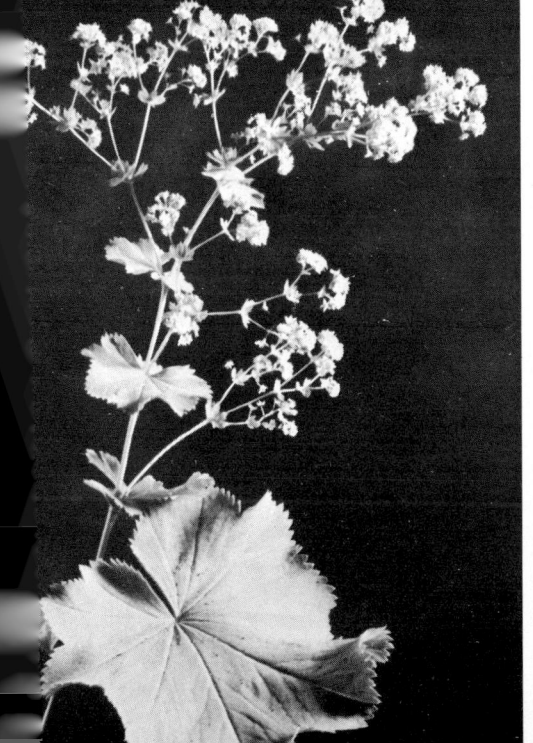
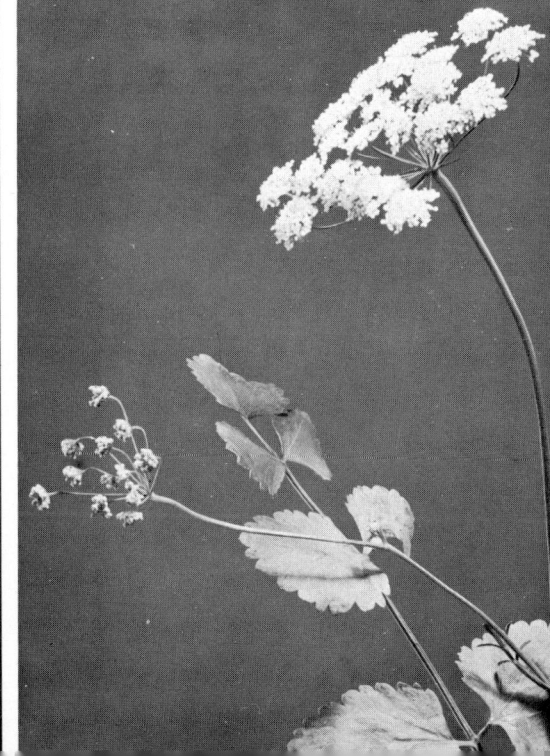

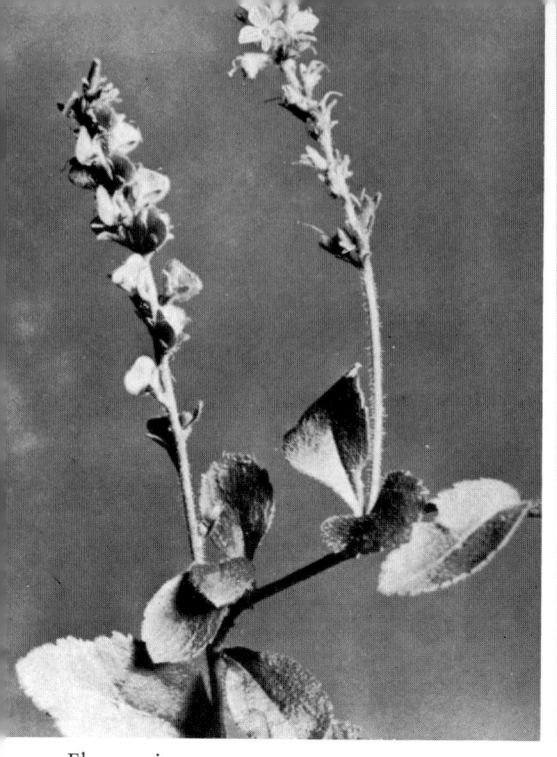
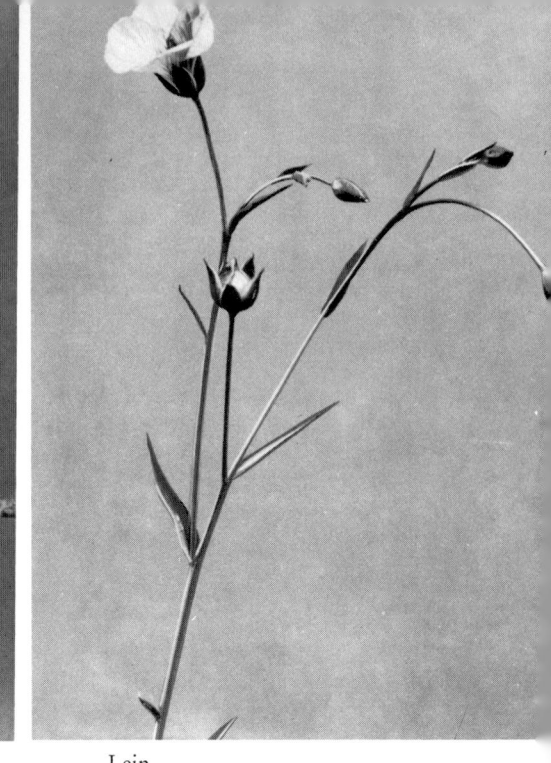

Ehrenpreis　　　　　　　　　　　Lein

　　　　　Liebstöckel　　　　　　　　　　　　Löffelkraut

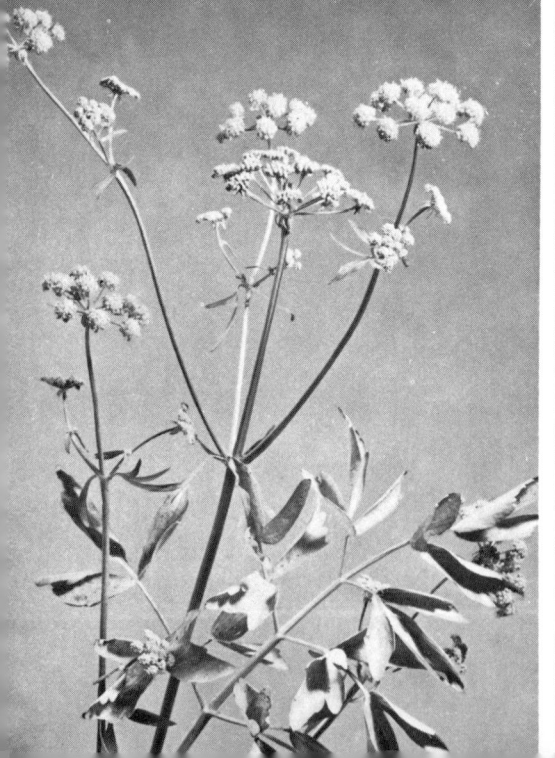
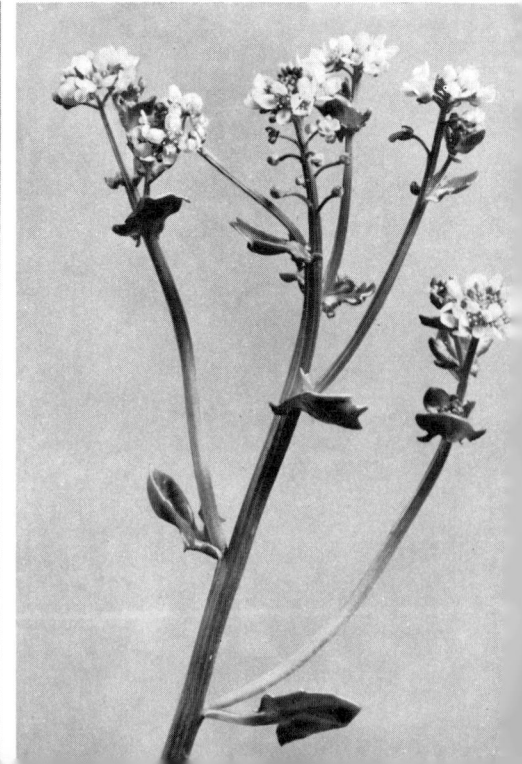

beiden Worten ob = entgegen (Widerstand) und stipare = zusammendrängen, stopfen.
Schwöbel überträgt dieses Geschehen auf den ganzen Menschen. Wir haben dann das vor uns, was wir *Verdrängung* nennen. Zusammen mit dem Wort „habituell" (habituelle Verstopfung) heißt das, daß die Verdrängung gewohnheitsmäßig beibehalten wird. Wenn der Stuhlgang aus irgendwelchen Gründen immer wieder „verdrängt" wird, tritt bald eine chronische Obstipation ein.

Auf diese Weise kommt es zu einer psychosomatischen (seelisch-leiblichen) Störung, bei der nicht nur der Stuhldrang, sondern auch andere Lebensfunktionen verdrängt werden. Oft sind falsche Scham, Störungen der Geschlechtsfunktionen, übersteigerte Selbstbeherrschung, unbewältigte Konfliktsituationen und mangelhafte Selbstwerdung die tieferen Gründe der chronischen Verstopfung. So gesehen, ist die Verstopfung keine Krankheit, sondern nur *ein* Zeichen von vielen in der Gesamtverdrängung der Lebensfunktionen, die zu einer tiefgreifenden Verkrampfung der gesamten Haltung führt. So sehen wir auch neben der Verstopfung noch andere Anzeichen, wie Kopfschmerzen, kalte Hände und Füße, Nervosität und Regelstörungen.

Hier helfen keine Medikamente, sondern nur psychotherapeutische Maßnahmen. Zunächst müssen im ärztlichen Gespräch dem Patienten die Zusammenhänge zwischen den funktionellen Störungen und seiner eigenen Entwicklung gezeigt werden. Dann muß eine Ordnung der Bewußtseinsinhalte geschaffen werden, damit er den Dingen die ihnen zukommende Bedeutung und Rangordnung zu geben vermag. Mit steigender Einsicht und Aneignung der eigenen Leiblichkeit wird er dann die Verdrängungen und damit auch die Verdrängung des Stuhlgangs abbauen. Die allgemeine übergroße Reizbarkeit und innere Unruhe wird mit der konzentrativen Selbstentspannung (autogenes Training nach *J. H. Schultz*), mit entspannender Massage (Reflexzonen- und Nervenpunktmassage) behandelt, wodurch oft Patienten zu normaler Stuhlentleerung kommen, die jahrelang an der habituellen Obstipation litten.

Schließlich kann es sein, daß Patienten erst dann wieder normale Lebensfunktionen aufweisen, wenn auch das längst verdrängte religiöse Bewußtsein wieder zu neuem Leben erwacht, wozu ein verständiger Seelsorger wesentlich beitragen kann.

Rezepte: V 32—40, 45, 46

Fertigpräparate:

Aloe, Urtinktur und homöop. Verdünnungen DHU, D 3—D 4
Aloeextrakt (Extractum Aloes DAB 7)
Aloetinktur (Tinctura Aloes DAB 6)
Faulbaumfluidextrakt (Extractum Frangulae fluidum DAB 6)
Faulbaumrinde (Cortex Frangulae DAB 7)
Fixmille
Kneipp-Brennessel-Pflanzensaft
Kneipp-Löwenzahn-Pflanzensaft
Kreuzdornbeeren, getrocknete (Fructus Rhamni cathartici DAB 6, Erg.)
Kreuzdornsirup (Sirupus Rhamni cathartici DAB 6)
Linusit
Prunus spinosa DHU, Urtinktur bis D 2
Pursennid

Rhabarberextrakt (Extractum Rhei DAB 7)
Rhabarberwurzel (Rhizoma Rhei DAB 7)
Rheum DHU, D 2—D 3
Rizinuskapseln
Rizinusöl (Oleum Ricini DAB 6)
Sennasirup (Sirupus Sennae DAB 6)
Sennesblätter (Folia Sennae DAB 6)
Süßholzsaft (Succus Liquiritiae DAB 6)
Süßholzsaft, gereinigter (Succus Liquiritiae depuratus DAB 6)
Süßholzsirup (Sirupus Liquiritiae DAB 6)
Süßholzwurzel (Radix Liquiritiae DAB 7)
Taraxacum DHU, bis D 4
Urtica DHU, Urtinktur bis D 3

Die Krankheiten und ihre pflanzlichen Heilmittel

Agiolax
Epuratum-Lehning-Granulat
Floradix-Maskam-Dragees
Kneipp-Pillen
Kneipp-Pillen-verstärkt
Laxans „Tyla"
Plantoletten
Plantafarm — Laxans
Rheogen
Sanil
Wörisetten

Carilaxan-Tee
Depuraflux Tuben-Tee
Depurativum vegetabile Nattermann
Hamburger Tee Original Frese
Laxapressan
Salus-Abführ-Tee
Solubilax

Spezialtee 7, C. Lück's
Species laxantes forte „Vital"
  (Purgativum „Vital")
Umkehr Tee 14

Aloloxan
Alolaxan cum Belladonna
Aristochol
Bryonia-Pentarkan
Cesralax
Cheliforton-Lax
Lax 88
Lax-Arbuz
Laxativum „Truw"
Laxysat Bürger
M 40
Plioton
Succofridetten
Urtica-Pentarkan

Vor allen Abführmitteln, die Oxyphenylisatin enthalten, muß gewarnt werden, da sie die Leber schädigen können.

T

Tetanie: Als Tetanie bezeichnet man einen Zustand allgemeiner Übererregbarkeit des Nervensystems, wobei bereits normale Reize oder Impulse zu *Krämpfen* führen. Man sollte zwar strenggenommen nur diejenigen Krampfanfälle als Tetanie bezeichnen, die als Folge eines erniedrigten Blutkalkspiegels, also eines gestörten Kalkstoffwechsels, auftreten, aber man unterscheidet im allgemeinen heute noch zwei praktisch wichtige Hauptformen:

1. die **Tetanie mit normalem Blutkalkwert** (neurogene oder idiopathische Tetanie), bei der auch im Harn keine erhöhte Kalkausscheidung erfolgt und die vorwiegend bei jüngeren Frauen auftritt, und

2. die **Tetanie mit erniedrigtem Blutkalkwert** (parathyreogene Tetanie), bei der wiederum verschiedene Ursachen für die Erniedrigung des Blutkalkwertes (unter 8 mg%; normal 9—11 mg%) vorliegen können, nämlich

a) eine *Unterfunktion oder Schädigung der Nebenschilddrüsen,* wie sie nach Schilddrüsenoperationen auftreten kann,

b) die *rachitische Tetanie,* besonders im Beginn der Vitamin-D-Behandlung, wenn der kalkarme Knochen das Blutkalzium zu schnell an sich reißt,

c) die *Tetanie nach Entfernung von Nebenschilddrüsengeschwülsten,*

d) die *Tetanie* bei *schwerer* chronischer *Magen-Darm-Erkrankung* (Enterocolitis, Sprue, Coeliakie), weil dabei das Kalzium im Darm nicht aufgenommen wird,

e) die *Tetanie* durch *Vergiftungen* mit kalkfällenden Substanzen wie Oxalsäure, Kleesalz, Natriumfluorid und Kationenaustauschern.

Die praktisch häufigste Form ist die nach Schilddrüsenoperationen auftretende Schädigung der Nebenschilddrüse (parathyreogene Tetanie).
Bei der nervlich bedingten ersten Hauptform liegt immer eine Erregbarkeitssteigerung zentraler Hirngebiete zugrunde mit Übergängen zur vegetativen Dystonie (siehe dort!). Die Störung ist verhältnismäßig ungefährlich, vor allem kommt es dabei nicht zu organischen Veränderungen an den inneren Organen, auch nicht an den Augen. Die Behandlung besteht dabei vor allem in körperlich und seelisch dämpfenden, beruhigenden und schlaffördernden Maßnahmen. Im *Anfall* hilft bei dieser Form trotz des normalen Kalkspiegels eine intravenöse Kalkinjektion, die auch vom Arzt fast immer durchgeführt wird. Später genügen häufig auch pflanzliche Beruhigungsmittel wie die unten angegebenen *Rezepte* und *Fertigpräparate*. Ebenso notwendig sind aber auch vertrauensvolle Aussprachen, bei denen der Kranke fühlt, daß er verstanden wird.
In schweren Fällen sind auch einmal die modernen, ärztlich zu verordnenden *Tranquillizer* erforderlich.
Bei der zweiten, auf dem erniedrigten Blutkalkspiegel beruhenden Hauptform hat *im Anfall* nur die intravenöse *Kalkinjektion* eine prompte, vom Anfall erlösende Wirkung. Später genügt auch die Einnahme von *Kalkpräparaten* oder von *AT 10*, das allerdings nach streng einzuhaltender ärztlicher Vorschrift eingenommen werden muß.
Diese Tetanieform muß sehr sorgfältig und unter Kontrolle des Blutkalkspiegels behandelt werden, da sonst Organschäden, insbesondere Trübungen der Augenlinsen durch Ablagerung von Kalkkristallen, eintreten können.

Rezepte: IV 3—8, 12, 13, 25

Fertigpräparate:

Biomagnesin	Magnosulf
Calciocrin	Osspulvit
Corallium rubrum Oligoplex	Rephasativa

Thrombophlebitis (Venenentzündung): Arnika, Bärlapp, Kamille, Roßkastanie, Schafgarbe, Wegwarte, Weißdorn

Allgemeinbehandlung wie bei *Thrombose* (siehe dort). Arzt holen!

Rezepte: II 11—19

Fertigpräparate: siehe unter Thrombose

Thrombose: Arnika, Roßkastanie, Steinklee, Weißdorn, virginischer Zauberstrauch

Hochlagern, feuchtkalte Umschläge, die bei Trockenwerden immer wieder erneuert werden müssen. Arzt holen! Für guten und leichten Stuhlgang sorgen (siehe Stuhlverstopfung). Bei plötzlich auftretendem, stechendem Schmerz in der Lunge ist Lungenembolie (Verschleppung eines Blutgerinnsels in die Lunge) aufgetreten.

Bei allem wissenschaftlichen Streit um den Wert von Butter und Margarine sowie um die Fette mit und ohne ungesättigte und hochungesättigte Fettsäuren steht bis heute für die Mehrzahl der Wissenschaftler fest: Der Fettverbrauch liegt in den wohlhabenden Ländern, insbesondere auch in der Bundesrepublik mit 140,3 g pro Tag und Kopf, viel zu hoch; der Verbrauch an Fetten mit ungesättigten Fettsäuren aber zu niedrig. Ungesättigte Fettsäuren können den Cholesterinspiegel senken und einzelne von ihnen die Thrombose-Bereitschaft vermindern.

Der norwegische Thrombose-Forscher *Paul A. Owren* und sein Team erklärten ganz eindeutig, daß der moderne Mensch an einem Linolensäuremangel in der täglichen

Die Krankheiten und ihre pflanzlichen Heilmittel

Nahrung leide. Das sei um so bedauerlicher, als nach seiner Meinung selbst geringe Mengen von Linolensäure täglich thromboseverhütend wirken.

Bei täglichem Gebrauch von Leinöl, Sonnenblumenöl oder Maiskeimöl läßt sich der notwendige Bedarf an Linolensäure in einfachster Form decken.

Rezepte: II 11—19; bei Schwellungen nach Thrombose: XIII 13

Fertigpräparate:

Aurostroph
Calendula-Pentarkan
Castanecin
Contravenenum
Echitox Kalco
Esberiven
Essaven — Kapseln und Tropfen
Hamamelis Kalco
Hametum-Extrakt
Hametum-Salbe
Hirudoid
Juratox
Mercurius Kalco
Sulfur-Pentarkan
Thrombophob-Salbe
Venoplant
Venoruton-P 4 (Tropfen und Salbe)

Toxoplasmose: Bis zu 80 Prozent der Frauen im Durchschnittsalter von 35 Jahren werden von der Toxoplasmose-Infektion befallen, die jedoch meistens ganz oder fast symptomlos verläuft. Der Erreger (Toxoplasma gondii, ein Parasit von der Größe eines einzelligen Urtierchens) dringt über den Rachenraum oder durch die Darmschleimhaut ein und erzeugt kleine Herde, die in allen Organen vorkommen können. Krankheitszeichen entstehen nur, wenn es zu sehr massiven Erregereinschwemmungen kommt oder eine mangelhafte Abwehrlage besteht.

Der Erreger wird immer nur von einem Tier auf den Menschen übertragen. Sehr häufig sind vor allem Haustiere die Überträger des Toxoplasma-Parasiten, nämlich Hunde, Katzen, Rinder, Schweine, aber auch Ratten, Papageien und Wellensittiche.

Die Tücke der Krankheit besteht darin, daß die infizierten Mütter kaum erkranken, aber die Kinder im Mutterleib um so häufiger. Falls nicht die Frucht schon im Mutterleib abstirbt oder es überhaupt zur Fehl- oder Totgeburt kommt, die Kinder die Erkrankung also überstehen, sind ernste Folgezustände in Form von Mißbildungen am Gehirn oder den Augen zu erwarten (angeborene Krampfleiden, Wasserkopf, Zurückbleiben der geistigen Entwicklung).

Zur Verhütung und Heilung der Krankheit sind folgende Ratschläge zu beachten:

1. Während der Schwangerschaft sollte die Mutter jeden Kontakt mit Haustieren vermeiden.
2. Auf den Genuß von rohem Fleisch (Beefsteak Tatar) und rohen Eiern sollte sie völlig verzichten, da der Parasit mit diesen ungekochten Nahrungsmitteln auf den Menschen übertragen wird.
3. Bei länger dauernder, unerklärlicher Abgeschlagenheit, Lymphdrüsenschwellungen oder bräunlicher Urinverfärbung ist der Hausarzt zu befragen, der die akute Erkrankung nachweisen (Sabin-Feldman-Test) und eine medikamentöse Behandlung (mit bestimmten, wirksamen Sulfonamiden) einleiten kann.
4. Vorbeugend und zur Verbesserung der Abwehrlage können auch pflanzliche Mittel eingesetzt werden in Form folgender

Fertigpräparate:

Echinacin
Echinatruw — intern
Esberitox
Juratox
Osspulvit
Tardolyt

Trigeminus-Neuralgie (Gesichtsnerven-Neuralgie): siehe Nervenschmerzen

Tuberkulose: Tritt hauptsächlich als Lungentuberkulose, aber auch als Darm-, Gehirnhaut-, Gelenk-, Kehlkopf-, Knochen-, Nieren- oder Sehnenscheidentuberkulose auf. Die moderne Behandlung der Tuberkulose mit operativen Eingriffen und chemotherapeutischen Mitteln hat zwar die akut verlaufenden Tuberkulosefälle vermindert, die Zahl der chronisch verlaufenden Erkrankungen jedoch kaum verändert. Hier sind insbesondere unsere kieselsäurehaltigen Heilpflanzen nach wie vor am Platze, da sie die Widerstandsfähigkeit des Körpers stärken und die Vernarbungstendenz fördern. Der Arzt wird jedoch anfangs immer moderne, die Tuberkulosebakterien hemmende Mittel (Tuberkulostatika) anwenden.

Die Abwehrkraft des Körpers gegen die Infektion wird gesteigert durch Ackerschachtelhalm, Alant, Andorn, Bockshornklee, Isländisches Moos, Quecke, Salbei, Spitzwegerich, Thymian, Vogelknöterich, Wacholder.

Die Fertigpräparate stellen nur sehr nützliche Zusätze zu den bei aktiven tuberkulösen Prozessen sonst notwendigen modernen „Tuberkulostatika" dar, die vom Arzt, am besten von einem Lungenfacharzt, individuell verordnet und deren Wirkung überwacht werden muß, damit unerwünschte Nebenwirkungen verhindert werden!

Rezepte: III 20, 21, 22

Fertigpräparate:

Echinacin
Equisil-Hustensaft
Isla-Moos
Jecorol
Kneipp-Spitzwegerich-Pflanzensaft
Kobalt-Ferrlecit
Kreosotum Oligoplex
Mentha piperita Oligoplex
Mulgatol
Mulgatum

Pulmonabiol
Salviathymol
Salvysat Bürger
Senega-Pentarkan
Silicea-Pentarkan
Spitzwegerichsaft (Schoenenberger)
Thymipin
Umckaloabo — Tropfen
Zinnkrautsaft (Schoenenberger)

Typhus: Man unterscheidet den *Bauchtyphus,* der durch den Typhusbazillus hervorgerufen wird, vom *Flecktyphus,* der durch die Kleiderlaus von Mensch zu Mensch übertragbar ist. Die Erreger des Flecktyphus befinden sich im Darminhalt der Läuse und werden als Rickettsia Prowazeki bezeichnet. In beiden Fällen handelt es sich um sehr schwere, ansteckende Infektionskrankheiten.

Beim *Bauchtyphus* beginnt die Krankheit ein bis zwei Wochen nach der Ansteckung mit Müdigkeit, Kopfschmerzen, Frösteln und Unwohlsein. Dann klettert das Fieber allmählich bis auf 39° C, bleibt etwa zwei Wochen auf fast gleichbleibender Höhe, um in der vierten Krankheitswoche allmählich wieder zu fallen. Es besteht dabei schweres Krankheitsgefühl mit völliger Teilnahmslosigkeit, die bis zur Bewußtseinstrübung gehen kann. Gegen Ende der ersten Woche werden auf der Bauchhaut rote Fleckchen (Roseolen) sichtbar, die Milz ist vergrößert, und meist treten dann als Folge schwerer Veränderungen des Dünndarms starke Durchfälle auf. Der Arzt vermag durch Bazillennachweis im Blut, Stuhl und Urin sowie durch die sogenannte *Gruber-Widalsche Reaktion* im Blutserum die Krankheit schnell zu erkennen.

Beim *Fleckfieber* tritt etwa neun bis vierzehn Tage nach einem infektiösen Läusebiß plötzlich Schüttelfrost mit Fieber und heftigen Kopf- und Gliederschmerzen auf. Am dritten bis fünften Krankheitstag entstehen zuerst am Rumpf, dann allmählich am

Die Krankheiten und ihre pflanzlichen Heilmittel

ganzen Körper blaßrote, nicht wegdrückbare Flecken (das typische Exanthem). Dann folgen Bewußtseinstrübungen mit Angst- und Unruhezuständen und niedrigem Blutdruck. Das Fleckfieber bildet auch Knötchen im Gehirn, die oft Schädigungen in Form von Intelligenzdefekten, Lähmungserscheinungen oder Schwerhörigkeit zurücklassen. Auch bei dieser Krankheit läßt sich die Diagnose durch eine Blutuntersuchung sichern *(Weil-Felixsche Reaktion).*

Die Behandlung ist in beiden Fällen Sache des Arztes, der meist starke Antibiotika anwenden muß, die den Krankheitsverlauf abkürzen und erheblich erleichtern. Bis die ärztlichen Anordnungen vorliegen, gibt man mit Nutzen Johanniskraut, Kapuzinerkresse, Knoblauch, Schafgarbe und Tormentill.

Rezepte: V 22, 23, 25, 26, 31

Fertigpräparate:

Alliocaps	Kamillosan
Allisatin	Tormentol
Angelica-Jurat	Veratrum-Pentarkan
Baptisia Oligoplex	

U

Übelkeit: Enzian, Kalmus, Kamille, Lavendel, Pfefferminze, Tausendgüldenkraut, Wermut

Siehe auch Magenkatarrh mit fehlender Säurebildung.

Rezepte: V 1—10

Fertigpräparate:

Amara-Tropfen Pascoe	Magentropfen Dressin
Gastroplant	Wermuttinktur (Tinctura Absinthii
Gastritol „Dr. Klein"	DAB 6)
Gentiana-Pentarkan	

Übererregbarkeit: siehe geschlechtliche Übererregbarkeit

Ulcus cruris: siehe Unterschenkelgeschwür

Umstimmungsmittel: Werden körperfremde Stoffe (meist Eiweißstoffe) unter Umgehung des Magen-Darm-Kanals (z. B. durch Injektion oder Insektenstich) dem menschlichen Körper zugeführt, so kommt es zu einer Umstimmung, einer anderen Reaktion des Körpers im Sinne der Besserung oder Heilung. Man bedient sich einer derartigen Wirkung der Eiweißkörper (z. B. Milch als tierisches Eiweiß, Novoprotin als pflanzliches Eiweiß) bei vorwiegend chronischen Krankheiten, die mit spezifischen Mitteln nicht zu beeinflussen sind, z. B. bei chronischen Gelenkerkrankungen, chronischen Dickdarmentzündungen oder chronischen Magen- und Zwölffingerdarmgeschwüren.

Aber auch eine Reihe von anderen Einflüssen auf den Körper können dem Wortsinne nach „umstimmend" wirken, nämlich Diätkuren, seelische Beeinflussung und arzneiliche Behandlung, selbst wenn diese über den Magen-Darm-Kanal erfolgt, wie wir es von einigen Heilpflanzen kennen. Es wirken

bei asthmatischer Konstitution: Ackerschachtelhalm
Rezepte: III 17, 18, 21, 22

bei exsudativ-lymphatischer Konstitution: Ackerschachtelhalm, Bibernelle, Huflattich, Schöllkraut
Rezept: I 15

bei harnsaurer Konstitution: Berberitze, Bibernelle, Goldrute, Hagebutte, Hauhechel, Wacholder
Rezepte: II 7; VII 1, 4, 16; IX 4

Fertigpräparate:

Alymphon
Aurum Oligoplex
Berberis-Herbatrit
Berberis-Pentarkan
Berberis-Tonikum Pascoe
Bibernelltinktur (Tinctura Pimpinellae DAB 6)
Chelicyn
Chelidonium-Jurat
Cheliforton
Echinacin
Echinasat

Huflattichsaft (Schoenenberger)
Ignatia-Jurat
Jurasinth
Kneipp-Huflattich-Pflanzensaft
Kneipp-Wacholderbeer-Pflanzensaft
Kneipp-Zinnkraut-Pflanzensaft
Myo-Echinacin
Plenosol
Solidago „Dr. Klein"
Solidago-Pentarkan
Wacholder-Extrakt (Schoenenberger)
Zinnkrautsaft (Schoenenberger)

Unruhe, allgemeine: Baldrian, Hopfen, Melisse, Passionsblume
Rezepte: IV 1—8, 12; XIII 1, 5, 8

Fertigpräparate:

Baldrianwurzel-Extrakt naturrein „Dr. Schupp"
Baldrian-Dispert
Baldrian-Phyton
Baldriparan
Biral
dysto-loges
Eupronerv
Euvalon
Euvegal
Euvitan

Hypericum Oligoplex
Lupulinum Oligoplex
Nerveneinreibung Fides
Nervenruh forte Beruhigungsdragees
Nervinum vegetabile Nattermann
Passiflora-Pentarkan
Passiorin
Rohe-Schlaf- und Nerven-Tee tassenfertig
Silvapin — Baldrianwurzel-Extrakt
Tenerval

Unterschenkelgeschwür (Ulcus cruris; variköses Beingeschwür, offene Beine): Offene Beine beschäftigen eine ganze Industrie mit der Herstellung von Salben, Tinkturen, Binden und Strümpfen mit dem Ziel, diese Geschwüre schnell zur Abheilung zu bringen. Es entspricht zwar nicht der Meinung der offiziellen Medizin, aber uralter ärztlicher wie auch eigener Erfahrung, wenn ich erkläre: Je früher es gelingt, ein offenes Bein abzuheilen, desto schneller kommt es häufig zur Entwicklung anderer, meist schwerer, an tiefer gelegenen Geweben sich abspielender Krankheiten. Der Körper „braucht" diese Krankheit so lange, bis die eigentlichen Ausscheidungsorgane (Niere, Darm, Haut, Lunge) ihrer Aufgabe voll gerecht werden. Häufig spielt das Ulcus cruris die Rolle einer Ersatzniere (man spricht auch von einer dritten Niere). Meist ist bei einem Ulcus cruris eine Herz-, Leber-, Nieren- oder Darmschwäche vor-

handen, die entsprechend behandelt werden muß. (Siehe unter den jeweiligen Stichwörtern.)
Die innere Reinigung und langsame Abheilung der Beingeschwüre wird unterstützt durch folgende Heilpflanzen: Arnika, Bärlapp, Beinwell, Bockshornklee, Kamille, Lein, Linde, Mariendistel, Mäusedorn, Osterluzei, Ringelblume, Roßkastanie, Schafgarbe, Sonnenblume, Sonnenhut, Steinklee, Wegwarte, Weißdorn, virginischer Zauberstrauch (Hamamelis).

Rezepte: II 11—19; XI 9

Fertigpräparate:

Aescosulf
Aesculus DHU, Urtinktur — D 3
Aesculus-Pentarkan
Arnica DHU — Verreibungen, Ampullen
Arnica-Kneipp-Kapseln
Arnica-Kneipp-Salbe
Arsenicum Kalco
Calendula-Essenz
Calendula Kalco
Calendula-Pentarkan
Castanecin
Echinacea DHU — Verreibungen, Ampullen
Echinacin
Esberiven
Essaven
Euphrasia Kalco
Hamamelis DHU — Extrakt, Salbe
Hamamelis Kalco

Hametum-Salbe
Juratox
Malven Heil- und Wundsalbe Didier
Myo-Echinacin
Perkamillon — Salbe, Liquidum
Plantaforton
Silvapin Schachtelhalm (Zinnkraut)-Extrakt
Stolochal-Salbe
Ucee — Puder, Salbe
Varicobiol
Venacton
Venetten „Fischer"-Salbe
Venetten „Fischer"-Tropfen
Venoplant
Venopyronum — Tropfen, Kapseln, Salbe
Venostasin retard
Vulnodoron

Urtikaria: siehe Nesselsucht

V

Venenentzündung (Phlebitis): In erweiterten Blutadern (Venen) kommt es leicht zu Stauungen und entlang der Adererweiterung (Venenerweiterung, Varizen) auch zeitweilig zur Venenentzündung. Man fühlt die Entzündung der oberflächlich gelegenen Venen als sehr schmerzhafte, verhärtete Stränge unter der Haut (meist am Unterschenkel). Die Entzündung der gestauten oberflächlichen Venen ist noch längst keine Thrombose, wie sie nach schweren Allgemeinerkrankungen und nach chirurgischen Eingriffen besonders im Bereich der tiefen Beinvenen oder der großen Beckenvenen auftreten können. Dennoch ist jede Venenentzündung sorgfältig zu behandeln, wozu in erster Linie Bettruhe, Hochlagerung des Beines und kühle, feuchte Umschläge mit verdünntem Alkohol, verdünnter essigsaurer Tonerde oder mit Hamamelis-Extrakt gehören. Die Umschläge werden alle zwei Stunden erneuert.

Wegen der Thrombose- und Emboliegefahr ist bei jeder Venenentzündung der Arzt hinzuzuziehen.

Für eine die äußerliche Behandlung unterstützende innere Behandlung sowie zur späteren Vorbeugung stehen folgende Heilpflanzen zur Verfügung: Angelika, Arnika, Bärlapp, Enzian, Faulbaum, Kamille, Majoran, Mäusedorn, Osterluzei, Roßkastanie, Schafgarbe, Wegwarte, Weißdorn und virginischer Zauberstrauch (Hamamelis).

Diese Pflanzen wirken teils entzündungswidrig, teils kreislauffördernd und teilweise anregend auf die Darmfunktion, weil eine gute und regelmäßige Darmentleerung (2—3mal täglich) dafür sorgt, daß der Bauch nicht wegen Überfüllung oder Geblähtheit das Weiterfließen des Venenblutes aus dem Bauchbereich behindert.

Wertvoll für die innere Behandlung sind auch folgende Heilpflanzenrezepte, in denen die genannten Pflanzen sinnvoll kombiniert sind.

Rezepte: II 11—19

Fertigpräparate:

Aescorin — Tropfen, Dragees, Salbe, Ampullen
Aescuven
Arnicafides-Salbe (mit Heparin)
Arnica-Kneipp-Salbe
Calendula-Pentarkan
Castanecin
Contravenenum
Esberiven
Essaven — Kapseln und Tropfen
Hamamelis Kalco
Hametum — Extrakt und Salbe
Hirudoid
Juratox
Plantaemal
Sulfur-Pentarkan
Thrombophob-Salbe
Venoplant
Veno-Reparil
Venoruton-P 4 (Salbe und Tropfen)

Venenerweiterung (Varicosis): In der medikamentösen Behandlung, die häufig allein ausreicht, aber auch zur Unterstützung vor und nach Verödungen, Unterbindungen und Operationen spielen einige Heilpflanzen die Hauptrolle, nämlich Arnika, Bärlapp, Kamille, Majoran, Roßkastanie, Schafgarbe, Wegwarte, Weißdorn und virginischer Zauberstrauch (Hamamelis).

In der Praxis hat sich auch die Zugabe von Vitamin B_1 (Aneurin) bewährt. Die einzelnen Heilpflanzen wie auch die Kombinations-Präparate wirken entstauend, entzündungshemmend und schmerzlindernd.

Neben der rein medikamentösen Behandlung darf auch die Allgemeinbehandlung nicht vernachlässigt werden. Übergewicht ist durch Abmagerungskuren zu vermindern. Eventuell bestehende Fußleiden (Fußdeformationen, Senkfuß, Spreizfuß, Hohlfuß, Knickfuß) müssen durch den Facharzt für Orthopädie nach Möglichkeit beseitigt werden. Fußgelenkentzündungen besonders rheumatischer Art sind zu beachten und entsprechend zu behandeln (siehe auch Gelenkrheumatismus).

Zur Bekämpfung der Blutstauungen in den erweiterten Venen ist immer eine *ständige Kompression* erforderlich, die auf die verschiedenste Weise mit Binden und Strümpfen erreicht werden kann. Gute *Dauerbinden* sind Lohmann's Dauerbinde „kräftig" und „fein" sowie die Eloflex-Gummifadenbinde „Beiersdorf". *Gummistrümpfe* läßt man am besten nach Maß verordnen. Sie müssen bis zum halben Oberschenkel reichen (Damenstrumpflänge). Alle Maße sind vom *ab*geschwollenen Bein zu nehmen. *Elastische Strümpfe* sollen mit geschlossener Ferse versehene Zweizugstrümpfe sein, also in der Weite und in der Länge dehnbar.

Bei der Wahl und Verordnung der Strümpfe sind das Körpergewicht und das Ausmaß der zu beseitigenden Stauungen entscheidend. Strümpfe leichter Machart mit geringer Spannung sind nur für normalgewichtige Patienten mit leichten Stauungserschei-

Die Krankheiten und ihre pflanzlichen Heilmittel

nungen geeignet. Je höher das Körpergewicht ist und je umfangreicher die Stauungserscheinungen sind, desto größer muß die Kompressionsfähigkeit der Strümpfe sein. Der Verlauf des Krampfaderleidens hängt ganz wesentlich vom guten Funktionieren des Gummistrumpfes oder des elastischen Strumpfes ab. Wer bei Krampfadern konsequent gut funktionierende Gummistrümpfe oder elastische Strümpfe trägt, erlebt bald, daß die Schwere und die Müdigkeit aus den Beinen verschwindet. Auch arthrotische Beschwerden in den Kniegelenken sowie Beschwerden bei sinkender Herz-Kreislauf-Leistung bessern sich oft überraschend gut.

Rezepte: II 11—19

Fertigpräparate:

Aescorin
Aescosulf
Aesculus-Pentarkan
Ariven
Arnica-Kneipp-Salbe
Castanecin
Esberiven
Essaven — Kapseln und Tropfen
Hamamelis Kalco
Hamamelis Oligoplex
Hametum-Extrakt
Hametum-Salbe

Kalcotoxan
Mercurius Kalco
Noricaven
Ossidal
Plantaemal
Salus-Venen-Dragees
Salus-Venen-Tee
Silicea-Pentarkan
Varicobiol
Venoplant
Veno-Reparil
Venoruton-P 4 (Salbe und Tropfen)

Venenthrombose: Die Venenthrombose mit ihrer häufigsten Folge, der Lungenembolie, ist immer noch eine der wichtigsten Ursachen eines plötzlichen Todes. Von der Venenthrombose sind besonders die lange bettlägerig Kranken (50 % der Fälle) bedroht. Die Venenthrombose bildet eine große Gefahr bei ungenügender Herzleistung (Herzinsuffizienz), bei Schlaganfall (Apoplexie), im Wochenbett, nach Operationen, bei Verletzungen und bei den verschiedensten Infektionskrankheiten. Nur im Kindesalter ist die Gefahr gering. Meist sind es drei Ursachen, die im Zusammenwirken die Thrombose entstehen lassen: Blutstromverlangsamung (z. B. durch Herz- und Gefäßschwäche), Veränderungen der Gefäßwand (durch Cholesterin- und Kalkeinlagerungen) und Änderungen der Gerinnungsfähigkeit.

Während die Kreislaufschwäche und die Gefäßwandveränderungen meist recht gut zu erfassen sind, läßt sich die Veränderung der Gerinnungsfähigkeit oft nur sehr schwer erkennen.

Am häufigsten kommt die Beinvenenthrombose vor mit den bekannten Merkmalen der Schwellung, des Druckschmerzes und der Venenverhärtung, die aber Spätsymptome darstellen. Die Frühsymptome — Schmerzen im kleinen Becken und statische Beschwerden — sind schwer als solche zu erkennen.

Nach Operationen sind die oft wiederholten Lungenembolien am häufigsten und damit Anzeichen einer vorhandenen Venenthrombose. Die Lungenembolien dürfen nicht mit nachoperativen Lungenentzündungen (Bronchopneumonie) verwechselt werden, weil eine gegen die Lungenentzündung gerichtete antibiotische Behandlung die Lungenembolie verschlechtert. Es kommen nur gerinnungshemmende Mittel (Antikoagulatien) in Frage. Diese werden bei den oben genannten Erkrankungen am besten schon vorbeugend gegeben, wenn die Thromboseneigung bekannt ist oder damit gerechnet werden muß. Der Thromboseverhütung dient ferner möglichst frühzeitiges Aufstehen nach einer Operation, wie es auch im Wochenbett üblich ist.

Auf die Venenerkrankungen sind folgende Heilpflanzen wirksam: Angelika, Faulbaum, Mäusedorn, Osterluzei, Roßkastanie, Schafgarbe, Steinklee (Honigklee), Weißdorn.

Rezepte: II 11—19

Fertigpräparate:

Aescorin
Aescosulf
Aesculus DHU
Ariven
Ariven-S
Arnica DHU
Arnicafides-Salbe (mit Heparin)
Arnica-Kneipp-Salbe
Aurostroph
Calendula-Pentarkan
Castanecin
Contravenenum
Echinacea DHU
Echitox Kalco
Esberiven
Essaven — Kapseln und Tropfen
Hamamelis Kalco
Hamamelis-Salbe Fides
Hametum-Extrakt
Hametum-Salbe
Hirudoid
Juratox
Mercurius Kalco
Noricaven
Ossidal
Sulfur-Pentarkan
Thrombophob-Salbe
Venacton
Venetten „Fischer"-Salbe
Venetten „Fischer"-Tropfen
Venoplant
Venopyronum
Veno-Reparil
Venoruton-P 4 (Tropfen und Salbe)
Venostasin
Venotrulan

Verbrennungen: Bei Verbrennungen unterscheidet man nach dem Umfang der Störungen oder Zerstörungen auf der Haut drei Schweregrade. Von einer Verbrennung 1. Grades spricht man, wenn es nur zu einer *Rötung* der Haut gekommen ist. Treten auch *Blasenbildungen* auf, so bezeichnet man das als eine Verbrennung 2. Grades. Bei Verbrennungen 3. Grades sind neben Rötungen und Blasen auch mehr oder weniger ausgedehnte *Zerstörungen* oder Verschorfungen der Haut und der Unterhautschichten vorhanden. Noch wichtiger als der Grad ist die Ausdehnung einer Verbrennungswunde, da die an den verbrannten Stellen auftretenden Gewebszerfallsprodukte giftig wirken und dadurch Kreislauf und Stoffwechsel stark belasten.

Die Behandlung der Verbrennung richtet sich nach dem Grad der Schädigung und dem Umfang der Wunde. Frische Verbrennungen 1. und 2. Grades behandelt man am besten mit Cortison-Puder oder -Lotio oder -Salbe. Größere Verbrennungen führen leicht zum Verlust von Vitamin C und zu einer Schädigung der Funktion der Nebennierenrinde. Die Zufuhr hoher Dosen von Vitamin C und von Nebennierenrindenhormon unterstützt die Abheilung und verhütet Wulstnarben und Narbenkontrakturen.

Als natürliche Vitamin-C-Quellen können Sanddornextrakt, Hagebutten, Citrusfrüchte, Ebereschen (mährische), schwarze Johannisbeeren, Grünkohl, Rosenkohl, Paprika (grüne) und die Gewürzkräuter Brunnenkresse, Dill und Petersilie dienen.

Bei jeder größeren Verbrennung und jeder Verbrennung 3. Grades ist wegen der Schockgefahr ärztliche Hilfe zu suchen. Die Wunden werden bis dahin nur mit sterilem Mull abgedeckt, und man sorgt dafür, daß der Verletzte liegenbleibt.

Bei etwas älteren, schlecht heilenden Verbrennungswunden bewähren sich auch Wundverbände mit den Heilpflanzen Johanniskraut (Öl) oder Sonnenhut. Sie wirken antiseptisch und heilungsfördernd.

Die Krankheiten und ihre pflanzlichen Heilmittel

Rezepte: XI 5, 7, 9

Fertigpräparate:

Arnikamill Wund- und Heilsalbe
Arnika-Kneipp-Salbe
Brandessenz Urtica comp.-Essenz
Calendula Kalco
Chamo Bürger — Tropfen, Perlen, Puder, Salbe
Combudoron
Dermatofides
Echinacin extern
Echinacin-Salbe
Echinatruw
Hamadest
Kalcocor
Kalco-Crusansalbe
Raderma-Salbe
Ucee — Salbe, Puder
U-Paste-Fink

Verdauungsstörungen (Dyspepsie): Aloe, Angelika, Anis, Bärenlauch, Baldrian, Enzian, Erdrauch, Fenchel, Fieberklee, Knoblauch, Kümmel, Lavendel, Löwenzahn, Majoran, Melisse, Nelkenwurz, Quendel, Pfefferminze, Raute, Rosmarin, weißer Senf, Tausendgüldenkraut, Thymian, Tormentill, Wacholder. Siehe auch unter *Dyspepsie*.

Rezepte: V 1—10, 43 (Magen); V 11—20 (Darm); V 21—31 (Durchfall); V 32—40 (Verstopfung)

Fertigpräparate:

Agiolax
Allisatin
Amara-Tropfen Pascoe
Aristochol
Calendula Kalco
China-Pentarkan
Cynarzym
Depuraflux Tuben-Tee
Depurativum vegetabile Nattermann
Digestodoron
Encymapain
Fides-Teekomplex Nr. 29a
Gastribilin
Gastricholan
Gastritol „Dr. Klein"
Gastroplant
Gentiana-Pentarkan
Jsostoma
Jurasinth
Kalcogallsan
Kalmus-Mixtur (Mixtura Calami RF)
Kneipp-Pillen
Kneipp-Wacholderbeer-Pflanzensaft
Laxapressan
Liquidepur
M 40
Magentropfen Dressin
Nux vomica Oligoplex
Papayasanit
Plantoletten
Plumbum-Pentarkan
Rheogen
Salus-Magen-Darm-Tee
Salus-Magen-Tropfen
Schwedentrunk-wohlschmeckend
Somara
Species Stomachicae Kneipp (Magen-Tee)
Stomachicum Hey (Magentee)
Stomachicum vegetabile Nattermann
Stomachysat Bürger
Stovalid
Vier-Winde-Tee
Wacholda-Kraft
Wacholder-Extrakt „Josef Mack"
Weleda-Magentee

Vergiftungen: Eiche

Rezepte: Keine Behandlung ohne sofortige ärztliche Klärung der Art der Vergiftung.

Fertigpräparate: keine!

Allgemeine Anweisungen, die nach Möglichkeit bis zum Eintreffen des Arztes durchzuführen sind:

Bei **Atemlähmung:** Künstliche Atmung, evtl. Mund-zu-Mund-Beatmung.

Bei **Bewußtlosigkeit:** Keine Flüssigkeiten einflößen, da meist Verschlucken eintritt, dem eine Lungenentzündung folgt.

Bei **Herzschwäche:** Starken Kaffee oder Tee verabreichen.
Bei **Alkaloidvergiftungen** (Kokain, Morphium, Opium): Starke Tee*abkochung* geben.
Bei **Metallvergiftungen** (Blei, Kupfervitriol): Milch, Joghurt, Quark geben.
Bei **Nahrungsmittelvergiftungen:** Tierkohle oder Heilerdeaufschwemmung geben.

Die Krankheiten und ihre pflanzlichen Heilmittel

Verkalkung: siehe Arterienverkalkung

Verstauchungen (Distorsionen): Alpenwegerich, Arnika, Beinwell, Johanniskraut, Lein, Linde, Ringelblume
Zunächst feuchte Umschläge mit Arnikatinktur, 1 : 10 verdünnt. Einreibungen mit Melissengeist. Später heiße Bäder, heiße Kompressen, Massagen.
Rezepte: IX 4, 8; XIII 9
Fertigpräparate:
Arnica-Pentarkan
Arniflor-Salbe
Arnikamill Wund- und Heilsalbe
Arnika-Tinktur „Truw"
A-Salbe-Fink
Dyskratox extern
Kytta-Plasma
Kytta-Salbe
Kytta-Symphytum-Extract
Salviathymol
Symphytum-Pentarkan
U-Paste-Fink
Venoplant
Weleda Arnika-Essenz

Verstopfung: siehe Stuhlverstopfung

Vitaminmangelzustände: Brunnenkresse, Eberesche, Fichte, Hagebutte, Himbeere, Sanddorn, Zwiebel
Viel Obst, Gemüse, Salate, Wildkräuter.
Rezepte: siehe unter den angegebenen Pflanzen
Fertigpräparate:
Fixbutte
Getri
Hagebuttentrank (Schoenenberger)
Jecorol
Kneipp-Hagebutten-Pflanzensaft
Roha-Hagebutten-Tee tassenfertig
Toruletten rein
Weleda Hagebutten-Sanddorn-Elixier
Weleda Sanddornelixier

Vorsteherdrüsenvergrößerung: siehe Prostatahypertrophie

W

Wadenkrampf: Gänsefingerkraut, Roßkastanie
Rezepte: II 8—13
Fertigpräparate:
Biomagnesin
Corallium rubrum Oligoplex
Dyscornut-Tropfen
Hamamelis Kalco
Hyoscyamus Kalco
Osspulvit
Ruta D 2 dil. DHU
Secale-Pentarkan

Die Krankheiten und ihre pflanzlichen Heilmittel

Warzen: Sie sind herdförmige Wucherungen der Hautschichten, die meist mehr oder weniger verhornen. Man unterscheidet gewöhnlich die harten Warzen *(Verrucae vulgares)* der Kinder und Erwachsenen von den fast nur bei Kindern auftretenden flachen Jugendwarzen, die sehr zahlreich in Gestalt winzig kleiner, graugelblicher Knötchen erscheinen. Oft entstehen sie neben großen Warzen, von denen sie wahrscheinlich ausgehen. Völlig verschieden davon sind die gewöhnlich nur bei älteren Personen auftretenden Alterswarzen *(Verrucae seniles* oder *seborrhoicae)*, die meist an der Brust und auf dem Rücken oder auch im Gesicht erscheinen und flache Erhöhungen mit fettiger, graugelber, etwas verhornter Oberfläche darstellen.

Die Warzen sind übertragbar mit monatelanger Inkubation. Neuerdings fand man in den Zellkernen menschlicher Warzen mit Hilfe des Elektronenmikroskops ein Virus, das einen Durchmesser von 33 Millionstel Millimeter hat (33 Millimikron).

Verschiedene Heilpflanzenanwendungen haben gegen Warzen oft guten Erfolg. *Äußerlich* betupft man die Warzen längere Zeit mehrmals täglich mit Wolfsmilch oder mit dem frischen Saft von Hauswurzblättern oder Schöllkraut, oder man bepinselt sie mit Lebensbaumtinktur. *Innerlich* nimmt man 3mal täglich 15 Tropfen Mariendisteltinktur ein.

Größere Warzenbildungen läßt man vom Hautfacharzt beseitigen, der sie erweicht, ätzt, mit dem scharfen Löffel abträgt, mit Kohlensäureschnee oder — besonders empfehlenswert — elektrolytisch behandelt.

Fertigpräparate:

Thuja Homobion 03	Thuja Oligoplex
Thuja Kalco	Thuja-Plantaplex

Wassersucht (Ödem): Zunächst muß die Ursache festgestellt werden. Häufig liegt eine schwere Herz- oder Nierenerkrankung vor! Wassertreibend wirken die folgenden Heilpflanzen:

Ackerschachtelhalm, Birke, Brunnenkresse, Faulbaum, Gänseblümchen, Goldrute, Gottesgnadenkraut, Hagebutte, Hauhechel, Holunder, Huflattich, Lavendel, Liebstöckel, Oleander, Quecke, Rauwolfia, Seifenkraut, Spierstaude, Steinklee, Veilchen, Wacholder, Wermut, Zwiebel.

Rezepte: VII 1—8, 17

Fertigpräparate:

Convacard	Scilla-Perpurat
Cratadig	Scillaren
Echtronephrin	Scilloral
Helleborus-Pentarkan	Solidago „Dr. Klein"
Hydrex-forte-Reinecke	Solidago-Pentarkan
Lanacard	Species Diureticae Kneipp (Wassertreibender Tee)
Nephrisan	
Pulsatilla Kalco	Szillosan

Wechseljahre (Klimakterium): Die sogenannten Wechseljahre der Frau, die Zeit, in der die Regelfunktion mehr oder weniger langsam erlischt, kann mit einer ganzen Reihe von Beschwerden einhergehen. Das Beschwerdebild ist charakterisiert durch:

1. *Allgemeinbeschwerden:* Angst, leichte Ermüdbarkeit, Erschöpfung, Schwächegefühl, Herabsetzung der Leistungsfähigkeit, traurige Verstimmung, Schlafstörungen, Alpträume und Gelenkbeschwerden.

2. *nervöse Beschwerden:* allgemeine Nervosität, Benommenheit, Empfindungsstörungen, Schwindel, Schweißausbrüche.
3. *Herzbeschwerden:* Herzklopfen, Herzschmerzen, ausstrahlende Schmerzen in den linken Arm, Engegefühl auf der Brust, Atembeschwerden, Beklemmungsgefühl, Hitzewellen, besonders zum Kopf.

Zu diesen subjektiven Beschwerden treten noch die objektiven Zeichen: Blutdruckschwankungen, Gewichtszunahme (seltener auch Abnahme), Anschwellen der Füße vor allem gegen Abend.

Das beschwerdevolle Klimakterium läßt sich durch pflanzliche Behandlung meist beschwerdefrei gestalten. Dazu eignen sich die Pflanzen Arnika, Baldrian, Johanniskraut, Osterluzei, Passionsblume, Raute, Rauwolfia, Rosmarin, Schafgarbe, Weißdorn und Wermut.

Rezepte: II 2; VIII 24, 25, 26, 32

Fertigpräparate:

Aristolochia-Pentarkan
Cimicifuga Oligoplex
Cimicifuga-Pentarkan
Cocculus Oligoplex
Coradol
Crataegus-Pentarkan
dysto-loges
Essentia aurea (Goldtropfen)
Hyoscyamus Kalco
Jaborandi-Pentarkan
Oestrulut
Phytoestrol
Plantival — Dragees und Liquidum
Polygonum Oligoplex
Pulsatilla Kalco
Sepia Kalco
Sklerotean-Tee
Styptysat Bürger
Vigodana-Kapseln
Vitaval Kalco

Wehenschwäche: Die ersten, sich in gewissen Abständen wiederholenden Wehen (Zusammenziehung der Gebärmuttermuskulatur) machen die werdende Mutter darauf aufmerksam, daß das „große Ereignis" bevorsteht. Ganz im Anfang wiederholen sich die Wehen nicht regelmäßig, erst nach etwa zwei Stunden werden sie regelmäßiger und stärker und treten dann alle 15—20 Minuten auf. Nach einer weiteren Stunde setzen sie fast mit der Regelmäßigkeit einer Uhr alle 10—15 Minuten ein und dauern 30—40 Sekunden. Wenn es soweit ist, sollte der Arzt, der die Geburt leiten soll, verständigt werden.

In den meisten Fällen erfolgt die Geburt, die ja ein normaler physiologischer Vorgang ist und keine Krankheit, ohne jede Schwierigkeit. Der Arzt braucht dann nur den natürlichen Fortgang der Geburt zu kontrollieren.

Manchmal kommt es aber vor, daß der natürliche Ablauf der Geburt gestört ist. Dann muß der Arzt aktiv eingreifen, um Mutter und Kind vor Schaden zu bewahren.

Zu den Störungen gehört auch die Wehenschwäche. Der Fortschritt der Geburt hängt ja von der Wirksamkeit der Wehen ab. Sind sie zu schwach, so geht die Geburt nur schwer und langsam voran. Die Ursache der Wehenschwäche ist meist in einer Überdehnung der Gebärmutter zu suchen, wie sie bei Mehrlingsschwangerschaften, Frühgeburten, schlechter Kindslage oder Übergewichtigkeit entstehen kann.

In diesem Falle wird der Arzt durch geeignete Wehenmittel die Wehen verstärken. Es handelt sich dabei meist um ein Hormon, das normalerweise zum richtigen Zeitpunkt vom Hinterlappen der Hirnanhangsdrüse abgesondert wird. Bei Hormondrüsenstörungen wird anscheinend nicht genug Hormon produziert. Durch Hypophysen-Hinterlappenextrakte (Oxytocin) kann dann in einfacher Weise nachgeholfen werden.

Die Krankheiten und ihre pflanzlichen Heilmittel

Es wirken zwar auch einige *Heilpflanzen* anregend auf die Wehentätigkeit — Arnika, Besenginster, Hirtentäschel und Wermut —, ihre meist nur vorbeugende Anwendung muß aber im gegebenen Fall der ärztlichen Verschreibung vorbehalten bleiben.

Weißfluß (Fluor albus): Kann verschiedene Ursachen haben, die unbedingt festgestellt werden müssen. Beruht er auf einer Geschlechtskrankheit (meist Tripper), so darf nur der Arzt behandeln. (Gesetz zur Bekämpfung der Geschlechtskrankheiten!) Ist er harmloser Art, so muß durch vollwertige Kost der Allgemeinzustand gebessert und Stuhlträgheit (siehe dort) bekämpft werden.

Als innerliche Gaben und zu Spülungen verwendet man folgende Heilpflanzen:

innerlich: Ackerschachtelhalm, Gänseblümchen, kanadische Gelbwurz, Hirtentäschel, Wasserminze

zu Spülungen: Eiche (Rinde), Kamille, Salbei, Schafgarbe

Rezepte: VIII 19—23

Fertigpräparate:
Aristolochia-Pentarkan
Arnica-Pentarkan
Bellis Oligoplex
Calendula Kalco
Chenopodium Oligoplex
Cistus-Herbatrit
Echitox Kalco

Euphrasia Kalco
Kamillosan
Lilium tigrinum-Pentarkan
Santalum album Oligoplex
Sepia Kalco
Sulfur-Pentarkan

Wunden: Es kommen einige Heilpflanzen in Form von Bädern, Pulvern oder zerquetschten Pflanzenteilen in Frage, die als Wirkstoff antiseptisch wirkende ätherische Öle, Saponine und Gerbstoffe aufweisen.

offene Wunden: Majoran, Ringelblume, Wundklee

entzündete Wunden: Johanniskraut, Kamille, Lavendel, Rosmarin, Thymian, Wundklee

eitrige Wunden: Alpenwegerich, Arnika, Beinwell, Frauenmantel, Johanniskraut, Salbei, Tormentill, Wundklee

schlecht heilende Wunden: Ringelblume, Rosmarin, Sonnenblume (Öl), Spitzwegerich
Bei schlecht heilenden Wunden an Zuckerkrankheit denken!

Rezepte: IV 22; XI 4—7, 31

Fertigpräparate:
Arnica-Kneipp-Salbe
Arnikamill Wund- und Heilsalbe
Chamo Bürger
Echinacin extern
Echinacin-Salbe
Echitox Kalco
Kalcotoxan

Mercurius Kalco
Oleum Hyperici Kneipp
  (Johanniskrautöl)
Perkamillon — Salbe und Liquidum
Ucee — Salbe, Puder
Vulnodoron — Salbe

Wundsein der Kinder: Kamille, Schafgarbe

Rezept: XI 2

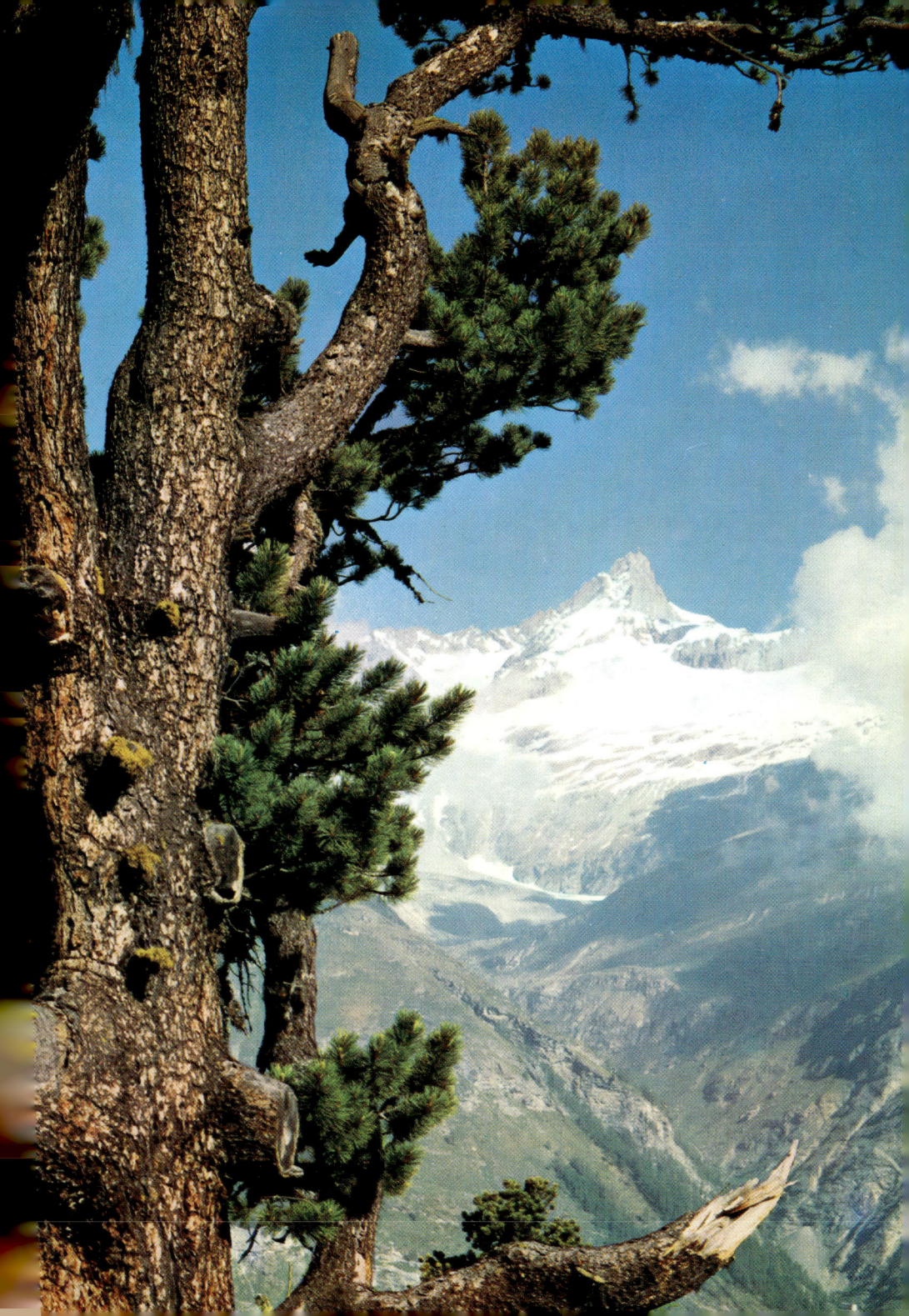

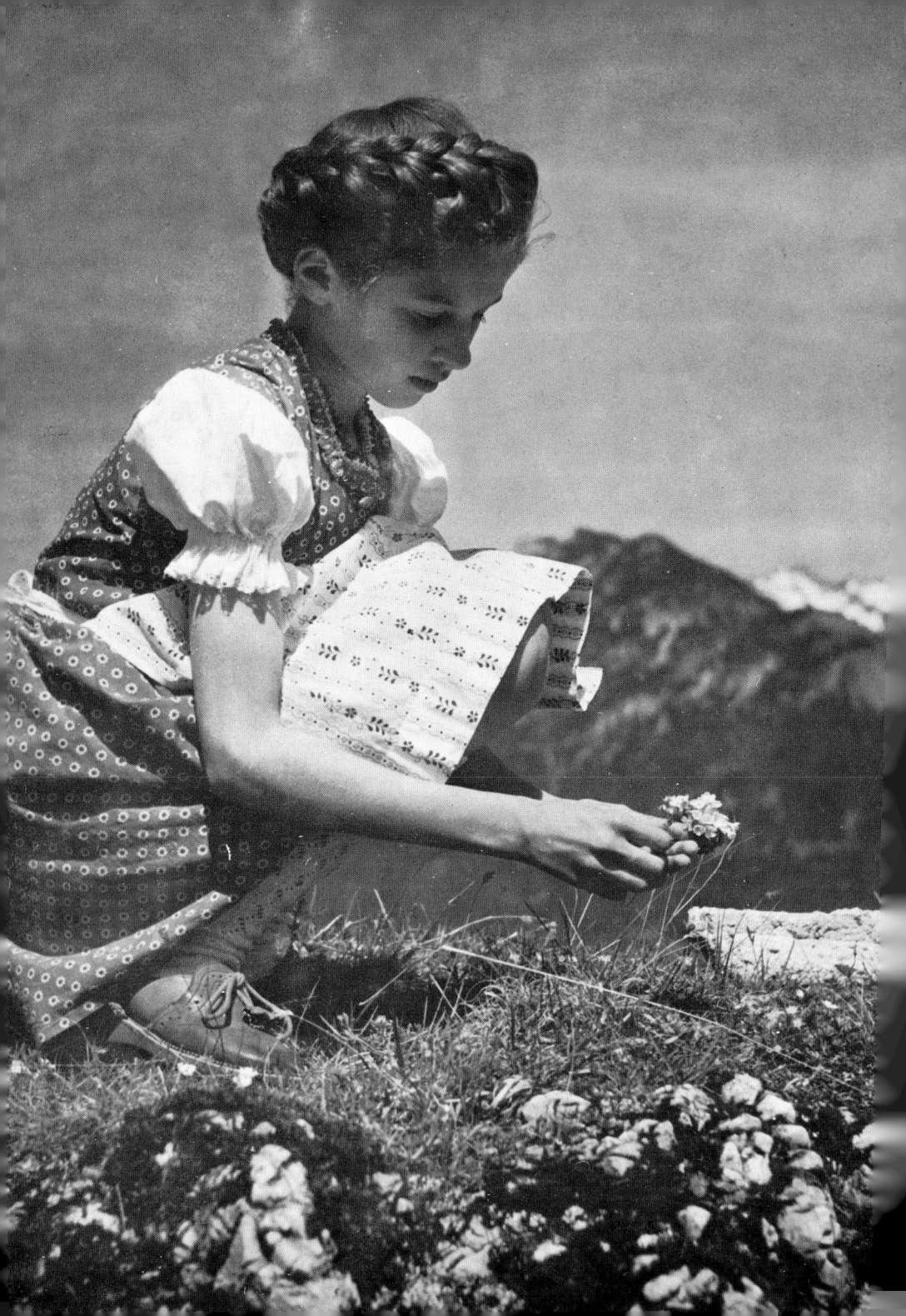

Fertigpräparate:
Chamo Bürger
Kamillocreme
Kamillosan

Perkamillon-Salbe
Vulnodoron

Wurminfektionen: Sie sind durch den ständig wachsenden internationalen Verkehr wieder häufiger geworden. Dennoch sollte man davon absehen, vorbeugend Wurmkuren durchzuführen. Man leitet eine Wurmkur nur ein, wenn Wurmeier, Wurmlarven, Bandwurmglieder oder ganze Würmer (meist Spul- oder Madenwürmer) nachgewiesen sind. Bei Einsendung von Stuhlproben zur Untersuchung muß das Material aus *verschiedenen* Stellen des Stuhls entnommen werden. Bei Madenwurminfektionen genügt die Stuhluntersuchung oft nicht. Hierbei sieht man die Umgebung des Afters kurz nach dem Einschlafen des Kindes bei gutem Licht nach, weil zu dieser Zeit die Madenwürmer den Darm verlassen, um in der Afterumgebung ihre Eier abzulegen.

Die modernen, Piperazin enthaltenden Wurmmittel wirken besonders gut bei Spul- und Madenwürmern, können aber bei Kindern zu unerwünschten Nebenwirkungen (Krämpfen) führen. Sie versagen bei Bandwürmern. Hierbei hilft Yomesan (Bayer).

Sowohl bei Verwendung der nach wie vor angebrachten pflanzlichen (meist rezeptpflichtigen) Mittel wie auch der chemischen Mittel bedarf es einer Vorbereitung der Kur: ein bis zwei Tage vorher leichte Kost, am Vorabend ein (dünndarmwirksames) Abführmittel (z. B. Rizinusöl) und am Ende der Kur nochmals Karlsbader Salz oder Rizinusöl, wodurch sowohl die Wurmmittel als auch die giftigen Zerfallsprodukte der Würmer schneller den Darm verlassen.

Bandwurm (Taenia): Alant, kanadisches Berufskraut, Gottesgnadenkraut, Kürbis, Rainfarn, Senf, Silberdistel, Thymian, Wurmfarn

Hakenwurm (Ancylostoma duodenale): Wurmfarn

Madenwürmer (Oxyuren): Alant, kanadisches Berufskraut, Gottesgnadenkraut, Kamille, Löwenzahn, Rainfarn, Senf, Silberdistel, Thymian, Wermut, Zwiebel

Peitschenwurm (Trichocephalus dispar): Kamille, Löwenzahn, Thymian, Wermut

Spulwürmer (Askariden): Alant, kanadisches Berufskraut, Gottesgnadenkraut, Kamille, Löwenzahn, Rainfarn, Senf, Silberdistel, Thymian, Wermut

Als diätetische Unterstützung verwendet man Bärenlauch, Knoblauch (auch als Einlauf), Mohrrüben und Kürbissamen.

Rezepte: XII 1—13

Fertigpräparate:
Alliocaps (Maden-, Spulwürmer)
Allisatin (alle Würmer)
Askarimors (Spulwürmer, Peitschenwurm)
Bandwurmmittel „Pohl"
Chenopodiol (Spulwürmer)
Cina Kalco (Maden-, Spulwürmer)
Ex Herba Tanacetum (alle Würmer)

Farnotän-Kapseln (Bandwürmer)
Kneipp-Löwenzahn-Pflanzensaft
 (alle Würmer)
Knoblauchsaft (Schoenenberger)
 (alle Würmer)
Tanacetum-Hanosan (Spulwürmer)
Wermutsaft (Schoenenberger)
 (alle Würmer)

Z

Zahnfäule (Karies): Die Zahnfäule hat ihre letzten Ursachen nicht in einem Mangel an Zahnpflege, sondern in einem gestörten Stoffwechsel. Damit soll jedoch nicht gesagt sein, daß eine gründliche Zahnpflege nicht erforderlich wäre. Sie allein genügt jedoch nicht, um die Zahnfäule zu verhüten. Die heute von jedem fast als selbstverständlich hingenommene Zahnfäule sollte uns ein Alarmzeichen dafür sein, daß der Stoffwechsel Not leidet, daß die Ernährungs- und Lebensweise entscheidend geändert werden müssen.

Hartes Vollkornbrot, gut gekaut, viel Frischkost, Wildfrüchte, Wildsalate und Wildgemüse sind weit eher als alle Medikamente in der Lage, dieser Kulturkrankheit vorzubeugen und Einhalt zu gebieten. Zur Unterstützung kann ein guter Blutreinigungstee herangezogen werden.

Ist die Zahnfäule einmal eingetreten, so müssen selbstverständlich die beschädigten Zähne gründlich zahnärztlich behandelt werden, da sonst die sogenannten Herdinfektionen eintreten können, wie Gelenkrheumatismus, Nierenentzündung, Herzklappenentzündung und Augenschädigungen. Auch alle weiteren hierunter genannten Zahn- und Zahnfleischerkrankungen gehören zunächst in zahnärztliche Behandlung.

Rezepte: I 1—10

Fertigpräparate:
Abrotanum Kalco
Buccotean-Tee
Calendula Kalco
Contravenenum
Dyskrafid

Osspulvit
Parodontax
Solu-Vetan
Vier-Winde-Tee
Wörisetten

Zahnfistel: Kamille, Salbei, Tormentill
Rezepte: XI 11, 12, 13

Fertigpräparate:
Kamillol
Kamillosan
Kamillen-Konzentrat „Rekomill"

Perkamillon liquidum
Salviathymol

Zahnfleischentzündung (Parodontitis): Brombeere, Heidelbeere, Himbeere, Kamille, Salbei, Tormentill
Rezepte: XI 11, 12, 13

Fertigpräparate:
Asa Oligoplex
Kalcotoxan
Mercurius Kalco

Parodontax
Salviathymol

Zahnfleischschwund (Parodontose): Muß als Zivilisationskrankheit angesehen werden, die nur im Anfangsstadium noch einer heilenden Behandlung zugänglich ist. Beim gesunden Menschen ist der Zahn in einem kräftigen Unterkieferknochen eingebettet (das Zahnbett oder Parodontium hält den Zahn mit vielen kräftigen Sharpeyschen Bändern). Je mehr Kiefer und Zähne bei derber und harter Kost zu kauen haben, desto funktionstüchtiger bleiben sie. Die heute viel zu weiche, meist nur gekochte, denaturierte Nahrung beansprucht die Kauorgane zu wenig, und es kommt schon frühzeitig zur Zahnlockerung und zum Knochenabbau. Es überwiegen beim Zahnfleischschwund die degenerativen Prozesse, wenn auch immer wieder chronische Zahnfleischentzündungen und Taschenbildungen mit Eiterabsonderung auftreten. Neben der *Zahnlockerung* kommt es auch als Frühsymptom oft zur *Zahnwanderung,* wobei ein Zahn (besonders der Schneidezahn) viel weiter als früher aus der Zahnreihe herausragt.

Bei bereits ausgeprägter Parodontose sind alle Maßnahmen zur Allgemeinbehandlung unbefriedigend. Am besten ist noch das Einnehmen von Lebertran, täglich 1—2mal 1 Eßlöffel voll in der Zeit von November bis April. Daneben muß durch hartes Brot, Rohkost und frische Früchte für eine gute Kautätigkeit gesorgt werden. Die sonstige Ernährung muß vollwertig sein. (Siehe auch die Ernährungsvorschläge in „Nutze die Heilkraft unsrer Nahrung" vom selben Verfasser.) Wichtig ist bei jedem Grad des Zahnfleischschwundes die Mundhygiene, wobei die mechanische Säuberung mit der Bürste die Hauptrolle spielt. Bei stärkerem Zahnfleischschwund sind auch Mundspülgeräte (Munddusche, Handatomiseur) sinnvoll und zweckmäßig. Der Zahnarzt wird weitere Maßnahmen ergreifen, nämlich Zahnsteinentfernung, Einschleifen des Gebisses und Taschenbeseitigung. Blutungen beim Zähneputzen sind entweder ein Zeichen für Entzündungen oder von stärkerem Vitaminmangel. Beides muß baldmöglichst beseitigt werden.

Eine desinfizierende, entzündungswidrige und durchblutungsfördernde Wirkung können wir auch durch folgende Heilpflanzen erwarten: Kamille, Nelkenwurz, Salbei, Tormentill.

Rezepte: XI 11, 12, 13

Fertigpräparate:
Arnicorin
Kamillol
Kamillosan

Kamillen-Konzentrat „Rekomill"
Perkamillon liquidum
Salviathymol

Zahnschmerzen: Holunder, Melisse, Nelkenwurz.
Rezepte: XI 11, 12, 13
Fertigpräparate:
Salviathymol

Zahnwurzelerkrankung: Kamille, Nelkenwurz. Unbedingt sofort den Zahnarzt aufsuchen!
Rezepte: XI 11, 12, 13

Zellgewebsentzündung: Wirken Gifte (Toxine) oder Bakterien (Staphylokokken, Streptokokken und andere) als Entzündungsreiz auf das Zellgewebe (z. B. Unterhautzellgewebe) ein, so kommt es zur Zellgewebsentzündung, die bei anhaltenden Reizen schnell zu einer Eiterung, dem höchsten Grad der Entzündung, führt. Siehe auch unter *Eiterungen!*

Jede Entzündung bedeutet eine Reaktion des Körpers auf schädliche Einflüsse (Gifte, Bakterien, Gewebszerfallsprodukte), sie ist also eine natürliche Abwehrreaktion. Diese kann, wie unter dem Stichwort Eiterungen angegeben, durch innerliche *Heilpflanzen*gaben unterstützt werden.

Die Krankheiten und ihre pflanzlichen Heilmittel

Eitrig gewordene Entzündungen bedürfen meist eines chirurgischen Eingriffs, damit der Eiter nach außen abfließen kann.

Rezepte: XI 1, 4, 6, 7

Fertigpräparate:
Zur Unterstützung der äußerlichen und inneren antibiotischen Behandlung.

Arnicorin
Cilauphen
Contravenenum
Echinacin-Salbe
Erysidoron
Esberitox
Hepar sulfurin Homobion 04
Hepar sulfuris Oligoplex
Hepar sulfuris-Pentarkan
Hyperforat-Salbe

Zivilisationskrankheiten: Trotz der modernen Wundermittel der pharmazeutischen Industrie behält die Pflanzenheilkunde besonders in Verbindung mit der Meeresheilkunde bei den Zivilisationskrankheiten ihre volle Daseinsberechtigung. Die pflanzlichen und klimatischen Heilkräfte wirken nämlich auf *die* Gewebe am meisten regulierend und regenerierend, die durch die Zivilisationserscheinungen am ehesten abgenützt werden: auf das Bindegewebe (das unter anderem das Gefäßsystem bildet) und auf das Drüsengewebe (sowohl auf die Drüsen mit innerer wie auch auf die mit äußerer Sekretion, also hauptsächlich auf die Hormon- und Verdauungsdrüsen). Wir haben daher gegen die sogenannten Zivilisationskrankheiten die Heilpflanzen einzusetzen, die unter den Stichworten „Bindegewebsschwäche" und „Blutgefäßschwäche" bereits genannt sind. Siehe dort!

Fertigpräparate: siehe unter Bindegewebsschwäche und Blutgefäßschwäche

Zuckerkrankheit (Diabetes mellitus): Der Diabetes ist besonders in der westlichen Welt zu einer wahren Volkskrankheit geworden. Die Erkrankungszahl betrug vor dem letzten Krieg in Deutschland 0,2—0,3 %. Sie sank während der Hungerperiode in den ersten Nachkriegsjahren bis auf 0,1 %, ist aber bis heute auf 2,0—2,5 % angestiegen. Das ist aber nur die Zahl der in der Bevölkerung bekannten Diabetiker. Wie zahlreiche großangelegte Reihenuntersuchungen gezeigt haben, muß mit einem gleichen Prozentsatz noch unerkannter Diabetiker gerechnet werden. Wir haben also mit 4—5 % Zuckerkranker in der bundesdeutschen Bevölkerung zu rechnen. Der Prozentsatz steigt in der Gruppe der 55—70jährigen auf 6—8 % an.

Besteht in der Familie eine erbliche Belastung für Zuckerkrankheit, so sollte man mindestens vom 50. Lebensjahr ab jedes Jahr eine Untersuchung auf Störungen des Zuckerstoffwechsels vornehmen lassen.

Erste Anzeichen einer Zuckerkrankheit beim *Kind* sind Müdigkeit, Konzentrationsschwäche (besonders in der Schule), krankhafter Durst, häufiges Wasserlassen sowie Gewichtsabnahme.

Beim *Jugendlichen* kann in den ersten Stadien der Erkrankung noch Heißhunger bestehen. Bei steigendem Blutzucker und zunehmender Übersäuerung tritt dann schnell Appetitlosigkeit ein. Auch beim Jugendlichen steht der Durst oft ganz im Vordergrund. Während sich der Durst des Zuckerkranken mit gesüßten Limonaden oder anderen gesüßten Getränken kaum löschen läßt, gelingt es, ihn mit Wasser, Mineralwasser oder anderen ungesüßten Getränken wenigstens zeitweilig zu bessern. Es kann zu täglichen Trinkmengen bis zu 8 Litern und dann auch zu entsprechenden Harnausscheidungsmengen kommen.

Im *mittleren und höheren Alter,* und zwar meist ein bis fünf Jahre *vor* dem Ausbruch der Zuckerkrankheit, kann es zu einem starken Verlangen nach Süßigkeiten (Schokolade, Kuchen, Pralinen, Süßspeisen), aber auch noch nach anderen Kohlehydraten (Nährmittel, Kartoffeln, Brot) kommen. In diesem Stadium besteht noch kein erhöhter Blutzucker, eher ein Unterzuckerungsstadium, weshalb man dann von einem hyperglykämischen Reizzustand spricht. Er ist bei Männern häufiger und auffälliger als bei Frauen. Erst später kommt es dann zum Blutzuckeranstieg und zur Zuckerausscheidung im Urin.

Ließen sich bei einem Patienten bereits eine fortgeschrittene Arteriosklerose, periphere Durchblutungsstörungen oder eine chronische Leberkrankheit feststellen, so muß man auch nach einer gleichzeitig vorliegenden Zuckerkrankheit forschen.

Sobald die Zuckerkrankheit erkannt ist, leitet man eine planmäßige Behandlung mit den nötigen Kontrollen ein. Eine nicht auf lange Sicht geplante Diabetesbehandlung bringt eine Reihe von Komplikationen mit sich, so u. a. Gefäßerkrankungen vor allem im Bereich der Netzhaut (Retinopathie), der Nierengefäße (Nephropathie) und der Haargefäße (Kapillaropathie).

Zur Hemmung oder Verhinderung der Gefäßerkrankungen und zur Verbesserung des Zellstoffwechsels sowie der Drüsentätigkeit haben folgende Heilpflanzen eine große Bedeutung: Arnika, Bärenlauch, Beinwell, Brennessel, Brunnenkresse, Eiche, Faulbaum, Ginseng, Heidelbeere, Holunder, Meerrettich, Mistel, Salbei, Seifenkraut, Tausendgüldenkraut, Wermut, Weißdorn, Zwiebel.

In jedem Fall bedarf es einer genauen ärztlichen Analyse der Urinzuckerausscheidungen und des Blutzuckers, einer vorgeschriebenen Diät und eventuell blutzuckersenkender Mittel (Insulin oder Antidiabetika in Tablettenform wie Nadisan, Invenol, Rastinon, Artosin oder der neuen sogenannten Biguanide).

Rezepte: I 12; IV 22; V 41

Fertigpräparate (unterstützend zur Diät-, Insulin- und Tablettenbehandlung):

Arnicorin
Fides-Teekomplex Nr. 11
Gastricholan
Lipostabil

Mellibletten Fides
Myrtillus Oligoplex
Taraxacum Oligoplex
Tebonin

Zuckermangelkrankheit (Spontanhypoglykämie): Eine Stoffwechselstörung, die das Gegenteil der Zuckerkrankheit (Diabetes mellitus) darstellt und zu der 10—15 % der Gesamtbevölkerung neigen. Die Unterzuckerungszustände werden meist nicht erkannt oder falsch gedeutet. Sie äußern sich durch eine ganze Reihe von Symptomen, wie Schwitzen, Hunger, allgemeine Unruhe, Verwirrtheit und Kollapszustände.

Diese Zustände können durch dauerndes Vielessen besonders von Kohlehydraten (konzentrierte Süßigkeiten, Kuchen, Weißmehlprodukte, Zucker) und Alkoholmißbrauch entstehen. Auch stundenlange Lärmeinwirkung kann durch Erschöpfung des entsprechenden Hormondrüsensystems (Nebenniere) zur Unterzuckerung führen. Nicht selten sind Magenerkrankungen mit Salzsäuremangel an deren Entstehung beteiligt.

Diesen verschiedenen, aber doch vordergründigen Erscheinungen liegen wiederum tiefere Ursachen zugrunde, nämlich Funktionsstörungen im Hormondrüsensystem. Es kann einerseits auf die verschiedenen ursächlichen Reize zu einer vermehrten Adrenalin-Ausschüttung aus der Nebenniere kommen, wodurch dann vorwiegend

Die Krankheiten und ihre pflanzlichen Heilmittel

die Symptome wie nach einer Adrenalin-Injektion auftreten, nämlich Blässe, kalter Schweiß, enge Pupillen, Zittern der Hände und beschleunigter Herzschlag. Es kann aber anderseits auch eine Überproduktion an Insulin vorhanden sein (aus rein nervöser Ursache = vegetativ-nervöse oder funktionelle Hypoglykämie oder aber wegen einer organischen Veränderung der Bauchspeicheldrüse, wie Pankreashyperplasie oder Pankreasadenom). Es kann aber auch schon mal unter ganz normalen Verhältnissen bei schwerer Arbeit, bei Hunger, beim Sport, in der Schwangerschaft und in der Rekonvaleszenz zu den leichteren Erscheinungen des Zuckermangels kommen. Es ist Sache des Arztes, die zugrunde liegenden Hormondrüsenstörungen zu analysieren.

In der Behandlung spielt die Diät eine entscheidende Rolle. Zucker und Süßigkeiten in jeder Form sind ebenso zu meiden wie Kaffee und Tee. Wichtig ist die Zufuhr genügender Eiweißmengen, da diese den Blutzucker steigern und über Stunden hochhalten. Um das Eiweiß richtig aufspalten zu können, muß der Magensaft genügend Salzsäure und Fermente enthalten. Ergibt die Prüfung des Magens einen Mangel an diesen Substanzen, so sind Heilpflanzenzubereitungen angebracht, die die Magen- und Darmdrüsenfunktionen anregen und verbessern.

An Einzelpflanzen kommen in Frage: Brennessel, Enzian, Fieberklee, Huflattich, Isländisches Moos, Liebstöckel, Löwenzahn, Spitzwegerich, Tausendgüldenkraut, Veilchen, Wegwarte.

Die Zubereitungen dieser meist drüsenanregende Bitterstoffe und Saponine enthaltenden Heilpflanzen werden am besten eine halbe Stunde *vor* den Mahlzeiten eingenommen. Bei *fehlender* Salzsäure sind bis zur Wiederkehr der eigenen Salzsäureproduktion *während* der Mahlzeit salzsäure- und fermenthaltige Präparate wie Enzynorm, Panpeptal, Eupeptum und Pansan zuzugeben.

Wenn bei Unterzuckerungszuständen nach drei Monate lang durchgeführter Diät (wenig Kohlehydrate, reichlich Eiweiß, mäßig Fett) die Erscheinungen nicht völlig verschwunden sind, muß man an organische Veränderungen besonders der Bauchspeicheldrüse denken, die noch häufig operativ zu heilen sind, bevor Nervenschäden, insbesondere irreparable Hirnschäden, auftreten.

Rezepte: V 1—10

Fertigpräparate:
Amara-Tropfen Pascoe
Brennesselsaft (Schoenenberger)
Gastritol „Dr. Klein"
Gastroplant

Harongan
Kneipp-Brennessel-Pflanzensaft
Sanil

Zungenbrennen: Es kann allein durch chronischen Mangel an Magensäure ausgelöst werden. Meist sind dabei Vitaminmangelerscheinungen besonders der B-Gruppe im Spiel. Die Ursachen des Salzsäuremangels im Magen können verschieden sein. Durch Zufuhr geeigneter salzsäure- und fermenthaltiger Präparate (z. B. Pansan, Panzynorm, Panpeptal, Eupeptum, Enzynorm sowie das zitronensäurehaltige Citropepsin) ist dieser Mangel auszugleichen. Dieser Ersatz für den fehlenden Magensaft muß konsequent für lange Zeit, oft für unbegrenzte Zeit, durchgeführt werden, wenn es nicht gelingt, durch säure- und saftlockende *Heilpflanzenzubereitungen* die Saft- und Säureproduktion wieder in Gang zu bringen. Dafür geeignete Heilpflanzen — meist Bitterpflanzen — sind Brennessel, Fieberklee, Isländisches Moos, Kardobenedikte, Liebstöckel, Löwenzahn, Meerrettich, Spitzwegerich, Tausendgüldenkraut, Veilchen, Wegwarte, Wermut.

Das Fertigpräparat Gastricholan leistet ebenfalls gute Dienste.

Rezepte: V 1—10

Fertigpräparate:
Amara-Tropfen Pascoe
Anaemodoron
Brennesselsaft (Schoenenberger)
Gastricholan
Gastritol „Dr. Klein"
Gastroplant
Gentiana-Pentarkan
Kneipp-Brennessel-Pflanzensaft
Sanil

Zwölffingerdarmgeschwür (Ulcus duodeni; siehe auch Magengeschwür): Die Geschwürsbildungen am Zwölffingerdarm und am Magen scheinen, wahrscheinlich als Ausdruck eines Zivilisationsschadens, an Häufigkeit vor allem auch bereits bei Jugendlichen zuzunehmen. Die Diagnose wie auch die Behandlung stellen uns noch vor eine Reihe ungelöster Fragen. Insbesondere ist der ursächliche Zusammenhang oft nicht befriedigend zu klären.

Weitgehende Einigkeit besteht unter den Klinikern jedoch darin, daß es aus „irgendwelchen" Ursachen in einem begrenzten Bezirk der Magen- oder Zwölffingerdarmschleimhaut zu einer Störung der Blutzirkulation kommt. Die dadurch in ihrer Ernährung gestörte Schleimhaut wird dann durch den eigenen salzsäurehaltigen Magensaft angegriffen, wobei mehr oder weniger tiefgreifende Geschwüre entstehen.

Unter „irgendwelchen" Ursachen steht heute eine krampfhafte Gefäßzusammenziehung (Gefäßkrampf) völlig im Vordergrund. Die Gefäßverkrampfung wiederum wird auf eine Fehlsteuerung des vegetativen Nervensystems zurückgeführt, die nun ihrerseits wieder eine Reihe von „Ursachen" kennt, wie Vitaminmangel, Allergie, Nikotineinwirkung, hormonelle Einflüsse und Reaktionen auf chronische Spannungs- und Aufregungszustände seelischer Art. Natürlich brachte man die „vegetative Labilität" auch in Zusammenhang mit dem Körperbautypus, mit einer „vegetativen" Stigmatisation *(G. v. Bergmann)* und mit erblicher Belastung, da in manchen Familien die Geschwüre gehäuft vorkommen.

Maßgebende Kliniker sind heute zu der Überzeugung gekommen, daß das Geschwürsleiden nicht rein naturwissenschaftlich-medizinisch betrachtet werden kann, daß man vielmehr auch den oft so schwer greifbaren „seelischen Faktor", also den ganzen Menschen, in die Ursachenforschung mit einbeziehen muß, ja, daß der seelische Faktor für den Ablauf der Vorgänge im vegetativen Nervensystem von entscheidender Bedeutung ist. Wir wissen aus Tierexperimenten und Beobachtungen am Menschen, daß seelische Erregungen aller Art (Freude, Angst, Schrecken, Ärger) die Magensaft- und Magensäurebildung stark beeinflussen, um ein Mehrfaches steigern oder auch völlig zum Versiegen bringen können. Die rein seelische Ursache des Geschwürsleidens wird heute nicht nur für möglich gehalten, sie wurde auch schon oft genug beobachtet.

Wenn die übliche und vielfach bewährte Behandlung *(Bettruhe, Wärme, Diät und einige Heilpflanzenzubereitungen)* nicht in drei bis vier Wochen zu einer Abheilung des Geschwürs führt, so ist der Frage nachzugehen, wie sich die Beziehungen dieses Kranken zu den Menschen, den Dingen und den metaphysischen Fragen auf den leiblichen Existenzbereich auswirken, weil dann hier die tiefere Ursache zu suchen und

Die Krankheiten und ihre pflanzlichen Heilmittel

meist auch zu finden ist. Das Aufsuchen und Bewußtmachen der tieferen seelischen Hintergründe ist oft der Beginn wirklicher Heilung.

Bei der rein körperlichen Behandlung kommen außer Ruhe, Wärme und Diät Anwendungen folgender *Heilpflanzen* in Betracht: Kalmus, Kamille, Lein, Pfefferminze, Salbei, Süßholz, Tormentill.

Rezepte: V 21, 24, 25, 30

Fertigpräparate:

Argentum Oligoplex
Argentum-Pentarkan
Belladonnysat Bürger
Bismutum-Pentarkan
Caved-S
Chamomilla-Pentarkan
Gastribilin
Gastriterran
Gastroneurin

Gastropressan
Kalcohepan
Magnesium Kalco
Neoplex
Nux vomica-Pentarkan
Passiflora-Pentarkan
Rabro — Magentabletten
Sucsan-Azulen

Anweisungen zum Sammeln von Heilpflanzen

Brichst du Blumen, sei bescheiden,
nimm nicht gar so viele fort . . .
Nimm ein paar und laß die andern
in dem Grase, an dem Strauch;
andre, die vorüberwandern,
freu'n sich an den Blumen auch.

J. Trojan

Sammeln, Trocknen und Aufbewahren der Heilpflanzen
(Naturschutzverordnung)

I.
Naturschutz

Wenn in den vorhergehenden Kapiteln mehrfach von der Ehrfurcht vor den Wundern der Natur die Rede war, so ist diese Ehrfurcht gerade beim Sammeln von Pflanzen und Pflanzenteilen besonders vonnöten, damit es nicht durch die mit jeder Sammeltätigkeit verbundenen unvermeidlichen Eingriffe in die heimatliche Natur zur Ausrottung von Pflanzenarten kommt. Wenn früher häufig auftretende Pflanzenarten heute zur Seltenheit geworden sind, so liegt das fast ausschließlich an der fehlenden Ehrfurcht der Pflanzensammler früherer Zeiten vor den Lebewesen der Natur. Feld, Wald und Flur sind aber nicht nur Erwerbsquellen, sondern auch Freuden- und Kraftquellen für alle Menschen, die noch nicht den letzten Zusammenhang mit der Natur verloren haben. Jeder Pflanzensammler muß sich daher seiner Verantwortung vor dem Ganzen bewußt bleiben und sein besonderes Augenmerk darauf richten, daß der Bestand der von ihm gesammelten Pflanzenarten auf jeden Fall gesichert bleibt, was allein schon dadurch geschieht, wenn er es sich zur Regel macht, jeweils *mindestens ein Viertel jedes Bestandes unangetastet zu lassen.*

Leider wurde diese einfache Regel in der Vergangenheit nicht genügend berücksichtigt. Es kam daher in Verbindung mit einer intensiven Land- und Forstwirtschaft, einer einseitigen Flurbereinigung und Nadelholzkultur zu einer grundlegenden Umgestaltung des heimatlichen Landschaftsbildes. Diese seelenlos gewordene und verunstaltete „Natur" war ein getreues Abbild der inneren Einstellung der in ihr lebenden Menschen, die unter dem Einfluß einer weitgehend materialistischen Auffassung bei der Gestaltung der Landschaft nicht mehr die Seele mitsprechen ließen, sondern nur noch den wirtschaftlichen Vorteil sahen.

Jeder müßte zutiefst von der ungeheuren Vergewaltigung der Natur in der Vergangenheit ergriffen sein, und die Sehnsucht nach der reinen, unverfälschten Natur müßte wieder in ihm lebendig werden. Solange diese Sehnsucht noch nicht wieder in den breitesten Kreisen geweckt ist, so lange sind auch die durch die Not der Zeit entstandenen Gesetze, nämlich das *Reichsnaturschutzgesetz* vom 26. 6. 1935 und die *Naturschutzverordnung* vom 16. 3. 1940 mit ihren zahlreichen Rahmenbestimmungen, notwendig.

(Randnotiz: Naturschutzverordnung)

II.
Der Sammelausweis

Sobald es sich um das Sammeln von Pflanzen oder Pflanzenteilen handelt, das über den gelegentlichen Eigenbedarf hinausgeht, das heißt also, für den Handel

Anweisungen zum Sammeln von Heilpflanzen

oder für gewerbliche Zwecke bestimmt ist, benötigt der Sammler einen für das Kalenderjahr gültigen Erlaubnisschein (Sammlerausweis), aus dem hervorgehen soll, für welche Örtlichkeiten das Sammeln erlaubt ist und welche Pflanzenarten freigegeben sind.

III.

Das Sammeln — Voraussetzung

Vor dem Sammeln muß sich jeder Sammler darüber klar sein, ob die zu sammelnden Pflanzenteile Nahrungs-, Gewürz- oder Arzneizwecken dienen sollen. Sachkenntnis, Sorgfalt und Reinlichkeit sind also unerläßliche Voraussetzungen für das Sammeln. Wer diese selbstverständlichen Forderungen nicht erfüllen kann, sollte sich jeder Sammeltätigkeit enthalten.

Sammelplätze

Das Betreten von Getreidefeldern, Äckern, Wiesen und Waldkulturen ist im allgemeinen untersagt. Bei *gewerbsmäßigem* und *massenhaftem* Sammeln ist außer dem Sammelausweis die Genehmigung des Grundstückseigentümers oder Nutzungsberechtigten erforderlich. In Naturschutzgebieten oder sonstigen Schutzgebieten hat jede Sammeltätigkeit zu unterbleiben. Besondere Vorsicht muß während der Brutzeit der Singvögel geübt werden.

Man sammle nicht an verstaubten Straßenrändern, nicht unmittelbar am Rande der Stadt und vermeide die Ränder gerade frisch mit Kunstdünger bestreuter Wiesen und Äcker.

Schädigung und Ausrottung

Die zu sammelnden Pflanzen müssen in so großer Menge vorkommen, daß eine Ausrottung nicht zu befürchten ist. Auch dann dürfen nicht alle Pflanzen an einer Stelle abgepflückt werden, sondern es muß mindestens — das soll als Regel gelten — $1/4$ bis $1/3$ des Bestandes stehenbleiben. Sammelt man die Blätter, so pflückt man nicht alle Blätter einer Pflanze, da sie dadurch ihre Ernährungsorgane verliert und so stark geschädigt wird, daß die spätere Ernte anderer Pflanzenteile (Früchte, Samen) ausfällt oder die Pflanze sogar zugrunde geht.

Müssen zum Sammeln — zum Beispiel der Lindenblüten — Bäume bestiegen werden, so ist jedes Abbrechen von Ästen zu vermeiden.

Linden- und Holunderblüten sollten wegen der damit verbundenen Gefahren von Kindern nicht gesammelt werden.

Art des Sammelgutes

Man wähle zum Sammeln nur schöne, gesunde Pflanzen, keine fleckigen, verwelkten oder von Schnecken, Insektenlarven, Blattläusen beschädigten oder von Schimmel oder Pilz befallenen Pflanzen. Man achte auf sauberes Sammeln, sorge also dafür, daß Beimengungen von Gras, fremden Kräutern, Erde und Steinen vermieden werden.

Sammeln von Heilpflanzen

Trennung der Arten

Wegen der Gefahr der Vermischung sammle man nicht zuviel Pflanzenarten auf einmal, sondern wenige Arten in größerer Menge, aber nur soviel, wie auf einmal sachgemäß getrocknet oder in frischem Zustand verbraucht werden kann. Die Trockenmöglichkeiten müssen vorher geregelt sein.

Die nach den für jede Pflanzenart besonders angegebenen Sammelanweisungen (siehe Jahres-Sammelkalender) geernteten Pflanzen sind voneinander getrennt zu halten, um sie nach Vorschrift trocknen zu können und Verwechslungen zu vermeiden.

Sammelzeit

Sammeln wir Pflanzen zur Verwendung als Wildgemüse, so suchen wir die jungen, zarten Blätter und Triebe. Sammelt man Blätter zu Tee oder zu arzneilichen Zwecken, so sind die auf dem Kalender genau angegebenen *Sammelzeiten* zu beachten, da die Pflanzen zum Teil vor, zum Teil aber auch erst während der Blüte ihren höchsten Wirkstoffgehalt aufweisen, was zur Erreichung einer *Qualitätsdroge* beachtet werden muß. Alle ätherischen Ölpflanzen haben z. B. vor dem Aufblühen ihren höchsten Gehalt an Wirkstoffen. Überhaupt ist der Wirkstoffgehalt der Pflanzen je nach Temperatur, Jahres- und sogar Tageszeit sehr verschieden, woraus sich der oftmals große qualitative Unterschied in den Drogen erklärt. So wurde neuerdings nachgewiesen, daß z. B. Salbeiblätter zwischen 12—16 Uhr ihren höchsten Gehalt an ätherischem Öl erreichen.

Das Sammeln muß bei trockenem, sonnigem Wetter vor sich gehen, am besten in den späten Vormittags-, in den Mittags- und Nachmittagsstunden, da feuchte Blätter beim Trocknen fleckig, unansehnlich, schimmelig und damit wertlos werden. Kräuter dürfen daher auch *nicht* gewaschen werden. Außerdem sind verregnete Blätter wesentlich wirkstoffärmer als trockene, da der Regen Wirkstoffe, die von den Blättern ausgeschieden werden, abwäscht, so daß sie verlorengehen.

Blattdrogen, die Schleimstoffe enthalten, sind nachmittags, schleim- und stärkehaltige Wurzeldrogen morgens am gehaltvollsten, da bei den letzteren die Reserve- und Heilstoffe in der Nacht aus den krautigen Teilen in die Wurzeln wandern. Leider können wir genaue Angaben über die Sammelzeit erst bei wenigen Pflanzen machen, bei den meisten ist sie noch zu wenig erforscht.

Blüten: Das Sammeln von Blüten bereitet besonders viel Mühe. Sie dürfen *nur* an sonnigen, trockenen Tagen, am besten in gerade aufgeblühtem Zustand vor der Mittagszeit gesammelt werden. Feuchte Blüten verderben beim Trocknen und werden damit völlig wertlos. Für manche Blüten ist die Erntezeit, falls voll-

Anweisungen zum Sammeln von Heilpflanzen

wertige Drogen erzielt werden sollen, sehr beschränkt, manchmal steht dafür nur ein einziger Tag zur Verfügung. Das Sammeln von Einzelblüten (Königskerze, Malve) erfordert besondere Sorgfalt, da man sie vorsichtig mit der Hand einzeln pflücken muß und nicht drücken darf. Ganze Blütenstände schneidet man am besten mit einer Schere ab. Als Sammelbehälter dienen für Blüten saubere und geruchlose Körbe, Kartons und Papiertüten.

Blätter: Derbe Blätter (z. B. Brombeerblätter) pflückt man am besten einzeln mit der Hand oder schneidet sie mit der Schere ab, zartere Blätter kann man auch schneller vom Stengel abstreifen. In allen Fällen ist aber unnötiges Drücken zu vermeiden, damit die Blätter beim Trocknen nicht unansehnlich und schwarz werden.

Kräuter: Die Kräuter sammelt man meist zu Beginn der Blüte. Von hochwüchsigen Kräutern schneidet man dabei die oberen 20—30 cm ab, vermeidet aber dabei bereits holzige Teile. Niedrige Krautdrogen sind dicht über der Erde zu pflücken, wobei man besonders auf Verunreinigungen zu achten hat. Manche zarten Kräuter haften nicht fest in der Erde, so daß sie leicht mit der Wurzel herausgerissen werden. Sie sind daher mit größter Schonung abzuschneiden und nicht zu pflücken.

Früchte, Beeren, Samen: Bei saftigen Früchten (Holunderbeeren) ist Druck zu vermeiden. Meist erntet man sie kurz *vor* der völligen Reife, da sie bei völliger Reife leicht aus- und abfallen und oft bei der Marmeladenbereitung schlechter gelieren. Die Früchte reifen während der Lagerung noch nach. Beeren pflückt man einzeln oder streift sie mit den Fingern ab. Das manchmal übliche „Abkämmen" kann die Pflanzen schädigen.

Wurzeln und Wurzelstöcke: Diese werden meist zur Wachstumsruhe, also beim Absterben der krautigen Teile im Spätherbst oder im Frühjahr, ausgegraben und in der Regel sofort von der Erde befreit und gewaschen. Da das Sammeln von Wurzeln die Pflanzenbestände am empfindlichsten trifft, ist hierbei die Mahnung und Regel, mindestens $1/4$ bis $1/3$ des Bestandes unberührt zu lassen, besonders zu beachten.

IV.
Trocknen

Seit der Wiedereinführung des Saftfastens und der Saftbehandlung bei Stoffwechsel- und Kreislauferkrankungen hat die Herstellung von Pflanzen- und Obstsäften einen großen Aufschwung erlebt, obwohl die Bereitung haltbarer Säfte außerordentlich schwierig ist. Noch schwieriger ist die Herstellung brauchbarer Frischpflanzen-Arzneien. Dieser Schwierigkeiten wegen wird auch heute noch die Hauptmenge der Heilpflanzen getrocknet verwendet, obwohl dabei wesentliche Mengen an Inhalts- und Wirkstoffen verlorengehen. Die Aufbewahrung der

Drogen und ihre Verwendung in Tee- und Pulverform bietet eben große Erleichterungen gegenüber den Frischpflanzenzubereitungen.

Da beim Trocknen von Würz- und Heilpflanzen unvermeidbar große Mengen an Inhaltsstoffen verlorengehen, ist dafür Sorge zu tragen, daß durch *sachgemäßes Trocknen* — Beachten der Vorschriften unter den einzelnen Pflanzenbeschreibungen — nicht noch weitere Mengen ausgeschaltet werden. Von dem Trocknen des Sammelgutes hängt in hohem Maße die Brauchbarkeit und Güte der Droge ab.

Zu rasch und bei zu hoher Temperatur getrocknete Kräuter sind meist nicht nur unansehnlich, sondern auch wertlos. In fast jedem Falle ergibt die sogenannte *Lufttrocknung* die richtige Beschaffenheit. In ganz wenigen Fällen kommt auch die Anwendung von künstlicher Wärme in Frage. Das Trocknen soll zu möglichst wenig Veränderungen der Pflanze führen, damit die eintrocknenden Stoffe nicht die Fähigkeit verlieren, beim Einweichen in Wasser wieder zu quellen. Geht diese Eigenschaft durch zu scharfes Trocknen verloren, ist das Trockengut meist unbrauchbar.

Von einem sachgemäßen und sorgfältigen Trocknen hängt nicht nur der Gehalt an Wirkstoffen, also die Qualität, ab, sondern auch das *Aussehen,* das bis heute noch fast ausschließlich als Grundlage zur Beurteilung der Qualität und damit des Preises dient. Es ist daher auf gutes Aussehen größter Wert zu legen. Voraussetzung für eine sachgemäße Trocknung ist zunächst eine *genügend große Trockenfläche*. Sie ist dann groß genug, wenn alles Trockengut in einfacher Lage zum Trocknen ausgebreitet werden kann. Man rechnet mindestens $1/10$, besser $1/6$ der Anbaufläche als Trockenfläche.

Das Sammelgut wird beim Auslegen zum Trocknen zunächst einer Prüfung unterzogen, wobei feuchte, gequetschte und verunreinigte Teile ausgeschieden und Beimengungen von Gras, Erde und Steinen entfernt werden. Wurzeln werden vorher gewaschen, große Wurzeln (Alant, Liebstöckel) längsgespalten, Wurzelbündel am Wurzelhals geteilt, andere, soweit üblich, geschält (Eibisch). Kräuter, Blätter und Blüten dürfen nicht gewaschen werden! Daß man die Arten voneinander sorgfältig getrennt hält, ist wohl selbstverständlich.

Man legt das Sammelgut möglichst sofort nach dem Sammeln auf einer sauberen Unterlage (Packpapier, Rückseite von Tapetenrollen, Horden, Trockengestelle) zum Trocknen aus. Es wird, besonders die Blüten, nur in einfacher Lage ausgebreitet, damit der Trockenprozeß möglichst schnell vor sich gehen kann und Aussehen und Farbe dadurch weitgehend erhalten bleiben.

Die so in dünner Schicht ausgelegten und ausgesuchten Pflanzenteile bleiben am besten unberührt liegen, bis sie völlig getrocknet sind. Das Umwenden der Pflanzenteile, um den Trockenprozeß zu beschleunigen, sollte nur ein Notbehelf sein bei zu langsam verlaufender Trocknung infolge zu großer Luftfeuchtigkeit.

Anweisungen zum Sammeln von Heilpflanzen

Einzelne Pflanzen können auch gebündelt aufgehängt werden (Wermut, Beifuß, Majoran, Johanniskraut). Es ist jedoch darauf zu achten, daß genügend Abstand zwischen den einzelnen Bündeln bleibt.

Gewisse Blütendrogen (Kornblumen, Ringelblumen, Mohn und Johanniskraut) müssen vor zu starker Belichtung geschützt werden, da sie sonst zu sehr bleichen.

Vorteilhaft für den Trockenvorgang sind mäßige Wärme und leichte Zugluft; starke Zugluft dagegen ist zu vermeiden. Immer muß im Schatten getrocknet werden, niemals in direkter Sonnenbestrahlung, also meist auf Dielen, Heuböden, Dachböden, Speichern, leeren Zimmern und dergleichen.

Nur bei einigen Pflanzen, meist Wurzeln und Früchten, und bei anhaltend kühlem, nassem Wetter muß man mit künstlicher Wärme nachhelfen. Man trockne dann in der Nähe von Öfen und Heizkörpern und benutze etwa vorhandene Dörrapparate, wie sie zum Trocknen von Obst, Pilzen und Gemüse im Haushalt Verwendung finden. Die Temperatur darf bei der Trocknung mit künstlicher Wärme in der Regel 35° C nicht überschreiten. Nur einzelne Pflanzen vertragen höhere Wärmegrade, aber auch niemals mehr als 60° C.

Der Trockenvorgang gelingt am besten und schönsten auf in Hürden übereinander gestellten Trockenrahmen, die mit Sackrupfen, engmaschigem, verzinktem Draht oder Jute überzogen sind, so daß der Luftzutritt allseitig gesichert und Umwenden überflüssig ist, wenn direkte Sonnenbestrahlung und zu hohe Temperaturen vermieden werden und die Luftbewegung ausreicht. Es bleiben dann die flüchtigen Bestandteile, also Geruch, Geschmack, Aussehen und Farbe, weitgehend erhalten.

Zu schnelles Trocknen bei zu hohen Temperaturen führt dazu, daß die äußersten Schichten schnell abtrocknen. Die innere Feuchtigkeit kann nicht mehr nach außen gelangen, so daß die Drogen nach Wochen von innen heraus zu schimmeln beginnen.

Durch diese üblichen Arten des Trocknens erreichen die Drogen den Zustand der Lufttrockenheit, d. h., die Drogen enthalten noch eine je nach der Luftfeuchtigkeit wechselnde Menge Wasser, die man durch stärkeres Erhitzen vertreiben kann, wobei sich jedoch viele Wirkstoffe verflüchtigen. Der Wassergehalt in lufttrockenem Zustand ist meist so gering, daß wesentliche chemische Umsetzungen in der Droge nicht mehr zu erwarten sind.

Der Trockenvorgang ist als beendet anzusehen, wenn das Trockengut spröde ist, die Blätter rascheldürr sind, die Stengel sich nicht mehr durchbiegen lassen, sondern brechen, und die Wurzeln beim Brechen „krachtrocken" sind.

Durch den Trockenvorgang, bei dem es sich ja lediglich um einen weitgehenden Wasserentzug handelt, verliert das Trockengut natürlich an Gewicht (Trockenschwund).

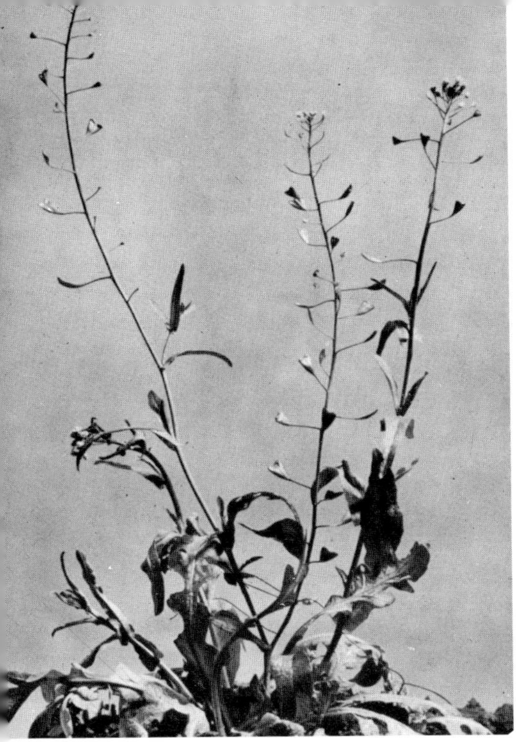

Hirtentäschel

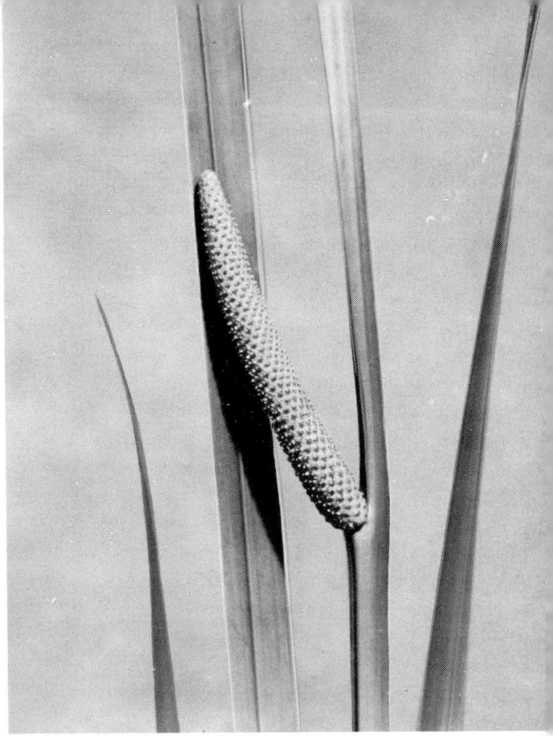

Kalmus

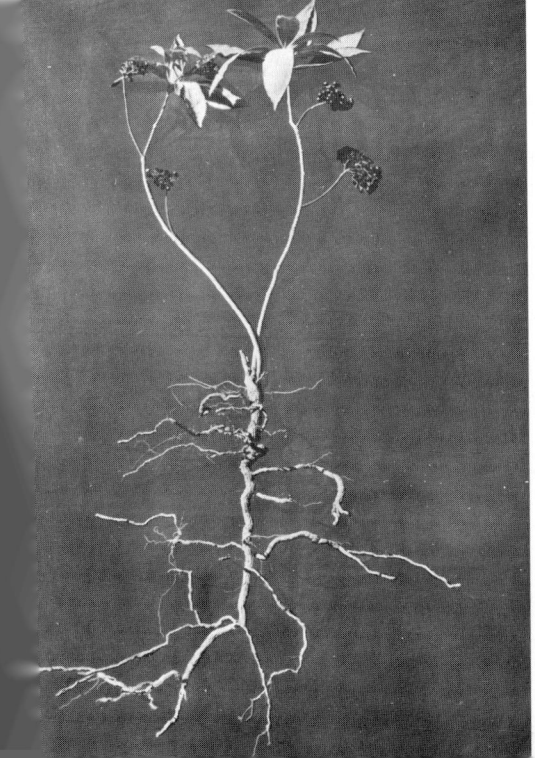

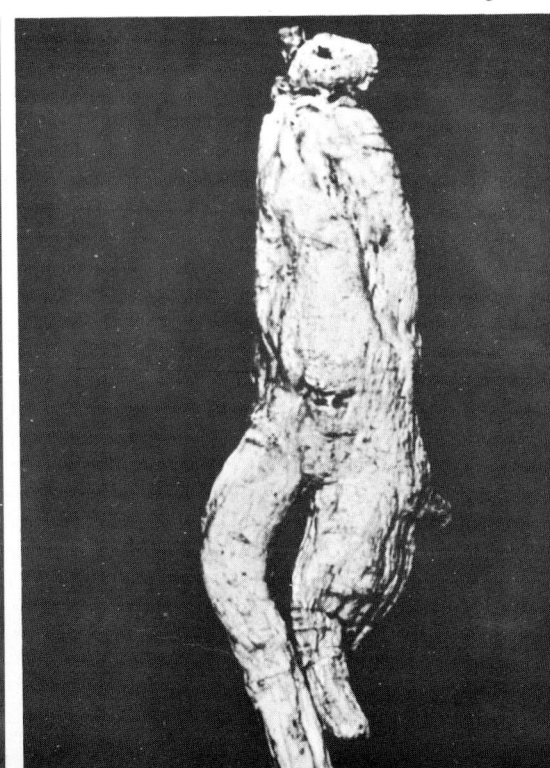

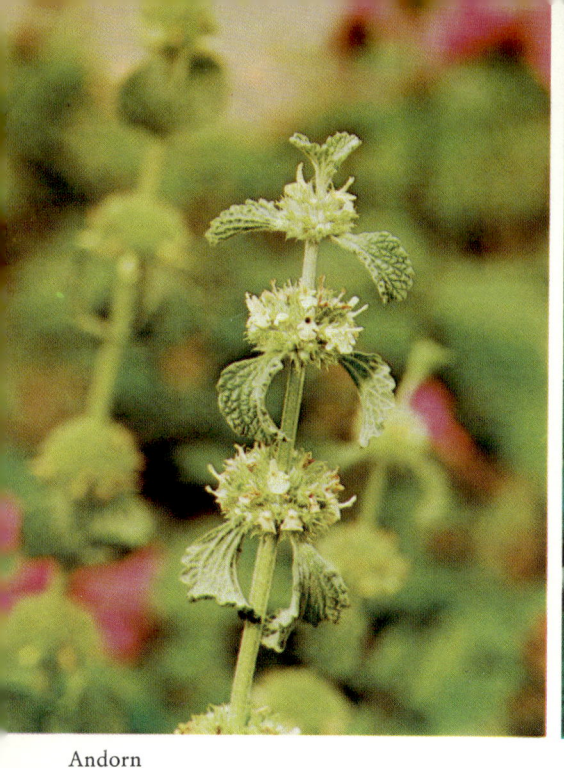
Andorn

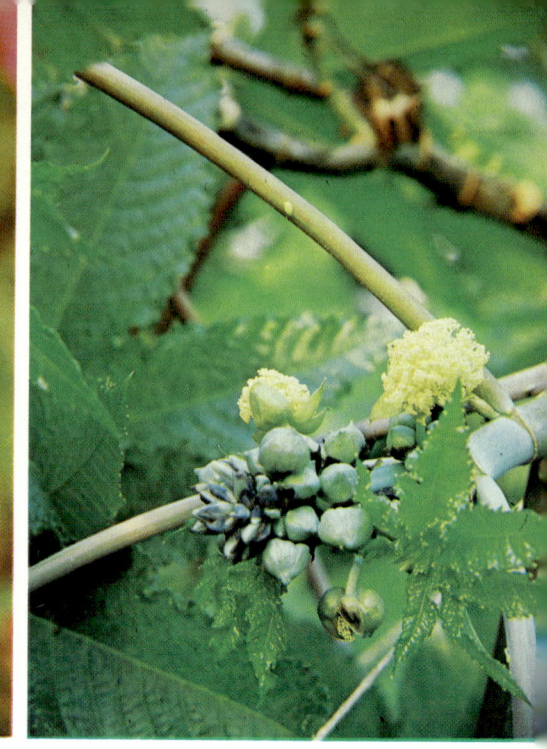
Rizinus

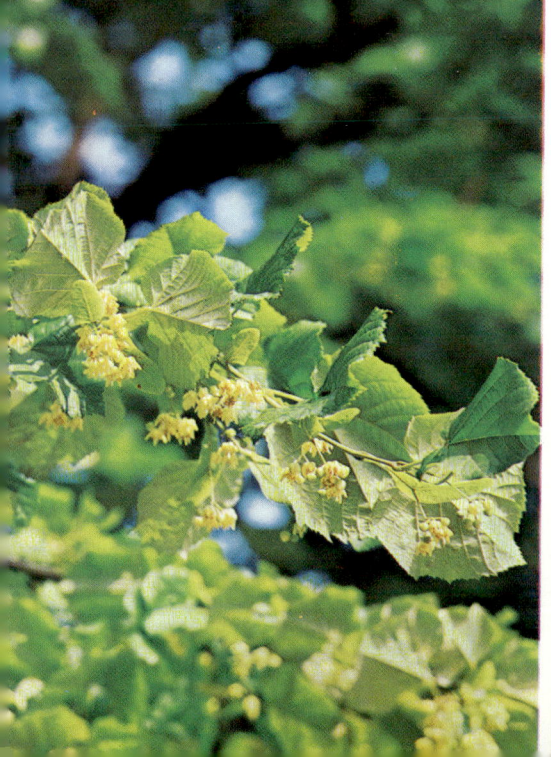
Sommerlinde

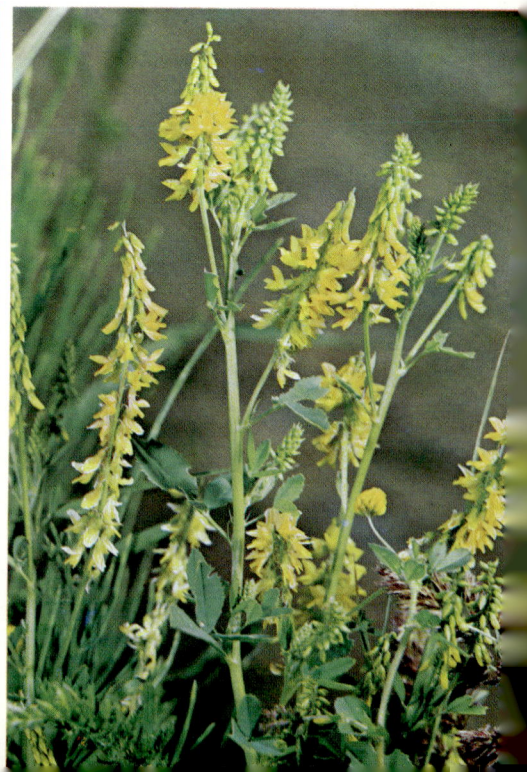
Steinklee

Besondere Bedeutung scheint neuerdingss die nur fabrikmäßig mögliche Herstellung von Teepulvern im Sprühtrocknungsverfahren zu gewinnen. Experimentelle Untersuchungen von *List* im Institut für Pharmazie der Universität Würzburg ergaben, daß bei der Sprühtrocknung, die in Bruchteilen von Sekunden geschieht, die teilweise sehr empfindlichen Einzelsubstanzen unerwartet gut erhalten bleiben.

Aufbewahren von Heilpflanzen

V.
Aufbewahrung

Die für den Hausbedarf gesammelten und getrockneten Würz- und Heilpflanzen bewahrt man am besten nach völlig abgeschlossenem Trocknungsvorgang in sauberen, geruchlosen, dicht schließenden Pappkästen oder Blechdosen auf, die außen ein Schildchen mit der Inhaltsbezeichnung tragen.

Größere Mengen von Sammelgut müssen nach einwandfreier Trocknung in trockenen, luftigen und sauberen Räumen staubfrei, vor feuchter Luft, vor Regen und Sonnenbestrahlung geschützt, aufbewahrt werden. Die Aufbewahrung in Säcken (Papiergarn, Nessel, Jute) oder ähnlichen Umhüllungen, die man z. B. an den Dachbalken frei aufhängt, wird am vorteilhaftesten sein, weil so eine gewisse, ständige Durchlüftung möglich ist. Trotzdem sollte auf ein häufigeres Nachsehen und Auflockern nicht verzichtet werden, um Gär- und Fäulnisprozesse zu verhindern. Sonnenbestrahlung ist zu vermeiden, damit keine Farbumschläge und Wirkstoffverflüchtigungen eintreten.

Blütendrogen lassen sich nur dann in geschlossenen Behältern aufbewahren, wenn sie ganz trocken sind, weil sie sonst stockig, dumpf und muffig riechen, faulen und verderben. Sind sie dagegen richtig trocken, so ist die Aufbewahrung in abgeschlossenen Pappkartons oder sonstigen Behältern zweckmäßig, weil dadurch eine erneute Aufnahme von Feuchtigkeit bei dem ständig wechselnden Feuchtigkeitsgehalt der Luft vermieden wird. Bei empfindlichen Blüten oder Blütenständen sind sogar Blech- oder Glasgefäße notwendig.

Kräuterbündel hüllt man, um sie vor dem Verstauben zu schützen, in Gaze-, Nessel- oder Leinenbeutel und hängt sie wieder frei in luftigen Räumen auf. Genauso kann man Wurzeln, Früchte und Samen in Säckchen frei aufhängen, um sie vor dem Verderb, aber auch vor Mäusen und Ratten zu bewahren.

Für den Haushalt ist es unzweckmäßig, mehr Vorrat zu beschaffen, als dem Jahresbedarf entspricht, da sowohl die Würz- als auch die Heilpflanzen auf die Dauer an Wirksamkeit einbüßen.

Jahres-Sammelkalender

Oh, wunderbare Kräfte sind es, weiß man sie gut zu pflegen,
die Pflanzen, Kräuter, Stein in ihrem Innern hegen.

Shakespeare in „Romeo und Julia"

SAMMELZEIT

Deutscher und lateinischer Name	Zu sammelnder Pflanzenteil	Sammelanweisungen	Januar	Februar	März	April	Mai	Juni	Juli	August	September	Oktober	November	Dezember
Ackerschachtelhalm *Equisetum arvense*	Kraut	Grünes Kraut ohne Wurzeln sammeln.							█	█	█			
Adonisröschen *Adonis vernalis*	Blühendes Kraut	Geschützte Pflanze! Nicht ohne Ausweis sammeln. Giftig!				█	█							
Alant *Inula helenium*	Wurzel	Wildwachsende und angebaute Pflanzen können gesammelt werden.			█	█					█		█	
Alpenfrauenmantel *Alchemilla alpina*	Kraut	Zur Blütezeit (Mai–Juli), aber ohne Blüten sammeln.						█	█	█				
Alpenwegerich *Plantago alpina*	Kraut oder Blätter	Nicht drücken, Droge muß grün aussehen.						█	█	█				
Andorn *Marrubium vulgare*	Blühendes Kraut	Bei Blütebeginn sammeln.						█	█	█				
Angelika *Archangelica officinalis*	Wurzel	Vorsicht! Nicht mit dem giftigen Schierling verwechseln!								█		█		
Anis *Pimpinella anisum*	Früchte	Tücher unterlegen, ausschütteln!								█	█			
Arnika *Arnica montana*	Blüten	Die einzelnen Blüten auszupfen.							█	█				
Augentrost *Euphrasia officinalis*	Kraut	Ohne Wurzeln sammeln, Blätter müssen grün, Blüten weiß bleiben.							█	█	█			

SAMMELZEIT

Deutscher und lateinischer Name	Zu sammelnder Pflanzenteil	Sammelanweisungen	Januar	Februar	März	April	Mai	Juni	Juli	August	September	Oktober	November	Dezember
Baldrian *Valeriana officinalis*	Wurzel	Vorsicht! Nicht mit Angelikawurzel und giftigem Schierling verwechseln!										■		
Bärenlauch *Allium ursinum*	Blätter, Zwiebel	Blätter können nur frisch verwendet werden.			■									
Bärentraube *Arctostaphylos uva-ursi*	Blätter	Nicht mit Preiselbeerblättern verwechseln.					■							
Bärlapp *Lycopodium clavatum*	Sporen	Kurz vor dem Aufspringen der reifen Sporenträger einsammeln.								■				
Beinwell *Symphytum officinale*	Wurzel	Besonders in feuchten, torfigen Wiesen zu finden.									■			
Berberitze *Berberis vulgaris*	Wurzelrinde, Früchte	Aus wildwachsenden und angebauten Beständen sammeln.										Früchte ■ Wurzel		
Berufskraut, kanadisches *Erigeron canadensis*	Frische, blühende Pflanze	Ödstellen, Schutthalden, kiesige Flußufer.							■					
Besenginster *Sarothamnus scoparius*	Blüte, blühendes Kraut (Zweigspitzen)	An sonnigen Plätzen, Wald, Heide.						■						
Bibernelle, kleine *Pimpinella saxifraga*	Wurzel	Wurzel unter fließendem Wasser waschen, trocknen, zum Schluß unter Wärmeanwendung.										■		
Birke *Betula alba*	Blätter, Knospen	Sammeln, bevor sie lederig werden.							■					
Blasentang *Fucus vesiculosus*	Ganzer Pflanzenkörper	Nach der Flut einsammeln und trocknen.					■							

502

Deutscher und lateinischer Name	Zu sammelnder Pflanzenteil	Sammelanweisungen	Sammelzeit
Bockshornklee *Trigonella foenum-graecum*	Samen	Wild vorkommend, meist angebaut, Mittelmeergebiet.	Juli–August
Brennessel *Urtica dioica*	Kraut, Wurzeln	Muß grün aussehen. Nicht drücken. Handschuhe!	Kraut: Juli–September; Wurzel: November–Dezember
Brombeere *Rubus fruticosus*	Blätter	Nicht mit Himbeerblättern verwechseln!	Juni–August
Bruchkraut *Herniaria glabra*	Blühendes Kraut	Auf trockenen Sandfeldern und Wiesen zu finden.	Mai–September
Brunnenkresse *Nasturtium officinale*	Blätter	Vor der Blütezeit (Mai–September) sammeln und frisch verwenden.	April–Mai
Eberesche *Sorbus aucuparia*	Früchte	Nur reife (rote) Früchte sammeln. Die ganzen Schirmtrauben abschneiden, Beeren abzupfen.	August–Oktober
Efeu *Hedera helix*	Blätter und Schößlinge	An Mauern, Bäumen, in schattigen Wäldern.	März–August
Eibisch *Althaea officinalis*	Wurzel	Nur die zweijährigen Wurzeln sammeln.	September–November
Eiche *Quercus pedunculata*	Rinde, Eicheln	Rinde von jüngeren Zweigen sammeln.	Rinde: Juni–Juli; Eicheln: Oktober–November
Eisenhut *Aconitum napellus*	Frisches, blühendes Kraut, Knolle	In Gebirgen an Wald- und Bachrändern. Giftig!	März–August

Deutscher und lateinischer Name	Zu sammelnder Pflanzenteil	Sammelanweisungen	Jan	Feb	Mär	Apr	Mai	Juni	Juli	Aug	Sep	Okt	Nov	Dez
Enzian, gelber *Gentiana lutea*	Wurzel, Pflanzen	3-4jährige Wurzeln sammeln.			■	■				■	■			
Erdrauch *Fumaria officinalis*	Kraut	Das Kraut während der Blütezeit sammeln.				■	■	■	■	■	■	■		
Faulbaum *Rhamnus frangula*	Rinde	Rinde der Zweige lufttrocknen, 1 Jahr lagern.					■	■						
Fenchel *Foeniculum vulgare*	Früchte, Wurzel	Angebaut; wild auf Schutthalden, an Bahndämmen; auf Tüchern ausschütteln.									■	■		
Fichte *Picea excelsa*	Nadeln, Zapfen	Die frischen Nadeln im Frühjahr sind besonders Vitamin-C-reich.					■	■						
Fieberklee *Menyanthes trifoliata*	Blätter während der Blüte	An feuchten Standorten sammeln. Vielseitig und kräftig wirksam.						■	■					
Fingerhut *Digitalis purpurea*	Blätter vor der Blüte	Angebaut; wild in Bergwäldern, Blätter nicht drücken! Giftig!					■	■						
Frauenmantel *Alchemilla vulgaris*	Kraut	Zur Blütezeit, aber ohne Blüten sammeln.						■	■					
Fuchskreuzkraut *Senecio Fuchsii*	Kraut	Seltenes Forstunkraut in Laubwäldern.								■	■			
Gänseblümchen *Bellis perennis*	Blütenköpfchen	Blütenköpfe nicht drücken!			■	■	■	■	■	■	■	■	■	
Gänsefingerkraut *Potentilla anserina*	Blühendes Kraut	Saubere Blätter zur Blütezeit.							■	■				

SAMMELZEIT

Deutscher und lateinischer Name	Zu sammelnder Pflanzenteil	Sammelanweisungen	Jan	Feb	März	April	Mai	Juni	Juli	August	September	Oktober	November	Dezember
Goldrute *Solidago virgaurea*	Blühendes Kraut	Kurz nach dem Aufblühen sammeln, schnell trocknen.							┃	┃				
Gottesgnadenkraut *Gratiola officinalis*	Kraut vor der Blüte	Auf Torfmooren und sumpfigen Wiesen. Giftig!					┃	┃						
Hagebutte — Heckenrose *Rosa canina*	Früchte (Scheinfrüchte)	Auch die Gartenfrüchte sammeln! Ganz trocknen oder halbieren, auch die von den Härchen befreiten Kerne.										┃	┃	
Hauhechel *Ononis spinosa*	Blühendes Kraut, Wurzeln	Blühendes Kraut, Kraut 20 cm mit der Schere abschneiden. Dicke Wurzeln spalten.								Kraut ┃				Wurzeln ┃
Heidelbeere *Vaccinium myrtillus*	Blätter, Beeren	In der vollen Entwicklung sammeln, vor der Vollreife.						┃	┃	┃	Blätter ┃ Beeren ┃			
Herbstzeitlose *Colchicum autumnale*	Die frischen Frühjahrsknollen	Werden teilweise frisch, teilweise getrocknet zur Arzneibereitung verwendet. Giftig!			┃	┃								
Himbeere *Rubus idaeus*	Blätter, Früchte	Nicht mit Brombeeren verwechseln!						┃	┃	Blätter ┃ Früchte ┃				
Hirtentäschel *Capsella bursa-pastoris*	Kraut	Blühendes Kraut ohne Wurzeln.					┃	┃	┃	┃				
Holunder, roter *Sambucus racemosa*	Beeren	Zur Ölgewinnung frisch zu verarbeiten.									┃	┃		
Holunder, schwarzer *Sambucus nigra*	Blüten, Blätter, Früchte	Blüten nach Antrocknen von den Dolden streifen, müssen hell bleiben, schnell trocknen.							Blüten ┃			┃	Beeren ┃	

Deutscher und lateinischer Name	Zu sammelnder Pflanzenteil	Sammelanweisungen	Januar	Februar	März	April	Mai	Juni	Juli	August	September	Oktober	November	Dezember
Hopfen *Humulus lupulus*	Zapfen (Mehl)	Das Blütenmehl wird durch Klopfen und Abschütteln der Zapfen gewonnen.									●			
Huflattich *Tussilago farfara*	Blüten, Blätter	Am Tage des Aufblühens ohne Stiele sammeln.			● Blüten				● Blätter					
Isländisches Moos *Cetraria islandica*	Ganze Pflanze	Nur bei gutem Wetter sammeln.				●								
Johannisbeere, schwarze *Ribes nigrum*	Blätter, Beeren	Kulturpflanze.							● Blätter	● Beeren				
Johanniskraut *Hypericum perforatum*	Blühendes Kraut	Kraut 20 cm lang aus besonnten Beständen abschneiden.						●						
Kalmus *Acorus calamus*	Wurzelstock	Dicke Wurzeln längsspalten.				●					●			
Kamille *Matricaria chamomilla*	Blütenköpfe	Vorsichtig ohne Stiele pflücken, nicht drücken.						●						
Kapuzinerkresse *Tropaeolum majus*	Blätter, Blütenknospen, unreife Früchte	Kulturpflanze. Blätter können den ganzen Sommer über geschnitten werden.							●					
Kardobenedikte *Cnicus benedictus*	Kraut und Samen	Selten verwildert vorkommend, sonst Kulturpflanze.									●			
Kiefer *Pinus silvestris*	Junge, hellgrüne Sprossen (Maiwuchs)	Die Sprossen von Tanne und Kiefer sind gleichwertig.					●							

506

SAMMELZEIT

Deutscher und lateinischer Name	Zu sammelnder Pflanzenteil	Sammelanweisungen	Jan	Feb	Mär	Apr	Mai	Jun	Jul	Aug	Sep	Okt	Nov	Dez
Klette *Arctium lappa*	Blätter, Wurzel, Samen	Vor dem Trocknen sorgfältig waschen. An Zäunen, auf Schutthalden.									■	■		
Knoblauch *Allium sativum*	Zwiebelknollen	Kulturpflanze.									■	■		
Königskerze *Verbascum thapsiforme*	Kraut, Blüten	Zu Beginn der Blütezeit sammeln.							■	■				
Kreuzblume, bittere *Polygala amara*	Wurzel	Auf sumpfigen Wiesen.					■	■						
Kreuzdorn *Rhamnus cathartica*	Beeren	In Wäldern, Gebüschen, an feuchten Orten.									■	■	■	
Kreuzkraut *Senecio vulgaris*	Kraut	Häufig auf Kulturland (Acker, Garten) und Schutt.			■	■	■	■	■	■	■	■		
Kümmel *Carum carvi*	Samen nach der Reife	Am Morgen die taufrischen Pflanzen sammeln (mähen), in Zeltbahn einschlagen.						■	■					
Kürbis *Cucurbita pepo*	Samen, Fruchtfleisch	Kulturpflanze.									■	■	■	
Kuhschelle *Pulsatilla vulgaris*	Ganze Pflanze, Wurzel	Sammeln hat wenig Sinn, da Hauptwirkst. leicht zerfällt. Standard. Fertigpräparate verwenden!							■	■				
Lavendel *Lavandula officinalis*	Blüten vor dem Aufblühen, Blätter	Nicht drücken, dürfen nach dem Trocknen nicht mißfarben werden.								Blüten		Blätter		

SAMMELZEIT

Deutscher und lateinischer Name	Zu sammelnder Pflanzenteil	Sammelanweisungen	Jan	Feb	Mär	Apr	Mai	Jun	Jul	Aug	Sep	Okt	Nov	Dez
Lein *Linum usitatissimum*	Samen	Nur einwandfreien Samen gebrauchen.									▮			
Liebstöckel *Levisticum officinale*	Wurzeln älterer Pflanzen	Auch im Garten als Maggipflanze bekannt.			▮	▮						▮		
Linde *Tilia grandifolia*	Blätter, Blüten	Keine Silberlinde sammeln.						▮ Blätter ▮ Blüten						
Löffelkraut *Cochlearia officinalis*	Blätter und Blüten	Während der Blüte sammeln.					▮	▮						
Löwenzahn *Taraxacum officinale*	Blätter, Wurzeln	Blätter nicht drücken, müssen Farbe behalten. Wurzeln künstlich nachtrocknen.						▮ Blätter ▮ Wurzeln						
Lungenkraut *Pulmonaria officinalis*	Blühendes Kraut	Die ganze Pflanze sammeln.					▮	▮						
Maiglöckchen *Convallaria majalis*	Blüte, Kraut, gesamte, blühende Pflanze	Verwechslung mit Salomonssiegel (*Polygonatum officinalis*) möglich.					▮	▮						
Majoran *Origanum majorana*	Blühendes Kraut	Während der Blüte sammeln. Darf nicht braunfleckig werden.							▮	▮	▮			
Mariendistel *Carduus marianus*	Körner („Früchte")	Kulturpflanze.								▮	▮			
Meerrettich *Cochlearia armoracia*	Wurzelstock	Wurzeln sorgfältig waschen, frisch verwenden.									▮	▮		

SAMMELZEIT

Deutscher und lateinischer Name	Zu sammelnder Pflanzenteil	Sammelanweisungen	Jan	Feb	Mär	Apr	Mai	Jun	Jul	Aug	Sep	Okt	Nov	Dez
Melisse *Melissa officinalis*	Blätter	Vor der Blüte bei trockenem Wetter schneiden.					▮	▮	▮					
Mistel *Viscum album*	Junge Zweige mit Blättern sammeln	Nur auf Bäumen als Schmarotzer zu finden.		▮									▮	▮
Nelkenwurz, echte *Geum urbanum*	Wurzel	Dem Tormentill (*Potentilla tormentilla*) ähnlich, Blätter aber 4zählig, Nelkenwurz 3zählig.			▮	▮					▮	▮		
Pfefferminze *Mentha piperita*	Blätter vor der Blüte und nach der Blüte im Herbst	Droge muß Farbe behalten, darf nicht braunfleckig werden.								▮	▮			
Primel *Primula officinalis*	Blüten mit Kelch	Ohne Stiele sammeln, Blüten mit orangefarbenen Tupfen.			▮									
Quecke *Triticum repens*	Wurzelausläufer	Bei Feldbestellung Wurzelstöcke sammeln, waschen!		▮		▮					▮	▮	▮	
Quendel *Thymus serpyllum*	Blühendes Kraut	Möglichst sauber sammeln.							▮	▮	▮			
Rainfarn *Tanacetum vulgare*	Blüten, Kraut	Blütenköpfe ohne Stiel oder Kraut bis 25 cm lang.							▮	▮	▮			
Raute *Ruta graveolens*	Blätter	Einzeln pflücken, sauber trocknen, auch frisch zu gebrauchen.					▮	▮						
Rhabarber *Rheum officinale*	Wurzelstock von mehrjährigen Pflanzen	Nicht mit dem Speiserhabarber verwechseln. Arzneirhabarber wird angebaut.										▮	▮	

Deutscher und lateinischer Name	Zu sammelnder Pflanzenteil	Sammelanweisungen	SAMMELZEIT
Ringelblume *Calendula officinalis*	Blüten	Sorgfältig lufttrocknen.	Juni–August
Rizinus *Ricinus communis*	Samen	Wird bei uns nur angebaut. Nur das aus den reifen Samen gepreßte Öl ist verwendbar.	August–Oktober
Rosmarin *Rosmarinus officinalis*	Blätter	Kurz vor der Blüte die Triebe vorsichtig abschneiden, Blätter abstreifen.	April
Roßkastanie *Aesculus hippocastanum*	Rinde	Nur junge Rinde sammeln und lufttrocknen.	März
Safran *Crocus sativus*	Blüten, daraus die Staubfäden	Kulturpflanze.	Oktober
Salbei *Salvia officinalis*	Blätter	Laubtriebe vor oder nach der Blüte bei trockenem Wetter schneiden, Blätter abstreifen.	Mai–August
Sanddorn *Hippophaë rhamnoides*	Früchte	Am besten erntet man, indem man die Früchte mit den kurzen Stielchen abschneidet.	September–November
Schafgarbe *Achillea millefolium*	Kraut, Blüten	Kraut 30 cm lang abschneiden, auch blühendes.	Kraut: Juni–September; Blüten: Mai–September
Schlehe *Prunus spinosa*	Blüten, Früchte, Blätter	Blüten im Aufblühen sammeln, müssen weiß bleiben.	Blüten: März–April; Blätter: Juni–Juli; Früchte: September–November
Schöllkraut *Chelidonium majus*	Frisches, blühendes Kraut	An Mauern, Zäunen, auf Schutt und an Wegrändern.	April–Juni

SAMMELZEIT

Deutscher und lateinischer Name	Zu sammelnder Pflanzenteil	Sammelanweisungen	Jan	Feb	März	April	Mai	Juni	Juli	Aug	Sept	Okt	Nov	Dez
Seifenkraut *Saponaria officinalis*	Hauptwurzeln, Blätter	Hauptsächlich Wurzeln sammeln, Blätter vor der Blüte (sind weniger wirksam).			■ (Wurzel)	■						■	■ (Wurzel)	■
Senf *Brassica nigra*	Samen	Sorgfältig von Verunreinigungen befreien.								■ (Blätter)	■			
Silberdistel *Carlina acaulis*	Wurzel	Nach dem Trocknen feinschneiden.									■	■		
Sonnenblume *Helianthus annuus*	Samen	Nur reifen Samen ernten.									■	■		
Sonnentau, rundblättriger *Drosera rotundifolia*	Blühendes Kraut	Torfwiesen, Waldwiesen, Moor.												
Spierstaude *Spiraea ulmaria*	Wurzel, Blüten und Blätter	Reichlich sammeln, wertvolle Heilpflanze.				■	■ (Wurzel)			■ (Blüten und Blätter)		■	■ (Wurzel)	
Spitzwegerich *Plantago lanceolata*	Kraut	Kurzstielig, nicht drücken, schwarze Droge wertlos.							■	■				
Stechpalme *Ilex aquifolium*	Blätter	Einzeln pflücken, Sträucher schonen.								■				
Steinklee *Melilotus officinalis*	Kraut	Das getrocknete Kraut in gut schließenden Behältern aufbewahren.								■				
Stockrose (Malve) *Althaea rosea*	Halbgeöffnete Blüten	Nicht drücken, lufttrocknen.								■				
Süßholz *Glycyrrhiza glabra*	Fingerdicke Wurzeln	Vor dem Trocknen sauber waschen, mit künstlicher Wärme nachtrocknen.			■	■						■	■	

SAMMELZEIT

Deutscher und lateinischer Name	Zu sammelnder Pflanzenteil	Sammelanweisungen	Jan	Feb	Mär	Apr	Mai	Jun	Jul	Aug	Sep	Okt	Nov	Dez
Tausendgüldenkraut *Erythraea centaurium*	Blühendes Kraut	Mit der Schere abschneiden, unteren Teil stehen lassen. Wurzeln schonen.							■	■				
Thymian *Thymus vulgaris*	Kraut	Kurz vor dem Aufblühen an warmen Tagen von Mittag an schneiden.						■						
Tormentill *Potentilla tormentilla*	Wurzelstock	Sorgfältig reinigen und dann gut trocknen, Faserwurzeln entfernen.									■	■	■	
Veilchen *Viola odorata*	Blüten, Kraut	Ohne Stiele.				Blüten ■	■ Kraut							
Vogelknöterich *Polygonum aviculare*	Kraut	Sauber sammeln und mit Vorsicht.						■	■	■	■			
Wacholder *Juniperus communis*	Früchte (Beeren)	Strauch oft geschützt. Beeren sind frei.								■	■	■		
Waldmeister *Asperula odorata*	Kraut	Junges Kraut vor Blütebeginn.			■	■								
Wasserminze *Mentha aquatica*	Blätter	Nicht an stehenden Gewässern sammeln.							■	■	■			
Wasserpfeffer *Polygonum hydropiper*	Blühendes Kraut	An Ufern, in Gräben und feuchten Stellen.							■	■	■	■		
Wegwarte *Cichorium intybus*	Kraut mit Blüten, Blätter, Wurzeln	Kraut mit Blüten; Blätter ohne Blüten sammeln.			Wurzel ■	■					Kraut ■	■ Blüten	■ Wurzel	

Deutscher und lateinischer Name	Zu sammelnder Pflanzenteil	Sammelanweisungen	Januar	Februar	März	April	Mai	Juni	Juli	August	September	Oktober	November	Dezember
Weide *Salix alba, - purpurea, - fragilis, - pentandra, - caprea, - cinerea*	Rinde	Zwei- bis fünfjährige Zweige im Herbst oder beim Austreiben im Frühjahr. Man verwendet die Rinde getrocknet.			■	■	■				■	■		
Weißdorn *Crataegus oxyacantha*	Blüten, Früchte	Blüten nicht drücken, Früchte mit künstlicher Wärme nachtrocknen.							Blüten			Früchte		
Wermut *Artemisia absinthium*	Stengelspitzen	Zu Beginn der Blüte, in Bündelchen trocknen.							■	■				
Wiesenknopf, großer *Sanguisorba officinalis*	Kraut oder Blätter	Kann auch zusammen mit dem kleinen Wiesenknopf gesammelt werden (*Sanguisorba minor*).						■	■	■				
Wundklee *Anthyllis vulneraria*	Blüten	Blütenköpfe im Aufblühen ohne Stiele.							■	■				
Wurmfarn *Aspidium filix-mas*	Wurzelstock	Sehr giftig! Verwendung nur streng nach ärztlicher Vorschrift!									■	■		
Ysop *Hysopus officinalis*	Kraut	An warmen Orten, sonst Kulturpflanze, zweimal jährlich schneiden.						■		■				
Zwiebel *Allium cepa*	Knolle, blühendes Kraut	Kulturpflanze.								■	■	■		

Die in diesem Buch behandelten Pflanzen Ginkgo (*Ginkgo biloba*), Mäusedorn (*Ruscus aculeatus*), Myrte (*Myrtus communis*), Osterluzei (*Aristolochia clematitis*), Passionsblume (*Passiflora incarnata*) und Zaunrübe (*Bryonia dioica*) können in unseren Breitengraden nur im Ausnahmefall gesammelt werden; sie wurden deshalb nicht in den Sammelkalender aufgenommen. Es muß bei diesen Pflanzen auf die standardisierten Fertigpräparate oder auf fertige Teezubereitungen zurückgegriffen werden.

Verzeichnis der Pflanzen

Bild- und Literaturnachweis

Unter welchen Rezepten finden sich die einzelnen Heilpflanzen?

Ackerschachtelhalm *(Equisetum arvense):* I 7, 8; II 6; III 20, 21, 22; V 26; VI 4, 10; VII 5, 6, 7, 12; VIII 17, 23; IX 4, 8, 10; XI 16; XIII 13

Alant *(Inula helenium):* III 2, 17, 18; VIII 3, 4, 7, 15; X 4; XI 22; XII 13

Aloe *(Aloe ferox):* VIII 11, 15; X 1

Alpenwegerich *(Plantago alpina):* III 1, 8

Andorn *(Marrubium vulgare):* I 8; III 4, 11; VI 5, 9; VIII 5, 7, 13; X 5; XI 21

Angelika *(Archangelica officinalis):* I 5; II 9, 14, 19; IV 22; V 12, 16; VI 12; IX 12

Anis *(Pimpinella anisum):* I 16; III 3, 14, 17, 19, 23; V 14, 15, 18, 19, 36, 38, 39, 40, 46; VII 2, 16; VIII 10, 31

Arnika *(Arnica montana):* II 5, 7, 9; III 17; IV 14, 21; V 26; VIII 15, 24, 34; IX 8, 13, 17; XI 4, 7, 11

Augentrost *(Euphrasia officinalis):* IV 21; X 10, 11; XI 10

Baldrian *(Valeriana officinalis):* II 1, 2, 3, 4, 20, 21; IV 1, 2, 3, 4, 5, 6, 8, 10, 12, 13, 19, 25; V 15, 21, 25; VII 13; VIII 1, 5, 6, 9, 10, 19, 24, 26, 29, 30, 36; XI 16; XII 6; XIII 1

Bärenlauch *(Allium ursinum):* I 14; II 10; V 31; VI 13

Bärentraube *(Arctostaphylos uva-ursi):* VII 12, 13, 14, 15, 16; X 10

Bärlapp *(Lycopodium clavatum):* I 8; V 26; X 5

Beinwell *(Symphytum officinale):* I 8; V 27; VII 5, 7; XI 5, 8, 9

Berberitze *(Berberis vulgaris):* II 7; VI 9; VII 16

Berufskraut, kanadisches *(Erigeron canadensis):* IV 23; VIII 34

Bibernelle *(Pimpinella saxifraga):* I 8, 15; II 9; III 4; VI 7; VII 15; VIII 14

Birke *(Betula alba):* I 1, 3; VII 5, 9, 10, 11, 14, 16; VIII 6; IX 6, 10

Blasentang *(Fucus vesiculosus):* I 16; VIII 31

Brennessel *(Urtica dioica):* I 1, 3, 5, 6, 7, 8, 10, 11; III 23; V 37; VI 12; VII 17; VIII 4, 17; IX 3, 10; X 5, 7; XI 26, 33

Brombeere *(Rubus fruticosus):* III 9; V 24

Brunnenkresse *(Nasturtium officinale):* VII 17

Eibisch *(Althaea officinalis):* III 3, 6, 7, 9, 10, 12, 14, 15, 19, 23, 24; V 7, 21, 27; VII 12; VIII 20

Eiche *(Quercus pedunculata):* V 21, 22, 25, 26; VIII 16, 20, 22; X 6, 7, 11; XI 3, 12, 28; XIII 2

Eisenhut *(Aconitum napellus):* IV 15, 17, 18, 19, 20

Enzian *(Gentiana lutea):* I 8; II 19; IV 23; V 8, 9, 20, 29, 31; VI 6; VIII 20, 30; IX 5; X 3; XI 25, 32; XII 6, 13, 14

Erdrauch *(Fumaria officinalis):* I 6; V 37

Faulbaum *(Rhamnus frangula):* I 6, 7, 17; II 15, 19; V 32, 33, 37, 44, 45; VI 1, 2, 3, 8, 11, 12; VII 7; VIII 6, 8, 14, 35; IX 7, 8, 9, 10; XI 19, 20, 21; XII 13

Fenchel *(Foeniculum vulgare):* I 4, 17; II 2; III 9, 14, 18, 24; V 1, 7, 19, 36, 39, 40, 44, 45, 46; VII 3; VIII 12

Fichte *(Picea excelsa)*: XIII 3
Fieberklee (Bitterklee) *(Menyanthes trifoliata)*: IV 1, 5, 8; V 3, 4, 6; X 2
Frauenmantel *(Alchemilla vulgaris)*: VIII 17, 19; X 9
Gänsefingerkraut *(Potentilla anserina)*: II 8, 9, 21; V 23; VIII 3, 7, 8
Ginseng *(Panax ginseng)*: IV 22; VIII 33
Goldrute *(Solidago virgaurea)*: VII 5, 6, 10, 16; IX 4; XI 6
Hagebutte *(Rosa canina)*: VII 9
Hauhechel *(Ononis spinosa)*: I 2, 9; VI 3, 11; VII 1, 2, 4, 7, 16; IX 5, 6, 7, 10; XI 22, 24
Heidelbeere *(Vaccinium myrtillus)*: V 21, 41, 42
Hirtentäschel *(Capsella bursa-pastoris)*: II 6; VI 11; VIII 16, 17, 18, 34, 36; X 7, 9; XI 6
Holunder, schwarzer *(Sambucus nigra)*: I 1, 3, 8, 18; III 8, 11; V 36, 40; VII 7; VIII 32; IX 4; X 5; XI 17, 18, 19, 23; XII 16, 17
Hopfen *(Humulus lupulus)*: II 21; IV 2, 4, 6, 11, 12, 25; V 2, 25; VIII 29, 30; IX 11; X 1
Huflattich *(Tussilago farfara)*: III 1, 2, 3, 5, 9, 11, 12, 13, 23; XI 24
Isländisches Moos *(Cetraria islandica)*: III 18, 24; V 17; X 4
Johanniskraut *(Hypericum perforatum)*: I 7; II 1, 5; IV 4, 12; VI 10; VIII 7, 25; X 4, 5, 9; XI 7
Kalmus *(Acorus calamus)*: II 4; V 4, 8, 12, 20, 29; VI 9; IX 12, 13; X 3; XI 25, 29, 32; XIII 5
Kamille *(Matricaria chamomilla)*: III 6, 7; IV 2, 10, 11, 13; V 7, 14, 15, 17, 18, 21, 23, 24, 26, 28, 30, 44; VIII 1, 2, 3, 5, 6, 9, 10, 21, 22, 23, 36; X 8; XI 1, 2, 7, 10, 11, 14, 17, 23; XII 5, 8, 9, 12; XIII 6
Kapuzinerkresse *(Tropaeolum majus)*: XI 33
Kardobenedikte *(Cnicus benedictus)*: V 3, 5, 43
Kiefer *(Pinus silvestris)*: III 13
Klette *(Arctium lappa)*: I 19, 20; XI 32
Knoblauch *(Allium sativum)*: III 16; XII 9
Königskerze *(Verbascum thapsiforme)*: III 12, 23
Kümmel *(Carum carvi)*: IV 10; V 14, 15, 17, 19, 44, 45, 46; VI 8; VIII 9, 10
Kürbis *(Cucurbita pepo)*: XII 1, 2
Kuhschelle, Küchenschelle *(Pulsatilla vulgaris)*: II 23
Lavendel *(Lavandula officinalis)*: IV 1, 2, 9, 11; V 11, 12, 13; XI 25, 32; XIII 7
Lein *(Linum usitatissimum)*: III 6, 7; V 27; VII 15; X 8, 9
Liebstöckel *(Levisticum officinale)*: I 9; VII 1, 2, 15, 16
Linde *(Tilia grandifolia)*: I 10; III 8; IX 4; XI 17, 18, 23
Löwenzahn *(Taraxacum officinale)*: I 9, 12, 17; II 10; V 42; VI 1, 6, 7; VII 16; X 4; XI 20, 21; XII 13
Lungenkraut *(Pulmonaria officinalis)*: III 9, 21
Majoran *(Origanum majorana)*: IV 9; V 12, 13, 17; VIII 30
Melisse *(Melissa officinalis)*: I 10; II 1, 5, 8, 9, 21; IV 2, 3, 4, 6, 25; V 14, 18; VI 5, 8, 10, 12; VII 13; VIII 3, 13, 19, 28; XIII 8

Mistel *(Viscum album):* II 3, 6, 10, 20; IV 6, 24; VII 11; VIII 18
Nelkenwurz *(Geum urbanum):* I 18; VIII 32
Olive *(Olea europaea):* II 3
Pfefferminze *(Mentha piperita):* I 10, 17; II 2; III 9; IV 1, 5, 6, 8, 9, 10, 11; V 11, 12, 13, 15, 18, 24, 26, 28, 38, 41, 44; VI 1, 5, 6, 8; VIII 1, 6, 9, 10, 21, 30, 36; X 2; XII 13
Primel *(Primula officinalis):* III 1, 4, 5, 19, 21; IX 1
Quecke *(Triticum repens):* I 6, 9; V 7, 37; VI 12; VII 6, 14; VIII 35; IX 6, 7, 9; XI 21, 22
Quendel *(Thymus serpyllum):* II 8; V 11, 12, 25
Rainfarn *(Tanacetum vulgare):* XII 2, 5, 7, 8, 9, 10, 11
Raute *(Ruta graveolens):* II 6, 7, 8; IV 21; VIII 3, 11, 13, 15, 24, 25
Rauwolfia (Wahnsinnskraut) *(Rauwolfia serpentina):* II 3, 4; IV 7, 13; VII 11; VIII 26
Rhabarber *(Rheum officinale):* V 34; VI 6
Ringelblume *(Calendula officinalis):* VIII 15; IX 1; XI 9, 10, 22
Rizinus *(Ricinus communis):* V 35
Rosmarin *(Rosmarinus officinalis):* I 7; II 1, 7; VIII 11, 13, 24, 25; IX 15, 19; XI 25, 32; XIII 9
Roßkastanie *(Aesculus hippocastanum):* II 11, 12
Salbei *(Salvia officinalis):* I 7; III 2; IV 9; V 12, 13, 24, 30; VII 12; VIII 20, 23; XI 6, 9, 11, 13, 14, 15, 16, 34
Sanddorn *(Hippophaë rhamnoides):* II 22
Schafgarbe *(Achillea millefolium):* I 7, 8, 13; II 4, 5, 7, 10, 17; IV 11, 14; V 31; VI 6, 9, 10, 11; VII 5, 8; VIII 2, 4, 7, 14, 15, 16, 20, 22, 25, 26, 34, 35; IX 3, 10; X 10; XI 20; XII 14; XIII 10
Schlehe *(Prunus spinosa):* I 1, 3, 4; VIII 4; XI 17, 23
Seifenkraut *(Saponaria officinalis):* III 8, 11; IX 5; XI 7
Sennes *(Cassia angustifolia):* I 4, 17; V 36, 38, 39, 40, 44; VIII 12, 14; XII 5
Silberdistel *(Carlina acaulis):* XII 6
Spierstaude *(Spiraea ulmaria):* VII 6; VIII 19; IX 1, 2, 3, 4; XI 17, 19, 20, 21, 23; XII 16
Spitzwegerich *(Plantago lanceolata):* III 2, 5, 8, 13, 18, 22, 23; XI 24
Stechpalme *(Ilex aquifolium):* XII 14
Steinklee *(Melilotus officinalis):* II 18, 19; III 7
Stockrose (Stockmalve) *(Althaea rosea):* III 6, 7, 9, 10, 12, 23; IV 6; XI 10
Süßholz *(Glycyrrhiza glabra):* I 2, 4, 7, 9, 16, 18, 19, 20; III 1, 3, 9, 10, 11, 12, 23, 24; IV 10, 11, 22; V 7, 26, 39; VI 4; VII 1, 2, 3, 4, 5, 7, 8, 10, 11, 14; VIII 8, 12, 31, 32, 33; IX 7; XI 18, 19
Tausendgüldenkraut *(Erythraea centaurium):* I 7; V 1, 3, 4, 5, 6, 9, 43; VI 12; VIII 4; X 2, 5; XII 6, 14
Thymian *(Thymus vulgaris):* III 9, 12, 14, 15; V 11, 18; VII 13, 16; XI 7; XII 9; XIII 11
Tormentill *(Potentilla tormentilla):* V 22, 23, 25, 26, 29, 30, 31; VI 12; VIII 16, 17, 18; X 6, 8, 10, 11; XI 5, 12, 13, 27, 29

Veilchen *(Viola odorata):* I 4, 6; III 3, 8, 13; V 37; VII 2, 7; IX 1, 5, 6, 7, 9; XI 19, 20, 24; XII 16

Vogelknöterich *(Polygonum aviculare):* III 5, 18, 20, 21; VIII 2

Wacholder *(Juniperus communis):* I 5, 7, 18, 19; III 15; V 6; VI 12; VII 1, 2, 3, 4, 8, 16; VIII 4, 32; IX 9, 10, 13, 14, 18

Waldmeister *(Asperula odorata):* IV 7

Wasserminze *(Mentha aquatica):* II 10

Wegwarte *(Cichorium intybus):* I 5; V 38; VI 2, 3, 4, 6, 7, 10; VII 7; X 4

Weide *(Salix alba):* IX 8, 9; XI 22, 23; XII 14, 15, 16, 17

Weißdorn *(Crataegus oxyacantha):* II 2, 3, 4, 6, 8, 9, 10, 16, 20, 21; IV 7; VIII 26

Wermut *(Artemisia absinthium):* I 5, 7, 18; IV 7; V 3, 4, 5, 10, 20, 26, 31, 43; VI 5; VII 7; VIII 26, 32; X 2, 5; XII 5, 6, 8

Wundklee *(Anthyllis vulneraria):* III 7; VI 6

Wurmfarn *(Aspidium filix-mas):* XII 4

Ysop *(Hyssopus officinalis):* III 23, 24; XI 34

Zauberstrauch, virginischer (Hamamelis) *(Hamamelis virginiana):* VIII 34

Zwiebel *(Allium cepa):* II 10, 17; III 16

Pflanzenverzeichnis

Deutsch-lateinisch:

Ackerschachtelhalm, *Equisetum arvense* 25
Adonisröschen, *Adonis vernalis* 26
Alant, *Inula helenium* 28
Aloe, *Aloe ferox* 29
Alpenfrauenmantel, *Alchemilla alpina* 75
Alpenwegerich, *Plantago alpina* 186
Andorn, *Marrubium vulgare* 30
Angelika, *Archangelica officinalis* 31
Anis, *Pimpinella anisum* 32
Arnika, *Arnica montana* 33
Augentrost, *Euphrasia officinalis* 35

Baldrian, *Valeriana officinalis* 36
Bärenlauch, *Allium ursinum* 37
Bärentraube, *Arctostaphylos uva-ursi* 38
Bärlapp, *Lycopodium clavatum* 39
Beinwell, *Symphytum officinale* 40
Berberitze, *Berberis vulgaris* 41
Berufskraut, kanadisches, *Erigeron canadensis* 42
Besenginster, *Sarothamnus scoparius* 43
Bibernelle, *Pimpinella saxifraga* 45
Birke, *Betula alba* 46
Blasentang, *Fucus vesiculosus* 48
Bockshornklee, *Trigonella foenum-graecum* 49
Brennessel, *Urtica dioica* 50
Brombeere, *Rubus fruticosus* 53
Bruchkraut, *Herniaria glabra* 54
Brunnenkresse, *Nasturtium officinale* 55

Eberesche, *Sorbus aucuparia* 56
Efeu, *Hedera helix* 58
Eibisch, *Althaea officinalis* 59
Eiche, *Quercus pedunculata* 60
Eisenhut, *Aconitum napellus* 62
Enzian, *Gentiana lutea* 64
Erdrauch, *Fumaria officinalis* 65

Faulbaum, *Rhamnus frangula* 66
Fenchel, *Foeniculum vulgare* 67

Fichte, *Picea excelsa* 68
Fieberklee (Bitterklee), *Menyanthes trifoliata* 71
Fingerhut, *Digitalis purpurea* 72
Frauenmantel, *Alchemilla vulgaris* 75
Fuchskreuzkraut, *Senecio Fuchsii* 120

Gänseblümchen, *Bellis perennis* 76
Gänsefingerkraut, *Potentilla anserina* 77
Gelbwurz, kanadische, *Hydrastis canadensis* 78
Ginkgo, *Ginkgo biloba* 79
Ginseng, *Panax ginseng* 80
Goldrute, *Solidago virgaurea* 83
Gottesgnadenkraut, *Gratiola officinalis* 84

Hagebutte — Heckenrose, *Rosa canina* 85
Hauhechel, *Ononis spinosa* 86
Heidelbeere, *Vaccinium myrtillus* 87
Herbstzeitlose, *Colchicum autumnale* 90
Himbeere, *Rubus idaeus* 92
Hirtentäschel, *Capsella bursa-pastoris* 93
Holunder, schwarzer, *Sambucus nigra* 94
Hopfen, *Humulus lupulus* 96
Huflattich, *Tussilago farfara* 97

Isländisches Moos, *Cetraria islandica* 98

Johannisbeere, schwarze, *Ribes nigrum* 99
Johanniskraut, *Hypericum perforatum* 101

Kaktus, *Cactus grandiflorus* 102
Kalmus, *Acorus calamus* 103
Kamille, *Matricaria chamomilla* 105
Kapuzinerkresse, *Tropaeolum majus* 106
Kardobenedikte, *Cnicus benedictus* 108
Kiefer, *Pinus silvestris* 109
Klette, *Arctium lappa* 110
Knoblauch, *Allium sativum* 112
Königskerze, *Verbascum thapsiforme* 114

Kreuzblume, bittere, *Polygala amara* 115
Kreuzdorn, *Rhamnus catharticus* 117
Kreuzkraut, gemeines, *Senecio vulgaris* 118
Kümmel, *Carum carvi* 120
Kürbis, *Cucurbita pepo* 121
Kuhschelle, *Pulsatilla vulgaris* 123

Lavendel, *Lavandula officinalis* 125
Lein, *Linum usitatissimum* 126
Liebstöckel, *Levisticum officinalis* 128
Linde, *Tilia grandifolia* 129
Löffelkraut, *Cochlearia officinalis* 130
Löwenzahn, *Taraxacum officinale* 130
Lungenkraut, *Pulmonaria officinalis* 131

Maiglöckchen, *Convallaria majalis* 133
Majoran, *Origanum majorana* 135
Mariendistel, *Carduus Marianus = Silybum marianum* 136
Mäusedorn, *Ruscus aculeatus* 137
Meerrettich, *Cochlearia armoracia* 138
Meerzwiebel, *Scilla maritima* 140
Melisse, *Melissa officinalis* 142
Mistel, *Viscum album* 143
Myrte, *Myrtus communis* 145

Nelkenwurz, echte, *Geum urbanum* 146

Oleander, *Nerium oleander* 147
Olive, *Olea europaea* 148
Osterluzei, *Aristolochia clematitis* 150

Passionsblume, *Passiflora incarnata* 152
Pfefferminze, *Mentha piperita* 153
Primel, *Primula officinalis* 154

Quecke, *Triticum repens* 155
Quendel, *Thymus serpyllum* 156

Rainfarn, *Tanacetum vulgare* 157
Raute (Weinraute), *Ruta graveolens* 158
Rauwolfia, *Rauwolfia serpentina* 159
Rhabarber, *Rheum officinale* 161
Ringelblume, *Calendula officinalis* 162

Rizinus, *Ricinus communis* 163
Rosmarin, *Rosmarinus officinalis* 164
Roßkastanie, *Aesculus hippocastanum* 165

Safran, *Crocus sativus* 166
Salbei, *Salvia officinalis* 167
Sanddorn, *Hippophaë rhamnoides* 168
Schafgarbe, *Achillea millefolium* 170
Schlehe, *Prunus spinosa* 172
Schöllkraut, *Chelidonium majus* 172
Seifenkraut, *Saponaria officinalis* 174
Senf, schwarzer, *Brassica nigra* 175
Senf, weißer, *Brassica alba* 177
Sennes, *Cassia angustifolia* 178
Silberdistel, *Carlina acaulis* 179
Sonnenblume, *Helianthus annuus* 180
Sonnenhut, schmalblättriger, *Echinacea angustifolia* 181
Sonnentau, rundblättriger *Drosera rotundifolia* 183
Spierstaude (Mädesüß), *Spiraea ulmaria* 185
Spitzwegerich, *Plantago lanceolata* 185
Stechpalme, *Ilex aquifolium* 187
Steinklee, echter, *Melilotus officinalis* 187
Stockrose, *Althaea rosea* 189
Strophanthus, *Strophanthus gratus, Strophanthus hispidus, Strophanthus kombé* 189
Süßholz, *Glycyrrhiza glabra* 191

Tausendgüldenkraut, *Erythraea centaurium* 192
Thymian, *Thymus vulgaris* 193
Tormentill, *Potentilla tormentilla* 194

Veilchen, *Viola odorata* 195
Vogelknöterich, *Polygonum aviculare* 196

Wacholder, *Juniperus communis* 197
Waldmeister, *Asperula odorata* 198
Wasserminze, *Mentha aquatica* 154
Wasserpfeffer, *Poligonum hydropiper* 199
Wegwarte, *Cichorium intybus* 200
Weide, *Salix alba* 201

Weißdorn, *Crataegus oxyacantha* 203
Wermut, *Artemisia absinthium* 206
Wiesenknopf, großer, *Sanguisorba officinalis* 207
Wundklee, *Anthyllis vulneraria* 208
Wurmfarn, *Aspidium filix-mas* 209

Ysop, *Hyssopus officinalis* 210

Zauberstrauch, virginischer, *Hamamelis virginiana* 211
Zaunrübe, *Bryonia dioica* 213
Zwiebel, *Allium cepa* 214

Lateinisch-deutsch:

Achillea millefolium, *Schafgarbe* 170
Aconitum napellus, *Eisenhut* 62
Acorus calamus, *Kalmus* 103
Adonis vernalis, *Adonisröschen* 26
Aesculus hippocastanum, *Roßkastanie* 165
Alchemilla alpina, *Alpenfrauenmantel* 75
Alchemilla vulgaris, *Frauenmantel* 75
Allium cepa, *Zwiebel* 214
Allium sativum, *Knoblauch* 112
Allium ursinum, *Bärenlauch* 37
Aloe ferox, *Aloe* 29
Althaea officinalis, *Eibisch* 59
Althaea rosea, *Stockrose* 189
Anthyllis vulneraria, *Wundklee* 208
Archangelica officinalis, *Angelika* 31
Arctium lappa, *Klette* 110
Arctostaphylos uva-ursi, *Bärentraube* 38
Aristolochia clematitis, *Osterluzei* 150
Arnica montana, *Arnika* 33
Artemisia absinthium, *Wermut* 206
Asperula odorata, *Waldmeister* 198
Aspidium filix-mas, *Wurmfarn* 209

Bellis perennis, *Gänseblümchen* 76
Berberis vulgaris, *Berberitze* 41
Betula alba, *Birke* 46
Brassica alba, *Senf, weißer* 177
Brassica nigra, *Senf, schwarzer* 175
Bryonia dioica, *Zaunrübe* 213

Cactus grandiflorus, *Kaktus* 102
Calendula officinalis, *Ringelblume* 162
Capsella bursa-pastoris, *Hirtentäschel* 93
Carduus Marianus = Silybum marianum, *Mariendistel* 136

Carlina acaulis, *Silberdistel* 179
Carum carvi, *Kümmel* 120
Cassia angustifolia, *Sennes* 178
Cetraria islandica, *Isländisches Moos* 98
Chelidonium majus, *Schöllkraut* 172
Cnicus benedictus, *Kardobenedikte* 108
Cochlearia armoracia, *Meerrettich* 138
Cochlearia officinalis, *Löffelkraut* 130
Colchicum autumnale, *Herbstzeitlose* 90
Convallaria majalis, *Maiglöckchen* 133
Crataegus oxyacantha, *Weißdorn* 203
Crocus sativus, *Safran* 166
Cucurbita pepo, *Kürbis* 121
Cichorium intybus, *Wegwarte* 200

Digitalis purpurea, *Fingerhut* 72
Drosera rotundifolia, *Sonnentau, rundblättriger* 183

Echinacea angustifolia, *Sonnenhut, schmalblättriger* 181
Equisetum arvense, *Ackerschachtelhalm* 25
Erigeron canadensis, *Berufskraut, kanadisches* 42
Erythraea centaurium, *Tausendgüldenkraut* 192
Euphrasia officinalis, *Augentrost* 35

Foeniculum vulgare, *Fenchel* 67
Fucus vesiculosus, *Blasentang* 48
Fumaria officinalis, *Erdrauch* 65

Gentiana lutea, *Enzian* 64
Geum urbanum, *Nelkenwurz, echte* 146
Ginkgo biloba, *Ginkgo* 79

Glycyrrhiza glabra, *Süßholz* 191
Gratiola officinalis, *Gottesgnadenkraut* 84

Hamamelis virginiana, *Zauberstrauch, virginischer* 211
Hedera helix, *Efeu* 58
Helianthus annuus, *Sonnenblume* 180
Herniaria glabra, *Bruchkraut* 54
Hippophaë rhamnoides, *Sanddorn* 168
Humulus lupulus, *Hopfen* 96
Hydrastis canadensis, *Gelbwurz, kanadische* 78
Hypericum perforatum, *Johanniskraut* 101
Hyssopus officinalis, *Ysop* 210

Ilex aquifolium, *Stechpalme* 187
Inula helenium, *Alant* 28

Juniperus communis, *Wacholder* 197

Lavandula officinalis, *Lavendel* 125
Levisticum officinalis, *Liebstöckel* 128
Linum usitatissimum, *Lein* 126
Lycopodium clavatum, *Bärlapp* 39

Marrubium vulgare, *Andorn* 30
Matricaria chamomilla, *Kamille* 105
Melilotus officinalis, *Steinklee, echter* 187
Melissa officinalis, *Melisse* 142
Mentha aquatica, *Wasserminze* 154
Mentha piperita, *Pfefferminze* 153
Menyanthes trifoliata, *Fieberklee (Bitterklee)* 71
Myrtus communis, *Myrte* 145

Nasturtium officinale, *Brunnenkresse* 55
Nerium oleander, *Oleander* 147

Olea europaea, *Olive* 148
Ononis spinosa, *Hauhechel* 86
Origanum majorana, *Majoran* 135

Panax ginseng, *Ginseng* 80
Passiflora incarnata, *Passionsblume* 152
Picea excelsa, *Fichte* 68

Pimpinella anisum, *Anis* 32
Pimpinella saxifraga, *Bibernelle* 45
Pinus silvestris, *Kiefer* 109
Plantago alpina, *Alpenwegerich* 186
Plantago lanceolata, *Spitzwegerich* 185
Polygala amara, *Kreuzblume, bittere* 115
Polygonum aviculare, *Vogelknöterich* 196
Polygonum hydropiper, *Wasserpfeffer* 198
Potentilla anserina, *Gänsefingerkraut* 77
Potentilla tormentilla, *Tormentill* 194
Primula officinalis, *Primel* 154
Prunus spinosa, *Schlehe* 172
Pulmonaria officinalis, *Lungenkraut* 131
Pulsatilla vulgaris, *Kuhschelle* 123

Quercus pedunculata, *Eiche* 60

Rauwolfia serpentina, *Rauwolfia* 159
Rhamnus catharticus, *Kreuzdorn* 117
Rhamnus frangula, *Faulbaum* 66
Rheum officinale, *Rhabarber* 161
Ribes nigrum, *Johannisbeere, schwarze* 99
Ricinus communis, *Rizinus* 163
Rosa canina, *Hagebutte — Heckenrose* 85
Rosmarinus officinalis, *Rosmarin* 164
Rubus fruticosus, *Brombeere* 53
Rubus idaeus, *Himbeere* 92
Ruscus aculeatus, *Mäusedorn* 137
Ruta graveolens, *Raute (Weinraute)* 158

Salix alba, *Weide* 201
Salvia officinalis, *Salbei* 167
Sambucus nigra, *Holunder, schwarzer* 94
Sanguisorba officinalis, *Wiesenknopf, großer* 207
Saponaria officinalis, *Seifenkraut* 174
Sarothamnus scoparius, *Besenginster* 43
Scilla maritima, *Meerzwiebel* 140
Senecio Fuchsii, *Fuchskreuzkraut* 120
Senecio vulgaris, *Kreuzkraut, gemeines* 118
Solidago virgaurea, *Goldrute* 83
Sorbus aucuparia, *Eberesche* 56
Spiraea ulmaria, *Spierstaude (Mädesüß)* 185

Strophanthus gratus, Strophanthus
  hispidus, Strophanthus kombé,
  Strophanthus 189
Symphytum officinale, *Beinwell* 40

Tanacetum vulgare, *Rainfarn* 157
Taraxacum officinale, *Löwenzahn* 130
Thymus serpyllum, *Quendel* 156
Thymus vulgaris, *Thymian* 193
Tilia grandifolia, *Linde* 129
Trigonella foenum-graecum,
  Bockshornklee 49

Triticum repens, *Quecke* 155
Tropaeolum majus, *Kapuzinerkresse* 106
Tussilago farfara, *Huflattich* 97

Urtica dioica, *Brennessel* 50

Vaccinium myrtillus, *Heidelbeere* 87
Valeriana officinalis, *Baldrian* 36
Verbascum thapsiforme,
  Königskerze 114
Viola odorata, *Veilchen* 195
Viscum album, *Mistel* 143

Alphabetisches Verzeichnis der abgebildeten Pflanzen

	neben Seite		neben Seite
Ackerschachtelhalm *(Equisetum arvense)*	273	Fieberklee *(Menyanthes trifoliata)*	113
Adonisröschen *(Adonis vernalis)*	257	Fingerhut *(Digitalis purpurea)*	193
Alant *(Inula helenium)*	257	Fingerkraut *(Potentilla reptans)*	160
Andorn *(Marrubium vulgare)*	481	Frauenmantel *(Alchemilla vulgaris)*	432
Angelika *(Archangelica officinalis)*	368	Gänseblümchen *(Bellis perennis)*	177
Anis *(Pimpinella anisum)*	432	Gänsefingerkraut *(Potentilla anserina)*	160
Arnika *(Arnica montana)*	272	Ginseng *(Panax ginseng)*	480
Augentrost *(Euphrasia officinalis)*	337	Goldrute *(Solidago virgaurea)*	192
		Gottesgnadenkraut *(Gratiola officinalis)*	384
Baldrian *(Valeriana officinalis)*	289	Gundelrebe *(Glechoma hederacea)*	337
Bärenlauch *(Allium ursinum)*	368		
Bärentraube *(Arctostaphylos uva-ursi)*	208	Hagebutte — Heckenrose *(Rosa canina)*	336
Bärlapp *(Lycopodium clavatum)*	369	Hauhechel *(Ononis spinosa)*	97
Beinwell *(Symphytum officinale)*	80	Hauswurz *(Sempervivum tectorum)*	192
Berberitze *(Berberis vulgaris)*	161	Heidelbeere *(Vaccinium myrtillus)*	176
Berufskraut, kanadisches *(Erigeron canadensis)*	368	Herbstzeitlose *(Colchicum autumnale)*	128
Besenginster *(Sarothamnus scoparius)*	112	Himbeere *(Rubus idaeus)*	256
Betonie *(Betonica officinalis)*	113	Hirtentäschel *(Capsella bursa-pastoris)*	480
Bibernelle *(Pimpinella saxifraga)*	432	Holunder, schwarzer *(Sambucus nigra)*	289
Birke *(Betula alba)*	417	Hopfen *(Humulus lupulus)*	305
Blutweiderich *(Lythrum salicaria)*	81	Huflattich *(Tussilago farfara)*	272
Bockshornklee *(Trigonella foenum-graecum)*	416		
Breitwegerich *(Plantago major)*	416	Isländisches Moos *(Cetraria islandica)*	288
Brennessel *(Urtica dioica)*	353	Johannisbeere, rote *(Ribes rubrum)*	176
Brombeere *(Rubus fruticosus)*	256	Johannisbeere, schwarze *(Ribes nigrum)*	176
Bruchkraut *(Herniaria glabra)*	369	Johanniskraut *(Hypericum perforatum)*	80
Brunnenkresse *(Nasturtium officinale)*	177		
Dost *(Eupatorium cannabinum)*	113	Kaktus — Königin der Nacht *(Cereus grandiflorus)*	385
Eberesche *(Sorbus aucuparia)*	80	Kalmus *(Acorus calamus)*	480
Efeu *(Hedera helix)*	369	Kamille *(Matricaria chamomilla)*	256
Ehrenpreis *(Veronica officinalis)*	433	Kapuzinerkresse *(Tropaeolum majus)*	160
Eibisch *(Althaea officinalis)*	160	Kardobenedikte *(Cnicus benedictus)*	384
Eiche *(Quercus pedunculata)*	288	Kiefer *(Pinus silvestris)*	288
Einbeere *(Paris quadrifolia)*	304	Klette *(Arctium lappa)*	97
Eisenhut *(Aconitum napellus)*	417	Knoblauch *(Allium sativum)*	352
Eisenkraut *(Verbena officinalis)*	209	Knöterich *(Polygonum aviculare)*	96
Enzian *(Gentiana lutea)*	81	Königskerze *(Verbascum thapsiforme)*	129
Faulbaum *(Rhamnus frangula)*	256		
Fenchel *(Foeniculum vulgare)*	352		

	neben Seite
Kreuzblume, bittere *(Polygala amara)*	129
Kreuzdorn *(Rhamnus catharticus)*	161
Kreuzkraut *(Senecio vulgaris)*	305
Kümmel *(Carum carvi)*	384
Kürbis *(Cucurbita pepo)*	112
Kuhschelle *(Pulsatilla vulgaris)*	353
Labkraut *(Galium verum)*	177
Lavendel *(Lavandula officinalis)*	96
Lein *(Linum usitatissimum)*	433
Liebstöckel *(Levisticum officinalis)*	433
Linde, Sommerlinde *(Tilia grandifolia)*	481
Löffelkraut *(Cochlearia officinalis)*	433
Löwenzahn *(Taraxacum officinale)*	96
Lungenkraut *(Pulmonaria officinalis)*	129
Maiglöckchen *(Convallaria majalis)*	304
Majoran *(Origanum majorana)*	337
Meerzwiebel *(Scilla maritima)*	97
Melisse *(Melissa officinalis)*	416
Mistel *(Viscum album)*	208
Nelkenwurz *(Geum urbanum)*	385
Odermennig *(Agrimonia eupatoria)*	96
Oleander *(Nerium oleander)*	304
Pfefferminze *(Mentha piperita)*	273
Preiselbeere *(Vaccinium vitis-idaea)*	176
Primel *(Primula officinalis)*	129
Quecke *(Triticum repens)*	209
Quendel *(Thymus serpyllum)*	337
Rainfarn *(Tanacetum vulgare)*	272
Raute, Weinraute *(Ruta graveolens)*	80
Rauwolfia *(Rauwolfia serpentina)*	480
Ringelblume *(Calendula officinalis)*	192
Rizinus *(Ricinus communis)*	481
Rosmarin *(Rosmarinus officinalis)*	209
Roßkastanie *Aesculus hippocastanum)*	288
Ruprechtskraut *(Geranium robertianum)*	177
Safran *(Crocus sativus)*	112
Salbei *(Salvia officinalis)*	81
Sanddorn *(Hippophaë rhamnoides)*	161

	neben Seite
Schafgarbe *(Achillea millefolium)*	432
Schlehdorn *(Prunus spinosa)*	336
Schöllkraut *(Chelidonium majus)*	305
Seifenkraut *(Saponaria officinalis)*	81
Senf, schwarzer *(Brassica nigra)*	352
Senf, weißer *(Brassica alba)*	417
Silberdistel *(Carlina acaulis)*	257
Silberwurz *(Dryas octopetala)*	385
Sonnenblume *(Helianthus annuus)*	289
Sonnenhut *(Echinacea angustifolia)*	257
Spierstaude *(Spiraea ulmaria)*	352
Spitzwegerich *(Plantago lanceolata)*	416
Stechpalme *(Ilex aquifolium)*	161
Steinklee *(Melilotus officinalis)*	481
Steinsame — Acker-Steinsame *(Lithospermum officinale)*	384
Stockrose *(Althaea rosea)*	128
Taubnessel *(Lamium album)*	304
Tausendgüldenkraut *(Erythraea centaurium)*	385
Thymian *(Thymus vulgaris)*	368
Tormentill *(Potentilla tormentilla)*	272
Veilchen *(Viola odorata)*	353
Vogelmiere *(Stellaria media)*	369
Wacholder *(Juniperus communis)*	208
Walderdbeere *(Fragaria vesca)*	289
Waldmeister *(Asperula odorata)*	305
Wasserminze *(Mentha aquatica)*	273
Wasserpfeffer *(Polygonum hydropiper)*	209
Wegwarte *(Cichorium intybus)*	192
Weide *(Salix alba)*	193
Weißdorn — Blüten *(Crataegus oxyacantha)*	417
Weißdorn — Früchte *(Crataegus oxyacantha)*	273
Wermut *(Artemisia absinthium)*	353
Wiesenknopf, großer *(Sanguisorba officinalis)*	113
Wurmfarn *(Aspidium filix-mas)*	128
Ysop *(Hyssopus officinalis)*	97
Zauberstrauch, virginischer *(Hamamelis virginiana)*	193
Zwiebel *(Allium cepa)*	112

Verzeichnis der Bildtafeln

Farbig:

neben Seite 80: Raute
Beinwell
Eberesche
Johanniskraut

neben Seite 81: Blutweiderich
Seifenkraut
Salbei
Enzian

neben Seite 96: Knöterich
Odermennig
Löwenzahn
Lavendel

neben Seite 97: Klette
Ysop
Hauhechel
Meerzwiebel

neben Seite 112: Besenginster
Safran
Zwiebel
Kürbis

neben Seite 113: Dost
Fieberklee
Großer Wiesenknopf
Betonie

neben Seite 128: Wurmfarn
Stockrose
Herbstzeitlose
Herbstzeitlose

neben Seite 129: Lungenkraut
Primel
Bittere Kreuzblume
Königskerze

neben Seite 160: Eibisch
Kapuzinerkresse
Fingerkraut
Gänsefingerkraut

neben Seite 161: Sanddorn
Berberitze
Stechpalme
Kreuzdorn

neben Seite 176: Preiselbeere
Heidelbeere
Schwarze Johannisbeere
Rote Johannisbeere

neben Seite 172: Labkraut
Ruprechtskraut
Gänseblümchen
Brunnenkresse

neben Seite 192: Goldrute
Wegwarte
Hauswurz
Ringelblume

neben Seite 193: Weide
Virginischer Zauberstrauch
Fingerhut
Virginischer Zauberstrauch (Blüte)

neben Seite 208: Bärentraube (Beeren)
Bärentraube (Blüten)
Wacholder
Mistel

neben Seite 209: Rosmarin
Quecke
Wasserpfeffer
Eisenkraut

neben Seite 256: Kamille
Faulbaum
Himbeere
Brombeere

neben Seite 257: Sonnenhut
Alant
Adonisröschen
Silberdistel

neben Seite 272: Arnika
Tormentill
Huflattich
Rainfarn

neben Seite 273: Ackerschachtelhalm
Weißdorn (Früchte)
Pfefferminze
Wasserminze

neben Seite 288: Eiche
Isländisches Moos
Roßkastanie
Kiefer

neben Seite 289: Baldrian
Walderdbeere
Schwarzer Holunder
Sonnenblume

neben Seite 304: Oleander
Einbeere
Maiglöckchen
Taubnessel

neben Seite 305: Schöllkraut
Waldmeister
Hopfen
Kreuzkraut

neben Seite 336: Hagebutte (Beeren)
Hagebutte-Heckenrose (Blüten)
Schlehdorn (Blüten)
Schlehdorn (Beeren)

neben Seite 337: Majoran
Gundelrebe
Augentrost
Quendel

neben Seite 352: Fenchel
Spierstaude
Knoblauch
Schwarzer Senf

neben Seite 353: Brennessel
Kuhschelle
Veilchen
Wermut

neben Seite 368: Kanadisches Berufskraut
Angelika (Engelwurz)
Thymian
Bärenlauch

neben Seite 369: Efeu
Bruchkraut
Vogelmiere
Bärlapp

neben Seite 384: Kardobenedikte
Kümmel
Acker-Steinsame
Gottesgnadenkraut

neben Seite 385: Nelkenwurz
Tausendgüldenkraut
Silberwurz
Königin der Nacht

neben Seite 464: Kiefern im Gebirge

neben Seite 481: Andorn
Rizinus
Sommerlinde
Steinklee

Schwarzweiß:

neben Seite 32: Blattformen

neben Seite 33: Blattformen

neben Seite 48: Blütenstände

neben Seite 49: Apothekergarten

neben Seite 416: Spitzwegerich
Bockshornklee
Breitwegerich
Melisse

neben Seite 417: Birke
　　　　　　　　Blauer Eisenhut
　　　　　　　　Weißer Senf
　　　　　　　　Weißdorn (Blüten)

neben Seite 432: Schafgarbe
　　　　　　　　Anis
　　　　　　　　Frauenmantel
　　　　　　　　Bibernelle

neben Seite 433: Ehrenpreis
　　　　　　　　Lein
　　　　　　　　Liebstöckel
　　　　　　　　Löffelkraut

neben Seite 465: Pflanzensammlerin

neben Seite 480: Hirtentäschel
　　　　　　　　Kalmus
　　　　　　　　Rauwolfia
　　　　　　　　Ginseng

Literaturnachweis

Aschner, Dr. med. Bernhard, Trost und Hilfe für Rheumakranke, Ernst Reinhardt Verlag, München/Basel, 1957.

Bohn, Dr. med. Wolfgang, Die Heilwerte heimischer Pflanzen, 4. Auflage, Hans Hedewig's Nachf., Curt Ronniger, Leipzig, 1927.

Braun, Dr. med. habil. Hans, Rezepturmäßige Arzneiverordnung, Wissenschaftliche Verlagsgesellschaft m.b.H., Stuttgart.

— Therapeutisch wertvolle ätherische Öldrogen in „Die deutsche Heilpflanze", Nr. 7, Druck und Verlag: E. F. Kellers Wwe., Stollberg i. Erzgeb., 1940.

— Heilpflanzen-Lexikon für Ärzte und Apotheker, Anwendung, Wirkung und Toxikologie, Gustav Fischer Verlag, Stuttgart, 1968.

Detmar, Dr. Dr. Bernhard, Die natürliche Behandlung und Heilung der Nervenkrankheiten, Hippokrates-Verlag, Stuttgart, 1939.

Dinand, Aug. Paul, Handbuch der Pflanzenkunde, J. F. Schreiber Verlag, Eßlingen.

Eckstein, Prof. Dr. Franz und *Flamm,* Dr. med. S., Die Kneipp-Kräuterkur, Gesundheitsverlag Bad Wörishofen, 1933.

Eichholtz, Prof. Dr. med. Fritz, Lehrbuch der Pharmakologie, 5. Auflage, Springer-Verlag, Berlin, 1947.

Fischer, Georg, Heilkräuter und Arzneipflanzen, Karl F. Haug Verlag, Ulm/Donau, 1966.

Flamm, Dr. med. S., *Kroeber,* Ludwig, *Seel,* Dr. med. habil. Hans, Pharmakodynamik deutscher Heilpflanzen, Hippokrates-Verlag, Stuttgart, 1940.

— Rezeptbuch der Pflanzenheilkunde, 6. Auflage, Hippokrates-Verlag, Stuttgart, 1939.

Flück, Prof. Dr. Hans, Unsere Heilpflanzen, 2. revidierte Ausgabe, Ott-Verlag, Thun, 1954.

Gäbler, Hartwig, Aus dem Heilschatz der Natur, Paracelsus-Verlag, Stuttgart, 1965.

Gessner, Prof. Dr. med. Otto, Die Gift- und Arzneipflanzen von Mitteleuropa, 2. Auflage, Carl Winter Universitätsverlag, Heidelberg, 1953.

Harms, Dr. phil. Heinz und *Schneider,* Dr. med. Ernst, Zur Kenntnis heimischer, arzneilich gebrauchter Kompositen, I (1941), II (1942), Verlag E. F. Keller's Wwe., Stollberg i. Erzgebirge.

Hegi, Prof. Dr. Gustav, Alpenflora, 13. von Dr. Merxmüller überarbeitete Auflage, Carl Hanser Verlag, München, 1956.

Heupke, Prof. Dr. med. Werner, Die gesunde Familie, Steiner-Verlag, Mainz, 1954.

Hunnius, Curt, Pharmazeutisches Wörterbuch, 4. Auflage, Verlag Walter de Gruyter & Co., Berlin, 1966.

Kaiser, Dr. med. Jos. H., Heilende Pflanzen, Berckers Kleine Volksbibliothek 1009, Verlag Butzon & Bercker, Kevelaer (Rhld.), 1949.

Krause, Hermann, Pharm.-Rat, Deutsche Rezeptformeln DRF., Duncker & Humblot, Berlin, 1957.

Kroeber, Ludwig, Das neuzeitliche Kräuterbuch, Band I, 3. Auflage, Hippokrates-Verlag, Stuttgart, 1937.

Madaus, Dr. med. Gerhardt, Lehrbuch der biologischen Heilmittel, Abt. I, Bd. III, Georg Thieme Verlag, Leipzig, 1938.

Marzell, Prof. Dr. Heinrich, Neues illustriertes Kräuterbuch, 3. Auflage, Ensslin & Laiblins Verlagsbuchhandlung, Reutlingen, 1935.

Mertes, Peter, 500 Heilpflanzen, 6. Auflage, Otto Maier Verlag, Ravensburg, 1936.

Meyer, Dr. med. Ernst, Pflanzliche Therapie, Georg Thieme Verlag, Leipzig, 1935.

Nicklisch, Hans, Schlag nach, Natur, Mensch, Tier, Pflanze, Bibliographisches Institut AG., Mannheim, 1958.

Ripperger, Walther, Grundlagen zur praktischen Pflanzenheilkunde, Hippokrates-Verlag, Stuttgart-Leipzig, 1937.

Schindlmayer, A., Keysers Lexikon der Pflanzen, Keysersche Verlagsbuchhandlung, Heidelberg, 1956.

Schönfelder, Bruno, Welche Heilpflanze ist das? 10. Auflage, Franckh'sche Verlagshandlung, Stuttgart, 1939.

Schneider, Dr. med. Ernst, Nutze die Heilkraft unsrer Nahrung, 12. Auflage, Saatkorn-Verlag, Hamburg, 1972.

Suessenguth, Prof. Dr. Karl, Neue Ziele der Botanik, J. F. Lehmanns Verlag, München, 1938.

Trendelenburg, Prof. Dr. med. Paul, Grundlagen der allgemeinen und speziellen Arzneiverordnung, 3. Auflage, Verlag F. C. W. Vogel, Berlin, 1931.

Troll, Prof. Dr. Wilhelm, Taschenbuch der Alpen-Pflanzen, 3. Auflage, J. F. Schreiber Verlag, Eßlingen, 1952.

Vogel, Prof. Dr. med. Martin, Biologisch-Medizinisches Taschenbuch, Teil B, 3. Jahrgang, Hippokrates-Verlag, Stuttgart, 1938/1942.

Wasicky, Prof. Dr. R., Lehrbuch der Physiopharmakognosie I/II, Wien/Leipzig, 1929/32.

Weiß, Dr. med. R. F., Lehrbuch der Phytotherapie, Hippokrates-Verlag, Stuttgart, 1960.

— Moderne Pflanzenheilkunde, Sanitas-Verlag, Bad Wörishofen, 1967.

SAMMELWERKE:

Deutsches Arzneibuch DAB 6 und 3. Nachtrag 1959 mit Kommentar, Wissenschaftliche Verlagsgesellschaft m. b. H., Stuttgart, 1959.

Homöopathisches Arzneibuch, 3. Auflage, Verlag Dr. Willmar Schwabe, Berlin W 15, 1953.

Österreichisches Arzneibuch.

Reichsformeln RF, Verlag Duncker und Humblot, Berlin NW 7, 1940.

Rezeptsammlung RW, 2. Ausgabe der Magistral-Formeln RW, herausgegeben von der Deutschen Apothekerschaft, Bezirke Rheinland, Rhein-Ruhr und Westfalen-Lippe, 1937.

Schweizer Arzneibuch (Pharmacopoea Helvetica, Editio Quinta c. Supp. Primo), Verlag Eidgen. Drucksachen und Materialzentrale, Bern, 1953. Supp. Secc. Deutsche Ausgabe, Bern, 1955, Kommentar zur Pharmak. Helv. Ed. V. Supp. I, II, Zürich, Selbstverlag des Schweizer Apothekervereins, 1956.

Stichwortverzeichnis

Abführmittel **321, 464 f.**; 58, 66, 85, 118, 122, 150, 161, 162, 164, 172, 187, 214, 236, 270, 330, 441, 481
Abmagerung **322 f.**; 283, 428, 445, 462
Abszeß **323, 373 f.**; 151, 218, 369, 396
Abwehrleistung, Steigerung d. A. **181 ff.**, 332, 406
Abweichen **324**
Achillea millefolium 170, 381, 510
Achselschweiß 111
Ackerschachtelhalm **25 ff.**, 168, 223, 234, 246, 251, 277, 287, 288, 304, 318, 326, 332, 336, 340, 341, 349, 352, 358, 363, 365, 367, 370, 390, 394, 403, 405, 411, 412, 417, 421, 424, 425, 426, 429, 431, 436, 439, 440, 444, 454, 457, 461, 463, 469, 471, 478, 480, 501
Aconitum napellus 62, 257, 503
Acorus calamus 103, 506
Aderbein **324, 419**
Adererweiterung 472
Aderlaß 407
Aderverkalkung 324
Adipositas **378 f.**
Adonisröschen **26 ff.**; 62, 223, 240, 330, 332, 343, 361, 391, 401, 410, 411, 425, 456, 501
Adonis vernalis 26, 240, 501
Aesculus hippocastanum 165, 212, 510
Afterjucken **324 f.**
Afterkrampf 325
Afterrisse **325**; 61, 105, 213
Agrostemma githago 174
Akne (Akne vulgaris) **325 f.**; 110, 111, 342, 431
Alant **28**, 206, 210, 223, 246, 260, 273, 277, 283, 286, 299, 325, 336, 342, 346, 355, 361, 371, 413, 416, 424, 425, 426, 429, 448, 459, 469, 481, 495, 501
Alchemilla alpina 75, 501
— *vulgaris* 75, 504
Alkaloidvergiftung 477
Alkohol 322, 378, 415, 485
Allergene 326

Allergie, allergische Krankheiten **326 f.**; 47, 161, 170, 283, 293, 351, 380, 390, 404, 434, 436, 441, 462, 487
Allgemeinbeschwerden 478
Allgemeininfektion, Vorbeugung 182, 323, 344
Allgemeinschwäche **328 f.**; 50, 78, 81, 114, 193, 311, 341, 351, 419
Allium cepa 214, 513
— *sativum* 112, 507
— *ursinum* 37, 502
Aloe **29 ff.**, 162, 223, 286, 299, 321, 336, 354, 355, 364, 372, 421, 427, 429, 448, 463, 464, 476
Aloe ferox 29
Aloepulver bei entzündeten Augen 30
Alpenfrauenmantel 75, 240, 410, 440, 501
Alpenveilchen 175
Alpenwegerich 186, 234, 246, 304, 365, 413, 426, 443, 460, 463, 477, 480, 501
Altersatrophie 329
Altersbeschwerden **331 f.**
Altersbronchitis **332 f.**
Altersernährung 332
Alterserscheinungen **329 ff.**; 82
Altershaut 324
Altersherz **333 f.**; 142, 205, 343
Altershochdruck 330
Altersjucken **334 f.**, 415
Altersstar (grauer Star) 335
Alterstuberkulose 322
Althaea officinalis 59, 503
— *rosea* 189, 511
Alveolarpyorrhoe 390
Amenorrhoe **335 f.**; 124, 158, 167, 200, 286, 429
Amöbenruhr 114, 450
Analprolaps 324
Anämie **336, 353 ff.**; 30, 31, 299, 341
Perniziöse A. **354 f.**; 322, 353, 378, 392, 436, 459
Ananas 322
Ancylostoma duodenale (Hakenwurm) **481**; 210

Andorn **30 f.**, 223, 234, 240, 246, 260, 273, 283, 286, 288, 299, 304, 336, 346, 354, 355, 358, 364, 365, 375, 387, 390, 391, 411, 416, 422, 426, 429, 448, 457, 463, 469, 501
Anemone pratensis 123, 124
— *pulsatilla* 123
Angelika (Engelwurz) **31 f.**, 114, 223, 240, 260, 263, 273, 286, 288, 297, 304, 324, 336, 344, 365, 372, 386, 391, 393, 400, 405, 410, 412, 422, 424, 428, 429, 430, 448, 449, 456, 464, 473, 475, 476, 501
Angina 61, 105, 182, 208, 444
Angina catarrhalis 401
Angina, Plaut-Vincentsche 432
Angina pectoris **336, 408 f.**; 148, 171, 190, 205, 242, 333, 338, 407, 443
Angina tonsillaris **336 f.**, 428, 432
Angst, Angstgefühl **337 f.**; 205, 350, 470, 478
Anis **32 f.**, 33, 60, 68, 136, 155, 223, 263, 277, 332, 342, 346, 351, 365, 366, 372, 379, 413, 424, 426, 427, 476, 501
Anthoxanthum odoratum 199
Anthyllis vulneraria 208, 513
Antigene 326
Aorteninsuffizienz 142
Apfeldiät 385, 450
Aphthen 432
Apoplexie 474
Appetitanregung 50, 158, 299, 300, 323
Appetitlosigkeit, Appetitmangel **339**; 33, 35, 50, 51, 97, 104, 114, 158, 176, 186, 206, 261, 264, 328, 329, 354, 403, 484
Archangelica officinalis 31, 501
Arctium lappa (Lappa major) 110, 507
— *minus (Lappa minor)* 110
— *tomentosum* 110
Arctostaphylos uva-ursi 38, 502
Aristolochia clematitis 150, 513
— *serpentaria* 290
Armbäder 347, 361, 409
Armnervenneuralgie 63, 102, 437
Arnica montana 33, 501
Arnika **33 f.**; 31, 151, 163, 223, 240, 246, 254, 283, 286, 289, 296, 304, 325, 328, 336, 339, 340, 342, 343, 346, 347, 348, 356, 357, 361, 367, 374, 387, 391, 395, 399, 400, 401, 406, 408, 410, 416, 417, 418, 419, 420, 423, 425, 427, 429, 430, 433, 437, 443, 444, 446, 448, 449, 456, 457, 460, 461, 463, 467, 472, 473, 477, 479, 480, 485, 501
Arrhythmie 142
Artemisia absinthium 206, 513
Arterienerkrankung d. Beine (Raynaudsche Krankheit) **339 f., 420 f.**; 80, 161
Arterienverkalkung 114, 477
Arteriosklerose (Atheromatose, Atherosklerose) **340 f.**; 48, 79, 191, 205, 242, 322, 324, 339, 355, 356, 407, 409, 436
Arthritis **341**, 390, 394
Arthritis, rheumatoide 394, 395, 448
Arthrose 449
Arzneimittelausschlag 334
Askariden **341, 459**; 114, 158, 179
Asperula odorata 198, 512
Aspidium filix-mas 209, 513
Asthenie **341**; 25, 64, 348, 357
Asthma **250 f., 341 f.**; 33, 67, 70, 97, 114, 124, 125, 135, 155, 161, 184, 186, 326, 327, 342, 343, 411, 471
Asthma bronchiale **360 f.**; 211, 251, 464
Asthmabronchitis 343
Asthma cardiale 406 f.
Atembeschwerden 479
Atemlähmung 90, 174, 476
Atemnot **343**; 147, 240, 350, 407, 457
Atemtherapie 328
Atemübungen 363, 400, 401
Atemwegserkrankung 157
Atherosklerose, Atheromatose **340**; 322, 407
Atmungsorgane, Erkrankungen der A. **246—253**; 33, 97, 110, 131, 140, 180, 184, 185, 343, 361
Atonie **426**; 193, 206
Atropa belladonna 366
Aufbewahren von Heilpflanzen **491 ff.**, 497
Aufstoßen **344**; 177, 218, 350, 453
Augen, alternde **344 f.**
Augenbindehauterkrankung, -entzündung 35, 67, 402, 450
Augenbindehautkatarrh 218
Augenentzündung, -erkrankung, -leiden 35, 78, 306, 344
Augeninnendruck, Erhöhung des A. 460

Augenlidrandentzündung 345, 424; siehe auch Lidrandentzündung
Augenschädigungen 482
Augenschwäche 344
Augentripper 350
Augentrost 35, 38, 223, 260, 301, 304, 306, 316, 345, 350, 365, 367, 430, 444, 457, 459, 501
Ausfallserscheinungen, hormonale 289 Psychische A. 79
Ausfluß 346; 25, 77, 79, 480
Ausschlag 346; 202, 450
Ausscheidungsfunktionen, Anregung der A. 187, 247, 382, 394
Auswurfförderung 346; 116, 247, 252, 253, 457
Auszehrung 346

Badekuren, Badebehandlung 26, 342, 373, 374, 376, 434, 446, 477
Bakterienbesiedlung, Bakterienflora 107, 126, 260, 263, 447, 464
Bakterienhemmstoff 107, 364, 415, 450
Bakterienruhr 450
Baldrian 36; 31, 71, 77, 121, 125, 153, 168, 191, 223, 240, 254, 265, 283, 288, 289, 290, 297, 304, 316, 328, 338, 340, 343, 348, 352, 366, 367, 372, 373, 376, 377, 389, 396, 401, 402, 408, 410, 411, 412, 418, 425, 427, 434, 438, 439, 452, 456, 471, 476, 479, 502
Bandscheiben 331, 332, 415
Bandwurm 346, 481; 122, 158, 209, 210, 312
Bärenlauch 37, 217, 223, 234, 238, 240, 243, 246, 260, 273, 325, 326, 332, 340, 358, 365, 370, 372, 374, 390, 408, 424, 425, 476, 481, 485, 502
Bärentraube 38 f., 223, 277, 301, 348, 365, 376, 402, 403, 440, 445, 502
Bärentraubenblätter 25, 38 f., 54, 89, 352, 376, 403
Barfußgehen 339, 349, 433, 457
Bärlapp 39, 223, 234, 238, 254, 260, 269, 273, 277, 299, 304, 335, 352, 355, 366, 367, 375, 395, 400, 405, 415, 419, 422, 440, 444, 449, 467, 472, 473, 502
Bartflechte 88, 310
Basedowsche Krankheit 451 f.; 322, 334

Bauchfellentzündung 344, 351, 360
Bauchhöhlenschwangerschaft 389
Bauchspeicheldrüse 260—272, 347; 51, 216, 443
Bauchspeicheldrüsenfunktionsstörung 51, 98, 109, 140, 175
Bauchspeicheldrüsenschwäche 347, 443
Bauchtyphus 469
Befruchtungsfähigkeit, Fehlen der B. 414
Beifuß 125, 495
Beine, offene 441, 471; 50, 127, 129, 138, 151, 181, 188, 212, 306, 360; siehe auch Ulcus cruris
Beingeschwür, variköses 471, 472
Beinvenenthrombose 474 f.; 138, 472
Beinwell 40, 223, 234, 277, 304, 323, 325, 332, 356, 370, 374, 390, 396, 417, 419, 424, 443, 446, 460, 472, 477, 480, 485
Beklemmungsgefühl 350, 395, 408, 479
Bellis perennis 76, 504
Benediktenwurz 108
Benommenheit 75, 159, 188, 403, 479
Berberis vulgaris 31, 502
Berberitze 41 f.; 31, 223, 240, 246, 260, 273, 277, 328, 339, 358, 368, 377, 386, 393, 395, 397, 410, 412, 415, 417, 419, 420, 422, 440, 449, 464, 471, 502
Berufskraut, kanadisches 42 f., 223, 240, 277, 346, 370, 389, 391, 397, 424, 425, 426, 444, 449, 450, 452, 459, 481, 502
Beruhigungsmittel 255 f.; 41, 143, 160, 198, 199, 205, 377, 440
Beschäftigungskrampf 347
Besenginster 43 f., 223, 240, 254, 277, 332, 343, 395, 410, 420, 480, 502
Beta vulgaris 175
Bettnässen 348 f.; 102, 257
Bettruhe 365, 392, 394, 450, 487
Betula alba 46, 502
Bewegungsmangel, Bewegungsarmut 321, 382, 447, 452, 464
Bewegungsübungen 331, 347, 394, 418
Bewußtlosigkeit 207, 419, 442, 476
Bewußtseinstrübung 469, 470
Bibernelle 45 f., 223, 234, 238, 246, 273, 277, 286, 304, 332, 336, 337, 342, 346, 361, 367, 368, 390, 395, 397, 405, 406, 413, 416, 417, 422, 424, 428, 429, 431, 440, 448, 449, 456, 471, 502

535

Bilsenkraut 296
Bindegewebsblockade (rheumatische, gichtische und toxische) 187, 463
Bindegewebsentzündung 365, 434
Bindegewebsmassage 339, 347, 352, 429
Bindegewebsschwäche 348 f.; 25, 186, 365, 484
Bindehautentzündung, Bindehauterkrankung 349 f.; 174, 214, 306, 311, 345, 369
Biopsie 428
Birke 46 ff., 84, 196, 224, 234, 277, 304, 326, 332, 346, 348, 352, 358, 365, 375, 390, 395, 399, 405, 411, 412, 434, 439, 440, 445, 449, 454, 463, 478, 502
Birkenteer 46, 47
Bitterklee 71, 192, 380
Bittersüß 358, 456
Blähungen 350 f.; 67, 68, 71, 75, 85, 106, 113, 120, 121, 125, 129, 131, 135, 159, 176, 177, 178, 186, 218, 263, 264, 272, 285, 365, 372, 385
Blähungskolik 200
Blasenblutung 43, 302
Blasenentzündung, Blasenerkrankung 351 f.; 38, 47, 61, 128, 139, 140, 281, 357, 402
Blasenhalsstarre 353
Blasenkatarrh 351 f.; 25, 26, 38, 39, 54, 85, 129, 352, 365
Blasenkrampf 352 f.; 105, 281
Blasenleiden 123, 281
Blasen-Nieren-Störung 352
Blasenschleimhautentzündung 357
Blasenschwäche 26, 352
Blasenspülungen 302
Blasensteine 353; 84, 357, 461
Blasentang 48 f., 224, 234, 238, 291, 379, 421, 451, 502
Blausucht 240
Bleichsucht 364
Bleivergiftung 366, 433, 436
Blennorrhoe 350
Blinddarmentzündung 360, 366, 423
Blutandrang zum Kopf 177
Blutarmut 353 f.; 52, 64, 193, 237, 322, 325, 328, 336, 339, 355, 364, 401, 415, 447
Blutbildung, Blutbildungsmittel 50, 52, 98, 104, 218, 299, 354 f., 463
Blutbildungsschwäche 353 ff., 463
Blutdruck, hoher (Bluthochdruck) 355 f.; 37, 114, 134, 148, 159, 160, 161, 205, 242, 244, 277, 290, 330, 339, 340, 343, 375, 455; siehe auch Blutdruckerhöhung
Blutdruckerhöhung, Blutdrucksteigerung 355 f.; 44, 131, 148, 161, 169, 205, 406, 413, 436; siehe auch unter hoher Blutdruck
Blutdruck, niedriger, Blutunterdruck, Blutdrucksenkung 143, 144, 150, 159, 160, 241, 455, 470
Bluterguß 356; 34, 40, 163, 306, 400
Bluterkrankheit 436
Blutgefäße, Schädigung der B. 321
Blutgefäßerkrankung 240—245; 128, 349, 385
Blutgefäßschwäche 357, 391, 413; 64, 418, 442, 484
Blutgerinnsel 467
Blutgerinnungsfähigkeit 196, 200, 444
Blutharnen 357; 76
Bluthusten 43, 76, 424
Blutkrankheiten 131, 299, 340, 368, 423, 444
Blutleere im Gehirn 442
Blutreinigung, Blutreinigungsmittel, Blutreinigungskuren 234—239, 357 f.; 37, 47, 51, 54, 76, 94, 95, 108, 111, 118, 130, 131, 171, 175, 186, 196, 201, 209, 383, 416
Blutsprossen 436
Blutstauung 460; 166, 167, 203, 213, 401, 406, 408, 473
Blutstillungsmittel 300—302, 358 f.; 42, 43, 54, 56, 78, 117, 170, 171, 196, 199, 208, 444
Blutsturz 359
Blutungen 299 ff., 358 f.; 43, 170, 171, 324, 357, 367, 380, 388, 426, 429 f., 435 f., 444 f.
Blutvergiftung 323
Blutwurz 194
Blutzerfall 354
Blutzirkulation 390
Bockshornklee 49 f., 224, 234, 246, 260, 277, 304, 323, 339, 341, 346, 352, 361,

365, 374, 383, 394, 402, 403, 415, 417,
419, 426, 440, 449, 458, 469, 472, 503
Bohnenschalen 277
Borretsch 52, 208
Brandwunden 359 f.; 163
Brassica alba 175, 177
— *nigra* 175, 511
Brechdurchfall 364; 200; siehe auch unter Cholera
Brechreiz 360, 371, 376, 403; siehe auch unter Erbrechen
Brennessel 50 ff., 111, 224, 234, 237, 260, 273, 277, 287, 299, 301, 304, 310, 321, 326, 332, 335, 340, 346, 347, 354, 355, 358, 363, 364, 365, 367, 368, 370, 375, 387, 390, 395, 397, 399, 402, 406, 408, 424, 426, 427, 428, 434, 440, 444, 449, 463, 464, 485, 486, 503
Brombeere 53 f., 224, 246, 260, 324, 365, 400, 424, 446, 463, 482, 494, 503
Brombeerblätter 53, 132, 494
Bronchialasthma 341 f., 360 f.; 27, 83, 157, 251, 332, 343
Bronchialkatarrh 361 f., 424; 28, 33, 37, 59, 67, 87, 97, 98, 107, 114, 131, 145, 157, 188, 195, 246, 406
Bronchialkrebs 362 f.
Bronchialschleimhautentzündung 214, 373, 453
Bronchiektasen 114, 145, 193
Bronchitis 361 f.; 30, 69, 70, 95, 106, 107, 110, 115, 124, 129, 140, 145, 146, 155, 175, 183, 189, 192, 193, 214, 219, 246, 247, 251, 252, 332, 343, 346, 413, 424
Bronchopneumonie 70, 474
Brucheinklemmung 360
Bruchkraut 54 f., 199, 224, 234, 304, 352, 358, 402, 403, 460, 463, 503
Bruchweide 201
Brunnenkresse 55 f., 108, 224, 234, 246, 260, 277, 326, 354, 358, 364, 367, 375, 397, 444, 447, 451, 455, 458, 463, 477, 478, 503
Brustdrüsenentzündung 50
Brusterschlaffung 363
Brustkatarrh 94
Brustsaft, russischer 46
Brustschmerzen 115, 409
Brustschmerzen bei Frauen 363 f.

Bryonia dioica 213, 513
Bürstenbad 438
Buttermilch, Buttermilchtage 361, 378

Cactus grandiflorus 102
Calendula officinalis 162, 510
Capsella bursa-pastoris 93, 505
Carcinom 364, 421; siehe auch unter Krebs
Carduus Marianus 137, 213, 508
Carlina acaulis 179, 381, 511
Carum carvi 120, 507
Cassia angustifolia 178
Cereus grandiflorus 102
Cetraria islandica 98, 506
Chelidonium majus 172, 511
Chinarinde 379, 421
Chloromycetin 107
Chlorophyll 51, 53, 461
Chlorose 364; 30
Cholangitis 57, 386
Cholelithiasis 57, 66, 173, 387
Cholera 364; 85, 216, 370, 433
Cholera aestiva 364
— asiatica 114
— indica 114
— hostras 85, 114, 200, 364
Cholesterin 330, 331, 333, 340, 378, 387, 388, 392, 408, 467, 474
Cholesterinstein 387
Cholezystitis 57, 386
Cholezystopathie 364; 31, 66, 137, 173, 201
Chorea minor 167, 448
Cichorium intybus 200, 513
Cinchona calisaya 379
— *ledgeriana* 379
— *succirubra* 379
Claudicatio intermittens 80, 103, 339
Cnicus benedictus 108, 506
Cochlearia armoracia 138, 509
— *officinalis* 130, 508
Colchicum autumnale 90, 397, 505
Colibakterien 112, 351, 355
Colitis 364 f.; 61, 77, 369, 390; siehe auch Dickdarmentzündung
Colpitis 365, 451; siehe auch Scheidenentzündung und Weißfluß
Convallaria majalis 133, 240, 408, 508

Crataegus oxyacantha 203, 513
Crocus sativus 166, 510
Cucumis sativa 121
Cucurbita pepo 507
Cyclamen europaeum 175
Cystitis 351 f, 365; 107, 139, 194, 202
Cysto-Pyelitis 365

Dampfbäder 68, 326, 442, 453, 463
Darmbakterien, Darmbakterienbesiedlung 215, 269, 350, 385, 464
Darmblähungen 67, 104, 121
Darmblutung 43, 212, 301
Darmentzündung, Darmerkrankung, Darmstörung 260—272; 36, 76, 78, 83, 84, 103, 109, 121, 196, 197, 209, 360, 366
Darmkatarrh 365 f.; 85, 88, 104, 105, 114, 131, 146, 177, 266, 267, 324, 367
Darmkolik 366; 105, 106, 121, 135, 146, 159
Darmkrämpfe 366; 77, 104, 121, 272
Darmschleimhautentzündung 370; 61, 195, 208, 268
Darmschwäche, Darmfunktionsschwäche 104, 140, 200, 238, 260 ff., 471
Darmspasmen 366
Darmträgheit 365 f., 415—464 f.; 51, 66, 175, 201, 206, 268, 308, 321; siehe auch unter Stuhlverstopfung
Darmtuberkulose 113, 370, 469
Darmverschlingung 351, 360
Daucus carota 210
Dekubitalgeschwür (Decubitus) 370; 182
Dekompensationszustände des Herzens 240, 408
Depression, Depressionszustände 366 f.; 82, 152, 328; siehe auch Gemütsstörungen
Dermatitis 403 ff.
   Kontaktdermatitis 403 f.
   Seborrhoische Dermatitis 404 f.
   Wiesengrasdermatitis 404
Dermatomykosen 384
Diabetes 367, 484; 79, 83, 101, 325, 485
Diarrhoe 370; 114, 132, 162, 195, 208, 367
Diät 392, 401, 403, 415, 439, 470, 485, 486, 487, 488

Antiallergische Diät 439
Harnsäurefreie Diät 397
Vegetarische Diät 415
Apfeldiät 385, 450
Bananendiät 459
Erdbeerdiät 459
Heidelbeerdiät 450
Reis-Obst-Diät 439
Diathese, hämorrhagische 367; 169, 357, 436
   Harnsaure D. 368 f.; 46, 86, 87, 173, 198
   Lymphatisch-exsudative D. 367, 369 f., 46, 238, 428, 430, 431, 458
Dickdarmentzündung, Dickdarmschleimhautentzündung 364 f., 470; 53, 77, 92, 113, 196, 214, 368, 369, 459
Dickdarmkatarrh 92, 127, 267, 365
Dickdarmkrebs 369
Differentialdiagnose 328
Digitalis 19, 20, 45, 72, 74, 142, 144, 169, 333, 409, 411; siehe auch unter Fingerhut
Digitalis lanata 72, 147, 408
— *purpurea* 72, 147, 240, 408, 504
Dill 52, 475
Diphtherie 107, 350, 336
Distorsionen 446, 477
Drosera rotundifolia 182, 511
Drüsenkrankheiten 135
Drüsenschwäche, Drüsenunterfunktion 463; 198, 260, 326, 365, 382
Drüsenschwellungen 367, 369 f.; 26, 156, 188
Drüsenstörungen 455
Dünndarmentzündung, Dünndarmkatarrh 365 f.; 77, 127, 196, 214
Duodenitis 179
Durchblutungssteigerung, Durchblutungsförderung 390 f.; 25, 79, 152, 165, 198, 205
Durchblutungsstörung 79, 135, 198, 246, 330, 333, 334, 385, 401
Durchfall 370; 27, 37, 43, 53, 57, 61, 84, 87, 88, 92, 97, 100, 101, 113, 117, 129, 146, 184, 187, 195, 200, 208, 265, 267, 269, 324, 351, 367, 369, 376, 469
Durchliegen 370 f.; 26
Dysenterie 371, 450; 43, 77, 181, 200

Dysmenorrhoe 371 f., 429; 63, 77, 124, 167, 173, 283, 284, 389; siehe auch unter Gebärmutterkrämpfe
Dyspepsie 372 f.; 30, 57, 64, 121, 162, 164, 324, 367, 385, 476
Dyspnoe 343; 240
Dystonie, neurozirkulatorische 70
Vegetative D. 373; 70, 82, 334, 393, 467

Eberesche 56 f., 224, 234, 260, 277, 304, 321, 365, 385, 387, 440, 463, 464, 477, 503
Eberwurz, große 179
Echinacea angustifolia 181, 249
— *pallida* 181
— *purpurea* 181, 249
Efeu 58 f.; 44, 80, 224, 246, 361, 371, 397, 402, 417, 429, 447, 449, 454, 458, 503
Eibisch 59 f., 68, 98, 127, 133, 155, 188, 224, 246, 247, 260, 265, 288, 304, 306, 332, 342, 350, 365, 374, 413, 419, 426, 427, 446, 495, 503
Eiche 60 f.; 38, 224, 246, 260, 265, 287, 288, 301, 304, 325, 352, 359, 365, 367, 370, 375, 382, 389, 400, 403, 405, 416, 417, 424, 426, 427, 433, 436, 444, 446, 450, 451, 453, 455, 457, 458, 459, 476, 480, 485, 503
Eichenrinde 208, 301, 302, 316, 359, 381, 384, 404, 436, 457
Eierstockfunktion, Eierstockfunktionsschwäche, Eierstockentzündung 124, 371, 372, 447, 448
Eigenblutbehandlung 337
Einbeere 174
Einnässen 347 f., 352
Eisenhut 62 f., 224, 240, 254, 257, 355, 371, 387, 389, 394, 398, 407, 418, 429, 437, 449, 503
Eisenkraut 304
Eisenmangelanämie 353; 299
Eiteransammlung in Körperhöhlen 374
Eiterflechte 369
Eiterungen 373 f.; 75, 182, 483
Eiweißmangel, Eiweißmangelernährung 378, 417
Eiweißstoffwechsel 355, 372

Ekzem 304 f., 374 f.; 25, 26, 31, 39, 48, 61, 76, 87, 88, 111, 127, 151, 156, 161, 163, 181, 182, 212, 303, 308, 309, 326, 334, 346, 360, 368, 369, 381, 411, 415, 464
Embolie 240, 322, 408, 472
Empfindungsstörungen 207, 479
Emphysem 375, 425; 135, 343, 374
Emphysembronchitis 145, 390
Endangiitis obliterans 80
Endocarditis 408, 448
Engegefühl 343, 479
Engelwurz 31 f.; siehe auch unter Angelika
Englische Krankheit 447, 457
Enteritis 30, 77, 83, 158, 179, 365
Enterocolitis 30, 196, 466
Entkrampfungsmittel 172, 205
Entzündungen 127, 128, 153, 219, 240, 277, 323, 348, 350, 369, 433, 450
Enuresis 347
Enzephalitis 379
Enzian 64 f.; 31, 192, 224, 234, 240, 260, 273, 290, 299, 323, 326, 328, 339, 341, 344, 354, 355, 364, 365, 372, 377, 382, 385, 388, 390, 391, 399, 400, 401, 418, 419, 422, 426, 427, 428, 429, 448, 458, 463, 464, 470, 473, 476, 486, 504
Epilepsie 375 f.; 144, 161, 257, 419
Equisetum arvense 25, 501
Erbrechen 360, 376; 27, 28, 117, 137, 142, 146, 147, 173, 184, 188, 199, 369, 380, 389, 403, 445; siehe auch unter Brechreiz
Erbrechen bei Schwangeren 173, 184, 376, 455
Erdrauch 65 f., 224, 260, 273, 386, 387, 388, 504
Erfrierungen 70, 182
Erigeron canadensis 42, 502
Erkältung, Erkältungskrankheiten 376; 63, 68, 76, 94, 97, 101, 107, 129, 154, 155, 182, 185, 189, 217, 219, 281, 309, 332, 351, 366, 398, 405, 434, 442, 452
Ermüdungszustände, Ermüdungserscheinungen 377; 81, 341, 344, 353, 478
Ernährung im Alter 330
Ernährungsfehler 240, 293, 364, 366, 447
Erregbarkeit, geschlechtliche

Anregung der g. E. 290, 452
Herabsetzung der g. E. 290
Erregungszustände, nervöse 125, 160, 211, 292, 311, 316, 403
Erschlaffungszustände 64, 377
Erschöpfungszustände **377**; 36, 41, 70, 193, 242, 254, 316, 328, 398, 478
Erythraea centaurium 192, 380, 512
Erythrozyturie (Erythrurie) 357
Estragon 208
Eukalyptus 157, 453
Euphrasia officinalis 35, 501

Fadenwürmer 113, 114
Fallangst 338
Fallsucht **375, 377**
Färbereiche 168
Fastenkur 265, 388; siehe auch unter Teefasten und Saftfasten
Faulbaum 66 f., 224, 234, 260, 269, 273, 321, 324, 325, 332, 335, 358, 379, 386, 387, 388, 390, 400, 412, 418, 419, 422, 431, 439, 442, 463, 464, 473, 485, 504
Faulbaumrinde 31, 41, 162, 196, 321, 335, 379, 386, 412, 418, 431, 442
Fäulnisdyspepsie 372
Fehlgeburt 151, 159, 214, 389
Feinstrombehandlung 339
Feldthymian 156 f.
Fenchel **67 f.**, 132, 136, 155, 178, 196, 224, 246, 260, 263, 286, 313, 332, 342, 346, 351, 365, 366, 372, 376, 413, 416, 428, 445, 463, 464, 476, 504
Fettleber **377 f.**
Fettstoffwechsel 378
Fettsucht **378 f.**; 49, 101, 131, 206, 237, 238, 283
Fichte **68 ff.**; 224, 246, 316, 361, 376, 377, 384, 394, 397, 415, 425, 434, 438, 452, 458, 477, 504
Fieber **379 ff.**; 63, 107, 136, 182, 202, 314, 315, 351, 369, 431, 442, 450, 455, 469
Rheumatisches F. **448**; 315, 393, 395
Fieberklee **71**, 125, 224, 234, 254, 260, 299, 351, 355, 358, 372, 377, 380, 385, 388, 427, 437, 438, 456, 458, 464, 476, 486, 504
Filzklette 110
Fingerhut **72 ff.**; 19, 26, 27, 141, 147, 169, 190, 225, 240, 254, 343, 408, 410, 456, 504
Fisteln **381**; 75, 182
Flatulentz **381**; 121
Flechte **381**; 111
Fleckfieber 444, 469
Flecktyphus 469
Flieder, spanischer 380
Fließschnupfen 35, 174
Flugkrankheit 137
Fluor albus **381, 480**; 76, 77, 288, 346
Foeniculum vulgare 67, 504
Follikelhormon 322, 363
Folsäure 354, 355
Fortpflanzungsorgane, Funktionsstörungen der F. **283—292**
Frauenmantel **75**; 38, 225, 260, 277, 287, 288, 304, 323, 367, 370, 381, 396, 418, 426, 429, 436, 440, 444, 453, 454, 459, 480, 504
Frigidität 81, 328, 452
Frischsäfte gegen Erkrankungen der Leber und der Gallenblase **273—276**
Frischsäfte gegen Nieren- und Harnleiden **277—282**
Frösteln **382**; 64, 469
Frostbeulen **381 f.**; 109, 140, 195, 218, 320
Frostschäden 163
Frühgeburt, Frühabort 461, 479
Frühjahrskuren 31, 38, 130, 192, 196, 219, 234, 390
Frühjahrsmüdigkeit **382 f.**; 56
Fuchskreuzkraut **120**, 504
Fucus vesiculosus 48, 291, 421, 502
Fumaria officinalis 65, 504
Furunkel, Furunkulose **383**; 50, 111, 127, 181, 188, 218, 373, 396, 416
Fußbäder 339, 351, 433, 455, 457
Füße, kalte **385**; 64, 339, 447, 465
Fußgelenkentzündung 473
Fußgicht **384**, 397
Fußgymnastik 455
Fußleiden 473, 479
Fußpilz **384 f.**
Fußschweiß **383 f.**

Gallenabfluß 171
Gallenbildung 30, 104, 274, 392
Gallenblasenentzündung, Gallenblasenerkrankung 386 f.; 57, 58, 131, 137, 154, 173, 350
Gallenblasenfunktionsstörungen, Gallenblasenfunktionsschwäche 387; 31, 106, 109, 201, 364
Gallenblasen-Leber-Leiden 137
Gallenblasenvereiterung 386
Gallenfluß 28, 65, 66, 130, 238, 273 ff., 392
Gallengangsentzündung 57, 386
Gallengrieß 153, 154, 173
Gallenkolik 128, 150, 422
Gallenleiden 386; 37, 56, 66, 114, 150, 153, 170, 172, 206
Gallenstauung 57, 193
Gallensteine, Gallensteinbildung 387 f.; 57, 66, 153, 154, 177, 340, 360, 386
Gallenwegserkrankung, Gallenwegsentzündung 57, 177, 273, 378
Gänseblümchen 76 f., 225, 240, 246, 260, 304, 346, 358, 365, 389, 391, 397, 405, 406, 413, 424, 429, 448, 449, 458, 463, 464, 478, 480, 504
Gänsefingerkraut 77; 28, 38, 225, 240, 260, 265, 277, 283, 304, 347, 365, 366, 371, 374, 408, 409, 416, 419, 423, 426, 427, 429, 433, 450, 459, 477, 504
Ganzheitsbehandlung 349
Gartenkresse 106, 108, 455
Gartenraute 199
Gärungsdyspepsie 385 f.; 71, 114, 129, 193, 206, 372
Gastritis 388, 426; 30, 71, 77, 158, 162, 179, 260, 264, 299, 459
Gastropathie 428
Gebärmutter 28, 167, 292
Gebärmutterblutung 388 f.; 43, 78, 79, 93, 167, 212, 292
Gebärmutterkrämpfe 389; 105, 143, 159, 171, 371
Gebärmutterschleimhautentzündung 371, 389
Gebärmutterverlagerung 389
Gefäßerkrankung, Gefäßstörung 80, 188, 436, 456, 460, 464
Gefäßinsuffizienz 357
Gefäßkrämpfe 137, 401, 407, 434, 487

Gefäßlähmung 390 f.; 34, 173
Gefäßschädigung 79, 390
Gefäßschwäche 391; 31, 444, 474; siehe auch unter Blutgefäßschwäche
Gefäßwandveränderungen 240, 355, 357, 408, 474
Gehirnentzündung, Gehirnerkrankung 344, 379
Gehirnerschütterung 360
Gehirngefäßverkalkung 79, 161, 330
Gehirnhauttuberkulose 469
Geistesstörung, Geisteskrankheit 391; 161, 375 f.
Geißraute 271
Gelbsucht 392 f.; 31, 41, 131, 137, 173, 193, 334, 414, 415
Gelbwurz, kanadische 78 f., 200, 225, 234, 240, 260, 273, 288, 304, 355, 365, 388, 389, 400, 405, 417, 422, 426, 429, 433, 450, 453, 464, 480
Gelenkentzündung 50, 91, 124, 177, 341, 394
Gelenkerkrankung, Gelenkbeschwerden 63, 91, 289, 402, 470, 478
Gelenkrheumatismus 393 ff., 448 f.; 95, 159, 185, 202, 203, 341, 434, 473
  Akuter G. 393 ff., 448 f.; 433 f.
  Primär chronischer G. 394, 448; 434
  Sekundär chronischer G. 395, 448; 434
Gelenkschwellung 188, 198, 394
Gelenktuberkulose 469
Gelsemium sempervirens 257
Gemütsstörungen 395; 161, 366
Gentiana lutea 64, 380, 504
— *purpurea* 380
Gerstenkorn 395 f.; 57, 311, 345
Geschlechtsdrüsenstörung 326 f.; 81
Geschlechtskälte 328
Geschlechtskrankheit 414, 480
Geschlechtsorgane, Entzündung der G. 369
Geschwüre 396 f.; 25, 75, 79, 80, 102, 109, 111, 151, 162, 163, 177, 182, 184, 188, 202, 203, 212, 373, 378, 487; siehe auch unter Abszeß
Geschwulst, Geschwulstbildung 127, 194, 321, 328, 368, 389, 406, 421, 440
Geschwulsterkrankungen, Diätetische Behandlung der G. 127

Gesichtsdampfbad 68, 326
Gesichtsnervenneuralgie 63, 102, 115, 218, 469
Gesichtsrose 450
Getreidekeimöl 128
Geum urbanum 146, 509
Gewebsentschlackung, Gewebsreinigung 234—239; 37, 51, 175, 201, 390, 397
Gewebsschädigung 416
Gewebsstoffwechsel 40, 209, 234
Gewebsverschlackung 397, 464
Gewichtsabnahme 484
Gewürzessig (Zutaten) 208
Gicht 397; 43, 46, 47, 51, 52, 59, 70, 85, 90, 91, 101, 110, 124, 131, 135, 140, 173, 187, 198, 206, 237, 334, 340, 341, 368, 380, 415, 433, 434, 436, 464
Gichtdiät 368 f.
Ginkgo 79 f., 225, 234, 240, 254, 420, 513
Ginkgo biloba 79, 513
Ginseng 80 ff., 225, 234, 240, 254, 304, 329, 331, 338, 377, 391, 412, 417, 485
Glaukom 459; 245, 344, 360
Glycyrrhiza glabra
  Var. *glandulifera* 191, 512
Gneis 369, 430
Goldrute 83 f., 225, 277, 304, 365, 368, 370, 394, 402, 403, 411, 441, 454, 461, 471, 478, 505
Gonorrhoe 61, 403
Gottesgnadenkraut 84 f., 225, 260, 273, 277, 321, 346, 351, 365, 397, 400, 402, 405, 422, 425, 440, 445, 459, 478, 481, 505
Gratiola officinalis 84, 504
Grauweide 201
Grießbildung, Neigung zu G. 41, 86
Grippe, Grippeinfekt 397 f.; 63, 101, 107, 108, 124, 125, 139, 140, 155, 157, 182, 185, 393, 414
Gruber-Widalsche-Reaktion 469
Gundermann 304
Gurgelmittel 34, 50, 53, 92, 189, 195, 209, 268
Gurke 121, 312
Gürtelrose 398 f., 415
Gymnastik 322, 349, 351, 363, 400, 401, 434, 438
Haarausfall 399 f.; 53, 218, 219, 310, 354

Haargefäßschädigung 444
Haarspiritus 399
Haarwuchsmittel 106, 311, 400
Haferstroh(bad) 304, 316, 335, 352, 402, 434
Hagebutte (Heckenrose) 85 f., 225, 234, 277, 367, 368, 388, 390, 441, 444, 447, 454, 455, 458, 461, 463, 471, 477, 478, 505
Hagelkörner 345
Hakenwurm 481; 194, 210
Halsentzündung, Halskatarrh 401; 34, 94, 129, 186, 189, 195, 406
Haltungsverfall 363
Hamamelis (virginischer Zauberstrauch) 211 ff.; 138, 151, 323, 325, 346, 356, 400, 424, 426, 436, 444, 472, 473
Hamamelis virginiana 211
Hämatom 356, 400
Hämaturie 357
Hämorrhoidalblutung 43, 53, 92, 200
Hämorrhoiden 400 f.; 29, 31, 61, 66, 78, 85, 92, 105, 131, 132, 137, 138, 146, 151, 166, 171, 173, 188, 200, 201, 212, 213, 219, 243, 324, 325
Hände, kalte 401; 64, 465
Harnbeschwerden 401 f.; 84, 277 f., 443
Harngrieß 353
Harnleiterentzündung 402; 140
Harnleitersteine
Harnröhrenentzündung, Harnröhrenkatarrh 402 f.; 54, 61, 373
Harnsäureausscheidung 367 f., 380
Harnsäuregicht 368
Harnsäureinfarkt 368
Harnsäuresteine 353, 367 f., 460 f.
Harnstauungsniere 357
Harntreibende Wirkung 47, 86, 94, 97, 111, 117, 118, 165, 179, 198, 217, 277 ff.
Harnvergiftung 403; 84, 360, 401
Harnwegserkrankung 39, 107, 108, 139, 203, 444
Harnzwang, Harndrang 281, 351, 389, 402, 444, 447
Hartleibigkeit 177
Hauhechel 86 f.; 84, 225, 234, 240, 246, 260, 277, 304, 332, 357, 358, 361, 363, 368, 370, 390, 397, 402, 406, 410, 411,

412, 420, 425, 433, 434, 439, 440, 441,
449, 453, 454, 460, 463, 464, 471, 478,
505
Hautallergie 363, 439
Hautausschläge 87, 88, 111, 165, 389, 435
Hautblutungen 390, 444
Hautdrüsenfunktionsstörungen 399
Hautentzündungen 403 ff.; 76, 77, 105,
180, 212, 346, 399, 448
Hautfunktionsschwäche 405; 46
Hautkrankheiten 303 ff., 316—318, 403 ff.;
38, 47, 60, 61, 76, 87, 110, 124, 127,
128, 129, 150, 181, 203, 212, 310, 334,
414, 415, 439
Hautleiden 78, 85, 111, 198, 208, 239, 415
Hautpilzerkrankungen 384
Hautschädigung 124, 163
Hauttuberkulose 54
Hautveränderungen 321
Heckenrose 85, 225, 505, siehe auch unter
Hagebutte
Hedera helix 58, 80, 503
Heidekraut 125
Heidelbeere 87 ff., 100, 225, 260, 265,
271, 346, 365, 370, 375, 433, 450, 482,
485, 505
Heidelbeerwein 88
Heilerde 356, 432, 451, 477
Heilgymnastik 341
Heilpflanzenbäder, Heilanzeigen und Anwendungsweise 316—318
Heilpflanzenkunde 18, 20
Heilpflanzenrezepte, bewährte 231—318
Heilpflanzenrezepte gegen Tuberkulose
251—253
Heilpflanzensammelanweisungen
489—497
Heilpflanzenzubereitungen gegen
Erkrankungen der Atmungsorgane
246—253
Heilpflanzenzubereitungen gegen
Erkrankungen der Bewegungsorgane
293—298
Heilpflanzenzubereitungen gegen
Blutungen und gegen Störungen der
blutbildenden Organe 299—302
Heilpflanzenzubereitungen gegen
Funktionsstörungen der Fortpflanzungsorgane 283—292

Heilpflanzenzubereitungen gegen
Erkrankungen der Haut und der
Schleimhäute 303—311
Heilpflanzenzubereitungen gegen
Erkrankungen des Herzens und der
Blutgefäße 240—245
Heilpflanzenzubereitungen gegen
Infektionskrankheiten (einschließlich
Wurminfektionen) 312—315
Heilpflanzenzubereitungen gegen
Erkrankungen des Magens, des
Darmes und der Bauchspeicheldrüse
260—272
Heilpflanzenzubereitungen gegen
Erkrankungen des Nervensystems
254—259
Heilpflanzenzubereitungen, stoffwechselfördernde, gewebs- und
blutreinigende 234—239
Heiserkeit 406; 34, 94, 97
Helianthus annuus 180, 511
Helleborus niger 344
Hepatitis 421; 137
Hepatopathie 422; 31, 173
Herbstzeitlose 90 f.; 33, 173, 225, 234,
240, 254, 260, 277, 391, 394, 397, 434,
505
Herniaria glabra 54, 199, 503
Herpes zoster 398
Herzangst 338
Herzasthma 406 f.; 190, 251, 341, 360
Herzbeschwerden 27, 177, 245, 354, 457,
479
Klimakterische H. 242
Herzbeutelentzündung 407; 63, 214, 343,
448
Herzenge 408 f.; 103, 171, 407; siehe auch
unter Herzkrampf und Angina
pectoris
Herzerkrankung, Herzkrankheit
240—245; 27, 125, 134, 135, 185, 324,
385, 393, 395, 411, 452, 455, 464
Herzinfarkt 407 f.; 151, 240, 333, 340,
409
Herzinnenhautentzündung 408; 103,
393
Herzinsuffizienz (Herzschwäche) 410;
333, 474
Herzklappenentzündung 482

543

Herzklappenfehler **408**; 27, 74, 134, 142, 205, 368, 393, 395, 406, 411, 436, 448
Herzklopfen 36, 125, 148, 159, 205, 328, 350, 411, 451, 479
Herzkrampf **408 f.**; 336, 338, 407
Herzkranzgefäßverkalkung **409**; 114, 330
Herz-Kreislauf-Mittel 134
Herzleiden 122, 406, 457
Herzmuskelentzündung **410**; 103, 393, 406, 448
Herzmuskelschädigung, Herzmuskelschaden 148, 205, 321, 333
Herzmuskelschwäche (Herzmuskelinsuffizienz) **410**; 45, 114, 142, 205, 411
Herzneurose **410 f.**; 191, 205
Herzrhythmusstörung 45, 103, 142, 204; siehe auch Herzmuskelschwäche
Herzschmerzen **408 f.**; 77, 479
Herzschwäche 25, 27, 34, 72, 74, 134, 142, 147, 148, 153, 154, 190, 219, 240, 242, 332, 333, 343, 471, 474, 477
Herzstörungen **411**; 31, 134, 401
Herzversagen 189, 240, 343
Herzwassersucht **411**; 27, 205, 478
Heublumen 316, 317, 326, 335, 339, 347, 386, 402, 434
Heufieber 161
Heuschnupfen **411 f.**; 326, 436, 464
Hexenschuß **412**; 52, 176
Himbeere **92 f.**, 225, 246, 260, 365, 400, 422, 426, 435, 440, 446, 449, 463, 464, 477, 482, 505
Hinken, intermittierendes **339, 420**; 103, 171, 433
Hippophaë rhamnoides 168, 510
Hirnblutung 356
Hirnerkrankung 375
Hirngeschwulst 419
Hirnhautentzündung, Hirnhauterkrankung 214, 360, 419
Hirnlues 375
Hirntumor 360
Hirtentäschel **93**; 61, 225, 240, 260, 277, 287, 357, 358, 367, 370, 389, 417, 418, 420, 424, 429, 436, 444, 463, 464, 480, 505

Hitzewellen, Hitzewallungen 289, 350, 479
Hodenentzündung 414
Höhensonnenbestrahlung 326, 403, 447
Hohlfuß 473
Holunder, roter **95**, 505
Holunder, schwarzer **94 f.**; 32, 129, 196, 225, 234, 246, 254, 260, 269, 277, 283, 299, 304, 306, 332, 337, 355, 358, 361, 368, 376, 394, 395, 398, 402, 405, 406, 412, 418, 424, 427, 436, 437, 442, 446, 449, 454, 456, 463, 478, 483, 494, 506
Homöopathie, homöopathisch 43, 45, 77, 79, 85, 115, 137, 148, 159, 167, 173, 181, 184, 189, 200, 208, 212, 214, 218, 257, 258, 270, 292, 326, 335, 349, 367, 386, 407, 412, 443, 463
Honigklee **187 ff.**; 60, 127, 244, 400, 475; siehe auch Steinklee
Hopfen **96 f.**; 36, 125, 153, 225, 254, 260, 265, 277, 290, 296, 299, 304, 338, 339, 343, 355, 365, 367, 373, 377, 396, 401, 417, 428, 435, 438, 446, 452, 456, 458, 471, 506
Hormonbehandlung 326, 329, 389
Hormondrüsenschädigung 321
Hormondrüsenschwäche, Hormondrüsenunterfunktion **412**; 206, 238, 291, 322, 385, 461, 463
Hormondrüsenstörungen 293, 322, 396, 399, 401, 415, 479, 486
Hormonkuren 336
Hormonmangel 324, 334
Hörnervenschädigung 443
Hörstörungen 152
Huflattich **97 f.**; 28, 32, 59, 98, 155, 189, 225, 246, 277, 332, 342, 346, 361, 365, 367, 376, 406, 413, 416, 424, 425, 427, 428, 431, 446, 449, 450, 458, 471, 478, 486, 506
Hühneraugen **413**
Humulus lupulus 96, 506
Hundekrätze 420
Husten **361 f., 413**; 33, 55, 94, 97, 175, 189, 195, 219, 247, 249, 253, 333, 346, 369, 398, 457; siehe auch Bronchitis und Bronchialkatarrh
Hydrastis canadensis 78, 200, 288
Hydrotherapie 349, 389

Hypercholesterinämie 387
Hypericum perforatum 101
Hypermenorrhoe 388
Hypersexualität **396**
Hypertonie **413**; 355; siehe auch Blutdruckerhöhung
Hypochondrie **413**
Hypomenorrhoe **429**; 286
Hypophysenunterfunktion 322
Hypotonie **357**; 81; siehe auch Blutgefäßschwäche
Hyssopus officinalis 210, 513
Hysterie 167, 360

Icterus **392, 413**; 137, 173
Idiosynkrasie 404
Ilex aquifolium 187, 381, 511
Immergrün 58, 160
Impetigo 369
Impotenz **414**; 81
Infantilität 341
Infektanämie **354**; 299, 353
Infektionskrankheiten **312 ff.**; 27, 37, 41, 50, 63, 74, 139, 140, 168, 177, 182, 206, 218, 378, 380, 405, 414, 433, 444, 450, 456, 469, 474
Influenza **397, 414**
Innenohrkrankheit 442
Insektenstiche **414**; 140, 470
Intelligenzdefekt 470
Intercostalneuralgie **415**; 63, 257
Intertrigo 369
Inula helenium 28, 501
Irländisches Moos 67
Ischias **415**; 50, 52, 70
Ischiasneuralgie 102, 437
Isländisches Moos **98 f.**; 67, 226, 246, 269, 273, 304, 323, 332, 339, 347, 354, 361, 363, 364, 365, 370, 413, 416, 419, 422, 425, 427, 463, 464, 469, 486, 506

Jahres-Sammelkalender **498—513**
Jasmin 257
Jod 48, 451
Johannisbeere, rote 100
Johannisbeere, schwarze **99 ff.**, 226, 234, 246, 260, 322, 370, 397, 398, 455, 458, 506
Johanniskraut **101 f.**; 38, 125, 153, 163, 226, 240, 246, 254, 260, 273, 277, 283, 286, 289, 299, 301, 304, 323, 325, 328, 336, 338, 343, 348, 355, 356, 357, 359, 361, 365, 367, 370, 374, 377, 386, 387, 391, 396, 399, 410, 412, 415, 417, 418, 420, 422, 427, 429, 435, 437, 439, 446, 448, 452, 456, 459, 460, 463, 470, 477, 479, 480, 495, 496, 506
Juckreiz **415 f.**, 420; 334, 335, 369, 405
Juniperus communis 197, 512

Kaffee 330, 334, 415, 452, 477, 486
Kaktus **102 f.**, 226, 240, 408, 409, 411, 420
Kalkstoffwechsel 118, 466
Kalmus **103 f.**; 29, 71, 226, 260, 273, 277, 296, 299, 306, 316, 317, 323, 339, 351, 354, 355, 358, 364, 366, 382, 399, 410, 426, 427, 430, 434, 447, 448, 458, 463, 470, 488, 506
Kälteallergie 439
Kamille **105 f.**; 28, 36, 60, 77, 121, 127, 129, 153, 154, 188, 189, 205, 226, 246, 254, 260, 265, 273, 283, 286, 288, 304, 306, 312, 316, 317, 324, 325, 326, 335, 336, 338, 345, 346, 348, 350, 351, 352, 365, 366, 367, 371, 373, 377, 381, 386, 387, 389, 393, 398, 400, 401, 405, 406, 415, 417, 419, 421, 422, 423, 425, 427, 429, 431, 432, 433, 436, 438, 442, 443, 444, 445, 451, 453, 454, 456, 459, 463, 464, 467, 470, 472, 476, 480, 482, 483, 488, 506
  Scheibenkamille **106 f.**, 312
  Strahlenlose K. **105 f.**, 314
Kapillargifte 151, 390
Kapillarschäden 138, 444
Kapuzinerkresse **106 ff.**, 226, 234, 260, 265, 337, 352, 361, 374, 396, 398, 402, 403, 424, 431, 440, 446, 450, 463, 470, 506
Karbunkel **416**; 50, 383, 396
Kardobenedikte **108 f.**, 226, 260, 273, 304, 323, 347, 382, 387, 388, 396, 422, 427, 464, 487, 506
Karies **482**
Karlsbader Salz 481
Kartoffelpreßsaft gegen Skorbut 217
Kastanie 212, 316; siehe unter Roßkastanie

Katarrh der Luftwege 30, 49, 53, 79, 115, 132, 186, 218, 269
K. der Verdauungswege 49
K. der Augenbindehaut 218
Skrofulöser K. 111
Kehlkopfentzündung, Kehlkopfkatarrh **416**; 157, 406
Kehlkopferkrankung 61, 208, 462
Kehlkopftuberkulose 469
Keimdrüsenschädigung, Keimdrüsenstörung 378, 451
Keimdrüsenschwäche 336
Keuchhusten **416**; 67, 97, 124, 125, 157, 182, 183, 184, 186, 193, 194
Kiefer 109 f., 226, 246, 249, 304, 326, 332, 346, 361, 375, 384, 397, 413, 422, 425, 449, 454, 458, 507
Kieselsäure 25, 51, 251, 252, 363, 370, 457, 469
Kinderlosigkeit 416 f.
Klette 110 ff., 226, 234, 304, 332, 346, 358, 375, 383, 387, 390, 395, 399, 400, 405, 406, 421, 463, 507
Klettenwurzelöl 110, 111, 400
Klimakterium, klimakterische Beschwerden **478 f.**; 43, 70, 151, 152, 241, 242, 289, 311, 389, 417, 442, 457
Klimakuren 342, 373
Knoblauch 112 ff.; 37, 177, 208, 210, 217, 226, 240, 246, 249, 254, 260, 265, 312, 326, 332, 339, 340, 351, 355, 366, 370, 372, 386, 391, 409, 410, 421, 422, 424, 425, 426, 464, 470, 476, 481, 507
Knochenbruch **417**
Knocheneiterung, Knochenmarkseiterung **417**; 40, 50
Knochenentkalkung 342, 417
Knochenerkrankung 40
Knochenhautentzündung **417**; 40
Knochenschwund **417**
Knochentuberkulose 469
Kohlenhydratstoffwechsel 372
Koliken 113, 153, 154, 159, 369, 427
Kollaps, Kollapszustände **418**; 34, 85, 485
Kompressen 356, 374, 386, 388, 389, 395, 400, 409, 434, 446, 453, 477
Konfusionen **446**
Königskerze 114 f., 226, 246, 260, 304, 346, 366, 370, 413, 426, 493, 507

Konstitution, asthenische 25, 64, 471
— Harnsäure K. 471
— Lymphatisch-exsudative K. 25, 471
Kontaktdermatitis 334, 403
Konzentrationsschwäche, Konzentrationsmangel 80, 82, 329, 438, 442, 484
Kopfdruck **418**, 442
Kopfekzem 111, 404
Kopfjucken 311
Kopfneuralgie **418**
Kopfschmerzen, Kopfweh **418**; 35, 75, 94, 142, 147, 153, 154, 159, 177, 188, 189, 199, 207, 240, 328, 354, 363, 370, 371, 389, 438, 442, 452, 462, 465, 469
Koronarinfarkt 190
Koronarsklerose **409**
Kraftlosigkeit **328, 419**
Krampf des Magenschließmuskels **445**
Krämpfe, Krampfanfälle, Krampfzustände **408 f., 419**; 33, 41, 76, 77, 85, 105, 110, 124, 127, 134, 137, 143, 153, 158, 159, 172, 196, 205, 207, 266, 281, 343, 360, 363, 373, 445, 466, 468
Krampfadern, Krampfaderleiden **348, 419**; 135, 137, 138, 151, 166, 171, 188, 201, 212, 243, 324, 474
Krampfadergeschwür **419**, 163, 471
Krankheitsdisposition 374
Krappwurzel 461
Krätze **420**
Krätzemilbe 33, 420
Krebs **421**; 114, 127, 144, 322, 328, 339, 340, 364, 389, 406, 424, 444
Krebsdiät 100
Krebshemmstoff 144
Kreislaufanregung, Kreislaufförderung 34, 41, 169, 177, 243, 245, 324, 332, 351
Kreislauferkrankung 150, 217, 240, 385, 494
Kreislaufschwäche **420**; 41, 45, 93, 165, 193, 199, 205, 240, 328, 332, 385, 398, 401, 474
Kreislaufstörungen 33, 101, 102, 131, 156, 159, 161, 170, 188, 205, 241, 283, 289, 293, 316, 329, 332, 378, 382, 390, 399, 401, 455, 456, 463
Kreislaufstörungen in den Beinen **420 f.**; 171, 289
Kreislaufversagen 240

Kretinismus 451
Kreuzblume, bittere 115 f., 226, 246, 260, 273, 346, 361, 428, 507
Kreuzdorn 117 f., 226, 234, 240, 260, 321, 358, 390, 391, 463, 464, 507
Kreuzkraut 118 ff., 226, 389, 417, 429, 448, 507
Kreuzschmerzen 324
Kropf 421, 451; 49, 456
Kümmel 120 f.; 68, 104, 136, 226, 260, 263, 265, 273, 277, 283, 304, 323, 324, 339, 351, 365, 372, 385, 419, 427, 428, 476, 507
Kürbis 121 f., 226, 260, 273, 277, 312, 346, 352, 402, 481, 507
Kuhschelle, Küchenschelle (Pulsatilla) 123 ff., 226, 234, 240, 277, 283, 286, 304, 326, 417, 507
Kurellasches Brustpulver 178, 313
Kurzatmigkeit 205
Kurzsichtigkeit 344
Kyphoskoliose 135

Lähmung des Zentralnervensystems 123, 174, 199
Lähmungen 34, 444, 470
Lakritze 191
Lappa major 110
Lärchenschwamm 457
Laryngitis 416; 61, 208, 406
Lavandula officinalis 125, 199, 506
Lavendel 125; 36, 199, 227, 240, 246, 254, 261, 263, 265, 277, 316, 317, 325, 351, 365, 366, 372, 373, 377, 398, 399, 409, 411, 416, 418, 427, 430, 438, 446, 452, 470, 476, 478, 480, 506
Lebensbaum 157, 478
Leberentzündung 421; 137, 154
Lebererkrankung, Leberkrankheit 41, 57, 58, 108, 131, 150, 153, 173, 273, 324, 340
Leberfunktionsschwäche, Leberfunktionsstörungen 422; 30, 46, 64, 98, 109, 140, 201, 213, 265
Leber-Gallen-Krankheit 128, 146, 197, 392
Leber-Gallen-Leiden 136, 335
Leber-Gallen-System 102, 108, 116, 136, 197, 373, 392

Leberinsuffizienz 422; siehe auch unter Leberfunktionsschwäche
Leberkolik 422; 177
Leberleiden 37, 41, 56, 66, 76, 85, 92, 114, 170, 173, 206, 210, 415
Leberschädigung 390
Leberschmerzen 177
Leberschrumpfung 57, 119, 137; siehe auch Leberzirrhose
Leberschwäche 31, 135, 200, 208, 471
Leberschwellung 422; 137, 173, 201
Leberstauung 422; 39, 41, 127, 177, 193, 275, 378
Leberstörung 78, 79, 270
Leberverhärtung 177
Leberzirrhose 378, 392
Lehmwickel 339
Leibschmerzen 423; 34, 121, 199, 350
Lein 126 ff.; 60, 188, 227, 265, 269, 273, 304, 321, 324, 335, 356, 359, 366, 374, 375, 383, 400, 419, 422, 426, 427, 429, 431, 446, 464, 468, 472, 477, 488, 508
Leinöl 127 f.
Leinsamen 60, 127, 188, 227, 321, 324, 335, 386, 419
Leistungsschwäche, Leistungsminderung 423; 328, 329, 350, 455, 478
Leukämie 423 f.; 91, 334, 368, 436, 444
Leukozyten 64, 69, 373, 396, 416
Levisticum officinale 128, 508
Lidrandentzündung 345, 424; 75, 105, 306, 311, 369; siehe auch Augenlidrandentzündung
Lidrandkrampf 167, 369
Liebstöckel 128 f., 227, 261, 277, 427, 440, 441, 463, 478, 486, 487, 495, 508
Linde 129 f., 227, 246, 277, 304, 351, 352, 356, 361, 366, 374, 376, 385, 398, 401, 405, 406, 419, 424, 441, 446, 456, 472, 477, 508
Lindenblütentee 129, 130, 398
Lindenholzkohle 129, 130, 351, 366, 385, 419
Linsentrübung 58, 335
Linum usitatissimum 126, 508
Löffelkraut 130, 227, 234, 299, 358, 463, 508
Lorbeerweide 201
Löwenzahn 130 f.; 41, 52, 227, 234, 240,

547

243, 246, 261, 273, 277, 299, 321, 323, 325, 326, 332, 339, 340, 351, 355, 357, 358, 361, 366, 368, 372, 379, 385, 386, 387, 388, 390, 393, 395, 397, 400, 420, 422, 425, 427, 434, 440, 443, 449, 450, 458, 459, 463, 476, 486, 487, 508
Luftbäder 328, 433
Luftmangel 328, 447, 452
Luftröhrenentzündung, Luftröhrenkatarrh, Katarrh der Luftwege 424; 46, 61, 94, 114, 140, 193, 197, 208, 369
Lumbago 412
Lungenasthma 114
Lungenblähung 114
Lungenbläschenerweiterung 140
Lungenbläschenverödung 145, 343, 457
Lungenblutung 424; 43, 171, 212
Lungenembolie 467, 474
Lungenemphysem 425 f.; 27, 37, 106, 375
Lungenentzündung 424; 95, 107, 173, 177, 184, 332, 351, 368, 474, 476
Lungenerkrankung 41, 68, 70, 135, 146, 193, 452
Lungenerweiterung 425; 37, 375
Lungengangrän 425; 70, 110, 114, 197
Lungenkatarrh 37, 87, 98, 132
Lungenkraut 131 f.; 97, 227, 246, 251, 261, 332, 346, 361, 363, 370, 400, 424, 425, 508
Lungenleiden 132, 145, 146, 210
Lungenödem 425; 34, 190
Lungenprozesse, Abheilung von tuberkulösen L. 25
Lungenschädigung 390
Lungenspitzenkatarrh 393
Lungenstauung 343, 406
Lungentuberkulose 425; 70, 110, 114, 186, 211, 251, 252, 346, 469
Lycopodium clavatum 39, 502
Lymphdrüsenschwellung 50, 450, 468
Lymphgefäßstauung 425; 87

Madenwürmer 425; 37, 106, 158, 207, 218, 312, 313, 314, 348, 443, 459, 481
Mädesüß 185; siehe Spierstaude
Magenbeschwerden 36, 265, 333
Magenbluten, Magenblutung 426; 43, 171, 212, 301
Magen-Darm-Diät 372

Magen-Darm-Erkrankungen, Magen-Darm-Leiden 52, 92, 137, 150, 202, 260, 322, 466
Magen-Darm-Funktionsstörung 175
Magen-Darm-Kanal 32, 49, 53, 55, 77, 78, 90, 92, 97, 103, 112, 113, 124, 128, 129, 131, 140, 143, 153, 154, 158, 164, 171, 174 f., 186, 192, 193, 197, 202, 207, 209, 235, 256, 260, 276, 328, 358, 470
Magen-Darm-Katarrh, Magen-Darm-Störungen 426 f.; 29, 33, 35, 37, 48, 49, 53, 59, 64, 75, 97, 113, 115, 120, 127, 131, 148, 153, 164, 173, 189, 193, 194, 210, 211, 218, 265, 266, 267, 326, 369, 431, 432, 435, 466
Magen-Darm-Krampfzustand 125, 127, 137, 171
Magen-Darm-Schwäche 67, 98, 179, 201
Magenerkrankung 260—272; 77, 102, 108, 339, 485
Magenerschlaffung 426
Magengeschwür 426; 59, 60, 104, 127, 153, 177, 192, 339, 341, 360, 459, 470, 487
Magenkatarrh, akuter und chronischer 388, 426; 30, 94, 104, 127, 131, 154, 177, 193, 196, 208, 264, 275, 360, 427, 428, 470
Magenkolik 427; 135
Magenkrämpfe 427; 32, 34, 77, 104, 177, 265
Magenkrebs 427; 360
Magenleiden 428; 321
Magenneurose 428
Magenpförtnerkrampf 369
Magensaftbildung, Störungen der M. 458
Magensaftbildung, Anregung der M. 261
Magensäurebildung, Anregung der M. 261, 273, 355, 486
 Fehlende M. 140, 355, 458, 459, 486
 Übermäßige M. 116, 140, 153, 154, 458
 Zu geringe M. 128, 140, 355, 458, 486
Magenschleimhautentzündung 428; 61, 71, 79, 128, 162, 208, 214, 268, 322, 339, 459
Magenschleimhautkatarrh 186, 195
Magenschleimhautschwund 354
Magenschmerzen 27, 140, 142, 177, 427, 428
Magenschwäche 428; 31, 121, 193, 200

Magensenkung 206, 260
Magenstörung 78, 197, 263
Magenverstimmung 153
Magen- und Zwölffingerdarmgeschwür 487; 127, 177, 192, 390, 470
Magerkeit 50, 341
Magersucht 322 f., **428**; 283
Maiglöckchen **133 ff.**, 227, 240, 277, 330, 332, 333, 342, 343, 344, 355, 401, 408, 410, 425, 456, 461, 508
Majoran **135 f.**; 227, 246, 254, 261, 263, 277, 290, 337, 339, 351, 365, 372, 376, 397, 419, 427, 440, 449, 454, 473, 476, 480, 495, 508
Malaria 180
Mandelentzündung **336, 428**; 61, 107, 139, 140, 182, 208, 393
Mandelvergrößerung **429**; 26
Mangold 175
Mariendistel **136 f.**; 213, 227, 241, 273, 387, 388, 393, 419, 421, 422, 430, 437, 450, 472, 478, 508
Marrubium vulgare 30, 501
Massage 328, 351, 356, 363, 394, 434, 446, 465, 477
Mastdarmentzündung 113, 334
Matricaria chamomilla 105, 506
— *discoidea* 105
Mäusedorn **137 f.**; 227, 240, 400, 419, 460, 472, 475, 513
Meerrettich **138 ff.**; 227, 234, 246, 261, 265, 277, 337, 347, 352, 358, 366, 374, 382, 386, 387, 397, 398, 402, 414, 422, 424, 427, 437, 440, 449, 459, 485, 487, 509
Meersalzlösungen zum Inhalieren 453
Meerzwiebel **140 ff.**; 72, 227, 240, 241, 246, 277, 330, 343, 410, 456
Meibomsche Drüse 345
Melilotus officinalis 187, 199, 244, 511
Melissa officinalis 142, 509
Melisse **142 f.**; 28, 36, 77, 125, 153, 154, 205, 227, 241, 254, 261, 263, 265, 273, 283, 286, 288, 316, 317, 323, 328, 332, 336, 338, 339, 351, 352, 356, 366, 367, 371, 372, 373, 376, 377, 391, 409, 410, 411, 412, 417, 418, 427, 429, 430, 438, 439, 442, 446, 448, 452, 453, 456, 471, 476, 477, 483, 509

Melissengeist 142, 446, 453, 477
Menarche 335
Menopause 336
Menorrhagie **388, 429**; 43, 75, 93, 151, 287
Menstruation **429 f.**; 29, 76, 118, 119, 164, 206, 283, 335, 358, 363, 388, 389, 432, 447
   Schmerzhafte M. **429**; 63, 77, 124, 143, 153, 154, 167, 199, 283, 284, 285, 292
   Schwache M. **429**; 25, 31, 67, 123, 143, 159, 286, 452
   Starke M. **429**; 43, 59, 61, 78, 196, 200, 287, 292
   Störungen der M. **429**; 75, 102, 127, 151, 166, 171, 196, 283, 284, 285, 287, 292
   Seltene M. **429**; 286, 452
   Fehlende M. **429**; 124, 167, 200, 286, 452
   Häufige M. 287, 388
Menstruationsverschiebung 430
Mentha aquatica 154, 512
— *piperita* 153, 509
Menyanthes trifoliata 71, 380, 504
Metallvergiftung 477
Meteorismus **350, 430**; 106, 121
Metrorrhagie **388**; 43, 93, 287
Migräne **257, 430**; 124, 125, 136, 137, 142, 189, 198, 363, 370, 375, 389, 464
Milchabsonderung, Steigerung der M. 33, 94, 116
Milcheiweiß 330, 377
Milchgebiß, schadhaftes **430**
Milchschorf **430 f.**; 26, 127, 181, 360, 369
Milzleiden **431**; 51, 66
Milzstauungen 201
Mineralmangel 444, 463, 464
Mistel **143 ff.**; 205, 227, 234, 241, 243, 254, 259, 287, 332, 338, 339, 340, 355, 367, 376, 389, 390, 409, 410, 418, 421, 430, 436, 444, 456, 485
Mitesser **431**; 325, 403 f.
Mitosegift 33, 91, 173
Mitralstenose 142
Mittelohrentzündung **431**; 105, 373, 442
Mittelohrvereiterung 442, 455
Mollsche Drüsen 345, 395
Mönchspfeffer 364, 372, 396

549

Moorkuren 430
Moorpackung 386, 434
Morphiumsucht 322
Müdigkeit 81, 161, 177, 350, 371, 452, 469, 484
Mumps 431 f.; 414
Mundfäule, Mundgeruch 432 f.
Mundhöhlenerkrankung 79, 167, 186
Mundschleimhautentzündung 433; 61, 79, 88, 105, 182, 208, 268, 307, 453, 463
Muskelkrämpfe 433; 77
Muskellähmung 406
Muskelrheumatismus, rheumatische Muskelerkrankung 433 ff., 449; 159, 176, 178, 185, 203, 298
Muskelschmerzen 140
Muskelschwäche 341, 365
Muskelschwielen 434
Muskelverhärtung, Muskelhärten 434, 448
Muskelzerrung 163
Muskelzuckungen 167, 403
Mutterkorn 288, 430
Muttermal 77
Myocardinfarkt 407 f.
Myocarditis 410; 448
Myogelosen 434
Myome 371, 389
Myomblutung 43, 78
Myrte 145 f.; 227, 246, 304, 513
Myrtus communis 145, 513
Myxödem 451; 48, 291, 340, 378

Nachtschweiß 435; 78, 456
Nacken-Neuralgie 63
Nagelbettentzündung 151
Nahrungsmittelallergie 435
Nahrungsmittelvergiftung 370, 415, 477
Nasenbluten, Nasenblutung 435 f.; 43, 167, 212, 301, 359
Nasenkatarrh 436; 35, 105
Nasennebenhöhlenkatarrh, Nasennebenhöhlenerkrankung 360, 454, 463
Nasenscheidewandverbiegung 350, 454, 462
Nasenschleimhautentzündung 453; 35, 145
Nasturtium officinale 55, 503

Nebenhöhlenerkrankung, Nebenhöhlenkatarrh 115, 145, 462
Nelkenwurz, echte 146, 227, 234, 263, 273, 277, 286, 324, 325, 336, 365, 366, 372, 374, 376, 387, 400, 412, 414, 422, 429, 448, 460, 463, 464, 476, 483, 509
Nephritis 441; 403
Nerium oleander 147, 240
Nervenberuhigungsmittel 96, 125, 254
Nervenentzündung, Nervenerkrankung 436; 63, 95, 177, 321, 347, 433, 448, 451
Nervenlähmung 148, 406
Nervenpunktmassage 465
Nervenrheumatismus 436; 178, 185
Nervenschmerzen 418, 436 f.; 62, 94, 140, 439, 469
Nervenschwäche 438 f.; 125, 153, 154, 179, 193, 328, 348, 365, 369, 370
Nervenstörungen, Nervenfunktionsstörungen 101, 399, 409
Nervensystem, Heilpflanzenzubereitungen gegen Erkrankungen des N. 254—259; 36
Nervosität 438 f.; 36, 70, 371, 465, 479
Nervosität des Kindes 438 f.
Nesselfieber 439, 464
Nesselsucht 439; 334, 380, 411, 472
Neuralgie 257 f., 415, 436 f.; 50, 63, 70, 102, 165, 398, 418, 434, 439, 452
Neurasthenie 438; 70, 81, 179, 328, 348, 369, 439
Neuritis 436, 437
Neurosen, neurotische Störungen 410, 438; 83, 283, 328, 335, 337, 338, 341, 360, 374, 428
Nierenbecken-Blasen-Entzündung 445
Nierenbecken-Blasen-Katarrh 365
Nierenbeckenentzündung 440; 38, 39, 107, 140, 402
Nierenbeckenkatarrh 440; 25, 365, 402
Nierenblutung, Nierenbluten 440; 25, 43, 171, 198, 212, 301
Nierenentzündung 441; 84, 198, 279, 280, 403, 436, 482
Nierenerkrankung 25, 41, 47, 52, 86, 125, 129, 150, 185, 193, 217, 368, 403
Nierenfunktion, Anregung der N. 279, 444

Nierenfunktionsschwäche, Nierenschwäche, Niereninsuffizienz **440 f.**; 25, 39, 46, 47, 58, 87, 156, 170, 179, 201, 219, 471
Nierenfunktionsstörungen 75, 156, 360, 463
Nierengefäßverkalkung 161, 330
Niereninfarkt 357
Nierenleiden 47, 76, 92, 122, 128, 129, 277, 281, 340, 415, 433, 457
Nierenreizung 56, 117, 198
Nierenschädigung 124, 390, 444
Nierensteine **441, 460 f.**; 84, 402
Nierentuberkulose 403, 469
Nierentumor 357
Nierenwassersucht 173
Niesen 35, 344, 398
Nieswurz, weiße und schwarze 344
Nikotin 415, 452, 487
Nikotinvergiftung 114

Obstipation **441, 464 f.**; 29, 51, 57, 64, 66, 87, 93, 106, 146, 158, 164, 178, 268, 452
Obstsäfte 322, 432
Occipetalneuralgie **418**; 257
Ödeme **441, 478**; 138, 142, 148, 161, 188, 198, 240, 363, 380, 399, 462, 464
Ohnmacht, Ohnmachtsanfälle **442**; 124, 338
Ohrenentzündung 107
Ohrensausen **442**; 152, 240, 380
Ohrenschmerzen **442**; 94, 142, 431
Ölbaum 148, 228
Olea europaea 148
Oleander **147 f.**, 227, 240, 241, 254, 261, 330, 332, 355, 366, 401, 409, 410, 427, 456, 478
Oligomenorrhoe **429**; 158, 286, 388
Olive **148 ff.**, 228, 241, 261, 269, 273, 304, 321, 400, 454, 464
Olivenöl 149, 447
Ölkuren bei Gallenleiden 128, 150
Ononis spinosa 86, 505
Origanum majorana 135, 508
Osteomyelitis **417**; 50
Osteoporose 417
Osterluzei **150 f.**, 228, 241, 304, 323, 326, 375, 396, 400, 408, 429, 472, 473, 475, 479, 513

Otitis **431**; 107
Otosklerose **442 f.**
Oxyuren **425**; 114, 443, 481

Panax ginseng 80
Pankreasinsuffizienz **443**; 109, 175
Pantothensäure 122, 399, 202
Papyrus Ebers 49, 140
Paratyphus 114, 195, 370
Paris quadrifolia 174
Parodontitis **482**; 195, 307
Parodontose **482 f.**; 146, 195, 307, 390, 443, 464
Passiflora incarnata 152, 513
Passionsblume **152 f.**, 229, 241, 254, 396, 452, 471, 479, 513
Peitschenwurm **443, 481**; 106
Pellagra 99
Pericarditis **407**; 63
Periode; siehe unter Menstruation, Regel und Regelstörungen
Pertussis 416
Petersilie 114, 277, 475
Pfefferminze **153 f.**; 41, 71, 104, 121, 125, 133, 228, 241, 254, 261, 263, 265, 273, 283, 290, 316, 339, 346, 365, 366, 370, 371, 372, 373, 377, 386, 387, 388, 389, 391, 410, 411, 412, 415, 418, 419, 421, 422, 426, 427, 428, 429, 432, 437, 438, 439, 452, 453, 456, 470, 476, 488, 509
Pfefferwurzel 138
Pflanzenheilkunde 20, 379, 484
Pfortaderstauungen 146, 201; siehe auch unter Stauungen im Pfortadergebiet
Pharyngitis **443, 446**; 107
Phlebitis **443, 472**
Phlegmone 374
Phosphorvergiftung 378
Picea abies 68
— *excelsa* 68, 504
Pilzerkrankungen 334, 443
Pilzvergiftung 378, 392
Pimpinella anisum 32, 501
— *saxifraga* 45, 502
Pimpinelle 332
Pinus silvestris 109, 507
Plantago alpina 186, 501
— *lanceolata* 185, 511
Plattfüße 455

551

Pleuritis **449**; 63
Plexus-brachialis-Neuralgie 63, 257
Pneumonie **424**; 193, 332
Pneumothorax 343
Pocken 444
Polyarthritis 395
Polygala amara 115, 507
Polygonum aviculare 196, 512
— *hydropiper* 199, 512
Polymenorrhoe **429**; 287, 388
Polyneuritis 436 f.
Polyneuropathie 436 f.
Polypen 350, 389, 406, 454, 462
Populus nigra 380
Porree 217, 354
Potentilla anserina 77, 504
— *silvestris* 194
— *tormentilla* 194, 512
Potenzschwäche 328
Prellungen **443**; 34, 162, 187
Primel **154 f.**, 175, 228, 246, 252, 261, 293, 328, 332, 342, 346, 361, 376, 398, 413, 424, 464
Primula officinalis 154, 509
Prostatahyperthrophie (-vergrößerung) **401, 443 f.**; 58, 83, 123, 353, 403, 477
Prostataleiden 121, 353, 443, 444
Prunus spinosa 172, 510
Pruritus **415**; 334
Psychoanalyse 396
Psychose 341
Psychotherapie, psychotherapeutisch 336, 338, 371, 374, 377, 396, 438, 456, 465
Pubertät 336, 348, 389
Pulmonaria officinalis 131, 508
Pulsatilla vulgaris 123, 507
Purpura **444 f.**; 380, 436
Purpurweide 201
Pyelitis **440**; 107, 139, 194, 203
Pyelocystitis 445
Pyelonephritis 194
Pylorospasmus **445**; 369
Pyurie der Kleinkinder 107

Quaddeln 439
Quecke **155 f.**, 228, 234, 269, 277, 304, 332, 357, 358, 363, 370, 375, 390, 397, 411, 420, 434, 440, 449, 454, 458, 463, 469, 478, 509

Quecksilbervergiftung 446
Quendel **156 f.**, 228, 246, 254, 263, 265, 337, 342, 361, 370, 372, 374, 401, 406, 413, 416, 424, 446, 454, 476, 509
Quercus pedunculata 60, 503
— *tinctoria* 168
Quetschungen **356, 446**; 34, 157, 163, 194, 212, 218, 306

Rachenentzündung 61, 94, 157, 189, 208, 209, 268, 462
Rachenkatarrh **446 f.**; 59, 97, 107, 125, 195, 443
Rachenschleimhautentzündung 35, 92, 116, 175, 184, 369, 453
Rachitis **447**; 58, 457
Radix Carlinae 179
— Ginseng 80
— *Liquiritiae* 178, 191
— *Rubiae tinctorum* 461
Rainfarn **157 f.**, 228, 261, 277, 286, 312, 325, 336, 346, 425, 429, 448, 459, 481
Rammstedtsche Operation 445
Rauchen, Abgewöhnen des R. 104, 364
Raute (Weinraute) **158 f.**; 114, 153, 154, 198, 228, 241, 261, 286, 289, 336, 338, 339, 345, 346, 350, 351, 357, 366, 371, 372, 375, 400, 417, 418, 419, 420, 429, 430, 448, 449, 457, 463, 476, 479, 509
Rauwolfia **159 ff.**, 228, 241, 254, 289, 327, 330, 338, 343, 355, 357, 367, 376, 377, 391, 410, 412, 420, 439, 456, 478, 479
Rauwolfia serpentina 159, 304
Raynaudsche Krankheit **339 f.**
Reflexzonenmassage 465
Regel, Regelschwäche, Regelstörungen **429 f.**; 28, 64, 76, 135, 158, 447, 465; siehe auch Menstruation
Ausbleibende R. **429**; 76
Schmerzhafte R. **429**; 105, 124, 143, 153, 159, 167, 173, 198, 200, 292, 389
Schwache, mangelhafte R. **429**; 67, 123, 143, 158, 159, 167, 198
Starke R. **429**; 43, 78
Regulationsstörungen im Bereich des Zwischenhirn-Hypophysen-Eierstock-Systems 389
Reis-Obst-Diät 439
Reitersche Krankheit (Trias) 402

Reizbarkeit, Reizerscheinungen 328, 363, 371, 437, 455, 465
Reizblase 447 f.; 352
Reizkörpertherapie 70
Reizleitungstörung im Herzen 135
Rekonvaleszenz 448; 50, 64, 81, 101, 170, 486
Rettich 265
Rhabarber 161 f.; 29, 228, 269, 273, 312, 321, 332, 335, 386, 388, 427, 464, 510
Rhamnus catharticus 117, 507
— *frangula* 66, 504
Rheum officinale 161, 510
— *palmatum var. tanguticum* 161
Rheuma, Rheumatismus 293—298, 393 f., 433 ff., 448 f.; 34, 39, 40, 41, 43, 46, 47, 51, 52, 59, 70, 76, 92, 99, 101, 110, 111, 124, 130, 131, 135, 140, 156, 165, 170, 173, 177, 185, 187, 188, 192, 194, 198, 201, 202, 206, 214, 237, 326, 380, 415, 436, 444, 464, 473; siehe auch Gelenkrheumatismus
Akuter Gelenkrheumatismus 393 f., 448
Muskelrheumatismus 433 ff., 449
Primär chron. G. 394 f., 448
Psychogener Rheumatismus 434
Sekundär chron. G. 394, 448
Rheumaknötchen 448
Rhinitis 453
Ribes nigrum 110
Ricinus communis 163, 510
Ringelblume 162 f., 228, 261, 286, 293, 304, 306, 323, 336, 356, 359, 370, 371, 375, 383, 387, 388, 389, 394, 396, 417, 419, 429, 446, 448, 450, 472, 477, 480, 496, 510
Rippenfellentzündung 449 f.; 50, 63, 124, 140, 173, 177, 214, 448
Rippenfellerguß 343
Rizinus 163 f.; 122, 169, 228, 269, 321, 335, 464, 481, 510
Rohkost 334, 379, 390, 402, 403, 412, 433, 483
Rosa canina 85, 505
Rose (Gesichtsrose) 450
Rosmarin 164 f.; 125, 198, 228, 241, 261, 277, 286, 288, 289, 296, 304, 316, 317, 323, 336, 339, 346, 351, 357, 366, 372, 375, 387, 391, 399, 415, 417, 418, 420, 427, 429, 433, 441, 448, 449, 453, 456, 463, 476, 479, 480, 510
Rosmarinbad 165, 317
Rosmarinus officinalis 164, 510
Roßkastanie 165 f., 228, 241, 243, 246, 304, 324, 344, 389, 400, 401, 412, 415, 419, 444, 456, 458, 459, 460, 467, 472, 473, 475, 477, 510
Rote-Bete-Rohsaft 424
Röteln 450
Rotlauf 450
Rubus fruticosus 53, 503
— *idaeus* 92, 505
Ruchgras 199
Ruscus aculeatus 137
Ruhr 450 f.; 61, 77, 107, 195, 267, 344, 370
Ruta graveolens 158, 199, 509

Safran 166 f.; 228, 254, 336, 389, 417, 429, 448, 460, 510
Saftfasten 265, 337, 386, 432, 439, 494
Salbei 167 f.; 104, 228, 265, 288, 304, 325, 326, 332, 337, 342, 366, 370, 374, 376, 379, 386, 387, 401, 405, 406, 422, 426, 433, 435, 451, 453, 454, 457, 469, 480, 482, 483, 485, 488, 510
Salix alba 201, 380, 513
— *amygdalina* 201
— *caprea* 201, 513
— *cinerea* 201, 513
— *fragilis* 513
— *pentandra* 201, 513
— *purpurea* 201, 380, 513
Salvia officinalis 167, 510
Salweide 201
Salzfußbäder 385, 442
Salzsäuremangel im Magensaft 140, 193, 354, 355, 486
Sambucus nigra 94, 506
— *racemosa* 95, 505
Sammeln von Heilpflanzen 489 ff.
Anweisungen 491
Sammelanweisungen 491 f.
Sammelplätze 492
Sammelzeit 493
Sanddorn 168 ff.; 228, 241, 245, 273, 277, 337, 377, 455, 458, 475, 477, 510
Sandsegge 358

553

Sanguisorba officinalis 46, 207, 513
Saponaria officinalis 174, 511
Sarothamnus scoparius 43, 502
Sauerampfer 52, 299, 358
Sauerkraut 299, 312, 458
Sauermilch 361
Sauerstoffmangel 246, 408, 455
Sauna 328, 363, 434
Säure-Basen-Gleichgewicht 456
Säurebildung des Magens 109, 201, 428
  Mangelnde S. 71, 116, 201, 428
  Übermäßige S. 154
Schachtelhalm 62; siehe Ackerschachtelhalm
Schafgarbe 170 f.; 28, 52, 62, 104, 229, 234, 237, 241, 243, 261, 273, 277, 283, 288, 289, 301, 316, 318, 323, 324, 325, 326, 332, 336, 339, 340, 342, 343, 344, 347, 348, 351, 358, 366, 367, 371, 381, 385, 387, 388 389, 390, 397, 400, 401, 405, 408, 409, 410, 417, 419, 420, 424, 426, 427, 429, 433, 436, 441, 444, 448, 451, 456, 457, 463, 467, 470, 472, 473, 475, 479, 480, 510
Schälkuren 326
Schalleitungsschwerhörigkeit 442
Scharbock 451, 458; siehe auch Skorbut
Scharbockskraut 130
Scharlach 444
Scheibenkamille 105 f., 312
Scheidenentzündung 451; 61, 365, 453
Scheidenkatarrh 288, 346
Scheidensenkung 352
Scheidenspülungen 268, 288
Schilddrüsenerkrankung 421, 451 f., 456, 49, 56
Schilddrüsenüberfunktion 451 f.; 168, 211, 218, 219, 322
Schilddrüsenunterfunktion 452; 48, 168, 218, 291, 340, 378, 459
Schizophrenie 391
Schlaflosigkeit 452 f.; 36, 43, 152, 153, 154, 199, 257, 259, 377
Schlafmittel 96, 143, 322, 330
Schlafstörungen 70, 152, 289, 333, 343, 350, 351, 363, 369, 377, 438, 467, 478
Schlafsucht 188, 199, 354, 380, 452
Schlaganfall 205, 244, 340, 356, 474
Schlangenwurzel, virginische 290

Schlehe, Schlehdorn 172; 31, 104, 229, 241, 269, 277, 321, 324, 326, 464, 510
Schleimhautblutung 426, 444
Schleimhautentzündung 453; 76, 105, 150, 162, 212, 262, 269, 369, 372
  S. der Atmungsorgane 453; 185
Schleimhauterkrankung 303 ff.; 61, 78, 87, 166, 207, 208, 212, 213, 346
Schleimhautgeschwür 78
Schleimhautkatarrh 454; 97, 207, 350
Schleimhautreizung 454
Schleimhautrisse 324, 334
Schleimhautveränderung 260
Schluckauf 344, 453; siehe auch Aufstoßen
Schluckbeschwerden, Schluckschmerzen 344; 50, 401
Schlucksen 344
Schlüsselblume 154, 293
Schmerzstillende Mittel 296 f.; 127, 135, 142, 172, 202, 450
Schnupfen, Schnupfenmittel 453 f.; 35, 58, 75, 94, 135, 150, 350, 451, 462
Schöllkraut 172 ff.; 229, 273, 366, 367, 371, 386, 388, 389, 393, 397, 400, 405, 412, 421, 422, 427, 449, 450, 471, 478, 511
Schreckhaftigkeit 438
Schreibkrampf 347
Schrumpfleber 378, 392
Schrumpfniere 454 f.; 84, 279, 343, 403
Schuppen 53, 310, 311, 369, 404
Schüttelfrost 63, 382, 469
Schwächezustände, Schwäche 328 f., 455; 34, 70, 81, 170, 240, 254, 336, 478
Schwachsinn 375
Schwamm 77
Schwangerschaft 29, 44, 56, 159, 173, 214, 324, 336, 348, 360, 371, 419, 442, 468
Schwangerschaftserbrechen 455; 360
Schwangerschaftstoxikose 433
Schwarzpappel 380
Schweißausbruch 129, 289, 371, 373, 389, 408, 479
Schweißdrüsenüberfunktion 211, 307, 383, 438
Schweißekzem 305
Schweißfüße 455; 384
Schweißtreibende Wirkung 456 f.; 94, 111, 135, 179, 196, 308, 315

Schwellungen 53, 70, 356, 374, 383, 394, 452, 468
Schwerhörigkeit 380, 470
Schwimmen 322, 341, 400, 418, 438
Schwindel 455 f.; 124, 159, 177, 188, 199, 205, 207, 328, 338, 350, 354, 371, 380, 438, 442, 452, 479
Schwitzen 435, 456; 129, 388, 447, 485
Schwitzpackungen 361, 398, 453
Scilla maritima 140, 240
— *maritima alba* 141
— *maritima rubra* 141
Seborrhoe 111, 311, 326, 399, 404
Secale cornutum 288
Seelsorge 377, 413, 456, 465
Sehnenscheidentuberkulose 469
Sehschwäche, nervöse 457; 159, 258
Sehstörungen 167, 332, 335, 349, 457
Seifenkraut 174 f.; 32, 229, 234, 241, 246, 269, 277, 347, 361, 365, 397, 405, 413, 426, 449, 456, 458, 460, 463, 478, 485, 511
Selbstvergiftung durch den Darm 37, 177
Sellerie 435
Senecio Fuchsii 504
— *vulgaris* 118, 507
Senfsamenkur 177
Senf, schwarzer 175 ff., 229, 246, 261, 299, 304, 323, 339, 346, 351, 361, 412, 415, 424, 425, 437, 449, 459, 464, 481, 511
Senf, weißer 177 f.; 175, 366, 372, 422, 427, 458, 476
Senfbäder bei Muskelrheumatismus 176
Senfmehlaufschläge 388
Senföl, Herstellung 176
Senfpackungen 176, 177
Senfpflaster 176
Sennes 178 f., 269, 286, 312, 321, 324, 335, 336, 386, 429, 448, 463, 464
Sennesblätter 104, 158, 162, 229, 313, 386
Sensibilisierung 327, 404, 435
Sepsis 351, 444
Sexualhormone 329, 331
Sexualneurose 335
Sickerblutungen 358
Silberdistel 179 f., 229, 254, 261, 304, 312, 325, 346, 366, 374, 381, 425, 427, 428, 438, 441, 459, 481, 511
Silberweide 201, 380

Silikose 457 f.; 145
Silybum Marianum 136
Simmondsche Krankheit (Kachexie) 322
Sinapis alba 175, 177
Sinnesorgane, Schädigung der S. 321
Skorbut 458; 170, 217, 451
Skrofulose 458 f.; 50, 58, 59, 76, 97, 111, 196, 350, 369
Sodbrennen 458 f.; 71, 177
Solidago virgaurea 83, 505
Sommercholera 364
Sommerdiarrhoe 195, 372
Sommersprossen 459
Sonnenbäder 328, 374, 402, 418, 433
Sonnenblume 180 f., 229, 246, 304, 325, 375, 383, 431, 450, 468, 472, 480, 511
Sonnenblumenkerne 180
Sonnenblumenöl 128, 180, 181, 330, 468
Sonnenhut 181 f.; 151, 229, 249, 332, 337, 345, 346, 374, 396, 398, 401, 402, 406, 409, 416, 419, 433, 450, 453, 461, 472
 Blasser S. 181
 Roter S. 181
 Schmalblättriger S. 181
Sonnentau 183 f.; 157, 229, 246, 332, 361, 413, 416, 433, 453, 511
Sorbus aucuparia 56, 503
Spaltirrsinn 391
Spanischfliegenpflaster 70
Spannungszustand, prämenstrueller 371
Sphinkterdehnung 325
Spierstaude, Spierstrauch (Mädesüß) 185; 229, 234, 241, 246, 254, 277, 288, 293, 304, 368, 376, 380, 394, 395, 398, 410, 441, 449, 463, 478, 511
Spinacia oleracea 175
Spiraea ulmaria 380, 511
Spiritus, russischer 70
Spitzwegerich 185 ff.; 28, 97, 132, 157, 229, 234, 241, 246, 251, 261, 304, 332, 342, 346, 349, 351, 354, 357, 361, 364, 376, 406, 413, 416, 419, 420, 424, 427, 441, 463, 469, 480, 486, 487, 511
Spontanhypoglykämie 485
Springwürmer 459
Sprue, indische 459, 466
Sprühtrocknungsverfahren zur Herstellung von Teepulvern 39, 496

Spulwürmer **459**; 28, 37, 106, 113, 114, 158, 179, 206, 218, 312, 313, 314, 348, 481
Spurenstoffe 330, 358
Star, grüner (Glaukom) **459** f.; 245, 344, 360
Star, grauer (Alters-) **335**, 459
Stauchungen **460**; 187
Staublunge **457**; 145
Stauungen, Stauungserscheinungen **460**; 45, 51, 54, 66, 73, 102, 138, 140, 170, 212, 240, 343, 396, 474
Stauungen im Pfortadergebiet **460**; 87, 102, 137, 146, 175, 201, 351,
Stauungsbronchitis 143
Stechpalme **187**, 229, 381, 397, 449, 511
Steinbildung 39, 41, 76, 86, 127, 422
Steinklee **187** ff., 199, 229, 241, 244, 345, 361, 374, 383, 391, 400, 419, 449, 467, 472, 475, 478, 511
Steinleiden **460** f.; 25, 47, 326, 357, 440, 441
Stenokardie 103
Sternanis 251
Stiefmütterchen 358, 380, 456
Stimmänderung, Stimmstörung **461** f.; 406
Stirnhöhlenentzündung, akute 462
Stirnhöhlenkatarrh 462 f.
Stockrose **189**, 246, 361, 366, 376, 413, 427, 446, 511
Stoffwechsel, Anregung des S. **234—239**, **463**; 39, 50, 76, 82, 95, 131, 170, 171, 181, 196, 201, 278, 279, 294, 309, 323, 326, 331, 333, 358, 390, 395, 446, 449
Stoffwechselerkrankungen, Stoffwechselkrankheit, Stoffwechselleiden **463** f.; 38, 47, 56, 92, 101, 140, 175, 185, 193, 321, 415, 494
Stoffwechselstörungen **357** f., **397**, **463** f.; 25, 45, 47, 56, 84, 146, 156, 186, 192, 206, 293, 353, 399, 405, 454, 456, 482, 485
Stoffwechselträgheit 201, 219, 382
Stomatitis **433**, **463**; 61, 182, 208
Strahleneinwirkung 303, 336
Stress-Situation 340
Strophanthin 27, 45, 134, 142, 147, 333, 409, 411

Strophanthus **189** ff.; 72, 141, 229, 240, 241, 254, 340, 343, 408, 409, 410, 425, 456
Strophanthus gratus 189, 240
— *hispidus* 189
— *kombé* 189
Stuhlträgheit **464**; 41, 79, 98, 193, 201, 209, 213, 285, 325, 326, 335, 451, 452, 480
Stuhlverstopfung **464** ff.; 92, 324, 326, 366, 441, 467, 477
Suboccipetal-Neuralgie 63, 257
Suchtkrankheiten 322
Suchtmittelmißbrauch 240, 377
Süßholz **191** f.; 59, 97, 98, 104, 111, 133, 157, 178, 196, 229, 234, 246, 269, 277, 313, 321, 324, 332, 361, 379, 390, 397, 412, 426, 430, 434, 448, 449, 463, 464, 488, 512
Symphytum officinale 40, 502
Symptomenkomplex, gastrokardialer (Roemheldscher) 106, 272
  Rheumatischer S. 449
  Variköser S. 45
  Venöser S. 139
Syphilis 406, 408
Syringa vulgaris 380

Tabak 334
Tabelle der gleichsinnig wirkenden Heilpflanzen **221—230**
Tanacetum vulgare 157, 509
Taraxacum officinale 130, 508
Taulaufen 339, 349, 401, 457
Tausendgüldenkraut **192** f.; 28, 229, 241, 254, 261, 273, 283, 299, 312, 323, 328, 339, 344, 347, 349, 354, 355, 357, 364, 371, 372, 373, 377, 380, 382, 385, 387, 391, 393, 397, 418, 420, 422, 426, 427, 429, 438, 448, 458, 463, 464, 470, 476, 485, 486, 487, 512
Teefasten 265
Teemischungen und Frischsäfte gegen Erkrankungen der Leber und der Gallenwege **273—276**
Teemischungen und Frischsäfte gegen Nieren- und Harnleiden **277—282**
Terpentinöl 68, 69, 70, 109, 110
Tetanie **466** f.; 360, 451

Thermalbäder 434, 457
Thrombophlebitis 467; 34, 138
Thrombose 467 f.; 34, 151, 188, 212, 240, 408, 409, 472
Thuja occidentalis 157
Thymian 193 f.; 132, 133, 208, 210, 230, 246, 249, 263, 277, 312, 316, 318, 325, 332, 337, 342, 346, 352, 361, 366, 370, 372, 374, 376, 400, 402, 413, 416, 419, 424, 425, 433, 440, 441, 443, 453, 454, 459, 469, 476, 480, 481, 512
Thymus serpyllum 156, 509
— *vulgaris* 193, 512
Thyreotoxikose 168
Tilia grandifolia 129, 508
Tollkirsche 366
Tonsillenhypertrophie 429
Tonsillitis 107, 139
Tormentill 194 f.; 38, 61, 100, 189, 230, 265, 287, 301, 304, 312, 324, 325, 352, 364, 365, 366, 367, 370, 372, 375, 382, 389, 400, 401, 406, 426, 427, 444, 446, 450, 459, 470, 476, 480, 482, 483, 488, 512
Tormentilla erecta 194
Toxoplasmose 468
Trachom 350
Tränensackeiterung 350
Tranquillizer 467
Traubensaftkur 322, 378
Tremor 380
Trichterbrust 447
Triebhaftigkeit 396
Triebverdrängung 440
Trigeminusneuralgie 418, 437, 469; 63, 257
Trigonella foenum-graecum 49, 503
Trinkkuren 353
Tripper 480
Triticum repens 509
Trockenbürsten 322, 328, 361, 400, 402
Trocknen von Heilpflanzen 491 ff., 494
Tropaeolum majus 106, 506
Tuberkulose 251 ff., 469; 37, 50, 168, 197, 322, 323, 328, 357, 369, 370, 378, 406, 424, 440, 449, 456
Tumor 322, 334, 355, 389
Tumoranämie 353 f.
Turnen 322

Tussilago farfara 97, 506
Typhus 469 f.; 43, 107, 114, 351, 370, 414
Übelkeit 470; 27, 90, 137, 147, 174, 199, 218, 350, 371, 380, 389, 403
Überanstrengung, Überarbeitung 81, 240, 347, 415, 434
Überempfindlichkeit, Überempfindlichkeitsreaktion 326 ff.; 107, 161, 360, 380, 390, 404, 411, 447, 464
Übererregbarkeit, geschlechtliche 396, 470; 96
Nervöse Ü. 125, 160, 211, 218, 311, 387, 415, 451, 452, 455, 457, 466
Übergewicht 321, 473, 479
Überwärmungsbad 434
Ulcus cruris 419, 441, 470, 471; 50, 130, 138, 151, 181, 182, 188, 212, 268, 306; siehe auch unter offene Beine
Ulcus duodeni 487
Ulcus ventriculi 426, 459
Umstimmung, Umstimmungsmittel, Umstimmungskur 470; 25, 46, 201, 358, 370
Unfruchtbarkeit 414
Unruhe, Unruhezustände 471; 152, 205, 289, 292, 363, 369, 371, 380, 451, 465, 470, 485
Unterhautzellgewebsentzündung 105, 218, 374, 483
Unterleibserkrankung 41
Unterleibskatarrh 288
Unterleibsschmerzen 371
Unterschenkelgeschwür 441, 471 f.; 40, 105, 137, 166, 268, 470
Unterwassergymnastik 434
Unterwassermassage 434
Unwohlsein 469
Urämie 403; 84, 343, 360, 401
Ureteritis 402
Urethritis 402
Urginea maritima 140, 240
Urinausscheidung, Steigerung der U. 55, 97, 130, 165
Urtica dioica 50, 503
Urtikaria 439, 472; 334, 380

Vaccinium myrtillus 87, 505
Valeriana officinalis 36, 502

557

Varizen 472
Vegetarische Kost, Vegetarismus 400, 402, 432, 457
Vegetative Dystonie 373; 70, 82, 334, 393, 467
Veilchen 195 f.; 28, 32, 59, 97, 175, 230, 234, 246, 249, 277, 293, 304, 306, 332, 337, 342, 343, 346, 358, 361, 375, 376, 380, 390, 397, 398, 405, 406, 413, 416, 424, 427, 430, 441, 448, 449, 456, 458, 463, 478, 486, 487, 512
Venenblutung 359
Venenbruch 212
Venenentzündung, Venenerkrankung 472 f.; 138, 139, 151, 165, 166, 212, 240, 243, 244, 443
Venenerweiterung 473 f.; 138, 166, 243, 472
Venenleiden 137, 211
Venenthrombose 474 f.
Veratrum album 344
Verätzungen 182, 305
Verbascum thapsiforme 114, 507
Verbrennungen 359, 475 f; 102, 182, 218, 305
Verdauungsbeschwerden 32, 121, 131
Verdauungsorgane, Erkrankung der V. 33, 158, 177, 236, 321
Verdauungsschwäche 28, 71, 135, 146, 159, 341
Verdauungsstörungen 372 f., 476; 37, 57, 66, 128, 385, 401
Vergiftungen 476 f.; 27, 45, 58, 61, 81, 85, 119, 147 f., 158, 167, 174, 188, 203, 360, 370, 419, 433, 436, 444, 452, 466
Verjüngung 329
Verkalkung 477; 37, 131, 144, 237, 240, 408
Verkrampfungen 373, 385, 396, 401, 434, 465
Verkrümmung der Beine und der Wirbelsäule 447
Verödungsbehandlung 138, 324, 473
Verrenkungen 446
Verstauchungen 477; 40, 157, 356
Verstimmung, depressive 328, 350, 371, 478
Verstopfung 464 f.; 29, 31, 37, 64, 67, 76, 97, 106, 113, 118, 155, 172, 177, 178, 195, 206, 209, 213, 268, 270, 272, 285, 292, 324, 326, 341, 364, 369, 371, 452, 477
Vinca minor 160
Viola odorata 195, 380, 512
— *tricolor* 380
Viscum album 143, 509
Vitamine 51, 55, 329, 330, 331, 333, 417
Vitamin A 51, 55, 94, 121, 148, 149, 156, 215, 285, 303, 326, 331, 399, 414, 451
Vitamin B_1 81, 85, 121, 122, 215, 333, 437, 473
Vitamin B_2 81, 85, 121, 122, 206, 215, 333, 437
Vitamin B_3 122
Vitamin B_5 122
Vitamin B_6 122, 354, 399, 461
Vitamin B_{12} 299, 354, 355, 399, 415, 432, 437, 439
Vitamin-B-Komplex 88, 94, 95, 156, 217, 257, 333, 417, 430, 436
Vitamin-B-Mangelzustand 218, 461, 486
Vitamin C 51, 53, 55, 56, 57, 58, 69, 70, 85, 86, 88, 92, 94, 99, 121, 130, 143, 168, 181, 182, 206, 215, 217, 294, 299, 331, 337, 356, 382, 444, 454, 455
Vitamin-C-Mangelzustand 69, 86, 92, 101, 218, 444, 458
Vitamin D 55, 130, 303, 344, 447, 461, 466
Vitamin D_2 399
Vitamin E 55, 85, 86, 122, 215, 331, 414
Vitamin F 414
Vitamin K 85, 444
Vitamin P 34, 99, 204, 356
Vitaminmangel, Vitaminmangelkrankheiten, Vitaminmangelzustände 458, 477; 55, 56, 99, 217, 218, 334, 415, 444, 461, 463, 464, 483, 486, 487
Vitaminstoffwechsel 329
Vitex agnus-castus 364, 371, 396
Vogelknöterich 196, 230, 251, 287, 332, 363, 365, 366, 367, 389, 425, 427, 444, 469, 512
Völlegefühl 35, 57, 71, 176, 350, 363
Vorsteherdrüse 123, 443
Vorsteherdrüsenvergrößerung 443 f.; 403, 477; siehe auch unter Prostatahypertrophie

Wacholder **197 f.**; 29, 71, 104, 230, 234, 246, 249, 261, 263, 277, 286, 296, 297, 304, 323, 326, 332, 336, 339, 346, 358, 366, 368, 371, 372, 375, 386, 387, 390, 395, 397, 406, 412, 415, 418, 422, 427, 429, 430, 434, 439, 441, 448, 458, 460, 463, 469, 471, 476, 478, 512
Wacholderbeerkur 198, 262
Wachstumsstörung 433
Wadenkrampf **477**; 77, 243, 433
Wadenschmerzen 339
Wahnvorstellung 160
Waldmeister **198 f.**, 230, 234, 254, 277, 346, 377
Walnuß 290, 316, 358, 457
Walnußöl 128
Wärmebehandlung 353, 392
Warzen **478**; 173
Warzenmittel 173
Wasseransammlungen 51, 73, 76, 87, 97, 125, 141, 156, 185, 198, 206, 217, 219, 277, 380, 411, 462; siehe auch unter Ödeme
Wasseranwendungen, Wasserbehandlung 328, 388, 389, 394, 402, 457
Wasserausscheidung, Vermehrung der W. 25, 27, 39, 45, 47, 75, 83, 132, 141, 147, 148, 169, 170, 171, 191, 280
Wasserkopf 468
Wasserlassen 240, 444, 447, 484
Wasserminze **154**, 234, 241, 243, 246, 265, 277, 370, 371, 386, 410, 418, 421, 427, 429, 438, 452, 480, 512
Wasserpfeffer **199 f.**; 61, 230, 261, 336, 351, 364, 370, 400, 417, 444, 512
Wassersucht **441, 478**; 19, 25, 41, 47, 66, 75, 76, 84, 85, 94, 128, 173, 198, 205, 219, 281
Wassertreten 457
Wechselbäder (Sitz-, Voll-, Fußbäder) 352, 363, 384, 385, 433, 457
Wechseljahre **478 f.**; 241, 289, 336, 363, 417
Wegwarte **200 f.**, 230, 234, 261, 273, 277, 288, 299, 301, 312, 321, 324, 332, 344, 355, 358, 365, 382, 385, 387, 390, 393, 397, 400, 419, 422, 426, 427, 431, 460, 463, 467, 472, 473, 486, 487, 513
Wehenschwäche **479 f.**; 34, 45, 93

Weide **201 ff.**, 230, 234, 261, 277, 293, 304, 380, 395, 456, 513
Weil-Felixsche-Reaktion 470
Weinraute **158 f.**; siehe auch unter Raute
Weißblütigkeit **423**, 436
Weißdorn **203 ff.**, 230, 241, 243, 254, 289, 330, 332, 333, 338, 340, 343, 355, 357, 367, 373, 377, 379, 391, 400, 401, 408, 409, 410, 411, 418, 419, 420, 438, 444, 456, 467, 472, 473, 475, 479, 485, 513
Weißfluß **480**; 76, 288, 346, 381, 451
Weizenkleie 318
Wermut **206 f.**; 31, 71, 158, 192, 230, 234, 241, 254, 261, 273, 277, 286, 289, 299, 312, 323, 325, 326, 328, 336, 339, 344, 347, 351, 354, 355, 357, 364, 365, 377, 378, 379, 385, 387, 390, 391, 397, 412, 418, 420, 422, 425, 426, 428, 429, 441, 443, 448, 449, 456, 458, 459, 463, 464, 470, 478, 479, 480, 481, 485, 487, 495, 513
Wiesengrasdermatitis 404
Wiesenknopf, großer **207 f.**; 46, 230, 246, 261, 337, 370, 405, 422, 433, 444, 446, 453, 454, 513
 Kleiner W. **207 f.**, 416
Wirbelsäulenveränderungen 351
Wolfsmilch 478
Wollblume 114
Wunden **480**; 75, 102, 162, 163, 188, 202, 208, 210, 305, 306
 Schlecht heilende W. **480**; 25, 26, 40, 87, 163, 186, 187, 209, 305, 306
Wundklee **208**, 230, 234, 273, 321, 325, 374, 463, 464, 480, 513
Wundliegen 163
Wundsein der Kinder **480**; 39
Würmer **481**; 28, 66, 113, 157 f., 206, 209, 218, 325, 348, 366
Wurmerkrankungen, Wurmkrankheit **312 ff., 481**; 131, 177, 194, 334, 346, 366
Wurmfarn **209 f.**, 230, 312, 325, 346, 481, 513
Wurminfektion **481**; 43, 312
Wurmmittel **312 ff., 481**; 28, 43, 66, 85, 121, 122, 158, 179, 206, 209, 210

Yohimbe-Rinde 290

Ysop 210f., 230, 246, 261, 304, 346, 361, 366, 405, 417, 425, 427, 438, 451, 457, 513

Zahnfäule 482
Zahnfistel 482; 105, 209, 381
Zahnfleischblutung 43
Zahnfleischeiterung 105
Zahnfleischentzündung, Zahnfleischerkrankung 482; 53, 88, 147, 167, 195, 307, 483
Zahnfleischschwund 482 f.; 443
Zahnschmerzen 483; 94, 142, 146
Zahnwanderung 483
Zahnwurzelerkrankung 483; 146
Zauberstrauch, virginischer (Hamamelis) 211 ff., 230, 241, 323, 325, 346, 356, 389, 396, 400, 417, 419, 424, 426, 436, 444, 467, 472, 473; siehe auch unter Hamamelis
Zaunrübe 213 f., 230, 234, 261, 304, 321, 350, 365, 395, 427, 449, 453, 513
Zellgewebsentzündung 483; 50, 105, 218
Zellstoffwechsel 236, 485
Zerebralsklerose 161

Zerrungen 70
Ziegenpeter 431 f.
Zinnkraut 26, 61, 186, 316, 318, 335, 402; siehe Ackerschachtelhalm
Zitrone 458
Zittern 380, 451, 486
Zivilisationskrankheiten 484, 487
Zuckerkrankheit 484 f.; 52, 89, 131, 140, 206, 219, 237, 271, 325, 334, 340, 347, 367, 383, 415, 433, 436, 480
Zuckermangelkrankheit 485 f.
Zungenbrennen 486 f.; 351, 354
Zwiebel 214 ff.; 208, 230, 234, 241, 243, 246, 249, 261, 265, 299, 312, 326, 332, 346, 354, 355, 356, 358, 361, 364, 366, 374, 382, 383, 390, 391, 399, 410, 411, 413, 414, 425, 435, 441, 442, 463, 477, 478, 481, 485, 513
Zwiebelsirup bei Husten 219
Zwischenrippenneuralgie 415
Zwölffingerdarmgeschwür 487 f.; 127, 177, 192, 470
Zwölffingerdarmkatarrh 127
Zyanose 240
Zystenniere 357

Fremdwörter erklärt

Achäne: Frucht der Korbblütler, die sich bei der Reife nicht öffnet (Schließfrucht).
Adipositas: Fettleibigkeit.
adstringierend: zusammenziehend.
Aldehyd: chemische Verbindung; Oxydationsprodukt des primären Alkohols.
Alkaloide: komplizierte, stickstoffhaltige Kohlenstoffverbindungen, die in vielen Pflanzen vorkommen und meist starke physiologische Wirkungen besitzen.
Allergene: Stoffe, die allergische Krankheiten hervorrufen.
Alopecie: krankhafter Haarausfall, Kahlheit.
Alveolarpyorrhoe: Entzündungserscheinung am Zahnfleischrand.
Amine: Abkömmlinge des Ammoniaks, bei denen die Wasserstoffatome ganz oder teilweise durch einwertige Kohlenwasserstoffe ersetzt sind.
Aminosäuren: einfachste Bausteine der Eiweißkörper.
amorph: formlos, ungestaltet, strukturlos; der physikalische Gegensatz ist kristallin.
Anaphylaxie: Sonderform der Allergie. Überempfindlichkeit auf Grund einer Antigen-Antikörper-Reaktion nach Zufuhr von Eiweiß unter Umgehung des Magen-Darm-Kanals.
Anästhetika: schmerzstillende Mittel.
Analprolaps: Vorfall der Afterschleimhaut, meist mit Hämorrhoiden verbunden.
anatomisch: den Körperbau betreffend.
Anthrachinon: Oxydationsprodukt des Anthrazens (aus Steinkohle und Teer gewonnene chemische Verbindung).
Antigene: Stoffe, die im Körper die Bildung von Gegenstoffen, die „Antikörper", hervorrufen.
antikonvulsiv: entkrampfend.

Antiphlogistikum: Mittel zur Lokalbehandlung von Entzündungen.
Aperitivum: eröffnendes Abführmittel; appetitanregendes Mittel.
Apoplexie: Schlaganfall.
Arrhythmie: Mangel an Ebenmaß; hier die zeitliche Unregelmäßigkeit der Herzbewegung.
Arteriosklerose: so nennt man die Arterien- oder Schlagaderverkalkung. Dies ist die häufigste krankhafte Veränderung der Arterien besonders im höheren Lebensalter. Hauptursachen: mechanische Abnutzung durch Überanstrengung, Blutdrucksteigerung, Ernährungsstörungen der Gefäßwand, chemische Einflüsse wie durch Genußgifte (Nikotin, Alkohol), Stoffwechselstörungen (Neutralfette, Cholesterin), Bakteriengifte (Toxine), Infektionen und erbliche Belastung.
Assimilation: Angleichung; auf den Stoffwechsel bezogen, bedeutet Assimilation allgemein Aufnahme der Nahrungsstoffe und ihre Umwandlung zu körpereigenen Substanzen. Im engeren Sinne: in der grünen Pflanze die Bildung von Kohlehydrat aus Kohlensäure und Wasser unter Einwirkung der Sonnenstrahlen.
Asthenie: Kraftlosigkeit, Schwäche;
asthenisch: kraftlos, schwächlich.
Atherom, Atheromatose: Einlagerung von fettähnlichen Stoffen (Lipoiden) in die Gefäßwand. Die Atheromatose bildet die Vorstufe der Sklerose = Verkalkung.
Atonie: Schlaffheit; Herabsetzung des Spannungszustandes der Muskulatur.
Atrophie: Organschwund durch Ernährungsstörungen (und Nichtgebrauch der Organe).

Biopsie: Untersuchung von Gewebematerial, das lebenden Personen entnommen ist, z. B. durch Punktion.

Bronchiektasie: Erweiterung (zylindrische oder sackartige Ausdehnung) der Bronchien.
Bronchopneumonie: katarrhalische Lungenentzündung.

Chemotherapeutika: chemische, meist synthetisch oder halbsynthetisch hergestellte Substanzen, die auf krankmachende Erreger einwirken, z. B. Sulfonamide und Antibiotika.
Chloride: chemische Verbindungen; Salze der Salzsäure.
Chlorophyll: grüner Pflanzenfarbstoff, der durch Aufnahme von Lichtenergie Träger der Assimilation des Kohlendioxyds wird (Photosynthese).
Chlorose: Bleichsucht; Form der Anämie.
Cholelithiasis: Gallensteinleiden, Gallensteinkolik.
Cholera nostras: einheimische, unechte Cholera; Brechdurchfall.
Cholesterin: ein komplizierter fettähnlicher Stoff wie Lezithin. Es ist lebensnotwendig und stammt größtenteils aus der Nahrung, kann aber auch im Körper aufgebaut werden. Der Ort der Synthese ist unbekannt. In der Nebennierenrinde erfolgt die Speicherung. Der Mensch besitzt nur eine begrenzte Abbau- und Ausscheidungsfähigkeit für Cholesterin. Zufuhr übergroßer Mengen (mit Butter, Eiern und anderen tierischen Fetten) führt zum Anstieg der Fettwerte im Blut, was wiederum die Atheromatose und die Bildung von Cholesterinsteinen in der Gallenblase begünstigt.
Cholezystopathie: Erkrankung der Gallenblase; Gallenfunktionsschwäche.
Cholin: Gewebshormon und ein Baustein des Lezithins.
Chromogen: Farbstoffbildner.
Comedonenquetscher: Instrument zum Ausdrücken der Comedonen (Mitesser).

Dekubitalgeschwür: Druckbrand, Wundsein; das Sichdurchliegen des Kranken bei mangelhafter Gewebsernährung.

Diastase: ein Ferment, das Kohlehydrate spaltet.
Diathese: auf Gleichgewichtsstörungen des Stoffwechsels beruhende Veranlagung zu bestimmten Krankheiten; krankhafte Beschaffenheit der Gewebe und Säfte.
Dilatation: Dehnung, Erweiterung von Körperteilen, z. B. des Herzens.
Disposition: Krankheitsbereitschaft; diejenige Beschaffenheit des Organismus, die die Voraussetzung für die Wirkung schädigender Einflüsse ist.
Duodenitis: Entzündung des Zwölffingerdarms.
Dysenterie: Ruhr.
Dyskinesie: Bewegungsstörung; durch die Bewegungsnerven bedingte Fehlfunktion, z. B. Entleerungsstörung und Verkrampfungsneigung der Gallenwege ohne organische, infektiöse und mechanische (Steine!) Ursache.
Dyspepsie: Verdauungsstörung.
Dyspnoe: jede Form der Atemstörung (Atemnot, Kurzatmigkeit, behinderte, beschleunigte, vertiefte Atmung); beruht auf einer Reizung des Atemzentrums durch Verschiebung des Verhältnisses zwischen Basen und Säuren im Blut.

Embolie: Verstopfung von Blutgefäßen durch körpereigene oder körperfremde Substanzen, die sich mit dem Blutplasma nicht homogen mischen (meist Blutgerinnsel).
Emphysem: Luftansammlung in den Geweben, besonders in der Lunge; speziell Lungenblähung.
Empyem: Eiteransammlung in Körperhöhlen, z. B. im Brustfellraum.
Emulsion: gleichmäßige Verteilung einer Flüssigkeit in einer anderen, worin sie nicht löslich ist.
Enteritis: Entzündung des Dünndarms, Darmkatarrh.
Enterocolitis: Entzündung des Dünn- und Dickdarms.

Ester: chemische Verbindung; farblose neutrale Flüssigkeit aus anorganischen oder organischen Säuren und Alkoholen (unter Wasseraustritt).
Exanthem: ausgedehnter Hautausschlag.
exogen: durch äußere Einflüsse bedingt.
exsudativ: bezeichnet eine abnorme Reizbarkeit der Haut und Schleimhäute mit entzündlichen Ausschwitzungen.

Fermentation: durch Fermente (Enzyme) bewirkte chemische Umwandlung bestimmter Stoffe, besonders Gärungsprozesse.
Fermente (Enzyme): organische Stoffe, die biologische Vorgänge in Gang setzen oder beschleunigen, ohne in den Endprodukten aufzutreten. Es sind hochspezialisierte Stoffe für den Abbau der Kohlehydrate (Stärken), der Fette (Lipoide) und der Eiweißstoffe (Proteine). Die kohlehydratspaltenden Fermente heißen Amylasen (Amylum = Stärke), die fettspaltenden Fermente Lipasen (Lipo- = fett-), und die eiweißspaltenden Fermente heißen Proteasen (Proteine = Eiweißkörper). Nur der gesunde Organismus vermag genügend Eigenfermente zu bilden.
Fibrositis: entzündlicher Zustand des Bindegewebes meist rheumatischer Art, verbunden mit Schmerzen und Steifigkeit.
Flavon: Grundkörper vieler gelber Pflanzenfarbstoffe.
Frigidität: geschlechtliche Kälte der Frau.

Gastritis: Magenentzündung, Magenkatarrh.
Gastroenteritis: Magen-Darm-Entzündung.
gastrokardialer Symptomenkomplex: auch Roemheldscher Symptomenkomplex genannt; eine nervöse Herz- und Magenstörung, Verschiebung des Herzens nach oben rechts infolge Zwerchfellhochstands durch geblähten Magen.
Gastropathie: Magenleiden.

Glykoside (Glukoside): in Pflanzen vorkommende esterartige Verbindungen von Zuckerarten, wie Glukose, Rhamnose, Fruktose, Mannose u. a., mit anderen organischen Stoffen. (Ester sind Verbindungen, die durch Vereinigung eines Alkohols mit einer Säure unter Wasseraustritt entstehen und den Salzen der Metalle entsprechen.)
Glyzeride: chemische Verbindungen; Ester aus Glyzerin und Fettsäure.
gonadotrop: auf die Keimdrüsen wirkend

Hämatom: Bluterguß im Unterhautzellgewebe; Blutbeule, Blutgeschwulst, Weichteilschwellung.
Hämaturie: Blutharn; Beimengung ungelöster roter Blutkörperchen im Urin.
Hämolyse: Austritt von Hämoglobin aus den roten Blutkörperchen; Auflösung.
Hämophilie: Bluterkrankheit.
Hämoptysis: Bluthusten, Blutspucken; Blutung aus dem Bereich der Atmungsorgane.
hämorrhagische Diathese: Krankheitszustand, der durch die Neigung zu spontan auftretenden, schwer stillbaren Blutungen gekennzeichnet ist.
Hepatitis: Leberentzündung.
Hepatopathie: Lebererkrankung, Leberleiden.
Herzinfarkt: der Verschluß eines Herzgefäßes durch Blutgerinnsel, die entweder an Ort und Stelle entstanden sein können (Thrombose) oder mit dem Blutstrom hineingeschleppt wurden (Embolie).
Hydrolyse: Spaltung chemischer Verbindungen unter Aufnahme von Wasser.
Hydrops: Höhlenwassersucht; Flüssigkeitsansammlung in vorgebildeten Körperhöhlen.
Hypercholesterinämie: Erhöhung des Cholesteringehaltes über 200 mg%/o im Serum.
Hyperthyreose: Steigerung der innersekretorischen Tätigkeit der Schilddrüse.

Hypertonie: Steigerung des Blutdrucks über 140/80 (160/80) bei Menschen zwischen 20 und 50 Jahren.
Hypertrophie: übermäßige Vergrößerung einzelner Organe oder Gewebselemente; Überernährung.
Hypoglykämie: Krankheitserscheinung, die durch Verminderung des Blutzuckergehaltes entsteht. Symptome: Unbehagen, Angst, Zittern, Hungergefühl, Schweißausbrüche, Pulsbeschleunigung, Bewußtlosigkeit.
Hypothyreose: Unterfunktion der Schilddrüse.
Hypotonie: Blutdrucksenkung.

Idiosynkrasie: angeborene Überempfindlichkeit gegenüber verschiedenen exogenen Allergenen.
Impetigo: Eiterflechte, bläschenförmiger Ausschlag.
Inkubation: das Sichfestsetzen von Krankheitserregern im Körper. *Inkubationszeit* ist die Zeit von der Infektion bis zum Ausbruch der Erkrankung.
Inosit: 6-wertiger Alkohol, gehört zum Vitamin-B$_2$-Komplex; kommt in allen pflanzlichen und tierischen Geweben vor (besonders in Früchten und im Getreide).
insuffizient: unzulänglich, ungenügend.
Intertrigo: Wundsein; Hautentzündung, entstanden durch Reibung zweier Hautpartien aneinander.

Kachexie: Schwächezustand, allgemeiner Kräfteverfall.
karbozyklisch: Verbindungen von Kohlenstoff mit Wasserstoff.
Keton: Oxydationsprodukt eines sekundären Alkohols.
Koagulation: Gerinnung, Ausflockung; der Übergang kolloidaler Stoffe aus dem Lösungs-Zustand in einen Flockungs-Zustand.
Kohlehydrate: zucker- oder stärkeartige chemische Verbindungen.

Kohlenwasserstoffe: Verbindungen, die nur aus Kohlenstoff und Wasserstoff bestehen.
Kolloid, kolloidal: ein Stoff in feinster Verteilung; *kolloidale Lösungen* stehen zwischen den echten Lösungen und den Aufschlämmungen.
konstitutionell: im medizinischen Sinne auf die Körperbeschaffenheit bezogen; anlagebedingt.
Kretinismus: Krankheitsbild, das durch eine angeborene oder im Kindesalter entstandene Unterfunktion der Schilddrüse hervorgerufen wird. Hauptsymptome können sein: Zwergwuchs, Schwachsinn, aufgestülpte Nase, dicke Zunge, kurze Finger, mangelnde Sprachentwicklung.
Kyphoskoliose: Buckelbildung bei gleichzeitiger seitlicher Verkrümmung der Wirbelsäule.

lanzettlich: Blattform; hat das Aussehen einer Lanzenspitze.
Lezithin: fett- bzw. wachsähnliche, bräunliche Masse in Tier- und Pflanzenzellen, hauptsächlich in Herz, Niere, Leber, Eidotter, Samen und in der Nervensubstanz. Es wird mit der Nahrung aufgenommen und stellt esterartige Verbindungen der Glyzerinphosphorsäure einerseits mit Fettsäuren und anderseits mit Cholin dar.
Lithiasis: Steinerkrankung, Steinleiden.
lymphatisch: auf Lymphe oder Lymphknoten bezüglich.

Menarche: erster Eintritt der Monatsblutung.
Menopause: Aufhören der Menstruation, Beginn des Klimakteriums.
Menorrhagie: abnorm starke, verlängerte, zu häufige Monatsblutung.
Menostase: Ausbleiben der Monatsblutung.
Metaphase: zweite Phase bei der Zellkernteilung, siehe Mitose.
Metrorrhagie: Gebärmutterblutung außerhalb der normalen Regel.

Mitose: indirekte Zellteilung, die in mehreren Stufen verläuft. *Mitosegifte* sind Stoffe, die den normalen Verlauf der Zellteilung stören.

Mutation: plötzlich eintretende oder auch künstlich erzeugte Veränderung im Erbgefüge (Erbsprung).

Myalgie: Muskelschmerz, Muskelrheumatismus.

Myogelosen: Muskelhärten; Muskelverhärtung, die bei Bewegung des Muskels zu Schmerzen führt.

Myom: gutartige, langsam wachsende Geschwulst aus Muskelgewebe.

Myxödem: Wucherung schleimhaltigen Bindegewebes im Unterhautgewebe infolge Unterfunktion oder Ausfall der inneren Sekretion der Schilddrüse.

Neurasthenie: nervöser Erschöpfungszustand, Nervenschwäche; kann eintreten in der Rekonvaleszenz nach schwereren Infektionskrankheiten, nach längerer Schlafentziehung, stärkerem Blutverlust, chronischer Vergiftung (Alkohol, Nikotin, Tabletten) und Schädelverletzungen. Aber auch über längere Zeit andauernde Gemütserregungen und Spannungszustände sowie geistige Überarbeitung, wenn sie von einem Mißbrauch von Genuß- und Reizmitteln begleitet wird, können ursächlich von Bedeutung sein.

neurozirkulatorisch: bezieht sich auf eine krankhafte Reaktionsweise ohne erkennbare anatomische Ursache; vor allem bei Körperanstrengung oder bei Gemütserregung treten Atemnot, Schwindelgefühle, Herzstiche u. ä. auf.

Obstipation: Verstopfung.

Occipetalneuralgie: anfallartig auftretende Schmerzen im Hinterkopf.

östrogen: geschlechtlich erregend.

offizinell: als Heilmittel anerkannt, d. h. es wird in den Arzneibüchern geführt und in den Apotheken vorrätig gehalten.

Osteomyelitis: infektiöse Knochenmarkentzündung.

Osteoporose: Knochenschwund mit Erweiterung des Innenraums und Vermehrung der Marksubstanz.

ovarial: zum Eierstock gehörend.

Pappus: Haarkrone der Frucht von Korbblütlern.

parasympathisch: auf den Vagusnerv bezüglich; der Vagusnerv ist der Hauptvertreter des Nervensystems, das nicht dem Willen unterworfen ist (vegetatives, autonomes Nervensystem).

pathologisch: ein krankhaft ablaufender Vorgang. *Pathologie* ist die Lehre von den Krankheiten, nämlich ihren Ursachen, ihren körperlichen Veränderungen, ihrem Wesen und ihren körperlichen und seelisch-geistigen Erscheinungsformen.

Pericarditis: Herzbeutelentzündung.

peripher: am Rande befindlich.

Permeabilitätsvitamin: so nennt man das Vitamin P; es normalisiert bzw. erhöht die Kapillarresistenz und vermindert die Durchlässigkeit (Permeabilität) der Zellgrenzflächen.

Pertussis: Keuchhusten.

Pharyngitis: Rachenentzündung, Rachenkatarrh.

Pharmakodynamik: Lehre von den Wirkungen der Arzneimittel.

Pharmakologe: Wissenschaftler, der sich mit der Erforschung der Arzneimittel befaßt.

Pharmakologie: Arzneimittelkunde.

Phlebitis: Venenentzündung.

physiologisch: die Lebensvorgänge betreffend.

Plaut-Vincentsche Angina: eine nach den Bakteriologen Plaut und Vincent benannte, meist einseitige Mandelentzündung, die zur Ausbildung eines grau-weißen, schmierigen Belages führt und nach einigen Tagen ein in die Tiefe gehendes Geschwür aufweist. Es treten dabei kaum Allgemeinbeschwerden auf, und das Fieber ist niedrig. Die Plaut-Vincentsche Angina dauert länger als die gewöhnliche Mandelentzündung.

Pleuritis: Brustfellentzündung, Rippenfellentzündung.

Prophase: erste Phase bei der Zellkernteilung, siehe Mitose.

Proteine: allgemeine Bezeichnung für Eiweißkörper.

Pruritus: Hautjucken.

psychogen: seelisch bedingt.

psychosomatisch: leiblich-seelisch. *Psychosomatik* ist die Lehre von den körperlichen Rückwirkungen auf seelische Einflüsse.

Ptose: Herabhängen des Oberlides durch Lähmung des Lidheber-Muskels; Senkung der Baucheingeweide, besonders bei Frauen (nach der Schwangerschaft).

Purinstoffwechsel (Nukleinstoffwechsel): chemischer Vorgang im Verdauungskanal, bei dem die mit der Nahrung aufgenommenen zusammengesetzten Eiweißkörper aufgespalten werden. Das Endprodukt dieser komplizierten Vorgänge des Purinstoffwechsels ist die Harnsäure *(purum uricum* = reine Harnsäure).

Purpura: die sogenannte Blutfleckenkrankheit, deren Hauptmerkmal Hautblutungen sind und die im Gegensatz zum Skorbut keine Erkrankung des Zahnfleisches mit sich bringt. Die Ursachen liegen in einer krankhaften Veränderung des Blutes selbst oder in einer abnormen Durchlässigkeit der Blutgefäßwände.

Pyelitis: Nierenbeckenentzündung.

Pyelocystitis: Entzündung des Nierenbeckens und der Harnblase.

Pyelonephritis: Entzündung des Nierenbeckens und der Niere.

Pylorospasmus: Magenpförtnerkrampf; krampfhafter Verschluß des Magenausgangs.

Pyodermie: eitrig-infektiöse Erkrankung der Haut und ihrer Anhangsgebilde (Drüsen, Haare, Nägel), verursacht durch Infektion mit Eitererregern (Furunkel, Akne, Impetigo).

Pyurie: Eitergehalt des Harns.

Raynaudsche Krankheit: eine anfallsweise verlaufende Durchblutungsstörung, die meist symmetrisch die Schlagadern der Finger (außer dem Daumen) betrifft und vorwiegend Frauen befällt. Ursächlich handelt es sich um eine zu Gefäßverkrampfung führende Fehlfunktion der Blutgefäßnerven.

Resorption: Aufnahme von Stoffen in die Blut- und Lymphbahnen.

Rickettsia Prowazeki: der Erreger des Fleckfiebers. Rickettsien sind eine Gruppe von Krankheitserregern, die nach Aussehen und Verhalten eine Mittelstellung zwischen Viren und Bakterien einnehmen. Es handelt sich dabei um vielgestaltige Einzeller, die nur innerhalb oder in Gegenwart von lebenden Zellen leben und sich vermehren können (Läuse, Milben, Zecken, Flöhe). Sie werden durch Biß dieser Tiere auf den Menschen übertragen.

roborierend: kräftigend.

Saponin: in zahlreichen Pflanzen vorkommende Glykoside, die in Wasser löslich sind und wie Seife schäumen (Sapo = Seife).

Sensibilisierung: Empfindlichmachen des Körpers oder bestimmter Organe durch Zuführung körperfremder Antigene.

Simmondssche Krankheit: schwere Form hormonal bedingter Magersucht.

Sphinkter: Schließmuskel, der Öffnungen, Mündungen von Kanälen und Gängen usw. umgibt, die er durch Zusammenziehen verschließt. Sie finden sich z. B. in Augenlid und Pupille, am Mund, am Magenpförtner, an

Harnblase und Harnröhre sowie am After.

Spontanhypoglykämie: ohne äußeren Anlaß hervorgerufene Verminderung des Blutzuckergehalts.

Stenokardie: Herzkrampf (Angina pectoris).

Sterine: im Tier- und Pflanzenreich vorkommende stickstofffreie, polyzyklische Kohlenwasserstoffe (Alkohole); z. B. Cholesterin (tierischer Herkunft), Phytosterin (pflanzlicher Herkunft). Die Sterine finden sich als Bestandteile des Protoplasmas in allen lebenden Zellen.

stimulieren: anregen, reizen; Hauptwort: *Stimulans.*

Stomachikum: appetit- und verdauungsförderndes Mittel; Magenmittel.

Stomatitis: Entzündung der Mundschleimhaut.

Stress-Situation: Zustand des Organismus, der durch ein spezifisches Krankheitsbild gekennzeichnet ist, das durch verschiedenartige Reize hervorgerufen werden kann. Stress ist die Ursache vieler rätselhafter Krankheiten unserer Zeit. Viele Menschen leiden darunter, ohne daß der Arzt einen organischen Befund feststellen kann. Dennoch sind sie krank. Sie leiden unter Stress, dem körperlichen Spiegelbild seelischer Störungen und nervlicher Überbelastungen.

sympathikotrop: auf das sympathische Nervensystem wirkend.

Tetanie: eine auf hormonalen und vegetativ-nervlichen Fehlsteuerungen beruhende Krampfkrankheit, bei der eine nervlich-muskuläre Übererregbarkeit besteht und bei der es im voll ausgeprägten Fall zu schmerzhaften Krampfanfällen kommt. Sie werden hervorgerufen durch eine Störung der chemisch-physikalischen Beschaffenheit des Blutes, indem der Kalkspiegel herabgesetzt und der Säurewert des Blutes nach der alkalischen Seite verschoben ist.

Tetanus: Wundstarrkrampf; eine schwere, anzeigepflichtige Infektionskrankheit.

Thallus: Pflanzenkörper ohne Wurzel, Stengel, Blätter (Pilze!).

Thrombophlebitis: mit Thrombose verbundene Entzündung der Venenwand.

Thrombose: durch einen Blutpfropf hervorgerufene Verengung oder Verschließung von Blutgefäßen.

tonisierend: die Spannkraft stärkend, hebend.

Tonus: Spannungszustand der Gewebe, besonders der Muskeln.

toxisch: giftig. *Toxine* sind Gifte, die aus Nahrungsmitteln oder Bakterien stammen können oder in einem fehlgeleiteten oder geschädigten Stoffwechsel entstehen.

Tranquillizer: sogenannte Beruhigungsmittel, die in den Bereich der Psychopharmaka gehören und bei denen die Beeinflussung seelischer Vorgänge im Vordergrund steht.

Tremor: das Zittern. Ursachen sind neben hochgradiger Erschöpfung, Angst, Erregung und Kälte vor allem chronische Vergiftungen, z. B. durch Alkohol, Nikotin, Quecksilber, ferner organische Nervenerkrankungen, wie multiple Sklerose und Parkinsonismus. Allgemein wird ein Tremor durch seelische Erregung verstärkt, während er im Schlaf aufhört.

Ureteritis: Harnleiterentzündung.

Urethritis: Harnröhrenentzündung.

Urtikaria: Nesselsucht; plötzlich meist in großer Zahl auftretende, stark juckende, sehr flüchtige, spurlos verschwindende Quaddeln von Linsen- bis Handtellergröße. Meist eine allergische Reaktion.

varikös: die Krampfadern betreffend.

Veitstanz: Tanzsucht; Krankheitsgruppe, die durch unwillkürliche, ausfahrendschleudernde Bewegungen (Arme, Schultern, Gesicht) gekennzeichnet ist.

venös: die Venen betreffend; an, in den Venen. Gegensatz: arteriell.

Vertigo: Schwindel.

vestibulärer Schwindel: Schwindelerscheinung und Blutdruckabfall infolge einer Herabsetzung der Labyrintherregbarkeit (Innenhof) bei normalem Gehör. Tritt häufig auf bei Sehstörungen, Arteriosklerose und Intoxikationen.

Virus: winzigstes Kleinstlebewesen, das nur im Elektronenmikroskop sichtbar wird und normale Bakterienfilter wegen seiner Winzigkeit passiert. Es ist nur in Gegenwart lebenden Gewebes vermehrungsfähig.

zerebral: das Gehirn betreffend.

Zirrhose: eine Gewebsumwandlung, die zur Verhärtung und zum Kleinerwerden des Organs führt (Schrumpfung).

Zyanose: Blaufärbung der Haut infolge Kohlensäureüberladung des Blutes. Am besten an den Lippen und an den Fingernägeln zu erkennen.

zytostatisch: wirkt auf das Wachstum normaler und pathologischer (kranker) Zellen hemmend und verhindert ihre Teilung. *Zytostatika* sind moderne synthetische, neuerdings auch aus Pflanzen isolierte Wirkstoffe, die besonders das krankhafte Zellwachstum (Krebs und andere Geschwulstleiden) hemmen.

Verzeichnis der Fertigpräparate und Pflanzenzubereitungen

Dieses Verzeichnis enthält — den einzelnen Heilpflanzen zugeordnet — die wichtigsten und gebräuchlichsten pflanzlichen oder überwiegend pflanzlichen Zubereitungen und Fertigpräparate. Es erhebt keinerlei Anspruch auf Vollständigkeit. Die Einteilung der Präparate in die Gruppen 1—4 wurde nach folgendem Schema vorgenommen: 1 = rein pflanzliche Präparate; 2 = rein pflanzliche Kombinationspräparate; 3 = Tees und Teezubereitungen; 4 = Kombinationspräparate mit nichtpflanzlichen Zusätzen.

Ackerschachtelhalm
(Equisetum arvense)

1 Silvapin Schachtelhalm (Zinnkraut)-
    Extrakt (Pino)
  Zinnkraut-Pflanzensaft (Kneipp)
  Zinnkrautsaft (Schoenenberger)
  Schachtelhalm (Zinnkraut)-Extrakt
    naturrein „Dr. Schupp"

2 Cystinol (Schaper & Brümmer) —
    Extrakt
  Mutosan (Uhlhorn) — Tabletten,
    Tropfen
  Salus-Alpenkraft — Extrakt
  Solidago-Pentarkan (DHU) — Tropfen
  Tonsilgon (Bionorica) — Tropfen,
    Dragees

3 Buccotean-Tee (Labopharma)
  Diupressan (Kneipp)
  Hepartean-Tee (Labopharma)
  Salus-Abführ-Tee
  Salus-Asthma-Tee
  Salus-Blutkreislauf-Tee
  Species urologicae (DRF 169)

4 Echtronephrin (Vogel & Weber) —
    Tropfen, Tabletten
  Enuroplant (DHU) — Tropfen
  Equisil (Dr. Klein) — Hustensaft
  Heposan (Neuwiepharm) — Tinktur

Adonisröschen (Adonis vernalis)

1 Adonivernat (Jura) — Tropfen
  (Extractum Adonidis fluidum standard.
    STADA (Adonis-Fluidextrakt
    STADA)
  Herba Adonidis STADA
    (STADA Rezepturgrundstoff)

2 Angioton (DHU) — Tropfen
  Card-Ompin (Heumann) — Tropfen,
    Dragees
  Convallysan (Hanosan) — Tropfen
  Corguttin (Roland) — Tropfen
  Cor-myocrat (Schwabe) — Tropfen,
    Dragees
  Miroton (Minden) — Tropfen, Dragees
  Recorsan (Recorsan) — Tropfen,
    Dragees, Salbe

4 Cardiagutt — Tropfen (Engelhard)
  Convallaria Kalco — Tropfen
  Cor-Select (Dreluso) — Tropfen

Alant (Inula helenium)

1 Extractum Helenii (Apotheke, nicht
    offizinell)

2 Portasan-Sirup Kalco (Kalco)
  Salus-Alpenkraft — Extrakt
  Phytpulmon (Bionorica) — Extrakt
  Thymodrosin (Gedora) — Sirup

4 Drosinula (Vogel & Weber) — Tropfen
  Eupatal (Madaus) — Tropfen
  Hymolatuss (Reinecke) — Sirup

Aloe (Aloe ferox)

1 Aloe DHU, D 3—D 4
  Aloeextrakt (Extractum Aloes DAB 7)
  Aloetinktur (Tinktura Aloes DAB 6)
  Aloe, Urtinktur und homöopathische
    Verdünnungen (Jso)

2 Cholagutt-A (Albert-Roussel) —
    Tropfen
  Plantaform mild (Norma) — Dragees

Plantoletten (Robugen) — Dragees
Rheogen (Robugen) — Dragees
Wörisetten (Kneipp) — Dragees

4 Alolaxan (Steigerwald) — Dragees
Alolaxan cum Belladonna (Steigerwald) — Dragees
Epuratum Lehning (Vogel & Weber) — Granulat, Tabletten
Ilioton (Robugen) — Dragees
Kneipp-Pillen
Kneipp-Pillen — verstärkt
Lax 88 (Melusin) — Dragees
Lax-Arbuz (Dr. Schwab) — Dragees
Laxativum „Truw" (Truw) — Dragees
Laxysat Bürger — Dragees
M 40 (Madaus) — Dragees

Andorn (Marrubium vulgare)

2 Kalcobigall (Kalco) — Tropfen

Angelika (Archangelica officinalis)

1 Angelika-Urtinktur (Jso)

2 Angelica-Jurat (Jura)
Carvomin (Madaus) — Tropfen
Digestivum-Hetterich (Galenika-Hetterich) — Tropfen
Gastritol „Dr. Klein" (Dr. Klein) — Tropfen
Gastroman (Hanosan) — Tropfen
Melissengeist (Weleda)
Raderma Salbe (Obermeyer)
Spiritus contra Tussim (Weleda)
Stovalid (Redel) — Tropfen

3 Roha Schlaf- und Nerven-Tee tassenfertig
Echtroklim (Vogel & Weber)
Species stomachicae (Hey)

4 Echtrofant (Vogel & Weber) — Mixtur
Papayasanit (Vogel & Weber) — Mixtur
Schwedentrunk - wohlschmeckend (Infirmarius) — Mixtur
Wagner's Lebenstropfen (Pflüger) — Tropfen

Anis (Pimpinella anisum)

2 Phytpulmon (Bionorica) — Extrakt

3 Bronchicum vegetabile Nattermann
Roha-Schlaf- und Nerven-Tee tassenfertig
Salus-Blutkreislauf-Tee
Species deflatulentes (DRF 291)
Vier-Winde-Tee (Dr. Fresenius)

4 Anis-Pyrit D 3 (Weleda) — Tabletten
Ipalat (Pfleger) — Tabletten
Mucidan-Hustentee (Kali-Chemie)
Risinetten (Feilbach) — Tabletten
Roha-Husten-Tee tassenfertig mit Hustenblocker

Arnika (Arnica montana)

1 Arnica-Blütenöl (Weleda)
Arnica DHU, Urtinktur bis D 6
Arnica-Essenz (Weleda)
Arnica-Injeel (Heel) — Ampullen
Arnica-Zubereitungen aus der ganzen Pflanze (Weleda)
Arnicorin (Homburg) — Tropfen

2 Arnikamill Wund- und Heilsalbe (Engelhard)
Arnica-Pentarkan (DHU) — Tropfen
Combudoron (Weleda) — Augensalbe, Augentropfen, Gelee, Salbe
Cefavenin (Cefak) — Tropfen, Tabletten, Ampullen, Salbe
Dyskratox extern (Vogel & Weber) — Tropfen
Hyperidyst (Vogel & Weber) — Tropfen
Repowine (Truw) — Tropfen
Rheumadoron (Weleda) — Tropfen
Rhoival (Tosse) — Tropfen, Dragees
Salus-Alpenkraft — Extrakt
Salus-Bronchial-Tee
Weleda-Massageöl

3 Salus-Asthma-Tee
Salus-Blutkreislauf-Tee

4 Arnica-Heel — Tropfen
Arnica-Kneipp — Salbe
Arniflor (Schwabe) — Salbe
Arnikablüten (Flores Arnicae DAB 7)
Arnika-Extrakt (Jso)
Arnika-Salbe (Weleda)
Arnikatinktur (Tinctura Arnicae DAB 7)
Arnika-Tinktur „Truw" (Truw)
Aurum jodatum — Pentarkan (DHU) — Tabletten

Crataegus-Pentarkan (DHU) —
  Tropfen
Echtroform (Vogel & Weber) —
  Einreibung
Hauttonikum (Weleda)
Jsokleran (Jso) — Tropfen
Kalcocor (Kalco) — Tropfen
Rephastasan (Repha) — Tropfen, Salbe
Retterspitz Aerosol (Retterspitz/Scheck)
Retterspitz Äußerlich (Retterspitz/
  Scheck)
Saburgen (Vogel & Weber) — Tropfen
Uralyt (Madaus) — Dragees
Venacton (Dr. Klein) — Tropfen,
  Zäpfchen

Augentrost (Euphrasia officinalis)

1 Euphrasia DHU, Urtinktur bis D 2
  Euphrasia officinalis (Jso) — Essenz

2 Euphrasia—Pentarkan (DHU) —
  Tropfen
  JKH-Euphrasia cp (Jso) — Pillen

4 Astropur-Augentropfen Repha
  Bulbotruw — Augentropfen und
  Dragees (Truw)
  Euphrasia Balnaplex (Balneopharm) —
  Tropfen
  Euphrasia Hanosan — Tropfen
  Ophtopur (Dr. Winzer) — Augen-
  tropfen, Augensalbe, Augenbad
  Solan-Augentonicum (Dr. Winzer)
  Symtoplex 2 E (Reinecke) — Tropfen

Baldrian (Valeriana officinalis)

1 Ätherische Baldriantinktur (Tinctura
  Valerianae aetherea DAB 6)
  Baldrian-Badeöl (Becker)
  Baldrian-Dispert (Kali-Chemie) —
  Dragees
  Baldrianöl (Oleum Valerianae DAB 6)
  Baldriansaft (Schoenenberger)
  Baldrianwurzel (Radix Valerianae
  DAB 7)
  Baldriantinktur (Tinctura Valerianae
  DAB 7)
  Baldrianwurzeln — Extrakt naturrein
  „Dr. Schupp" — Badezusatz
  Baldrian-Pflanzensaft (Kneipp)
  Recvalysat Bürger — Tropfen

Silvapin Baldrianwurzel-Extrakt (Pino)
Tinctura valerianae camphorata RW
Valeriana DHU, Urtinktur bis D 2
Valeriana officinalis (Jso) — Tinktur

2 Arterocant (Dr. Klein) — Tropfen
  Biral (Madaus) — Dragees
  Bonased (Boxberger) — Dragees,
  Tropfen
  Cardiasan (Schaper & Brümmer) —
  Sirup
  Carulo-Dorm (Hormosan) — Tropfen
  Cefasedativ (Cefak) — Tropfen
  Corguttin (Roland) — Tropfen
  Cynobal (Dreluso) — Extrakt
  Dorusedativum (Dorupharm) —
  Extrakt
  Echtrodorm (Vogel & Weber) —
  Tropfen
  Esberi-Nervin (Schaper & Brümmer) —
  Tropfen
  Hovaletten (Zyma-Blaes) — Dragees
  Hova-Zäpfchen (Zyma-Blaes)
  Kytta-Sedativum (Kytta) — Tropfen,
  Dragees
  Nervenruh forte Beruhigungsdragees
  (Knufinke)
  Nervophat (Fahr) — Dragees
  Passiflora-Jurat (Jura)
  Plantival (Schwabe) — Tropfen,
  Dragees
  Rhoival (Tosse) — Dragees, Tropfen
  Rote Baldrian-Perlen (Zirkulin) —
  Pillen
  Seda-Kneipp — Dragees
  Sedatruw (Truw) — Dragees, Tropfen
  Tonicum 21 mit Vitamin C (Twardy) —
  Tinktur
  Valeriana-Digitalysat Bürger —
  Tropfen
  Valodigan (Tosse) — Dragees, Tropfen
  Valomenth (Tosse) — Tropfen, Dragees
  Valoraupin (Tosse) — Dragees, Tropfen
  Zusammengesetzte Baldriantinktur
  (Tinctura Valerianae composita,
  FMB + DRF)

3 Dr. Schieffer Schlaf- und Nerven-Tee
  Nervopressan (Kneipp)
  Roha-Schlaf- und Nerven-Tee tassen-
  fertig
  Siegel-Nerven- und Schlaftee (Häussler
  und Sauter)
  Spezialtee 6, C. Lück's (Lück)
  Species nervinae (Hey)

Species Nervinae (Kneipp) — Nerven-Tee
Tenerval (Heumann)
Zirkulin Beruhigungs-Tee tassenfertig (Zirkulin)

4 Cor-Select (Dreluso) — Tropfen
Eupronerv (Roland) — Tropfen
Gravomit (Rottendorf) — Dragees
Herbacard-Salbe (Galmeda)
Jsosedat (Jso) — Tropfen
Korodin (Robugen) — Tropfen
Nervinum vegetabile Nattermann — Tee
Nervobaldon (Zwintscher) — Tropfen
Phytogran (Keimdiät) — Kapseln
Praecordin (Roland) — Salbe
Sensinerv-Perlen (Redel)
Tylasoporal (Tyla-Werk) — Dragees, Tropfen, Zäpfchen
Somnium-Reinecke — Dragees, Tropfen
Valerianaheel (Heel) — Tropfen
Zirkuphen Ruhe-Dragees (Zirkulin)

Bärenlauch (Allium ursinum)

1 Bärlauch-Recextrakt-Reinecke
Bärlauchsaft (Schoenenberger)

Bärentraube
(Arctostaphylos uva-ursi)

1 Bärentraubenblätter (Folia Uvae ursi DAB 7)
Uva ursi (Jso) — Essenz
Uva Ursi-Herbatrit (Plantorgan) — Tropfen
Uvalysat Bürger — Tropfen

2 Cystinol (Schaper & Brümmer) — Extrakt
Decoctum Uvae Ursi (DRF 163)
Nephrisol — Tropfen
Nieren- und Blasenmittel, San.-Rat Dr. Kleinschrod (Dronania) — Tabletten
Phytoren (Blumberg) — Tropfen
Salusuron-Tropfen (Salus)

3 Contrinal-Blasen- und Nierentee (Waukos)
Galama Tee für Nieren und Blase (Galama)
Hermes Nr. 7 Nieren-Blasentee nach Dr. Richter

Hermes Nr. 7 Nieren-Blasentee tassenfertig
Salus-Nieren-Blasen-Tee
Siegel-Blasen- und Nierentee (Häussler und Sauter)
Spezialtee 1, C. Lück's (Lück)
Solvefort (Stada)
Species urologicae "Bergsiegel" (Blumberg)
Species urologicae (Hey)
Species Urologicae (Kneipp) — Nieren- und Blasen-Tee
Species urologicae „Vital" (Offermann)
Urologicum vegetabile Nattermann (Nattermann)
Wildunger Tee Marke „Ostag" (Viropharm)

4 Arctuvan (Klinge) — Dragees
Buccoraletten (Voss) — Dragees
Buccosperin (Reiss) — Dragees
Cefanephrin (Cefak) — Tropfen
Levisticum (Hanosan) — Extrakt
Nephronorm-Dragees (Mauermann)
Nephropur (Repha) — Extrakt
Urolysan (AG für medizinische Produkte) — Dragees

Bärlapp (Lycopodium clavatum)

1 Bärlappsporen (Lycopodium DAB 7)
Lycopodium DHU, Urtinktur bis D 12
Lycopodium-Injeel (Heel) — Ampullen
Lycopus clavatum (Jso) — Essenz

2 Hepaselect PTS 1 (Dreluso) — Tropfen
JKH-Nasturtium cp (Jso) — Pillen
Lycopodium Balnaplex (Balneopharm) — Tropfen
Lycopus-Pentarkan (DHU) — Tropfen
Nettigall (Jso) — Tabletten, Extrakt, Ampullen
Sanil (Fides) — Extrakt

4 Dolichos cps. (Schwörer) — Tropfen
Hepeel (Heel) — Tabletten, Ampullen
Lycopodium comp. (Wala) — Kügelchen
Lycopodium (Hanosan) — Tropfen

Beinwell (Symphytum officinale)

1 Kytta-Symphytum-Extrakt (Kytta) — Tropfen

Symphytum DHU, Urtinktur bis D 3
Symphytum officinale (Jso) — Essenz

2 Dyskratox extern (Vogel & Weber) — Einreibung
Kytta-Dentost (Kytta) — Tropfen
Kytta-Nagelkur (Kytta) — Salbe und Tabletten
Kytta-Plasma (Kytta) — Salbe
Kytta-Salbe (Kytta)

4 Araniforce (Vogel & Weber) — Tropfen
A-Salbe-Fink — Einreibung
Kytta-Fluid (Kytta) — Einreibung
Kytta-Fluidbalsam (Kytta)
Papayasan (Vogel & Weber) — Dragees
Syviman (Müller/Göppingen) — Salbe
U-Paste-Fink — Kataplama
Tylaplasmin-R (Tyla-Beyrich) — Salbe

Berberitze (Berberis vulgaris)

1 Berberis DHU, D 2—D 4
Berberis-Injeel (Heel) — Ampullen
Berberis vulgaris (Jso) — Tinktur D 1

2 Apocynum-Pentarkan (DHU) — Tropfen
Berberis-Pentarkan (DHU) — Tabletten
Petroselinum-Plantaplex (Steigerwald) — Tropfen, Tabletten
Prostatin Kanoldt — Extrakt

3 Berberitzentee Galmeda
Salus-Abführ-Tee

4 Arsenicum-Pentarkan (DHU) — Tropfen
Berberis-Herbatrit (Plantorgan) — Tropfen
Chelidonium-Plantaplex (Steigerwald) — Tropfen, Tabletten
Glissitol (Schwabe) — Extrakt
Hepata (Madaus) — Dragees, Extrakt
Juniperus-Plantaplex (Steigerwald) — Tropfen, Tabletten
Prostatin Kanoldt Dragees
Rheumavowen (Vogel & Weber) — Tropfen
Wogaesin (Vogel & Weber) — Tropfen

Berufskraut, kanadisches
(Erigeron canadensis)

1 Erigeron canadensis DHU, Urtinktur bis D 3

2 Gentiana Oligoplex (Madaus) — Tropfen
Secale cornutum Oligoplex (Madaus) — Tropfen

Besenginster
(Sarothamnus scoparius)

1 Depasan (Giulini) — Tabletten, Ampullen
Spartiol (Dr. Klein) — Tropfen

2 Spartium-Pentarkan (DHU) — Tropfen

3 Salus-Blutkreislauf-Tee
Salus-Blutreinigungs-Tee

4 Diffucord (Dolorgiet) — Tropfen, Dragees
Floricard (Jso) — Tropfen
Venacton (Dr. Klein) — Tropfen

Bibernelle (Pimpinella saxifraga)

1 Bibernelltinktur (Tinctura Pimpinellae DAB 6)
Bibernellwurzel (Radix Pimpinellae DAB 6)

2 Cefabronchin (Cefak) — Tropfen
Elero-Pect (Elero) — Tropfen
Hustentropfen Reichelit (Reichel)
Jsephca (Jso) — Dragees, Sirup, Tropfen
Reaktiv A (Steigerwald) — Granulat
Salus-Husten-Tropfen
Tannenbalsam A (Hübner) — Extrakt
Thymodrosin (Gedora) — Sirup
Tylatussito (Tyla-Beyrich) — Tropfen

3 Neo-Repneumon (Dreluso)

4 Portasan-Sirup Kalco

Birke (Betula alba)

1 Birkenblätter-Pflanzensaft (Kneipp)
Birkenelixier (Weleda)
Birkenkohle-Tabletten (Weleda)
Birkensaft (Schoenenberger)
Birkin-Haarwasser (Dralle)

2 Cystinol (Schaper & Brümmer) — Extrakt

Echtronephrin (Vogel & Weber) — Tropfen
Juniperus-Hanosan — Tropfen
Salus-Alpenkraft — Extrakt
Solidago-Pentarkan (DHU) — Tropfen

3 Blasen- und Nieren-Tee STADA
Buccotean-Tee (Labopharma)
Diupressan (Kneipp)
Nephronorm-Tee (Mauermann)
Salus-Blutreinigungs-Tee

4 Nephrisan (Ziethen) — Kapseln

Blasentang (Fucus vesiculosus)

2 Calendula Kalco
Dai-Granulat (Derschum)
Ex Herba Fucus (Steigerwald) — Extrakt
Fucovesin (Remmler) — Dragees

3 Salus-Bronchial-Tee
Species adipositatis „Vital" (Offermann)
Species Purgativae (Kneipp) — Blutreinigungs-Tee
Species Reducentes (Kneipp) — Schlankheits-Tee

4 Alymphon (Jso) — Granulat
Entfettungspillen Fides — Dragees
Fucus vesiculosus (Hanosan) — Tabletten
Lipozet (Zwintscher) — Dragees
Symptoplex 25 Fts Reinecke — Tropfen

Bockshornklee
(Trigonella foenum-graecum)

1 Bockshornsamen (Semen Foenugraeci DAB 6)

3 Species Pectorales (Kneipp) — Husten-Tee

4 Raderma Salbe (Obermeyer)

Brennessel (Urtica dioica)

1 Brennessel-Pflanzensaft (Kneipp)
Brennesselsaft (Schoenenberger)
Urtica DHU, Urtinktur bis D 3
Urtica urens (Jso) — Essenz

2 Combudoron (Weleda) — Lösung, Salbe, Gel
Wörisetten (Kneipp) — Dragees
Lophyptan (Fides) — Tropfen
Prostatin Kanoldt — Extrakt
Sanil (Fides) — Extrakt
Urtica (Hanosan) — Tropfen

3 Antiprostin-Tee (Kneipp)
Salus-Asthma-Tee
Species aperitivae (DRF 206)

4 Allergosan (Hanosan) — Tabletten
Anaemodoron (Weleda) — Tabletten, Tropfen, Ampullen
Nephronorm-Dragees (Mauermann)
Prostagutt (Schwabe) — Tropfen, Kapseln
Rheumavowen (Vogel & Weber) — Tropfen
Urticalcin (Vogel & Weber) — Tabletten
Urtica-Pentarkan (DHU) — Tropfen
Wogaesin (Vogel & Weber) — Tropfen

Brombeere (Rubus fruticosus)

3 Dr. Ernst Richter's Frühstücks-Kräuter-tee
Seidel-Brust-Tee (Seidel)

Bruchkraut (Herniaria glabra)

2 Prostatin Kanoldt — Extrakt

3 Blasen- und Nieren-Tee STADA
Buccotean-Tee (Labopharma)

4 Acidum benzoicum Oligoplex (Madaus) — Tropfen
Prostatin Kanoldt Dragees

Brunnenkresse
(Nasturtium officinale)

1 Brunnenkresse-Pflanzensaft (Kneipp)
Brunnenkressesaft (Schoenenberger)

2 Jsostoma (Jso) — Tabletten

3 Salus-Blutkreislauf-Tee

4 Cholongal (Lugroden) — Extrakt

Eberesche (Sorbus aucuparia)

2 Salus-Alpenkraft — Extrakt

3 Salus-Abführ-Tee

Efeu (Hedera helix)

1 Prospan (Engelhard) — Tropfen, Zäpfchen, Tabletten

2 Hedera Oligoplex (Madaus) — Tropfen
Pulmonal (Schaper & Brümmer) — Tropfen
Raderma Salbe (Obermeyer)

3 Bronchiflux Tuben-Tee (Nattermann)
Hermes Nr. 5 Bronchialtee nach Dr. Richter
Hermes Nr. 5 Bronchialtee tassenfertig
Nympho-Pect (Nymphosan)

4 Monapax (Müller/Bielefeld) — Dragees, Tropfen, Extrakt, Zäpfchen
Yerba santa Balnaplex (Balneopharm) — Tropfen

Eibisch (Althaea officinalis)

1 Eibischblätter (Folia Althaeae DAB 6)
Eibischsirup (Sirupus Althaeae DAB 6)
Eibischwurzel (Radix Althaeae DAB 6)
Liquor pectoralis RF

2 Bronchangin (Bionorica) — Sirup
Expectorans Hey — Tropfen
Hustenelixier (Weleda) — Extrakt
Kinder-Risinetten (Feilbach) — Tabletten
Populus cp-Fluid (Jso) — Tropfen
Syntex (Hormosan) — Sirup
Tannenbalsam A (Hübner) — Extrakt
Tonsilgon (Bionorica) — Tropfen, Dragees
Tylatussito (Tyla-Beyrich) — Tropfen

3 Broncholind Husten- und Brusttee tassenfertig (Knufinke)
Bronchostad (STADA)
Contrinal-Bronchialtee (Waukas)
Dapulmon-Tee (STADA)
Species emollientes (DAB 6)
Species Pectorales (Kneipp) — Husten-Tee

4 Bastupect (Fahr) — Sirup für Kinder
Biotuss Hustensaft für Kinder (Weimer)
Broncholind-Bonbons mit Vitamin C (Knufinke)
Maceratio Althaeae RF
Peracon-Hustentee (Kali-Chemie)
Priatan-Hustentropfen und Hustensaft (Minden)
Pulmonal (Schaper & Brümmer) — Sirup
Realvan (Hanosan) — Tabletten
Syntex (Hormosan) — Tropfen

Eiche (Quercus pedunculata)

1 Eichenrinde (Cortex Quercus DAB 6)
Eichenrinden-Extrakt naturrein „Dr. Schupp"
Silvapin Eichenrinden-Extrakt (Pino)
Eichenrinden-Extrakt naturrein (Becker)
Tannolact-Puder (Conzen)
Tannolact-Substanz — Badezusatz, Umschläge

2 Entero-sanol (Sanol) — Dragees
Quercus Hanosan — Tabletten
Raderma Salbe (Obermeyer)
Tonsilgon (Bionorica) — Tropfen, Dragees

3 Eichenrinde (Cortex Quercus DAB 6)

4 Tannolact-Salbe (Conzen)

Eisenhut (Aconitum napellus)

1 Aconitum DHU, D 3—D 6
Aconitum-Injeel (Heel) — Ampullen
Aconitum Napellus (Weleda) — Ampullen, Tropfen, Salbe, Öl
Aconitysat Bürger — Tropfen, Salbe

2 Arnica Oligoplex (Madaus) — Tropfen, Ampullen
Crataegus Oligoplex (Madaus) — Tropfen, Ampullen
Drosera Oligoplex (Madaus) — Tropfen
Eupatorium Oligoplex (Madaus — Tropfen, Ampullen
Gelsemium Oligoplex (Madaus) — Tropfen, Ampullen
Hedera Oligoplex (Madaus) — Tropfen
Jsephca (Jso) — Dragees, Sirup, Tropfen

Jsoskleran (Jso) — Tabletten
Lobelia Oligoplex (Madaus) —
  Tropfen, Ampullen
Pulsatilla Oligoplex (Madaus) —
  Tropfen
Ranunculus Oligoplex (Madaus) —
  Tropfen, Ampullen
Rheumadoron (Weleda) — Tropfen
Rhododendron cp-Fluid (Jso) —
  Tropfen, Einreibung, Ampullen

4 Aconitum Balnaplex (Balneopharm) —
  Tropfen
  Aconitum Hanosan — Tropfen
  Aconitum-Pentarkan (DHU) —
  Tabletten
  Akochinin (Giulini) — Dragees,
  Zäpfchen
  Anti-Algos „Truw" — Oblaten,
  Kapseln
  Convallaria Kalco — Tropfen
  Infludo (Weleda) — Tropfen
  Histacon (Protina) — Salbe
  Rheumasalbe M (Weleda)
  toxi-loges (Loges) — Tropfen, Tabletten
  toxi-loges C (Loges) — Tabletten

Enzian (Gentiana lutea)

1 Enzianextrakt (Extractum Gentianae
  DAB 6)
  Enziantinktur (Tinctura Gentianae
  DAB 6)
  Enzianwurzel (Radix Gentianae DAB 7)

2 abdom-ilon (Redel) — Sirup
  Amara-Tropfen Pascoe
  Brady'sche Magentropfen (Athen-
  staedt & Redeker) — Extrakt
  Chinalecit (Nattermann) — Tropfen
  Gastroflorin-Tropfen (Dr. Behre)
  Gastroplant (DHU) — Tropfen
  Gastroplex (Hanosan) — Tropfen
  Gentiana compl. (Wala) — Kügelchen
  Guttamar (Wolff) — Tropfen
  Jposolvent (Bionorica) — Extrakt
  Kleppe's Magentropfen (Kleppe) —
  Tinktur
  Krancampo Flüssig (Zeppenfeldt) —
  Extrakt
  Magentrost (Kneipp) — Extrakt
  Marcosan (Hanosan) — Extrakt
  Mariazeller-Magentropfen-Lichtenheldt
  Presselin 214 (Presselin) — Tinktur

Reaktiv MD (Steigerwald) —
  Granulat
Salusgastrin-Tropfen (Salus)
Stomazet (Zwintscher) — Tropfen
Stovalid (Redel) — Tropfen
Unex (Repha) — Extrakt
Universum-Reinecke — Extrakt
Vendrodigest (Hormosan) — Tabletten
ventri-loges (Loges) — Tropfen
Ventrimarin (Steigerwald) — Tropfen
Vigorinum-Reinecke — Extrakt

3 Roha-Magen-Tee tassenfertig
  Species Stomachicae (Kneipp) —
  Magen-Tee
  Zirkulin Magen- und Darm-Tee tassen-
  fertig

4 Choldestal Krugmann — Dragees,
  Tropfen
  Decoctum Gentianae RF Nr. 219
  Digestivum-Hetterich (Galenika-
  Hetterich) — Tropfen
  Echtrofant (Vogel & Weber) — Mixtur
  Gastrol (Fides) — Tropfen
  Gentiana-Pentarkan (DHU) —
  Tropfen
  Geratol (Jacobi) — Extrakt
  Guttamar (Wolff) — Tropfen
  Papayasanit (Vogel & Weber) —
  Extrakt
  Sanil (Fides) — Tropfen
  Schwedentrunk (Infirmarius) — Extrakt
  Schwedentrunk mit Ginseng
  (Infirmarius) — Tropfen
  Schwöhepan (Schwörer) — Dragees
  Sedovent (Schwörer) — Tropfen
  Stomabococin (Bock) — Tropfen

Erdrauch (Fumaria officinalis)

1 Erdrauchkraut (Herba Fumariae
  DAB 6, Erg.)
  Erdrauchtinktur (Tinctura Fumariae)
  Oddibil (Merckle) — Dragees

2 Choldestal Krugmann — Tropfen
  Relaxol „Fischer" — Dragees
  Zet 26 (Zwintscher) — Tabletten,
  Dragees

3 Species laxantes et antidyscraticae
  (Hey)

4 Choldestal Krugmann — Dragees

Faulbaum (Rhamnus frangula)

1 Faulbaumfluidextrakt (Extractum Frangulae fluidum DAB 6)
  Faulbaumrinde (Cortex Frangulae DAB 7)

2 Plantafarm mild (Norma) — Dragees
  Pulvis laxans vegetabilis RW

3 Hepartean-Tee (Labopharma)
  Laxapressan (Kneipp)
  Salus-Abführ-Tee
  Salus-Blutreinigungs-Tee
  Sklerotean-Tee (Labopharma)
  Species Cholagogae (Kneipp) — Galle- und Leber-Tee
  Species Haemorrhoidales (Kneipp) — Hämorrhoidal-Tee
  Species Laxantes (Kneipp) — Abführ-Tee
  Species Purgativae (Kneipp) — Blutreinigungs-Tee

4 Arterocant (Dr. Klein) — Tropfen
  Bitulax (Müller/Göppingen) — Dragees
  Duoform-Balsam (Mauermann)
  Duoform-Dragees (Mauermann)
  Duoform-Konzentrat-Kur (Mauermann)
  Floripuran (Scheurich) — Dragees
  Franguforton (Plantorgan) — Dragees
  Frangulon (Hanosan) — Tabletten
  Guttae Frangulae cum Belladonna DRF 199
  Hepata (Madaus) — Dragees
  Laxysat Bürger Dragees
  M 40 (Madaus) — Dragees
  Normacol (Asche) — Granulat
  Selecta-LAX (Dreluso) — Dragees
  Warondo-Lax (Ronsdorf) — Dragees

Fenchel (Foeniculum vulgare)

1 Fenchel (Fructus Foeniculi DAB 7)
  Fenchel-Honig
  Fenchelöl (Oleum Foeniculi DAB 7)

2 Cefabronchin (Cefak) — Tropfen
  Mentapin (Julia) — Tropfen
  Portasan-Sirup Kalcco

3 Hepartean-Tee (Labopharma)
  Roha-Fenchel-Tee tassenfertig
  Roha-Leber- und Gallen-Tee tassenfertig

Roha-Magen-Tee tassenfertig
Salus-Abführ-Tee
Salus-Asthma-Tee
Salus-Blutreinigungs-Tee
Salus-Bronchial-Tee
Species laxantes (DAB 6)
Vier-Winde-Tee (Dr. Fresenius)

4 Aqua ophthalmica „Romershausen"
  Asche's Bronchial-Pastillen
  Ilioton (Robugen) — Dragees
  Neophtha-Augentropfen (Hahn)
  Neophtha-Augenwasser (Hahn)
  Roha-Husten-Tee tassenfertig mit Hustenblocker
  Pulvis Magnesiae cum Rheo DAB 6

Fichte (Picea excelsa)

1 Fichtennadel-Badeextrakt naturrein „Abnopin" (Vogt-Herzberg)
  Fichtennadel-Extrakt naturrein „Dr. Schupp"
  Fichtennadel-Bademilch „Expinol" (Becker)
  Fichtennadel-Badeöl „Expinol" (Becker)
  Fichtennadel-Badesalz (Kneipp)
  Fichtennadel-Schwarzwälder Badebalsam Julia
  Fichtennadel-Ölbad (Kneipp)
  Fichtennadel-Aquasan (Kneipp)
  Silvapin Fichtennadel-Extrakt (Pino)

Fieberklee (Menyanthes trifoliata)

1 Menyanthes-Injeel (Heel) — Ampullen
  Menyanthes trifoliata (Jso) — Essenz

2 Gastroplex-H (Hanosan) — Tabletten
  Salusgastrin-Tropfen (Salus)
  Viscum album cp-Fluid (Jso) — Tropfen, Ampullen

3 Species nervinae (DAB 6)

4 Gastribilin (Galmeda) — Tabletten

Fingerhut, roter und weißer
(Digitalis purpurea et lanata)

1 Allocor (Hormosan) — Tropfen, Tabletten, Ampullen, Zäpfchen

Cedilanid (Sandoz) — Tropfen,
  Dragees, Zäpfchen
Ceto-sanol (Sanol) — Dragees
Digilong (Boehringer-Mannheim) —
  Tabletten
Digimed (Hormosan) — Tabletten
Digitalis-Injeel (Heel) — Ampullen
Digitalysat Bürger — Tropfen,
  Tabletten
Digitoxin „Didier" (Pharmafrid) —
  Tabletten
Digitoxin- Hameln (Hameln) —
  Tabletten, Dragees
Digitoxin-Sandoz — Tabletten
Lanacard (Madaus) Tropfen, Dragees,
  Zäpfchen
Lanatoxin (Beiersdorf) — Dragees
Lanatosid-Hameln — Tabletten,
  Tropfen
Lanicor (Boehringer-Mannheim) —
  Tabletten, Tropfen, Zäpfchen,
  Ampullen
Panlanat (Jura) — Tropfen
Pilulae Digitalis RF Nr. 35
Purodigin Bürger — Tabletten
Suppositoria Digitalis RF Nr. 38

2 Card-Lamuran (Boehringer-Mann-
    heim) —Dragees
  Cratadig (Kalco) — Tropfen
  Crataelanat (Schwabe) — Kapseln
  Digicor (Hennig) — Tropfen, Dragees
  Digilanid (Sandoz) — Tropfen,
    Dragees, Zäpfchen
  Infusum Digitalis RF Nr. 20
  Lanatacanth (Lindopharm) — Tropfen,
    Dragees
  Tinctura Digitalis composita RF Nr. 31
  Valeriana-Digitalysat Bürger —
    Tropfen
  Valodigan (Tosse) — Dragees, Tropfen

4 Cordi-Cural Dragees (Pacino)
  Kardiamed (Medice) — Tropfen
  Recorsan (Recorsan) — Tropfen

Frauenmantel (Alchemilla vulgaris)

1 Fluorherb (AG für mediz. Produkte) —
    Dragees
  Dysmenoherb (AG für mediz.
    Produkte) — Dragees

2 Salviathymol (Galenika-Hetterich) —
    Tropfen
  Schwöklimakt-Tropfen (Schwörer)

3 Umkehr Tee 14 (Brandt)

4 Araniforce (Vogel & Weber) — Tropfen
  Cefakliman (Cefak) — Tropfen
  Lamioflur (Heel) — Tropfen

Gänseblümchen (Bellis perennis)

1 Bellis perennis (DHU), Urtinktur
    bis D 2

2 Cistus-Herbatrit (Plantorgan) —
    Tropfen

4 Bellis Oligoplex (Madaus) —
    Tabletten
  Sambucusan (Hanosan) — Tropfen
  Scabiosa cps. Schwörer — Tropfen
  Viola tricolor Balnaplex (Balneo-
    pharm) — Tropfen
  Viola tricolor-Hanosan — Tropfen

Gänsefingerkraut
(Potentilla Anserina)

1 Potentilla anserina DHU, D 2
  Potentilla anserina (Jso) — Essenz
  Gänsefingerkrautsaft (Schoenenberger)

2 Cholagogum Tuben-Tee Nattermann
  Dysmenoherb (AG für mediz.
    Produkte) — Dragees
  Esberigal (Schaper & Brümmer) —
    Tropfen
  Esberi-Nervin (Schaper & Brümmer) —
    Tropfen
  Gastritol „Dr. Klein" — Tropfen
  Schwöklimakt (Schwörer) — Sirup

3 Species laxantes et antidyscraticae
    (Hey)
  Stomachicum vegetabile Nattermann

4 Anethol „36" Lohmann (Lomapharm) —
    Tabletten, Dragees
  Cholagogum-Tropfen Nattermann
  Gynacton (Promonta) — Tropfen
  Rephalysin (Repha) — Dragees
  Valeriana Balnaplex (Balneopharm) —
    Tropfen

Gelbwurz, kanadische
(Hydrastis canadensis)

1 Hydrastis canadensis (Weleda) —
   Abkochung, Tropfen, Salbe, Ampullen
   Hydrastis (DHU), Urtinktur bis D 4
   Hydrastisfluidextrakt (Extractum
   Hydrastis fluidum DAB 6)
   Hydrastis-Injeel (Heel) — Ampullen

2 Jsostoma (Jso) — Tabletten
   JKH-Avena cp (Jso) — Pillen
   JKH-Phytolacca cp (Jso) — Pillen
   JKH-Scrophularia cp (Jso) — Pillen
   JKH-Vinca minor cp (Jso) — Pillen

4 Calendula Kalco — Tropfen
   Gingivitol (Hennig) — Tropfen
   Hamamelis-Echtroplex (Vogel
   & Weber) — Tropfen
   Hydrastisan (Hanosan) — Nasentropfen
   Hydrastis Balnaplex (Balneopharm) —
   Tropfen
   Hydrastis (Hanosan) — Tropfen
   Naso-Heel — Tropfen

Ginkgo (Ginkgo biloba)

1 Tebonin (Schwabe) — Dragees,
   Tropfen, Ampullen
3 Dr. Schieffer Blasen- und Nieren-Tee
   (Grunitz)
4 Panstabil (Schwabe) — Dragees, Saft

Ginseng (Panax Ginseng)

4 Aranivit (Vogel & Weber) — Dragees
   Crataeserpin (Kalco) — Dragees,
   Tropfen
   Ginseng-Complex „Schuh" (Coradol) —
   Extrakt

Goldrute (Solidago virgaurea)

1 Solidago Virga-aurea DHU, Urtinktur
   bis D 2
   Solidago Virga-aurea (Jso) — Essenz
2 Cystinol (Schaper & Brümmer) —
   Extrakt
   Diureticum-Medice (Medice) —
   Tabletten

Jsokleran (Jso) — Tabletten
Rhoival (Tosse) — Dragees, Tropfen
Solidago „Dr. Klein" — Tropfen
Solidago-Pentarkan (DHU) — Tropfen

3 Contrinal-Blasen- und Nierentee
   (Waukos)
   Diupressan (Kneipp)
   Rheumapressan (Kneipp)
   Roha-Nieren- und Blasen-Tee
   tassenfertig
   Species Urologicae (Kneipp) — Nieren-
   und Blasen-Tee

4 Uralyt (Madaus) — Dragees

Gottesgnadenkraut
(Gratiola officinalis)

2 Basilicum Oligoplex (Madaus) —
   Tropfen

Hagebutte (Rosa canina)

1 Roha-Hagebutten-Tee tassenfertig
   Hagebuttensaft „Vitaborn"
   Hagebuttentrank (Schoenenberger)

2 Hagebutten-Sanddorn-Elixier (Weleda)
   Salus-Alpenkraft — Extrakt
   Tonsilgon (Bionorica) — Tropfen

3 Buccosperin-Tee (Reiss)
   Protitis-Tee (Sanumedica)
   Salus-Abführ-Tee

4 Buccotean-Tee (Labopharma)
   Roha-Hustentee tassenfertig mit
   Hustenblocker
   Tonsilgon (Bionorica) — Dragees
   Vinces-Extrakt C, Sorte 1 (Wolff)
   Vinces-Extrakt C, Sorte 3 (Wolff)

Hauhechel (Ononis spinosa)

1 Carbo Ononidis spinosae (Weleda) —
   Hauhechelwurzelkohle
   Hauhechelwurzel (Radix Ononidis
   DAB 6)
   Ononis spinosa (Weleda) — Tropfen,
   Abkochung

2 Cheplaren (Biopharma) — Tropfen
Diureticum-Medice — Tabletten
Echtronephrin (Vogel & Weber) — Tropfen
Hydrocorin (Schaper & Brümmer) — Extrakt
Hydropsibletten Fides — Tabletten, Tropfen
Solidago-Pentarkan (DHU) — Tropfen

3 Holztee (Species Lignorum DAB 6)
Species Diureticae (Kneipp) — Wassertreibender Tee
Species diureticae (offizinell)
Species diureticae „Vital" (Offermann)
Urologicum vegetabile Nattermann

4 Buccotean-Tee (Labopharma)
Buccoraletten (Voss) — Dragees
Hydrex-forte-Reinecke — Granulat
Nephropur (Repha) — Extrakt
Protitis-Dragees (Sanumedica)
Urodil-Dragees (Pacino)

Heidelbeere (Vaccinium myrtillus)

1 Diät-Heidelbeersaft (Vitaborn)
Difravel 20 (Chibret) — Dragees
Heidelbeer-Diätsaft (Donath)
Heidelbeer-Muttersaft (Eden)
Heidelbeersaft (Vitaborn)
Myrtillus (DHU), Urtinktur bis D 2

2 Krafttrunk (Hey) — Extrakt

Herbstzeitlose
(Colchicum autumnale)

1 Colchicum DHU, Urtinktur bis D 6
Colchicum-Dispert (Kali-Chemie) — Dragees
Colchicum-Weleda — Tropfen (Verdünnungen), Ampullen
Colchysat Bürger — Tropfen

4 Cefarheumin (Cefak) — Tropfen, Tabletten, Ampullen
Colchicum comp. (Weleda) — Tropfen (Verdünnungen)
Colchicum Kalco — Tropfen
Colchisan (Hanosan) — Tropfen
Exiturin (Uhlhorn) — Extract
Lithiumeel (Heel) — Tabletten

Himbeere (Rubus idaeus)

1 Himbeersirup (Sirupus Rubi Idaei DAB 6)

3 Salus-Asthma-Tee

4 Buccotean-Tee (Labopharma)

Hirtentäschel
(Capsella bursa-pastoris)

1 Styptysat Bürger — Tropfen, Dragees
Thlaspi Bursa pastoris (Jso) — Essenz
Tinctura Bursae pastoris „Rademacher"

2 Biokosma-Cynosan (Biokosma) — Extrakt
Capsella cp-Fluid (Jso) — Tropfen, Ampullen
Grippe-Complex (Staufen-Pharma) — Tropfen
Rhoival (Tosse) — Dragees, Tropfen

3 Salus-Asthma-Tee
Salus-Blutkreislauf-Tee
Salus-Bronchial-Tee

4 Bursa pastoris (Hanosan) — Tropfen
Duoform-Balsam (Mauermann)
Duoform-Dragees (Mauermann)
Duoform-Konzentrat-Kur (Mauermann) — Dragees und Balsam
Hamamelis-Echtroplex (Vogel & Weber) — Tropfen
Heposan (Neuwiepharm) — Tinktur
Plantaemal (Neuwiepharm) — Tropfen
Salus-Alpenkraft — Extrakt

Holunder, schwarzer
(Sambucus nigra)

1 Holunderblüten (Flores Sambuci DAB 7)
Holundertrank (Schoenenberger)
Sambucus DHU, D 2—D 3
Sambucus nigra (Weleda) — Tropfen

2 Populus cp-Fluid (Jso) — Tropfen, Ampullen
Sambucus cp-Fluid (Jso) — Tropfen, Ampullen
Sambucus comp. (Weleda) — Tropfen

3 Regulato Nr. 3 (Mittag)
Salus-Asthma-Tee (Salus)

4 Salustuss-Tropfen (Salus)
Sambucusan (Hanosan) — Tropfen

Hopfen (Humulus lupulus)

1 Lupulus DHU, Urtinktur bis D 2
Lupulinum (Jso) — Tinktur

2 Baldravin (Viropharm) — Extrakt
Bonased (Boxberger) — Dragees,
Tropfen
Carulo-Dorm (Hormosan) — Tropfen
Cefasedativ (Cefak) — Tropfen
Cynobal (Dreluso) — Tropfen
Echtrodorm (Vogel & Weber) —
Tropfen
Euvegal (Spitzner) — Sirup
Ex Herba Lupulus (Steigerwald) —
Extrakt
Hova (Zyma-Blaes) — Zäpfchen
Hovaletten (Zyma-Blaes) — Dragees
Kytta-Sedativum (Kytta) — Tropfen
Mulsal (Mucos) — Dragees
Nervenruh forte Beruhigungsdragees
(Knufinke)
Nervobaldon (Zwintscher) — Tropfen
Nervophat (Fahr) — Dragees
Phytogran (Keimdiät) — Kapseln
Plantival (Schwabe) — Dragees,
Tropfen
Rote Baldrian-Perlen (Zirkulin)
Salusdorm-Dragees (Salus)
Sanadormin (Mayer) — Dragees,
Tropfen
Seda-Grandelat (Keimdiät) — Dragees
Seda-Kneipp — Dragees
Sedatruw (Truw) — Dragees, Tropfen
Selecta-SED (Dreluso) — Dragees
Somnuvis (Mauch) — Dragees
Tonikum 21 mit Vitamin C
(Twardy) — Tinktur
Tylasoporal (Tyla-Beyrich) — Dragees
Zirkuphen Ruhe-Dragees (Zirkulin)

3 Dr. Schieffer Schlaf- und Nerven-Tee
(Grunitz)
Hermes Nr. 6 Schlaf-Nerven-Tee
Hermes Nr. 6 Schlaf-Nerven-Tee
tassenfertig
Nervinum vegetabile Nattermann
Roha Schlaf- und Nerven-Tee
tassenfertig
Siegel-Nerven- und Schlaftee
(Häussler und Sauter)
Species Dormales (Kneipp) —
Schlaf-Tee
Species nervinae (Hey)
Species Nervinae (Kneipp) —
Nerven-Tee
Spezialtee 6, C. Lück's (Lück)
Zirkulin Beruhigungs-Tee tassenfertig
(Zirkulin)

4 Dorusedativum (Dorupharm) —
Extrakt
Jsosedat (Jso) — Tropfen
Hyluval (Schuck) — Dragees
Sensinerv (Redel) — Pillen
Somnium-Reinecke — Dragees, Tropfen
Stomasal-Tabletten (Mauermann)

Huflattich (Tussilago farfara)

1 Huflattichblätter (Folia Farfarae
DAB 7)
Huflattich-Pflanzensaft (Kneipp)
Huflattichsaft (Schoenenberger)

2 Cefabronchin (Cefak) — Tropfen
Cefadrin (Cefak) — Sirup, Tropfen
Ampullen
Florgosan (Hanosan) — Extrakt
Jsostoma (Jso) — Tabletten
Pulmonal-Tropfen (Schaper
& Brümmer)
Reaktiv A (Steigerwald) — Körnchen
Salus-Alpenkraft — Extrakt

3 Bronchipressan (Kneipp)
Roha-Bronchial-Tee tassenfertig
Roha-Schlaf- und Nerven-Tee
tassenfertig
Salus-Asthma-Tee
Salus-Bronchial-Tee
Schlackenräumer (Seidel)
Solubifix (Heumann)
Species Antiasthmaticae (Kneipp) —
Asthma-Tee
Species pectoral (Hey)
Species pectorales (offizinell)
Spezialtee 4, C. Lück's (Lück)

4 Bronchicum vegetabile Nattermann
Bronchiflux Tuben-Tee (Nattermann)
Dr. Boether Bronchitten
(Medopharm) — Tabletten

Isländisches Moos
(Cetraria islandica)

1 Cetraria islandica (Jso) — Tropfen
   Isländisches Moos (Lichen islandicus DAB 6)

2 Bastupect (Fahr) — Sirup für Kinder
   Cefabronchin (Cefak) — Tropfen
   Cetraria islandica (Hanosan) — Tropfen
   Ipecacuanha-Tropfen (Hanosan)
   Isla-Moos (Engelhard) — Pastillen
   Kinder-Risinetten (Feilbach) — Tabletten
   Phytpulmon (Bionorica) — Extrakt
   Tannenbalsam A (Hübner) — Extrakt

3 Dr. Schieffer Brust- und Husten-Tee (Grunitz)
   Fides-Teekomplex Nr. 29 a
   Hermes Nr. 5 Bronchial-Tee tassenfertig
   Salus-Asthma-Tee
   Salus-Bronchial-Tee
   Seidel Brust-Tee
   Species pectorales (Hey)
   Sytra-Tee (Weleda)

4 Antibex (Lappe) — Saft
   Antibex Rouletten (Lappe)
   Antibex Tropfen (Lappe)
   Pertussin Tropfen (Taeschner)

Johanniskraut
(Hypericum perforatum)

1 Hyperforat (Dr. Klein) — Tropfen, Zäpfchen, Ampullen
   Hypericum DHU, Urtinktur bis D 4
   Hypericum perforatum (Jso) — Tropfen
   Johanniskrautöl (Jso)
   Johanniskraut-Öl (Kneipp)
   Johanniskraut-Pflanzensaft (Kneipp)
   Johanniskrautsaft (Schoenenberger)

2 Gastritol „Dr. Klein" — Tropfen
   Passiflora-Jurat (Jura) — Tropfen
   Rhoival (Tosse) — Dragees, Tropfen
   Seda-Grandelat (Keimdiät) — Dragees

3 Cholapressan (Kneipp)
   Roha-Schlaf- und Nerven-Tee tassenfertig

4 Aesculan (Vogel & Weber) — Ampullen
   Cheiranthol (Dr. Klein) — Tropfen
   Echtrofant (Vogel & Weber) — Mixtur
   Herbacard-Salbe (Galmeda)
   Hypericum Balnaplex (Balneopharm) — Tropfen
   Hypericum cps. Schwörer — Tropfen
   Hyperforat (Dr. Klein) — Dragees
   Hyperforat-Salbe (Dr. Klein)
   Hypericumat (Jura) — Tropfen
   Marianon „Dr. Klein" — Tropfen
   Psychatrin (Jossa) — Dragees
   Sanadormin (Mayer) — Dragees
   Sanadormin Trank (Mayer)
   Venacton (Dr. Klein) — Tropfen
   Zirkuphen Ruhe — Dragees (Zirkulin)

Kaktus — Königin der Nacht
(Cactus grandiflorus)

1 Cactus DHU, Urtinktur bis D 6
   Cactus grandiflorus (Weleda) — Tropfen, Ampullen, Streukügelchen
   Cactus-Injeel (Heel) — Ampullen

2 Aurocard (Madaus) — Tropfen
   Cactus-Pentarkan (DHU) — Tropfen
   Cardiasan (Schaper & Brümmer) — Sirup
   Crataegus Oligoplex (Madaus) — Tropfen
   Diacard (Madaus) — Tropfen
   Floricard (Jso) — Tropfen
   Stenocrat (Schwabe) — Tropfen, Dragees

4 Cardiacum-Heel — Tabletten
   COR-Select (Dreluso) — Tropfen
   Crataegus-Plantaplex (Steigerwald) — Tropfen, Tabletten
   Delmasthin (Jso) — Tropfen
   Diffucord-Tropfen (Dolorgiet)
   Diffucord-Dragees (Dolorgiet)
   Floricard (Jso) — Tropfen
   Herztropfen „Truw"
   Kalcocor (Kalco) — Tropfen
   Leptiklim (Jso) — Tropfen
   Maskuklim (Jso) — Tropfen
   Netticard (Jso) — Tropfen
   Normotin (Phytopharma) — Dragees
   Spigelia-Plantaplex (Steigerwald) — Tropfen, Tabletten
   Stenophyt (Degewop) — Tropfen
   Truw-Gold (Truw) — Oblaten-Kapseln

Kalmus (Acorus calamus)

1 Calamus aromaticus (Jso) — Tropfen
Kalmus-Badeöl (Becker)
Kalmusextrakt (Extractum Calami DAB 6)
Kalmusöl (Oleum Calami DAB 6)
Kalmustinktur (Tinctura Calami DAB 6)
Kalmuswurzel (Radix Calami DAB 6)
Mixtura Calami RF — Mixtur
Silvapin Kalmuswurzel-Extrakt (Pino) — Badezusatz

2 Aciphyt (Bionorica) — Tropfen
Carvomin (Madaus)
Cholagutt-A (Albert-Roussel) — Tropfen
Epuratum-Lehning-Granulat (Vogel & Weber)
Flatuol-Tabletten (Kneipp)
Gastroflorin-Tropfen (Dr. Behre)
Wörisetten (Kneipp) — Dragees

3 Ullus-Magentee (Vetter)
Hepartean-Tee (Labopharma)
Magen-Tee STADA

4 Araniforce (Vogel & Weber) — Tropfen
Gastriterran (Schwabe) — Tabletten
Gastrocaps (Bouhon) — Tabletten
Gastrol Fides — Tropfen
Kalmacal (Fides) — Pulver
Kneipp-Pillen — dragiert, undragiert, verstärkt
Papayasan-Magendragees (Vogel & Weber)
Papayasanit (Vogel & Weber) — Mixtur
Stomasal-Tabletten (Mauermann)

Kamille (Matricaria chamomilla)

1 Bade-Perkamillon (Robugen) — Extrakt
Chamo Bürger — flüssig, Perlen, Puder, Salbe, Zäpfchen
Chamomilla DHU, Urtinktur bis D 6
Chamomilla (Jso) — Essenz
Extraktum Chamomillae fluidum (offizinell)
Kamillen-Badeöl (Becker)
Kamillenblüten (Flores Chamomillae vulgaris DAB 7)
Kamillenblüten-Extrakt naturrein „Dr. Schupp"
Kamillocreme (Homburg)
Kamillen-Kolloidbad „Dr. Schupp"
Kamillen-Spuman (Luitpold) — Vaginaltabletten
Kamillol (Homburg) — Mundwasser, Desinfiziens
Kamillensaft (Schoenenberger)
Kamillosan (Homburg) — Extrakt
Kamillosan-Seife (Homburg)
Kamillosan-Salbe (Homburg)
Perkamillon liquidum (Robugen) — Extrakt
Rekomill Kamillen-Konzentrat (Pino)
Silvapin Kamillenblüten-Extrakt (Pino)
Suppositoria Chamomillae RF — Zäpfchen
Unguentum antiphlogisticum RF — Salbe

2 Agiolax (Madaus) — Granulat
Arnika-Kneipp-Salbe
Carminativum-Hetterich (Galenika-Hetterich) — Tropfen
Chlorophyll-Spuman (Luitpold) — Tabletten
Esberigall (Schaper & Brümmer) — Tropfen
Gargarisma Chamomillae compositum RF — Gurgelmittel
Gastralon (Redel) — Tabletten
Gastribilin (Galmeda) — Tabletten
Gastricholan (Südmedica) — Tropfen
Gastritol „Dr. Klein" — Tropfen
Jsostoma (Jso) — Tabletten
Parodontax (Madaus) — Zahnpasta
Perkamillon-Salbe (Robugen)
Rephamedial (Repha) — Kapseln, Zäpfchen
Tonsilgon (Bionorica) — Tropfen, Dragees

3 Gastropressan (Kneipp)
Magen-Tee STADA
Roha-Kamillen-Tee tassenfertig
Salus-Abführ-Tee
Vier-Winde-Tee (Dr. Fresenius)

4 Cha-mill „Ritsert" (Ritsert) — Tropfen
Chamoca (Hanosan) — Tropfen
Chamomilla-Pentarkan (DHU) — Tropfen
Gastrol (Fides) — Tropfen
Rephalysin (Repha) — Dragees
Sucsan-Azulen (Minden) — Dragees

Kapuzinerkresse (Tropaeolum majus)

1 Tromacaps (Madaus) — Kapseln

4 Angocin-Salbe (Repha)
Echtrosept (Vogel & Weber) —
   Tropfen

Kardobenedikte (Carduus benedictus = Cnicus benedictus)

1 Carduus benedictus DHU, Urtinktur bis D 2
Carduus benedictus (Weleda) — Abkochung

2 Asgocholan „Rhein-Chemie" — Tropfen
Carvomin (Madaus) — Tropfen
Esberigal (Schaper & Brümmer) — Tropfen, Dragees
Gastritol „Dr. Klein" — Tropfen
Gastroflorin-Tropfen (Dr. Behre)
Geratol (Jacobi) — Extrakt
Salus-Magen-Tropfen
Vendrodigest (Hormosan) — Tabletten

3 Species stomachicae (Hey)

4 Cheiranthol (Dr. Klein) — Tropfen
Hepaticum-Divinal-Dragees (Divinal)
Hepaticum-Divinal-Tropfen (Divinal)
Magen-Darm-Herztrank Fides — Sirup
Payagastron (Vogel & Weber) — Tropfen

Kiefer (Pinus silvestris)

1 Pinimenthol (Spitzner) — Salbe
Pinimenthol-Bad (Spitzner)
Pinimenthol-S (Spitzner) — Salbe für Säuglinge
Pinofluid-med. Fichtennadel-Franzbranntwein (Westphal) — Einreibung
Pinofluol-Bad (Westphal)
Pinus silvestris (Jso) — Essenz

2 Cellichnol (Taeschner) — Tinktur
Mentapin (Julia) — Tropfen
Tumarol-Balsam (Robugen)
Tumarol-Balsam SM (Robugen) — ohne Menthol für Säuglinge

3 Salus-Bronchial-Tee

4 Bronchitussin (Schuck) — Tabletten
Piniol-Balsam (Spitzner)
Piniol-Suppositorien — Zäpfchen
Piniolin-Bronchial-Suppositorien (Spitzner) — Zäpfchen für Säuglinge und Kinder
Retterspitz Aerosol (Scheck)

Klette (Arctium lappa)

1 Arctium Lappa (DHU), Urtinktur bis D 2
Klettenwurzelöl (Oleum Bardanae)

2 Lappa/Melilotus (Weleda) — Einreibung

Knoblauch (Allium sativum)

1 Alliocaps (Galmeda) — Kapseln
Allium sativa (DHU), Urtinktur bis D 2
Entero-caps (Dreluso) — Kapseln
Knoblauch-Pflanzensaft (Kneipp)
Knoblauchsaft (Schoenenberger)

2 Aktiv-Kapseln (Klosterfrau)
Arterocant (Dr. Klein) — Kapseln
Asgoviscum (Rhein-Pharma) — Tropfen, Kapseln
Dijosan Knoblauch-Ölkapseln (Viropharm) — Kapseln
Disarteron (Galactina) — Dragees
Dynamol-Dragees (Vial)
Expectorans Hey — Tropfen
Jsonettin (Jso) — Tabletten

4 Asgoviscum forte (Rhein-Pharma) — Tropfen, Kapseln
Dijosan-Knoblauch-Pillen (Viropharm)
Dijosan-Kreislauf-Regulativ (Viropharm) — Dragees
H₃-Knoblauch-Kerne mit Rutin (Assmann) — Dragees
Hanoartin (Hanosan) — Extrakt
Herztonikum 72 (Badag) — Tropfen
Ilja Rogoff Knoblauchpillen mit Rutin (Woelm)
Knoblauch-Öl-Kapseln „Roleca" (Roleca)
Viscosal (Walter) — Tropfen
Viscosal-R (Walter) — Tropfen

Königskerze
(Verbascum thapsiforme)

1 Verbascum DHU, Urtinktur bis D 2
  Verbascum (Weleda) — Tropfen,
    Streukügelchen, Öl
  Wollblumen DAB 7

2 Equisil (Dr. Klein) — Hustensaft
  Verbascum comp. (Weleda) — Tropfen

3 Brusttee (Species pectorales DAB 6)
  Salus-Asthma-Tee

Kreuzblume, bittere
(Polygala amara)

1 Polygala amara (DHU), Urtinktur bis
  D 2

2 Polygala comp. (Weleda) — Tropfen

3 Species Antiasthmaticae (Kneipp) —
  Asthma-Tee

4 Thymodrosin (Gedora) — Tropfen

Kreuzdorn (Rhamnus catharticus)

1 Getrocknete Kreuzdornbeeren (Fructus
  Rhamni cathartici = Baccae Spinae
  cervinae DAB 6, Erg.)
  Kreuzdornsirup (Sirupus Rhamni
  cathartici DAB 6)
  Rhamnus cathartica (DHU), Urtinktur
  bis D 2

2 Laxans „Tyla" (Tyla-Beyrich) —
  Dragees

3 Presselin Stoffwechseltee (Presselin)
  Salus-Abführ-Tee
  Species laxantes et antidyscraticae
  (Hey)

4 Relaxol „Fischer" (Fischer) — Dragees
  Relaxol stark „Fischer" — Dragees

Kreuzkraut (Senecio vulgaris)

1 Senecio vulgaris (DHU), Urtinktur
  bis D 3

3 Fides-Teekomplex Nr. 16 a (Fides)

Kümmel (Carum carvi)

1 Carum carvi (DHU), Urtinktur bis D 3
  Kümmel (Fructus Carvi DAB 6)
  Kümmelöl (Oleum Carvi DAB 6)

2 Aspasmon (Norgine) — Tropfen
  Carminat (Lugroden) — Tropfen
  Carminativum-Hetterich (Galenika-
    Hetterich) — Tropfen
  Choldestal Krugmann — Tropfen
  Ex Herba Calamus (Steigerwald) —
    Extrakt
  Gastroflorin-Tabletten (Dr. Behre)
  Gastroherb (AG für med. Produkte) —
    Kapseln
  Iberogast (Steigerwald) — Tropfen
  Liquidepur (Nattermann) — Extrakt
  Salusgastrin-Tropfen (Salus)
  Stovalid (Redel) — Tropfen
  Tinctura Carvi composita RF

3 Acoma (Dreluso)
  Galama-Tee für Magen und Darm
    (Galama)
  Hepartean-Tee (Labopharma)
  Salus-Blutreinigungs-Tee

4 abdom-ilon (Redel) — Sirup
  Druosan (Hanosan) — Tabletten
  Gastricard-Tabletten (Artesan)
  Gastricard-Tropfen (Artesan)
  Gastrol (Fides) — Tropfen
  Ilioton (Robugen) — Dragees

Kürbis (Cucurbita pepo)

1 Kürbis-Granufink (Fink)
  Kürbissaft (Schoenenberger)

2 Prostamed (Dr. Klein) — Tabletten
  Prostatin Kanoldt — Extrakt
  Prostatin Kanoldt D — für Diabetiker
  Prostatin Kanoldt Dragees

Kuhschelle (Pulsatilla vulgaris)

1 Pulsatilla (DHU), Urtinktur bis D 12
  Pulsatilla (Weleda) — Tropfen, Streu-
    kügelchen, Ampullen

2 Cimicifuga cps. Schwörer — Tropfen
  Schwöklimakt-Tropfen (Schwörer)

4 Feminon (Redel) — Tropfen
Pykniklim (Jso) — Tropfen
Pulsatilla cps. Schwörer — Tropfen
Rephamen (Repha) — Tropfen
Rephaprossan (Repha) — Tropfen
Valeriana Balnaplex (Balneopharm) — Tropfen

Lavendel (Lavandula officinalis)

1 Lavendel-Badeöl (Becker)
Lavendel-Badesalz (Kneipp)
Lavendelblüten (Flores Lavandulae DAB 6)
Lavendelöl (Oleum Lavandulae DAB 7)
Lavendel-Ölbad (Kneipp)

2 Carmol Karmelitergeist (Omegin) — Aerosol, Tropfen, Tüchlein
Cholagutt-A (Albert-Roussel) — Tropfen
Echtrodorm (Vogel & Weber) — Tropfen
Presselin 52 (Presselin) — Tropfen
Presselin 214 (Presselin) — Tinktur
Salus-Nieren-Blasen-Tropfen
Vaxicutan (Nona) — Salbe

3 Dr. Schieffer Schlaf- und Nerven-Tee (Grunitz)
Hermes Nr. 6 Schlaf-Nerven-Tee nach Dr. E. Richter
Nervinum vegetabile Nattermann

Lein (Linum usitatissimum)

1 Linusit (Fink)
Vimona (Repha)

3 Asika (Herba-Pharma-Labor)
Baby- und Kinder-Regulato (Mittag)
Fides-Teekomplex Nr. 8
Salus-Abführ-Tee
Salus-Blutreinigungs-Tee
Salus-Magen-Darm-Tee
Species carminativum „Vital" (Offermann)
Species laxantes et antidyscraticae (Hey)
Species laxantes forte „Vital" (Offermann)

4 Aranijac (Vogel & Weber) — Dragees
Cesralax (Redel) — Dragees

Liebstöckel (Levisticum officinale)

1 Levisticum officinale (DHU), Urtinktur bis D 2
Levisticum (Weleda) — Tropfen, Öl, Ampullen
Liebstöckelwurzel (Radix Levistici DAB 7)
Mucilago Levistici (Weleda) — Tropfen, Ampullen
Saccharum Levistici (Weleda) — Pulver

2 Canephron (Bionorica) — Extrakt
Nierentonicum forte Schwörer — Sirup

3 Fides-Teekomplex Nr. 30
Rheumex-Tee (Labopharma)

4 Levisticum (Hanosan) — Extrakt
Nephropur (Repha) — Extrakt

Linde (Tilia grandifolia)

1 Tilia europaea (DHU), Urtinktur bis D 2
Tilia europaea (Jso) — Essenz
Lindenblüten (Flores Tiliae DAB 7)
Roha-Lindenblüten-Tee tassenfertig

2 Tannenbalsam A (Hübner) — Extrakt

3 Fides-Teekomplex Nr. 29
Regulato Nr. 3 (Mittag)
Salus-Bronchial-Tee
Salus-Blutkreislauf-Tee
Seidel-Brusttee

4 Liruptin (Fides) — Extrakt
Nephri-Dolan (Gripp) — Tropfen
Nephroselect (Dreluso) — Extrakt

Löffelkraut (Cochlearia officinalis)

1 Cochlearia officinalis (DHU), Urtinktur bis D 2

Löwenzahn (Taraxacum officinale)

1 Lac Taraxaci (Weleda) — Löwenzahnmilchsaft
Löwenzahn-Pflanzensaft (Kneipp)
Löwenzahnsaft (Schoenenberger)
Taraxacum (DHU), D 2—D 4

Taraxacum officinale (Jso) — Essenz
Taraxacum (Weleda) — Tropfen,
Streukügelchen, Ampullen

2 Alasenn-Granulat (Schwörer)
Chelicyn-L (Galmeda) — Tropfen
Esberigal (Schaper & Brümmer) —
Lösung, Tropfen
Fidaxan (Fides) — Dragees
Florgosan 4 (Hanosan) — Extrakt
Galleb (Hoyer) — Tropfen
Hepafungin (Schwabe) — Tropfen
Heparaxal (Roland) — Dragees, Lösung
Marcosan (Hanosan) — Extrakt
Rheumarex-Complex (Nadrol) —
Tropfen
Tonsilgon (Bionorica) — Tropfen,
Dragees
ventri-loges (Loges) — Tropfen
Weleda Magenelixier — Extrakt

3 Hepartean-Tee (Labopharma)
Hermes Nr. 3 Blutreinigungs-Tee nach
Dr. E. Richter
Roha-Leber- und Galle-Tee tassenfertig
Salus-Bronchial-Tee
Salus-Rheuma-Stoffwechsel-Funktions-Tee
Species urologicae (Hey)

4 Hepata (Madaus) — Dragees, Lösung
Hepar-Kneipp — Dragees
Hepaticum-Divinal-Dragees (Divinal)
Hepaticum-Divinal-Tropfen (Divinal)
Hepaticum-Pascoe — Tabletten
Heposan (Neuwiepharm) — Lösung
Plantaemal (Neuwiepharm) — Tropfen
Stomabococin (Bock) — Tropfen
Wallonorm (Mauermann) — Dragees

Lungenkraut (Pulmonaria officinalis)

1 Pulmonaria vulgaris (DHU), Urtinktur
bis D 2

2 Bronchial-Tabletten „Hanosan"
(Hanosan)
Bronchangin (Bionorica) — Sirup
Propulmo (Fides) — Sirup
Pulmonal (Schaper & Brümmer) —
Tropfen
Reaktiv A (Steigerwald) — Granulat
Salus-Alpenkraft — Extrakt
Tannenbalsam A (Hübner) — Extrakt

Tylatussito (Tyla-Beyrich) — Tropfen,
Zäpfchen für Kinder

3 Bronchicum vegetabile Nattermann
Bronchiflux Tuben-Tee (Nattermann)
Bronchostad (STADA)
Species pectoral (Hey)
Spezialtee 4, C. Lück's (Lück)

4 Bio-Bronchopulvis (Biokosma) — Pulver
Steiger's ELG-Udat (Pflüger) — Sirup

Maiglöckchen (Convallaria majalis)

1 Convacard (Madaus) — Dragees,
Tropfen
Convallaria VW (Vogel & Weber) —
Tropfen
Maiglöckchen (Flores Convallariae
DAB 6)
Maiglöckchenkraut (Herba Convallariae
DAB 6)
Maiglöckchentinktur (Tinctura
Convallariae DAB 6)

2 Angioton (DHU) — Tropfen
Arterocant (Dr. Klein) — Tropfen
Cardiasan (Schaper & Brümmer) —
flüssig
Convallysan (Hanosan) — Tropfen
Convastabil (Dr. Klein) — Tropfen
Cor-myocrat (Schwabe) — Dragees und
Tropfen
Cynosid compositum (Schwabe) —
Tropfen
Echtroconval (Vogel & Weber) —
Tropfen
Miroton (Minden) — Dragees, Tropfen
Raufunction (Minden) — Dragees
Repowine (Truw) — Tropfen

4 Corguttin (Roland) — Tropfen
Crataegus-Pentarkan (DHU) —
Tropfen
Diffucord-Dragees (Dolorgiet)
Diffucord-Tropfen (Dolorgiet)
Korodin (Robugen) — Tropfen
Nephronorm-Dragees (Mauermann)
Praecordin (Roland) — Herzsalbe

Majoran (Origanum majorana)

1 Majorana = Origanum Majorana
(DHU), Urtinktur bis D 2

Majorana (Weleda) — Tropfen, Salbe, Ampullen

2 Majorana/Melissa (Weleda) — Zäpfchen, Tabletten

Mariendistel (Carduus marianus)

1 Carduus marianus DHU, Urtinktur bis D 2
Legalon (Madaus) — Dragees

2 Carduus marianus-Pentarkan (DHU) — Tropfen
Cholagutt-A (Albert-Roussel) — Tropfen
Choloplant (Schwabe) — Dragees
Esberigal (Schaper & Brümmer) — Dragees, Tropfen
Galleb (Hoyer) — Tropfen
Hepafungin (Schwabe) — Tropfen
Kalcobigall (Kalco) — Tropfen
Venoplant (Schwabe) — Tropfen, Dragees, Salbe, Ampullen

3 Salus-Blutreinigungs-Tee

4 Cheiranthol (Dr. Klein) — Tropfen
Duoform-Balsam (Mauermann)
Duoform-Dragees (Mauermann)
Duoform-Konzentrat-Kur (Mauermann)
Heparaxal (Roland) — Dragees, Tropfen
Hepata (Madaus) — Dragees, flüssig
Heposan (Neuwiepharm) — Extrakt
Herz-Blut-103-Tabletten (Mauermann)
Marianon „Dr. Klein" — Tropfen
Neo-Gallonorm (Mauermann) — Dragees
Venacton (Dr. Klein) — Tropfen

Mäusedorn (Ruscus aculeatus)

1 Tissan-Veno (Fissan) — Kapseln, Tropfen

Meerrettich (Cochlearia armoracia)

1 Cochlearia Armoracia (DHU), Urtinktur bis D 2
Cochlearia Armoracia (Weleda) — Tropfen, Lösung, Salbe

2 Balsalyt (Madaus) — Einreibung
Unex (Repha) — Lösung

Meerzwiebel (Scilla maritima)

1 Scilla DHU, Urtinktur bis D 2
Scilla-Perpurat (Knoll) — Tropfen
Scillaren (Sandoz) — Tabletten, Tropfen, Ampullen, Zäpfchen
Scillosan (Henk) — Dragees
Scillosan-„forte" (Henk) — Tropfen
Talusin (Knoll) — Dragees

2 Cefascillan (Cefak) — Tabletten, Tropfen, Ampullen
Cheplaren (Biopharma) — Tropfen
Diureticum-Medice (Medice) — Tabletten
Hydrocorin (Schaper & Brümmer) — Extrakt
Miroton (Minden) — Tropfen, Dragees
Raufunction (Minden) — Dragees

4 Diureticum „Haury" (Haury) — Dragees
Floricard (Jso-Werk) — Tropfen
Hocura-Diureticum (Pascoe) — Tinktur
Hydrex-forte-Reinecke — Granulat
Hydropex (Hanosan) — Tropfen
Nephrisan (Ziethen) — Pulver, Oblatenkapseln
Pilulae hydragogae DRF 168 — Pillen
Scilla Balnaplex — Tropfen
Scilla (Hanosan) — Tropfen

Melisse (Melissa officinalis)

1 Kneipp-Melissen-Badesalz
Kneipp-Melisse-Ölbad
Melissa (DHU), Urtinktur bis D 2
Melissa officinalis (Jso) — Essenz
Melissenblätter (Folia Melissae DAB 6)
Melissengeist (Weleda)
Melisse-Pflanzensaft (Kneipp)
Melissensaft (Schoenenberger)

2 Apia-Spasmolyt (Apia) — Tropfen
Baldrian-Melissen-Aquasan (Kneipp) — Nervenbad
Carminativum-Hetterich (Galenika-Hetterich) — Tropfen
Carulo-Dorm (Hormosan) — Tropfen
Echtrodorm (Vogel & Weber) — Tropfen
Esberi-Nervin (Schaper & Brümmer) — Tropfen

Ex Herba Calamus (Steigerwald) — Extrakt
Ex Herba Lupulus (Steigerwald) — Extrakt
Floricard (Jso) — Extrakt
Sedatruw (Truw) — Dragees
Sedisporal (Müller/Göppingen) — Dragees, Pillen
Selecta-SED (Dreluso) — Dragees
Spasmi-Tropfen (Dronania)
Tenerval (Heumann) — Dragees
Tonikum 21 mit Vitamin C (Twardy) — Tinktur
Ventrimarin (Steigerwald) — Tropfen

3 Fides-Teekomplex Nr. 16
Hermes Nr. 6 Schlaf-Nerven-Tee tassenfertig
Nervopressan (Kneipp)
Dr. Schieffer Schlaf- und Nerven-Tee (Grunitz)
Roha-Schlaf- und Nerven-Tee tassenfertig
Salus-Blutkreislauf-Tee
Siegel-Nerven- und Schlaftee (Häussler & Sauter)
Spezialtee 6, C. Lück's (Lück)
Species carminativum „Vital" (Offermann)
Species nervinae (Hey)
Species stomachicae (Hey)
Stomachicum vegetabile Nattermann
Zirkulin Beruhigungs-Tee tassenfertig (Zirkulin)
Zirkulin harntreibender Tee tassenfertig (Zirkulin)

4 abdom-ilon (Redel) — Sirup
Cynobal (Dreluso) — Extrakt
Eupronerv (Roland) — Tropfen
Lindofluid (Lindopharm) — Extrakt
Panstabil (Schwabe) — Kapseln, Saft
Sanadormin Trank (Mayer) — Extrakt
Salusdorm-Dragees (Salus)
Stullmaton (Vereinigte Flußspatgruben) — Extrakt
Tylasoporal (Tyla-Beyrich) — Dragees, Tropfen, Kinderzäpfchen
Valerianaheel (Heel) — Tropfen

Mistel (Viscum album)

1 Mistel-Pflanzensaft (Kneipp)
Iscador (Weleda) — Ampullen
Plenosol (Madaus) — Ampullen
Salus-Mistel-Tropfen
Visco-caps (Dreluso) — Kapseln
Viscum album (DHU), Urtinktur bis D 2
Viscysat Bürger — Tropfen
Viscum album (Jso) — Essenz
Viscum mali = Apfelmistel (Weleda) — Tropfen
Viscum Pini = Kiefernmistel (Weleda) — Tropfen, Ampullen, Salbe

2 Antiscleroticum Hey — Tropfen
Arterocant (Dr. Klein) — Tropfen
Arte Rutin (Maurer) — Tropfen
Asgoviscum (Rhein-Pharma) — Kapseln
Cor-Insuffin (Dronania) — Tropfen
Cor-Vel Tropfen („Neos"-Donner)
Crataegus cps. Schwörer — Tropfen
Craviscum (CPFN) — Tropfen
Dijosan Knoblauch-Ölkapseln (Viropharm)
Dijosan Kreislauf-Regulativ (Viropharm) — Dragees
Disarteron (Galactina) — Dragees
Florgosan 1 (Hanosan) — Extrakt
Herz-plus (Herzpunkt-Pharma) — Tropfen
Klüocard (Dr. Weiler) — Tropfen
Mistelan-Reinecke — Lösung
Mistelan-Tropfen-Reinecke
Viscum album cp-Fluid (Jso) — Tropfen, Ampullen
Viscum album cp-Salbe (Jso)
Zirkulin forte (Zirkulin) — Dragees
Zirkulin Knoblauch-Ölkapseln mit Weißdorn und Mistel (Zirkulin)

3 Florgosan 5 (Hanosan)
Hermes Nr. 10 Herz- und Kreislauf-Tee nach Dr. E. Richter
Salus-Blutkreislauf-Tee
Sklerotean (Labopharma)

4 Cardiavis C (Mauch) — Tropfen
Coradol (Schuh) — Extrakt
Coro (Fides) — Tropfen
Crataegus (Scheid) — Tropfen
Craviscum c. Rauwolfia (CPFN) — Tropfen
Flasche 12 (Much) — Dragees
Fövysatum-Bürger — Tropfen
Gefäß-Restitut (Bouhon) — Kapseln
Herbacard-Salbe (Galmeda)
Herztonikum 72 (Badag) — Tropfen
Hygralon (Oestreicher) — Tropfen

Ilja Rogoff Knoblauchpillen mit Rutin (Woelm) — Pillen
Immer jünger forte Geriatricum (Knufinke) — Dragees
Recorsan (Recorsan) — Tropfen
Schwöskleron (Schwörer) — Dragees
Viscolind „P" (Lindopharm) — Dragees, Tropfen
Viscum Pentarkan (DHU) — Tropfen
Viscosolvin (Pharma-Labor) — Tropfen
Viscratyl (DHU) — Dragees
Zirkulin Knoblauch-Perlen mit Rutin, Weißdorn und Mistel (Zirkulin)

Myrte (Myrtus communis)

1 Myrtenblätter (Folia Myrti)
  Myrtenöl (Oleum Myrti)
  Gelomyrtol (Pohl) — Kapseln

Nelkenwurz (Geum urbanum)

1 Geum urbanum (DHU), Urtinktur bis D 2
  Geum urbanum (Weleda) — Abkochung, Tropfen, Ampullen

Oleander (Nerium oleander)

1 Oleander (DHU), Urtinktur bis D 2
  Oleander (Jso) — Essenz
  Nerium Oleander (Weleda) — wäßriger Auszug, Verdünnungen

2 Miroton (Minden) — Tropfen, Dragees
  Oleander-Pentarkan (DHU) — Tropfen
  Oleander cps. Schwörer — Tropfen
  Raufuncton (Minden) — Dragees

4 Spasmo-Entoxin „Dr. Kleine" (Kleine & Steube) — Tropfen

Olive (Olea europaea)

1 Olivysat Bürger — Tropfen

2 Oleaserp (Steigerwald) — Dragees
  Rauwoplant (Schwabe) — Kapseln

4 Herz-Blut-103-Tabletten (Mauermann)
  Olivaria Jura — Tropfen, Dragees
  Olivysat compositum Bürger — Dragees

Osterluzei (Aristolochia clematitis)

1 Aringal-Suppositorien (Curarina) — Zäpfchen
  Aringal-liquid (Curarina) — Tropfen
  Aristolochia Clematitis (DHU), Urtinktur bis D 2
  Aristolochia Clematitis (Weleda) — Tropfen, Ampullen, Öl, Salbe, Zäpfchen
  Curarina-Roman (Curarina) — Lösung, Salbe
  Descresept-Dragees (Chemipharm)
  Descresept-Lösung (Chemipharm)
  Stolochal (Müller/Göppingen) — Salbe, Creme
  Tardolyt (Madaus) — Dragees

2 Cimicifuga cps. Schwörer — Tropfen
  Rephamen (Repha) — Tropfen
  Toxyphanil (Zwintscher) — Tropfen, Aerosol
  Unguentum Thorraduran (Truw) — Salbe

4 Brachiapas (Pascoe) — Tropfen
  Descresept-Salbe (Chemiepharm)
  Dyskrafid (Fides) — Tabletten
  Hamadest compositum (Mayer) — Tropfen
  Ossidal-Tabletten (Müller/Bielefeld)
  Ossidal-Tropfen (Müller/Bielefeld)
  Traumeel (Heel) — Salbe, Tabletten, Tropfen

Passionsblume (Passiflora incarnata)

1 Avena sativa comp. (Weleda) — Tropfen, Kügelchen
  Passiflora incarnata (Weleda) — Tropfen
  Passiflora-Jurat (Jura) — Tropfen

2 Biral (Madaus) — Dragees
  Bunetten (Woelm) — Dragees
  Plantival (Schwabe) — Tropfen, Dragees
  Nerventonicum (Hey) — Tropfen, Dragees
  Thyreovalun (Jade-Chemie) — Tropfen

3 Roha-Schlaf- und Nerven-Tee tassenfertig

4 Avedorm (Eberth) — Tropfen
  Passiorin-Dragees (Simons)

Passiorin-Liq. (Simons) — Tropfen
dysto-loges (Loges) — Tabletten, Tropfen
Neurofides (Fides) — Extrakt
Seda-pasc (Pascoe) — Dragees
Sedsano (Sano) — Tropfen
Noxom (Fides) — Tropfen

Pfefferminze (Mentha piperita)

1 Pfefferminzblätter (Folia Menthae piperitae DAB 7)
  Pfefferminzöl (Oleum Menthae piperitae DAB 7)
  Pfefferminzsirup (Sirupus Menthae piperitae DAB 6)
  Pfefferminzspiritus (Spiritus Menthae piperitae DAB 6)
  Pfefferminzwasser (Aqua Menthae piperitae DAB 6)

2 Carvomin (Madaus) — Tropfen
  Cholagutt-A (Albert-Roussel) — Tropfen
  Esberi-Nervin (Schaper & Brümmer) — Tropfen
  Inhalatio composita RF Nr. 205 — Tropfen zum Inhalieren
  Kalcobigall (Kalco) — Tropfen
  Lithiachol (Jura) — Tropfen
  Mensis (Chemical Company) — Tropfen
  Mentapin (Julia) — Tropfen
  Menthotem (Temmler) — Dragees
  Stomachysat Bürger (Tropfen)
  Valomenth (Tosse) — Dragees, Tropfen

3 Buccotean-Tee (Labopharma)
  Hepartean-Tee (Labopharma)
  Roha-Magen-Tee tassenfertig
  Roha-Leber- und Galle-Tee tassenfertig
  Roha Pfefferminz-Tee tassenfertig
  Roha-Schlaf- und Nerven-Tee tassenfertig
  Salus-Asthma-Tee
  Salus-Blutreinigungs-Tee
  Vier-Winde-Tee (Dr. Fresenius)

4 Guttamar (Wolff) — Tropfen
  Menthol-Compretten (MBK) — Compretten
  Menthol-Turiopin (Endopharm) — Öl, Lösung
  Menthopasten Mielcks (Mielck) — Pastillen

Stomasal-Tabletten (Mauermann)
Tumarol-Balsam (Robugen) — Einreibung

Primel (Primula officinalis)

1 Primula veris (DHU), Urtinktur bis D 2
  Primula veris (Jso) — Essenz

2 Decoctum Primulae RF Nr. 172
  Equisil (Dr. Klein) — Hustensaft
  Ipalat-Pastillen (Pfleger)
  Jsephca (Jso) — Dragees, Sirup
  Pulmoton (Pharma-Wolf) — Tropfen
  Reaktiv A (Steigerwald) — Granulat
  Salus-Alpenkraft — Extrakt
  Syntex (Hormosan) — Sirup
  Thymodrosin-Sirup (Gedora)

3 Allgäuer Brusttee (Marien-Laboratorium)
  Neo-Repneumon (Dreluso)
  Salus-Asthma-Tee
  Seidel-Brust-Tee
  Species pectoral (Hey)

4 Bikapect (Neuwiepharm) — Tropfen, Tabletten
  Bronchicum Tropfen (Nattermann)
  Bronchomed (Arzneimittel-Hüls) — Tropfen
  Brothyral-Hustensaft (Schmidt von Bandel)
  Corguttin (Roland) — Tropfen
  Expectysat Bürger — Tropfen, Saft
  Mixtura Primulae RF Nr. 181
  Pertussin Tropfen (Taeschner)
  Plantisin-Broncho (Organotherapeutische Werke) — Tabletten, Tropfen
  Respirogutt (Bock) — Tropfen
  Syntex (Hormosan) — Tropfen
  Tussiflorin (Pascoe) — Tropfen, Sirup

Quecke (Triticum repens)

1 Triticum repens = Agropyrum (DHU), Urtinktur bis D 2
  Triticum repens (Weleda) — Abkochung, Tropfen

2 Dr. Lennartz Tonikum 15 (Twardy)
  Frauentrunk (Hey) — Extrakt
  Geratol (Jacobi) — Extrakt

Uxorin (Hey) — Tropfen
Zettagall (Zwintscher) — Tabletten, Dragees

3 Antiviscosin-Schlankheitstee (Sepdelen)
Buccosperin-Tee (Reiss)
Buccotean (Labopharma)
Hermes Nr. 3 Blutreinigungstee nach Dr. E. Richter
Presselin Stoffwechseltee (Presselin)
Species antirheumaticae „Vital" (Offermann)
Species laxantes et antidyscraticae (Hey)
Species stomachicae (Hey)
Species urologicae Bergsiegel (Blumberg)
Species urologicae „Vital" (Offermann)
Spezialtee 5, C. Lück's (Lück)
Urologicum vegetabile Nattermann
Wildunger Tee Marke „Ostag" (Viropharm)

4 Druosan (Hanosan) — Extrakt, Tabletten
Buccosperin (Reiss) — Dragees
Nephropur (Repha) — Extrakt
Nieral (Schuck) — Dragees
Presselin Adsella (Presselin) — Sirup

Quendel (Thymus serpyllum)

1 Serpyllum (DHU), Urtinktur bis D 2
Quendel (Herba Serpylli DAB 6)

2 Drosithym Bürger — Tropfen
Pulmonal, Ringelheimer (Schaper & Brümmer) — Tropfen

Rainfarn (Tanacetum vulgare)

1 Tanacetum vulgare (DHU), Urtinktur bis D 2

2 Florgosan 2 (Hanosan) — Extrakt
Ex Herba Tanacetum (Steigerwald) — Lösung
Tanacetum (Hanosan) — Tropfen

3 Fides-Teekomplex Nr. 33

Raute (Ruta graveolens)

1 Ruta (DHU), Urtinktur bis D 2
Ruta graveolens (Weleda) — Extrakt, Tropfen, Salbe, Ampullen

2 Cor-Insuffin (Dronania) — Tropfen
Kalium nitricum (Hanosan) — Tropfen
Urtica (Hanosan) — Tropfen

4 Gynacton (Promonta) — Tropfen
Ruta-Pentarkan (DHU) — Tropfen

Rauwolfia (Rauwolfia serpentina)

1 Rauwolfia (DHU), Urtinktur bis D 2
Rauwolfia Serpentina (Weleda) — Abkochung, Verdünnungen, Ampullen
Rauserpol (Neuwiepharm) — Dragees, Tropfen
Rau-Tablinen (Sanorania) — Dragees
Rautonin (Hameln) — Dragees
Reserpin-Hameln — Tabletten, Ampullen
Rivadescin (Schaper & Brümmer) — Dragees
Sedaraupin (Boehringer-Mannheim) — Tabletten, Ampullen

2 Coradol (Schuh) — Tropfen
Hyperidyst-Dragees (Vogel & Weber)
Raucolyt (Madaus) — Dragees
Raufuncton (Minden) — Dragees
Rauwoplant (Schwabe) — Kapseln
Valoraupin (Tosse) — Tropfen, Dragees

4 Crataeserpin (Kalco) — Tropfen
Dirautheon (Robugen) — Dragees
Rauwolfon (Jura) — Dragees
Rauwopur-Ampullen (Giulini)
Rauwopur-Dragees (Giulini)
Rauwopur-Tropfen (Giulini) — Dragees, Ampullen
Viscosal-R (Walter) — Tropfen

Rhabarber (Rheum officinale)

1 Rhabarberextrakt (Extractum Rhei DAB 7)
Rhabarbersirup (Sirupus Rhei DAB 6)
Rhabarberwurzel (Rhizoma Rhei DAB 7)
Rheum (DHU), Urtinktur bis D 2

2 Brady'sche Magentropfen (Athenstaedt) — Lösung
Epuratum-Lehning-Granulat (Vogel & Weber)

Gastralon (Redel) — Tropfen
Friosmin-Tropfen (Michallik)
Geratol (Jacobi) — Lösung
Krancampo Flüssig (Zeppenfeldt)
Marcosan (Hanosan) — Lösung
Mariazeller-Magentropfen-
  Lichtenheldt
Plantoletten (Robugen) — Dragees
Sangrhe-Elixir (Jso) — Lösung
Stomachysat Bürger — Tropfen
Universum-Reinecke — Lösung

3 Hepartean-Tee (Labopharma)

4 Choldestal Krugmann — Dragees,
  Tropfen
Choloplant (Schwabe) — Dragees
Digestivum-Hetterich (Galenika-Hetterich) — Tropfen
Glissitol (Schwabe) — Lösung
Hepata (Madaus) — Dragees, Extrakt
Ilioton (Robugen) — Dragees
M 40 (Madaus) — Dragees
Schwedentrunk (Infirmarius)
Schwedentrunk mit Ginseng
  (Infirmarius)
Schwedentrunk-wohlschmeckend
  (Infirmarius)

Ringelblume (Calendula officinalis)

1 Befelka-Calendula-Salbe (Befelka)
Calendula (DHU), Urtinktur bis D 4
Calendula (Weleda) — Lösung,
  Verdünnungen, Gelatine, Salbe
Calendula comp. (Weleda) — Gelatine
Calendula-Essenz (Weleda)
Calendula-Hautöl (Weleda)
Calendula officinalis (Jso) — Essenz

2 Amara-Tropfen-Pascoe
Antussan-Kombi (Grieshaber) —
  Hustentropfen mit Hustentee
Befelka-Öl (Befelka)
Cesrasanol (Redel) — Tropfen
Jsephca-Dragees (Jso)
Jsephca-Sirup (Jso)
Jsephca-Tropfen (Jso)
Raderma-Salbe (Obermeyer)
Salus-Alpenkraft — Extrakt

3 Fides-Teekomplex Nr. 15
Salus-Abführ-Tee
Salus-Asthma-Tee
Salus-Blutkreislauf-Tee

Salus-Blutreinigungs-Tee
Salus-Bronchial-Tee
Salus-Herzstärkungs-Tee

4 Calendula Kalco — Tropfen
Calendula-Pentarkan (DHU) —
  Tropfen
Monte-C (Jura) — Dragees
Scabiosa cps. Schwörer — Tropfen
Ucee-Puder (Brenner)
Ucee-Salbe (Brenner)

Rizinus (Ricinus communis)

1 Ricinus communis (DHU), Urtinktur
  bis D 4
Ricinus communis (Weleda) — Tropfen
Ricinus communis (Jso) — Tinktur
Rizinuskapseln „Pohl"
Rizinusöl (Oleum Ricini DAB 6)

Rosmarin (Rosmarinus officinalis)

1 Ätherisches Rosmarinöl = Oleum
  aethereum Rosmarini (Weleda)
Rosmarin-Aquasan (Kneipp) —
  Badezusatz
Rosmarin-Bademilch (Weleda)
Rosmarin-Badeöl (Becker)
Rosmarin-Badesalz (Kneipp)
Rosmarinblätter-Extrakt „Dr. Schupp"
Rosmarin Kolloidbad „Dr. Schupp"
Rosmarinöl (Oleum Rosmarini DAB 6)
Rosmarin-Ölbad (Kneipp)
Rosmarin-Pflanzensaft (Kneipp)
Rosmarin-Salbe (Unguentum Rosmarini
  compositum DAB 6)
Rosmarinsalbe (Weleda)
Rosmarinus officinalis (DHU),
  Urtinktur bis D 3
Rosmarinus officinalis (Jso) —
  Urtinktur
Rosmarinus (Weleda) — Extrakt,
  Verdünnungen, Ampullen
Silvapin Rosmarinblätter-Extrakt
  (Pino)

2 Aristolochia Pentarkan (DHU) —
  Tropfen
Cor-Insuffin (Dronania) — Tropfen
Rhododendron cp-Fluid (Jso) —
  Dragees, Ampullen

3 Salus-Asthma-Tee

4 Herbacard-Salbe (Galmeda)
Rosmarinus Oligoplex (Madaus) —
Tropfen
Rosmarol-Balsam (Dr. Schütz) —
Einreibung

Roßkastanie
(Aesculus hippocastanum)

1 Aesculus (DHU), Urtinktur bis D 4
Aesculus Hippocastanum (Jso) —
Essenz
Aesculus (Weleda) — Lösung,
Ampullen, Salbe, Gel, Zäpfen
Kastanien-Bad (Weleda)
Reparil-Ampullen (Madaus)
Reparil-Dragees (Madaus)
Reparil-Gel (Madaus)
Venoplant (Schwabe) — Ampullen
Venostasin-Ampullen (Klinge)
Venostasin-retard (Klinge) — Kapseln

2 Aesculus-Pentarkan (DHU) — Tropfen
Castanecin (Jura) — Tropfen
Dyscornut (Vogel & Weber) — Tropfen
Varicobiol (Jura) — Tropfen
Venen-Salbe „Herbaria" (Herbaria
A. Belzner)
Venoplant (Schwabe) — Tropfen,
Dragees
Venoplant comp.-Salbe (Schwalbe)
Venotonic-Salbe (Gottlieb)
Venotonic-Suppositorien (Gottlieb)
Venotonic-Tropfen (Gottlieb)
Venotrulan (Truw) — Tropfen,
Dragees, Salbe, Ampullen

4 Aescorin (Steigerwald) — Tropfen,
Dragees, Salbe, Zäpfchen, Ampullen
Aescosulf (Arznei Müller Bielefeld) —
Tropfen, Dragees, Salbe
Aescuven (Wachter) — Dragees
Arnica-Kneipp-Kapseln
Duoform-Balsam (Mauermann)
Duoform-Dragees (Mauermann)
Duoform-Konzentrat-Kur (Mauer-
mann) — Dragees und Balsam
Equisil (Dr. Klein) — Hustensaft
Plantaemal (Neuwiepharm) — Tropfen
Venacton (Dr. Klein) — Tropfen
Venetten „Fischer"-Dragees
Venetten „Fischer" forte (Fischer) —
Dragees
Venetten „Fischer"-Salbe

Venetten „Fischer"-Tropfen
Venogal (Cassella-Riedel) — Dragees
Venopyronum (Minden) — Tropfen,
Dragees, Kapseln
Venostasin (Klinge) — Tropfen,
Kapseln, Zäpfchen, Salbe
Venostasin forte (Klinge) — Dragees
Venotrulan Compositum (Truw) —
Dragees, Ampullen

Safran (Crocus sativus)

1 Crocus = Crocus sativus (DHU),
Urtinktur bis D 4
Crocus sativus (Weleda) — Tropfen

2 Cimicifuga Oligoplex (Madaus) —
Tropfen, Ampullen
Secale cornutum Oligoplex (Madaus) —
Tropfen, Ampullen
Universum-Reinecke-Sirup

4 abdom-ilon (Redel) — Sirup
Echtrofant (Vogel & Weber) — Mixtur
Echtroklim (Vogel & Weber) — Mixtur
Emenagon (Progreda) — Dragees
Gentiana Oligoplex (Madaus) —
Tropfen
Rosmarinus Oligoplex (Madaus) —
Tropfen, Ampullen

Salbei (Salvia officinalis)

1 Salbeiblätter (Folia Salviae DAB 7)
Salbeisaft (Schoenenberger)
Salvia officinalis (DHU), Urtinktur bis
D 2
Salvia officinalis e florib. (DHU),
Urtinktur bis D 2
Salvia officinalis (Weleda) — Aufguß,
Tropfen, Streukügelchen
Salvysat Bürger — Tropfen, Tabletten

2 Adstringens dentifricium RF 149 —
Mundspültinktur
Entero-sanol (Sanol) — Dragees, Sirup
Friosmin-Tropfen (Michallik)
Gargarisma Chamomillae compositum
RF 147 — Gurgelmittel
Guttae antihydroticae RF 239 —
Schweißhemmende Tropfen
Hustentropfen Reichelit (Reichel)
Mariazeller-Magentropfen-Lichten-
heldt

Nieren- und Blasenmittel San.-Rat
   Dr. Kleinschrod (Dronania) —
   Tabletten
Phytosept (Blumberg) — Tropfen
Presselin 52 (Presselin) — Tropfen
Presselin 214 (Presselin) — Tinktur
Propulmo (Fides) — Sirup
Thymodrosin (Gedora) — Sirup

3 Fides-Teekomplex Nr. 21
Fides-Teekomplex Nr. 4
Salus-Bronchial-Tee
Salus-Magen-Darm-Tee

4 Eupatal (Madaus) — Tropfen, Sirup
Gravomit (Rottendorf) — Dragees
Parodontax (Madaus) — Zahnpasta
Salvacid (Rottendorf) — Dragees
Salvia comp. (Weleda) — Balsam

Sanddorn (Hippophaë rhamnoides)

1 Diäta-Sanddorn
Donath-Sanddorn-Vollfrucht
Donath-Sanddorn-Vollfrucht gesüßt
Donath-Sanddorn-Vollfrucht mit
   Fruchtzucker
Donath-Sanddorn-Vollfrucht ungesüßt
Hippophaë rhamnoides (Weleda) —
   Ampullen, Tropfen
Sanddorn-Elixier (Weleda)
Sanddorn „schneekoppe"
Sanddorn-Ursaft (Weleda)
Sanddorn-Usego

2 Granoton (Keimdiät) — Extrakt
Hagebutten-Sanddorn-Elixier (Weleda)
Krafttrunk (Hey) — Extrakt
Sanddorn ungezuckert (Kneipp) —
   für Diabetiker
Sanddorn-Vollfruchtsaft (Kneipp)

4 Floradix-Kindervital, flüssig (Salus) —
   Sirup
Kinder-Punkt (Herzpunkt-Pharma) —
   Tonikum

Schafgarbe (Achillea millefolium)

1 Achillea Millefolium (Weleda) —
   Tropfen, Ampullen, Salbe
Millefolium (DHU), Urtinktur bis D 2
Salus-Schafgarben-Tropfen
Schafgarbe-Pflanzensaft (Kneipp)

2 Alasenn-Granulat (Schwörer)
Chelicyn-L (Galmeda) — Tropfen
Digestivum-Hetterich (Galenika-
   Hetterich) — Tropfen
Florgosan 4 (Hanosan) — Extrakt
Gastroplex-H (Hanosan) — Tabletten
Guttamar (Wolff) — Tropfen
Magentrost (Kneipp) — Lösung
Marcosan (Hanosan) — Extrakt
Menodoron (Weleda) — Tropfen
Millefolium-Pentarkan (DHU) —
   Tropfen
Floradix-Multipretten (Salus) —
   Dragees
Phytobil (Blumberg) — Tropfen
Phytosept (Blumberg) — Tropfen (zum
   Spülen, Gurgeln, Schlucken)
Reaktiv MD (Steigerwald) — Granulat
Sedovent (Schwörer) — Tropfen
Steiger's Magenbittertropfen (Pflüger)
Stomachysat Bürger — Tropfen
Schwöklimakt (Schwörer) — Sirup
Wagner's Lebenstropfen (Pflüger)

3 Antiviscosin-Schlankheitstee (Sepdelen)
Bisco-Zitron-Tee-Entfettungskräuter
   (Biscova)
Depurativum vegetabile Nattermann
Dreluso-Stoffwechseltee (Dreluso)
Fides-Teekomplex Nr. 1
Galama Gicht- und Rheuma-Tee
   (Galama)
Galama Magen- und Darm-Tee
   (Galama)
Gastrobin Magen- und Darmtee,
   tassenfertig (Knufinke)
Hermes Nr. 2 Zirkulationstee nach
   Dr. E. Richter
Magentee Weleda
Nympho-Chol (Nymphosan)
Nymphoventron (Nymphosan)
Salus-Rheuma-Stoffwechsel-
   Funktionstee
Species stomachicae (Hey)
Spezialtee Nr. 2, C. Lück's (Lück)
Stomachicum vegetabile Nattermann
Tesano-Gesundheitstee (Wild-Tesano)

4 Achillea comp. (Weleda) — Tropfen
Cesralax (Redel) — Dragees
Digestivum-Hetterich (Galenika-
   Hetterich) — Tropfen
Gastribilin (Galmeda) — Tropfen
Gynacton (Promonta) — Tropfen

Jerusalemer Balsam-Lichtenheldt —
Tropfen
Salusdynam (Salus) — Lösung
Traumeel (Heel) — Salbe, Tabletten,
Tropfen

Schlehe (Prunus spinosa)

1 Prunus spinosa (DHU), Urtinktur
bis D 2
Prunus spinosa (Jso) — Essenz
Prunus spinosa (Weleda) — Tropfen,
Lösung, Ampullen, Salbe, Sirup

3 Salus-Abführ-Tee

4 Crataegus-Pentarkan (DHU) —
Tropfen

Schöllkraut (Chelidonium majus)

1 Chelidonium (DHU), Urtinktur bis D 6
Chelidonium (Weleda) — Tropfen,
Ampullen, Salbe

2 Chelicyn (Galmeda) — Tropfen
Chedolind (Lindopharm) — Tropfen,
Dragees
Chelichol (Soledum) — Tropfen
Chelidonium comp. (Weleda) —
Tropfen
Chelidonium-Jurat (Jura) — Tropfen
Cholagutt-A (Albert-Roussel) —
Tropfen
Choleodoron (Weleda) — Tropfen
Esberigal (Schaper & Brümmer) —
Tropfen, Dragees
Galleb (Hoyer) — Tropfen
Hanogallan (Hansosan) — Lösung
Hepaticum-Divinal (Divinal) —
Tropfen
Kalcobigall (Kalco) — Tropfen
Sambucus cp-Fluid (Jso) — Tropfen,
Ampullen

3 Hepartean-Tee (Labopharma)
Siegel Galle- und Leber-Tee (Häussler
& Sauter)
Hermes Nr. 8 Leber-Gallen-Tee
tassenfertig
Species hepaticae (Hey)

4 Chelidonium (Hanosan) — Tropfen
Chelidonium-Homaccord (Heel) —
Tropfen, Ampullen

Chelidonium-Pentarkan (DHU) —
Tropfen
Chelidophyt (Galenika-Hetterich) —
Tropfen, Kapseln
Cheliforton (Plantorgan) — Tropfen
Coradol (Schuh) — Lösung
Guttamar (Wolff) — Tropfen
Hepata (Madaus) — Dragees
Heparsyx (Syxyl) — Lösung
Heposan (Neuwiepharm) — Lösung
Injeel-Chol (Heel) — Ampullen
Marianon „Dr. Klein" — Tropfen
Neo-Gallonorm (Mauermann) —
Dragees
Rutacholan (Rutanol) — Dragees
Sanhepar (Sano) — Dragees

Seifenkraut (Saponaria officinalis)

1 Seifenwurzel (Radix Saponariae
DAB 6)
Decoctum Saponariae RF

Senf (Brassica nigra)

1 Brassica oleracea (DHU), Urtinktur
bis D 2
Oleum aethereum Sinapis (Weleda) —
ätherisches Öl

2 Balsalyt (Madaus) — Einreibung

3 Doloresum (Schmidt von Bandel) —
Öl, Salbe, Liniment, Spiritus
Caye-Balsam (Deiglmayr) — Salbe

Sennes (Cassia angustifolia)

1 Pursennid (Sandoz) — Dragees
Rohalax (Roha) — Dragees
Senna (Jso) — Tinktur
Sennasirup (Sirupus Sennae DAB 6)
Sennesblätter (Folia Sennae DAB 6)

2 Esberigal forte (Schaper & Brümmer) —
Lösung
Pulvis laxans vegetabile RW — Pulver

3 Hamburger Tee Original, Frese (Frese)
Roha-Leber- und Gallen-Tee
tassenfertig
Salus-Abführ-Tee
Salus-Blutkreislauf-Tee

Salus-Blutreinigungs-Tee
Species Cholagogae (Kneipp) — Galle- und Leber-Tee
Species Laxantes (Kneipp) — Abführ-Tee
Species Purgativae (Kneipp) — Blutreinigungs-Tee

4 Heparaxal (Roland) — Dragees, flüssig
Heposan (Neuwiepharm) — Tinktur
Infusum laxans RF
Liquidepur (Nattermann) — Extrakt

Sonnenblume (Helianthus annuus)

1 Helianthus annuus (DHU), Urtinktur bis D 3
Helianthus annuus (Weleda) — Tropfen

Sonnenhut (Echinacea angustifolia)

1 Echinacea angustifolia DHU, Urtinktur
Echinacea-Herbatrit (Plantorgan) — Tropfen
Echinacea-Pentarkan (DHU) — Tropfen
Echinacin (Madaus) — Ampullen, Tropfen, Lösung, Salbe
Echinatruw Tropfen (Truw)
Myo-Echinacin (Madaus) — Ampullen
Parodontax (Madaus)

2 Echtrosept (Vogel & Weber) — Tropfen
Galleb (Hoyer) — Tropfen
Jsoskleran (Jso) — Tabletten
Jurasyl (Jura) — Tropfen
Juratox (Jura) — Tropfen
Meristabiol (Jura) — Ampullen
Monte-C (Jura) — Dragees
Spasmo-Urgenin (Madaus) — Dragees
toxi-loges (Loges) — Tropfen
Toxiphanil (Zwintscher) — Tropfen Aerosol
Uralyt (Madaus) — Dragees
Urgenin (Madaus) — Tropfen, Dragees, Zäpfchen

4 Drosinula (Vogel & Weber) — Tropfen
Echinasat (Jura) — Tropfen
Esberitox (Schaper & Brümmer) — Tropfen, Ampullen, Zäpfchen
Hydrastis (Hanosan) — Tropfen
Influex (Steigerwald) — Tabletten, Tropfen, Ampullen

Kalcotoxan (Kalco) — Tropfen
Saburgen (Vogel & Weber) — Tropfen
Plantaemal (Neuwiepharm) — Tropfen
Pyrogenium (Hanosan) — Tropfen, Ampullen
Rephamedial (Repha) — Kapseln, Zäpfchen
toxi-loges (Loges) — Tabletten
Toxorephan (Repha) — Tropfen
Usneasan (Vogel & Weber) — Tinktur äußerlich
Virobin-Tinktur (Bock)

Sonnentau, rundblättriger (Drosera rotundifolia)

1 Drosera (DHU), Urtinktur bis D 4

2 Drosithym Bürger — Tropfen
Jsephca (Jso) — Dragees, Tropfen, Sirup
Salus-Alpenkraft — Extrakt

3 Species pectoral (Hey)

4 Asthmavowen (Vogel & Weber) — Tropfen
Droperteel (Heel) — Tabletten
Drosera Oligoplex (Madaus) — Tropfen
Drosera-Pentarkan (DHU) — Tropfen
Droserin-Liniment (Endopharm) — Einreibung
Drosinula (Vogel & Weber) — Tropfen
Eupatal (Madaus) — Tropfen, Sirup
Hagetussin-Tropfen (Hageda)
Pertudoron (Weleda) — Tropfen
Pertussin Tropfen (Taeschner)
Tussistin (DHU) — Tabletten, Tropfen
Viropect (DHU) — Pulver
Yerba santa Balnaplex (Balneopharm) — Tropfen

Spierstaude (Spiraea ulmaria)

1 Spiraea ulmaria (Jso) — Essenz

3 Spezialtee 1, C. Lück's (Lück)

Spitzwegerich (Plantago lanceolata)

1 Plantago major (Jso) — Essenz
Spitzwegerich-Pflanzensaft (Kneipp)
Spitzwegerichsaft (Schoenenberger)
Psyllium-Kneipp — Laxans

2 Agiolax (Madaus) — Granulat
Enuroplant (DHU) — Tropfen
Ex Herba Ephedra (Steigerwald) —
Extrakt

3 Bronchipressan (Kneipp)
Fides-Teekomplex Nr. 29 a
Species Pectorales (Kneipp) —
Husten-Tee

4 Equisil (Dr. Klein) — Hustensaft
Thymosirol (Haidle & Maier) — Sirup

Stechpalme (Ilex aquifolium)

1 Ilex Aquifolium (DHU), Urtinktur
bis D 6

Steinklee (Melilotus officinalis)

1 Melilotus officinalis (DHU), Urtinktur
bis D 2
Melilotus officinalis (Jso) — Essenz
Melilotus officinalis (Weleda) —
Tropfen

2 Dyscornut (Vogel & Weber) — Tropfen
Esberiven (Schaper & Brümmer) —
Tropfen, Dragees, Zäpfchen, Salbe
Venotonic (Gottlieb) — Tropfen,
Zäpfchen, Salbe

Stockrose (Althaea rosea)

1 Althaea (DHU), Urtinktur bis D 2

2 Drosinula (Vogel & Weber) — Tropfen
Populus cp-Fluid (Jso) — Tropfen,
Ampullen

3 Fides-Teekomplex Nr. 15

Strophanthus (Strophantus gratus,
hispidus und kombé)

1 Oleum Strophanthi (Weleda) —
Verdünnungen, Kapseln, Ampullen
Purostrophan (Kali-Chemie) —
Tropfen, Dragees
Purostrophyll (Kali-Chemie) —
Tropfen, Dragees
Strodival (Herbert) — Kapseln

Strophanthus (DHU), Urtinktur bis D 6
Strophanthus (Weleda) —
Verdünnungen, Streukügelchen,
Ampullen
Strophoperm (Permicutan) — Tropfen
Strophoral (Boehringer - Mannheim) —
Tropfen, Tabletten

2 Crataestroph Kalco — Tropfen
Jsokomb-Dragees (Jso)

4 Strophadenyl (Dr. Henning) — Tropfen
Strophanon (Arzneimittel Hüls) —
Dragees
Strophocor-Tropfen (Hennig)

Süßholz (Glycyrrhiza glabra)

1 Glycyrrhiza glabra (DHU), Urtinktur
bis D 2
Gereinigter Süßholzsaft (Succus
Liquiritiae depuratus DAB 6)
Süßholzsirup (Sirupus Liquiritiae
DAB 6)
Süßholzsaft (Succus Liquiritiae DAB 6)
Süßholzwurzel (Radix Liquiritiae
DAB 7)

2 Bastupect (Fahr) — Sirup für Kinder
Eres-Lungenelixir (Müller/Göppingen)
Expectorans Hey — Tropfen
Gastritol „Dr. Klein" — Tropfen
Phytpulmon (Bionorica) — Lösung
Salus-Alpenkraft — Extrakt
Thymodrosin (Gedora) — Sirup
Tussiflorin (Pascoe) — Tropfen, Sirup

3 Buccotean-Tee (Labopharma)
Bronchicum vegetabile Nattermann
Bronchiflux Tuben-Tee (Nattermann)
Broncholind Husten- und Brusttee,
tassenfertig (Knufinke)
Bronchostad (STADA)
Contrinal-Bronchialtee (Waukos)
Dr. Schieffer Brust- und Husten-Tee
(Grunitz)
Hepartean-Tee (Labopharma)
Hermes Nr. 5 Bronchial-Tee tassenfertig
Roha-Bronchial-Tee tassenfertig
Species pectorales (offizinell)
Species pectoral (Hey)
Zirkulin Husten- und Brusttee
tassenfertig (Zirkulin)

4 Atmulen (Fides) — Sirup
Becopect (Dr. Behre) — Tabletten

Bronchitussin (Schuck) — Tabletten, Fluid
Bronchomed (Arzneimittel Hüls) — Tropfen
Gastriterran (Schwabe) — Tabletten
Gravomit (Rottendorf) — Dragees
Mixtura solvens RF Nr. 183
Neoplex (Madaus) — Tabletten
Neoplex B (Madaus) — Dragees
Roha-Husten-Tee tassenfertig mit Hustenblocker
Solubifix (Heumann) — Pulvertee
Salvacid (Rottendorf) — Dragees
Succofridetten (Didier) — Tabletten
Sucsan-Azulen (Minden) — Dragees
Sucsan-Azulen compositum (Minden) — Dragees

Tausendgüldenkraut
(Erythraea centaurium)

1 Centaurium (DHU), Urtinktur bis D 3
Erythraea Centaurium (Weleda) — Tropfen
Tausendgüldenkraut (Herba Centaurii DAB 7)

2 Erigotheel (Heel) — Ampullen
Florgosan 2 (Hanosan) — Extrakt
Gastricholan (Südmedica) — Tropfen
Gastritol „Dr. Klein" — Tropfen
Jsonettin (Jso) — Tabletten
Magentrost (Kneipp) — Lösung
Stovalid (Redel) — Tropfen
Ventrodigest (Hormosan) — Tabletten
Ventrimarin (Steigerwald) — Tropfen

3 Ullus-Magentee (Vetter)
Salus-Asthma-Tee
Salus-Magen-Darm-Tee
Spezialtee 7, C. Lück's (Lück)
Stomachicum vegetabile Nattermann

4 Gastribilin (Galmeda) — Tabletten
Kalmacal (Fides) — Pulver
Laxadoron (Weleda) — Pulver

Thymian (Thymus vulgaris)

1 Thymian-Badesalz (Kneipp)
Thymian-Ölbad (Kneipp)
Thymianöl (Oleum Thymi DAB 6)
Thymian-Pflanzensaft (Kneipp)
Thymisansaft (Schoenenberger)
Thymian (Herba Thymi DAB 7)
Thymianfluidextrakt (Extractum Thymi fluidum DAB 7)
Thymian-Hustensaft (Sirupus Thymi compositus DAB 6)
Thymus vulgaris (DHU), Urtinktur bis D 2
Thymus vulgaris (Jso) — Essenz

2 Antipusan (Hey) — Salbe
Bastupect (Fahr) — Sirup für Kinder
Biotuss Hustentropfen (Weimer) — Sirup
Cefedrin (Cefak) — Tropfen, Ampullen
Drosithym Bürger — Tropfen
Equisil (Dr. Klein) — Hustensaft
Expectorans Hey — Tropfen
Friosmin-Tropfen (Michallik)
Gastricholan (Südmedica) — Tropfen
Salus-Husten-Tropfen
Pertussin (Taeschner) — Sirup
Phytosept (Blumberg) — Tropfen
Portasan-Sirup Kalco
Pulmonal (Schaper & Brümmer) — Tropfen, Saft
Pulmotin (Pharma-Wolf) — Tropfen
Purosin (Steinau) — Tropfen
Reaktiv A (Steigerwald) — Granulat
Salus-Alpenkraft — Extrakt
Syntex (Hormosan) — Sirup
Tannenbalsam A (Hübner) — Extrakt
Thymipin (Zyma-Blaes) — Sirup
Thymipin-Balsam (Zyma-Blaes)
Thymipin-Hustensaft (Zyma-Blaes)
Thymipin-Tropfen (Zyma-Blaes)
Thymipin-Zäpfchen (Zyma-Blaes)

3 Broncholind (Husten- und Brusttee, tassenfertig (Knufinke)
Dr. Schieffer Brust- und Husten-Tee (Grunitz)
Hermes Nr. 5 Bronchialtee nach Dr. E. Richter
Neo-Repneumon (Dreluso)
Regulato Nr. 3 (Mittag)
Roha-Bronchial-Tee tassenfertig
Salus-Asthma-Tee
Salus-Bronchial-Tee
Seidel Brust-Tee
Species antiasthmaticae „Vital" (Offermann)
Species pectoral (Hey)
Spezialtee 4, C. Lück's (Lück)

4 Becopect (Dr. Behre) — Tabletten
Bicapect (Neuwiepharm) — Tropfen

Eupatal (Madaus) — Tropfen, Sirup
Expectysat Bürger — Tropfen, Saft
„Grünlicht"-Hingfong (Lichtenheldt) — Tropfen
Pertussin Tropfen (Taeschner)
Phytobronchin (Steigerwald) — Tropfen, Kapseln
Plantisin-Broncho (Organotherapeutische Werke) — Tabletten, Tropfen
Polybronchin-Arznei (Polymedia) — Sirup
Polybronchin-Hustentropfen (Polymedia)
Retterspitz Aerosol (Retterspitz/Scheck) — zur Inhalation
Rutatussin (Rutanol) — Tabletten
Sanotuss Tropfen (Sano)
Solubifix (Heumann) — Teepulver
Thymipin forte (Zyma-Blaes) — Tropfen
Thymitussin-Tabletten (Medice)
Thymobronchin (Viropharma) — Sirup
Thymodrosin (Gedora) — Tropfen
Thymomalt (Heumann) — Pastillen
Thymosirol (Haidle & Maier) — Saft
Tussamag-Tropfen (Tempelhof)
Tussamag-Zäpfchen für Kinder und Säuglinge (Tempelhof)
Tussedat-Tropfen (Sagitta)
Tussifrenon (Hefa-Frenon) — Sirup
Tussipect (Beiersdorf) — Sirup, Tropfen, Tabletten
Tussophyll (Dr. Bauer) — Sirup

Tormentill (Potentilla tormentilla)

1 Tormentilla (DHU), Urtinktur bis D 2
Tormentilla (Weleda) — Abkochung, Verdünnungen, Ampullen
Tormentillwurzel (Rhizoma Tormentillae DAB 6)
Tormentilltinktur (Tinctura Tormentillae DAB 6)

2 Phytostop (Blumberg) — Tropfen
Rutacutin (Rutanol) — Salbe

4 Enterofid (Fides) — Pulver

Veilchen (Viola odorata)

1 Veilchenwurzel (Rhizoma Iridis DAB 6)
Viola odorata (DHU), Urtinktur bis D 2
Viola odorata (Jso) — Essenz

2 Phytpulmon (Bionorica) — Lösung

3 Species Antiasthmaticae (Kneipp) — Asthma-Tee
Fides-Teekomplex Nr. 15
Salus-Bronchial-Tee
Species antiasthmaticae „Vital" (Offermann)
Spezialtee 4, C. Lück's (Lück)

4 Decoctum Violae RF 175
Expectysat Bürger — Tropfen, Saft
Bronchomed (Arzneimittel Hüls) — Tropfen

Vogelknöterich
(Polygonum aviculare)

1 Polygonum aviculare (DHU), Urtinktur bis D 2
Polygonum aviculare (Jso) — Essenz

2 Antussan-Kombi (Grieshaber) — Hustentropfen mit Hustentee

3 Fides Teekomplex Nr. 16 a
Mucidan-Hustentee (Kali-Chemie)
Nympho-Pect (Nymphosan)

Wacholder (Juniperus communis)

1 Juniperus communis (Jso-Werk) — Essenz
Wacholder-Badeöl (Becker)
Wacholderbeeren (Fructus Juniperi DAB 7)
Wacholderbeer-Pflanzensaft (Kneipp)
Wacholder-Extrakt (Schoenenberger)
Wacholder-Extrakt naturrein „Josef Mack" (Mack)
Wacholder-Kapseln „Roleca" (Roleca)
Wacholda-Kraft (Reichel) — Sirup
Wacholdermus (Succus Juniperi inspissatus DAB 6)
Wacholderöl (Oleum Juniperi DAB 7)
Wacholderspiritus (Spiritus Juniperi DAB 6)
Wacholderteer (Pix Juniperi DAB 6)

2 Wacholder-Kapseln extra stark „Roleca" (Roleca)
Cystinol (Schaper & Brümmer) — Extrakt

Juniperus-Hanosan (Hanosan) — Tropfen
Salus-Alpenkraft — Extrakt

3 Buccotean-Tee (Labopharma)
Roha Nieren- und Blasen-Tee tassenfertig
Species Antirheumaticae (Kneipp) — Rheuma-Tee
Species diureticae
Salus-Abführ-Tee
Salus-Blutkreislauf-Tee
Salus-Blutreinigungs-Tee
Salus-Bronchial-Tee

4 Helleborus Pentarkan (DHU) — Tropfen
Junicosan (Lichtenheldt) — Sirup
Nephrisan (Ziethen) — Kapseln, Pulver

Waldmeister (Asperula odorata)

1 Asperula odorata (DHU), Urtinktur bis D 2
Asperula odorata (Weleda) — Tropfen, Ampullen

2 Hanofemin (Hanosan) — Tropfen

3 Roha-Schlaf- und Nerven-Tee tassenfertig

4 Thymodrosin (Gedora) — Tropfen

Wasserpfeffer
(Polygonum hydropiper)

1 Hydropiper (DHU), Urtinktur bis D 2

Wegwarte (Cichorium intybus)

1 Cichorium Intybus (DHU), Urtinktur
Cichorium (Weleda) — Abkochung, Verdünnungen, Ampullen (aus der ganzen Pflanze)
Cichorium, Radix (Weleda) — Abkochung, Verdünnungen, Ampullen (aus der Wurzel)

2 Florgosan 2 (Hanosan) — Lösung
Geratol (Jacobi) — Lösung

3 Salusgastrin-Tropfen (Salus)
Spezialtee Nr. 3, C. Lück's (Lück)

4 Cichorium comp. (Weleda) — Tropfen
Steiger's MDK-Udat (Pflüger) — Lösung

Weide (Salix alba)

1 Salix alba (DHU), bis D 2 — Tropfen
Salix alba (Weleda) — Abkochung, Verdünnungen, Ampullen
Salix nigra (Weleda) — Tropfen, Salbe

2 Digestodoron (Weleda) — Tropfen
Nervotonicum (Hey) — Dragees
Salix alba comp. (Weleda) — Tropfen, Ampullen, Einreibung

3 Bronchicum vegetabile Nattermann
Bronchiflux Tuben-Tee (Nattermann)
Fides Teekomplex Nr. 19
Galama Gicht- und Rheuma-Tee (Galama)
Grippe-Tee STADA
Rheumapressan (Kneipp)
Rheumex-Tee (Labopharma)
Roha-Bronchial-Tee tassenfertig
Species antirheumaticae (Hey)
Spezialtee 5, C. Lück's (Lück)
Uro-K, harntreibender Tee, tassenfertig (Knufinke)

4 Arthrisan (Hanosan) — Tabletten
Buccosperin (Reiss) — Dragees
Roha-Husten-Tee tassenfertig mit Hustenblocker

Weißdorn (Crataegus oxyacantha)

1 Crataegus (DHU), Urtinktur bis D 2
Crataegus (Weleda) — aus der Frucht Tropfen, Ampullen, Sirup
Crataegus, Flos (Weleda) — aus der Blüte Tropfen, Ampullen
Crataegutt (Schwabe) — Dragees, Ampullen
Crataegysat Bürger — Tropfen
Cratamed (Reichel) — Tropfen
Esbericard (Schaper & Brümmer) — Dragees, Tropfen
Salus-Weißdorn-Tropfen
Weißdorn-Pflanzensaft (Kneipp)
Weißdornsaft (Schoenenberger)

2 Antiscleroticum (Hey) — Tropfen
Arnitaegus (Kreussler) — Dragees

Arte Rutin (Maurer) — Tropfen
Cardalept (Keimdiät) — Tropfen
Cardiacum I-Pascoe — Tropfen
Cardiacum II-Pascoe — Tropfen
Carulo-Card (Hormosan) — Tropfen
Cefacardin (Cefak) — Tropfen, Ampullen
Convallysan (Hanosan) — Tropfen
Convastabil (Dr. Klein) — Tropfen
Cordi-sanol (Sanol) — Dragees, Tropfen
Cor-Insuffin (Dronania) — Tropfen
Cor-myocrat (Schwabe) — Dragees, Tropfen
Cor-Vel liquidum („Neos"-Donner) — Tropfen
Crataegus cps. Schwörer — Tropfen
Crataelonum (Scheid) — Tropfen
Craviscum (CPFN) — Tropfen
Cynosid compositum (Schwabe) — Kapseln, Tropfen
Dijosan Knoblauch-Ölkapseln (Viropharm)
Dijosan Kreislauf-Regulativ (Viropharm) — Dragees
Disarteron (Galactina) — Dragees
Ex Herba Crataegus (Steigerwald) — Extrakt
Fidesan (Fides) — Sirup
Florgosan 1 (Hanosan) — Extrakt
Geratol (Jacobi) — Extrakt
Glycardin-Reinecke — Extrakt
Guttacor (Galenika-Hetterich) — Tropfen
Herzan (Schütz-Werke) — Tropfen
Herz-plus (Herzpunkt-Pharma) — Tropfen
Hydropsin (Roland) — Tropfen
Klüocard (Nadrol) — Tropfen
Kontakto-Cor (Dr. Weiler) — Tropfen
Korodin (Robugen) — Tropfen
Kytta-Sedativum (Kytta) — Tropfen
Netticard (Jso) — Tropfen
Orthangin (Promonta) — Tropfen, Dragees
Oxacant (Dr. Klein) — Dragees, Tropfen
Oxacant-sedativ (Dr. Klein) — Tropfen
Poikilocard (Lomapharm) — Dragees, Tropfen
Reaktiv HK (Steigerwald) — Granulat
Repowine (Truw) — Tropfen
Salucor „Sano" — Tropfen
Saluscard-Tropfen (Salus)
Scillacor (Steigerwald) — Tropfen

Spigelia (Hanosan) — Tropfen
Szillosan (Henk) — Tropfen, Dragees
Szillosan-„forte" (Henk) — Tropfen
Tensitruw (Truw) — Tropfen
Turocor (Steinau) — Tropfen
Zirkulin-Knoblauch-Ölkapseln mit Weißdorn und Mistel (Zirkulin)

3 Florgosan 5 (Hanosan)
Hermes Nr. 10 Herz- und Kreislauf-Tee nach Dr. E. Richter
Salus-Blutkreislauf-Tee
Salus-Herzberuhigungs-Tee
Salus-Herzstärkungs-Tee
Seidel Herz-Kreislauf-Tee (Seidel)
Sklerotean-Tee (Labopharma)
Species antiskleroticae „Vital" (Offermann)

4 Asgoviscum (Rhein-Pharma) — Kapseln
Aurostroph (Kalco) — Tropfen
Bonorutin (Bonomedic) — Tropfen
Coradol (Schuh) — Extrakt
Cardiagutt-Tropfen (Engelhardt)
Cardiavis C (Mauch) — Tropfen
Cardiotonicum (Hey) — Tropfen
Cardo-Ginsan (Hanosan) — Extrakt
Corguttin (Roland) — Tropfen
Corofarm (Farmaryn) — Dragees, Tropfen
Cor-Select (Dreluso) — Tropfen
Crataegus Balnaplex (Balneopharm) — Tropfen
Crataegus comp. (Weleda) — Tropfen
Crataegus Forte Plantorgan — Tropfen
Crataegepha (Presselin) — Tropfen
Crataegus Pentarkan (DHU) — Tropfen
Craviscum c. Rauwolfia (CPFN) — Tropfen
Essentia aurea (DHU) — Tropfen
Flasche 12 (Much) — Dragees
Floricard (Jso) — Tropfen
Glycardin-Reinecke — Extrakt
Herbacard-Salbe (Galmeda)
Herlisan (Fides) — Sirup
Herz-Blut-103-Tabletten (Mauermann)
Herz-Jung (Solda) — Sirup
Herz-Punkt (Herzpunkt-Pharma) — Extrakt
Herztonikum 72 (Badag) — Tropfen
Hygralon (Oestreicher) — Tropfen
Ilja Rogoff Knoblauchpillen mit Rutin (Woelm) — Pillen
Immer jünger forte Geriatricum (Knufinke) — Dragees

Oxacant-forte (Dr. Klein) — Tropfen
Presselin Gold (Presselin) — Tropfen
Recorsan (Recorsan) — Tropfen
Regulacor (Waukos) — Tropfen
Sano-Cardvin (Sano) — Extrakt
Sanocardol-Herztropfen (Viropharm)
Sanurcard (Hormosan) — Dragees
Virgilocard Herzkraft (Mayer) — Tropfen
Viscolind „P" (Lindopharm) — Dragees, Tropfen
Viscosolvin (Dabrowski) — Tropfen
Viscratyl (DHU) — Dragees
Viscum cps.-Reinecke — Tropfen
Weracrat-Herztropfen (Weimer)
Zirkulin forte (Zirkulin) — Dragees
Zirkulin Knoblauch-Perlen mit Rutin, Weißdorn und Mistel (Zirkulin)

Wermut (Artemisia absinthium)

1 Absinthium (DHU), Urtinktur bis D 2
Absinthium (Weleda) — Aufguß, Verdünnungen
Wermut (Herba Absinthii DAB 7)
Wermutextrakt (Extractum Absinthii DAB 6)
Wermut-Pflanzensaft (Kneipp)
Wermutsaft (Schoenenberger)
Wermuttinktur (Tinctura Absinthii DAB 6)

2 Aciphyt (Bionorica) — Tropfen
Digestivum-Hetterich (Galenika-Hetterich) — Tropfen
Flatuol-Tabletten (Kneipp)
Flatuol forte (Kneipp) — Dragees
Florgosan 2 (Hanosan) — Extrakt
Gastralon (Redel) — Tropfen
Gastroflorin-Tropfen (Dr. Behre)
Gastro-Ginsan (Hanosan) — Lösung
Jurasinth (Jura) — Tropfen
Magentrost (Kneipp)
Marcosan (Hanosan) — Lösung
Floradix Multipretten (Salus) — Dragees
Phytobil (Blumberg) — Tropfen
Presselin 52 (Presselin) — Tropfen
Presselin 214 (Presselin) — Tinktur
Steiger's Magenbittertropfen (Pflüger) — Tropfen
Stomabococin (Bock) — Tropfen
Stomachicum (Hey) — Tropfen
Stomachysat Bürger — Tropfen

Stomazet (Zwintscher) — Tropfen
ventri-loges (Loges) — Tropfen
Ventrimarin (Steigerwald) — Tropfen
Wagner's Lebenstropfen (Pflüger)

3 Cholapressan (Kneipp)
Siegel-Magen- und Darm-Tee (Häussler & Sauter)
Spezialtee 2, Lück's (Lück)

4 abdom-ilon (Redel) — Tropfen, Lösung
Amara-Tropfen-Pascoe
Gentiana Pentarkan (DHU) — Tropfen
Guttamar (Wolff) — Tropfen
Hepatofalk (Dr. Falk) — Dragees
Hepar-Kneipp — Dragees
Infusum Absinthii RF Nr. 223
Marianon „Dr. Klein" — Tropfen
Papayasan (Vogel & Weber) — Dragees
Stullmaton (Stulln) — Lösung

Wiesenknopf (Sanguisorba officinalis)

1 Sanguisorba officinalis (DHU), Urtinktur bis D 2
Sanguisorba officinalis (Weleda) — Tropfen
Sanguisorba officinalis (Jso) — Essenz

Wurmfarn (Aspidium filix-mas)

1 Aspidium Filix mas = Filix (DHU), Urtinktur bis D 4
Aspidium Filix mas (Weleda) — Tropfen, Ampullen
Farnextrakt (Extraktum Filicis DAB 6)

2 Digestodoron (Weleda) — Tropfen

Ysop (Hyssopus officinalis)

1 Hyssopus officinalis (DHU), Urtinktur bis D 2
Oleum aethereum Hyssopi (Weleda) — Öl

2 Phytpulmon (Bionorica) — Lösung

Zauberstrauch, virginischer (Hamamelis virginiana)

1 Hamadest (Virgil Mayer) — Lösung für Umschläge

Hamadest-Salbe (Virgil Mayer)
Hamamed-Salbe (Jso)
Hamamelis (DHU), Urtinktur bis D 2
Hamamelis-Präparat-„Truw" — Tropfen
Hamamelis-Salbe „Truw"
Hamamelis (Weleda) — aus der Rinde: Tropfen, Ampullen, Salbe
Hamamelis destillata (Weleda) — aus blühenden Zweigen: Tropfen, Ampullen, Salbe, Zäpfchen
Hamamelis, Folium (Weleda) — aus Blättern: Lösung, Salbe, Zäpfchen
Hamamelisblätter (Folia Hamamelidis DAB 6, Erg.)
Hamamelisrinden-Fluidextrakt (Extractum Hamamelidis corticis fluidum DAB 6, Erg.)
Hamapur-Salbe (Jso)
Hametum-Extrakt (Schwabe)
Hametum-Salbe (Schwabe)

2 Hamamelis-Herbatrit (Plantorgan) — Tropfen
Hamamelis Oligoplex (Madaus) — Tropfen
Hametum-Zäpfchen (Schwabe)
Juniperus Hanosan — Tropfen
Nettinerv (Jso) — Einreibung
Nettineurin (Jso) — Tropfen, Tabletten
Perkamillon-Salbe (Robugen)
Populus cp-Fluid (Jso) — Tropfen, Ampullen
Thermazet (Zwintscher) — Lösung zur äußerl. Anwendung
Venoplant comp.-Salbe (Schwabe)
Venoplant-Dragees (Schwabe)
Venoplant-Liquidum (Schwabe) — Tropfen

4 Haemofides (Fides) — Zäpfchen
Hamadest compositum (Virgil Mayer) — Tropfen
Hamadest Zäpfchen (Virgil Mayer)
Hamamelis comp. (Weleda) — Salbe
Hauttonikum (Weleda)
Plantaemal (Neuwiepharm) — Tropfen

Zaunrübe (Bryonia dioica)

1 Bryonia (Weleda) — Verdünnungen, Streukügelchen, Salbe, Ampullen
Bryonia comp. (Wala) — Kügelchen, Ampullen
Bryonia-Injeel (Heel) — Ampullen
Resina Bryoniae (Weleda) — Verdünnungen, Ampullen

2 Bryonat (Jura) — Tropfen
Bryonia/Stannum (Wala) — Pillen, Ampullen
Kissinger Entfettungs-Tabletten „Boxberger" = Silberne Boxberger — Dragees
Kissinger Pillen „Boxberger"
Kissinger Pillen verstärkt „Boxberger"
Original-Tinktur „Truw" — Tropfen
Rheumadoron 1 (Weleda) — Tropfen
toxi-loges (Loges) — Tropfen, Tabletten

4 Aconitum-Plantaplex (Steigerwald) — Tropfen, Tabletten
Bryonia-Pentarkan (DHU) — Tropfen, Tabletten
Bryonia-Plantaplex (Steigerwald) — Tropfen, Tabletten
Bryonia/Formica comp. (Weleda) — Ampullen
Heelax (Heel) — Dragees
Infludo (Weleda)
Influtruw (Truw) — Tropfen
toxi-loges C (Loges) — Tabletten

Zwiebel (Allium cepa)

1 Allium Cepa e bulbo (Wala) — Kügelchen, Salbe, Ampullen
Allium Cepa (Weleda) — Kügelchen, Verdünnungen, Salbe, Ampullen
Contractubex (Merz) — Salbe

2 Allergo-Dolan (Gripp) — flüssig

NEU Wissenschaftler bestätigen:

granoVita
Blütenpollen
mit Gélée Royale
stärkt die Lebenskraft

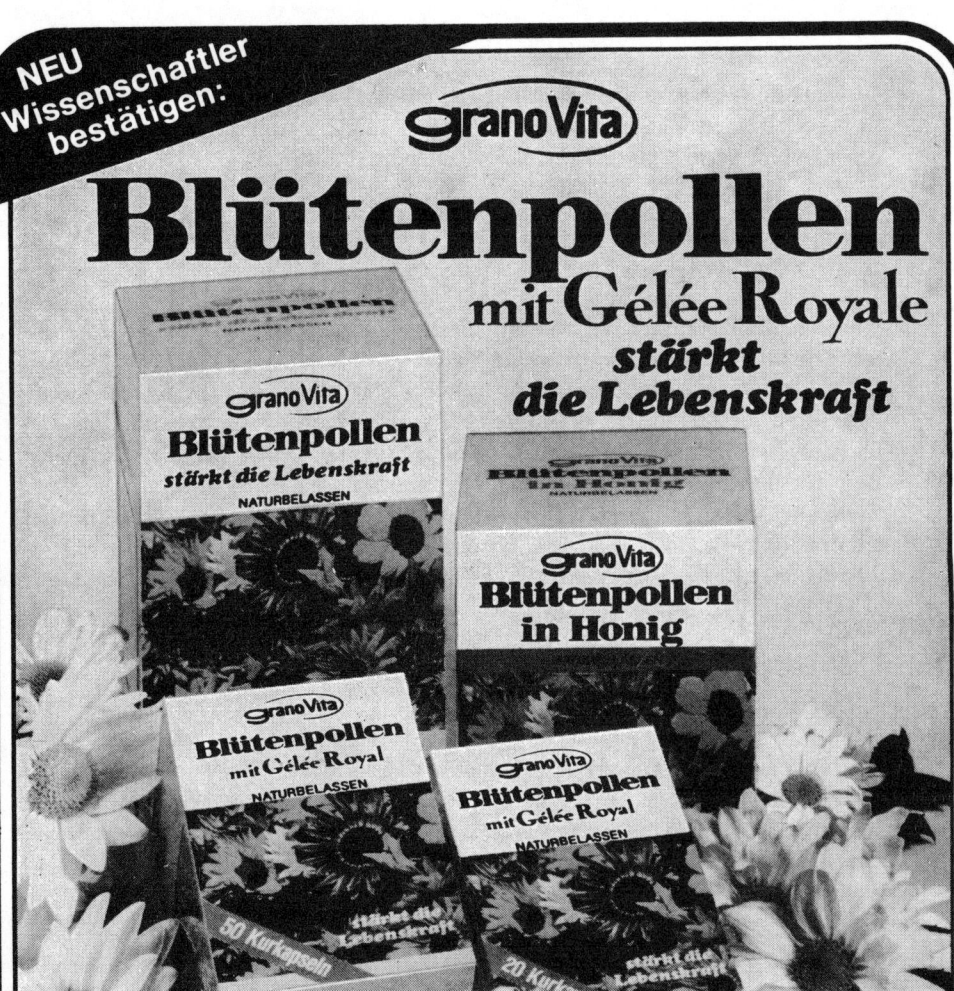

Blütenpollen mit Gélée Royale

enthalten **naturbelassenen Blütenpollen** und das stärkende **Nährstoffkonzentrat Gélée Royale** aus den Königinzellen des Bienenvolkes.

Aufgrund der vorliegenden wissenschaftlichen Forschungsergebnisse kann über die Wirkungskraft von **granoVita Blütenpollen mit Gélée Royale** gesagt werden: Das Allgemeinbefinden wird besser, **neue Lebenskraft** kommt, die **körperliche** und **geistige Leistungskraft** nimmt zu. Normalisierung der Verdauungsfunktion, schönere und gesündere Haut, Verbesserung der Konzentration und Gedächtnisleistung, **günstige Wirkung bei Pflege der Prostatafunktion.** Die blutverdünnende und gefäßerweiternde Wirkung des Gélée Royale führt außerdem zu einer wesentlich **verbesserten Herz- und Kreislauffunktion.**

in den Reformhäusern

DE-VAU-GE Gesundkostwerk GmbH, 2000 Hamburg 61

Wer das Buch „*Nutze die heilkräftigen Pflanzen*" besitzt und studiert hat, wird so begeistert sein, daß er sich zur Vervollständigung seiner Kenntnis über eine gesunde und naturgemäße Lebensweise unbedingt auch

Nutze die Heilkraft unsrer Nahrung
von Dr. med. E. Schneider

wünscht. Ein bekannter Arzt nannte dieses Buch „eine aufregende Entdeckungsfahrt durch die große Apotheke der Natur".

Die Grundlagen einer gesunden Ernährung sind darin sehr verständlich dargelegt und die Heilkräfte, die in den einfachsten Nahrungsmitteln schlummern, überzeugend herausgestellt. Es ist ein Buch aus der Praxis für die Praxis, ein Buch für Gesunde und Kranke; denn es zeigt, wie man sich durch eine richtige Zusammenstellung unserer Nahrung ohne großen finanziellen Aufwand gesund erhalten und wie ein Kranker die Gesundheit wiedererlangen kann.

608 Seiten, 110 ein- und mehrfarbige Abbildungen, Beeren-, Pilz- und Kräutersammelkalender, Vitamin- und Pilztabellen. Ganzleinen mit farbigem Schutzumschlag.

Die Nutzung heilkräftiger Pflanzen und der Heilkraft der Nahrungsmittel sollte sinnvoll durch natürliche Heilmaßnahmen, wie die richtige Anwendung von Wasser, Luft und Sonne, ergänzt werden. Wie das erfolgversprechend geschehen kann, erfährt man aus dem neuesten Buch von Dr. med. E. Schneider

Nutze die Heilkräfte der Natur

In vorzüglicher Straffung zeigt das Werk die Vielzahl der natürlichen Heilmaßnahmen, die wesentlichen Merkmale der Krankheitsbilder und gibt eine systematische Übersicht der Beeinflussungsmöglichkeiten auf diätetischem, physikalischem, seelischem und medikamentösem Gebiet.

Ein praktisches, unentbehrliches und modernes Nachschlagewerk mit einem Vorwort von Prof. Dr. med. G. Ostapowicz.

566 Seiten, 223 ein- und mehrfarbige Abbildungen auf 80 Kunstdrucktafeln, ausführliches Fremdwörterverzeichnis, Sach- und Stichwortregister. Ganzleinen mit farbigem Schutzumschlag.

SAATKORN-VERLAG GMBH · HAMBURG 13